中国科学院教材建设专家委员会规划教材
全国高等医药院校规划教材

案例版™

供药学、药物制剂、临床药学、中药学、制药工程、医药营销等
药学类专业使用

天然药物化学

主　编　杨世林　热娜·卡斯木
副主编　杨学东　史清文　封士兰　沈志滨
编　委　（按姓氏笔画排序）

马忠俊	浙江大学	典灵辉	广东医学院
王冬梅	中山大学	封士兰	兰州大学药学院
王健慧	徐州医学院	胡君萍	新疆医科大学
史清文	河北医科大学	都述虎	南京医科大学
许琼明	苏州大学	热娜·卡斯木	新疆医科大学
杨世林	苏州大学、江西中医学院	郭远强	南开大学
杨学东	天津大学	郭增军	西安交通大学
李劲平	中南大学	舒晓宏	大连医科大学
吴振	厦门大学	臧志和	成都医学院
沈志滨	广东药学院		

科学出版社
北京

郑　重　声　明

　　为顺应教育部教学改革潮流和改进现有的教学模式,适应目前高等医学院校的教育现状,提高医学教学质量,培养具有创新精神和创新能力的医学人才,科学出版社在充分调研的基础上,引进国外先进的教学模式,独创案例与教学内容相结合的编写形式,组织编写了国内首套引领医学教育发展趋势的案例版教材。案例教学在医学教育中,是培养高素质、创新型和实用型医学人才的有效途径。

　　案例版教材版权所有,其内容和引用案例的编写模式受法律保护,一切抄袭、模仿和盗版等侵权行为及不正当竞争行为,将被追究法律责任。

图书在版编目 (CIP) 数据

天然药物化学:案例版 / 杨世林,热娜·卡斯木主编. —北京:科学出版社,2010. 6
(中国科学院教材建设专家委员会规划教材·全国高等医药院校规划教材)
ISBN 978-7-03-027471-7

Ⅰ. 天…　Ⅱ.①杨…②热…　Ⅲ. 生物药-药物化学-医学院校-教材　Ⅳ. R284

中国版本图书馆 CIP 数据核字(2010)第 081545 号

策划编辑:周万灏　李国红 / 责任编辑:周万灏　李国红 / 责任校对:陈玉凤
责任印制:刘士平 / 封面设计:黄　超

科 学 出 版 社 出版
北京东黄城根北街 16 号
邮政编码:100717
http://www.sciencep.com

三河市骏杰印刷有限公司印刷
科学出版社发行　各地新华书店经销

*

2010 年 6 月第　一　版　开本:787×1092　1/16
2014 年 12 月第五次印刷　印张:33
字数:930 000
定价:58.00 元
如有印装质量问题,我社负责调换

前　言

　　人类应用药物的历史起源于天然药物。随着化学、生物学等自然科学的发展和技术进步，天然药物逐步与巫术、占卜、迷信以及宗教信仰等剥离开来，并逐渐形成现代化学药物。同时，人类对天然药物的科学认识逐步深化，描述和应用逐步规范。天然药物化学是一门运用现代科学技术和方法研究天然药物中活性物质和有效成分提取、分离、结构鉴定及构效关系的学科，是药学专业学生的重要专业课程。目前，天然药物化学已成为一门跨学科、跨研究领域，解决中药现代化瓶颈问题的重要学科。

　　本教材是由科学出版社组织编写的案例版全国高等医药院校规划教材之一。其编写指导思想是坚持紧扣药学类专业本科教育培养目标，以教育部制定的教学大纲为基础，强调培养目标与用人要求相结合，充分体现案例教学特色、保障教材的高水平和高质量。在不改变现有教学体制和教学核心内容的前提下，在内容和编写方式上力求新颖，增加了如下几部分内容：

　　1. 学习目标　在每章的开始均给出该章的学习目标，使学生能够在开始学习之前就明确要达到的目标。在学习结束后还可以对照目标，检查自己是否达到了目标要求。

　　2. 案例　为真实或模拟案例，用于引导教学或学生自学。这些案例来源于实际工作，与教学核心内容紧密结合，是理论知识的载体和引导，能够传递前人的经验、教训和见识；案例描述后根据案例情况，提出相关问题，启发学生思维，学生通过案例分析获得的技巧可以在今后的工作中借鉴、应用和发挥；同时作为教材，保留本学科教学大纲规定的全部理论知识内容，并结合理论知识对案例进行相应的分析和总结。这样，既可激发学生的学习兴趣，又能理论联系实际、提高学习效率。

　　3. 视窗　在正文中，根据内容需要灵活地插入一些视窗，介绍本学科最新进展、历史经典发现及重要贡献、重要人物介绍及重要的概念、术语等。丰富教学内容，增强学习乐趣。

　　4. 英文小结　每章内容后均给出该章内容的英文小结，使学生能够进一步熟悉和掌握本章关键名词术语和内容的英文表述方法，为进一步阅读相关文献奠定基础。

　　5. 推荐进一步阅读文献书籍　为对本章内容感兴趣的学生提供适合于进一步学习的文献书籍。

　　为了最大限度地满足不同学校的授课需要，本书在内容上力求宽泛，各校可根据不同授课需求对内容进行适当取舍。本教材既可满足案例教学的需要，又能满足传统讲授的需要，后者可将案例作为补充，供学生自学。这种编写模式的出发点就是坚持教学以学生为中心,在突出"基础理论、基本知识和基本技能"教学的基础上,强化创新能力和实践能力的培养。

本教材分上、中、下三篇。上篇为总论,共 4 章,在介绍天然药物化学学科的建立与发展、天然产物生物合成的基础上,着重介绍天然药物化学成分提取分离、结构鉴定等共性技术与方法。中篇为各论,共 11 章,以生物合成来源为依据将各类成分划分为 10 章,重点介绍各类成分的分布、基本骨架类型、理化性质及其与结构的关系、谱学特征,结合实例介绍提取分离和结构鉴定方法;最后介绍海洋天然产物的研究进展。每章都列出了重要的参考文献,供读者进一步参考使用。下篇为新药研发,共 3 章,着重介绍天然药物化学在新药研发中的应用,包括研发程序、策略及临床应用的天然药物。

本教材编委会由长期工作在教学、科研一线的 19 位教师组成,由杨世林(苏州大学药学院、江西中医学院药学院,第 1 章)、杨学东(天津大学药物科学与技术学院,第 1、3、4 章)、吴振(厦门大学医学院药学系,第 2、14 章)、臧志和(成都医学院药学院,第 5 章,第 1~3 节)、封士兰(兰州大学药学院,第 5 章,第 4~6 节)、马忠俊(浙江大学药学院,第 6 章)、王健慧(徐州医学院药学院,第 7 章)、舒晓宏(大连医科大学药学院,第 8 章)、沈志滨(广东药学院,第 9 章,第 1~4 节)、王冬梅(中山大学药学院,第 9 章,第 5 节)、热娜·卡斯木(新疆医科大学药学院,第 10 章,第 1~5 节)、胡君萍(新疆医科大学药学院,第 10 章,第 6 节)、郭增军(西安交通大学医学院药学系,第 11 章)、许琼明(苏州大学药学院,第 12 章)、郭远强(南开大学药学院,第 13 章)、史清文(河北医科大学药学院,第 15 章)、都述虎(南京医科大学药学院,第 16、17 章)、典灵辉(广东医学院药学院,第 16 章)、李劲平(中南大学药学院,第 18 章)分别承担相应编写工作,杨世林、热娜·卡斯木担任主编,杨学东、史清文、封士兰和沈志滨担任副主编,杨学东兼任秘书。

在编写过程中,承蒙科学出版社和兄弟院校同行的热情支持和帮助,提出了很多宝贵意见和建议,编者所在院校的教师、研究生和本科生也对教材的编写提供了许多帮助和有益的建议。在此一并表示衷心的感谢。

尽管我们进行了认真细致的编写工作,但因编者学术水平和编写能力有限,不当之处在所难免,敬请广大师生和读者予以指正。

编　者

2010 年 5 月

目　录

下篇　新药研发

上篇 总 论

第1章 绪 论

学习目标

1. 掌握天然药物化学的学科性质、研究内容和在药学中的作用和地位
2. 明确学习天然药物化学的目的和意义
3. 了解天然药物化学的发展概况、主要研究方法和研究方向

第1节 天然药物化学的概念和主要研究内容

一、天然药物与天然药物化学

天然药物指来源于天然资源的药物,包括作为药物使用的生物体(如植物、动物、昆虫及微生物等)及其部位、生物提取物与榨出物及从中分离得到的纯化合物,即天然化学药物。天然药物是药物的重要组成部分,亦是创新药物和先导物的重要来源。天然药物化学(medicinal chemistry of natural products)是运用现代科学理论、方法和技术研究天然药物中化学成分、寻找药效成分的一门学科。其研究内容主要包括各类天然药物化学成分(主要是生理活性成分或药效成分)的结构特征、理化性质、提取分离和纯化方法、结构鉴定、生源途径、药效与生理活性、全合成、结构修饰改造和构效关系等。在现代药物研究发现的进程中,几乎每个影响重大的药物都包含着天然药物化学家的研究成果。

天然药物之所以能够防病治病,其药效物质基础就是其中所含的有效成分。然而,除天然化学药物外,一种天然药物中往往含有结构、性质不尽相同的多种成分。但是,并不是所有这些成分都具有预防和治疗疾病的作用。天然药物中所含有的化学成分通常划分为有效成分、有效部位和无效成分或杂质。有效成分(effective constituent)是指天然药物中那些对于某种疾病具有明确治疗作用的单一成分(单体化合物),它们通常具有确定的分子组成和结构并具有一定的理化常数。有效部位(effective fraction, or part)或称为有效部分是指天然药物中具有治疗作用的一类或数类化学成分的总称,它们可以是诸如总黄酮或总生物碱等某一大类成分,也可以是经提取分离得到的某个极性部分。无效成分(ineffective constituent)指与有效成分共存的其他成分,这些成分通常不具有药效作用或其他毒副作用。有些天然药物除有效成分和无效成分外还含有某些能够产生不良反应的成分,称为毒副作用成分,无效成分和毒副作用成分均属于杂质,需要尽可能地去除。此外,天然药物化学中经常使用生物活性成分(bioactive constituent)的概念,它是指针对某种生物活性评价方法具有活性的单一成分。中药中的生物活性成分既包括有效成分,也包括与治疗目的无关但能够影响机体功能的无效成分及毒副作用成分。

视窗:麻黄和鸦片中的化学成分

中药麻黄(ephedra or ma huang)包括多种麻黄属植物的全株或地上部分,通常作为解热、发汗、平喘药物。麻黄含有生物碱及挥发油、淀粉、树脂、叶绿素、纤维素、草酸钙等非生物碱类成分。总生物碱含量为0.5%~2.0%,其中左旋麻黄碱[(－)-ephedrine]占30%~90%,还含有其非对映异构体右旋伪麻黄碱[(＋)-pseudoephedrine]及其类似物左旋去甲麻黄碱[(－)-norephedrine]和右旋去甲伪麻黄碱(norpseudoephedrine,cathine)等结构相关成分。现代药理学研究表明左旋麻黄碱是麻黄的主要有效成分,具有解热、平喘、解痉作用。非生物碱类成分则是无效成分或杂质,在生产过程中应设法除去。

中药鸦片(opium)是罂粟(*Papaver somniferum*)未成熟蒴果切开后的流出物经风干得到的乳状物。从古代起鸦片就被药用,具有止痛、催眠(麻醉)和镇咳作用,也曾用于治疗重症腹泻和痢疾。鸦片中总生物碱含量约为25%,种类超过40种。其中吗啡(morphine,4%~21%)、可待因(codeine,0.8%~2.5%)、罂粟碱(papaverine,0.5%~2.5%)、蒂巴因、那可丁、那碎因等六种生物碱成分几乎占了总生物碱的全部。吗啡具有强效镇痛作用和麻醉作用,是鸦片镇痛和催眠的主要有效成分。可待因具有显著的镇咳作用,其镇痛效果是吗啡的1/10,因此可待因是鸦片镇咳的主要有效成分,是镇痛作用的次要有效成分。罂粟碱几乎没有镇痛或催眠作用,但它具有解痉和扩张血管活性,可用于治疗胃痉挛和支气管痉挛。这三种不同作用的有效成分,分别代表了鸦片的主要治疗作用。特别需要指出的是将鸦片用作止泻药原本是利用了吗啡致便秘的副作用;然而,对于止泻而言,原本的副作用变成了主要作用。

中药的临床治疗作用完全由其所含的有效成分所决定,若一种中药含有多种具有治疗作用的有效成分,则该中药可用于多种临床用途;反之,则提示我们该中药可能含有多种类型的有效成分。有效成分和无效成分的划分是相对的,这首先体现在"有效"的概念是针对特定疾病的治疗作用;其次,同类成分对于不同中药而言情况可能完全不同,如鞣质在中药中通常被认为是无效成分,尤其在中药注射剂中因其能聚合产生沉淀使患者疼痛难忍而属于毒副作用成分,在生产中应尽量除去。但在地榆、五倍子等中药中,它们又是具有收敛、止血和抗菌消炎作用的有效成分。再者,随着研究水平的不断提高和研究的不断深入,对于中药有效与无效成分的认识会更加明确,一些原来被认为是无效成分的药理作用会被不断发现,化学成分间是否存在协同作用会被逐步阐明。对于中药复方而言,有些成分虽然没有特定的疗效,但是可能起到增效减毒的作用,或者有助于药效成分的溶出或稳定。这些都应该引起足够的重视。

二、天然药物化学成分的类别

天然药物化学成分的类别几乎涵盖了所有种类的有机化合物。其分类方法有多种,可根据其化学结构、生理活性、来源、生源关系或生源结合化学等进行分类。

化学结构分类法主要依据分子的骨架结构(skeletal structure)进行分类。包括开链脂肪族化合物类(如脂肪酸、糖类及绝大多数氨基酸等)、脂环化合物类(如萜类、甾体及某些生物碱等)、芳环化合物类(如酚类、醌类等)、杂环化合物(如生物碱、黄酮类、核酸等)。这种分类方法只关注化合物的结构,不能反映天然化合物间的内在联系。

生理活性分类法依据化合物所具有的生理活性进行分类,是一种常用的分类方法。典型的例子包括激素、维生素、强心苷等。显然,这样划分的每类化合物中结构种类繁多、生源关系复杂。

来源分类法依据植物分类法将化合物按其植物来源进行分类。动物和部分微生物通常将其最终代谢产物排出体外，而植物多将其储存于体内。许多类别的植物化学成分常存在于特定的植物种、属、族或科中，而每个植物中也常含有许多结构类似的成分。例如，从罂粟未成熟蒴果中获得的鸦片含有40多种生物碱，这些生物碱几乎来源于同一前体化合物。因此该类化合物成为罂粟属植物的特征成分，被统称为鸦片生物碱。类似的例子很多，如人参皂苷、银杏黄酮、麦角生物碱、乌头生物碱、云芝多糖、天花粉蛋白等。来源分类法对于化合物类别和来源描述简洁，但这仅是粗略分类，不能确切反映植物成分存在的内在本质，即生源和化学上的关联。

天然化合物，尤其是来源于植物的天然有机化合物都是生物体内的代谢产物（metabolites），大多是在体内酶的参与下经不同途径的生物合成而来。生物合成中，首先形成不同的骨架，然后或同时进行氧化、还原、脱羧、羟化、甲基化、异构化等酶促反应对骨架进行结构修饰，由此产生种类繁多、结构复杂的天然化学成分。因此，我们可以将植物来源的天然有机化合物按其生物合成来源（生源，biogenesis）进行分类。植物体经光合作用产生的糖类是所有植物成分的生物合成的根本，由此可直接产生核酸、多糖、苷类糖基部分等。由桂皮酸和乙酸-丙二酸途径产生黄酮、鞣质等酚类，由氨基酸途径产生肽类、蛋白质和生物碱等，由乙酸-丙二酸途径产生脂肪酸和聚酮类，由甲戊二羟酸途径产生萜类和甾体成分等。基于生源的分类不仅简便实用，而且成功地简化了对复杂结构的理解。

生源结合化学分类法是将生源分类法和化学结构分类法相结合的分类方法。与上述4种分类法相比，这种方法能够更好地反映天然化合物的生源和化学本质及其相互关系，被广泛采用。这也是本书采用的分类方法。本书将分为10章分别介绍糖和苷、脂肪酸和聚酮、苯丙素类、醌类化合物、黄酮类化合物、萜类和挥发油、三萜及其苷、甾体及其苷、生物碱、肽与氨基酸衍生物。海洋天然产物单列一章进行介绍。

三、天然药物化学在药学中的作用与地位

（一）研究开发新药

从药物发展的历史来看，天然药物占有非常重要的地位。自1803年从鸦片中发现镇痛药物吗啡（morphine）开始至20世纪60年代前，几乎所有的临床药物都是来自天然产物或天然产物衍生物，如奎宁、利舍平、阿托品、青霉素、长春碱、长春新碱和利血平等。1826年，德国默克（Merck）公司开始生产第一个商业化天然化学药物吗啡；而阿司匹林（aspirin）作为第一个半合成天然化学药物由德国拜耳（Bayer）公司于1899年上市。纵观国内外创新药物的研制可以看出，既可以从天然药物中寻找有效成分，直接开发成新药；也可以活性成分作为先导化合物（leading compound），经过结构修饰制备有效衍生物，从中发现新药；还可以根据生物活性成分的结构进行人工合成或受天然产物结构的启发进行人工设计和合成。例如，青蒿素（qinghaosu，arteannuin，artemisinin）是我国科学家从黄花蒿（Artemisia annua L.）中分离出并开发成功的抗恶性疟疾药物，后经结构修饰，相继开发成功双氢青蒿素（dihydroarteannuim）、蒿甲醚（artemether）和青蒿琥酯（artesunate），现已有多种制剂用于临床，为人类健康做出了重要贡献。

天然化合物特有的化学结构多样性（chemical diversity）和生物活性多样性（biodiversity），决定了从天然化合物中发现活性先导物进而研发创新药物的成功概率。不论是复杂的二萜化合物紫杉醇（paclitaxel）还是环状低聚肽类化合物环孢素A（cyclosporin A），都是天然药物化学研究使其成为现实的临床治疗药物。天然化合物结构的复杂多样不仅为合成药物研究提供了合成目标，而且往往会使天然化合物具有独特的生理活性和新的作用机制，而这些新机制的研究大大促进了药理学研究的发展并加快了新药的诞生。

目前,以先导化合物寻找和新药研发为目的的天然药物化学研究依然以植物为主要研究对象。全球范围内高等植物约有近50万种,药用植物约14 500种,约5%的高等植物进行过药理筛选。我国植物资源丰富,仅种子植物就有25 700余种,药用植物约11 800种,具有巨大的研究和开发价值。其次,海洋中蕴藏着极为丰富的生物资源,从海洋生物中已发现了许多具有独特化学结构和生物活性的天然化学成分。近年来对海洋药物的研究日益增加并逐步成为研究热点,这对天然药物化学研究而言是另一座巨大的天然宝库。此外,针对微生物及其发酵产物的天然药物化学研究也是一个热点。

除天然化学药物外,从包括中药在内的天然药物中开发有效部位新药越来越受到重视。从本质上讲,有效部位仍属于提取物,是从一味药材或复方中提取的一类或几类化学成分组成的混合物,而且这一类或几类化学成分应该是该药材或复方治疗相应疾病的有效成分。有效部位新药不仅能体现中药多成分、多靶点、多途径发挥药效的特点,也使药物的主要有效成分相对清楚且含量占主导地位、药理作用和临床疗效增强,同时有利于质量控制水平提高。因此,近年来成为中药、天然药物新药开发的重要方向之一。如银杏叶提取物由德国施瓦伯公司(Dr. Williar Schwabe AG)于1965年首次注册上市,但疗效和质量控制水平不够理想。2006年10月,美国FDA批准绿茶有效部位kunecatechins新药Veregen® 软膏用于治疗外生殖器和肛周疣(尖锐湿疣)。

随着我国医药行业与国际接轨,世界各国对知识产权的严格保护使我国新药的研究与开发已由过去的药物仿制(me-too drug or mimic drug)转向新药创新(de novo drug)。我国已把从中药、天然药物中创制新药作为一项基本国策,这是摆在医药科技工作者面前的一项艰巨而光荣的任务。

(二) 探索中医药预防和治疗疾病的物质基础及作用机制

中医药有着悠久历史,有其存在的客观必然性及科学性。应用天然药物化学研究方法与技术可以探索阐明中医药预防和治疗疾病的物质基础,即中草药中所含的相关生物活性成分。研究方式有多种,通常是在生物活性筛选指导下,采用现代提取分离技术和结构鉴定技术获取药效成分,进而利用药理或体外分子生物学实验,阐明药效成分的作用机制。这不仅对探索中医药学理论具有重要意义,而且还会推动研制具有自主知识产权的新药。

单味中草药的研究是中药复方研究的基础,自我国开展天然药物化学研究伊始至今,单味与中药复方活性成分的研究一直是研究重点内容。中药复方是中医药防治疾病的主要手段,其疗效在中医长期的临床实践中得到了充分验证,体现出其科学性。随着中药复方药效物质基础研究的不断开展和逐步深入,中药复方不同化学层次的配伍规律、药效和作用机制的不断探索,使我们可以在现代科学的层次上阐释中药复方的药效成分及作用机制,并使其应用达到安全、有效和质量可控。

(三) 解决中药现代化的关键问题

我国虽然是中药大国,中药材拥有量居世界之首,但目前中成药及制剂在国际医药市场上占有率不高,主要以原药材出口为主。与之形成鲜明对比的是以我国原药材为原料生产的所谓"洋中药"的进口却呈逐年增加趋势。原因是多方面的,其中如何控制中药的质量是一个必须解决的问题,这就取决于我们对药效物质和毒副作用成分的认识。中药所含化学成分复杂,影响因素众多,由于对其药效成分及其影响因素一时难以认清,如何以现有研究确定的有效成分或特征成分为指标来实现对中药质量的真正控制成为难题。要解决这些问题,天然药物化学研究对于中药药效物质的阐明具有举足轻重的作用,是中药现代化的关键,已经在中药资源开发及其品质评价、中药材规范种植(GAP)、中药炮制、中药制剂工艺、中药质量控制及中药标准的制定以及开发中药或植物药新资源等方面得到广泛应用。

第2节 天然药物化学发展概况

人类发展和进化的历史也是一部人类与疾病斗争的历史。在人类与疾病的长期斗争中,不断尝试使用从自然界得到的各种天然产物(包括植物、动物和矿物等)来治疗疾病,经过世世代代的积累和发展逐渐形成具有各民族或区域特色的天然药物。世界文明古国(古中国、古埃及、古希腊、古印度等)都对天然药物的发展做出了重要贡献。本节将对天然药物化学的研究概况进行简要介绍。

一、天然药物化学的产生和发展

天然药物化学的产生和发展经历了传统医药学发展的萌芽期、与有机化学相伴的形成和发展期及现代方法学和研究体系的建立和蓬勃发展期。

传统医药学的产生和发展对天然药物化学的产生起到了关键作用。人类对植物的认识和应用形成了已存在几千年的传统医药学体系的基础。公元前2600年,两河流域(Mesopotamia)的苏美尔人(Sumerian)最早以楔形文字记载了用作药物的30种动物、植物和矿物。埃及著名的《爱氏本草》(Ebers Papyrus)成书于约公元前1550年,描述了约800种供药用的植物、动物、矿物及巫术。我国的中医药记载跨越了几个世纪,最早的《五十二病方》可追溯到公元前1100年,记录了52种疾病的280余首药方,涉及包括植物、动物和矿物在内的240多种草药。公元前300年的《神农本草经》记录的草药多达365种。至明代(公元1518~1593),李时珍整理编写的鸿篇巨著《本草纲目》(Compendium of Materia Medica)收载了1898种草药和8160个处方,对东南亚、日本等国的草药研究产生了深远影响。印度的本草著作《阿育吠陀》(Ayurveda)写于公元前1000年,记录了2000多种草药,包括植物药、动物药和矿物药。古希腊对草药的理性发展做出了相当多的贡献。哲学家兼自然科学家狄奥弗拉斯特(Theophrastus,公元前约300年)首创植物的系统分类学,在其著作中涉及500多种野生和栽培植物并探讨了其药用价值。医师迪奥斯克里德斯(Dioscorides,公元100年)出版的《药物论》(De Materia Medica)收载了600种药用植物并记录了相应的采集、储存和使用方法。该书成为欧洲早期重要的医药经典著作,作者也被公认为生药学的奠基人。古罗马医师盖仑(Galen,公元130~200年)在罗马行医并教授医药学,出版了不下30本专业著作并以其复杂的处方和配制药物制剂(盖仑制剂,Galenicals)应用于临床医疗而闻名,对世界的医药学发展贡献巨大。直到20世纪50年代,盖仑制剂多发展成制剂成品药并逐渐应用天然和合成化学药物。由此可以看出,作为传统药物,人类使用天然药物的历史可谓源远流长。传统药物的发展和壮大促成了天然药物化学的萌芽。

随着化学的产生和发展,对植物开展化学研究成为人类早期科学研究的热点之一。18世纪后期,瑞典化学家舍勒(Scheele)运用酸碱化学反应从多种植物中分离得到酒石酸等多种有机酸,促成了天然有机化学和植物化学的形成和随后的研究高潮。19世纪初德国药师Sertürner从鸦片浸液中分离得到强镇痛成分吗啡(morphine),激发起人们从各种植物中获取生物碱的热情,形成了生物碱研究的一个辉煌时期。因此,吗啡的发现被认为是天然药物化学的开端。随着有机化学和天然药物化学的逐步发展,诸如吐根碱(emetine)、士的宁(strychnine)、奎宁(quinine)、咖啡因(caffeine)、小檗碱(berberine)、莨菪碱(hyoscyamine)等重要生物碱和诸如瑞香苷(daphnin)、苦杏仁苷(amygdalin)、甘草甜素(glycyrrhizin)和洋地黄毒苷(digitoxin)等重要苷类化合物逐渐被发现,并积累了一定的物理化学性质及活性数据。当时的欧洲科学界流行"生命力学说",认为有机化合物只能依靠具有生命力的动植物来制造。1828年德国化学家维勒(Friedrch Wöhler)采用无机物成功合成了有机化合物尿素(脲),动摇了

"生命力学说"的基础,破除了思想禁锢,标志着有机合成化学的开始。随后,合成的有机化合物不断出现,彻底推翻了"生命力学说",促进了有机化学和天然药物化学的迅速发展。生物碱类成分的提取分离、结构鉴定及其合成研究为有机化学和天然药物化学创立了许多新的研究方法和技术,许多萜类、黄酮、香豆素、皂苷、甾醇等类成分相继被发现,极大地促进了天然药物化学的发展。

1933～1935 年,德国科学家合成了磺胺米柯定(sulfamidochrysoidine),即轰动一时的红色"百浪多息"(prontosil),Gerhard Domagk 证明它具有治疗葡萄球菌和链球菌病的惊人效力并因此荣获 1939 年诺贝尔医学奖。随后,人们合成了上千种磺胺类化合物并开发成大量磺胺类药物,其他的合成药物也相继上市,使这一时期成为合成化学药物的黄金时代,而天然药物化学研究进入低潮。然而,在此类合成药物上市高潮中,一些较严重的药源性药害不断涌现,如氨基比林、甘二醇、非那西汀、己烯雌酚等均造成严重后果。特别是 1959～1962 年发生的震惊世界的德国"反应停"(沙立度胺)事件,即造成了 20 世纪 60 年代初数以万计的短肢畸胎儿("海豹儿")。当年的"反应停"是肽胺哌啶酮(thalidomide)的外消旋化合物,用于治疗妊娠呕吐;随后的研究发现其 R 异构体具有良好的镇静和止吐作用,而 S 异构体则具有强烈的致畸作用。

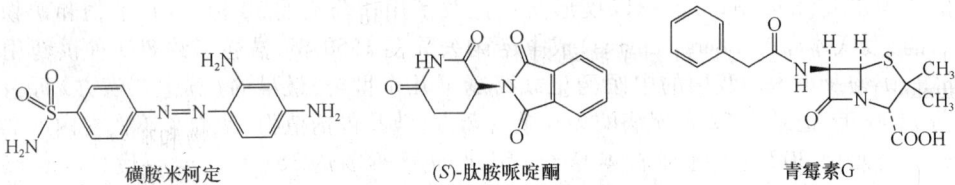

磺胺米柯定   (S)-肽胺哌啶酮   青霉素G

由于这些事件,世界各国纷纷加强了对合成药物的监管,特别加强了新药研究中药物毒性(包括致畸、致癌、致突变)的实验要求,新药上市数量急剧下降。同时,药害的不断发生促使人们重新重视具有千百年临床实践的天然药物,促使天然药物化学研究迅速发展。在这一时期,青霉素(penicillin)于 1929 年被英国细菌学家 Fleming 发现,经过艰难的研发过程后于 1944 年成功上市,开启了药物发展史上的抗生素时代。在随后的近 20 年内出现了青霉素类、头孢菌素类、氨基糖苷类等近百种抗生素,逐步成为抗感染类药物的主流药品。

1952 年从印度民间草药蛇根木(Rauwolfia serpentina)的根中发现利血平(reserpine)并将其开发成为具有较高疗效的镇静、降压药。其结构于 1954 年被阐明,1956 年完成全合成,标示着现代天然药物化学研究和兴盛的开始。1958 年美国科学家从长春花(Catharanthus roseus)中分离出具有抑制肿瘤细胞微管聚合活性的长春碱(vinblastine),1961 年又分得长春新碱(vincristine)。两者分别于 1960 年和 1963 年作为抗肿瘤新药上市并于 1964 年确定结构。长春新碱的上市给制药企业带来了 3000 万美元的年销售收入。1966 年从喜树(Camptotheca acuminata)中发现具有抗肿瘤活性的喜树碱(camptothecin)并确定其结构。1969 年又发现 10-羟喜树碱(10-hydroxycamptothecin),利用 10-羟喜树碱分别于 1985 年和 1989 年半合成了伊立替康(irinotecan)和托泊替康(topotecan)并先后作为新药上市。1972 年从卵叶美登木(Maytenus ovatus)果实中发现含量仅千万分之二的微量成分美登木碱(maytansine),其抗癌活性强、毒性低,曾轰动全球。20 世纪最令人瞩目的抗癌药物紫杉醇(paclitaxel, Taxol®)于 1969 年从短叶红豆杉(Taxus brevifolia)的树皮中分离得到并于 1971 年确定其化学结构。在此时期,全球对紫杉烷类成分及相关资源进行了广泛深入的研究。1992 年美国 FDA 批准其用于临床治疗对常规化疗无效的卵巢癌和乳腺癌,1996 年半合成的多烯紫杉醇(docetaxel, Taxotere®)获准上市,其毒性小于紫杉醇。

视窗:伍德沃德(Robert B. Woodward)的杰出贡献

　　伍德沃德是20世纪杰出的有机化学家。在波谱学、合成、结构测定、生源理论以及有机化学理论方面都取得了里程碑式的成就。其最重要的贡献包括:Woodward规则(1940~1942),即估测共轭烯和烯酮最大紫外吸收的经验规律,将紫外光谱应用于结构分析,证实了利用物理方法比化学方法更有利于揭示物质结构;解决了许多重要天然有机化合物的结构问题,如青霉素(1945)、番木鳖碱(士的宁,1948)、棒曲霉素(1949)、土霉素和金霉素(1952)、碳霉素(1956)、胶霉素(1958)、竹桃霉素(1960)、链黑霉素(1963)、河豚毒素(1964)等;合成了胆固醇和可的松(1951)、羊毛甾醇、士的宁和麦角酸(1954)、利舍平(1956)、叶绿素(1960)、四环素(1962)、秋水仙碱(1963)、头孢菌素(1965)、维生素B_{12}(1972)等20余种复杂有机化合物并应用于生产,具有现代合成化学的最高水平;总结出甾体类(1953)和大环内酯类(1956)的生源途径;总结了环化反应与分子对称性间的规律,提出分子轨道对称性守恒原理,即伍德沃德-霍夫曼(Woodward-Hoffmann)规则。1965年由于他在天然有机化合物结构和合成方面的卓越成就,而获得诺贝尔化学奖。

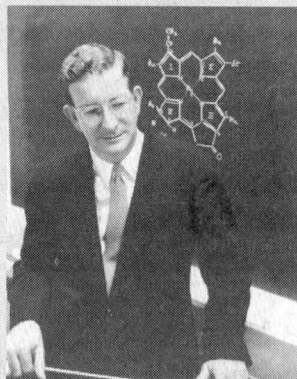

　　近代分离、分析和结构鉴定技术的发展以及化学与生物学、医学的密切结合,使天然药物化学研究得到迅猛发展。微量、痕量及某些类别的难分离成分的分离已不成问题,复杂化学成分的结构鉴定技术已取得突破性进展。

二、我国天然药物化学研究概况

视窗:我国天然药物化学与药理学研究的先驱者——赵承嘏和陈克恢先生

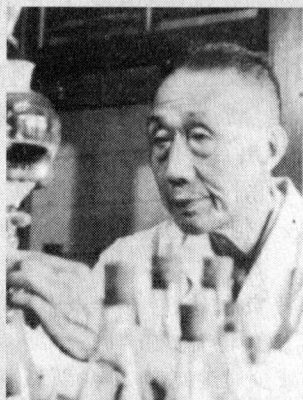

　　赵承嘏(1885~1966),有机化学家。1925年任北京协和医学院药物化学教授兼药理系代主任时开始中草药研究,成为我国中草药研究的先驱者。1955年选聘为中国科学院院士(学部委员)。赵承嘏系统研究了30多种中草药化学成分,建立了一套系统研究整理祖国医药的科学方法;在生物碱的分离结晶方面有独到之处,得到了许多新生物碱结晶,其中部分推荐临床使用。分离所得的延胡索乙素已正式列入药典,在临床上作为镇痛镇静剂使用;分离所得常山碱丙素,具有高出奎宁148倍的抗疟活性;所分离的钩吻素乙,可作为生理试验试剂等。还曾解决了青霉素钾盐结晶的方法,使青霉素得以顺利投产;指导设计试验了一套局部麻醉药普鲁卡因的合成工艺;为发掘和提高祖国的医药学实业做出了卓越的贡献。

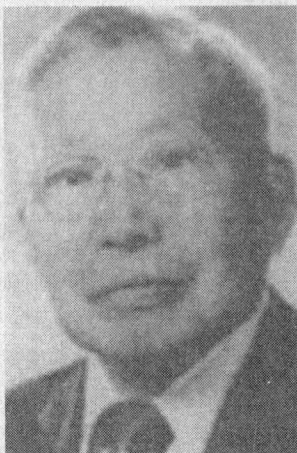

陈克恢(1898~1988),药理学家,中药药理学研究的创始人,"1972 年被选为国际药理联合会(IUPHARM)名誉主席"。由于幼年常于中药房里玩耍,很早就有志于中药研究。在长达 30 多年的中药研究中,先后对肉桂、麻黄、蟾酥、汉防己、元胡、吴茱萸、贝母、百部、夹竹桃和羊角拗等中草药开展药理和化学研究。他的突出贡献是 1923~1925 年任北京协和医学院药理系助教时与同事施密特(Carl F. Schmidt)共同从中药麻黄中分离出左旋麻黄碱,首先发现其多方面的生理活性并应用于治疗支气管哮喘、干草热和其他过敏性疾患。在此基础上,他们又合成了一系列结构与麻黄碱相似的化合物,发现许多新药,成为以天然产物为先导化合物开发新药的范例。50 年代他在磺胺、麦角、雌激素、多种抗生素方面作了大量工作,还发现了解救急性氰化合物中毒的方法并被沿用至今。一生发表论文 350 余篇。

　　我国天然药物化学研究始于 20 世纪 20 年代。我国天然药物化学先驱赵承嘏先生最先在北京协和医学院开始运用近代化学方法研究中草药,先后对延胡索、防己、贝母等 30 多种中草药进行研究,分离出多种生物碱,开发出我国第一个镇静药延胡索乙素(四氢巴马丁)并沿用至今。1923 年,陈克恢从麻黄(*Ephedra sinica*)中分离出麻黄碱纯品,并于 1923~1930 年证实其平喘作用。麻黄碱作为第一个治疗哮喘病的药物不仅首开一大类 β-阻滞剂药物的先河,而且奠定了我国天然麻黄碱制药工业的基础。此外,庄长恭、朱子清等在我国天然药物化学创立时期都做出了重要贡献。在最初的 30~40 年中,我国科学家在中草药有效成分和药理研究方面进行了艰难的开创性工作。

　　新中国成立后,天然药物化学处于一个特殊而重要的发展时期。20 世纪 50~80 年代,全国范围内进行的大规模"中草药运动"和延续至今的"中药现代化"进程使我国天然药物化学研究领域出现空前的繁荣,先后研制出青蒿素、山莨菪碱、樟柳碱、联苯双酯等一批重要的天然创新药物,对我国创新药物的发展具有深远影响。汪猷、黄鸣龙、高怡生、许植方、曾广方、姜达衢、黄量、梁晓天等 50 年代留学归国学者与先辈们一起成为我国天然药物化学的奠基者和开拓者。值得指出的是这一时期的研究成就都是运用经典方法与技术完成的。进入 20 世纪 80 年代,我国天然药物化学进入蓬勃发展时期。研究单位之多、技术装备之强以及人力物力投入之大都是前所未有的。研究力量和研究水平与国外基本相当,而天然药物的合成水平以及新技术、新方法研究等均较落后。1982 年刘嘉森等从千层塔(*Huperzia serrata*)分出石杉碱甲(huperzine A),20 世纪 80 年代被批准临床用于治疗重症肌无力,90 年代开发成功用于治疗早老性痴呆症。石杉碱甲的研发成功是这一时期天然创新药物研究成就的突出代表。但这一时期创新药物的数量较 70~80 年代少,值得深思。

　　我国天然药物化学工作者为新中国医疗卫生事业做出了重要贡献,取得了令人瞩目的成绩。首先,利用我国丰富的药用资源开发生产出麻黄碱、芦丁、洋地黄毒苷、咖啡因、小檗碱、粉防己碱、加兰他敏、山道年等天然化学药物。其次,通过仿制逐步减少对地高辛、麦角新碱、秋水仙碱、阿托品、东莨菪碱、长春碱、长春新碱等药品的进口依赖,实现了自给自足;对于合成激素的原料药薯蓣皂苷元不仅实现了自给,而且大量出口。通过对民间草药的研究,开发出罗通定、岩白菜素、天花粉素、川楝素、鹤草酚、羟喜树碱等。利用我国传统中草药研制出青蒿素、三尖杉碱、山莨菪碱、天麻素、靛玉红、齐墩果酸、石杉碱甲、川芎嗪等。此外,通过天然药物的结构修饰和改造生产出抗痫灵、常咯啉、联苯双酯、双环醇等。

第3节 天然药物化学研究的发展趋势

目前,天然药物化学仍处于蓬勃发展阶段。天然药物的分离纯化、结构鉴定、结构修饰改造和构效关系研究等,促进了活性天然化合物作用机制和生物学意义的研究;同时作用机制和生物学意义的阐明对天然药物化学研究起着导向作用。对于许多民族传统医药学前所未有的重视程度,各种生物学评价方法的层出不穷,计算机与网络的广泛普及和多方位数据信息库的开发,加上组合化学、高通量筛选和计算机辅助药物设计的配套,使天然药物化学研究达到了前所未有的高度。

在自然界蕴含的生物资源中寻找天然药物或先导化合物始终是天然药物化学的重要研究领域,也是推动天然药物化学不断发展的重要动力。传统用药经验与现代药理活性相结合是引领天然药物化学研究揭示传统药物复杂本质的重要手段;以抗微生物为导向寻找高效、低毒、广谱、抗耐药的先导化合物依然是天然药物化学研究的重要内容;作为药物筛选模型,细胞体系介于整体动物模型和生物功能分子模型之间,不但具有必要的复杂性,而且具有较强的实验可操作性。细胞中包含了化合物可能发挥作用的大多数分子靶点,更能反映化合物的整体作用效果,可在较大程度上避免活性漏筛现象,所以,以细胞活性为导向的天然药物化学研究越来越受到重视。随着分子生物学和分子药理学的快速发展,各种疑难疾病的相关分子机制和治疗药物的分子机制不断被阐明。功能基因组学、蛋白质组学、代谢组学和系统生物学等新型学科的兴起,极大促进了生物功能大分子作用靶点的研究。以这些作用靶点以及高通量筛选技术(high through put screening,HTS)为导向的天然药物化学研究将成为研究的主流,这将为揭示传统药物的复杂作用机制创造条件。

色谱、光谱和波谱技术的发展为微量、复杂天然化合物的分离纯化和结构鉴定提供了保障。色谱技术的发展极大地推动和加快了复杂天然药物的分离纯化进程,已成为天然药物化学研究中分离纯化的必要手段。天然药物的分离也从常规的溶剂分离、色谱分离向高效自动化方向发展,不但极大地提高了分离效率,而且使以前难以分离的水溶性和大分子成分以及复杂样品中的微量成分的分离成为现实。同时,在天然药物结构鉴定中,耗时、费样品和复杂的化学方法已被快速、微量、简便的物理方法(波谱法)替代。目前,高效液相色谱(HPLC)、离心分配色谱(centrifugal partition chromatography,CPC)、超临界流体色谱(supercritical fluid chromatography,SFC)、高速逆流色谱(high speed countercurrent chromatography,HSCCC)等色谱技术已得到广泛应用;高分辨质谱(HRMS)、二维核磁共振谱(2D-NMR)及单晶 X-射线衍射结构分析方法已日趋普及。这些技术的普及应用为微量(μg 级)复杂天然药物和生物大分子的结构鉴定提供了高效率的研究手段。以最早研究的吗啡(morphine)为例,1804~1806 年发现,1925 年提出正确结构,1952 年人工全合成,总共用了约 150 年时间;而利舍平(reserpine)从 1952 年发现,经结构确定到 1956 年完成人工全合成,只用了约 5 年时间。对于相对分子量高达 2680、共含有 64 个不对称碳原子的岩沙海葵毒素(分子式为 $C_{129}H_{223}N_3O_{54}$)的庞大分子,从 1974 年分离得到纯品(60kg 原料得到几个毫克)到 1981 年确定其平面结构,前后才用了不到 10 年时间。若能得到良好的单晶,采用 X-射线单晶衍射的方法可在几天之内确定整个分子的化学结构。

此外,色谱-波谱联用技术[气相色谱-质谱(GC-MS)、液相色谱-质谱(HPLC-MS)、逆流色谱-质谱(HSCCC-MS)、液相色谱-核磁共振(HPLC-NMR)等]的发展为复杂混合样品的快速在线分离、分析创造了条件。高通量活性筛选技术与现代分离纯化技术和结构鉴定技术相结合应用于天然药物化学研究,改变了传统的天然药物化学研究模式,加快了天然药物的研究步伐。

天然化合物全合成是天然药物化学与有机合成化学的交叉研究领域,对天然化合物的结构确定和解决活性化合物资源缺乏具有重要意义。在天然药物化学研究的早期,全合成的目的主要是为了结构确证;随着分离和结构鉴定技术的进步,不断发现具有强活性的微量天然成分,解决具有潜在应用价值的微量活性天然化合物的来源已成为全合成研究的主要目的和动力。复杂天然化合物结构的验证,以及绝对构型的确定往往离不开降解和合成研究,结构复杂的活性天然化合物的立体选择性高效全合成是目前有机合成化学中最富挑战性的研究内容之一。在该领域,E. J. Corey、Y. Kishi 和 K. C. Nicolaou 小组的工作尤为突出,完成了许多复杂活性天然化合物的立体选择性全合成,如喜树碱、肾上腺素、银杏叶内酯、短裸甲藻毒素、白三烯、紫杉醇、岩沙海葵毒素等。近年来,借助酶催化反应的复杂活性天然化合物合成受到重视,尤其是关键步骤的合成反应。随着基因工程、重组 DNA 和酶克隆技术的发展,21 世纪酶催化反应在复杂活性天然化合物全合成中将得到更广泛应用。

天然化合物结构修饰、改造和构效关系研究是通过化学和生物学等方法对活性天然化合物的结构进行衍生化、转化和活性测定,确定其结构中的活性和毒性部位及官能团,经过优化使其毒性降低、活性和生物利用度提高,在应用中更加安全有效。天然化合物结构修饰改造和构效关系研究是合理、安全、有效地利用活性天然化合物的重要环节,处于天然药物开发应用的研究阶段,在天然药物的开发中一直受到普遍重视。目前,临床上使用的许多药物都是在天然化合物结构基础上经修饰改造获得的"模仿"(me-too)和"优化"(me-better)产物。对 1981 ~ 2006 上半年间全球上市新药的来源进行的统计分析结果为我们今后的新药研究提供了重要指导意见。在所有药物中,小分子新化学实体(new chemical entity)药物占82% ,其中的5% 直接来源于天然产物,30% 来源于完全全合成,剩下的 47% 介于两者之间,既非纯天然产物,又非完全全合成药物,包括了天然产物衍生物(derivatives)、类似物(analogues)、模拟物(mimics)等多种形式。因而对新药研发而言,天然化合物的结构修饰和类似物、模拟物的合成是极其重要的研究内容,必须引起足够的重视。较详细内容请参阅第 16 ~ 18 章相关内容。在未来的天然化合物结构修饰改造和构效关系研究中,新方法和新技术的开发和应用尤为重要,与高效分离分析技术和高通量筛选技术相结合的天然产物组合化学和组合生物催化等现代高新技术的组合研究体系,具有广阔的研究和开发应用前景。

生物合成(biosynthesis)是在天然产物化学研究的基础上发展起来的一门边缘学科,研究内容包含代谢产物前体、中间体和终产物在生物体中的形成过程、机制和规律以及与代谢产物生物合成相关的生物大分子(酶和基因等)的结构、功能和作用,并利用生物方法进行有机化合物合成等。生物转化(biotransformation)是利用生物体或生物组织培养体系完成常规化学方法难以实现的化学反应,进行有机化合物结构的衍生化合成的研究。以往主要以微生物(消化道细菌和真菌)体系研究甾体、萜类和其他天然产物为主,近年来,通过植物组织培养进行的天然产物生物转化研究也取得了一定进展,如烟草组织培养对蒂巴因的转化,毛花洋地黄组织培养对甲基洋地黄毒苷的转化等。另外,利用微生物培养进行的手性合成研究也有报道。近年来,天然产物在生物体内形成过程中,各步骤催化酶(功能大分子)的分离、功能以及酶编码基因的克隆、测序和表达研究取得了较大进展,尤其是微生物体内聚酮类抗生素化合物和动物体内与多种疾病相关的甾体类化合物(胆固醇、甾体激素、胆酸、维生素 D_3 等)的生物合成研究进展显著。通过生物工程的方法进行天然产物的生物转化、调控及其生物合成途径研究,为天然药物化学的生物方法研究注入了新的活力,开辟了更广阔的前景。另外,利用生物酶催化反应进行活性天然产物结构选择性修饰、改造、转化以及全合成的研究已有很多成功的实例,推动了天然药物化学领域生物疗法研究的快速发展。

总之,现代天然药物化学的研究速度大大加快,研究水平迅速提高,研究深度和广度逐步加强。研究热点逐渐由主成分研究向微量、痕量成分研究,由小分子化合物向多糖、多肽等大分子化合物研究,由脂溶性成分向水溶性成分研究转变。以生物活性为导向寻找活性物质或先导化合物的研究以及生物体内源性生理活性物质研究正逐步取代单纯的化学研究,药效学及作用机制研究已发展到分子水平,中药复方的化学研究正在深化并与多学科研究协作。可以预见,天然药物化学必将为我国新药创制和中药现代化做出重要贡献。

英文小结　Summary

Drugs of natural origins can be called "natural drugs" or medicinal natural products. They include an entire organism (e. g. , a plant, an animal, or a microorganism), part of an organism (e. g. , leaves or flowers of a plant, an isolated animal organ), an extract or exudates of an organism or part of an organism, and pure compounds (e. g. , alkaloids, coumarins, flavonoids, glycosides, lignans, steroids, sugars, terpenoids, etc.) isolated from plants, animals, or microorganisms. However, in most cases the term medicinal natural products refers to secondary metabolites, small molecules produced by an organism. Medicinal natural products can be from any terrestrial or marine source: plants, animals, or microorganisms.

Medicinal chemistry of natural products has evolved from the chemistry of bioactive compounds in early days to works at the interface of chemistry and biology nowadays. It spans a wide range of fields, including detection, isolation and characterization of bioactive compounds from natural sources, structure modification for optimization of their activity and other physical properties, and total and semi-synthesis for a thorough scrutiny of structure activity relationship (SAR). In addition, synthesis of natural products also provides a powerful means in solving supply problems in clinical trails and marketing of the drug, for obtaining natural products in bulk amounts in natural source is often very difficult.

The classification of natural compounds may base on the molecular skeletal structure (open-chain aliphatic, alicyclic and cycloaparaffinic, aromatic, benzenoid and heterocyclic), physiological activity, chemotaxonomy (The constituents are regarded as markers for evolution as well as the classification of plants), biogenesis (The reaction pathway leading to a particular natural product is called the biosynthetic pathway and the corresponding event is known as biogenesis. This feature can be employed in the classification of plants in terms of their chemotaxonomy), and the combination of biogenesis and molecular skeletal structure. The last one is the best classification scheme and it has been widely applied.

Our interest in medicinal natural products can be traced back thousands of years for their usefulness to humankind, and this continues to the present day. The first records, written on clay tablets in cuneiform, are from Mesopotamia and date from about 2600 BC, whereas Egyptian medicine dates from about 2900 BC, with the best-known Egyptian pharmaceutical record being the Ebers Papyrus dating from 1500 BC. The Chinese Materia Medica has been extensively documented over the centuries, with the first record (Wu Shi Er Bing Fang), containing 52 prescriptions, dating from about 1100 BC, and documentation of the Indian Ayurvedic system dates from about 1000 BC (Susruta and Charaka). Nature has been a source of therapeutic agents for thousands of years, and an impressive number of modern drugs have been derived from natural sources, many based on their use in traditional medicine. It is interesting to note that of the 955 small organic compounds introduced worldwide as drugs in the period 1981-2005, 63% were natural products, derivatives, or mimics of natural products. In 2001, eight (simvastatin, pravastatin, amoxycillin, clavulanic acid, azithromycin, ceftriaxone, cyclosporin, and paclitaxel) of the 30 top-selling medicines were natural products or their derivatives, and these eight drugs together totaled US ＄16 billion in sales.

Natural products played a prominent role in ancient traditional medicine systems, such as Chinese, Ayurveda, and Egyptian, which are still in common use today. According to the World Health Organization (WHO), 75% of people still rely on plant-based traditional medicines for primary health care globally. The use of herbal drugs is once again becoming more popular in the form of food supplements, nutraceuticals, and complementary and alternative medicine. Medicinal chemistry of natural products can afford powerful tools on the effective constituent and therapeutic mechanism investigation of traditional medicine.

Only a small fraction of the world's biodiversity has been explored for bioactivity to date. In addition, reinvestigation of previously studied plants has continued to produce new bioactive compounds that have drug potential. With the development of new molecular targets, there is an increasing demand for novel molecular diversity for screening. Medicinal chemistry of natural products certainly play a crucial role in meeting this demand through the continued investigation of the world's biodiversity, much of which remains unexplored.

Since the 1980s, the rapid progress in molecular biology, computational chemistry, combinatorial chemistry (combichem), and high throughput screening (HTS) technologies has begun to reshape the pharmaceutical industry and changed their views on natural products. People once thought that natural products discovery was of less value because it is time-consuming, and thus, uneconomic. However, natural products survived as a result of disappointing outcomes of combichem and HTS after a decade of explosive investments. People began to once more appreciate the value of natural products and revived natural products research by integrating rapid isolation and identification with hyphenated technologies, parallel synthesis, computations and may other new techniques into medicinal chemistry of natural products.

参 考 文 献

王峰鹏. 2009. 现代天然产物化学. 北京:科学出版社
吴春福. 2007. 药学概论. 第二版. 北京:中国医药科技出版社
吴继洲,孔令义. 2008. 天然药物化学. 北京:中国医药科技出版社
吴立军. 2007. 天然药物化学. 第五版. 北京:人民卫生出版社
杨世林,杨学东,刘江云. 2009. 天然产物化学研究. 北京:科学出版社
G. M. Cragg, D. J. Newman. 2008. Anticancer drug discovery and development from natural products. in：S. M. Colegate, R. J. Molyneux. Bioactive natural products, detection, isolation, and structural determination. 2nd ed. . Boca Raton：CRC Press
Raphael Ikan. 2008. Selected topics in the chemistry of natural products. Singapore：World Scientific
Satyajit D. Sarker, Zahid Latif, Alexander I. Gray. 2006. Natural products isolation. 2nd ed. Totowa：Humana Press
Xiao-tian Liang, Wei-shuo Fang. 2006. Medicinal chemistry of bioactive natural products. Hoboken：Wiley

进 一 步 阅 读 文 献 书 籍

1. 方起程. 2006. 天然药物化学研究. 北京:中国协和医科大学出版社
2. G. M. Cragg, D. J. Newman. 2008. Anticancer drug discovery and development from natural products, in：S. M. Colegate, R. J. Molyneux. Bioactive natural products, detection, isolation, and structural determination. 2nd ed. . Boca Raton：CRC Press
3. K. C. Nicolaou, Tamsyn Montagnon. 2008. Molecules that changed the world. Weinheim：Wiley-VCH

思 考 题

1. 比较天然产物、天然药物和天然化学药物的含义及相互关系。
2. 讨论天然药物化学定义、研究内容及其在药学领域的作用和地位。
3. 如何对天然药物中所含化学成分进行合理分类?
4. 从天然药物化学研究的历史和发展出发,讨论学习本课程的目的和意义。

第 2 章 生物合成

学习目标

1. 掌握一次代谢、二次代谢、一次代谢产物和二次代谢产物等生物合成基本概念
2. 掌握乙酸-丙二酸、甲戊二羟酸、桂皮酸莽草酸、氨基酸等主要生物合成途径
3. 了解主要生物合成反应类型和生物合成的基本原理

生物合成(biosynthesis)是研究天然产物形成规律的科学。生物合成中的一些基本的概念和规律,在药物化学、有机化学和药物代谢等其他学科领域得到了广泛的应用,例如仿生合成和生物合成药物学等。因此,它不仅是天然药物化学学科的基础,也是药学、化学、生物科学和医学的基础。本章重点介绍生物合成中的基本概念、生物合成假说的提出和主要的生物合成途径等相关知识。

天然药物生物合成的目的是探讨生物体次生代谢产物的生源途径及形成规律,研究从前体经中间体至产物的形成历程,涉及的反应机制等,为新药研发中先导化合物的发现和天然药物资源的可持续发展提供理论依据和新思路。

回顾药物发展的历史,天然药物中以植物提取的药物和以微生物发酵产生的醇类、酸类、维生素类和抗生素类等药物一直占有重要的位置。自从 1806 年从鸦片中分离出吗啡碱以后,天然药物化学的发展更加迅速。20 世纪 50 年代后,随着生物学科的快速发展,一些重要的抗生素如青霉素、链霉素、四环素和大环内酯等发现和应用,加深了人们对天然药物的认识。半合成生物药物、生物转化、生物合成药物学等相继学科的诞生加快了天然药物生物合成学科的发展。20 世纪 80 年代,随着生物技术水平的提高,开辟了以基因工程为主导的生物合成新纪元,在微生物工程、细胞工程和酶工程领域中,突变生物合成技术(technology of mutasynthesis)和选择性生物催化合成(selective biocatalytic synthesis)等生物技术为生物合成药物的飞跃式发展奠定了基础。

天然药物主要来源于植物、动物、矿物和微生物,种类繁多,结构复杂,即使是同一植物中所含有的化学成分有几十至数百种之多,并且结构各异,形成机制复杂。因此,进行科学分类对认识结构多样性的天然药物意义重大。

很难想象绝大多数的天然药物来源于几个基本反应和原料。从乙酸、苯丙氨酸、络氨酸和鸟氨酸等原料经过一系列反应可以得到成千上万个天然产物,让我们领略到生命体系形成及作用规律的神奇,也提出一些问题,这些天然产物是如何形成的? 结构之间是否存在关联? 原料(前体)是否相同? 反应机制是否相似? 下面初步介绍生物合成的基本概念,简要分析天然药物的形成规律。

第 1 节 生物合成概述

一、一次代谢与一次代谢产物

一次代谢(primary metabolism)也称初级代谢,是维持生命活动必不可少的过程,几乎存在于所有的绿色植物中。我们以植物中糖、蛋白质、脂质和核酸这些物质的形成为例说明一次代谢

与一次代谢产物(primary metabolites)。

　　植物体内存在的物质代谢与生物合成过程见图2-1,这是光合作用和糖代谢等产生一次代谢产物的全过程。

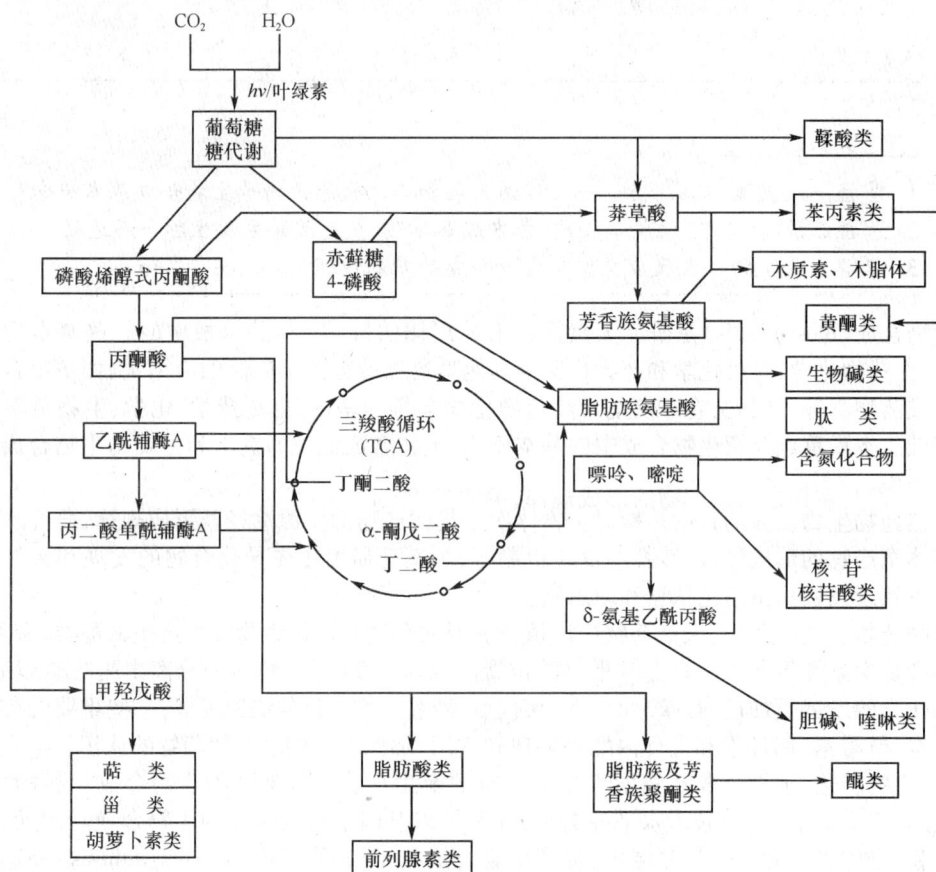

图2-1　植物体内的物质代谢与生物合成过程

　　在绿色植物一次代谢产物的形成过程中,叶绿素发挥着重要作用,它通过光合作用将二氧化碳和水合成为糖类。光合作用产生的糖通过糖代谢产生丙酮酸(pyruvic acid)、磷酸烯醇丙酮酸(PEP)、赤藓糖-4-磷酸(erytbrose-4-phosphate, E.4.P)、核糖(ribose)、三磷酸腺苷(adenosine triphosphate, ATP)和辅酶Ⅰ(NADPH)等物质,进一步合成核酸、肽及蛋白质等一次代谢产物。例如丙酮酸经过氧化、脱羧后生成乙酰辅酶A(acetyl CoA),再进入三羧酸(TCA)循环系中,生成一系列的有机酸及丙二酸单酰辅酶A(malonyl CoA),并通过固氮反应得到一系列的氨基酸。

　　上述过程几乎存在于所有的绿色植物中,是维持植物生命活动的基础,称之为一次代谢过程。糖、蛋白质、脂质、核酸等这些对植物机体生命活动来说不可缺少的物质,则称之为一次代谢产物。

二、二次代谢与二次代谢产物

　　在一次代谢产物形成的过程中,一些重要的一次代谢产物经过进一步代谢产生新的代谢产物。该代谢称之为二次代谢(secondary metabolism)。二次代谢也称次级代谢。二次代谢产生的代谢产物称之为二次代谢产物(secondary metabolites)。例如,乙酰辅酶A、丙二酸单酰辅酶A、莽草酸及各种氨基酸等作为前体,经历二次代谢产生脂肪酸类、黄酮类、萜类和生物碱等二次代谢产物(见图2-1)。二次代谢产物对维持生命活动的作用次于一次代谢产物,但具有明显的生理活性,天然药物化学的主要研究对象为二次代谢产物,很多二次代谢产物成为先导化合物研究的主要资源,是新药研发的主要途径之一。

三、生物合成假说的提出

天然药物化学的任务之一是阐明天然产物的结构及进行全合成,生物合成的理论有助于合成的设计和结构的推导,一些生物合成的假说在实际工作中是非常有用的。如 Robinson 对吗啡结构的推导就是典型的例子之一。一次代谢形成的几百个化合物中只有几个是二次代谢产物的原料,其中最重要的乙酸,其次是芳香氨基酸(如色氨酸、苯丙氨酸、酪氨酸等)和脂肪族氨基酸(如鸟氨酸和赖氨酸等),由这些简单的原料进一步转化构成数目庞大、结构各异的天然化合物,其形成的原理,涉及反应的类型及机制,如何科学的分类等问题引起了人们极大的兴趣。如酶催化反应,尽管有些催化机制还不清楚,但仍可预测,生物合成的反应仍符合有机化学反应机制,甚至包括立体化学机制。这些科学问题即引起药物化学学者的兴趣,又引来有机化学家的关注。总之,我们提出生物合成的假说,或阐明一个生物合成的具体步骤,已不仅仅是认识一个天然产物,而是在探索天然产物的形成规律,关注的重点逐渐转移到天然化合物结构之间的联系及一次代谢和二次代谢产生的生源关系上。

案例 2-1

阿托品(atropine),是一种莨菪烷型生物碱,是副交感神经抑制剂,可作眼科扩瞳剂、泻药等。结构如下:

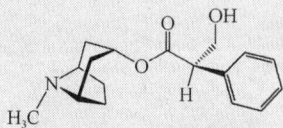

分子中含有吡咯环以桥链形式存在,构成化合物的主体。

问题:

1. 含氮桥环是如何形成的?
2. 该生物碱的生物合成途径是什么?
3. 按仿生合成原理,该化合物的主要合成路线是什么?

(一) 生物碱的环合与仿生合成

自然界中的生物合成奥妙无穷,很多天然产物的生物合成原理为有机化学合成提供了新思路。阿托品(atropine),又称颠茄碱,是一种莨菪烷型生物碱,结构如图2-2所示。颠茄碱存在于颠茄、曼陀罗等茄科植物中,是副交感神经抑制剂,可作眼科扩瞳剂、泻药,还可缓减干草热、伤风鼻阻和肠痉挛,也用于治疗小儿夜尿症,有时用于舒减输尿管和胆道痉挛。

颠茄碱是来源于鸟氨酸的生物碱,分子中含有一个吡咯环并形成桥环结构,是吡咯里西丁类(pyrrolizidines)生物碱的共同特点。颠茄碱的全合成是利用曼尼希反应(Mannich)进行的第一次仿生合成,见如下方程式。曼尼希反应是指含活泼氢的化合物与胺及另一分子的醛或酮三组分一锅法合成曼尼希碱(Mannich base)。曼尼希反应已经成为 β-氨基羰基化合物经典的合成方法,也是生物碱生物合成的主要途径之一。

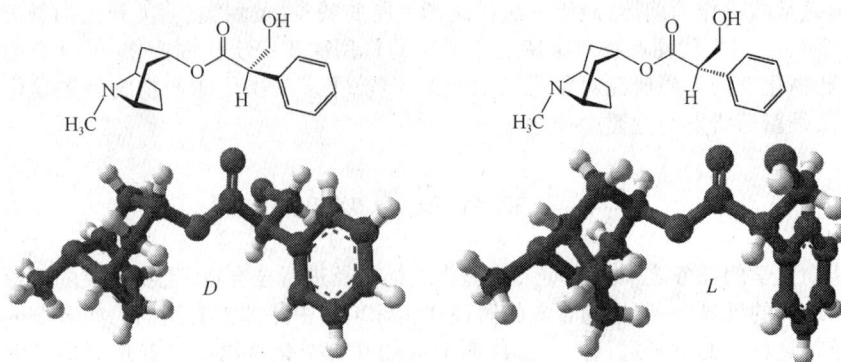

图 2-2　阿托品的结构

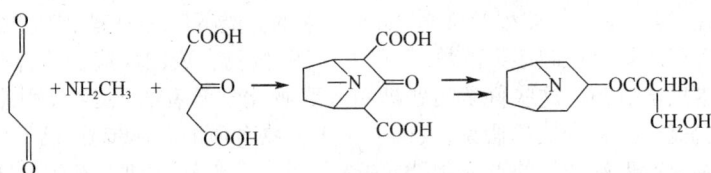

　　例如,虎皮楠生物碱化合物 dihydro-proto-daphniphylline 的合成是采用仿生合成的方法实现的。1992 年 Clayton H. 等人依据仿生合成原理合成了 dihydro-proto-daphniphylline 化合物,并发表在 J Org Chem 杂志上,他们采用甲酰化的角鲨烯经曼尼希反应,环合、水解合成得到 dihydro-proto-daphniphylline,合成路线如下:

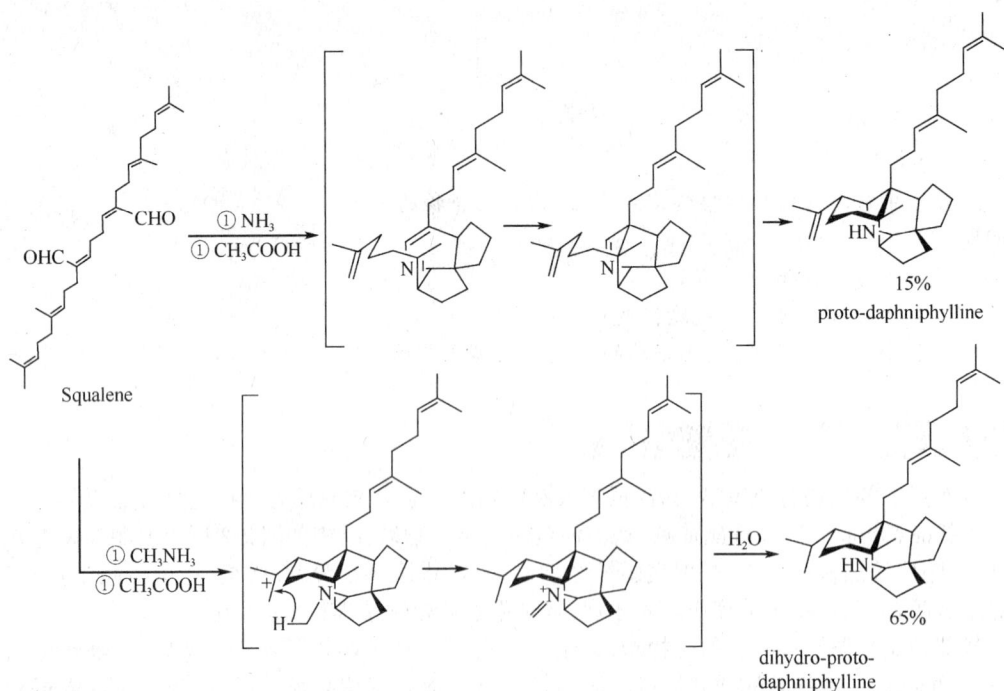

　　通常情况下,天然产物结构相似意味着它们在生物合成上可能为同一起源。例如,天然酚类化合物(如苔色酸)和蒽醌类化合物(如大黄素)结构不同,但均属芳香族化合物,生物合成的基本单位均为 C$_2$ 单位,即乙酸单位。其主要生物合成途径均为乙酸-丙二酸途径(图 2-3)。

苔色酸　　　　　　　　　　大黄素

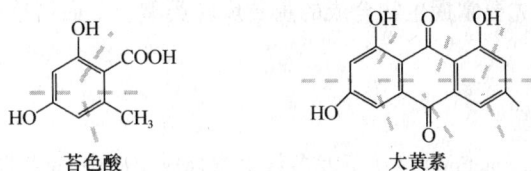

图2-3　由 C_2 基本单位组成的苔色酸和大黄素化合物

(二) 萜类化合物的异戊二烯法则

另一个经典的例子是我们在有机化学中学到的异戊二烯(isoprene)法则,主要应用于萜类化合物中。萜类化合物均具有 C_5 单位骨架,意味着它们具有某种共同的生物合成途径(图2-4)。进一步的研究结果表明,萜类化合物的生物合成途径为甲戊二羟酸途径,是以 C_5 为基本单位,构成了倍半萜、二萜类、三萜皂苷和甾体皂苷等系列化合物。例如,青蒿素是一个倍半萜类化合物,其生物合成是由异戊二烯逐步代谢而实现的,而异戊二烯的生物合成前体为甲二羟戊酸。

案例2-2

青蒿素(arteannuin),是倍半萜化合物,是中药青蒿(*Artemisia annua* L.)的主要成分,其衍生物蒿甲醚(artemether)是临床应用的抗恶性疟疾的药物。青蒿素的结构如左图,其结构特色是分子中含有一个过氧桥,—O—O—C—O—C—O—C=O的连接方式非常特殊,也是其活性基团。

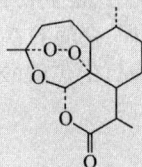

问题:

1. 过氧桥是通过生物合成形成的吗?是否存在证明实验?
2. 青蒿素生物合成途径是什么?
3. 青蒿中青蒿酸是青蒿素的前体吗?

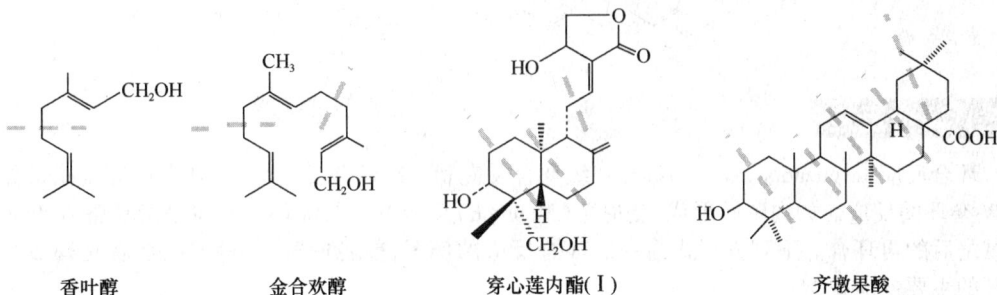

香叶醇　　　　　金合欢醇　　　　穿心莲内酯(Ⅰ)　　　　齐墩果酸

图2-4　萜类化合物的异戊二烯规则

综上所述,生物合成假说的提出极大地加深了人们对天然药物的认识,也为天然产物的科学分类奠定了基础。根据该学说我们从天然产物的生源途径上对新的天然产物进行科学分类,也加深我们生物合成反应规律的认识。无论天然产物的结构多么复杂,根据结构,推测天然产物中隐含的一次代谢产物,确定二次代谢产物与一次代谢产物的关系,进而总结出其生物合成途径与起源,进行科学分类,这些都基于生物合成的基本理论和学说。

四、生物合成的主要反应类型

天然产物结构复杂,一些化合物的生物合成机制仍不清楚,因而,其全合成的难度很大,是一项具有很大挑战性的研究工作。生物合成反应遵循基本有机化学反应原理,要了解复杂天然产物的生物合成途径,首先要掌握生物合成的主要反应类型。下面简单介绍生物合成的几个主要反应类型。

(一) 酶催化反应

酶催化反应(catalytic reaction)存在于大多数生物合成反应中,是将醇氧化成醛、酮的主要方法之一,并且反应具有选择性。例如 NAD^+ 将乙醇氧化成乙醛,可产生两种构型的醛。

(二) 缩合反应(condensation reaction)

这是生物合成主要反应类型之一。缩合反应(condensation reaction)遵循基本有机化学反应原理,在酶的参与下,缩合反应的选择性和立体专一性很强,如角鲨烯是由倍半萜金合欢醇(farnesol)的焦磷酸酯尾尾缩合生成。

(三) 环合反应

环合反应(cyclization reactions)分一级环合反应和二级环合反应,一级环合反应是指最先形成 N-杂环的反应。如内酰胺形成,曼尼希(Mannich)反应等。二级环合反应是指具备 N-杂环生物碱之后的再环合。下列方程式为一级环合反应的例子,前者形成内酰胺环,后者是构成含氮杂环的主要反应类型。

(四) 消除反应

消除反应(elimination reaction)在生物合成中经常发生,反应通常脱去一中性分子,如水、氨、小分子烯烃等。脱氨是消除反应的一个例子,通常是指氨基酸在脱氨酶存在下发生的脱去氨的反应,如苯丙氨酸在苯丙氨酸脱氨酶(phenylalanine ammonialyase,PAL)催化下脱去氨基形成桂皮酸;酪氨酸经酪氨酸脱氨酶(tyrosine ammonialyase,TAL)脱氨后生成对羟基桂皮酸等。反应方程式如下:

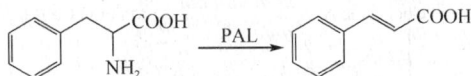

又如,脱羧反应,生物合成中的脱羧反应与有机化学相似,主要发生在氨基酸和氨基酸途径中含羧基的中间体上,得到的产物为有机胺,是生物碱的前体。如多巴脱羧后形成多巴胺,多巴胺是苄基异喹啉类生物碱的前体。反应方程式如下:

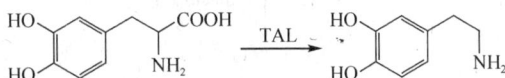

生物合成反应的突出特点是酶催化反应。天然产物可在一些酶的作用下发生氧化、还原乙酰化、羟基化、苷化等多种反应。

第2节 主要的生物合成途径

天然产物主要为糖和苷、生物碱、苯丙素类、醌类、黄酮类、萜类和甾体等类型化合物,它们具有3个特点:一是化合物总数多,并且增长速度巨大;二是结构复杂,即使相同类型的化合物结构上差异很大;三是生物合成起源相近,尽管结构相差明显,但具有相同的生物合成途径。为了方便天然产物生物合成途径的研究,习惯上按一定的基本单位进行分类,天然产物均按此基本单位进行组合形成。

常见的基本单位类型如下:

C_2单位(乙酸单位):以两个碳的乙酸为基本单位,按不同数目,不同方式组合成天然产物。如脂肪酸、酚类、苯醌等聚酮类(polyketide)化合物。

C_5单位(异戊烯单位):以5个碳的异戊二烯为基本单位形成的化合物。如倍半萜、二萜类、三萜皂苷、甾体皂苷等化合物。

C_6单位:以苯环的6个碳为主构成的C_6和C_6-C_3等为基本单位,经一定的代谢方式形成的天然产物。如香豆素、木脂体等苯丙素类化合物。

氨基酸单位:以各种氨基酸为基本单位形成的生物碱类化合物。如小檗碱等生物碱类化合物。

复合单位:由上述单位复合构成。

下面介绍几种天然产物的主要生物合成途径,这些途径已经采用多种技术包括同位素示踪试验证实。

一、乙酸-丙二酸途径

乙酸-丙二酸途径(acetate-malonate pathway,AA-MA途径)是生物合成的主要途径之一。天然药物中脂肪酸类、酚类、蒽酮类等物质均由这一途径产生。

(一) 脂肪酸类化合物的生物合成

天然饱和脂肪酸类均由乙酸-丙二酸途径(简称AA-MA途径)生成。该途径从乙酰辅酶A(CH_3CO-SCoA)出发,活化形成乙酸酸性磷酸脂(CH_3CO-ACP),与丙二酸单酰酸性磷酸脂缩合增加碳链,还原后完成一次碳链增加过程,依次缩合、还原可完成长链脂肪酸的合成(图2-5)。该途径的特点是出发单位是乙酰辅酶A,延伸碳链的是丙二酸单酰辅酶A。碳链的延伸由缩合及还原两个步骤交替而成,得到的饱和脂肪酸均为偶数。

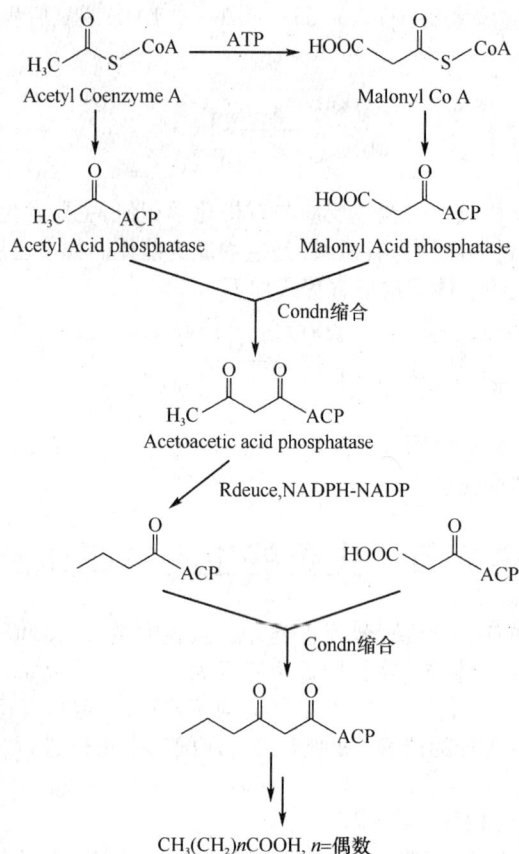

图 2-5   饱和脂肪酸的生物合成途径

同理,由丙酰辅酶 A(propyonyl CoA)与丙二酸单酰辅酶 A 经缩合、还原等可得到碳链为奇数的脂肪酸化合物。我们称丙酰辅酶 A 是奇数脂肪酸的前体,乙酰辅酶 A 是偶数脂肪酸的前体。以此类推,支链脂肪酸的前体应为异丁酰辅酶 A(isobutyryl CoA)、α-甲基丁酰辅酶 A(α-methylbutyryl CoA)或甲基丙二酸单酰辅酶 A(methy malonyl CoA)等。

不饱和脂肪酸天然资源丰富,主要存在于植物油中。如油酸、亚油酸、亚麻酸、花生四烯酸等在动植物中均含量较大,并且生物活性独特,与人类健康密切相关。不饱和脂肪酸的结构特点是脂肪链上含多个双键,其生物合成途径为饱和脂肪酸碳链经环氧化,羟基化后脱水成双键,进一步形成结构多样的不饱和脂肪酸,主要过程如下:

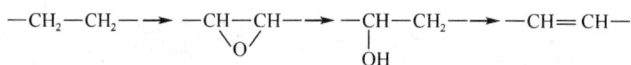

形成的双键多以顺式为主,其生物活性与顺反式相关。

(二) 酚类和蒽酮类化合物

天然酚类和蒽酮类化合物也是由 AA-MA 途径生成。主要由乙酰辅酶 A 和不同比例的丙二酸单酰辅酶 A 缩合形成聚酮,再环合形成酚类和蒽酮类化合物。与脂肪酸生物合成途径相比不同之处是碳链延伸过程中只有缩合过程,没有还原过程,生成的聚酮链的大小与丙二酸单酰辅酶 A 比例相关。聚酮类化合物的分类是根据分子结构中含有乙酸单位的数目进行,如聚戊酮类(penta-ketide)、聚己酮类(hexaketide)、聚庚酮类(heptaketide)等(图 2-6),例如,乙酰辅酶 A 和丙二酸单酰辅酶 A 的摩尔比为 1:3,则生成聚丁酮,聚丁酮经不同的环合方式可以得到苔色酸、乙酰间苯三酚和四乙酸乙酯(图 2-7);如果摩尔比为 1:4,则生成聚戊酮,以此类推,可形成聚己酮、聚庚酮、聚辛酮等(图 2-8)。碳数越高的聚酮环合的方式越多,形成的天然产物越多。芳环、萘环和蒽环等均按此方式构成,聚酮羰基位置通常是芳环上的含氧取代基的形成位置,故天然酚类和蒽醌类化合物的羟基和甲氧基(—OH、—OCH$_3$)多互为间位。

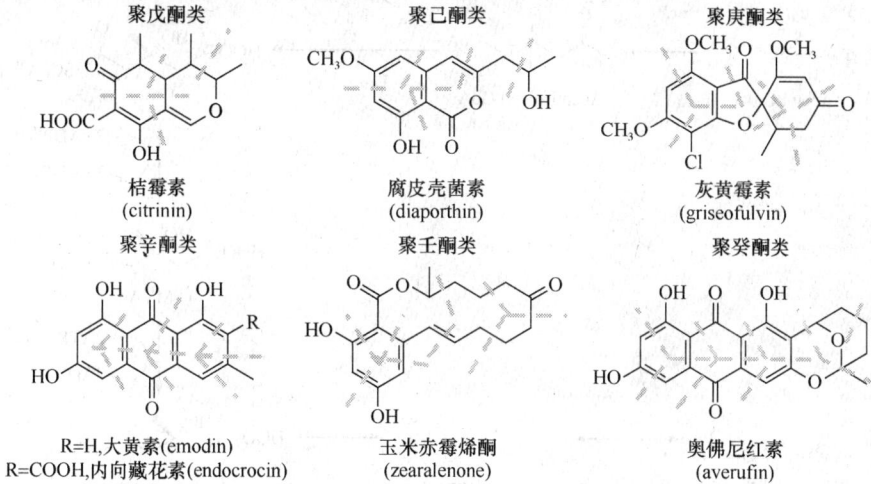

聚戊酮类
桔霉素
(citrinin)

聚己酮类
腐皮壳菌素
(diaporthin)

聚庚酮类
灰黄霉素
(griseofulvin)

聚辛酮类
R=H,大黄素(emodin)
R=COOH,内向藏花素(endocrocin)

聚壬酮类
玉米赤霉烯酮
(zearalenone)

聚癸酮类
奥佛尼红素
(averufin)

图 2-6 聚酮与天然产物的关系

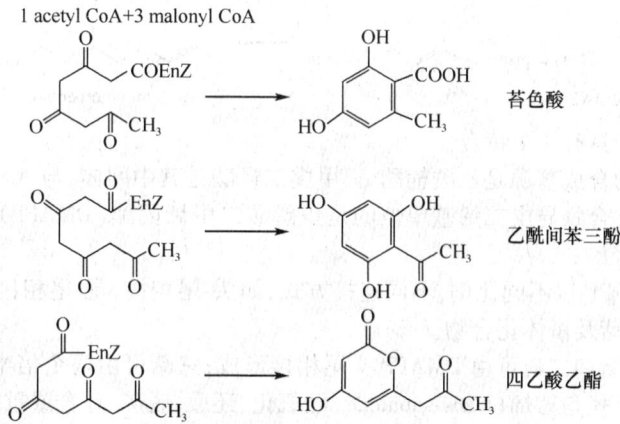

1 acetyl CoA+3 malonyl CoA

苔色酸

乙酰间苯三酚

四乙酸乙酯

图 2-7 聚丁酮不同的环合方式

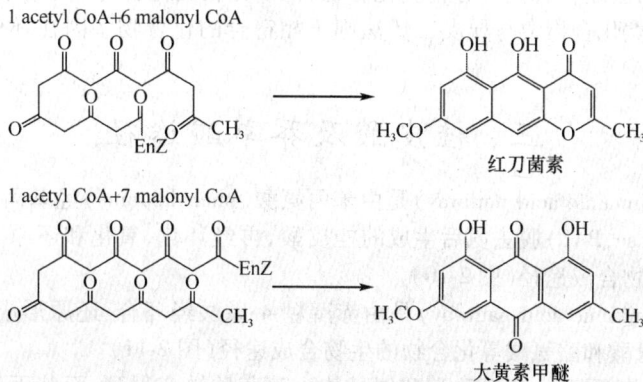

1 acetyl CoA+6 malonyl CoA

红刀菌素

1 acetyl CoA+7 malonyl CoA

大黄素甲醚

图 2-8 酚类和蒽醌类化合物的生物合成

二、甲戊二羟酸途径

甲戊二羟酸途径(mevalonic acid pathway,MVA途径)是由乙酰辅酶A出发,经甲戊二羟酸形成焦磷酸二甲烯丙酯(DMAPP)或焦磷酸异戊烯酯(IPP),进而以不同方式形成萜类化合物的途径(图2-9)。

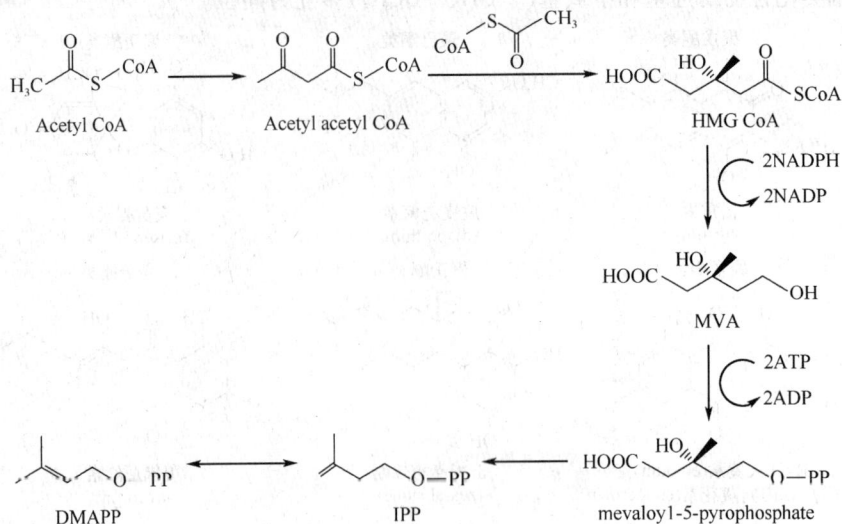

图2-9　甲戊二羟酸途径

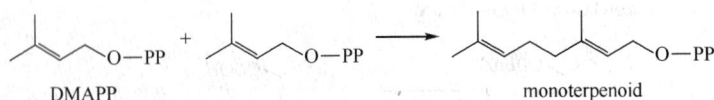

甲戊二羟酸途径具有3个特点:

(1) 该途径生物合成基源是乙酰辅酶A,甲戊二羟酸是其中间体,与AA-MA途径相似;

(2) 构成萜类化合物异戊二烯基单位的是焦磷酸二甲烯丙酯(DMAPP)或焦磷酸异戊烯酯(IPP),而非甲戊二羟酸;

(3) DMAPP和IPP以不同比例,不同连接方式,如头-尾相接,尾-尾相接构成千变万化的单萜、倍半萜、二萜、三萜及甾体化合物。

例如单萜、倍半萜和二萜可由DMAPP头尾相接形成;三萜可由两个倍半萜尾-尾相接而成;三萜及甾体也可由反式角鲨烯(trans-squalene)经氧化、还原、脱羧、环合或重排生成,这是构成数目巨大和种类繁多的三萜及甾体化合物的主要方式。

显然,异戊二烯法则符合大部分萜类化合物,但部分萜类化合物并不符合异戊二烯规则,如土青木香酮等。萜类化合物中与异戊二烯法则不相符合的化合物多因在环化过程中伴随发生重排所引起。

三、桂皮酸及莽草酸途径

桂皮酸途径(cinnamic acid pathway)是由苯丙氨酸(phenylalanine)经苯丙氨酸脱氨酶(phenylalanine ammonialyase,PAL)脱去氨后生成的桂皮酸,再经环化、氧化和还原等多种反应形成苯丙素类化合物的生物合成途径(图2-10)。

莽草酸途径(shikimic acid pathway)是由赤藓糖-4-磷酸经环合、还原形成莽草酸,进一步转化成苯丙氨酸、色氨酸和酪氨酸等化合物的生物合成途径(图2-11)。

值得注意的是苯丙氨酸、色氨酸和酪氨酸均由莽草酸转变得到,而苯丙氨酸是桂皮酸的前体,故莽草酸是桂皮酸的前体;色氨酸和酪氨酸是许多生物碱的前体,因此,以莽草酸途径界定由桂皮酸形成的苯丙素类化合物不够准确,故现在用桂皮酸途径定义苯丙素类化合物的生物合成途径,也称桂皮酸莽草酸途径。

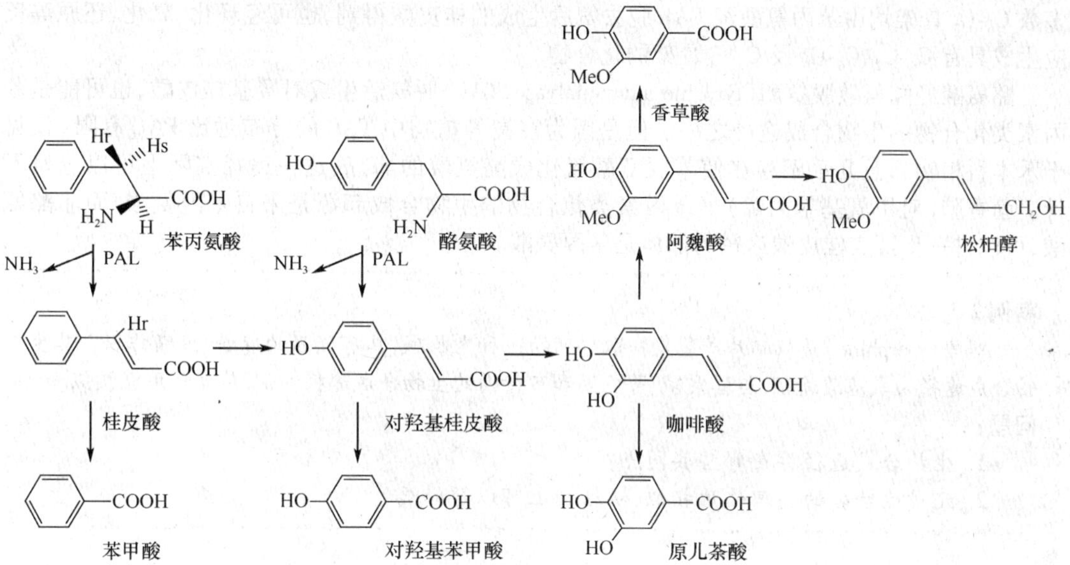

图2-10 桂皮酸途径

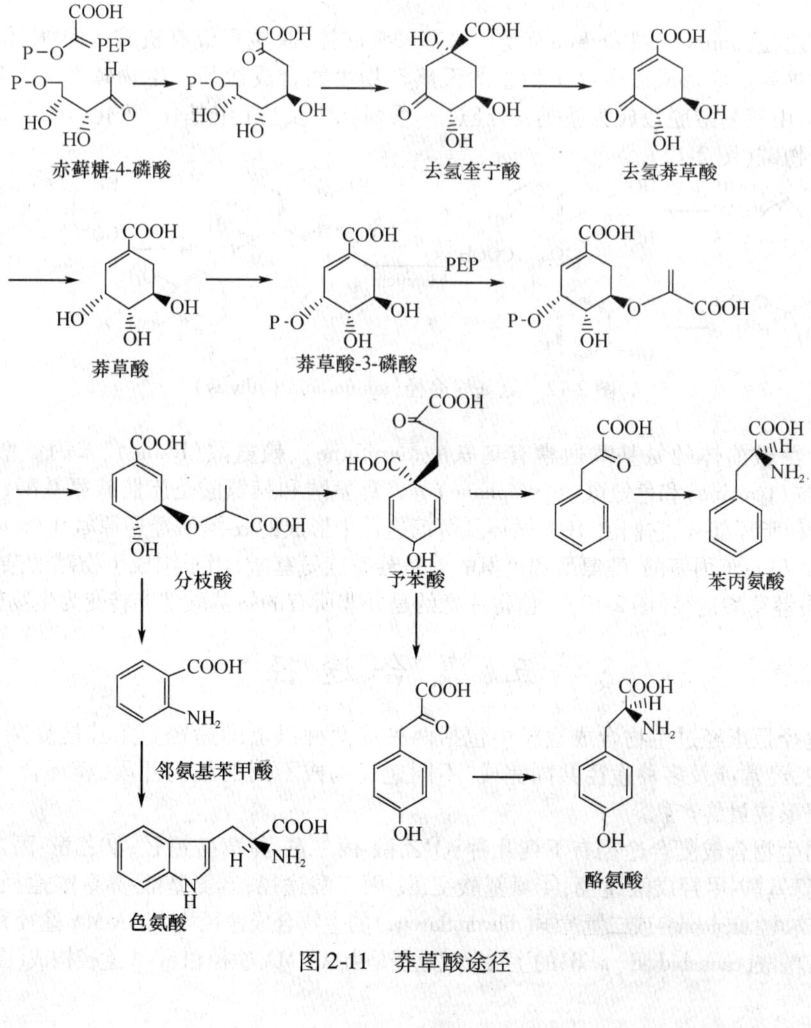

图2-11 莽草酸途径

天然产物中具有 $C_6\text{-}C_3$ 骨架的化合物很多,如苯丙素类(phenylpropanoid)、香豆素类(coumarin)、木质素类(lignin)和木脂体类(lignan)等;黄酮类化合物(flavonoid)具有 $C_6\text{-}C_3\text{-}C_6$ 骨架。大多数 $C_6\text{-}C_3$ 骨架均由苯丙氨酸经 PAL 脱去氨后生成的桂皮酸得到,也可经环化、氧化、还原等反应生成具有 $C_6\text{-}C_2$、$C_6\text{-}C_1$ 及 C_6 等骨架的化合物。

酪氨酸经酪氨酸脱氨酶(tyrosine ammonialyase,TAL)脱氨后生成对羟基桂皮酸,也可能是苯丙素类化合物的生物合成途径之一。但是因为在高等植物中 TAL 的分布远比 PAL 有限(仅见于禾本科植物),且几乎不存在使苯丙氨酸氧化成酪氨酸的酶,故这一途径实际上可以忽略不计。茴香脑(对甲氧基苯丙烯)等苯丙素类化合物的生物合成起源是来自苯丙氨酸,而非酪氨酸,可以进一步证实桂皮酸途径的前体是苯丙氨酸。

案例 2-3

吗啡(morphine)是从鸦片或罂粟提取得到的一种生物碱,具有强烈的麻醉、镇痛作用。其生物合成途径为氨基酸途径,与罂粟碱、蒂巴因和可待因的生物合成途径相似,药理作用也相似。

问题:

1. 生物合成途径存在哪些共同点?
2. 几种生物碱的药理作用相似,从结构上可以解释吗?

四、氨基酸途径

氨基酸途径(amino acid pathway)是以氨基酸为前体,脱羧形成有机胺中间体,再经环合、氧化还原和重排等反应形成以生物碱为主的天然产物生物合成途径。生物碱类化合物均由此途径形成,通常由氨基酸脱羧成为胺类,再经过一系列化学反应(甲基化、氧化、还原和重排等)后转变成为生物碱(图 2-12)。

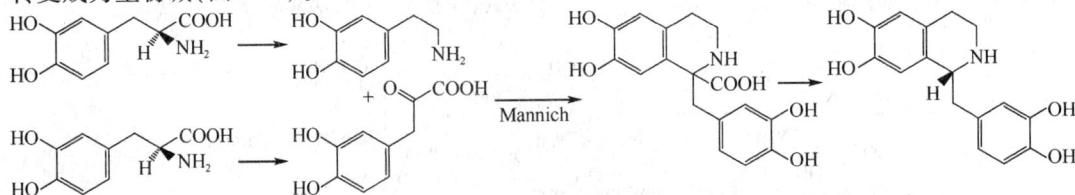

图 2-12　氨基酸途径(amino acid pathway)

作为生物碱前体的氨基酸通常有鸟氨酸(ornithine)、赖氨酸(lysine)、苯丙氨酸(phenylalanine)、酪氨酸(tyrosine)和色氨酸(tryptophane)等。鸟氨酸和赖氨酸是脂肪族氨基酸,用于构成生物碱的脂链和脂环部分,它们由 TCA 循环及解糖途径中形成的 α-酮酸经还原氨化(transamination)后生成(图 2-13);苯丙氨酸、酪氨酸和色氨酸等是芳香族氨基酸,用于构成生物碱的杂环或稠环部分,主要来自莽草酸途径(图 2-10)。值得注意的是并非所有的氨基酸都能转变为生物碱。

五、复合途径

复合途径是指经过生物合成途径中包括两种或两种以上的途径。尤其是复杂天然产物的形成过程中,经常涉及多种途径共同完成,不同途径构成不同的结构片段,经环合、缩合和氧化还原等过程形成最终产物。

常见的生物合成复合途径有下列几种:①乙酸-丙二酸-莽草酸途径;②乙酸-丙二酸-甲羟戊酸途径;③氨基酸-甲羟戊酸途径;④氨基酸-乙酸-丙二酸途径;⑤氨基酸-莽草酸途径。

例如查尔酮(chalcone)或二氢黄酮(dihydroflavone)的生物合成途径均由 AA-MA 途径和桂皮酸途径构成;大麻二酚酸(cannabidiolic acid)的生物合成途径是由 AA-MA 途径和 MVA 途径构成(图 2-14)。

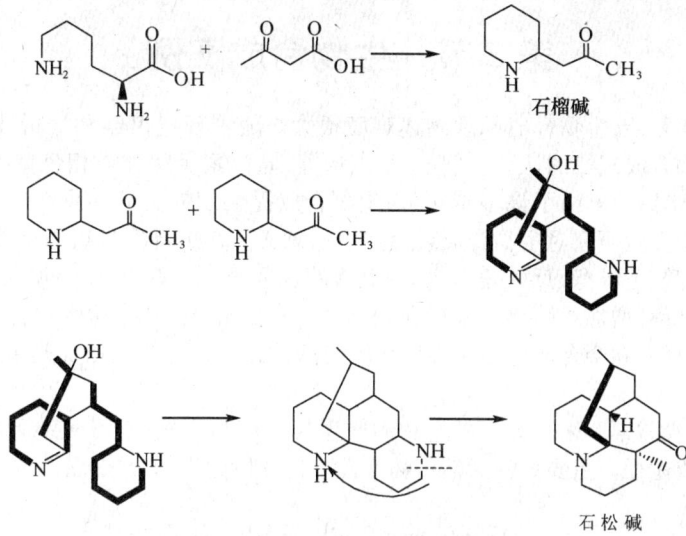

图 2-13 来自赖氨酸的生物碱

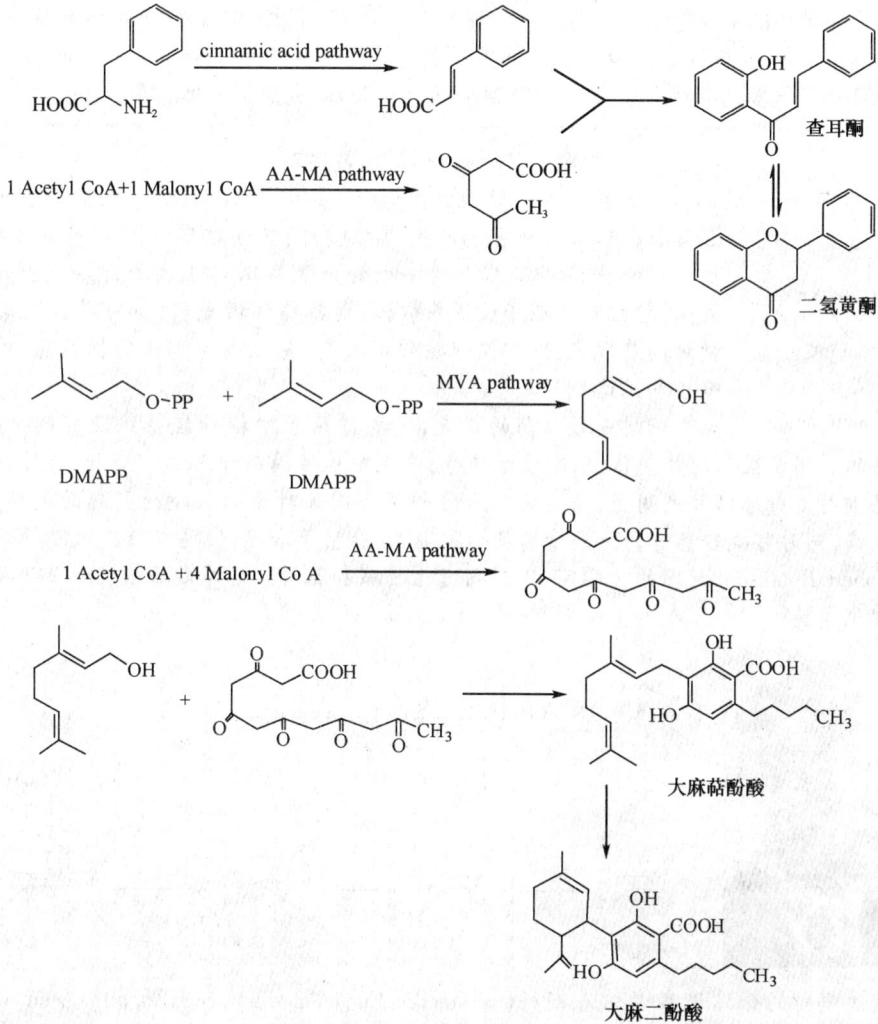

图 2-14 复合途径

第3节　生物合成实例

天然产物结构复杂,生物合成原理阐述难度很大。随着现代仪器和分析技术水平的提高,加深了人们对生物合成规律的认识。例如,组织培养、同位素示踪和液相色谱-质谱分析等实验方法的应用,方便迅捷地解决了许多难题,为生物合成提供依据。下面我们以人参皂苷的生物合成研究为例说明实验研究对生物合成理论阐述的意义。在进行人参组织培养时,为了提高皂苷的含量,加入乙酸、香叶醇、反式角鲨烯时,皂苷的含量增加并不明显;但加入甲戊二羟酸及金合欢醇时,皂苷含量可增加约两倍。根据我们本章学过的知识,皂苷的生物合成途径是甲戊二羟酸途径,甲戊二羟酸和金合欢醇是人参皂苷的前体,因此,皂苷含量增加是由于前体进一步转化成皂苷带来的。

本节以吗啡、青蒿素和来自海洋微生物的次生代谢产物为例,学习复杂天然产物或部分结构片段的生物合成途径。主要关注天然产物活性结构片段的生物合成规律。

一、生物碱吗啡的生物合成

吗啡是罂粟里的主要生物碱成分之一。1806 年德国药剂师泽尔蒂纳(Friedrich W. Sertürner)第一次分离出了吗啡,直到 1925 年才由牛津大学的化学教授罗宾逊(Robert Robinson)确定了分子结构。1952 年美国罗切斯特大学盖茨教授(Marshall D. Gates)完成了吗啡的人工合成。

视窗:吗啡的结构与构效关系

吗啡(morphine)的分子结构由四部分组成:①氢化菲核(环 A、B、C,仍保留 4 个双键);②与菲核环 B 相稠合的 N-甲基哌啶环;③连接环 A 与环 C 的氧桥(构成氢化呋喃);④环 A 上的一个酚羟基与环 C 上的醇羟基。构效关系表明:酚羟基氢原子被甲基取代,则镇痛作用减弱(如可待因);叔胺氮被烯丙基取代,则不仅镇痛作用减弱,而且成为吗啡的拮抗药,如烯丙吗啡和纳洛酮等。

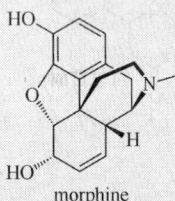

吗啡是镇痛药的代表,主要作用于中枢神经系统及胃肠平滑肌。镇痛药的作用是激动阿片受体,阻断痛觉传导,产生中枢性镇痛作用。

吗啡对多种疼痛效果明显,并有扩张血管作用。例如对于心肌梗死引起的剧痛,可用吗啡止痛,同时可减轻患者的焦虑情绪及心脏负担,有利于治疗,但要求血压正常。

Robert Robinson,英国的化学家,因其研究生物碱和花青素的卓越贡献,于 1947 年获得诺贝尔化学奖。

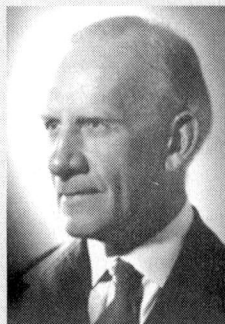

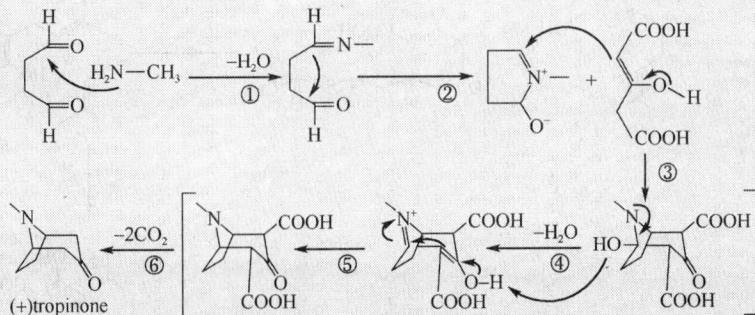

有关吗啡的介绍请参考维基百科(Wikipedia Encyclopedia),网址为 http://en. wikipedia. org/wiki/Morphine。

吗啡的生物合成途径是来自苯丙氨酸和酪氨酸途径,主要反应为 Mannich 反应,构成含氮杂环,再经一系列转化得到吗啡(图 2-15)。

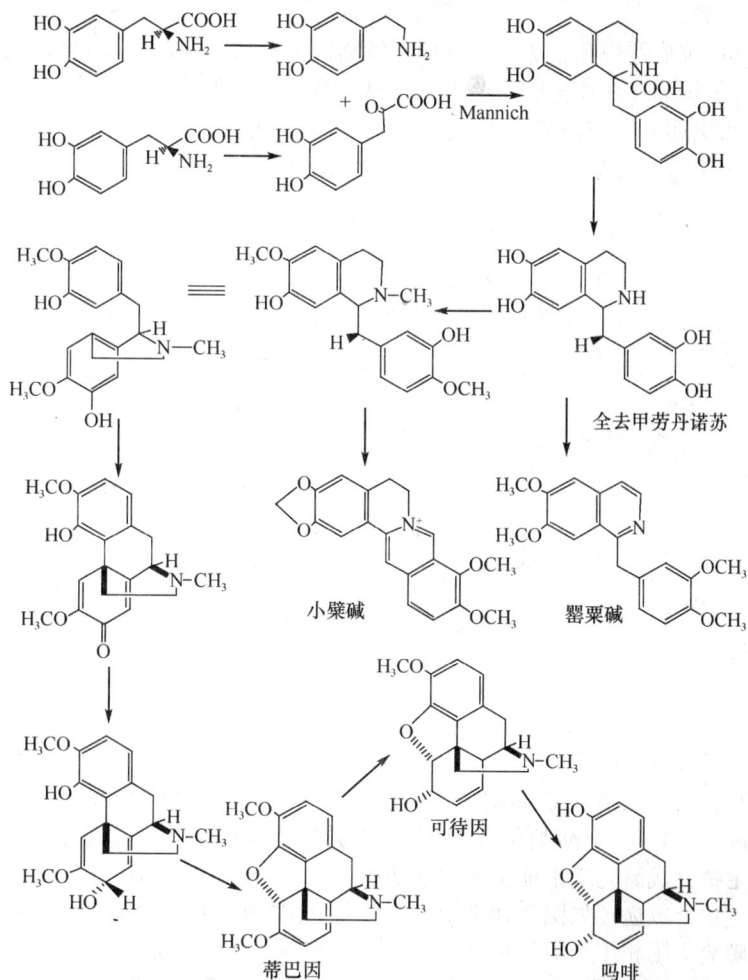

图 2-15 吗啡的生物合成

具体过程如下:一分子多巴脱羧形成多巴胺,另一分子多巴脱氨氧化转化成的其丙酮酸结构,两者发生 Mannich 反应,构成六氢吡啶环,进一步脱羧形成全去甲劳丹诺苏林生物碱,该生物碱环上羟基转变为甲氧基后进行分子内环合,再经相邻酚羟基分子内脱水形成吗啡。

图 2-15 中的生物碱小檗碱、罂粟碱、蒂巴因和可待因等天然药物均具有多巴胺的骨架类型,单从结构上很难将它们关联起来,但从生物合成起源上,可以与酪氨酸(tyrosine)及多巴(dopa)代谢关联,可将复杂问题简单化。

生物碱生物合成阐述对生物碱结构分类,与氨基酸的生源关系研究意义重大。生物碱可按来源于氨基酸的分类方式进行分类,例如,包括吗啡在内的下列生物碱均属于来自苯丙氨酸和酪氨酸类的生物碱:四氢异喹啉类(tetrahydroisoquinoline)生物碱、苯丙胺类(phenylalkylamine)生物碱、苄基四氢异喹啉类(benzyltetrahydroisoquinoline)生物碱、苯乙基四氢异喹啉类(phenethyl-tetrahydroisoquinoline)生物碱和苄基苯乙胺类(benzylphenethylamine)生物碱和依米丁(吐根碱类,emetine)生物碱等。

二、倍半萜青蒿素的生物合成

青蒿素突出的抗疟作用和它非同寻常的化学结构一直被天然药物、药物化学和有机化学家所关注。其中过氧桥的存在和—O—O—C—O—C—O—C=O的连接方式非常独特,在天然产物中很少存在,这更引起人们的兴趣。

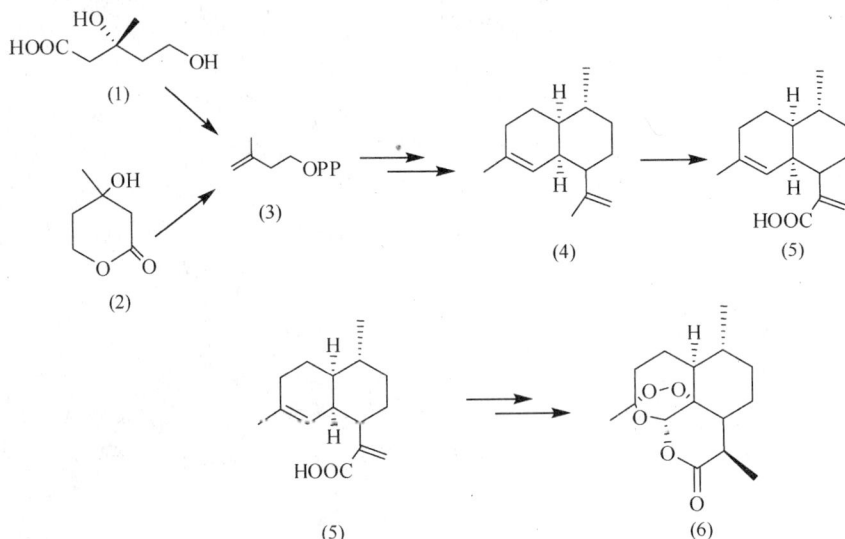

图 2-16　青蒿素的生物合成

20 世纪 80 年代后,多个实验室对青蒿素的生源生物合成开展了研究。青蒿素是含有过氧基团的倍半萜内酯,属于倍半萜类化合物,生物合成途径为甲戊二羟酸途径。生物合成前体为甲戊二羟酸。生物合成研究结果证实上述推断。

青蒿素的生物合成途径如图 2-16 所示,首先由甲戊二羟酸(1)生成异戊烯基焦磷酸(3),3个异戊烯基焦磷酸头尾相接形成倍半萜(4),该倍半萜进一步氧化成青蒿酸(5),青蒿酸经环氧化、过氧化和酯化形成青蒿素(6)。3 个实验室用甲羟戊酸内酯(2)或异戊烯基焦磷酸(3)为原料在青蒿叶匀浆的无细胞体系中孵育可以合成青蒿素,也可得到青蒿酸,进一步得到青蒿素的衍生物青蒿乙素等。由此证实青蒿酸是青蒿素生物合成中间体的假设,也证实甲戊二羟酸是青蒿素生物合成前体。

三、肽类抗生素 andrimid 的生物合成

Andrimid 是一个肽类抗生素,是通过阻断细菌脂肪酸生物合成发挥作用。Andrimid 为海洋细菌 *Pseudomonas fluorescens* 的次生代谢产物,该细菌来自阿拉斯加棘皮动物的组织中。Andrimid 是第一个从细胞内共生微生物培养的代谢产物。结构如下:

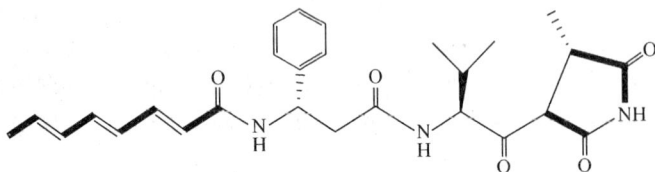

andrimid的分子结构

　　Andrimid 的分子由肽键构成,其药效团是酰基琥珀酰亚胺,其活性官能团的生物合成途径如图 2-17 所示。

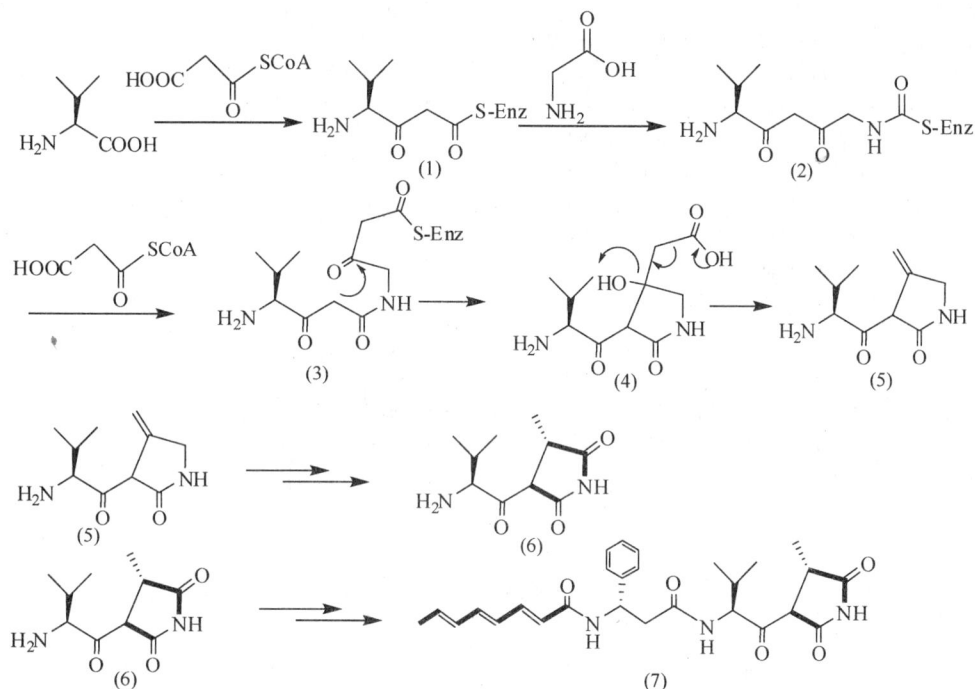

图 2-17　Andrimid 的生物合成

　　很显然,该化合物的生物合成起源来自氨基酸,首先,缬氨酸与丙二酸单酰辅酶 A 缩合得到聚酮类结构(1),再与甘氨酸缩合接上含氮侧链(2),得到的中间体(2)再与丙二酸单酰辅酶 A 缩合延伸碳链(3),进一步发生分子内缩合形成含氮五元杂环(4),之后脱羧、脱水、氧化形成中间体(5)后,进一步得到酰基琥珀酰亚胺结构(6)。化合物(6)是 andrimid(7)的活性结构片段。andrimid 可以按上述生物合成方式得到。

　　综上所述,生物合成及其基本原理是天然药物化学理论的基础,生物合成理论的形成,极大地促进药物化学学科的发展,也为有机化学研究提供了新思路和新方法。掌握生物合成的基本知识,对认识新的天然产物,并进行合理分类以及推测结构等都有重要的意义。人类对天然产物生物合成的认识对绿色化学、仿生合成、药物代谢和生物转化等学科的发展有着重要的理论指导意义。

英文小结　Summary

　　Biosynthesis is the way in which living organisms build up highly complex molecules out of simple starting materials. The most significant development in natural product chemistry is the recognition of bio-synthetic principles. A large number of new compounds were found from last century to present. During the last few decades efforts have been made for the paistaking search for hidden biosynthetic pathways in the right direction. The main biosynthetic pathways have now largely been identified, and it is very striking to find that the same basic sequences are universal in all matter. In this chapter, we show that the bio-synthetic principles, biosynthetic reactions, main biosynthetic pathways and biosynthesis of some natural products. Bio-synthetic principles play a dominant role in the understanding of bioorganic reactions, classification of compounds, formation of complex molecules involved in Natural Product Chemistry, Organic Chemistry and Biomimetic Synthesis.

参 考 文 献

Akhila A，Thakur RS，Popli SP. 1987. Photochemistry, 26(7)：1927

Gates M，Tschudi G. 1952. J. Am. Chem. Soc. , 74：1109

Heathcock CH，Piettre S，Ruggeri RB，et al. 1992. J. Org. Chem. ,57（9）：2554～2566

Huang JJ，Xia ZQ，Wu LF. 1987. Acta Chim. Sin. , 45：609

Huang JJ，Zhou FY，Wu LF. 1988. Acta Chim. Sin. Engl. Ed. , 6：383

Kudakasseril GJ，Lam L，Staba EJ. 1987. Planta Medica，53：280

Wang Y，Xia ZQ，Zhou FY. 1988. Acta Chim. Sin. Engl. Ed. , 6：386

Wright JLC，Hu T，McLachlan JL. 1996. J. Am. Chem. Soc. , 118：8757

进一步阅读文献书籍

Paul M，Dewick. 2002. Medicinal natural products：a biosynthetic approach. 2nd ed. . Chichester：Wiley（中文版：楼红祥主译. 2008. 药用天然产物的生物合成. 原著第二版. 北京:化学工业出版社）

思 考 题

1. 来源于苯丙氨酸的生物合成途径有哪些？请举例说明。

2. 生物合成的主要反应类型有哪些？

3. 根据阿托品的结构，并参照吗啡的生物合成途径,写出阿托品的生物合成途径。

4. 生物合成的主要应用领域有哪些？

5. 含有 C_5 倍数单位的天然产物一定是萜类或甾体化合物吗？

6. 黄酮类化合物含有 C_6-C_3-C_6 结构,推测其生物合成起源。

第 3 章 天然药物的提取分离方法

天然药物的提取分离是天然药物化学的主要研究任务之一。天然药物发挥治疗疾病作用的根本依据是其所含的活性成分,因此,对于临床证实具有确切疗效或经过活性筛选确定具有某种生物活性的天然药物,必须首先开展提取分离研究以期得到相应的活性成分。只有获得具有足够纯度的活性成分才能进一步鉴定其化学结构,阐明药物发挥药效作用的物质基础,探索开发新药的可能性。

在生物体中广泛存在的天然化合物种类复杂、结构多样、数量庞大,这就决定了天然药物所具有疾病治疗功效的多样性。同时,也增加了提取分离有效成分的难度。尤其是许多生物活性成分或者含量甚微,或者稳定性差,这就要求研究者必须制定系统、严谨和全面的提取分离方案才能使研究结构真实地反映天然药物原有的药效活性。本章首先介绍天然药物提取分离过程,然后,依次介绍天然药物的主要提取方法和分离方法,着重阐述色谱分离方法的基本原理及在天然药物分离研究中能够解决的问题,最后简要介绍天然药物分离的策略及人为因素对天然药物成分的影响。

案例 3-1   **紫杉醇的提取分离**

紫杉醇(paclitaxel, Taxol®)是来源于植物的最引人瞩目的抗癌药物。尽管紫杉醇抗癌活性显著并广泛应用于临床,其生产仍严重受制于红豆杉属植物资源匮乏、原料中含量极低且含量不稳定等问题。紫杉醇在水中的溶解度很小,溶于氯仿、二氯甲烷、乙酸乙酯、乙醇和甲醇。紫杉醇的提取方法一般采用乙醇或甲醇回流提取,然后用溶剂去除酯类,这种方法浸膏杂质多、生产成本高。也有人采用 20%~50% 乙醇-水回流提取,再采用活性碳处理,可减少提取液中杂质的含量。回收溶剂后的浸膏采用 CH_2Cl_2-H_2O、$CHCl_3$-H_2O 或 $EtOAc$-$Me_2CO(1:1)$ 进行溶剂萃取,萃取后的浸膏紫杉醇含量提高。进一步的分离可以采用硅胶、反相硅胶或凝胶柱色谱分离得到包括紫杉醇在内的各种紫杉烷类化合物。但使用上述分离材料无论采用常压、低压或高压液相色谱技术均只能得到紫杉醇(1)与 cephalomannine(2)和 7-*epi*-10-deacetyltaxol(3)的混合物。最后分离纯化需要使用氰基、苯基或其他特殊色谱柱,采用高效液相色谱制备技术才能得到高纯度紫杉醇。

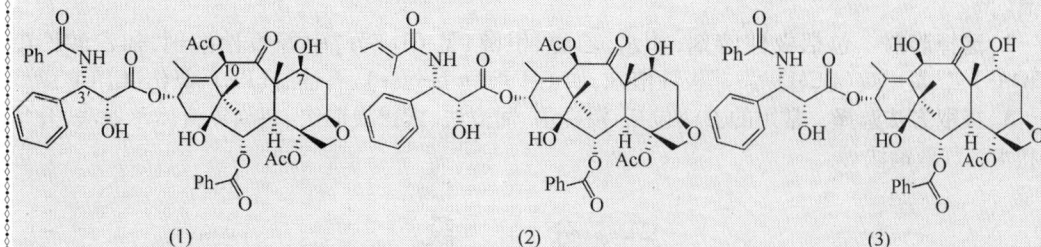

(1)   (2)   (3)

问题：
　　1. 从植物原料中制备高纯度紫杉醇经历了什么基本过程,采用了哪些提取分离方法与技术?
　　2. 在提取分离过程中可选择不同的方法实现提取分离的目的,这些方法的相互结合组成了不同的分离方案,这些方案之间有无优劣?

第1节　天然药物的提取分离过程

　　天然药物的提取分离就是将植物、动物、微生物等生物体中所含的药用代谢产物从生物体样品中分离出来的过程。提取分离的目的是通过分离、富集和纯化获得所需要的供药用的提取物、由多种化学成分组成的部位或化学成分单体。天然药物的分离纯化是确定天然化合物结构、理化性质和生物活性的前提,即使在分离技术不断发展进步的今天,这项工作仍然是相对繁琐和耗时的,尤其是微量、结构复杂新颖或不稳定的化合物仍然具有一定的难度。因此,天然药物的提取与分离在天然药物化学研究中始终占有重要地位。

　　提取是进行天然药物化学研究的起点,选择适当的提取方法不仅可以保障所需化学成分被提取出来,还可以尽量避免杂质的干扰。一般情况下,天然药物的提取过程不涉及化学反应,仅是简单的物理溶解过程,这样可以使天然产物的原有成分不受影响。

　　从生物样品中获得纯化合物通常需要经过许多纯化步骤,某些化合物得率很低或性质很不稳定,因而,选择恰当的提取分离方法十分重要。在设计分离纯化方案时,通常在初始阶段采用效能不高但处理样品量较大的分离手段,如选择性提取、沉淀过滤及简单的常压柱色谱分离等。合理地选择单一或混合溶剂进行提取是进行样品有效分离纯化的第一步。以低极性溶剂提取可得到亲脂性的组分,醇类溶剂则对极性与非极性物质都可溶出。若开始阶段采用极性大的溶剂提取,接着用溶剂萃取方法可将提取物按极性大小分成不同的部位,这些部位再采用各种高效能的分离纯化方法进一步分离则可得到所需的成分。天然药物的提取分离过程通常可划分为提取、分段、分离纯化和定量评价四个阶段。

一、提　　取

　　提取(extraction)方法的选择取决于生物样品的性质和所要分离化合物的种类和性质。在选择方法之前,必须明确提取目标,如是某种未知的生物活性化合物还是已知物、是某类化合物还是所有次级代谢产物等。此外,还需要考虑提取结果能否保证得到足够量的样品或纯化合物用于结构鉴定和进一步研究,如药理或临床研究等。典型的提取过程,尤其对植物样品而言包括下列步骤:

　　1. 样品的干燥和粉碎　新鲜组织(如植物的叶、花等)采用研磨或对整个样品进行溶剂浸渍。

　　2. 选择溶剂　包括极性溶剂,如水、乙醇、甲醇(MeOH)等;中等极性溶剂,如乙酸乙酯(EtOAc)、二氯甲烷(DCM)等;非极性溶剂,如正丁烷(n-hexane)、石油醚(PE)、氯仿($CHCl_3$)等。

　　3. 提取方法选择　常用的方法包括:浸提法、回流法、索氏提取法、超临界流体萃取法、升华法和水蒸气蒸馏法等。

二、分　　段

　　天然药物的提取物通常是由多种成分组成的混合物,很难采用单一分离技术从中直接分离得到单体化合物。因此,通常都是先将这种粗提取物中的化合物按极性或分子大小分成几个相对独立的部分(discrete fraction),这种操作简称分段(fractionation)。这些段可以是明显的、客观上相对独立的部分,如液-液萃取中的两相,也可以是从色谱柱中依次流出的分段洗脱物。对于任何粗提取物进行最初分段时,建议不要分得过细,以避免目标成分过于分散并造成每段中浓度过低难以检测。实际工作中常将粗提取物分离成几个相对较粗的大段,然后迅速集中精力于那些含有目标成分的段。对于较细致的分段分离,通常采用在线检测技术,如紫外检测器指导分段操作,也可以采用现代制备或半制备高效液相色谱技术。

三、分 离 纯 化

设计分离纯化(isolation and purification)方案时应该着重考虑存在于粗提取物或分段中的目标化合物的性质。有助于确定分离步骤的物质性质包括溶解性(疏水性或亲水性)、酸碱性、带电性质、稳定性和分子大小。对于已知化合物,较容易获得有关分离方面的文献资料,从中可以选择最合适的分离方法。但对于完全未知的成分,设计其分离方案较为困难。在这种情况下,建议对样品中可能存在的化合物类型,如生物碱、酚类、黄酮类等进行定性鉴定,并建立用于分析的薄层色谱(TLC)或 HPLC 的特征图谱。掌握提取物的性质也有助于选择恰当的分离方案,这些性质可采用预试验确定。下面简要介绍几个常用的预试验。

1. 疏水性和亲水性　提取物及其所含化合物的极性可以通过干燥等份提取物,然后试着将其重新溶解于各种不同极性的溶剂中来测定,常用溶剂如水、MeOH、乙腈(ACN)、EtOAc、DCM、CHCl$_3$、石油醚、正己烷等。相同的结果也可以通过一系列的溶剂分配试验,通常是在水和EtOAc、CHCl$_3$、DCM 或正己烷之间分配,然后通过检测确定各溶剂部分中化合物的分布。

2. 酸碱性质　在一系列 pH 下(典型值为 3、7 和 10),进行水和有机溶剂间的分配试验能帮助确定提取物中所含化合物的酸碱性质。在水溶液或水悬浊液中加入一两滴无机酸或碱(也可以采用缓冲溶液)调节 pH 后,加入有机溶剂萃取。最好采用 TLC 评价有机相和水相中存在的化合物。本试验也能提供这些化合物在各种 pH 下的稳定性。

3. 带电性质　有关化合物带电性质的信息可以通过测定批量条件下各种离子交换剂对混合物的作用得出。此信息对于涉及离子交换色谱法进行分离的任何设计都特别有用。

4. 热稳定性　典型的热稳定性测定是将样品在大约 90℃ 的水浴中恒温 10 分钟,随后检测化合物是否受到影响。这对于活性指导下的分离尤为重要,活性化合物被破坏经常导致生物活性的丢失或降低。如果天然药物的初始提取在高温下进行,热稳定性试验则无关紧要。

5. 分子大小　透析法可用于检测提取物中是否存在蛋白质或多糖等大分子化合物。大分子保留在透析管内,而小分子(<2000amu)次级代谢产物则可透过。可通过这种方法确定在分离方案中是否需要采用分子排阻色谱。

应用于各种类型天然药物分离的色谱技术可以大致分为两类,经典色谱技术和现代色谱技术。经典的色谱技术包括薄层色谱法(TLC)、制备薄层色谱法(PTLC)、常压柱色谱法(CC)、快速色谱法(flash chromatography, FC)等。现代色谱技术指高效薄层色谱法(HPTLC)、平行快速色谱法(multiflash chromatography,如 Biotage ®)、减压液相色谱法(vacuum liquid chromatography,VLC)、离心制备薄层色谱法(chromatotron)、固相萃取法(如 Sep-Pak ®)、液滴逆流色谱法(DCCC)、高效液相色谱法(HPLC)、色谱-波谱联用技术(如 HPLC-DAD,LC-MS,LC-NMR,LC-MS-NMR)。上述技术将在后面各节中进行介绍。

四、定 量 评 价

当分离纯化过程完成后,所得化合物的得率对天然产物研究非常重要。采用各种常规的分析技术可以对每个分离阶段的回收率进行估计,但这些方法都需要使用对照品。在生物活性指导下的分离,会对每个阶段分离得到的化合物进行活性检测,而化合物生物活性的定量评价(quantification)通常采用系列稀释法来实现。定量生物活性评价为我们提供了有关活性化合物回收率的清楚认识,也可以指出该活性是由单一成分还是多种成分产生。

视窗:分离导致活性消失或降低的可能原因

生物活性指导下的分离过程中,活性消失或显著降低的可能原因:①活性化合物可能被保留在色谱柱中;②在分离过程中所使用的条件下活性化合物不稳定;③制备提取物溶液所用溶剂可能与流动相不匹配,造成上样时大部分活性化合物沉淀出来;④大多数活性化合物分散在较宽范围的流份中,造成各流份中所含的该组分达不到检测量;⑤提取物的活性可能是由于其中大量化合物间的协同作用产生,因而,当将它们分离开以后活性随着降低或消失。

得率差(poor-yield)或回收率差是天然产物分离中存在的主要问题之一。例如,从 15t 长春花(*Catharanthus roseus* 或 *Vinca rosea*)的干燥叶子中仅能分离得到 30g 的长春新碱(vincristine)。与此相似,砍掉 6000 棵生长极为缓慢的紫杉树(*Taxus brevifolia*)才能得到生产 1900g 紫杉醇(Taxol ®)所需的 27 300kg 树皮。这是个威胁生态环境的严峻问题,必须在天然药物研发过程中予以解决。

视窗:解决天然药物产率差问题的 4 点建议

为了应对产率差问题,特别是分离纯化紫杉醇所面临的问题,人们提出了如下 4 点建议:①寻找更好的原料来源,如同属不同种的植物或人工栽培品种,也可以是不同的植物部位或栽培条件;②以含量更为丰富的前体物为原料进行半合成;③全合成;④采用组织培养等生物合成方法生产目标物或类似物。对于紫杉醇的生产而言,上述 4 条途径中最成功的是半合成。虽然目前已有 3 条全合成路线已经打通,但与半合成相比尚无商业价值。

第 2 节   天然药物的提取方法

天然药物提取方法大致可分为经典提取方法和现代提取方法。常用的经典提取方法分为溶剂提取法、水蒸气蒸馏法和升华法。其中最常用的是溶剂提取法,包括:浸渍法、渗漉法、煎煮法、回流提取法、索氏提取法等。提取可以在室温下或加热下进行。一般而言,冷提杂质少、效率低,而热提效率高、杂质亦多。若所提取样品的化学成分性质未知,为防止热不稳定成分发生变化,应首先考虑冷浸或室温下浸提,提取液回收溶剂时应控制温度小于 60℃。在提取分离过程中应该注意到复杂的混合物在其各成分间可能存在着相互助溶的作用,干燥析出或逐步提纯后,很多部分或成分往往难溶或不溶于原来的提取溶剂。现代提取方法包括超临界流体萃取法、超声波协助溶剂提取法、微波协助溶剂提取法、高压提取法和固相提取法等。下面将依次介绍。

一、经典溶剂提取法

溶剂提取法主要依据提取溶剂与样品中存在的化合物间性质的"相似相溶"原理。通常按极性化合物易溶于极性溶剂,非极性化合物易溶于非极性溶剂,同类分子或官能团相似的分子彼此互溶的一般规律来选择提取溶剂。如果选择溶剂适当,就可以比较顺利地将目标成分提取出来。

溶剂提取方法有多种可供选择。在选择时应根据药材情况和有效成分性质,比较几种常用方法的优劣和效率高低。药材粉碎的程度、提取时间、提取温度以及设备条件等因素也都直接影响到提取效率和提取质量,应认真考虑。为避免在提取过程中发生成分的变化,通常采用玻璃或搪瓷器皿用于提取。

1. 浸渍法 浸渍法(maceration)是指在室温条件下将粉碎好的原料放入盛有适当溶剂的密闭容器中浸泡以溶出其中化学成分的方法。此方法既适于预试验也能用于大量提取,方法虽然简单但目前仍然被广泛使用。提取过程中进行定时或不定时的搅拌(可使用机械振荡器或混合器保障混合均匀)能提高提取速度。当溶出的代谢物在提取液中的浓度与样品中的浓度达到平衡时提取完全停止。提取后,通常采用倾泻法将残渣与溶剂分离,粗略澄清后再进行过滤。如果粉末太细不能过滤则需采用离心法分离。为了保证提取完全,可以对样品进行多次重复浸渍,所有提取液过滤后合并。

浸渍法的主要缺点是操作过程相当费时,提取效率差;少则几小时,多则需数周时间。要达到浸渍提取完全需要消耗大量溶剂,也可导致所提取化合物和原料的潜在丢失,如某些化合物如果在室温下溶解性很差则不能被有效提取。但从另一个方面来看,由于浸渍法提取在室温下完成,很少导致热不稳定化合物的降解,因此本法适用于有效成分遇热易被破坏以及含有大量多糖、淀粉、树胶、果胶和黏液质的药材的提取。采用水作为溶剂进行浸渍时,需要加入适量氯仿、正丁醇等作为防腐剂,预防提取液发霉变质。

2. 渗漉法 在渗漉法(percolation)中,粉碎好的原料先浸泡于渗漉筒(percolator,一种底部带活塞的圆筒状或锥状容器)的溶剂中。然后,在原料的顶部导入溶剂,并在保持一定液层厚度下使其缓慢平稳地向下移动,最后从底部流出渗漉筒。由于在渗漉筒的出口装有过滤器,渗漉液不需要进行过滤(图3-1)。渗漉法既适用于预试提取也适用大规模提取。与浸渍法相比,连续渗漉可以通过向渗漉筒中反复添加新溶剂并收集合并提取液来实现对原料中目标成分的完全提取,提取效率较高。为了保证渗漉完全,可以采用特殊试剂检测渗漉液中存在的化合物。

粉碎过细或过度膨胀的原料能堵塞渗漉筒。原料粉碎程度及装填均匀程度、溶剂和原料间的接触时间(即渗漉速率)和溶剂的温度都能影响提取得率。较高的温度能促进提取,但也能导致不稳定代谢物的分解。渗漉法的溶剂消耗量大、渗漉过程耗时且操作比较麻烦。

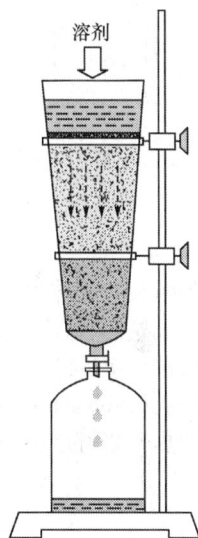

图3-1 渗漉法提取示意图

3. 煎煮法 煎煮法(boiling)就是直接将粉碎好的药材加入适量水中加热煮沸提取出药材中化学成分的方法。煎煮法是中医提取中药时最常采用的传统方法。此方法简便,药材中的成分可被不同程度地提取出来。挥发性成分及有效成分遇热易破坏的中药不宜采用此法,对含有多糖类成分的中药,煎煮后提取液较黏稠,过滤困难,实际工作中要注意避免。

4. 回流提取法 采用易挥发有机溶剂进行加热提取时,回流(reflux)提取法是最佳选择。这种方法既能提高效率,又能减少溶剂的消耗。既适用于分析、预试验提取,也能完全满足大量提取的要求。其缺点是长时间的加热回流会破坏热不稳定的化合物,因此,样品中若含有受热易被破坏的成分时不宜采用本法。

5. 索氏提取法 索氏(Soxhlet)提取法因其便捷被广泛用于天然药物的提取。此法对于预试和大量提取均适用。植物粉末置于提取室的纤维素套筒内,下面与收集烧瓶相连,上面与回流冷凝管相连。将适当的溶剂加入烧瓶中,然后进行加热回流。当冷凝的溶剂聚集在套筒内达

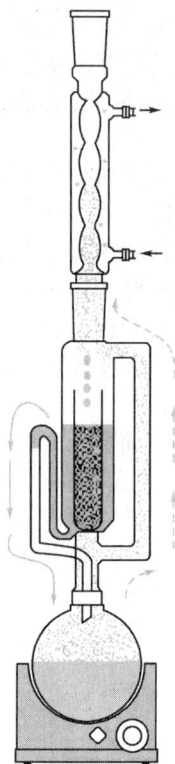

图3-2　索氏提取法示意图

到一定高度时,则通过虹吸管送入下面的烧瓶(图3-2)。

索氏提取法的主要优点是提取为连续过程。当溶解代谢物的溶剂倾入烧瓶时,新溶剂则会重新冷凝下来在套筒内对样品进行连续提取。这就使索氏提取法与浸渍法和渗漉法相比,需要消耗的时间和溶剂更少。然而,索氏提取法的主要缺点就是提取物在提取溶剂的沸点温度下不断受热,这将使热不稳定化合物遭到破坏并导致人为成分的产生,因此,存在受热易分解成分的样品不宜采用此方法。

二、水蒸气蒸馏法

水蒸气蒸馏法(steam distillation)适用于能随水蒸气蒸馏而不被破坏的天然化合物的提取。被提取的化合物与水不相混溶或仅微溶,在约100℃时应有一定的蒸气压,当水加热沸腾时,产生的水蒸气能将该物质带出。植物中的挥发油,一些小分子物质如麻黄碱、烟碱和槟榔碱等生物碱,丹皮酚、香豆素和内酯类成分等酸性或中性物质均能采用本法提取。对于一些在水中溶解度较大的挥发性成分可采用蒸馏液重蒸馏方法,收集最先流出部分分出挥发油,也可采用盐析法将蒸馏液中挥发性成分用低沸点非极性溶剂如己烷、石油醚、乙醚等萃取出来。

水蒸气蒸馏法的主要缺点是热不稳定成分易被破坏。

三、升　华　法

升华指某些固体物质如水杨酸、苯甲酸和樟脑等受热时,在低于其熔点的温度下,可不经熔化直接变成气态,遇冷后又凝结成原来固体的现象。天然产物中凡具有升华性质的化合物均可应用此法进行提取纯化。

升华法(sublimation)简单易行,但往往分离不完全,并常伴有成分的分解现象,得率低。采用减压加热升华可避免分解,但该法很少用于大规模制备。

四、现代提取方法

1. 超临界流体萃取法　一种流体(气体或液体),当温度和压力均超过相应临界点时,则称该状态下的流体为超临界流体。超临界流体具有以下特性:①超临界流体的密度接近液体,由于溶质在溶剂中的溶解度一般与溶剂的密度成正比,使超临界流体与液体溶剂有相近的提取能力;②流体在临界点附近的压力或温度的微小变化都会引起流体密度相当大的变化,从而使溶质在流体中的溶解度也产生相当大的变化;③超临界流体的扩散系数介于气态与液态之间,其黏度也接近气态,因此总体上超临界流体的传质性质更类似于气体;④当流体状态接近于临界区时,蒸发热会急剧下降,至临界点时,气-液相界面消失,蒸发焓为零,比热也变为无限大。因此,在临界点附近进行分离比在气液平衡区进行分离更有利于节能。

超临界流体萃取法(supercritical fluid extraction,SFE)操作时,将欲进行提取分离的原料装入提取器,排出所有杂质气体后,注入超临界流体,在压缩机驱动下,使其在提取器和分离器之间循环。溶有提取物的高压气体自提取器顶部离开,经节流阀节流,降压析出溶质,进入分离器,溶质自分离器底部排出,超临界流体则进入压缩机经压缩后进入提取器循环使用。该方法提取速度快,通过改变压力及加入改性溶剂,可以调整溶剂的溶出能力。选择适当的压力和温度能提高提取的选择性能并获得更干净的提取物。该方法无需使用大量有机溶剂,常用的超临界流体为二氧化碳,具有显著的安全性。超临界 CO_2 对低分子量、低极性或亲脂性的成分如油脂、萜、醚和环氧化合物等表现出优秀的溶解性,适用于对热及化学不稳定的化合物的提取,以及从混合物中提取低极性的组分;但对极性较大、分子量较高的化合物,如皂苷类、黄酮类和多糖类等的提取较为困难。因此,单一的超临界萃取技术在应用范围上受到限制。天然产物种类繁多,各类成分的化学性质差异极大。为保证提取完全,就必须有针对性地将超临界流体萃取与其他提取技术配合使用。

2. 超声波协助溶剂提取法　超声波协助溶剂提取法(ultrasonic assisted extraction,UAE)是一种利用外场介入强化提取过程的技术。超声波具有三大效应:①机械效应,即超声波使介质质点在其传播空间内产生振动,从而强化介质的扩散和传质的效应;②空化效应,是指超声波使介质中溶解的气泡产生振动,当声压达到一定值时,气泡由于定向扩散而增大,形成共振腔,然后突然闭合,使其周围产生高达几千个大气压的压力,造成生物体细胞壁及整个生物体在瞬间破裂,释放出有效成分;③热效应是指超声波在传播过程中,声能可以不断被介质所吸收,吸收的能量几乎全部转变为热能,从而导致介质本身和待萃取成分温度升高,增大了有效成分的溶解度。这种吸收声能引起生物体组织内部温度的升高是瞬时的,因此可使被提取成分的生物活性保持不变。此外,超声波的一些次级效应,如乳化、扩散、击碎、化学效应等也促进了生物体中有效成分的溶解、扩散和与溶剂的充分混合。

3. 微波协助溶剂提取法　微波协助溶剂提取法(microwave assisted extraction,MAE)主要是利用微波强烈的热效应,但微波加热方式不同于传统的加热方式,它不是将热量由外向内传递,而是同时直接作用于内部和外部的介质分子,使整个物料被同时加热,即为"体加热"过程,从而可克服传统的传导式加热方式所存在的温度上升较慢并存在温度梯度的缺陷。物质不同其介电常数必然有所不同,在受到微波作用时对微波的敏感性必然不同,对微波能的吸收程度不同,因而产生的热量以及传递给其周围其他物质的热量也必然有所差异。微波辅助提取过程中,在选用非极性分子作为溶剂时,由于非极性分子的介电常数较小等原因,这时提取剂对微波来说是透明的,微波可以直接到达被提取物料内部,对微波敏感性的差异使得物料内部的某些目标成分被选择性加热,从而使得目标成分物质从体系中分离出来。

视窗:微波协助溶剂提取天然产物

第一篇将微波协助溶剂提取法应用于天然产物提取的文献发表于 1986 年,最初将普通的家用微波炉用于实验,通过选择功率档、作用时间和溶剂类型,用短短几分钟的时间完成了传统萃取方法要几个小时才能完成的萃取工作。目前,已经有了用于分析样品前处理(微波萃取)的商业化设备。世界两大微波设备公司,美国的 CEM 公司和意大利的 Milestone 公司均生产适用于消解、萃取和有机合成的系列微波产品。20 世纪 90 年代初,加拿大环境保护署和 CWT-RAN International 公司合作开发出微波萃取系统 MAP(microwave-assisted extraction process),并于 1992 年开始陆续取得了美国、墨西哥、日本、西欧和韩国的专利许可。该系统现已广泛应用于香料、调味品、天然色素、中草药和化妆品等领域。

微波提取离不开合适的溶剂,因此微波提取可作为溶剂提取的辅助措施。采用微波协助提取,可以使溶剂提取过程更为有效。当被提取物和溶剂共处于快速振动的微波电磁场中时,目标组分的分子在高频电磁波的作用下,以每秒数十亿次的高速振动产生热能,使分子本身获得巨大的能量而得以挣脱周围环境的束缚。当环境存在一定的浓度差时,即可在非常短的时间内实现分子自内向外的迁移,这就是微波可在短时间内达到提取目的的原因。微波能是一种能量形式,它在传输过程中可对许多由极性分子组成的物质产生作用,使其中的极性分子产生瞬时极化并迅速生成大量热能,导致细胞破裂。从原理上说,传统的溶剂提取法如浸渍法、渗漉法、

回流提取法、连续回流提取法等均可采用微波进行协助提取以提高效率。

4. 加压溶剂提取法 加压溶剂提取法,也称"加速溶剂提取法",采用比其他提取方法更高的温度,这就需要高压使溶剂在高温下保持液态。高温和高压提高了溶剂渗透进入样品的能力,改善了代谢物的溶解能力,加快了提取速度、提高了提取率。此外,低溶剂消耗使加压溶剂提取法成为比常规方法更经济且环境友好的替代方法。此法最适用于大量样品的快速可重复的预试提取。

五、提取方法和提取溶剂的选择

理想的提取过程应当提取完全、快速简便且具有可重复性。选择提取方法主要依据将要完成的工作及所研究的代谢物是否为已知成分。

如果原料的选择是根据民族或民间记载,值得重复传统上采用的提取方法以提高分离得到潜在的生物活性化合物的机会。传统提取方法主要采用冷水或热水、乙醇及不同比例的乙醇-水混合物,经浸渍或煎煮等处理后制成相应制剂内服或外用。如果一种植物已经进行过化学研究,进行文献检索能明确前人研究所采用的提取方法。然而这不能排除选择其他方法得到不同代谢物的可能性。如果一种植物首次被研究,则由于缺乏合适的提取方法信息,把选择权留给了研究者。这种选择将由所提取原料的性质和数量所决定。如果要提取大量原料,也必须考虑初试提取易于转换成大规模提取。

提取溶剂应不易形成人为产物并具有低毒、低易燃性和低爆炸性风险。此外,选择的溶剂还应便宜和易于蒸发回收,这在大规模溶剂提取时尤为重要。常用提取溶剂见表3-1。

表3-1   常用天然产物提取溶剂的物理化学性质

溶剂	极性指数	沸点(℃)	黏度($\times 10^{-3}$Pa·s)	水中溶解度(% w/w)
正己烷	0.0	69	0.33	0.001
二氯甲烷	3.1	41	0.44	1.6
正丁醇	3.9	118	2.98	7.81
异丙醇	3.9	82	2.3	100
氯仿	4.1	61	0.57	0.815
乙酸乙酯	4.4	77	0.45	8.7
丙酮	5.1	56	0.32	100
甲醇	5.1	65	0.60	100
乙醇	5.2	78	1.20	100
水	9.0	100	1.00	100

提取方法可以是"选择性的",也可以是"整体性的"。

在选择性提取中,遵循"相似相溶原理",非极性溶剂用于溶解亲脂性最强的化合物(如脂肪酸、色素、甾醇、某些萜类等),而极性较强的溶剂用于提取极性较大的化合物(如黄酮苷、皂苷和某些生物碱等)。水不是常用的初始提取溶剂,即使是为了提取水溶性成分(如糖苷、季铵生物碱、单宁等)也是如此。选择性提取也能采用极性逐渐增大的溶剂依次完成。这种提取方法的优势是可以将存在于原料中的代谢物初步分离在几个不同的部分,使进一步的分离简化。

在所谓"整体性"提取中,采用一种极性有机溶剂(如乙醇、甲醇、或醇-水混合溶剂)试图提取尽可能多的化合物。这是基于含醇溶剂能够增大细胞壁渗透性,使各种极性的大量成分易于充分提取出来。该提取物可蒸干后再重新溶于水,进行溶剂萃取分段。

通过改变提取水相的pH以选择性溶解不同类别代谢物(如酸或碱)的特殊方案也能被采

用。例如,此法可用于提取生物碱(其大多数以水溶性的盐类存在于植物中)。在用碱溶液处理植物原料时,生物碱以游离碱的形式释放出来,通过分配进入与水不溶的有机溶剂进行回收。随后通过液-液萃取和改变 pH 能够完成生物碱与其他非生物碱代谢物的分离。作为另一种可选择方案,生物碱能够在酸性条件下以盐的形式从植物原料中提取出来。酸提取也应用于提取花青素。然而,酸碱处理的一个缺点就是它能产生一些人为成分或导致某些化合物的降解。

最后,单一溶剂或混合溶剂都能够用于提取方案。当必须使用混合溶剂时,通常采用二元溶剂混合物(两种互溶的溶剂)。在索氏提取中,优先考虑使用单一溶剂,原因很简单,就是因为混合物中的一种溶剂可能会比另一种溶剂蒸发的更快,从而导致提取容器中溶剂比例的改变。

六、生物原料提取前的处理

生物体在生长发育过程中要进行一系列代谢过程,生成并积累多种化学成分。以植物为例,它能产生大量具有不同官能团和极性的次级代谢产物,包括蜡和脂肪酸、聚炔、萜类(如单萜、倍半萜、二萜等)、甾体、苯丙素、黄酮、鞣质、醌类、生物碱和糖衍生物(如皂苷、强心苷、黄酮苷)等。生物体化学成分种类的复杂性决定了天然药物生物活性的多样性,也就构成了天然药物能够应用于防病治病的客观物质基础。随着天然药物化学研究的不断深入,这些天然活性成分与其药效间的关系会逐步得到阐明。

1. 生物原料的选择　为开展天然药物化学研究所收集的生物品种和部位通常都是经过有目的选择的。可以将传统医药学的某些特定应用经验作为选择的依据,尤其是已被用作传统药物治疗某些疾病的动植物提取物更能让人相信其中含有药用价值的生物活性成分;可以依据化学分类学数据选择被研究的植物;也可以特定药理活性为研究目的选择研究对象。在选择生物品种的初期,查阅文献数据库可获得一些前人研究该生物的资料,从中了解已从该生物中分离得到的天然化合物类型及相应采用的提取分离方法。

2. 收集和鉴定　收集生物全体或特定的部位取决于所要研究代谢物的存在状态。对于植物而言,地上部分(如叶、茎、花枝、果实、种子、皮)和地下部分(如鳞茎、块茎、根)可以分别采集。收集的样品应无病虫害,真菌、细菌或病毒感染可能导致代谢产物整体特征发生改变。此外,还要考察其他因素的影响,如生长年限和环境条件(如气候、土壤特性和纬度等),这对于保障代谢物特征具有可重现性非常重要。

应该强调生物样品必须经过专业的分类学家对其进行详细的鉴定(即进行种、属、科、目和纲的分类)。任何与样品收集相关的特征,如名称、收集部位的特征、地点和日期等应该作为凭证的一部分记录下来,留作以后查验。

3. 干燥和粉碎　如果已知生物中含有挥发性或热不稳定化合物,建议收集后尽快将样品速冻储存在冰箱中($-20℃$下)或进行冷冻干燥。接下来,通常将其在装有液氮的研钵中磨碎。立即对研碎的粉末进行提取或建议储存于冰箱中以防代谢产物的总体特征发生改变。然而,更实际的做法是将样品放在盘子中在室温和适当通风的室内干燥。干燥条件必须防止样品霉变和代谢物的进一步降解。可以采用烘干法加快干燥速度,最大限度地降低酶促反应。干燥好的样品应放入密闭容器内并置于干燥和凉爽处。

粉碎可使样品更均匀,通过增大样品表面积使溶剂更易于渗入细胞来改善后续的提取效果。机械粉碎是最便于采用的方法,应注意粉碎过程中产生的热可能使热不稳定的代谢物降解。

天然药物的固-液提取过程是个动态过程,可以简化成几个步骤来描述。首先,溶剂扩散进入细胞,然后溶解代谢物,最后再从细胞中扩散出来并被富集于提取物中。一般来讲,通过粉碎(因为粉碎使细胞大量被破坏,提取主要依赖于代谢物的溶解度)和提高温度(有利于增大溶解能力)使样品更易于提取。有机溶剂挥发后或水溶液通过冷冻干燥即可得到干燥的粗提取物。

第3节　经典的分离纯化方法

从生物体中提取得到的提取物多为复杂的混合物,通常需要进行粗略分离,即分段后再进行进一步的分离和纯化。常用分离方法所基于的原理包括:①根据物质溶解性的差别进行分离,如利用物质在不同温度时溶解度不同进行重结晶或在不同溶剂中溶解度的不同进行分步沉淀;②根据物质在两相溶剂中分配比的不同进行分离,如液-液萃取法和液滴逆流分配法;③根据物质吸附性能的不同进行分离,如活性炭脱色或硅胶柱色谱;④根据物质分子的大小和形态进行分离,如凝胶色谱和膜分离;⑤根据物质离解程度不同进行分离,如离子交换法或电泳法。通常将溶剂萃取法、分馏法、沉淀法、升华法、结晶法等从早期迄今一直被采用的方法称为经典分离方法,这些方法一般操作比较简单,无需复杂昂贵的仪器。本节主要介绍除色谱法外的经典分离方法。

一、溶剂萃取法

溶剂萃取法利用混合物中各成分在两种互不相溶的溶剂中分配系数的不同实现相互间的分离。溶质的分配系数 K 在一定温度和压力下为一常数,即:

$$K = C_U / C_L$$

其中,C_U 和 C_L 分别代表溶质在上相和下相溶剂中的浓度。提取物中各成分在两相溶剂中分配系数相差越大,则萃取分离效率越高。分离的难易用分离因子 β 来表示,β 为两种溶质在同一溶剂系统中分配系数的比值,即:

$$\beta = K_A / K_B (K_A > K_B)$$

一般情况下,$\beta \geqslant 100$ 时,仅需一次萃取即可实现基本分离;$100 > \beta \geqslant 10$ 时,则需萃取多次(10 次左右);$\beta < 2$ 时,则需做 100 次以上萃取才能实现基本分离;$\beta \approx 1$ 时,表明两种物质分配系数差别很小,采用该溶剂系统难以实现分离,则应考虑选择其他溶剂系统。

溶剂萃取法有多种操作方式,常用简单萃取法和连续萃取法。

1. 简单萃取法　简单萃取指使用普通分液漏斗等容器进行的非连续性萃取操作。对于脂溶性成分可以采用有机溶剂如烷、二氯甲烷或乙醚与水进行液液萃取,除去糖类、无机盐等水溶性物质。对于亲水性成分可以将其水溶液用弱亲脂性溶剂如乙酸乙酯、正丁醇等萃取。在分离生物碱时常采用 pH 梯度萃取法,可使强碱性生物碱与弱碱性生物碱得到初步分离。由于天然提取物成分复杂,往往采用极性由低到高的几种溶剂依次进行液-液萃取,即所谓系统溶剂萃取法。每种溶剂萃取时都需要根据具体情况确定重复萃取的次数。

2. 连续萃取法　为克服使用分液漏斗必须进行多次萃取操作的麻烦,可使用连续萃取法。连续萃取法的原理是利用相对密度不同的两种溶剂自然分层而当分散相液滴穿过连续相溶剂时溶质即在两相间发生传质。选择连续萃取法时,需根据所用溶剂的相对密度大于或小于被提取的水溶液相对密度的情况,而采用不同形式的萃取装置。此法操作简便且可避免乳化,由于两相呈动态逆流运动,并经常能保持较大的浓度差,萃取过程能连续进行,所以溶剂用量不多而萃取效率较高。

二、分　馏　法

分馏又称为分级蒸馏或精馏,是将液体混合物在一定的设备内同时进行多次部分气化和部分冷凝,从中提取纯物质的蒸馏过程,其基本原理是利用混合物中各组分的沸点不同而进行分离。液体物质的沸点越低,其挥发度越大,因此将液体混合物沸腾并使其部分汽化和部分冷凝时,挥发度较大的组分在气相中的浓度就比在液相中的浓度高,相应的难挥发组分在液相中的浓度高于在气相中的浓度,故将气、液两相分别收集,可达到轻重组分分离的目的。在实验室,分馏过程通常是在分馏柱(或称分凝器)内进行的,通过控制不同的温度,便可将各种物质分离。

分馏法既能克服多次普通蒸馏的缺点,又可有效地分离沸点相近的混合物。目前,工业上主要是用于挥发油的分离,因挥发油中的某些成分在沸点的温度下常常被破坏,故通常都采用减压分馏。

三、沉　淀　法

利用有机物的溶解性或与某些试剂产生沉淀的性质可实现样品成分的初步分离。应用时需要考虑沉淀试剂的选择性,沉淀方法对目标成分的活性和化学结构是否破坏,残留物对人体的危害等因素。对所分离的成分而言,这种沉淀反应应该是可逆的。

溶剂沉淀法是在有机化合物水溶液中加入有机溶剂后,显著降低待分离成分的溶解度从而将其沉淀析出的一种方法。其机制在于溶质在溶液中的化学势发生变化造成溶解度的下降。其优点在于选择性好、分辨率高,溶剂易回收,但条件控制不当,损失较大。盐析沉淀法是指当水溶液中盐浓度增大到一定程度后,待分离有机物,尤其是大分子的酶和蛋白质的溶解度逐步下降直至沉淀析出的过程,其原理在于中性盐离子对蛋白质等分子表面活性基团及水活度的影响结果。盐析沉淀条件中,多价盐的沉淀效果好于单价盐,阴离子的盐析效果好于阳离子。待分离组分采用盐析的方法处理后,一般有夹带,常需经过脱盐处理。

沉淀剂沉淀法是添加某种化合物与溶液中的待分离组分生成难溶性的复合物,从而使其从溶液中沉淀析出的方法。沉淀剂沉淀分离主要有金属离子沉淀法、酸类及阴离子沉淀法、非离子型聚合物沉淀法以及均相沉淀法等。最常用的沉淀剂是中性乙酸铅或碱式乙酸铅,它们在水或稀醇溶液中能与许多物质生成难溶性的铅盐或络盐沉淀,可以用于分离目的。脱铅方法常采用硫化氢气体将沉淀分解并将其中的铅盐转变为不溶性的硫化铅沉淀而除去。也可以采用硫酸、磷酸、硫酸钠、磷酸钠等脱铅,但由于生成的硫酸铅及磷酸铅在水中有一定的溶解度,脱铅不彻底,只是由于此法比较简单,实验室仍不时采用。另外还有等电点沉淀法,变性沉淀,絮凝沉淀法等可以根据需要采用。

四、结　晶　法

结晶(crystallization)是指固体物质以晶体状态从蒸气、溶液或熔融物中析出的过程。在天然药物研发和生产中常遇到的是从溶液结晶的过程。对已得到的晶体再次进行结晶操作称为重结晶(recrystallization)。反复重结晶操作是天然化合物分离纯化的常用方法,为数众多的天然药物产品都是应用结晶方法分离或纯化得到晶态物质。

> **视窗:溶液结晶过程的基本概念**
>
> 晶体是内部结构的质点元(原子、离子或分子)作三维有序规则排列的固态物质,形成有规则的多面体外型,称为结晶多面体。溶质从溶液中结晶的推动力是过饱和度(一种浓度差)。结晶过程经历两个步骤:首先产生微观晶粒作为结晶的核心,即晶核,该过程称为成核;然后晶核逐步长大成为宏观的晶体,该过程称为晶体生长。由溶液结晶出来的晶体与余留的溶液合称为晶浆,晶浆去除了其中的晶体后所余下的溶液称为母液。

溶液结晶一般按产生过饱和度的方法分类,而过饱和度的产生方法又取决于物质的溶解度特性。对于不同类型的物质,适于采用不同类型的结晶形式。溶解度随温度变化较大适于冷却结晶;溶解度随温度变化较小适于蒸发结晶;还可以通过加入降低溶质溶解度的溶剂进行盐析结晶。

冷却结晶通常先采用适量溶剂将待结晶的化合物在较高的温度(必须保证化合物稳定)下溶解制备成饱和溶液,然后逐步冷却至室温或冰箱的冷藏或冷冻室温度使溶液达到一定的过饱和度析出结晶。蒸发结晶是依靠蒸发除去一部分溶剂的结晶过程,它使结晶母液在加压、常压或减压下加热蒸发浓缩而产生过饱和度,从而实现溶质的结晶析出。在天然药物研究中,蒸发操作通常在室温下进行,可将溶液敞开置于空气中或者在其表面覆盖打孔铝箔减慢其蒸发速度,也可以直接将氮气以缓慢流速引入溶液表面加快挥发速度。盐析结晶的特点是向待结晶的溶液中加入某些物质,它可较大程度地降低溶质在溶剂中的溶解度导致结晶。在天然药物的分离纯化中常采用另一种溶剂实现盐析结晶的目的,这种方法又称为混合溶剂法,对于只有少量的化合物样品非常实用。即先将化合物溶于溶剂1,然后逐滴加入第二种可与之混溶的溶剂2,化合物在混合溶剂中的溶解性应比在单独的溶剂1中稍差。当溶液第一次变浑浊(即刚好过饱和),加一滴溶剂1使溶液澄清,此时接近于饱和点。过滤除去较大的污染物颗粒,再采用蒸发或冷却方法使溶液达到过饱和。

选择重结晶溶剂的原则是使目标化合物具有适当的溶解度,过大和过小都不合适。化合物的溶解度随溶剂变化显著,利用混合溶剂可方便地将溶解度调节到所需水平,在溶剂极性和重结晶温度的选择上有很大的灵活性。此外,结晶溶剂应不与被结晶成分发生化学反应,沸点适中。

通常,有机小分子的溶解度随温度降低而下降。通过控制冷却的速度和程度,即控制过饱和程度,来控制成核速度和晶体生长速度。冷却速度可以用水浴来控制,而且可以简单地通过观察成核及生长情况来调节快慢。若形成微晶,则表示冷却速度过快,过多晶核的迅速形成,将最终导致生成大量微小的晶体。因此,减缓结晶生长,防止形成多余的晶核有利于形成较大的晶体,尤其是在单晶培养中更应该严格控制晶核的数量。

视窗:温度对结晶形态和纯度的直接影响

1848 年 Louis Pasteur 利用重结晶实现了酒石酸铵钠的手性分离,成为利用固态多晶型进行手性分离的历史范例。当酒石酸铵钠的外消旋体水溶液在28℃以下结晶时,右旋和左旋体分别结晶析出,但当结晶温度高于28℃时,形成外消旋体混晶。而且,对映异构体单独结晶含4个结晶水,而外消旋体结晶含1个结晶水。需要强调的是这个范例肯定不是唯一的。事实上,多晶型现象广泛存在于有机化合物中,而且温度对从溶液中获得的有机化合物晶体的多晶形态的形成常有着重要的影响。

结晶作为一种分离方法,其原理相对简单。假设我们得到的产物包括目标化合物A和混有的杂质B和C,则可进行如下分布结晶分离:先选择溶剂使B和C在任意温度下都可溶,而组分A不是,将混合样品溶解于热溶剂中;然后冷却溶液析出一部分A,与组分B和C分离;重复上述操作,每次使用新溶剂,直至达到所需纯度(通常从混合物中经一步结晶不能保证结晶产物达到足够的化学纯度)。这个方法的缺点是损失可能较大,而且对于少于100mg的样品,色谱技术可能是更为合适的分离方法。对于上述分步结晶方法,需要考虑目标化合物的回收率时可以按下列操作步骤进行:①将目标化合物结晶、过滤并保留滤液;②将结晶溶解于新溶剂中;③重结晶、过滤并保留滤液;④浓缩步骤①中产生的滤液,得到的结晶溶于步骤③的滤液中重结晶。这个简单的顺序充分利用了两次的滤液来获得二次结晶产品。当然,既可以将目标化合物结晶而让杂质留在溶液中;也可以反过来将杂质结晶而让目标化合物留在溶液中。例如,将20ml红辣椒的乙醚提取物浓缩液用60ml石油醚稀释后于冰箱中放置24小时,则析出几乎纯的辣椒红素晶体。又如,在生产药用鱼肝油时,饱和酰基甘油如硬脂酸甘油酯可以通过冷却以沉淀的形式从粗鱼肝油中滤除,不饱

和酰基甘油留在溶液中。

　　结晶法是天然药物分离纯化的后期常采用的方法。过多杂质的存在,有时甚至是少量杂质就会阻碍晶体的析出,因此,进行结晶法分离前应尽可能地去除杂质。有些天然化合物的过饱和溶液常放置很长一段时间而不产生结晶。如果不是纯度问题,可以尝试下列操作:①虽然过度的搅动可产生相反的影响,但搅拌可以通过增加溶质的碰撞频率而增强成核作用;②结晶可能在外来物表面生长,可以将三角瓶敞口置于有灰尘空气中,这是刺激结晶所需要的,如果有晶种就更为有利;③将热溶液过滤进一冷的三角瓶中,以达到快速冷却的目的,这经常足以诱导快速结晶,而且用玻璃棒磨擦玻璃三角瓶内壁同样会有所帮助;④温度交替变化可能是有利的。过饱和溶液先冷却至冰箱的冷藏或冷冻室温度,以降低溶解度,并且希望诱导成核,然后再升至室温,促进晶核生长为结晶。这样做防止了因过分冷却而增加溶液黏度,从而导致阻碍结晶进程的可能性。

五、膜分离技术

　　膜分离是以选择性透过膜为分离介质,当膜两侧存在某种推动力(如压力差、浓度差、电位差)时,原料侧组分选择性地透过膜,以达到分离、分级、提纯和富集的目的。其中微滤、超滤、纳滤、反渗透技术相当于过滤技术,用以分离含溶解的溶质或悬浮微粒的液体,它与传统过滤的不同在于,膜可以在分子范围内进行分离,溶剂或小分子溶质透过膜,颗粒、大分子溶质被膜截留。并且这过程是一种物理过程,不需发生相的变化和添加助剂。

　　天然药物研究所涉及的化学成分十分复杂,既包括生物碱、有机酸、酚类、皂苷、甾体、萜类等次级代谢产物,也涉及蛋白质、黏液质、鞣质、多糖、淀粉、纤维素、无机盐等多种类型的化合物;通常针对相对分子量小于几千的化合物,对于大分子成分一般作为杂质除去。采用膜分离技术可对天然提取物的目标成分进行富集,除去不需要的杂质和有害物质,为进一步分离打好基础。膜分离过程不发生相变,与其他分离方法相比能耗低、分离系数较大、污染少、在常温下进行,因而特别适用于对热敏性物质的分离、分级、浓缩和富集,已广泛应用于药品的生产。

　　1. 膜的分类　膜按其结构分为对称膜、非对称膜及复合膜;依据其孔径的不同(或称为截留分子量),可将膜分为微滤膜、超滤膜、纳滤膜和反渗透膜(图3-3);根据材料的不同,可分为无机膜和有机膜。无机膜主要是陶瓷膜和金属膜。有机膜是由高分子材料制成,包括纤维素类、聚酰胺类、芳香杂环类、聚砜类等。无机膜因具有热稳定性高、耐化学侵蚀、无老化问题、使用寿命长、可反相冲洗等优势,受到越来越多的重视,部分产品已在工业生产中应用。

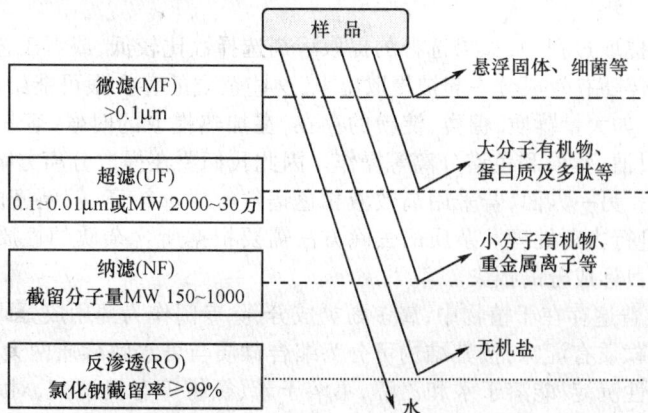

图 3-3　膜的分类及分离特征

目前已开发应用的膜分离技术有微滤、超滤、纳滤、反渗透、电渗析和气体分离等。微滤的膜孔径在 $0.05 \sim 2.0 \mu m$ 之间，所需压力约为 100kPa，适用于细菌、微粒的分离。超滤以压力差为推动力，膜孔径在 $0.0015 \sim 0.02 \mu m$ 之间，所需压力为 $100 \sim 1000kPa$ 左右，用于溶液脱大分子及大分子分级。纳滤以压力差为推动力，膜孔径平均为 2nm，适用于从水溶液中分离除去小分子物质。具有离子选择性，可用于浓缩及脱盐。反渗透以压力差为推动力，膜孔径小于 $0.002 \mu m$，所需压力为 $0.1 \sim 10MPa$ 左右，适用于低分子无机物和水溶液的分离，多用于制水。电渗析以电位差为推动力，适用于从溶液中脱出或富集电解质，主要用于水的脱盐。气体分离以溶解扩散为推动力，主要用于混合气体的分离。反渗透和电渗析已成为经典技术，微滤和超滤技术作为现代分离技术正日臻成熟。

2. 膜分离方法的建立　①膜的选择膜分离不仅取决于分子量大小，还与分子形状、膜孔结构、膜孔径分布等有关，应针对不同对象，通过实验选择具有最佳材质、截留量和孔径的膜。②原料液的预处理天然提取物的原料液可看做由胶体溶液、悬浊液和真溶液组成的混合体系，流经膜面时，小分子或小颗粒通过膜而大分子或大颗粒则被截留后沉积于膜表面，组成一层致密的次级膜，阻碍分子量或颗粒小于膜孔的物质通过，使膜通量下降，造成膜污染。预先除去较大颗粒或微粒可使膜分离过程易于进行。实验表明，采用过滤、离心、絮凝等技术与微滤、超滤等方法配合使用能收到较好的分离除杂效果。③操作条件的优化影响膜分离的主要操作参数包括压力、流速、温度、药液浓度、超滤时间、药液 pH 等，优化操作参数不仅能减少膜污染，降低操作成本，还能提高产品质量。④膜污染及膜再生在膜分离过程中存在膜污染现象，使膜的渗透通量及截留率等性能发生改变，膜的使用寿命缩短，极大地影响了膜分离技术的实际应用及发展。膜污染是指处理物料中的微粒、胶体粒子或溶质大分子由于与膜存在物理化学相互作用或机械作用而引起的在膜表面或膜孔内吸附、沉积造成膜孔径变小或堵塞，使膜产生透过流量与分离特征的不可逆变化现象。控制膜污染影响因素，可以显著延长膜的有效操作时间，减少清洗频率，提高生产能力和效率。清洗是膜再生的最有效手段，包括物理清洗、化学清洗、物理-化学清洗及电清洗四类。清洗剂的选择决定于污染物的类型和膜材料的性质。膜清洗发展方向是开发高效的膜在线清洗技术和经济、便利的膜离线清洗技术。

膜分离技术的应用具有许多传统方法无法比拟的优点，对提高产品质量、提高得率、减少环境污染等方面具有积极作用，应用前景广阔。随着膜技术的不断改进和提高、天然提取物分离应用研究和规模化生产的深入探索和经验积累，将大力推动我国天然药物和现代中药行业的蓬勃发展。

六、常见杂质的去除方法

在天然药物的提取过程中，如果选择的提取溶剂选择性比较低，或者工艺条件比较剧烈，则会有许多杂质成分伴随有效成分一起被提取出来，这些杂质的存在很可能给后续的分离纯化工作带来很大的麻烦，如大量鞣质，糖类，淀粉的存在，在加热提取的时候，容易糊化，使提取液黏度增加，不利于膜过滤、萃取和色谱分离等操作。因此我们要在提取分离方案的设计过程中，尽量减少杂质的提出。另一方面，若采用高效液相色谱仪等要求较高、较精密的仪器进行分离制备前，要先对样品进行去杂处理。杂质的去除方法需要根据所含杂质的性质进行选择，在去杂过程中应注意避免目标成分的损失。

1. 鞣质　鞣质普遍存在于植物中，属多酚类成分，除专门作为药用成分研究外，一般情况下被作为杂质除去。鞣质有涩味，按其结构可分为缩合鞣质与可水解鞣质两大类，能与生物碱、蛋白质等生成水不溶性沉淀，能溶于水和乙醇，不溶于苯、氯仿等有机溶剂，对水溶性成分的分离影响较大。除去鞣质的方法简要介绍如下：

（1）明胶沉淀法：样品水溶液加 4% 明胶水溶液，至沉淀完全，过滤，滤液减压浓缩至小体积,加 3~5 倍量的乙醇,使过量的明胶沉淀,然后滤去沉淀。若过量明胶尚未除尽,可将滤液浓缩后再用乙醇沉降一次。

（2）生物碱沉淀法:常用的是咖啡因。样品水溶液加入 1.5% 咖啡因水溶液至沉淀完全,过滤,滤液用氯仿振摇,除去过量的咖啡因。从该沉淀中可回收咖啡因和鞣质。

（3）乙酸铅沉淀法:试液中加入饱和乙酸铅水溶液至沉淀完全,沉淀和滤液需做脱铅处理。该法缺少专一性,许多物质均可发生沉淀。

（4）聚酰胺法:聚酰胺能与鞣质形成较强的氢键,可用于去除鞣质。其缺点是价格贵,选择性较差,有时可吸附一些除鞣质外的多酚类成分。

2. 叶绿素　叶绿素是植物中广泛存在的绿色植物色素,脂溶性强,能溶于一般有机溶剂,较难溶于水。样品水提液中的叶绿素可以用苯、石油醚或乙醚萃取除去。乙醇提取液可浓缩后加水放于冰箱中,叶绿素常可沉淀析出。若生物碱和叶绿素共存,可用酸水处理,生物碱进入酸水而叶绿素不溶。叶绿素能溶于碱水,有时可用碱水处理,除去叶绿素,但仅限于不溶于碱且对碱稳定的目标成分。用铅盐法也可以除去叶绿素。

3. 油脂、蜡和树脂　油脂、蜡和树脂等杂质可利用石油醚或乙醚预先处理待提取的样品而除去。若直接采用乙醇提取,则可将提取液蒸去大部分乙醇后用石油醚或乙醚进行萃取去除此类杂质。

对于蛋白质、无机盐、糖和淀粉等杂质,在采用有机溶剂提取时不会被提取出来。当用水提取时,水提取液中的蛋白质可以用乙醇或甲醇沉淀除去,即常用的"水提醇沉"法,也可用铅盐法除去。少量无机盐一般不影响分离。如果目标成分溶于乙酸乙酯、氯仿或正丁醇等有机溶剂则可用其萃取水提取液,无机盐将保留在水中。对于含有大量糖和淀粉的样品,尽量避免使用水来提取,若无法避免可将水提取液蒸干,用无水乙醇处理,糖和淀粉不溶,可除去。若目标成分溶于乙酸乙酯、氯仿或正丁醇等有机溶剂则可用其萃取水提取液以除去这类杂质。目前,也常采用大孔吸附树脂法去除糖和淀粉等杂质。

第 4 节　色谱分离方法

色谱分离是分离科学中最有效的制备性分离技术,是包括生命科学在内的许多研究领域和生产行业必不可少的分离手段。待分离物达到一定含量且具备一定量时,可采用色谱分离技术进行分离制备。由于色谱分离方法应用十分广泛,而不同应用领域需要的产品制备量差别很大,通常按制备规模将色谱分离大致分为实验室研究、小批量制备以及产业化生产。在天然药物化学研究中,对于阐明天然化合物的化学结构及生物活性筛选,分离出 30~50mg 纯物质就足够了;制备定性鉴定和含量测定所需对照品一般需要得到 100mg 以上的量;开展天然化合物结构修饰、优化和构效关系研究通常需要分离制备克级以上的量;在大规模生产中,千克甚至更大的制备量都是可能的。对于前 3 项应用,分离制备在实验室即可解决;而小批量制备和产业化生产一般要求特殊的仪器设备,并且应把经济因素放在重要位置予以考虑。本节将在介绍色谱法分离原理和分类的基础上,按薄层色谱法、常规柱色谱法和高效液相色谱法分别予以介绍。

> **案例 3-2**　　　　　　　　　**紫杉醇的制备型 HPLC 纯化**
>
> 抗癌药物紫杉醇的出色疗效不仅促使人们广泛寻找新的资源及各种类似物,也极大地促使人们寻找新的高效分离纯化方法。目前,紫杉醇的生产通常采用制备 HPLC 进行最后纯化。采用专为紫杉醇分离设计的 Zorbax SW-Taxane 色谱柱可以更有效地进行提取物的正相和反相色谱制备。如使用规格为 4.6mm×250mm 的分析柱从 *Taxus canadensis* 提取物中制备紫杉醇时,正相分离采用庚烷 - 乙醇（75∶25）为流动相,流速为 0.7ml/min,进样量为 1ml 浓度为 12.5mg/ml 的样品。反相分离时采用甲醇 - 水（60∶40）为流动相,流速为 1ml/min,

进样量为 2μl 浓度为 10mg/ml 的样品。前者的分离效果比 C₈ 色谱柱好,而后者与硅胶柱比较具有更好的选择性和回收率。而两者间对比,正相色谱分离具有明显优势。

问题:

1. 常规柱色谱为什么不能实现紫杉醇的最后纯化?
2. 如何将上述分析柱条件转换为制备分离条件(制备柱规格 2.1cm×25cm)?
3. 紫杉醇的正相色谱分离具有哪些优势?

视窗:色谱的发现

1903 年俄国植物学家茨维特(Tswett)将碳酸钙粉末装到玻璃管中,将植物叶子的石油醚提取液作为样品倒入管内,然后再用石油醚自上而下洗脱。随着洗脱进行,植物叶子中的各种色素向下移动逐渐形成了一圈圈的色带,茨维特将这种色带分离过程称为色谱(chromatography),色谱法由此而得名。此法中所使用的玻璃管被称为色谱柱(chromatographic column),管内的碳酸钙作为填充物被称为固定相(stationary phase),洗脱液称为流动相(mobile phase)或洗脱剂(eluent)。后来,采用该法分离了许多无色物质,虽然分离过程中看不到色带存在,但色谱法这个名称一直沿用至今。

在现代色谱技术发展过程中有许多科学家做出了出色贡献,其中最杰出的当推 A. J. P. Martin。Martin 于 1952 年与 R. L. M. Synge 因发明了分配色谱技术而获得了诺贝尔化学奖,同年又与 A. T. James 合作发展出气-液色谱技术。20 世纪 50 年代气-液色谱法的创立和发展是划时代的里程碑,它不仅引领分离进入仪器方法时代,而且催生了我们目前使用的许多现代色谱方法。

一、色谱过程及其分类

色谱法是一种物理化学分离和分析方法。这种分离方法是基于物质溶解度、蒸气压、吸附能力、立体结构或离子交换等物理化学性质的微小差异,使其在流动相和固定相之间的分配系数不同,而当两相作相对运动时,组分在两相间进行连续多次分配,从而达到彼此分离。色谱方法具有三个共同特点:①色谱分离体系都有两相,即流动相和固定相;②色谱过程中,流动相对固定相作连续的相对运动,流动相浸透通过固定相;③被分离样品各组分在色谱分析中称为溶质,与流动相和固定相具有不同作用力,一般为分子、离子作用力。分子间的各种性质上的差别都可以通过巧妙的设计用于色谱分离。色谱过程系多组分混合物在流动相带动下通过色谱固定相,实现各组分分离。没有任何一种单一分离技术能比色谱法更有效且普遍适用。色谱理论的形成和色谱技术的发展使分离技术上升为“分离科学”。

样品在色谱体系或柱内运行有两个基本特点:①混合物中不同组分分子在柱内差速迁移(differential migration);②同种组分分子在色谱体系迁移过程中分子分布离散(spreading)。差速迁移是指不同组分通过色谱系统时移动速度不同。样品加入由流动相和固定相组成的色谱体系,流动相以一定速度通过固定相,使样品中各组分在两相间进行连续多次的分配。由于组分与两相间作用力的差别,造成各组分在两相中的分配系数不同,分配系数大的组分迁移速度慢;反之,迁移速度快;这样同时进入色谱柱的样品各组分,以不同的速度在色谱柱内迁移,导致各组分分离。组分通过色谱柱的速度,取决于各组分在色谱体系中的平衡分布。因此,影响平衡分布的因素,即流动相和固定相的性质、色谱柱温等影响组分的迁移速度。色谱过程的分子离散是指同一组分分子沿色谱柱迁移过程中发生分子分布扩展。在色谱柱入口处,同组分分子分布在一个狭窄的区带内,随着分子在色谱柱内迁移,分布区带不断展宽,同一组分分子的迁移速度出现差别,这种差别不是由于平衡分布不同,而是源于流体分子运动的速率差异。

色谱法是包括多种分离类型、检测方法和操作方式的分离分析技术,有多种分类方法。其中比较方便的色谱分类方法就是根据参与分离的各相的物理状态进行分类。如图3-4所示,当流动相是气体时称为气相色谱(gas chromatography, GC),固定相可以是固体或液体,两者分别称为气-固色谱(gas-solid chromatography, GSC)或气-液色谱(gas-liquid chromatography, GLC)。比较而言,气-液色谱是更通用的分离模式。当流动相是超临界流体时称为超临界流体色谱(supercritical fluid chromatography, SFC),其固定相可以是固体或不流动的液体。对于气相色谱和超临界流体色谱而言,主要的分离机制是两相间的分配和界面吸附。

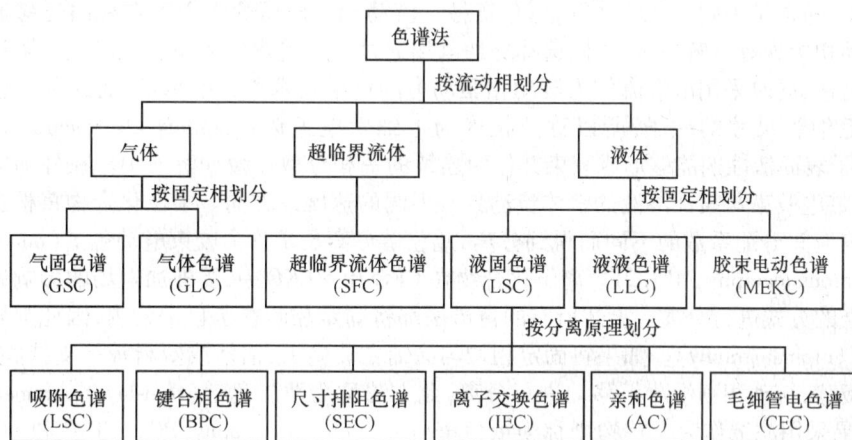

图 3-4　色谱法分类

当流动相是液体时称为液相色谱(liquid chromatography, LC),其固定相可以是固体、液体或胶束(micelles)。液相色谱具有更为广泛的分离机制,因此其分类通常以分离过程的物理化学原理为基础。采用固体吸附剂作固定相,根据样品各组分在吸附剂上吸附力的大小不同,因而吸附平衡常数不同而相互分离的方法称为吸附色谱(adsorption chromatography)。液-固吸附色谱习惯上称为液-固色谱(liquid-solid chromatography, LSC)。采用液体作固定相,利用试样组分在固定相中溶解、吸收或吸着(sorption)能力不同,因而在两相间分配系数不同而将组分分离的方法称为分配色谱(partition chromatography)。在液-液分配色谱中,根据流动相和固定相相对极性不同,又分为正相分配色谱和反相分配色谱。一般来说,以强极性、亲水性物质或溶液为固定相,非极性、弱极性或亲脂性溶剂为流动相,固定相的极性大于流动相的极性时称为正相分配色谱(normal phase partition chromatography),简称正相色谱(NPC)。若以非极性亲脂性物质为固定相,极性、亲水性溶剂或水溶液为流动相,固定相的极性小于流动相的极性时,则称为反相分配色谱(reversed phase partition chromatography),简称反相色谱(RPC)。正相色谱和反相色谱的概念现已推广到其他类型的液相色谱法。由于稳定性的局限和实验操作的不便,真正的液-液分离体系并不重要。因此,正相色谱通常是指液-固色谱和化学键合相正相色谱,而反相色谱则主要指化学键合相反相色谱。化学键合相色谱(bonded phase chromatography)是指通过化学反应使固定相与载体表面的特定基团(如硅胶表面上的硅醇基)发生化学键合,在载体表面形成均匀的固定相层用于分离的色谱方法。化学键合固定相具有耐高温、耐溶剂的特性,在气相色谱、高效液相色谱中广泛应用。化学键合相反相色谱是分离各种不同极性的中性化合物最通用的色谱方法。采用离子交换剂为固定相,主要的分离机制是流动相中的离子和固定相上的离子间的静电相互作用,此方法称为离子交换色谱(ion-exchange chromatography,IEC)或离子色谱(ion chromatography)。采用一定尺寸的化学惰性的多孔物质作固定相,以水或有机溶剂作为流动相,试样组分按分子尺寸大小进行分离的方法,称为尺寸排阻色谱(size-exclusion chromatography,

SEC）。通常多孔性物质为各种凝胶，因此，此方法又称为凝胶色谱（gel chromatography）。以水或水溶液作流动相的凝胶色谱称为凝胶过滤色谱（gel filtration chromatography）；以有机溶剂为流动相的凝胶色谱称为凝胶渗透色谱（gel permeation chromatography）。以共价键将具有生物活性的配体，如酶、辅酶、抗体、受体等结合到不溶性固体支持物或基质上作固定相，利用蛋白质或大分子与配体之间特异的亲和力进行分离的方法称为亲和色谱（affinity chromatography，AC）。亲和色谱主要用于蛋白质、多肽和各种生物活性物质的分离和纯化。此外，在流动相中采用二次化学平衡，离子化合物很容易通过离子抑制（suppression）、离子对（ion pairing）或络合（complexation）进行分离。在正常操作下，气相色谱、超临界流体色谱和液相色谱都将固定相装在一个坚硬的容器内，通常是不同尺寸的柱管，即色谱柱。流动相在外压的作用下在柱内迁移通过色谱柱。当流动相中含有电解质时，可以选择外加电场通过产生电渗流来驱动流动相。采用装有固定相的色谱柱，同时采用电渗流作为流动相驱动力的色谱技术称为电色谱，而这种电色谱技术必须采用毛细管尺寸的柱子，所以称此技术为毛细管电色谱（capillary electrochromatography，CEC）。离子表面活性剂能够形成胶束并作为连续的一相分散在缓冲溶液中。在外加电场的作用下，这些带电胶束与缓冲溶液的整体流动具有不同的速度或方向。中性化合物将根据其在胶束和缓冲溶液间分配系数的不同而得到分离，此色谱分离技术称为胶束电动色谱（micellar electrokinetic chromatography，MEKC）。离子化合物在 CEC 和 MEKC 中，受外加电场的影响以色谱和电泳相结合的方式进行分离。上述所有的色谱法都将固定相装在了色谱柱内，因此都属于柱色谱（column chromatography）。如果将固定相均匀涂铺在玻璃板、铝箔或塑料板等支持物上，使固定相呈平板状，流动相则沿薄板移动进行分离，此方法称为薄层色谱（thin-layer chromatography，TLC）。如果采用滤纸作为支持物则称为纸色谱（paper chromatography，PC）。TLC 和 PC 合称平面色谱（planar chromatography），纸色谱由于其分离能力差，目前基本上已被薄层色谱取代。

二、分离机制与色谱固定相类型

天然药物分离纯化所常用的色谱方法主要是液相色谱，固定相类型主要包括吸附色谱、分配色谱、尺寸排阻色谱和离子交换色谱。

吸附色谱是液相色谱的基本模式之一，利用吸附表面对不同组分吸附性能的差异来实现分离。被分离组分吸附于固定相的程度受一系列因素控制，例如氢键、范德华力、偶极-偶极作用、酸碱性、络合作用以及电荷转移等等。一般来讲，能够观察到的溶质保留是以上某几种作用相结合产生的结果，并且这种保留行为是可逆的。选择合适的固定相和流动相对于获得最佳分离效果、溶质最大程度的还原以及避免溶质在填充材料上的不可逆吸附是至关重要的。吸附色谱最常用的吸附剂是硅胶、氧化铝、聚酰胺和大孔吸附树脂。

分配色谱是根据样品成分在固定相和流动相之间分配系数的差异而实现分离。对于液-液分配色谱而言，其分离原理与前面所讲的溶剂萃取法相同。作为固定相的溶剂通常吸附在多孔物质上固定不动，与之互不相溶的另一种溶剂作为流动相进行色谱洗脱。常用吸附水的硅胶作为固定相，低极性有机溶剂作为流动相进行天然化合物的分配色谱分离。纸色谱也是一种液-液分配色谱方法，滤纸纤维作为支持物，其上吸附的水分作为真正的固定相，相当于正相分配色谱。对于液-固分配色谱而言，其分离机制较为复杂。通常认为保留主要是溶质的非极性部分受水和极性溶剂的排斥而与作为固定相的非极性键合基团缔合。水具有很高的内聚力，溶质与水的作用小于水自身的相互作用，溶质受水排斥，所以在反相色谱中溶质和固定相表面非极性键合基团的缔合，实际上是由于溶剂的作用，此作用称为疏溶剂作用。在缔合物形成过程中，暴露在溶剂中的分子表面积减少，所以这两者间的缔合是容易的。溶质中的极性官能团能增强与极性溶剂的相互作用而减少缔合。在溶质和键合基团之间的非极性相互作用的程度取决于这两种影响之差。另一方面，当形成的缔合物的接触面较大，或溶剂的表面张力较高时，缔合也较强。

尺寸排阻色谱使用的固定相是凝胶,它是具有三维网状结构的非吸附性多孔颗粒。凝胶的孔隙大小与分子的大小处于相仿的数量级并具有一定的孔径分布范围。当被分离的化合物分子大小不同时,它们能够进入凝胶内部的能力不同;比孔隙小的分子可以自由进入凝胶内部,不同大小的分子能够进入不同大小的孔隙,而比孔隙大的分子则不能进入,因此在移动速度上产生差异。溶液中分子以不同速率通过颗粒内孔径和颗粒间空隙达到分离目的。在凝胶过滤色谱中固定相与溶质之间基本没有相互作用,分离现象仅仅由于被分离化合物的分子尺寸大小不一及分子形状的差异产生,样品分子按尺寸由大到小的顺序洗脱,样品回收率高。在凝胶渗透色谱中,固定相对溶质具有一定的吸附作用,对洗脱顺序具有一定的影响。

离子交换色谱利用离子交换树脂分子中的解离性基团(交换基团)与水溶液中存在的阳离子或阴离子进行可逆的交换反应,随着洗脱剂的不断加入和洗脱剂洗脱能力的增强,被交换的离子按其与交换基团的作用从弱到强的顺序被依次洗脱下来。离子交换色谱与离子交换法的区别主要是前者采用色谱分离的操作模式将不同的离子进行分离;而后者则采用"整体"交换模式将溶液的所有某类离子全部交换到树脂上使其与其他成分分离,然后采用合适洗脱液将其全部或部分洗脱下来。

分离材料物理性质的描述一般包括粒径、形态、孔隙度和表面积。对于常压到中压液相色谱分离粒径范围通常在 $10 \sim 200 \mu m$,而 HPLC 的粒径在 $2 \sim 10 \mu m$。颗粒形状可为无规则型或者完整的球型。颗粒孔隙度是指表面孔体积与颗粒总体积的比例。对于购买的分离材料而言,粒径、形态、孔隙度的范围有的相差很大,有的则被限制在很小的范围里。相同类型固定相也会因各厂家原料和工艺的不同存在各种性质上的差异。

吸附型固定相主要有硅胶、氧化铝、聚酰胺和大孔吸附树脂,分配型固定相主要是反相键合硅胶等,空间排阻固定相主要有聚丙烯酰胺和凝胶,离子交换固定相主要是阳离子和阴离子交换树脂。下面分别简要加以介绍。

1. 硅胶 硅胶(silica gel)是液相色谱应用最多的固定相填料,它是液-固吸附色谱的主要固定相,也是液-液分配色谱最重要的载体,更为化学键合相填料的主要基质材料。硅胶为多孔性无定形或球形颗粒,是应用最广泛的一种极性吸附剂。它的主要优点包括化学惰性,具有较大的吸附量并易于制备成不同类型、孔径、表面积的多孔性硅胶。硅胶具有多孔性的硅氧环及—Si—O—Si—的交联结构,其表面因带有硅醇基(silanol)而呈弱酸性(pH = 4.5),一般以 $SiO_2 \cdot xH_2O$ 通式表示(图 3-5)。硅胶表面的硅醇基与极性或不饱和化合物通过氢键、偶极等相互作用而表现其吸附性能,由于化合物的极性及不饱和程度的不同产生相互作用的强弱不同而得以分离。

硅胶的吸附性能取决于硅胶表面有效硅醇基的数目,数目越多,其吸附能力越强。硅胶能吸附水分形成水合硅羟基而降低吸附能力,随着含水量的增加,吸附能力下降。吸附色谱一般采用含水量为 10% ~ 12% 的硅胶,含水量小于 1% 的活性最高,而大于 12% 时,吸附力极弱,不能用作吸附色谱,只能用于分配色谱的载体。将含水量高的硅胶加热到150℃使其失去吸附水后可重新获得活性,此过程称为活化。适当降低吸附活性的硅胶能显著改善分离性能,增加样品的负载量。常规柱色谱分离用硅胶通常于使用前放入110℃烘箱中加温约 1 个小时进行活化,这样活化的硅胶相当于Ⅰ ~ Ⅲ级活性,含水量约为 10% 左右。硅胶含水量与其活性的关系列于表 3-2 中。硅胶的表面积、表面结构、微孔体积及微孔半径均直接影响着色谱分离的效果。

常用柱色谱硅胶有 100 ~ 200 目,200 ~ 300 目和 300 ~ 400 目等规格可供选择,常压操作使用最多的是 100 ~ 200 目硅胶,常用于复杂样品的初步分离和易分离样品的分离。颗粒更细的硅胶需要增加操作压力,适用于加压色谱分离,可获得更高的分离效率。硅胶适用于分离酸性和中性物质,碱性物质能与硅胶作用,易产生拖尾而不能很好地分离。为了使某一类化合物得到满意的分离,有时可以向硅胶中掺入某种试剂,以改良吸附性能,提高分离效果,称为改良吸附剂。例如以硝酸银处理的硅胶对不饱和烃类有极好的分离作用。

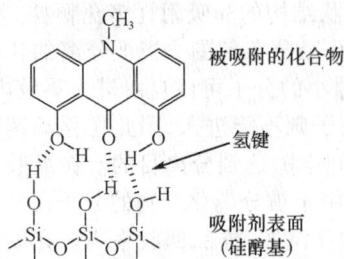

图 3-5　硅胶吸附剂表面与有机
化合物间的相互作用

表 3-2　硅胶和氧化铝含水量与活性的关系

硅胶含水量（%）	活性级别	氧化铝含水量（%）
0	I	0
10	II	3
12	III	6
15	IV	10
20	V	15

2. 氧化铝　在吸附柱色谱中，氧化铝（alumina）是仅次于硅胶的分离填料。氧化铝的吸附能力通常比硅胶的吸附能力更强，因此非常适用于亲脂性物质的分离制备；氧化铝比硅胶具有更高的吸附容量，价格低廉，因此应用也比较广泛。

对于氧化铝而言，不同结构的有机化合物在其表面可能通过四种作用类型产生吸附效果，包括偶极-偶极相互作用、成盐作用、配位作用和氢键作用（图 3-6），通常氧化铝的死吸附作用较强，影响了它的广泛应用。

氧化铝通常可按制备方法不同分为碱性、中性和酸性三种。通常使用的氧化铝是碱性氧化铝，它可直接由氢氧化铝高温脱水制备，其水提取液 pH 为 9～10。碱性氧化铝常用于碳氢化合物的分离，能从碳氢化合物中除去含氧化合物；它还能对某些色素、甾族化合物、生物碱、醇以及其他中性、碱性物质进行分离。中性氧化铝吸附剂一般采用 5% 乙酸处理氧化铝以除去其碱性制备而得，其水提液 pH 为 7.5，适用于醛、酮、醌、某些苷及酸碱溶液中不稳定的化合物，如酯、内酯等化合物的分离，因此，应用范围比较广泛。酸性氧化铝是将氧化

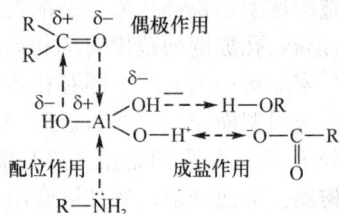

图 3-6　氧化铝与有机化合物
间的相互作用

铝用 2mol/L 盐酸处理而得，其水提液 pH 为 4～4.5，适用于天然及合成酸性色素以及某些醛、酸的分离。

氧化铝的活性也与含水量的关系极大，表 3-2 列出了氧化铝活性与含水量的关系。一般情况下，可以直接使用商品氧化铝进行柱色谱分离就能满足基本分离的要求。对于湿度较大的季节或地区，可以将氧化铝在 110～120℃烘干 0.5～1 小时即可保证一般的活度要求（III-IV 级）而无需进行繁琐的活性测定。氧化铝活性太高易使样品发生不可逆吸附而造成较大的样品损失，甚至导致化合物的结构变化；反之，活性太低会使样品不易发生吸附分离。常用填料粒度为100～160 目，大于 200 目时需要采用加压分离。

3. 聚酰胺　聚酰胺（polyamide）是一类高分子聚合物，又称为锦纶或尼龙。聚酰胺同时具备较好的亲水和亲脂性能，既可用于分离水溶性成分，又可用于分离脂溶性成分。它可溶于浓盐酸、甲酸，微溶于乙酸、苯酚等溶剂，不溶于水、甲醇、乙醇、乙醚、氯仿、丙酮、苯等常用有机溶剂，对碱较稳定，对酸尤其是无机酸稳定性较差，温度高时更敏感。

聚酰胺分子中既有酰胺基，又有非极性脂肪链，因此具有双重保留机制。当采用极性流动相时（含水溶剂），聚酰胺作为非极性固定相，作用相当于反相分配色谱，如分离萜类、甾类和生物碱等很难与聚酰胺形成氢键的物质常采用极性流动相；当采用非水流动相（如 CHCl$_3$-MeOH）时，聚酰胺作为极性固定相，其色谱行为类似正相色谱。但对于能够与聚酰胺形成氢键的化合物，氢键吸附作用起主导作用。聚酰胺分子中的酰胺羰基与酚类、黄酮类化合物的酚羟基，或酰胺键上的游离胺基与醌类、脂肪羧酸上的羰基形成氢键缔合而产生吸附（图 3-7）。至于吸附能力则取决于各种化合物与之形成氢键的能力，溶剂通过改变聚酰胺对溶质的氢键结合能力而影

响吸附过程。聚酰胺形成氢键缔合的能力在水中最强,在含水醇中则随醇浓度的增大而逐渐减弱。通常在含水溶剂系统中有如下吸附规律:①形成氢键的基团数目越多,则吸附能力越强;②成键位置对吸附力也有影响,易形成分子内氢键者,其在聚酰胺上的吸附即相应减弱;③分子中芳香化程度高者,则吸附性增强;反之,则减弱。各种溶剂在聚酰胺柱上的洗脱能力由弱到强的顺序为:水 < 甲醇 < 丙酮 < NaOH 水溶液 < 甲酰胺 < 二甲基甲酰胺 < 尿素水溶液。

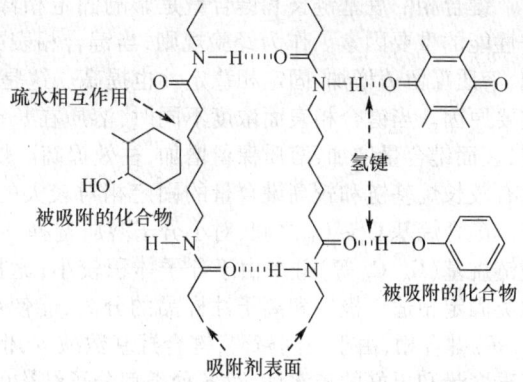

图 3-7　聚酰胺与有机化合物间的相互作用

　　聚酰胺色谱柱的填装通常采用湿法装柱,每 100ml 聚酰胺一般可上样 1.5 ~ 2.5g。样品先用洗脱溶剂溶解,浓度 20% ~ 30% ,直接上样。若不易溶于洗脱剂,可选用易挥发的有机溶剂溶解,拌入聚酰胺干粉后将溶剂减压蒸去,用洗脱剂分散后装入柱顶。洗脱剂常采用水,递增乙醇比例至浓乙醇或氯仿-甲醇系统递增甲醇比例至纯甲醇洗脱。若仍有组分未洗脱下来,可采用稀氨水或稀甲酸胺溶液洗脱,分段收集。

　　聚酰胺薄层色谱是探索聚酰胺柱色谱分离条件和检查柱色谱各流分组成和纯度的重要手段,通常采用聚酰胺薄膜。展开溶剂既可采用含水极性溶剂系统,也可采用非水流动相。若在各种溶剂系统中加入少量的酸或碱,可克服色谱中拖尾现象,使斑点清晰。

　　4. 键合硅胶　键合硅胶(bonded silica gel)是借助化学反应的方法将不同的有机基团以共价键形式连接到硅胶表面的硅醇基上,它具有良好的色谱热力学和动力学性能。根据键合基团的不同,键合硅胶主要分为极性键合硅胶和非极性键合硅胶。

　　极性键合硅胶指键合某种极性有机基团。常见的极性键合相有氰基(—CN,cyano—)、氨基(—NH$_2$,amino—)、二醇基[—(OH)$_2$,diol—]等(图 3-8)。极性键合相作为一种永久性去活硅胶其应用逐渐增加。它是一种弱吸附剂,具有较均匀表面、低化学吸附和催化活性,对各种化合物的分离与硅胶类似,但保留值比硅胶低。极性键合相大多数采用非极性或弱极性溶剂,形成正相色谱体系。保留值随溶质极性增加而增加,随溶剂极性增加而降低。对于强极性化合物,极性键合相也能用于反相色谱,例如,采用乙腈-水作为流动相分离糖类或多肽类化合物。极性键合相的分离选择性决定于键合相的种类、溶剂强度和样品性质。溶质与固定相上极性基团间作用力是决定色谱保留和分离选择性的首要因素。

　　非极性键合硅胶指在硅胶表面键合非极性或极性很小的烃基,是最主要的反相色谱固定相。已使用的烷基链长有 C$_2$,C$_4$,C$_6$,C$_8$,C$_{16}$,C$_{18}$,C$_{22}$ 等,还有苯基(phenyl)和多环芳烃(图3-8)。其中应用最多的是十八烷基键合硅胶(octadecylsilane,ODS),其次为辛烷基键合硅胶(RP-8,C$_8$)和苯基键合硅胶(phenyl),可根据实际条件和实验要求进行选择。

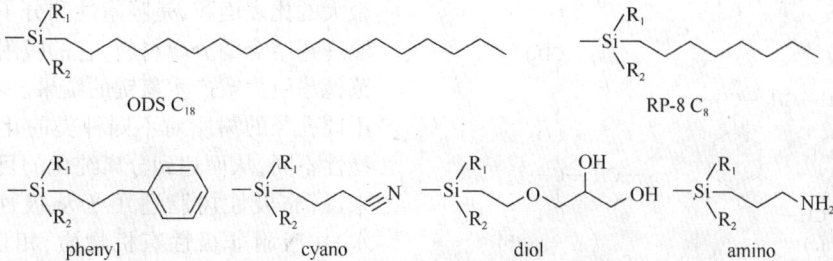

图 3-8　分配色谱常用的反相键合固定相

　　键合相的烷基链长和键合量是影响固定相样品容量、溶质保留值、柱效和分离选择性等色谱性能的重要因素。作为经验规则,当键合相表面浓度相同时,烷基链长增加,碳含量成比例增加,溶质保留值增加,固定相稳定性也提高。这是 ODS 固定相比其他烷基键合相应用更普遍的重要原因。当键合相表面浓度不同时,溶质在长链烷基键合相上一般有较大保留值;而链长一定,表面键合量增加,溶质保留增加,柱效提高。烷基链长和碳含量影响分离选择性。一般认为含有较长烷基链和较高键合量的固定相对较大的非极性溶质分离选择性比小分子溶质选择性好。键合烷基 $C_6 \sim C_{12}$ 之间,对小分子溶质选择性随碳链增加而增加;C_{12} 以后选择性趋于常数。短链烷基(C_6、C_8 等)硅烷由于分子体积较小,比长链烷基有更高覆盖度和较少的残余硅羟基。这类固定相适于极性和离子性样品的分离,能使用酸性较强的流动相。而长链烷基(C_{16}、C_{18} 和 C_{22} 等)键合相,由于空间障碍,键合羟基数减少,但键合分子大,对残余羟基掩盖作用增强,有较高碳含量和更好的疏水性,对各种类型分子结构的样品有更强的适应能力。非极性键合相的样品容量随碳链增长而增加,从 C_4 到 C_{18},柱容量增加将近一倍。ODS 键合相样品容量约 2mg/g,与裸体硅胶相似。样品容量亦随固定相碳含量增加而增加,但非线性关系。随流动相有机溶剂增加,温度升高,样品容量也增加。

　　键合硅胶的颗粒形状根据基质(matrix)硅胶的不同有球形和无定形之分。一般来讲,无定形填料比同样大小的球形填料有较大的外表面积,通过粒子边界的质量传递速率应该更大,给出更高柱效。但无定形填料的稳定性和重现性不如球形填料,通常需要更高的操作压力。

　　反相色谱采用极性溶剂及其混合物作流动相。溶剂极性越低,其洗脱能力越强,溶剂强度越高。水是反相色谱中强度最弱的溶剂,也是使用最广泛的流动相。乙腈、甲醇、乙醇、丁醇、四氢呋喃等有机溶剂是常用的反相色谱流动相,偶尔使用卤代烷等有机溶剂。为了获得各种不同强度淋洗剂,通常采用水-有机溶剂混合物,例如水-乙腈、水-甲醇、水-四氢呋喃。由于甲醇和水的性质相似,都是质子给予体和接受体,将甲醇加入水中,只改变溶质的保留值,而洗脱顺序不变。乙腈加入水中或四氢呋喃加水不仅改变保留值,溶质洗脱顺序也将发生变化,后者更能显著改变色谱系统分离选择性。

　　5. 大孔吸附树脂　　大孔吸附树脂(macroporous adsorption resin)是一类不含离子交换基团、具有大孔网状结构的高分子吸附剂,属多孔性交联聚合物。大孔吸附树脂的骨架结构主要为苯乙烯(a)和丙烯酸酯(b)(图3-9),其次还有丙烯酰胺、亚砜、异丁烯等,交联剂主要为二乙烯苯。骨架结构决定了树脂的极性,通常将大孔吸附树脂分为非极性、弱极性、中等极性、极性和强极性五类。非极性和弱极性树脂由苯乙烯和二乙烯苯聚合而成,中等极性树脂具有甲基丙烯酸酯的结构,极性树脂含有氧硫基、酰胺基、氮氧等基团。大孔吸附树脂一般为白色、乳白色或为黄色颗粒,有些新型树脂为黄色、棕黄至棕红色,粒度通常为 20～60 目。物理、化学性质稳定,不溶于水、酸、碱及亲水性有机溶剂,加热不溶,可在 150℃ 以下使用。树脂一般有很大的比表面积、一定的孔径、吸附容量,有较强的机械强度,含水分 40%～75%。

　　大孔吸附树脂具有良好的网状结构和很大的比表面积,是吸附性和分子筛性分离原理相结合的分离材料,它的吸附性是由于范德华引力或产生氢键的结果。不同极性、不同孔径的树脂对不同种类的化合物的选择性不同,从而达到分离纯化的目的。一般来说,非极性树脂适用于从极性溶液(如水)中吸附非极性有机物质,相反,高极性树脂(如 XAD-12)特别适用于从非极性溶液中吸附极性物质;而中等极性吸附树脂,

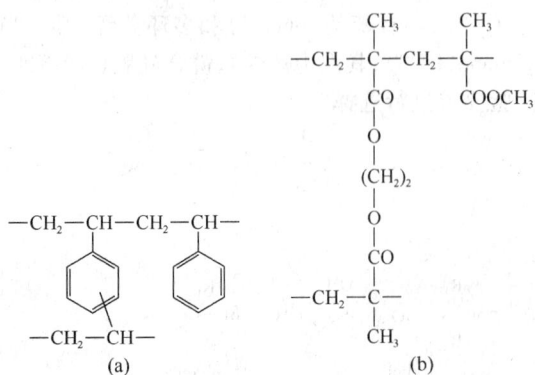

图 3-9　大孔吸附树脂的主要骨架结构类型
(a)苯乙烯骨架结构;(b)丙烯酸酯骨架结构

不但能从非水介质中吸附极性物质,而且具有一定疏水性,也能从极性溶液中吸附非极性物质。由于树脂的吸附作用是物理化学作用,被吸附的物质较易从树脂上洗脱下来,树脂本身也容易再生。因此,大孔吸附树脂具有选择性好、机械强度高、再生处理方便、吸附速度快等优点。

目前,国内外已有很多厂家生产商品树脂。国外厂家主要有美国 Rohm-Haas 公司生产的 XAD 系列产品和日本三菱公司生产的 Diaion HP 和 SP 系列产品。国内厂家主要有南开大学化工厂、天津海光化工公司、天津南开和成科技有限公司、上海试剂厂、华东理工大学树脂厂、沧州宝恩化工有限公司等。实际工作中从非极性到强极性,有不同品牌和型号的商品树脂可供选择。影响吸附的因素有大孔树脂本身的性质,如:比表面积、表面电性、能否与化合物形成氢键等;另一方面也与化合物本身的性质有关,包括化合物的极性、分子量与在洗脱剂中的溶解性,还与化合物本身的存在形式有关,酸性成分在酸性条件下易被吸附,碱性成分在碱性条件下易被吸附,中性成分在中性条件下易被吸附。

普通的商品树脂常含有一定量未聚合的单体、致孔剂、分散剂、交联剂和防腐剂等杂质,主要有苯、甲苯、二甲苯、苯乙烯、二乙烯苯、二乙苯、萘及一些长链烷烃或脂肪醇等,都具有不同程度的毒性并影响树脂的吸附性能,使用前必须进行预处理。树脂预处理的方法有回流法、渗漉法和水蒸气蒸馏法等。最常用的方法是渗漉法,即采用有机溶剂(如乙醇、丙酮等)湿法装柱,浸泡 12 小时后洗脱 2～3 倍柱体积,再浸泡 3～5 小时后洗脱 2～3 倍柱体积,重复进行浸泡和洗脱直到流出的有机溶剂与水混合不呈现白色乳浊为止;最后,用大量蒸馏水洗去乙醇即可使用。当单独使用有机溶剂处理不净杂质时,可以结合使用酸碱处理,即先加入 2%～5% 的盐酸溶液浸泡、洗脱,水洗脱至 pH 中性后,加入 2%～5% 的氢氧化钠溶液浸泡、洗脱,水洗至 pH 至中性为止。目前,部分厂家已有符合标准的药用树脂出售,只需简单的溶剂冲洗即可正常使用。

样品一般用水溶液上柱,然后依次加大有机溶剂(通常为乙醇)比例洗脱。实际工作中,大孔树脂一般用于样品的富集和初步分离。洗脱液一般选择不同浓度的 MeOH、EtOH、Me$_2$CO,流速 0.5～5ml/(cm^2·min)。非极性大孔树脂用洗脱剂极性越小,洗脱能力越强。中极性大孔树脂常采用极性较大的有机溶剂进行洗脱。

6. 凝胶　凝胶是具有多孔立体网状结构的多聚体,孔隙大小有一定范围。商品凝胶是干燥的颗粒,不溶于水但可吸水溶胀呈球形颗粒。只有将凝胶在适当的溶剂中浸泡,使其充分溶胀后才能使用,此时,不同类型的凝胶形成各种不同尺寸的微孔。商品凝胶的种类很多,常见的有葡聚糖凝胶(Sephadex G)、羟丙基葡聚糖凝胶(Sephadex LH-20)、聚丙烯酰胺凝胶(Bio-Gel P)、琼脂糖凝胶(Sepharose B,Bio-Gel A)等。本节主要介绍天然化合物分离中应用最多的前两种凝胶。

葡聚糖凝胶由水溶性右旋糖酐与环氧氯丙烷交联制备而成,在水中发生溶胀(参见图 3-10)。其结构骨架由葡萄糖残基以 α-1,6 糖苷键连接成链,糖链间以羟丙基交联形成立体网状结构。葡聚糖凝胶的商品型号以凝胶吸水量的 10 倍数值来定义,它代表着糖链之间的交联程度,即交联度。如 Sephadex G-25 表示每克干凝胶溶胀需要 2.5ml 水。选择葡聚糖凝胶时,首先要看交联度的大小,交联度大,网孔小,可用于小分子量物质的分离;反之,交联度小,网孔大,可用于大分子量物质的分离。Sephadex G 系列只适于在水中使用,不同规格适合分离不同分子量的物质。如 Sephadex G-15 适于分离相对分子量 <1500 的物质,Sephadex G-25 适于

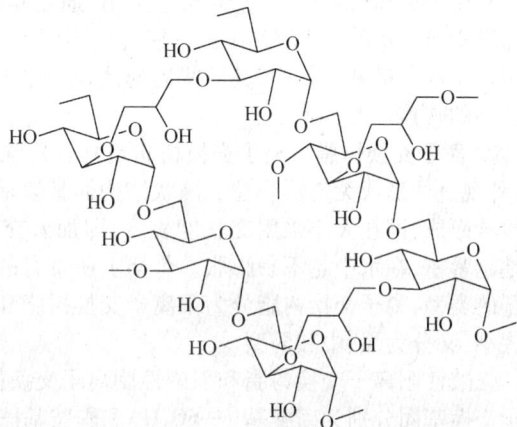

图 3-10　交联葡聚糖凝胶 Sephadex G 的结构片断

分离相对分子量 100~5000 的物质。

　　分离天然化合物,尤其是获得非极性和中等极性小分子化合物的实验研究中,应用最为广泛的凝胶是羟丙基葡聚糖凝胶(Sephadex LH-20)。它是在 Sephadex G-25 的侧链上进行羟丙基化的产物(参见图 3-11)。这个衍生化反应增加了凝胶的亲脂性,同时还保留着它的亲水性。由于加入了亲脂性基团,使 LH-20 能够在有机溶剂中充分溶胀,用来处理易溶于有机溶剂的天然化合物。Sephadex LH-20 适用于相对分子量范围在 100 到 4000 样品的分离,特别是从植物提取物中去除叶绿素,使用 Sephadex LH-20 凝胶柱的效果十分明显。Sephadex LH-20 除具有分子筛特性,可按分子量大小分离物质外,在非水溶剂,包括极性溶剂与非极性溶剂组成的混合溶剂中常常具有反相分配色谱的分离效果,适用于多种类型天然化合物的分离,在天然药物分离中已得到广泛应用。

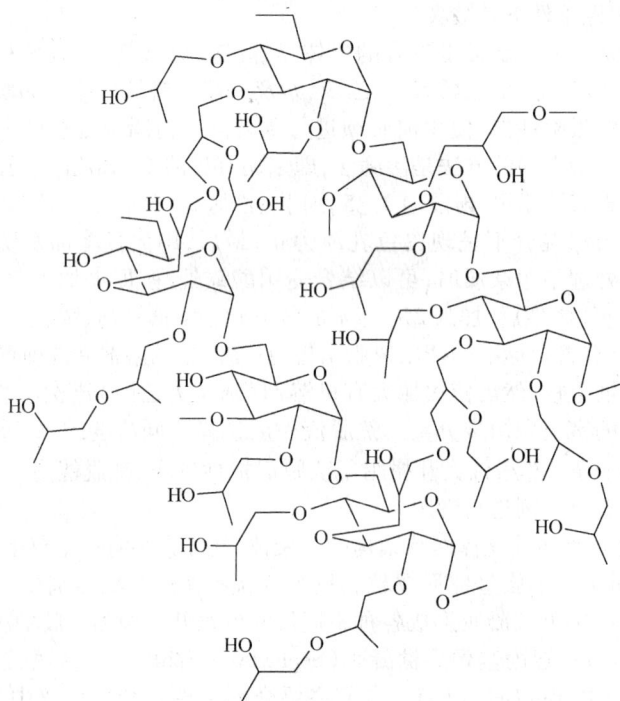

图 3-11　羟丙基葡聚糖凝胶(Sephadex LH-20)的结构片段

　　Sephadex LH-20 可以反复再生使用,通常情况下样品的洗脱过程就是柱子的再生过程。Sephadex LH-20 在不同溶剂中的溶胀程度不同,在使用前应保障其在相应溶剂中充分溶胀。在最常使用的甲醇和氯仿中,其溶胀后的体积相差很小(约 4ml/g),可以方便地进行不同比例混合溶剂间的转换。

　　7. 离子交换树脂　离子交换树脂是具有特殊网状结构和离子交换基团的合成高分子化合物,外观呈球形或无定形颗粒。网状结构的骨架是由苯乙烯或甲基丙烯酸酯等通过二乙烯苯交联聚合而成,网孔大小采用交联度表示,即加入交联剂的质量分数。交联度越大,则网孔越小,质地越紧密,在水中越不易膨胀。骨架上所带有的能解离的基团作为离子交换基团。按解离出离子的类型,离子交换树脂分为阳离子交换树脂和阴离子交换树脂。每类树脂根据它的解离性能大小,又分为强、中和弱型。

　　强酸性阳离子交换树脂和强碱性阴离子交换树脂具有相同的苯乙烯骨架(参见图 3-12),但离子交换基团分别为磺酸基($-SO_3H$)和季胺基[$-N^+(CH_3)_3Cl^-$]。在弱酸型阳离子交换树脂骨架上连有许多羧基($-COOH$)作为离子交换基团;而弱碱型阴离子交换树脂骨架上连有许多氨基(如—NH2、≡NH、≡N)作为离子交换基团。

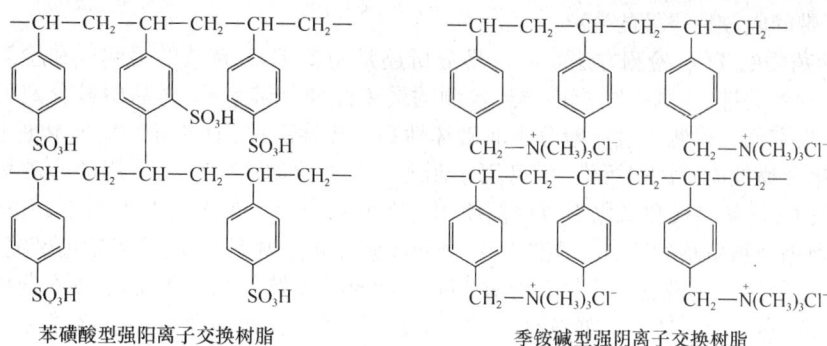

苯磺酸型强阳离子交换树脂　　　　　　　季铵碱型强阴离子交换树脂

图 3-12　离子交换树脂的结构骨架

离子交换树脂的交换能力取决于离子交换基团的数量,并用交换容量表示,即每克干树脂所含交换基团的毫摩尔数(mmol/g),通常在 1～10mmol/g。树脂的选择主要考虑被分离物质所带电荷、解离基团的类型及电性强弱。如果被分离物质带正电荷应选择阳离子交换树脂;如带负电荷则应选择阴离子交换树脂;如被分离物为两性离子,则一般应根据其在稳定 pH 范围内所带电荷的性质来选择树脂的种类。被分离的离子交换能力强,选用弱酸或弱碱型离子交换树脂,反之,选择强型树脂。被分离物质分子量大,选用低交联度树脂。进行离子交换色谱分离,要求树脂粒度在 200～400 目;而作为离子性成分提取或分段,使用 100 目左右的树脂即可。

三、薄层色谱分离制备技术

薄层色谱(TLC)是指将作为固定相的分离材料平铺在玻璃、铝箔等载体上形成薄层,混合物样品在此薄层上进行色谱分离的过程。操作时将样品以点或者一条窄线的形式置于薄层板的一端,然后将板放在装有展开剂(特定种类和比例的溶剂)的展开槽内,使溶剂浸入薄层板边缘附着样品一端(不能接触样品),溶剂通过毛细管作用在固定相表面迁移,经过样品点或线时与固定相发生竞争,混合物样品在与固定相与展开剂的反复作用过程中实现色谱分离。作为最为简便、价廉的技术,硅胶吸附和反相 C18 分配 TLC 已广泛应用于天然药物化学研究。

1. 系统选择　薄层色谱的分离过程发生在固定相、流动相和蒸汽相三相体系中,这三相间相互作用使体系达到平衡。因此,要想得到理想的分离效果,除了实验者要按规范进行操作外,选择薄层色谱条件时要正确地将化合物的极性、固定相的种类及展开剂的展开能力配合起来。展开剂选择是能否达到理想分离效果的关键。理想的分离是指所有组分斑点或区带的 R_f 值在 0.2～0.8 之间,清晰集中并达到最佳分离度。

硅胶薄层板是最常用的手段,该法尽管存在缺点,但易于克服和改进。如酸性化合物由于含有羧基、羟基等酸性基团,易与硅胶上硅醇基结合造成“拖尾”的问题可以通过在展开剂中加入少量酸(如乙酸)来解决,加入的酸使酸性基团保持非解离状态,减小“拖尾”现象。又如碱性化合物在硅胶上的色谱行为很差,可以通过在展开剂中添加少量弱碱如二乙胺、三乙胺等,使色谱行为得到显著改善。

展开剂的选择通常以单一溶剂或二元溶剂系统为起点,根据被分离物质在薄层上的分离效果,进一步考虑改变展开剂的极性,再根据需要选择不同的展开系统以改变溶剂的选择性。例如以 100% 氯仿或者正己烷:乙酸乙酯(1:1)为起点,然后根据需要进行条件优化,加入少量弱酸或弱碱改善色谱行为,形成三元或四元溶剂系统,例如甲苯:乙酸乙酯:乙酸(60:38:2)、正己烷:乙酸乙酯:甲酸:水(4:4:1:1)等。展开方式的选择可以通过将样品点在一系列分析薄层板上,以不同强度溶剂系统分别展开,根据样品带的复杂程度选择采用等度展开系统或梯度展开系统。二者各有优势,且都可用于多次展开方式,即展开、晾干、再展开的过程。该方法适用于所含成分区带间隔较近样品的分离。

2. 天然药物的 TLC 检测方法　无论是分析还是制备 TLC,有效的目测性和检测方法是获得纯品化合物的关键,检测手段差将导致检测的灵敏度和分辨率差,样品中被分离的组分从吸附剂上的回收率低。检测手段一般分为非破坏性和破坏性两种,前者可以从吸附剂上回收化合物,而后者化合物被检测试剂污染,不可用于制备。紫外检测法是最常使用的非破坏性检测方法,配合硅胶 GF$_{254}$ 薄层板和氧化铝薄层板使用。在波长为 254nm 紫外光照射下,薄层呈黄绿色荧光,被检测化合物呈暗的斑点。在波长为 365nm 紫外光照射下,薄层呈淡紫色荧光,被检测化合物呈不同颜色的荧光斑点。若化合物对 254nm 和 365nm 紫外光均无吸收,则在薄层上看不到这些化合物的斑点,此时应该选择其他方法,如显色法等。喷洒显色剂法是将显色剂从喷瓶里以雾状形式喷至 TLC 板上,利用薄层上样品与显色剂的颜色反应进行检测。大多数显色剂是通用的,适用于多种类别的天然产物,例如香草醛-硫酸、磷钼酸、钼酸铵等;还有专属显色剂,如适用于多类生物碱检测的 Dragendorff 试剂。某些情况下显色反应需要加热协助完成,应备有电吹风或电热板等加热装置。在进行制备 TLC 检测时,薄层大部分面积被覆盖,仅留出约 2cm 边缘带喷洒显色剂,有时为了防止显色剂沿吸附剂表层蔓延污染样品,可用小刀割出约 2cm 宽的显色带,使之与大部分薄层板面隔离。

3. 制备薄层色谱　制备薄层色谱(preparative thin-layer chromatography,PTLC)一直是天然药物化学研究人员常用的分离手段。近几年由于高压液相制备色谱和逆流色谱的迅速崛起,PTLC 的应用范围受到限制。然而与上面提到的两种技术不同的是,PTLC 不需要昂贵的仪器支持就能完成从 1mg 到 1g 样品的快速分离,获得满足结构确证所需的样品量。

尽管分离方案的制定取决于提取物的复杂程度,但 PTLC 几乎都作为分离过程最后的纯化步骤。制备板上能够达到的化合物分离数量直接取决于这些化合物在特定系统下的分离行为。一般来说,混合物中含有三个以内主成分的样品才考虑进行 TLC 制备。复杂样品则一般先进行减压色谱、快速色谱或常规柱色谱,得到半纯品再进行 PTLC。

从分析型 TLC(吸附剂厚度 0.1～0.2mm)到制备型 TLC(吸附剂厚度 0.5～4mm)的放大过程是至关重要的,直接影响着天然化合物的色谱行为。对于正相硅胶 TLC,从分析型放大到制备型时要注意减小展开剂的极性,这往往是个反复试验的过程。例如在分析薄层上分离两个化合物的展开剂比例为正己烷:乙酸乙酯(60:40),放大到制备薄层则选用正己烷:乙酸乙酯(90:10)的展开系统,得到的样品 R_f 值与分析 TLC 结果才有可比性。上述仅为一般性规律,并且会因化合物性质及吸附剂类型的不同而有所改变,最好的办法还是要牺牲一小部分样品混合物进行实验摸索。

吸附剂颗粒小和颗粒分布范围窄可以提高薄层色谱的检出灵敏度和分离度。商品硅胶常用一些字母符号表示其性质,如硅胶 H 表示不含粘合剂的硅胶,硅胶 G 表示含有煅石膏粘合剂,F 为含有荧光物质,F$_{254}$ 表示在波长为 254nm 的紫外光照射下薄层板呈黄绿色荧光,F$_{365}$ 则表示在 365nm 波长的紫外光激发下薄层板发荧光,P 表示制备用硅胶。宽薄层板有利于制备量的增加,但长度一般不超过 20cm,因为过长的薄层板一来展开太慢,将消耗大量的时间,另外,由于扩散原因,板长增加过多对分辨率的改进并不很明显。

待分离的样品尽量溶解在最小体积溶剂里(一般在 10～20mg/ml 的浓度范围),用毛细管或针头注射器等将样品置于距平板底部 1.5cm 区域形成窄线(约 2～4mm)。样品不要置于平板两个边缘,由于边缘效应(溶剂沿边缘迁移快且边缘处吸附剂均匀度差)会导致展开过程中溶剂不以直线迁移,形成不规则的展开带。溶剂前沿展至薄层板顶端后取出置通风橱内晾干,避免借助吹风机或其他加热工具加速溶剂挥干,减小样品降解的风险。用铅笔或小刀标记含有化合物的色谱带,然后从平板上刮下附着化合物的硅胶层。采用极性尽可能低的溶剂将化合物从吸附剂上洗脱下来(1g 吸附剂约使用 5ml 溶剂),较合适的溶剂有丙酮、氯仿或氯仿:甲醇(9:1)或(8:2)等。甲醇可溶解硅胶及其中含有的一些杂质,因此,并不适用于从吸附剂上洗脱被分离的化合物。为防止加热分解或被氧化,化合物溶液最好用高纯氮气吹干,条件有限或溶剂量较大时可使用旋转蒸发仪去除溶剂。值得注意的是,化合物与吸附剂接触的时间越长,被破坏的可能性越大。可先用 G4 型玻璃砂芯漏斗过滤洗脱液,然后再用孔径为 $0.2 \sim 0.45\,\mu m$ 的滤膜过滤。

PTLC 吸附剂中含有粘合剂及荧光指示剂等杂质常被洗脱进入样品中,洗脱溶剂的极性越大,杂质量就越大;并且这些杂质通常没有紫外吸收,在对纯化合物进行薄层检测时,难以发现其存在。Szekely 对从空白硅胶板提取出的杂质进行了红外光谱和 ^{1}H NMR 谱分析,结果明确显示出邻苯二甲酸盐及聚酯的存在。因此,通过 PTLC 制备的纯化合物最好采用 Sephadex LH-20 作为最后的纯化手段。

4. 二维薄层色谱　二维薄层色谱(two-dimensional TLC, 2D TLC)经常用于复杂混合物的筛选。如果研究的目标是为了寻找已知的化合物或作为标准品使用的化合物,那么 2D TLC 则是功能强大的 TLC 形式。将提取物按常规方式在薄层板上点样,然后展开、干燥,再将薄层板旋转 90°进行第二次展开(图 3-13)。该法优势在于将组成混合物的多个化合物放在二维平面上进行分离,大大提高了各成分间的分离度和 TLC 分离能力。尤其是第二次展开可以选用不同的溶剂系统,进一步增强了 2D TLC 的分离能力。展开后的薄层色谱可以在紫外光下观察,也可以喷洒显色剂达到检测的目的。

传统实验中,分析型 TLC 应用于分离过程中化学成分的检测和监控。一般在进行柱色谱或高效液相制备色谱分离后采用 TLC 跟踪天然产物的分离结果。某些情况下 TLC 上显示一个很纯的点却包含了几种不同成分,它们在该展开剂系统下 R_f 值相同,因此往往需要采用两种以上溶剂系统作为展开剂进行分析。同一种属植物的不同提取物间成分的相似性及分离方案的确定都可以通过该法判断。对于植物中普遍存在的成分如植物激素和某些酚酸可以在前期通过适当的标准方法确定。某些情况下,在薄层板上喷洒特定显色

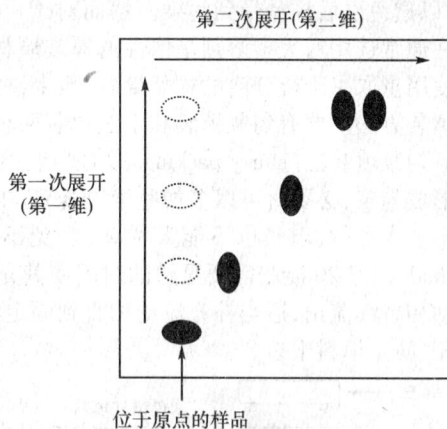

图 3-13　经过两次展开后的 2D TLC 薄层色谱

剂使薄层上样品发生显色反应,同类化合物往往表现专属的显色行为,借此可将提取物所含成分进行分类。另外,许多天然产物还利用传统的制备薄层(PTLC)进行分离,尽管当前制备液相成为分离复杂天然产物的流行工具,制备薄层仍然以其简单、价廉、快速及分离毫克级样品的优势能力成为天然产物分离工作中非常实用的方法。

四、常规柱色谱技术

常规柱色谱技术包括常压柱色谱(open column chromatography,CC)、快速色谱(flash chromatography,FC)、低压柱色谱(low-pressure liquid column chromatography,LPLC)、中压液相色谱(medium-pressure liquid column chromatography, MPLC)、减压色谱(vacuum liquid chromatography, VLC)等。为了减少分离纯化样品的时间,低压液相色谱技术逐渐取代常压柱色谱技术成为常规柱色谱技术的主流。低压柱色谱技术与常压柱色谱基本一致,但由于压力驱动可以采用相对更细的填料,分离效率更高。如果低压和中压柱色谱系统采用自动控制系统,其操作技术与 HPLC 类似,可参照 HPLC 方法。常规柱液相色谱的分离机制取决于色谱柱中分离材料的种类和流动相的选择。

常规柱色谱的操作主要包括固定相与流动相的选择、装柱及操作的一般程序。将固定相填装在柱中,再把样品均匀填在柱顶端,储液瓶置于柱上方使流动相依靠重力或外部压力通过色

谱柱进行分离,各流份可采用手工或流份收集器收集。从粗提物中分离纯化已知化合物相对比较容易,而且化合物的性质可以用来指导固定相的选择。但对于大多数天然药物分离而言,成分常为未知,此时,提取和分段过程中表现的极性大小及判断化合物类型的定性试验对常规柱色谱分离具有指导意义。

1. 固定相与流动相的选择 固定相的选择依赖于样品的极性。通常小极性和中等极性的化合物分离优先选择正相硅胶,极性偏大的化合物优先选择反相硅胶 C_{18},大极性化合物优先选择离子交换或凝胶色谱。当预期产物属于某种已知化合物类型,则该类中已有报道化合物的分离纯化方法可作为当前研究工作的参考。当样品中化合物极性未知时,可依据 TLC 结果指导固定相和洗脱溶剂的选择。通过 TLC 分离效果的比较,选择目标化合物 $R_f = 0.2 \sim 0.3$ 的溶剂系统。对于粗提取物进行常规柱色谱分离时流动相的起始溶剂组成应使展开最快的组分(最高的组分斑点)达到 $R_f = 0.5$,洗脱的最后溶剂组成应使展开最慢组分(最低的组分斑点)的 $R_f = 0.2$。反相硅胶的分离条件也可以根据 HPLC 的分析结果确定。

2. 色谱柱的填装与平衡 硅胶色谱柱通常在使用前自行填装,柱填料在使用完一般会丢弃掉,以避免以后样品受到污染。然而对于反相硅胶、凝胶等填料通常洗脱干净后重复使用。色谱柱通常选用对大多溶剂呈惰性的厚玻璃材料,并可以承受洗脱过程中产生的中低压。固定相的使用量取决于待分离的样品量,一般来讲每分离 1g 粗品需要 $100 \sim 500g$ 的填料。常规色谱柱的填装方法主要有匀浆填装和干法填装两种。

匀浆填装法(slurry packing)是柱填装最简单常用的方法。将固定相放进大烧杯倒入溶剂搅拌形成匀浆,必要时可以多加些溶剂保证匀浆倒入柱中的连续性。为防止气泡阻滞在柱中,匀浆不要太黏稠;当然也不能太稀薄,避免不必要的多次反复填装。对于发生溶胀的固定相如 Sephadex LH-20 凝胶需要足够的时间使其充分溶胀。然后将匀浆转入柱中,开启柱下端旋塞使流动相持续流出,适当补充流动相直到固定相形成的柱床不再沉降。在柱床顶端要保留足够流动相,防止填料干裂。

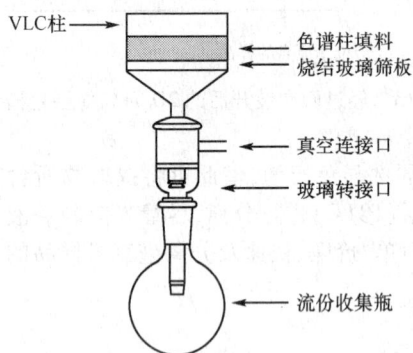

图 3-14 减压色谱系统

在操作方式得当的前提下,干法填装(dry packing)是非常有效的装柱方法,尤其适用于填装正相及反相键合硅胶柱。将干燥的固定相倒入色谱柱中,通过用软木塞敲击柱壁等震动方法使柱床填实。然后向柱中倒入适当的溶剂浸润填料,当溶剂流经整个柱床后,加入符合样品要求的流动相充分平衡色谱柱。干法装柱特别适用于 VLC 法分离非极性和中等极性天然化合物,它以抽真空方式得到致密的色谱柱床,如图 3-14 所示。

3. 上样 根据固定相及采用的洗脱方法,样品可以多种方式置于色谱柱顶端。通常将样品溶解在小体积初始比例流动相或非洗脱溶剂中,然后沿柱内壁缓缓加至柱床上端,待样品溶液进入柱床后缓缓加入流动相。为防止流动相冲坏柱床,往往在柱床上填一层沙粒或硅胶(5 ~ 10mm 厚),也可以铺一张滤纸或一层玻璃棉后用玻璃珠或石子压好。如果样品在流动相或非洗脱溶剂中的溶解性都很差,可先采用溶解性最好的溶剂溶解样品,然后将样品溶液均匀分散于适量硅胶中(约样品量的 2 ~ 10 倍),挥干或减压蒸干溶剂,使样品均匀吸附在硅胶上后装入柱床上端,以小体积初始比例流动相浸润,除去样品层中的气泡即可开始洗脱。此上样(sample application)方法习称为"拌样"。商品化的中低压液相色谱系统常采用和 HPLC 类似的进样阀进样,当然根据需要也可以采用"拌样"方式。

4. 洗脱 常规色谱分离可以采用多种方法洗脱。流动相通过重力作用、入口处用氮气加压、出口处减压,或以不同压力的泵将流动相泵入等方式洗脱样品。尽管经常优先考虑选择等

图中标注:
VLC柱 →
→ 色谱柱填料
→ 烧结玻璃筛板
→ 真空连接口
→ 玻璃转接口
→ 流份收集瓶

度溶剂洗脱,但在上述所有情况下,还是需要采用梯度溶剂洗脱。由于操作过程简单、分离质量高,台阶式的不连续梯度成为常规色谱中经常选择的洗脱方式。如果能按照极性变化的要求选择好适合的溶剂组成,以不连续梯度洗脱进行天然药物的成分分离和收集就能达到很好的效果。不连续梯度是由各种比例的极性/非极性流动相系统组成的一个极性范围。现代 HPLC 梯度洗脱系统里,复杂梯度可以程序化设定并且连续运行。而对于常规色谱法,一个溶剂梯度一般需要消耗 1~3 个柱体积。

一般来讲,正相固定相颗粒粒径在 60μm 以上时,依靠重力即能达到很好的洗脱效果。小粒径填充剂会导致柱内反压的形成,使洗脱过程不能按要求的流速进行。依靠重力洗脱操作简便,将流动相倒入开口柱顶端,在重力作用下即自然流过色谱柱洗脱样品。利用储液瓶盛装流动相可以加大洗脱溶剂容量,减少加液次数,通过出口阀门可以调整流动相的流速。在柱顶端施以正压力可以加快流速,以获得更好的分离度。快速色谱法或称闪柱色谱法(FC)是常用的加压色谱方法,适用于粒径范围 40~60μm 的分离填料,通过使用针形阀来控制快速色谱柱的精确流速(参见图 3-15)。

在柱顶端施加压力可以变换为另一种方式,即在柱下端减压(抽真空)也可以获得加快流速、提高分离度的效果,该技术即减压色谱(VLC),如图 3-14 所示。VLC 操作与 FC 类似,比 FC 更为安全,但流动相洗脱不易控制。VLC 常用于从样品中快速纯化某种化合物,尤其是处理有机反应得到的混合物。在天然药物分离应用中,该技术主要用于非极性或中等极性提取物的初步分段。一般采用未加粘合剂的 TLC 级硅胶(如硅胶 60H)进行干法装柱。

图 3-15 常压和快速色谱系统

泵是一个用来控制溶剂输送的系统,能够输送平稳、恒定流速的流动相。低、中、高压色谱的区别在于固定相颗粒粒径不同导致填充柱操作压力各异。低压液相色谱使用 40~200μm 粒径的填料,驱使流动相经过色谱柱的压力不会远超大气压,一般常压下就可以操作;中压液相色谱(MPLC)使用 25~40μm 粒径的填料,压力通常在 75~600psi① 之间;高压液相色谱使用 3~12μm 粒径的填料,压力通常在 500~3000psi 之间。比较以上 3 种色谱技术达到的分离度,顺序如下:HPLC > MPLC > LPLC;运行时间显著缩短的程度比较如下:LPLC > MPLC > HPLC。由于各种 HPLC 系统的广泛深入使用,MPLC 的应用已明显减少。

5. 流份收集与检测 制备分离的洗脱溶剂用量较大,需要采取适当的收集方式和收集器对溶剂尽可能地进行回收利用,因此应尽量避免使用三元或三元以上的复杂溶剂体系。被分离的成分若有颜色,可凭视觉判断并把各谱带加以分别收集。对于无色组分常采用固定体积收集的方法,然用 TLC 进行分析并进行适当合并。在使用反相或聚合物吸附剂进行分离时,有时从水或含水比例较高的洗脱液中回收样品比较困难。可以采取蒸除有机溶剂后用甲苯或氯仿萃取剩余水液的方法解决;也可以采用反相硅胶或凝胶固相萃取法达到除去添加剂或转换样品溶剂的目的。

在天然药物分离过程中,每个流份都可以采用 TLC 或 HPLC 进行化学组成分析以评价分离效果。更为先进的方法是在流份收集前应用紫外或示差折光检测器监控流份的收集,但这需要相应的仪器设备。对于生物活性检测指导下的活性天然化合物分离,可以选择性检测已鉴定含有生物活性化合物的流份,并根据检测能力优化进行生物活性检测流份的数量。如果提取物经

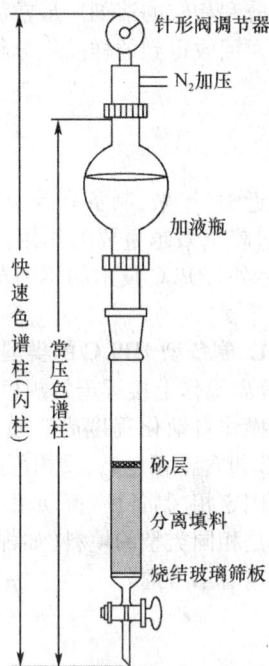

---

① 1psi = 6.895 × 10³ Pa

色谱分离产生了大量流份,在第一轮可以选择有代表性的流份进行生物活性测定,如每 5 个或 10 个流份选择 1 个流份测定。第二轮对于检测出活性的那组 5 个或 10 个流份全部进行单独检测以准确找出活性流份。这样操作,需要进行生物检测的样品个数就会显著减少。

6. 样品的回收   制备色谱分离得到的流份合并后,即可采取减压蒸馏的方法回收样品中的各组分和相应的溶剂。最常使用的设备是旋转蒸发仪,对于水含量较大的溶剂也可采用薄膜蒸发仪。回收得到的样品组分经重结晶或蒸馏(对于液态组分)即可得到各个纯组分。

五、制备高效液相色谱技术

近 10 年来,制备高效液相色谱(prep HPLC)逐渐成为天然药物分离研究的重要应用手段,起着越来越重要的作用。仪器及色谱柱生产商的大规模竞争导致制备 HPLC 价格相对较低,另外,HPLC 技术的不断革新和应用方法的层出不穷使制备液相色谱已得到广泛普及和深入推广。

1. 制备型 HPLC 的类型   制备型液相色谱系统(参见图 3-16)可采用记录仪指导流份的收集,分离操作上接近于常规色谱技术;也可以采用计算机和软件系统进行自动控制和数据处理,分离操作自动化程度高。通常,制备型 HPLC 均采用后者,MPLC 和 LPLC 两者皆可。制备型 HPLC 包含正相色谱、反相色谱、凝胶色谱和离子交换色谱四种典型的色谱模式。选用哪种模式是由固定相、制备柱、流动相以及研究对象与柱填料的适用性共同决定的。不同厂家的色谱柱即便是相同类型的填料(如都为反相 C18)也有明显的性能差异。因此在实施分离策略时,柱选择性应着重考虑。

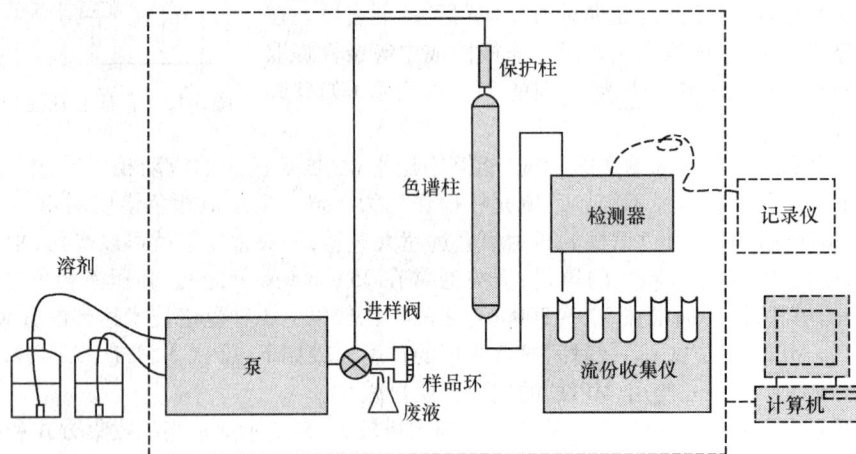

图 3-16   制备型液相色谱系统示意图

正相 HPLC 制备色谱通常选用极性固定相(如硅胶)和弱极性洗脱剂(非水溶剂)。化合物的分离取决于洗脱过程中样品在固定相表面的吸附能力与其对非极性洗脱剂的亲和力的差异。实验显示,正相 HPLC 对几何异构体和位置异构体的分离效果明显,而对仅支链烷烃不同、结构近似的一系列成分的分离效果欠佳。另外,要注意避免溶剂中水溶性成分的引入导致硅胶失活破坏分离过程,尤其是选用含羟基的溶剂。反相制备型 HPLC 常用流动相为水与乙腈、甲醇、四氢呋喃等强极性有机溶剂组成的混合溶剂,另外,有时需要加入缓冲盐、酸或碱,达到抑制化合物电离或控制自由硅醇基解离的效果,从而减小峰拖尾,改善色谱行为。反相 HPLC 可用于大多数天然化合物的分离纯化,因此它成为从混合物中分析和纯化各种成分,尤其是鉴定未知化合物的首选方法。凝胶色谱主要用于蛋白质和低聚糖的分段和纯化,有时也用于分离小分子化合物。典型固定相是由聚乙烯/二乙烯苯共聚物制成的刚性球形颗粒,具有疏水性(类似反相填料)、物理及化学惰性等性质。由于天然提取物中含有大量分子量相近的化合物,凝胶色谱已成为 HPLC 分离的重要辅助手段。离子交换色谱是采用阳离子或阴离子固定相分离酸或碱性化合物。带电荷化合物吸附在带有相反电荷的固定相表面基团上,被带有更强相反电荷的流动相洗脱。固定相载体可能是硅胶或苯乙烯-二乙烯苯共聚物,如果对样品混合物所含化学成分已有了解,也可选用离子交换柱,但该方法不作为首选。

2. 分析型与制备型 HPLC 特点的对比 根据应用目的,HPLC 分为分析型和制备型两类。前者的目的是为了获得反映样品组成的信息,包括定性和定量两个方面,洗脱液通常作为废液,不需要考虑分离组分的收集和回收。而后者的目的是以最少的时间和成本获得最大量的目标组分。因此,两者在仪器装备和操作技术及色谱条件的选择上存在较大差别。表 3-3 对两者的特点进行了比较。

表 3-3 分析型 HPLC 与制备型 HPLC 的特点比较

分析型 HPLC	制备型 HPLC
进样量满足检测需要即可	尽可能加大进样量以获得最多的纯品
柱内径 <5mm	柱内径 >5mm
柱填料 ≤5μm	柱填料 ≥5μm
HPLC 泵最多提供 10ml/min 流速	HPLC 泵提供 >10ml/min 的流速
通常不存在进样问题	进样较难,需灵活应对
选择具有最大灵敏度的检测条件	为降低灵敏度选择检测条件
样品在流动相中的溶解度通常不重要	样品溶解度通常非常重要
流动相挥发性不重要	流动相应为挥发性,禁用不挥发性添加剂

3. 制备型 HPLC 的方法建立 制备型 HPLC 的方法通常由分析型 HPLC 方法转换而来。图 3-17 简要表明了这种转换的过程。

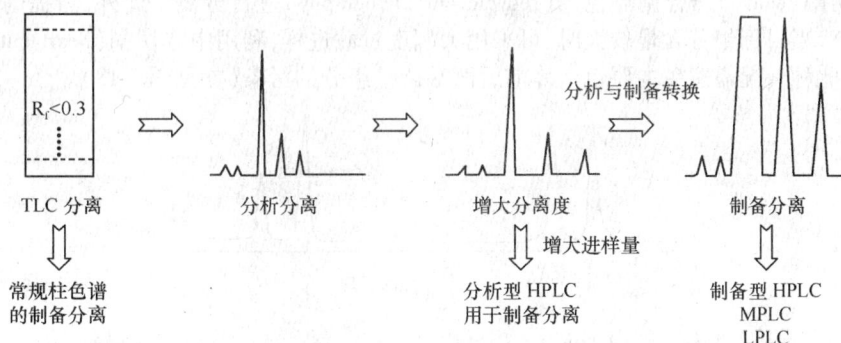

图 3-17 制备型液相色谱条件的确定

分析型液相色谱柱也可直接通过过载方式用于小量样品的制备分离,进样量一般小于 10mg。实验室常用的半制备柱内径为 8～10mm,每次可进 5～50mg 样品;制备柱内径一般小于 25mm,适于每次进样 50～500mg 样品的分离纯化。

把分析型 HPLC 转换成制备型 HPLC 的过程包括 3 个基本步骤:

(1) 确定分析型 HPLC 的分离条件:可以采用 TLC 考察初始分离条件,然后经对比和优化确定色谱柱种类和洗脱溶剂系统;也可以根据样品的极性和溶解性质直接开发 HPLC 分析方法。然后,优化溶剂强度和选择性,寻求目标组分具有较小容量因子(k <2)和较大分离度(>1.5)的等度分离条件。对于混合物样品,其组分的容量因子应控制在 2~8 之间,达到节约流动相、缩短循环时间、方便多次进样的目的。若难于实现这个目标,最好进行前处理分段或进行多次 HPLC 制备。

(2) 制备型 HPLC 条件的转换:在色谱柱种类、洗脱溶剂组成和线速度等方面尽可能使制备柱与分析柱保持一致,首选通过增大色谱柱直径来实现更大的柱容量,这样可以简便准确地实现分析条件与制备条件的转换。虽然增加色谱柱的长度也可以增大载样量和分离度,但同时增加了柱压降和分离时间,制备效率没有明显改变。通常,制备型色谱柱的流速(v)及进样量(x)可按式 3-1 和式 3-2 从分析型色谱柱的相应参数计算,即

$$v_2 = v_1 \cdot \frac{r_2^2}{r_1^2} \quad (3\text{-}1) \qquad\qquad x_2 = x_1 \cdot \frac{r_2^2 L_2}{r_1^2 L_1} \quad (3\text{-}2)$$

式中,v_1 和 x_1 分别为分析柱的流速和进样量,v_2 和 x_2 分别为制备柱流速和进样量;r_1 为分析柱半径,r_2 为制备柱半径;L_1 为分析柱柱长,L_2 为制备柱柱长。色谱柱的载样量取决于柱的直径、长度、柱填料的颗粒度及装填的紧密程度。上述计算结果常需要根据实际分离效果进行适当调整。

(3) 制备操作方式的选择和条件优化:确定制备 HPLC 条件后,需要根据分离的目的选择制备方式并进行相应的条件优化。对于一般的实验室研究所进行的分离,主要要求达到一定的纯度和回收率;而对于生产规模的分离,关键指标则是产量。生产能力和产品纯度是两个相互制约的因素,只有根据具体样品的分离情况选择恰当的制备方式才能最大限度地兼顾这两个因素。在低样品浓度条件下,随着样品量增加,容量因子改变超过 10% 时可认为色谱柱处于过载状态;通常的制备操作都是在过载状态下进行。色谱柱过载有浓度过载(concentration overload)和体积过载(volume overload)两种途径,前者是在保持进样体积不变下增加样品的浓度,色谱峰接近于直角,呈现竖直的前沿和倾斜的拖尾;后者是在保持样品浓度不变下增加进样体积,色谱峰变高变宽,显现出对称的平头峰。制备速度随进样体积和进样浓度的增加而增大。由于这两种方式都使组分的峰变宽,因而控制一个进样量的上限是提高制备速度的有效方法。当对两个或多个相距很近的主要成分进行分离时,若色谱系统的选择性不足以将该混合物分开,此时可采用边缘切割(shave)结合循环色谱(recycle chromatography)进行分离。此外,为提高制备速度和分离效率,当目标组分含量较大时,可采用大幅度过载进样,利用中心切割(heart cutting)技术进行分离,此种情况需避免主要色谱峰前后两端微量组分的污染(参见图 3-18)。

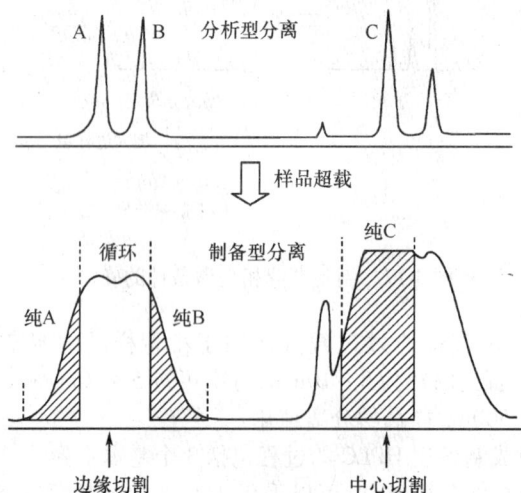

图 3-18 制备操作方式的选择

案例 3-2 讨论

紫杉醇最后纯化过程的主要问题就是要除去与其性质非常接近的类似物 cephaloman-nine 和 7-epi-10-deacetyltaxol,常规柱色谱的柱效远低于制备 HPLC 不能很好地将其分开,此外,常规柱色谱操作不利于大规模、高效率地重复生产。

当分析柱和制备柱的分离材料完全相同的前提下,根据式 3-1 和 3-2 可以计算制备分离条件。当采用正相制备时,流速 v_2 和进样量 x_2 分别为:

$$v_2 = 0.7 \times \frac{(21/2)^2}{(4.6/2)^2} = 14.6 \,(\text{ml/min}) \,; \quad x_2 = 12.5 \times \frac{(21/2)^2 \times 250}{(4.6/2)^2 \times 250} = 260.5 \,(\text{mg})$$

当采用反相制备时,流速 v_3 和进样量 x_3 分别为:

$$v_3 = 1.0 \times \frac{(21/2)^2}{(4.6/2)^2} = 20.8 \,(\text{ml/min}) \,; \quad x_2 = 20 \times \frac{(21/2)^2 \times 250}{(4.6/2)^2 \times 250} = 416.8 \,(\mu\text{g})$$

上述计算表明正相色谱分离的进样量远高于反相色谱,较低的流速显著减少溶剂消耗。此外,正相溶剂的粘度低适于通过提高流速增加柱通量,分离纯化的组分易于通过蒸除溶剂进行回收。

六、超临界流体色谱法

超临界流体色谱法(supercritical fluid chromatography,SFC)于 1962 年由 Klesper 等人首先提出,是以超临界流体作为流动相的色谱方法。最初采用二氯二氟甲烷和一氯二氟甲烷超临界流体作流动相,随后逐步发展了填充柱 SFC 技术和二氧化碳、异丙醇、正戊烷等流动相,并以此技术分析了多环芳烃、抗氧化剂、染料和环氧树脂等样品。20 世纪 60 年代末由于 Gidding 的卓越工作,揭示了 SFC 在各方面的应用潜力,使它显示出光辉的应用前景。但是由于当时 HPLC 正在发展,同时在使用超临界流体时遇到了一些实验方面的问题,所以发展较慢。直到 20 世纪 80 年代初出现了毛细管超临界流体色谱法,才使人们重新认识到 SFC 的重要性并得到了迅速发展。

SFC 是指用超临界流体作流动相,以固体吸附剂(如硅胶)或键合到载体(或毛细管壁)上的高聚物为固定相的色谱法,混合物在 SFC 上分离的机制和气相及液相色谱法一样,即基于各化合物在两相间分配系数的不同而得到分离。SFC 也分为填充柱 SFC 和毛细管柱 SFC。SFC 的仪器主要由超临界流体发生装置、高压泵、色谱柱和检测器构成。色谱柱原则上既可使用 HPLC 的填充柱,也可以使用 GC 的毛细管柱,其中硅胶和烷基键合硅胶使用最多,目前也有专门用于 SFC 的毛细管柱。由于超临界流体色谱法的流动相是有溶解能力的流体,所以毛细管柱内的固定相必须进行交联。检测器也可以使用 GC 和 HPLC 的检测器,不过常用的是 FID 和 UV 检测器。超临界状态的流动相在进入 FID 之前要通过限流器变为气体,而在进入 UV 检测器前要转变为液态才能得到较好的检测。

SFC 由于使用了超临界流体作流动相,使其具有比一般气体或液体更优越的特点。GC 的优点是高柱效、有通用型检测器,缺点是不能分离不挥发性和热不稳定性样品。HPLC 的优点是可分离不挥发性样品和热不稳定性样品,缺点是比 GC 柱效低,没有通用型检测器。SFC 正好弥补了这二者的弱点。与 SFE 一样,CO_2 是 SFC 中最常用的超临界流体,因为它的临界温度低,临界压力适中,无毒、不可燃且价廉。但是,CO_2 并不是 SFC 理想的超临界流体,主要是因为它的极性太弱,对极性化合物溶解能力差。为了在 SFC 中增加流动相对极性化合物的溶解和洗脱能力,常常往 CO_2 中加入少量(1% ~ 5%)极性溶剂,这类溶剂称为改性剂。最常用的改性剂是甲醇,其次是其他脂肪醇。

SFC 非常适用于低级性和稳定性差的天然化合物的分离,如挥发油中烃类、萜类、甾体等混合物的分析和分离等,其在天然药物化学研究和新药开发中的应用越来越广泛。

七、逆流色谱法

逆流色谱法（counter current chromatography，CCC）的分离原理是基于样品在两种互不混溶的溶剂间的分配作用；溶质中各组分在通过两溶剂相的过程中因分配系数不同而得以分离。逆流色谱法是一种在逆流分溶法基础上发展起来的不需固态支撑体的全液态色谱方法。与其他的色谱技术相比，它避免了样品的不可逆吸附，样品不易变性，非常适合于生物活性物质的分离。逆流色谱法的发展过程中曾出现多种类型的设备和技术，如液滴逆流色谱、旋转小室逆流色谱、离心逆流色谱和高速逆流色谱等。其中，真正得到广泛应用的只有高速逆流色谱。

1. 液滴逆流色谱 液滴逆流色谱（droplet counter current chromatography，DCCC）是利用混合物中各组分在两种液相间分配系数的差别，由流动相形成液滴，通过作为固定相的液柱达到分离纯化的目的。一般情况下，该仪器由图3-19中所示的3部分组成：①输液部分，由微型泵、流动相溶剂瓶和进样器组成；②萃取管部分，是由内径约2mm，长度为20～40cm的萃取管串联而成，萃取管通常在300～500根之间；③监测收集部分，由检测器及自动流份收集器组成。操作时需先将两相溶剂充分混合达到平衡，然后将分开的两相分别作为固定相和流动相。以下层溶剂（重相）作为固定相，上层溶剂（轻相）作为流动相时称为上行法（ascending method）；反之则称为下行法（descending method）。由于流动相形成液滴，在细的萃取管中与固定相有效地接触和摩擦而不断形成新的表面，促使溶质在两相中分配，其分离效果很高，且不会产生乳化现象。用氮气驱动流动相，被分离物质不会因遇大气中的氧气而氧化。

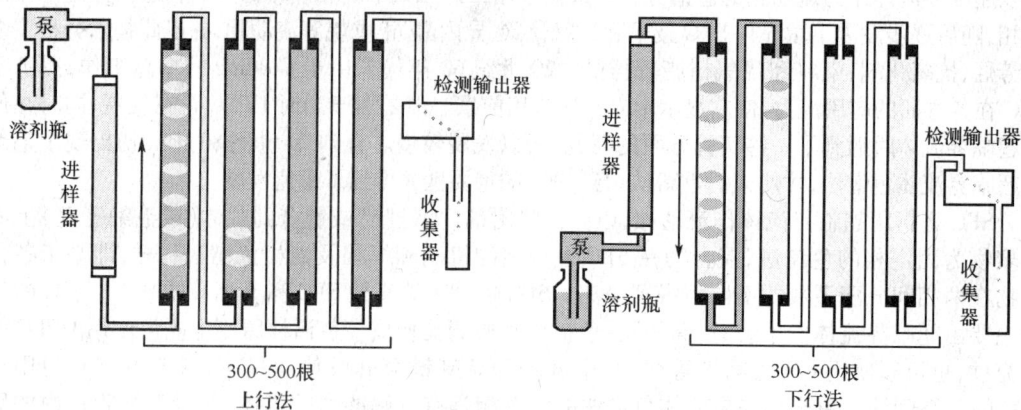

图3-19 液滴逆流色谱示意图

采用DCCC能一次分离毫克量级至克量级的混合样品，已应用于皂苷、生物碱、蛋白质、多肽、氨基酸及糖类等多种类型天然化合物的分离纯化。因为玻璃管柱和聚四氟乙烯毛细管做的连接管都具有化学稳定性，所以DCCC仪器能耐受包含酸、碱和所有有机溶剂的溶剂系统。因为不用固体的分离材料，不可逆吸附和色谱峰区带展宽的现象均可避免。DCCC同制备型HPLC相比，溶剂消耗量较小，但是分离时间过长且分辨率较低。随着高速逆流色谱的广泛应用，DCCC的应用正逐渐减少。

2. 高速逆流色谱 高速逆流色谱（high speed countercurrent chromatography，HSCCC）利用螺旋柱在行星运动时产生的离心力，使互不相溶的两相不断混合，同时保留其中的一相作为固定相，利用恒流泵连续输入另一相作为流动相，随流动相进入螺旋柱的溶质在两相之间反复分配，按分配系数的次序，被依次洗脱。在流动相中分配比例大的先被洗脱，在固定相中分配比例大的后被洗脱。图3-20为流动相为下相时，溶剂的状态。在靠近离心轴心大约有四分之一的区域,两相激烈混合;在静置区两溶剂相分成两层,较重的溶剂相在外部,较轻的溶剂相在内部。

高速逆流色谱仪由恒流泵、进样阀、主机、检测器、记录仪或色谱工作站及流份收集器组成,主机是其核心部件。在主机箱的中央有一根中空的转轴,分离柱与平衡器对称分布于转轴的两侧。分离柱由长 100 ~ 200m,内径为 1.6mm 左右的聚四氟乙烯管沿具有适当内径的内轴绕成若干层,一般称 Ito 多层线圈,其管内总体积约 300ml。平衡器是一个金属制成的转轴,通过增减金属配件可以调节重量,使转两边重量平衡。仪器转动时,电动机的轴带动主机的中心轴转动,使仪器做离心公转运动;同时,通过齿轮传动装置使分离柱和平衡器做自转运动,通过速度调节器控制转速和转动方向。从 Ito 线圈分离柱中通过中空的中心轴同时牵引出线圈的两端,一端

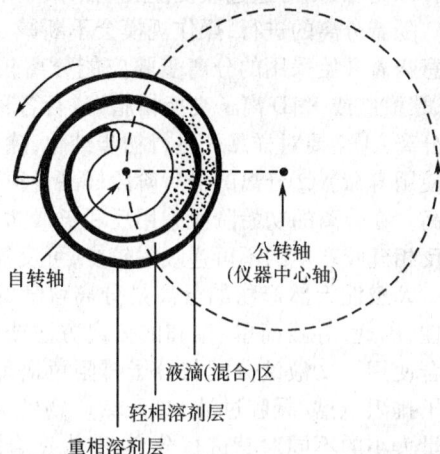

图 3-20　高速逆流色谱分离原理示意图

泵入液体,一端输出液体。此外,现在已有主机里面同时装 3 个互呈 120°的分离线圈的仪器,不用平衡配重,进一步提高了仪器的性能和分离能力。目前,高速逆流色谱仪已形成分析型、半制备型和制备型 3 个系列,柱容量可达 1000ml,最大进样量可达 20g。

正确地选择溶剂系统是 HSCCC 成功分离的关键。有效的溶剂系统需满足两个基本要求:①样品在其中的分配系数介于 0.2 ~ 5 之间,最好是接近 1;②两相的分层时间尽可能短,一般应短于 30 秒。选择溶剂系统时可参考相关的文献数据,也可以采用薄层色谱法或高效液相色谱法判断混合物中各组分的分配系数,指导溶剂系统的选择。正己烷/乙酸乙酯/正丁醇/甲醇/水和三氯甲烷/甲醇/水是两个比较经典的溶剂系统。

HSCCC 操作简便、易于掌握,对样品的前处理要求低;样品的回收率高,重现性好;分离效率高,应用范围广且适应性好。由于可供选择的溶剂系统很多,广泛适用于各类极性与非极性天然化合物的分离。

第 5 节　天然药物分离策略

天然药物的分离过程是一个系统工程,其难易程度取决于分离对象中化合物的种类、性质与数目。通常,天然原料中的化学成分比较复杂,仅仅采用一种分离手段很难达到分离目的,可能要采用多种分离方法和涉及许多步骤才能完成分离工作。实际工作中,往往是兼顾效率和成本将若干分离纯化技术联合使用。在此过程中,选择合理纯化技术固然重要,而如何将这些技术合理的组合和灵活运用也是分离能否成功的关键。例如,在从菊科植物灰毛菊(*Xeranthemum cylindraceum*)中分离纯化含腈基的成分时,采用了低压液相色谱、中压液相色谱、高压液相色谱、离心薄层色谱和液滴逆流色谱等多项技术。在这类情况下,配合使用各种色谱技术是解决问题的最佳途径。

一、分 离 策 略

所谓分离的策略,即指实现分离所选择的技术及其相互间的配合使用。它取决于多种因素,包括提取方法,提取物或混合物样品的复杂程度,样品的制备,样品的极性、溶解度和稳定性,样品量,以及分离技术的互补性等。在确定一种分离策略时,挑选一些选择性差别尽可能大的方法通常是有益的,这可通过变换分离方式来实现。此外,如果在分离的整个过程中只采用

一种固定相,则可通过改变洗脱剂来最大限度的增加分离的选择性。

随着分离的进行,操作规模会不断减少,即随着产物纯度的不断提高,样品量会逐步减少。这意味着开始采用的分离步骤应能分离较大量的样品,采用相对便宜的固定相(如硅胶、氧化铝、聚酰胺或 XAD 离子交换树脂)进行各种常规柱色谱分离。只在较少的情况下才首先进行凝胶分离:①需要对样品先进行初步纯化,除去可能不可逆吸附于固定相上的成分,提高分离效率和使用寿命。②分离的最后阶段样品量很少,可以为高效液相色谱柱的容量所接受。③分离度很高。在分离的初始阶段采用反相硅胶进行常规柱色谱分离,要比用正相色谱分离昂贵很多。但反相硅胶产生的不可逆吸附较少,可反复使用。

大极性天然产物的分离是分离科学的一个难点,如多糖、肽类、皂苷等都具有独特的生物活性,因此,寻找简单、温和的分离方法或这些方法的组合是必要的。①液液分配与液相色谱配合使用。②液液分配与分子排阻色谱配合使用,利用 Sephadex LH-20 及 Toyopearl HW 进行分子排阻色谱/凝胶过滤,对天然产物的分离起着重要作用。凝胶可根据混合物中各组分分子量大小的不同对其进行分离,非常适合从样品中除去聚合物等高分子成分。减少给后续逆流色谱或加压液相色谱分离带来的麻烦。Sephadex LH-20 凝胶过滤不仅可作为一种有效的初步分离手段,还可被用于最后的分离,以除去其中残留的微量固体杂质、盐类或其他外来物质。当纯化合物的量很少时,人们喜欢在分离的最后阶段使用 Sephadex LH-20 进行纯化以减少样品的损失。③分子排阻色谱与液相色谱配合使用,大极性苷类成分可用分子排阻色谱及随后的液相色谱法纯化。除此之外,配合使用分子排阻色谱和液相色谱法,可方便地对单宁类成分进行纯化。④聚合物担体的配合使用,在分离的开始阶段,将高极性样品通过聚合物担体可很好地除去其中的亲水性杂质(如氨基酸、糖类等)。典型的分离过程是先用大孔树脂(Diaion HP-20 或类似型号的大孔树脂)分段,然后进行常压硅胶柱色谱和(或)C_{18}半制备型高压液相色谱分离。初步分离纯化大极性成分的另一方法是使用 Amberlite XAD-2 树脂,该树脂常被用于从体液中可逆地吸附药物,在得到目标组分之后再采用其他吸附剂进一步分离单体。⑤不同液相色谱法配合使用,如配合使用快速色谱、中压液相色谱和半制备型高压液相色谱法。

对于亲脂性化合物可以将液相色谱与薄层色谱法配合使用。考虑到经济因素及易于操作的特点,人们大多配合使用常规硅胶柱色谱和制备型薄层色谱来分离亲脂性化合物。一种更快速的方法是先采用减压液相色谱法进行初步分离,然后再进行离心薄层色谱分离,薄层色谱的分辨率足以保证得到化合物纯品。快速色谱适用于对粗品进行快速的初步分离,但它不具备其他现代色谱技术的分辨率。因此,为了获得化合物纯品,经常需将快速色谱技术与一种具有高分辨率的色谱技术配合使用。

在拟定天然产物分离方案时要考虑下列基本原则:

(1)首先查阅国内外文献资料,掌握被提取原料中所含的化学成分、目标成分的稳定性、共存杂质的类型。了解被提取原材料的基源、产地、提取部位、质量优劣,进行基源和质量鉴定。

(2)根据提取原料的质地选择粉碎条件,已具备提取成分的极性大小,共存杂质的理化性质,选择适宜的提取溶剂和确定溶剂的用量。

(3)根据被提取成分的稳定性和溶剂的溶解性设定提取温度、时间、次数、除杂方法、溶剂回收的要求和注意事项。

(4)根据目标成分的要求,设计分离方案,达到预期目的,综合使用各种色谱技术的同时,应充分考虑被提取物质的性质和所选用色谱技术的原理。

对于提取分离工艺路线的设计,对天然产物相关化学成分的分析是基础。通过查阅文献分析其所含的有效成分、药理作用,充分考虑其合理性,再根据提取原理和预实验的结果,选择适宜的提取分离路线,这样,才能得到比较好的分离度和回收率。

二、原生产物与次生产物

原生产物(original)是指在自然条件下实际存在于生物细胞及组织中的各类成分。相对于原生成分,那些在收集、加工、储存、炮制和提取分离等过程中由于各种人为因素的作用而产生的化合物称为次生产物(artifact)。例如,酸碱、加热、光照、酶解、溶剂及分离材料等因素引起的化学反应所产生的成分。

天然药物生物活性成分的分离,应选择尽可能温和的条件以避免次生产物的产生。通常,如果采用有机溶剂进行提取、萃取或色谱分离等操作,则溶液中的有机溶剂采用减压回收。而对于水溶液的浓缩,大体积时采用吸附、小体积时采用固相萃取小柱是更好的选择。冷冻干燥(freeze drying,lyophilization)是一种温和的浓缩技术,对于含无机盐或酸溶液的浓缩具有优势,可以避免因采用较高的温度而引起的化学反应。例如,鬼臼毒素(podophyllotoxin)类成分在乙酸钠或氨等弱碱性溶液中就能引发 C-8′位差向异构形成混合物(图 3-21),导致原生生物活性成分的含量降至 1% 。研究表明,即使在生理盐水溶液中也可能会发生这种反应。弱酸也可导致次生产物的生成。例如,化合物 A 的氯仿溶液若接触稀盐酸、中性氧化铝或硅胶则都会导致脱水反应的发生,生成化合物 B(图 3-22)。

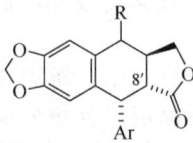

图 3-21　鬼臼毒素类成分的母核结构　　　图 3-22　弱酸引起的脱水反应

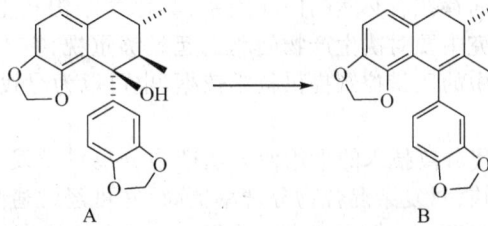

许多化合物在粗提物中放置多年也不会发生变化,可一旦将其分离纯化成单体则表现为对空气、溶剂、非中性玻璃表面和光照等因素不稳定。如反式查尔酮 tepanone 纯化后对光照不稳定,如果将其溶液暴露在通常的实验室光线下则会导致异构化反应,生成 E-和 Z-异构体的平衡混合物(图 3-23)。

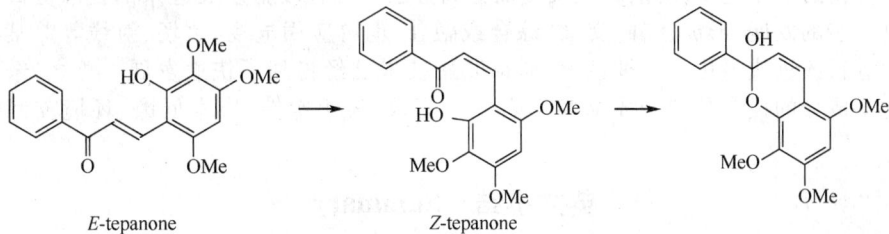

E-tepanone　　　　　　　　　*Z*-tepanone

图 3-23　化合物 tepanone 在光照下的异构化

溶剂也常常是引起次生产物产生的原因。实验室中用于提取分离的有机溶剂通常都呈化学惰性,但这种惰性不是绝对的。如甲醇、乙醇或正丁醇有时会与天然化合物中的羧基形成相应的酯;用乙酸乙酯提取分离时,可能发生乙酰基转移;使用丙酮时可能会与天然化合物中的二醇基形成缩酮结构。充分考虑上述因素,有助于判断所分得的化合物是否为真正的天然产物。例如化合物 eleutherobin 是从一种澳大利亚软珊瑚(*Eleutherobia spp.*)中分离得到的化合物,具有与紫杉醇类似的活性,且体外检测活性强于紫杉醇 50 倍。研究表明该化合物是

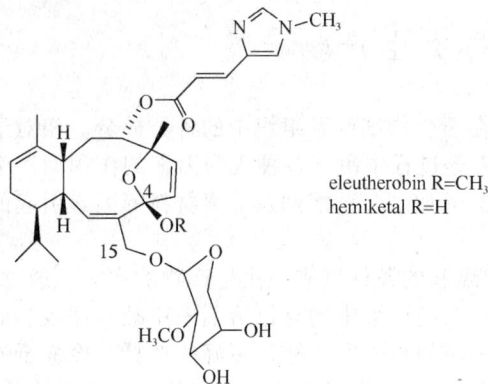

eleutherobin R=CH₃
hemiketal R=H

图 3-24　溶剂对 hemiketal 结构的影响

化合物 hemiketal 的 C-4 接触甲醇后产生的次生产物。如果在提取分离过程中排除使用甲醇则会得到 hemiketal（图 3-24），而如果使用乙醇则会得到 C-4 ethylketal。

生物体内含有多种酶类，在原料采集、保存和提取过程中可以作用于相应的代谢产物使其发生酶促反应，增加成分的复杂性。因此要想获得生物体内原生的天然产物，必须抑制或消除酶的活性。常用方法是将新鲜原料采集后进行快速干燥或直接采用有机溶剂提取。例如，植物中的苷类成分在未经干燥的原料中很容易发生酶解生成次生苷，如果要获得原生苷则必须将采集后的植物原料进行快速低温干燥以抑制酶的活性。

综上所述，即使在温和的前处理和提取分离条件下，生物体中的天然化合物也时常会发生变化转化成次生产物。判断一个化学成分是否为次生产物，常常需要采用不同的方法，通过分析对比确定；或者采用化学反应，通过相关化合物间的转化研究来确定。原生产物和次生产物间存在着必然的内在关系，其化学结构和生物活性都具有相似性。因此，在天然药物化学研究中要对次生产物问题引起足够重视，它不仅能够为药材在采集加工、保存和提取分离过程中的质量控制提供科学依据，也可以为寻找活性更好的化合物及相应制备方法提供重要信息。

现代分离技术的采用使天然产物分离科学发生了革命性的变化。新的分离方法使分离速度更快，对复杂混合物分辨率更高，并可经常避免以往对不稳定化合物分离过程中所遇到的实际问题。人们在工作中选用的分离方法取决于所遇到的实际问题，通过明智的选择分离方法可以解决遇到的绝大多数问题。各种分离方法之间的配合使用，如液液分配/液相色谱或凝胶过滤/液相色谱，已成为分离科学家的有力武器。即使仅考虑使用高压液相色谱，也存在正相硅胶柱与反相硅胶柱的选择，正确方法的选择可使很相似的成分得以分离。新的分离方法及改进不断涌现，可配合使用的分离方法的数量也不断增多，希望这将使复杂的分离工作不断得到简化。

随着科技的全面进步，所谓的经典提取分离方法和几种较新发展起来的提取分离技术必将得到进一步的发展，形成互补、交叉、综合或融合，也可应用电场、磁场、射线等对某些提取分离过程进行改进或强化。各种色谱，质谱联用技术已经得到了快速发展。总之，未来的天然产物化学成分的提取分离技术必将向着安全高效、易于操控、成本低廉、环境友好的方向发展。

英文小结　Summary

The general preparative process of medicinal natural product includes extraction, fractionation, isolation and purification, and quantification.

The choice of extraction procedure depends on the nature of the source material and the compounds to be isolated. Prior to choosing a method, it is necessary to make clear of the target of the extraction. It is also necessary to seek answers to the questions related to the expected outcome of the extraction. The typical extraction process involves the drying and grinding of raw material or homogenizing fresh parts of an organism or maceration of total parts with a solvent, choice of solvents, and choice of extraction methods including maceration, boiling, Soxhlet, supercritical fluid extraction, sublimation, steam distillation and so on.

A crude natural medicinal extract is literally a cocktail of compounds. It is difficult to apply a single separation technique to isolate individual compounds from this crude mixture. Hence, the crude extract is initially separated into various discrete fractions containing compounds of similar polarities or molecular sizes. These fractions may be obvious, physically discrete divisions, such as the two phases of a liquid-liquid extraction or they may be the contiguous eluate from a chromatography column, e. g. , vacuum liquid chromatography (VLC), column chromatography (CC), size-exclusion chromatography (SEC), solid-phase extraction (SPE), etc. For initial fractionation of any crude extract, it is not advisable to generate too many fractions, because it may spread the target compound over so many fractions that those containing this compound in low concentrations might evade detection.

The most important factor that has to be considered before designing an isolation protocol is the nature of the target compound present in the crude extracts or fractions. The general features of the molecule that are helpful to ascertain the isolation process include solubility (hydrophobicity or hydrophilicity), acid-base properties, charge, stability, and molecular size. If isolating a known compound from the same or a new source, it is easy to obtain literature information on the chromatographic behavior of the target compound, and one can choose the most appropriate method for isolation without any major difficulty. However, it is more difficult to design an isolation protocol for a crude extract where the types of compounds present are totally unknown. In this situation, it is advisable to carry out qualitative tests for the presence of various types of compounds, e. g. , phenolics, steroids, alkaloids, flavonoids, etc. , as well as analytical thin-layer chromatography (TLC), or HPLC profiling. The nature of the extract can also be helpful for choosing the right isolation protocol. Various physical properties of the extracts can also be determined with a small portion of the crude extract in a series of small batch-wise experiments.

The chromatographic techniques used in the isolation of various types of medicinal natural products can be broadly classified into two categories: classical or older, and modern. The priors include thin-layer chromatography (TLC), preparative thin-layer chromatography (PTLC), open-column chromatography, and flash chromatography , the laters are high-performance thin-layer chromatography (HPTLC), multiflash chromatography, vacuum liquid chromatography (VLC), Chromatotron, solid-phase extraction, droplet countercurrent chromatography (DCCC), high-performance liquid chromatography (HPLC), and hyphenated techniques (e. g. , HPLC-PDA-MS).

The yield of compounds at the end of the isolation and purification process is important in medicinal natural product research. An estimate of the recovery at the isolation stage can be obtained using various routine analytical techniques that may involve the use of a standard. In bioassay-guided isolation, the compound is monitored by bioassay at each stage, and a quantitative assessment of bioactivity of the compound is usually carried out by serial dilution method. Quantitative bioactivity assessment provides a clear idea about the recovery of the active compound(s) and also indicates whether the activity results from a single or multiple components.

Currently, there are a number of well-established methods available for extraction and isolation of natural products from various sources. An appropriate protocol for extraction and isolation can be designed only when the target compound(s) and the overall aim have been decided. For unknown natural products, sometimes it may be necessary to try out pilot extraction and isolation methods to find out the best possible method. At the time of choosing a method, one should be open-minded enough to appreciate and weigh the advantages and disadvantages of all available methods, particularly focusing on their efficiency and, obviously, the total cost involved. Continuous progress in the area of separation technology has increased the variety and variability of the extraction and isolation methods that can be successfully utilized in the extraction and isolation of medicinal natural products.

<h1 style="text-align:center">参 考 文 献</h1>

丁明玉,杨学东,陈德朴,等.2006.现代分离方法与技术.北京:化学工业出版社

方起程.2006.天然药物化学研究.北京:中国协和医科大学出版社

高锦明.2003.植物化学.北京:科学出版社

何华,倪坤仪.2004.现代色谱分析.北京:化学工业出版社

霍斯泰特曼K.,马斯顿A.,霍斯泰特曼M..2000.制备色谱技术.北京:科学出版社

姜忠义.2002.超滤技术在现代中药生产中的应用.化工进展,2(12):122～126

刘家祺.2002.分离过程.北京:化学工业出版社

刘茉娥.2000.膜分离技术.北京:化学工业出版社

裴月湖.2007.天然药物化学实验指导.第2版.北京:人民卫生出版社

吴继洲,孔令义.2008.天然药物化学.北京:中国医药科技出版社

徐任生.2004.天然产物化学.第2版.北京:科学出版社

杨世林,杨学东,刘江云.2009.天然产物化学研究.北京:科学出版社

Colegate S. M. , Molyneux R. J. . 2008. Bioactive natural products: detection, isolation and structure determination, 2nd ed. Boca Raton: CRC Press

Farnsworth N. R. . 1990. The role of ethnopharmacology in drug development, in Chadwick D. J. , Marsh J. . Bioactive compounds from plants. New York: John Wiley and Sons

Jack Cazes. 2004. Encyclopedia of chromatography. New York: Marcel Dekker

Kinghorn A. D. . 2001. Pharmacognosy in the 21st century. J. Pharm. Pharmacol. 53:135～148

Poole C. F. . 2003. The essence of chromatography. Amsterdam: Elsevier

Satyajit D. Sarker, Zahid Latif, Alexander I. 2006. Gray. Natural products isolation. 2nd ed. Totowa: Humana Press

Snyder L. R. , Kirkland J. J. , Glajch J. L. . 1997. Practical HPLC method development. New York: John Wiley and Sons

Wu D R, Lohse K, Greenblatt H C. 1995. Preparative separation of taxol in normal and reversed phase operations. Journal of Chromatography A, 702: 233～241

<h1 style="text-align:center">进一步阅读文献书籍</h1>

1. 丁明玉、杨学东、陈德朴等.2006.现代分离方法与技术.北京:化学工业出版社
2. 李淑芬,姜忠义.2004.高等制药分离工程.北京:高等教育出版社
3. Satyajit D. Sarker, Zahid Latif, Alexander I. Gray. 2006. Natural products isolation. 2nd ed. Totowa: Humana Press

<h1 style="text-align:center">思 考 题</h1>

1. 天然药物有效成分的常用提取方法有几种? 其提取的依据是什么?

2. 根据物质溶解度的差别进行分离的方法有哪些?

3. 简述硅胶、氧化铝、聚酰胺和大孔吸附树脂的吸附特点,比较其各自应用于天然药物分离的优势和影响因素。

4. 讨论凝胶色谱分离的分离机制,如何根据样品的性质选择合适的凝胶种类和洗脱溶剂。

5. 简述离子交换色谱分离的原理和离子交换树脂的选择方法。

6. 对比硅胶和键合硅胶在表面结构和分离机制上的异同,试说明如何应用这些分离材料解决天然药物活性成分的分离问题。

7. 常用制备色谱技术有哪些? 如何根据分析条件进行制备色谱的线性放大? 提高制备色谱效率的方法有哪些?

8. 某中药提取物中含有黄酮和生物碱类成分。黄酮中主要包括黄酮醇类(A)和黄酮醇苷

类(B)成分;生物碱中包括叔胺类(C)和季铵(D)类成分。此外,样品中还含有淀粉(E)等多糖类成分。请根据下面的分离流程判断各成分应在的部位并说明理由。

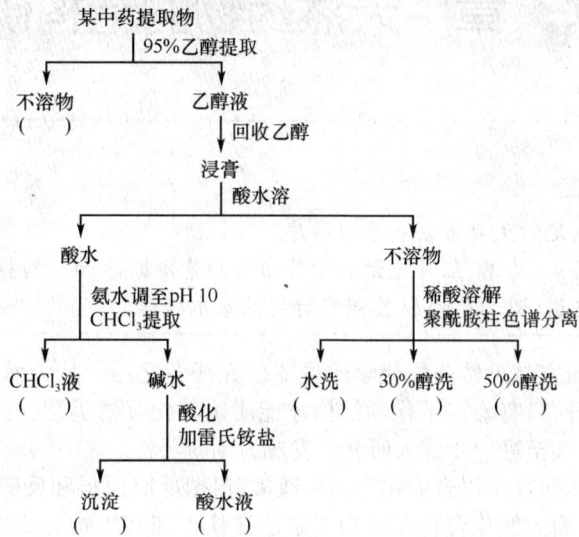

```
                    某中药提取物
                      │ 95%乙醇提取
          ┌───────────┴───────────┐
        不溶物                    乙醇液
        (  )                       │ 回收乙醇
                                  浸膏
                                  酸水溶
             ┌────────────────────┴────────────────┐
           酸水                                   不溶物
             │ 氨水调至pH 10                         │ 稀酸溶解
             │ CHCl₃提取                            │ 聚酰胺柱色谱分离
      ┌──────┴──────┐              ┌──────────────┼──────────────┐
   CHCl₃液         碱水            水洗          30%醇洗         50%醇洗
    (  )            │ 酸化        (  )           (  )            (  )
                    │ 加雷氏铵盐
             ┌──────┴──────┐
           沉淀          酸水液
           (  )           (  )
```

第 4 章 天然药物的结构研究

天然药物的结构研究是天然药物化学的主要研究任务之一。从天然药物中经过分离和活性筛选得到的活性成分，只有确定了化学结构才能明确其化合物类型，进而开展结构修饰与改造并探索其构效关系，甚至进一步深入研究开发成为创新药物。

天然化合物的结构研究难以合成化合物。通常，根据反应原料和反应条件可以推测反应产物及其可能的副产物，而天然化合物在结构鉴定前往往不知其生物合成途径，难以预测其结构类型。并且，许多生物活性成分含量甚微，得量甚少，在结构研究中限制了经典化学方法的应用，主要依靠尽可能不消耗或少消耗试样的波谱学方法解决问题，必要时再辅以化学手段。本章在首先介绍天然药物结构研究的主要方法和基本程序的基础上，着重阐述质谱、核磁共振谱等波谱学方法和化学方法在结构研究中能够解决的问题，以及结构鉴定方法的综合运用。

案例 4-1   **青蒿素的结构研究**

    青蒿素(artemisinin, arteannuin, QHS)是一种从民间治疗疟疾的草药黄花蒿(*Artemisia annua*)中分离出来的抗疟活性成分，其衍生物蒿甲醚、青蒿琥酯和蒿甲醚-本芴醇复方已被世界卫生组织列入"基本药物目录"。青蒿素于 1973 被分离纯化，随后开展了结构研究。经元素分析、质谱和核磁共振谱推断其相对分子量为 282、分子式为 $C_{15}H_{22}O_5$，属倍半萜类化合物。但进一步的结构测定却遇到了不少困难，主要问题是如何在 15 个碳原子的骨架中安排 5 个氧原子。后经化学反应和波谱学分析确定其结构中含有过氧基团及部分结构片段(图 4-1)，但未能给出正确结构。最终采用 X 射线晶体衍射法于 1976 年确证了青蒿素的化学结构(图 4-2)。

问题：

    1. 青蒿素的结构研究采用了哪些研究方法和基本程序，其难点在哪里？

    2. 为什么青蒿素的结构最终采用单晶 X 射线衍射技术才得以确证？只采用其他波谱技术不能确证吗？

第 1 节 结构研究的主要方法和基本程序

一、结构研究的主要方法

天然化合物的早期结构研究主要是利用各种化学方法将分子降解成几个稳定的小分子，这些分子通常是比较容易鉴定或可以通过合成方法来进一步证明的简单化合物，然后按照降解原理合理推导其可能的化学结构，最后采用全合成方法确证该结构。

视窗:结构鉴定中的化学方法

化学方法:
- 定性反应
- 锌粉蒸馏、碱裂解、霍夫曼降解脱胺
- 硒粉或硫磺脱氢
- 甲基醚、乙酸酯、丙酮缩合物的制备
- 酸水解、碱水解、酶解

分子发生的化学变化:
- 各类化合物的专属反应
- 化学降解
- 形成芳环化合物
- 衍生物的制备
- 酯和苷的水解

全合成方法是验证所确定天然化合物结构,尤其是立体化学结构正确性不可或缺的重要手段。

随着现代波谱学技术的快速发展和普及,以核磁共振谱为核心的波谱学方法已经成为天然化合物结构研究的主要手段。波谱学(spectroscopy)研究能量与物质间的相互作用。当能量作用于物质时,可能被吸收、发射、引起化学变化或者被透过。波谱学方法就是通过解析电磁波(electromagnetic radiation,能量的一种形式)和分子间相互作用的结果来获得分子结构的详细信息。

视窗:结构鉴定中的波谱学方法

电磁波与分子产生的作用:
- X射线被衍射
- 无线电波使原子核产生共振
- 红外光被吸收
- 紫外光被吸收
- 高能量粒子碰撞

波谱学方法:
- 测量与晶体的相互作用
- 记录吸收图谱
- 将相互作用与结构相关联
- 将相互作用与共轭结构相关联
- 分子离子化或裂解成碎片离子

单晶X射线衍射谱给出分子的键长和键角。核磁共振谱告诉我们分子的碳骨架结构。红外光谱告诉我们分子中存在的化学键类型。紫外光谱说明分子中存在的共轭结构类型。质谱给出分子量、分子式和结构类型。

常用的波谱学方法包括核磁共振谱(nuclear magnetic resonance spectroscopy,NMR)、质谱(mass spectrometry,MS)、红外光谱(infrared spectroscopy,IR)、紫外-可见吸收光谱(ultraviolet-visible spectroscopy,UV-VIS)、旋光光谱(optical rotatory dispersion spectroscopy,ORD)、圆二色散谱(circular dichroism spectroscopy,CD)和单晶X射线衍射法(single-crystal X-ray diffraction,SXRD)。

目前,波谱学方法以快捷、准确、能力强、所需样品量少等优势逐步取代了化学方法,化学方法已经转变为结构研究中的辅助手段。尽管如此,在许多情况下,特别是对于具有复杂结构的未知化合物的结构鉴定,化学方法与波谱学方法的配合应用和结果的相互佐证是不可或缺的。

当我们获得一种未知的天然化合物时,就要根据已获得的信息,选择合适的方法和程序尽快进行鉴定得到其可靠的结构。假设我们要鉴定青蒿素的结构,首先就要知道它的分子量和元素组成,这可以通过质谱和元素分析获得:青蒿素的相对分子量为282,元素组成为$C_{15}H_{22}O_5$。随后就要考虑它具有什么样的结构骨架,这些信息可以从化学反应、MS和NMR数据中获得。三苯膦反应和催化氢化以及质谱的裂解特征表明青蒿素分子中含有1个过氧基团;IR和定性定量反应证实青蒿素分子中含有1个内酯基团;经过^{1}H-NMR和^{13}C-NMR谱的进一步分析揭示了青蒿素分子中具备如图4-1所示的结构片段。

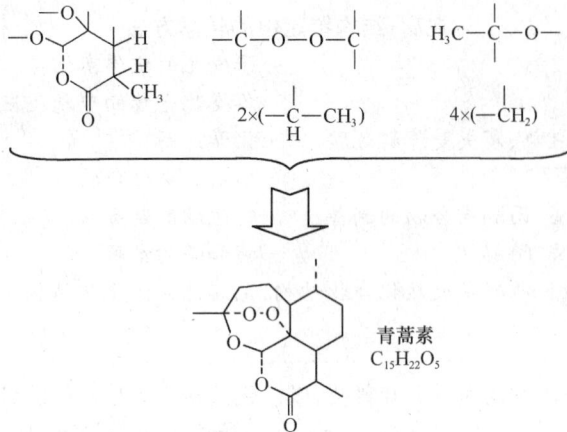

图 4-1　青蒿素分子的结构片段

那么,这些结构片段又是如何连接在一起的哪? 研究这个问题可以采用多种方法以获得更多的结构信息。最常采用二维核磁共振技术(2D-NMR)、多级质谱技术(MS^n)和红外光谱进行综合解析,前者尤为重要。最初,青蒿素结构鉴定之时,波谱技术水平远不能与现在相比。幸运的是培养出了青蒿素单晶,最后依靠单晶 X 射线衍射确定了它的化学结构及其绝对构型。我们在后面将依次介绍这些方法和技术,弄清它们怎样提供化合物的结构信息。

单晶 X 射线衍射法又称 X 射线单晶结构分析(X-ray single crystal structure analysis),通过测定化合物单晶样品对 X 射线的衍射获得结构信息。通常,从产生的"衍射图像"可以推导分子中除氢原子以外原子的空间排列,氢原子太轻不能使 X 射线产生衍射,因而其位置必须由结构中的其余部分来推断。从 X 射线的晶体衍射信息获得分子结构是单晶 X 射线衍射法的基本内容。

单晶 X 射线衍射法可以提供的主要结构信息包括:未知化学结构式的测定,分子的构型和构象,原子的种类,原子间的成键方式与键长、键角数值等。测定过程包含的主要环节有样品(单晶)制备、衍射强度数据收集与对称性确定、结构测定与分子模型建立、结构数据修正等过程。其中,获得适用的单晶与分子模型建立是结构测定过程的两个关键环节。

与其他方法相比,单晶 X 射线衍射法能够更好地解决关于分子形状(构型和构象)方面的问题。对于确定新化合物的结构也是强有力的手段。

前面提到的抗疟药物青蒿素就是一种无色针状结晶。在青蒿素的结构研究过程中,曾综合运用多种波谱学和化学方法,包括 IR、MS 和 NMR 等,最后通过单晶 X 射线衍射法确定其结构和绝对构型(图 4-2)。青蒿素是含有过氧基团的环状倍半萜内酯类化合物,结构中具有 7 个手性中心,分别为 C2(R)、C5(S)、C6(R)、C9(S)、C10(R)、C11(S)和 C14(R)。分子内 5 个氧原子以—O—O—C—O—C—O—C =O 的奇特连接方式连接。

既然单晶 X 射线衍射法如此能力强劲,我们为什么在结构研究中还要采用其他方法呢? 原因主要有两个方面:①单晶 X 射线衍射法借助于 X 射线对晶体产生的衍射效应进行化学结构分析,因此需要合适的单晶体。如果待测有机化合物是液体或不能形成良好单晶的固体,其结构就不能采用本方法测定。②单晶 X 射线衍射法本身是一门与化学不同的学科,需要专门的技术,并且结构测定需要花费很长的时间。即使现代方法已经将此时间降低到数小时之内,但仍然与现代 NMR 技术相差悬殊,一台配备自动取放样品装置的现代核磁共振仪可以在一个晚上获得 100 多张谱图。所以,正常情况下我们将 NMR 作为常规手段,将单晶 X 射线衍射法用于难以鉴定的未知结构以及重要分子的立体结构(构型和构象)。

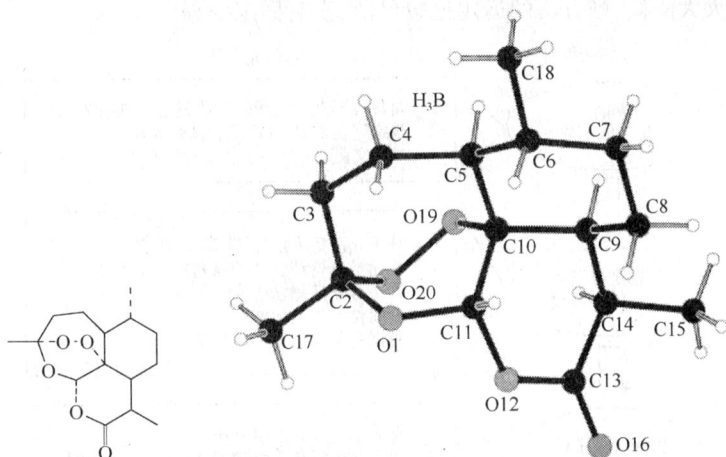

图 4-2　单晶 X 射线衍射法确定的青蒿素绝对构型

二、结构研究用化合物的纯度判断

在进行化合物结构或性质研究之前必须先确定其纯度,纯度不够会增加结构鉴定的难度,甚至得出错误的结论。判断化合物纯度的方法很多,单一方法往往具有局限性,通常需要综合考虑多种方法的结果。

1. 根据化合物形态、色泽和熔点等进行判断　纯化合物都具有一定的存在形态、色泽和相应的物理常数。通过观察其形态、色泽是否均匀,结晶性固体有无明确、敏锐的熔点等可以初步判断样品的纯度。通常在同一种溶剂中得到的纯化合物结晶,其晶型和色泽均匀一致,熔点测定时的熔距应在 $1 \sim 2\,^{\circ}\!C$ 之内,熔距较长表示化合物纯度不够。非结晶性固体没有明确的熔点,不能应用此法判断。纯液体物质应有恒定的沸点,除高沸点物质外,其沸程不应超过 $5\,^{\circ}\!C$ 的范围。此外,纯液体物质还应有恒定的折光率及相对比重。

2. 采用薄层色谱或纸色谱法进行判断　薄层色谱和纸色谱法是最常用的化合物纯度判断方法。通常需要在 3 种以上的溶剂系统中展开,若均只在 R_f 值约为 0.5 处呈现出一个斑点,可以认为是一个纯化合物。对于正、反相薄层色谱法均适用的化合物也可以采用这两种薄层色谱法进行纯度判断。

3. 采用气相色谱(GC)或高效液相色谱法(HPLC)进行判断　气相色谱和高效液相色谱法都是化合物纯度判断的重要方法。气相色谱法适用于检测在加热条件下能气化且不分解的化合物,如植物挥发油中的各种成分。高效液相色谱法适用范围更为广泛,可采用多种方式对挥发或不挥发的成分进行检测。尤其是质谱检测技术的发展和 HPLC 中二极管阵列检测技术的应用极大地强化了两种色谱方法的纯度判断能力,具有高效、灵敏、准确的特点,现已得到广泛应用。

三、结构研究的基本程序

确定一个天然化合物的分子结构是一项比较复杂的工作,涉及面广,很难说有一个固定的、一成不变的的研究程序。具体研究思路和方法的运用在很大程度上取决于研究者对各种研究方法和技术的侧重及掌握运用的熟练程度、个人的经验与习惯以及所研究化合物的类别和难易,往往是化学研究、波谱分析、植物化学分类学及文献研究的相互配合和综合分析才能得出预期的结果。对于未知化合物的结构鉴定通常采用图 4-3 所示的基本程序,而对于已知化合物的鉴定,由于要求大大降低,则方法的运用比较灵活,没有固定的程序。

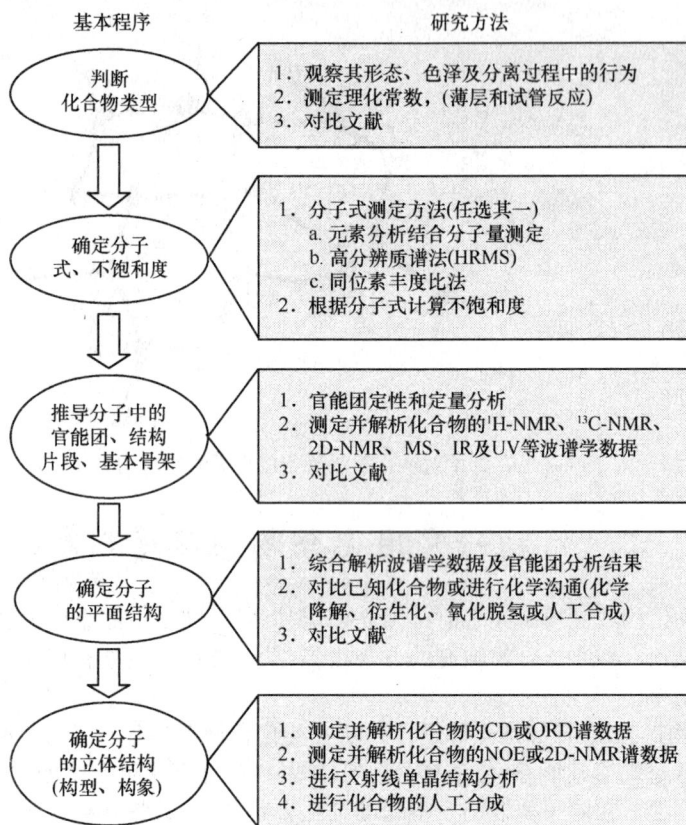

图 4-3　天然化合物结构研究的基本程序

值得重视的是文献检索、总结和数据对比几乎贯穿结构研究工作的整个过程。应用最多的文献数据检索工具包括美国化学文摘(Chemical Abstracts, CA;网络版为 Scifinder Scholar)、贝尔斯坦数据库(Beilstein Crossfire)和天然产物辞典(Dictionary of Natural Products),在检索到具体文献后再查找各原文数据库或纸质出版物。系统严谨的文献调研不仅可以在开始研究之前为我们提供相同或相近种属化学成分研究现状、水平、研究方法和取得的成果,帮助我们利用分类学上的亲缘关系推测可能存在的化合物类型;在研究过程的各个阶段都可以通过对比化合物的理化性质和各种波谱学数据,逐步推断所得化合物的结构类型、基本骨架和可能的结构,判断该化合物是"已知"还是"未知"的化合物,提示进一步研究所采用的方法和策略直到完成结构研究工作。

四、分子式的确定和不饱和度的计算

(一) 分子式的确定

常用的分子式测定方法主要有 3 种,即高分辨质谱法(high resolution mass spectrometry, HR-MS)、元素定量分析结合分子量测定和同位素丰度比法,可根据条件选择应用。

1. 高分辨质谱法　高分辨质谱法是目前最常用的确定分子式的方法,这种方法可通过测定分子的精确质量直接计算出化合物的分子式。例如青蒿素的 HR-MS 谱给出分子离子峰为 m/z 282.1472,据此可计算出其分子式为 $C_{25}H_{22}O_5$(计算值:282.1467)。以 $^{12}C = 12.00000$ 为基准,则各元素原子的精确质量均不是整数,因而使得相对分子量整数部分相同的分子间肯定具有不同的小数部分。高分辨质谱仪可将物质的质量精确测定到小数点后第三位,这样我们就可以根据相对分子量的小数部分将它们区分开。表 4-1 给出了常见元素的精确质量。

表 4-1　常用同位素的精确质量及其丰度比

同位素	精确质量	丰度比%	同位素	精确质量	丰度比%
^1H	1.00783	99.985	^2H	2.01410	0.145
^{12}C	12.00000	98.829	^{13}C	13.00335	1.108
^{14}N	14.00307	99.635	^{15}N	15.00011	0.365
^{16}O	15.99491	99.759	^{17}O	16.99913	0.037
^{18}O	17.99916	0.204	—	—	—
^{19}F	18.99840	100	—	—	—
^{31}P	30.97376	100	—	—	—
^{32}S	31.97207	95.018	^{33}S	32.97146	0.750
^{34}S	33.96787	4.21			
^{35}Cl	34.96885	75.537	^{37}Cl	36.96590	24.463
^{79}Br	78.91834	50.52	^{81}Br	80.91629	49.48
^{127}I	126.90448	100			

蜂疗中的蜂针液含有许多蜜蜂警戒信息素(bee alarm pheromone)。采用低分辨质谱法测定其中一种成分的相对分子量为 114,虽然我们知道分子式 $C_7H_{14}O$ 的相对分子量是 114,但是由于分子式 C_8H_{18}、$C_6H_{10}O_2$ 或 $C_6H_{14}N_2$ 等都具有相同的相对分子量而无法确定。采用高分辨质谱法测定该分子的精确质量为 114.1039,经过表 4-2 中对可能的分子组成的数据对比,可以得到明确的结果。与测定的精确质量数值在小数点后第三位还能很好符合的分子式只有 $C_7H_{14}O$。如果只是对比这两个数值,你可能认为两者匹配的并不是很好,但考虑两者间的误差则结果非常可靠。在本例中,即使质量测定精确到小数点后两位数字也足以将这四种组成区分开。

表 4-2　蜜蜂警戒信息素的精确质量测定

分子组成	M^+ 计算值	M^+ 测定值	误差(ppm)
C_8H_{18}	114.140844	114.1039	369
$C_6H_{14}N_2$	114.115693	114.1039	118
$C_7H_{14}O$	114.104457	114.1039	5
$C_6H_{10}O_2$	114.068075	114.1039	358

2. 元素定量分析结合相对分子量测定　元素分析通常委托专门实验室完成,对于完全未知的化合物一般需要先经过元素定性分析确定化合物所含的元素种类后再进行元素定量分析。常用的元素分析仪可以测定碳、氢、氮、硫和氧的准确含量,需要的样品量在几个毫克之内。通常,仅含上述 5 种元素的化合物,只作前 4 种元素的定量测定,氧的含量则采用扣除法通过计算求得。若含有其他元素则需要采用相应的含量测定方法,如重金属元素的含量可以采用原子光谱法测定。通过元素定量分析,只能获得化合物中各元素间的比例,据此计算出该化合物的实验式;要想推定化合物的分子式,必须结合相对分子量的测定结果。相对分子量的测定方法有冰点下降法(固体物质)、沸点上升法(液体物质)、黏度法、凝胶滤过法等,但最常用的是低分辨

质谱法(low resolution mass spectrometry,LR-MS)。值得特别强调的是供元素分析的样品必须具有足够的纯度,否则,测定的结果对于分子式确定而言没有任何意义。

例如,青蒿素的元素定量分析结果为C:63.72%,H:7.86%;从100中扣除C、H后,得:

$$O = (100 - 63.72 - 7.86)\% = 28.42\%$$

以每种元素的百分含量除以该元素的原子量,即可求出3种元素各自所占的比例,再以其中数值最小的一项除以各数,即得三者原子比。运算如下:

运算过程	原子比
$C = 63.72 \div 12.01 = 5.31 \quad \div 1.78$	2.98
$H = 7.86 \div 1.008 = 7.80 \quad \div 1.78$	4.38
$O = 28.42 \div 16.00 = 1.78 \quad \div 1.78$	1

按倍比定律,原子间的化合一定是整数,若将上述原子比化约为 C_3H_4O,则由该实验式计算得到的各元素百分含量值与实测值差别较大;若将上述原子比化约为3:4.4:1(C:H:O),其最小公倍数即 $C_{15}H_{22}O_5$ 的计算值与实验值基本一致。相关数据对比如下:

实验式 C_3H_4O 的计算值: C,64.27%;   H,7.19%;   O,28.54%
实验式 $C_{15}H_{22}O_5$ 的计算值:C,63.81%;   H,7.85%;   O,28.34%
实测值: C,63.72%;   H,7.86%;   O,28.42%

显然实验式 $C_{15}H_{22}O_5$ 的计算值与实测值比较相近,故确定该化合物分子式为 $(C_{15}H_{22}O_5)_n$,$n=1,2,3,\cdots\cdots$。确切的分子式需要测定相对分子量后才能确定。该化合物经电子轰击质谱法测得的相对分子量为282,则

$$(C_{15}H_{22}O_5) \times n = 282, \quad n = 282/282 = 1$$

故分子式为 $C_{15}H_{22}O_5$。

以上即为元素定量分析结合相对分子量测定推定青蒿素分子式的过程。

3. 同位素丰度比法 从表4-1我们可以看出,天然化合物中常见的大多数元素存在较重的天然同位素。其中碳、氢和氮3种元素的主要重同位素均比其最常见同位素高1个质量数,若在化合物中存在这些元素则会在其质谱图中出现一个比其分子离子质量数大1个单位的小同位素峰(isotopic ion),即 M+1 峰。对于氧、硫、氯和溴4种元素的主要重同位素,其质量数比最常见同位素高两个单位,它们在化合物中的存在会在其质谱图中给出 M+2 同位素峰。

对于所含原子数目不太大的分子,采用同位素丰度比法确定其分子式可按下面方法进行。若一个未知化合物 A 的分子离子(M^{+})在其质谱图中不是基峰,首先需要计算 M+1 峰和 M+2 峰相对于 M^{+} 峰的强度。例如图4-4所示质谱数据,该化合物在 $m/z = 72$ 处的 M^{+} 峰不是基峰,因此需要计算质谱中 m/z 73,74峰相对于 m/z 72峰的强度百分比。将每个峰的相对强度除以 M^{+} 峰的相对强度73%,然后乘以100,结果见图4-4。

然后,我们按如下顺序确定分子式:

(1)分子离子 M^{+} 是奇数还是偶数?根据质谱中的氮律,如果是偶数,则化合物必须含有偶数个氮原子(零看做偶数)。化合物 A 的 M^{+} 是偶数,所以该化合物必须含有偶数个氮原子。

m/z	相对强度 (相对于基峰,%)	m/z	相对强度 (相对于基峰,%)
28	15.0	43	79.0
29	54.0	44	100.0 (基峰)
39	23.0	72	73.0
41	60.0	73	3.3
42	12.0	74	0.2

		计算相对于 M^{+} 的强度
72	M^{+}: 73.0/73×100=100	
73	M+1 3.3/73×100=4.5	
74	M+2 0.2/73×100=0.3	

图4-4 同位素峰相对强度的计算

（2）M+1峰相对于 M$\dot{+}$峰的强度表明了碳原子的数目。碳原子的数目等于 M+1 峰的相对强度除以 1.1，这是因为 ^{13}C 是 M+1 峰最重要的贡献者（参见表4-1），其天然丰度约为 1.1%。

因而，化合物 A 的碳原子数目 = 4.5/1.1 = 4

（3）M+2峰相对于 M$\dot{+}$峰的强度表明分子中是否存在 S(4.4%)、Cl(33%) 或 Br(98%)（参见表4-1）。

化合物 A 的 M+2 峰 = 0.3%，据此可以认定该分子中不存在 S、Cl 和 Br。

（4）现在即可以通过确定氢原子的数目并且如果需要的话再加上适当氧原子数目来确定分子式。

化合物 A 在 m/z 72 处的 M$\dot{+}$峰给出了偶数的相对分子量，因此该化合物不应含有 N。因为即使含有 2 个 N 原子，4 个碳加两个氮（76）也已超过该分子的相对分子量。

如果该分子仅由 C 和 H 组成：H = 72 − (4×12) = 24，但 C_4H_{24} 是不可能的。

如果该分子由 C、H 和一个 O 组成：H = 72 − (4×12) − 16 = 8，因此，化合物 A 的分子式为 C_4H_8O。

随着分子中所含原子数目的增加，这种计算会变得越来越复杂且耗时。好在计算机的应用可以很容易地解决这个问题，目前已将相对分子量在 500 以内的由常见元素形成的化合物分子的 M+1 峰和 M+2 峰的相对强度值列成表格供实际使用。

同位素丰度比法试样用量少，对相对分子量在 500 以下且能生成稳定分子离子的化合物是一种值得优先选用的方法。

（二）不饱和度的计算

分子式确定后，可按下式计算分子的不饱和度 u（index of unsaturation）：

$$u = Ⅳ − Ⅰ/2 + Ⅲ/2 + 1$$

式中，Ⅰ为一价原子（如 H、D、卤素）的数目；Ⅲ为三价原子（如 N、P）的数目；Ⅳ为四价原子（如 C、S）的数目。二价的 O、S 等原子与不饱和度无关，故不必考虑。

以青蒿素 $C_{15}H_{22}O_5$ 为例，其不饱和度计算如下：

$$u = 15 − 22/2 + 0/2 + 1 = 5$$

青蒿素分子的不饱和度为 5。

核磁共振可以提供不饱和键的信息，但不能提供环的个数的信息，通过计算不饱和度的可以知道化合物中含有几个环，这对推导未知化合物的结构尤其重要。

第2节 质 谱 法

质谱法（mass spectrometry，MS）就是采用一定的方法（如采用具有一定能量的电子或快原子进行轰击）将有机物的分子转变为不同的带电离子，然后这些离子依据其所带电荷和质荷比（m/z）的大小被质量分析器分开，经检测和数据处理后以质谱图（mass spectrum）的形式表示，即以离子的质荷比（m/z）为横坐标，以它们的相对强度（relative intensity）为纵坐标所形成的谱图。质谱法有两个突出的优点：①质谱法的灵敏度和精确度远远超过其他方法，在极低的样品量下即可利用质谱裂解规律推测相关化合物的分子结构和立体化学。②质谱法是唯一可以单独确定分子式的方法，而分子式以及相对分子量对推测结构至关重要，特别是对于判断是否含有杂原子，化合物环数。质谱法的缺点是样品不能像其他方法一样回收。

本节将通过重点离子化方式的介绍，学习质谱法如何在天然药物结构鉴定中发挥作用。

一、质谱仪的基本构造

质谱仪必须具有如下基本结构：

1. 进样系统（inlet system） 质谱仪进样系统的作用是在保证不破坏仪器系统真空的情况

下使被分析的样品进入离子源。根据仪器类型选择不同的进样方式,如采用注射针将被样品注入真空储存器,通过加热气化以分子流形式渗透入高真空的离子源中。当质谱仪与色谱仪联用时,进样系统则由两者间的接口(interface)代替,色谱分离后的组分经过接口进入离子源。

2. 离子源(ion source)   离子源的作用是使样品分子转化成离子。使分子电离的方式有多种,应用于不同的场合并产生不同的结果,形成了多种类型的离子源。我们将在下一小节中进一步讨论离子化方式及其应用特点。

3. 质量分析器(mass analyzer)   质量分析器是质谱仪的核心,其作用是将不同质荷比的离子按时间的先后或空间位置的不同等进行分离,获得质荷比按大小顺序排列的谱图。不同类型的质量分析器具有不同的原理、特点和适用范围。

4. 检测器(detector)   检测器对不同质荷比的离子进行检测、放大和记录,然后将数据送到计算机数据处理系统。

5. 计算机控制和数据处理系统(computer control and data system)   计算机系统实施对仪器的自动控制和数据的采集、处理和打印等。在数据库中存有大量的标准化合物的质谱图,可通过计算机系统进行检索。

6. 真空系统(vacuum system)   真空系统为离子源和质量分析器及检测系统提供所需的真空,保障仪器的正常工作。不同的质量分析器和离子源对真空度的要求差别很大。

质谱仪中常用的质量分析器有磁(magnetic sector)质量分析器、飞行时间(time-of-flight,TOF)质量分析器、四极(quadrupole,Q)质量分析器、离子阱(quadrupole ion trap,QIT)质量分析器和傅里叶变换离子回旋共振(Fourier transform ion cyclotron resonance,FT-ICR)质量分析器。按照所采用的质量分析器的种类不同,将质谱仪的类型相应分为磁质谱仪、飞行时间质谱仪、四极质谱仪、离子阱质谱仪和傅里叶变换离子回旋共振质谱仪等。

二、离子化方式

被测样品分子的离子化是质谱分析的首要关键步骤。近年来,新的离子化技术不断出现,但哪种技术都不可能满足所有的要求。有的技术通过失去或获得一个电子而使分子转变为自由基正离子$[M^{\cdot+}]$或负离子$[M^{\cdot-}]$;有的通过结合或失去一个质子产生$[M+H]^+$或$[M-H]^-$离子。在某些方法中还能看到分子与碱金属阳离子(如Na^+和K^+)和阴离子(如Cl^-)的加合峰。选择哪种离子化方式在很大程度上取决于所研究样品的性质和希望从中获得的信息类型。离子化技术的发展使质谱在确定化合物相对分子量、分子式和由裂解碎片检测官能团、推测残基序列、辨认化合物类型、推导碳骨架等方面发挥着重要作用。下面介绍常用离子源的电离方式及应用特点。

1. 电子轰击质谱(electron impact mass spectrometry,EI-MS)   样品经加热气化后进入电离源,经高能电子流轰击产生气相离子。一般在70eV电子能量下,大多数有机物气态分子电离后首先生成失去一个电子的阳离子自由基,即分子离子,并能进一步发生键的断裂形成各种质荷比的"碎片"离子和中性分子,再经质量分析器检测分析给出离子质荷比。电子轰击电离源是应用最普遍和最成熟的离子源。其优点是结构简单、稳定、易于操作,重现性好,便于计算机检索和比对;易于实现电离,碎片离子多,能提供较多的分子结构信息。其缺点是难以气化或易发生热分解的化合物,如糖苷、醇和部分羧酸、糖聚合物、肽类等常常不能生成分子离子峰,只能看到碎片峰(fragment ion)。因此,EI只适用于具有一定挥发性和热稳定性的小分子化合物。例如,肉桂酸乙酯(ethyl cinnamate)分子在电子轰击下产生了分子离子和一系列碎片离子(图4-5),其碎片离子的形成机制参见本节视窗。

2. 场解吸质谱(field desorption mass spectrometry,FD-MS)   将试品涂布在作为离子发射极的金属丝上作为阳极送入离子源,在真空高电压状态下,通过在细丝上通以微弱电流,提供样品从发射极上解吸的能量,解吸出来的样品即扩散到高场强的场发射区域进行离子化。本法不需要将样品加热气化即可使化合物电离,因此特别适用于分析难气化和热稳定性差的固体样品,如糖苷、氨

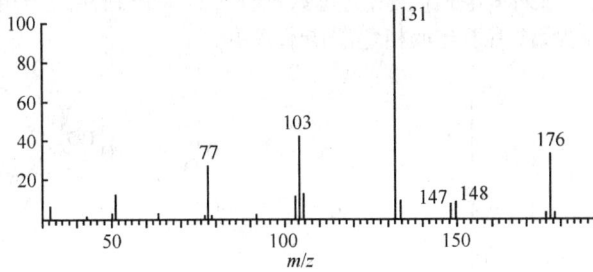

图 4-5 肉桂酸乙酯的 EI-MS 谱图

基酸、肽类、核苷酸等。FD-MS 谱图中准分子离子(quasi-molecular ion)信息较多,常出现[M + H]$^+$、[M + Na]$^+$、[M + K]$^+$等准分子离子峰,缺点是碎片离子峰较少,可提供的结构信息少。

3. 快原子轰击质谱(fast atom bombardment mass spectrometry,FAB-MS) Barber 等于 1981 年发明了 FAB-MS,其原理如图 4-6 所示。氙原子(Xe)在原子或离子枪中与电子碰撞生成 Xe$^+$离子,经加速后在碰撞室与中性氙气碰撞并交换电荷,产生高速中性粒子 Xe^0。该高速中性粒子撞击到分散于基质中的样品即可使之电离,得到准分子离子及其进一步裂解的碎片离子。碎片离子类型与 FD-MS 基本相同。FAB-MS 也可以进行负离子检测,在负离子模式下记录形成的负的准分子离子及相应的负的碎片离子。负离子质谱与正离子质谱间可以相互补充,增大了质谱的信息量和可信程度。

FAB-MS 适用范围较广,在天然有机化合物的结构研究中应用比较普遍。由于 FAB-MS 的电离过程不必加热,常用于难气化、热不稳定、高极性化合物的质谱分析。对于糖苷类化合物而言,除得到准分子离子峰和失去糖残基的碎片峰外,FAB-MS 常常还可得到苷元结构的碎片峰,这是比 FD-MS 的优越之处。

香草素(capillipnin)是从细梗香草(*Lysimachia capillipes*)中分离得到的戊基苯糖苷类化合物。在其正离子 FAB-MS(图 4-7)中出现 *m/z* 537([M + H]$^+$)的准分子离子峰和依次失去两个葡萄糖的碎片峰 *m/z* 374([M-162]$^+$)和 *m/z* 212([M − 2 × 162]$^+$)。此外,还存在许多碎片峰可提供相关的结构信息。

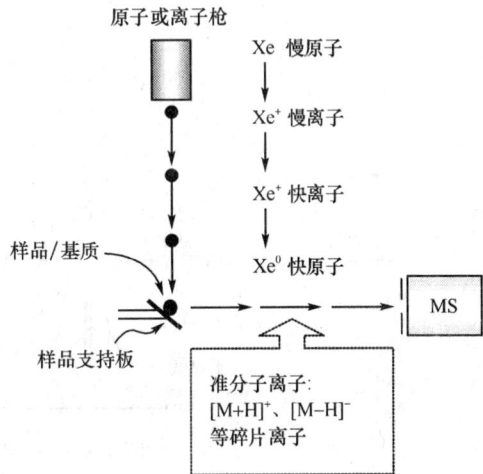

图 4-6 FAB-MS 方法原理示意图

4. 电喷雾电离质谱(electrospray ionization mass spectrometry,ESI-MS) 电喷雾电离是一种使用强静电场的电离技术,图 4-8 给出了其原理示意图。连续引入样品溶液的不锈钢毛细管,其末端被施加 3-4kV 的高电压,与其周围处于大气压区的反电极形成强静电场。被测样品溶液在毛细管出口被雾化并在电场作用下形成高度荷电的小液滴,在向质量分析器移动的过程中,液滴因溶剂的蒸发逐渐缩小;其表面的电荷密度不断增大。当电荷之间的排斥力足以克服表面张力时,液滴爆裂,分散成更小的液滴。反复经过溶剂蒸发和液滴爆裂过程后,最终产生单个多电荷离子。

ESI-MS 应用范围广泛,既可分析小分子也可分析大分子,既可以在正离子模式也可以在负离子模式下检测。被测离子的极性可以方便地通过在毛细管上施加偏电压进行选择。ESI-MS 已成为天然化合物结构研究中的常规技术。对于小分子化合物,通常会产生[M + H]$^+$、[M − H]$^-$以及[M + Na]$^+$、[M + K]$^+$等离子,易于得出其相对分子量。而对于相对分子量高达 20 000

左右的大分子,常生成一系列多电荷离子,通过数据处理也能得到样品的相对分子量。通常,电喷雾电离碎片离子峰较少,常用于与液相色谱技术联用。

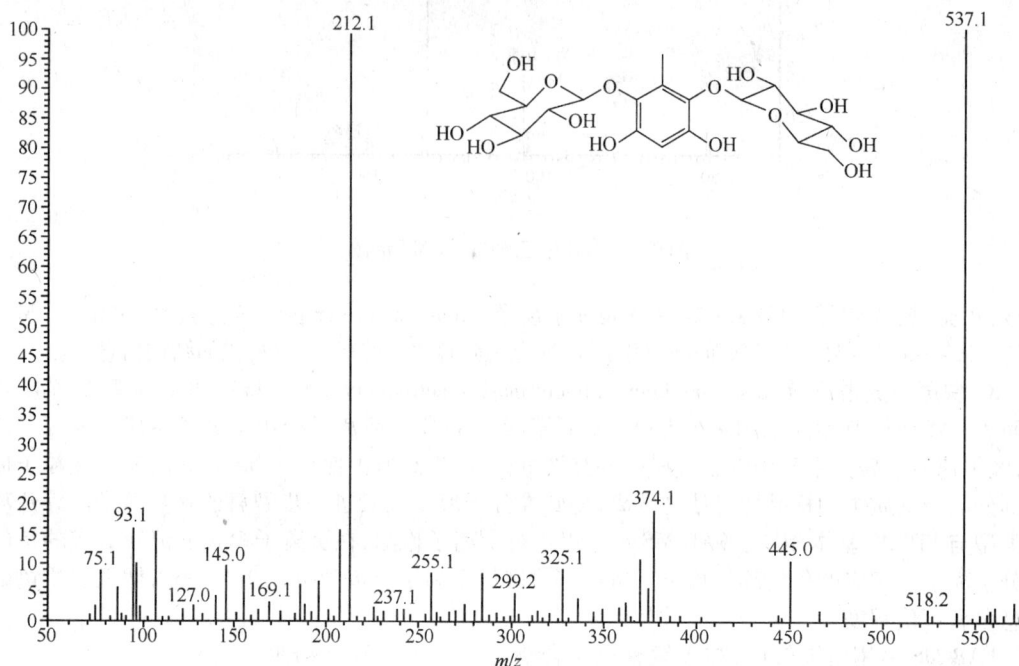

图 4-7　香草素的 FAB-MS 谱图

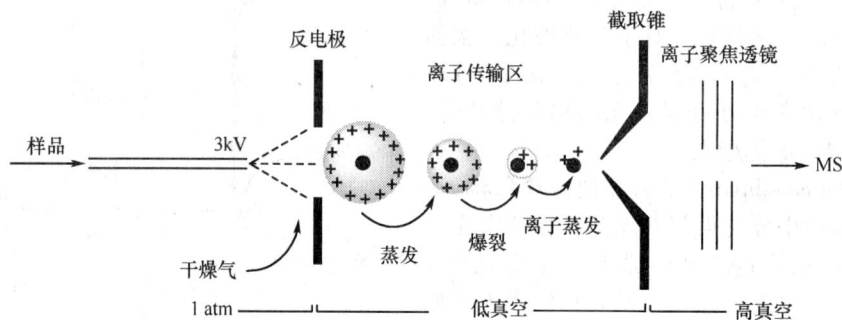

图 4-8　ESI-MS 基本原理示意图

甘草酸(glycyrrhizic acid)是常用中药甘草(*Glycyrrhiza uralensis*)的主要有效成分,属于三萜皂苷类化合物,其 ESI-MS 谱图示于图 4-9。在正离子模式下出现准分子离子峰 m/z 845([M + Na]$^+$)和 m/z 823([M + H]$^+$),以及 m/z 647([M + H − 176]$^+$)、m/z 453([M + H − 176 − 194]$^+$)碎片峰;在负离子模式下出现准分子离子峰 m/z 821([M − H]$^-$)。

5. 基质辅助激光解吸电离质谱(matrix-assisted laser desorption mass spectrometry,MALDI-MS) MALDI-MS 的电离方法是将样品溶解在一定波长的激光下有强吸收的某种基质中,利用该激光脉冲照射分散在基质中的样品,基质分子能有效地吸收激光的能量使基质和样品分子投射到气相并解离成离子。脉冲式激光的应用使其非常适合与飞行时间质谱仪(TOF-MS)配合使用,因此,MALDI-TOFMS一词已成为频繁使用的专门术语。该质谱技术特别适用于结构较为复杂、不易气化和电离的大分子,如多肽,蛋白质和核酸等的研究,所得质谱图中碎片离子峰少,常产生分子离子、准分子离子及样品分子聚集的多电荷离子。

6. 串联质谱(tandem mass spectrometry,tandem MS)　串联质谱作为鉴定和定量测定复杂混

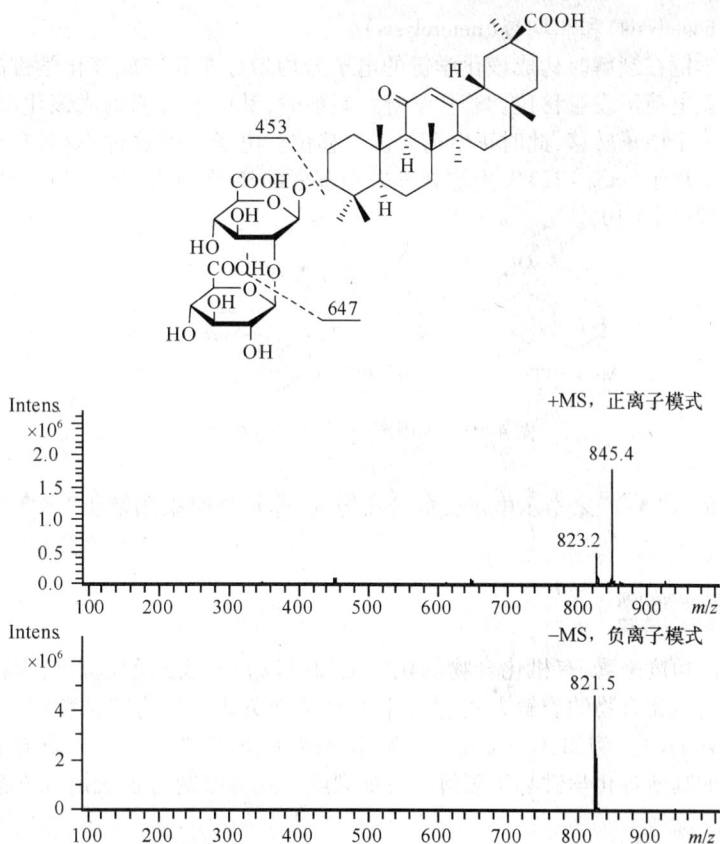

图 4-9　甘草酸的 ESI-MS 谱图及裂解方式

合物中化合物的分析工具已经达到令人羡慕的程度。串联质谱常用 MS/MS 表示,它代表两级质量分析串联在一起,随着串联级数的增加进而表示为 MS^n,n 代表串联级数。串联质谱可以是空间上串联(tandem-in-space),也可以是时间上串联(tandem-in-time)。前者以三级四极质谱仪[采用三个四极质量分析器(quadrupole)而以中间一个作为碰撞室,简称 QQQ]和四极-飞行时间串联质谱仪(quadrupole-time-of-flight,Q-TOF)为典型代表;后者应用普遍的是离子阱质谱仪(ion trap)。对于所有的质谱离子化技术而言,只有 EI 能够提供丰富的结构信息,其他离子化技术要想得到更多的结构信息,就必然要进行 MS/MS 研究。串联质谱的主要应用于未知化合物的结构推导、复杂混合物中成分的鉴定、质谱裂解途径的推导、实际样品中化合物的定量测定等。对于中药或植物药复杂样品中化学成分的结构研究和快速鉴定常采用这种方法。从一级质谱中获得各成分的分子离子,再通过对各个分子离子的二级及至 n 级质谱分析,在未加分离的情况下实现对药材中各种成分的快速鉴定。

三、有机化合物分子的裂解方式和质谱结构解析要点

有机化合物分子进入离子源后,在外界高能电子或原子等的作用下可以生成(准)分子离子,也能因作用能量的提高发生部分或大部分地裂解生成碎片离子。对于有机化合物分子的裂解过程可以分成三个层次进行描述,即基本裂解方式、特征裂解方式和类型裂解方式。

(一)基本裂解方式

有机化合物分子的裂解都涉及分子中化学键的断裂。基本裂解方式则是指化学键的两种

基本裂解:均裂(homolysis)和非均裂(heterolysis)。

均裂是指化学键在裂解时构成该化学键的电子云均匀分布到构成该化学键的两个原子上,此时分子离子的正电荷不发生移位。若化学键在裂解时,其电子云或构成该化学键的两个电子都向一个方向或一个原子转移,此时正电荷要发生移位。电子云的这种不均匀分布现象称为非均裂。苯甲酸分子离子(m/z 122)发生均裂失去羟基后的离子(m/z 105,基峰)再失去 CO 的裂解是典型的非均裂(图 4-10)。

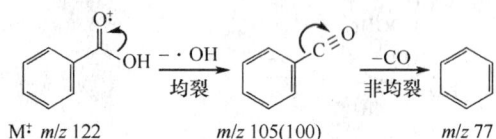

图 4-10   苯甲酸分子离子的裂解

均裂时采用鱼钩" ⌢ "来指示电子云的分布方向,非均裂时采用箭头" ⌢ "表示电子云不均匀分布的方向。

(二)特征裂解方式

从质谱裂解的角度来看,有机化合物的化学结构可以归纳成几种基本结构特征,这些基本结构特征主导了有机化合物的裂解方式,由此形成的裂解方式被称为特征裂解方式(characteristic fragmentation pattern)。例如,C—X 和 C=X(X=N,O,S,Cl 等)基团在质谱中常保持不变,而与该基团相邻的其他各化学键易于裂解。特征裂解方式可归纳为 α-裂解和 β-裂解,下面分别介绍。

1. α-裂解   具有 C—X 和 C=X(X=N,O,S,Cl 等)基团的有机分子中,与该基团碳原子直接连接的单键,即 α-键发生的裂解称为 α-裂解。在电子轰击条件下,上述 α-键易于断裂。α-裂解产生的碎片离子通常为偶数电子离子,用一个" + "号表示。图 4-10 中形成的 m/z 105 和 77 离子均为 α-裂解产生的偶数电子离子。

2. β-裂解   具有 C=X(X=C,N,O,S 等)基团的有机分子中,与该基团相连碳原子上连接的化学键,即 β-键发生的裂解称为 β-裂解。在电子轰击条件下,上述 β-键很易断裂。β-裂解又可分为下列四种:

(1)苄基裂解(benzyl cleavage):指烷基苯、烷基萘和烷基吲哚等化合物形成苄基正离子的裂解。如图 4-11A 所示烷基苯的裂解。

(2)烯丙裂解(allylic cleavage):指烯类或共轭烯类化合物形成烯丙正离子的裂解。如图 4-11B 所示烯类的裂解。

(3)麦氏重排裂解(McLafferty rearrangement cleavage):指醛、酮、羧酸、酯、酰胺等的羰基 β-键,乃至碳-碳双键的 β-键断裂的同时转移 γ-氢原子到羰基氧原子上或碳-碳双键中远端碳原子上的裂解,反应通过六元环状过渡态进行。该裂解的必备条件是存在 γ-氢原子、α-、β-和 γ-碳都不与其他双键相连。由于同时存在两个键的裂解所得的两个碎片均为小分子,两个碎片中有时一个带正电荷,有时两个都带正电荷。如图 4-11C 所示醛酮的裂解。

(4)RDA 裂解(retro Diels Alder cleavage):指环己单烯类化合物进行环内双键的双 β-裂解生成乙烯和丁二烯或其取代物的裂解。生成的两个碎片有时一个带正电荷,有时两个都可带正电荷。如图 4-11D 所示环己烯的裂解。

上述裂解方式普遍存在于有机质谱中,反映了不同特征结构产生的不同裂解。当一个有机分子可以发生两个以上特征裂解时,其裂解的强弱顺序大致为:

苄基裂解 > α-裂解 > 麦氏重排裂解,RDA 裂解 > 烯丙裂解

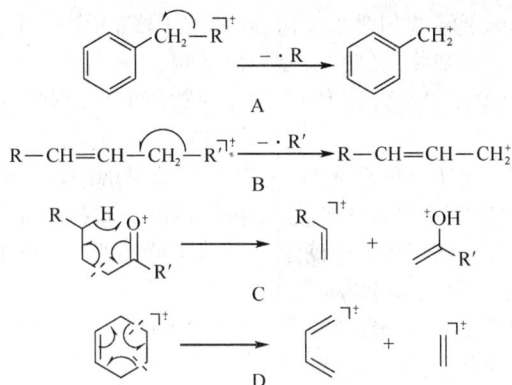

图 4-11　有机质谱中的特征裂解方式

A. 苄基裂解；B. 烯丙裂解；C. 麦氏重排裂解；D. RDA 裂解

除上述主要的特征裂解方式外,还存在一些裂解较弱的特征性裂解方式,统称为次级特征裂解方式(secondary characteristic fragmentation pattern),如环外裂解、多分支裂解、张力裂解和位阻裂解等。当分子中缺乏发生特征裂解方式的特征性结构时,次级特征裂解方式上升为主导裂解方式。

(三) 天然有机化合物的类型裂解方式

天然有机化合物通常按照骨架特征分为多种结构类型,结构类型的差别是引起不同裂解方式的本质因素。结构类型相同的天然有机化合物具有相同的裂解方式,通常将这种与结构类型密切相关的质谱裂解方式称为类型裂解方式。特征裂解方式是类型裂解方式的基础,类型裂解方式是特征裂解方式的具体体现。掌握了某类化合物的类型裂解方式即可应用于该类化合物的结构鉴定。本书后续各章所介绍的各种类型化合物的结构鉴定中所介绍的质谱裂解规律均为各类化合物的类型裂解方式,可随着学习的不断深入逐步体会和应用。

视窗:肉桂酸乙酯的 EI-MS 裂解

肉桂酸酯类化合物的类型裂解方式为 M-OR-CO-C_2H_2-C_2H_2,对肉桂酸乙酯的 EI-MS 谱图(图 4-5)中各碎片离子的裂解方式可推导如下:

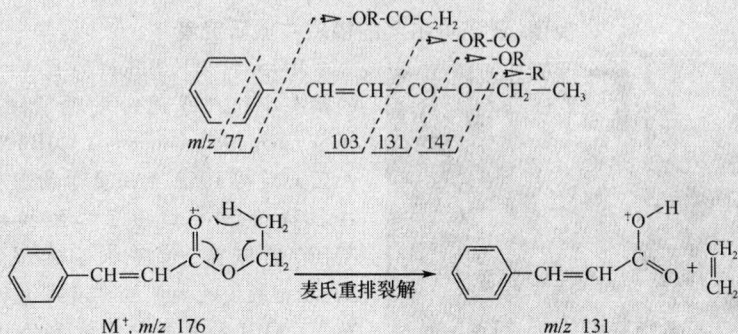

-OR-CO-C_2H_2
-OR-CO
-OR
-R

m/z 77　103 131 147

$-CH=CH-CO-O-CH_2-CH_3$

M^+, m/z 176　　麦氏重排裂解　　m/z 131

(四) 质谱结构解析要点

质谱结构解析主要采用 EI-MS 图谱所提供的质谱信息,必要时借助软电离质谱(FAB-MS、FD-MS、ESI-MS 等)和高分辨质谱的信息来推导未知物的结构。对于质谱的裂解要坚信和遵守质谱特征裂解方式,学会总结和应用类型裂解方式。质谱结构解析的要点如下:

(1) 确认谱图中各峰的质荷比值(m/z);找出分子离子峰,如果没有分子离子峰,可以使用软电离质谱获得准分子离子峰的数值。

（2）分析谱图中分子离子峰的相对丰度值、碎片离子峰的多少、系列峰簇之间的质量差等，结合已知的类型裂解规律对未知物的结构类型做出推测。

（3）分析同位素峰中 $(M+1)/M$ 及 $(M+2)/M$ 的数值大小，判断分子中是否含有 Si、S、Cl、Br 等元素。

（4）根据特征裂解方式找出特征离子峰，尤其是高质量端的离子峰，它们与分子离子的关系比较密切，不管是由简单裂解还是重排产生，都可以推测未知物的部分结构。

（5）必要时采用高分辨质谱（HRMS）确定分子离子峰的组成（分子式）及重要碎片离子峰的组成，这对推测未知物的结构或部分结构很有帮助。

（6）和低质量离子的关系：合理的中性碎片（小分子或自由基）的丢失。$M-3$ 到 $M-13$、$M-20$ 到 $M-25$ 之内不可能有峰。

（7）应用氮规则：当化合物不含氮或含偶数个氮时，其相对分子量为偶数；当化合物含奇数个氮时，其相对分子量为奇数。

（8）被测物若有标准质谱图，可以通过与标准质谱图比较推断结构。如结构类型已知，可通过类型裂解规律和与其类似物的质谱图相比较推导其结构。对于分子量较大或结构比较复杂的未知物，应该和 IR、NMR 等谱图进行综合分析，才能准确地鉴定出其化学结构。

第3节　核磁共振谱

在静磁场中，具有磁矩的原子核（如 ^1H，^{13}C 等）存在着不同的能级，若使用某一特定频率的电磁波照射样品，并使电磁波的频率 υ 满足公式：$\upsilon = \gamma B_0/2\pi$（$B_0$ 为静磁场强度，γ 为磁旋比），此时，原子核便发生能级的跃迁而获得共振信号，此现象称为核磁共振（nuclear magnetic resonance），相应的技术称为核磁共振谱（NMR spectroscopy，NMR）。在天然化合物分子结构测定中，氢和碳核磁共振（^1H-NMR 和 ^{13}C-NMR）是两种最重要的工具，能提供分子中有关氢及碳原子的类型、数目、相互间的连接方式、周围化学环境乃至空间排列方式等结构信息。近年随着超导脉冲傅里叶变换核磁共振仪的普及，各种二维核磁共振技术发展迅速并日趋完善，大大加快了分子结构鉴定的速度和效率。对于相对分子量在 1000 以下的化合物，常常仅需几个毫克甚至零点几个毫克就能通过 NMR 测定确定其分子结构。因此，对天然药物化学成分的结构鉴定而言，NMR 谱的作用极其重要。

视窗：获诺贝尔奖的核磁共振研究者

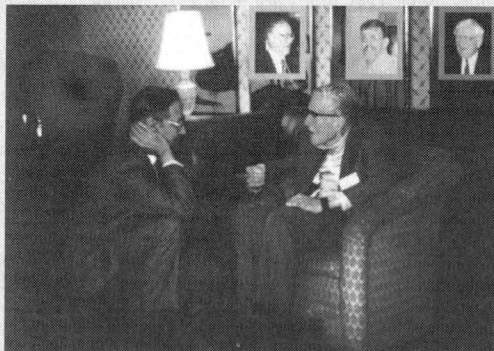

R. Ernst（左）E. M. Purcell（右）

（引自 Blümich B. 2005. Essential NMR for Scientists and Engineers，Berlin：Springer，7.）

1945 年以 F. Block 和 E. M. Purcell 为首的两个小组几乎同时发现了核磁共振（nuclear magnetic resonance，NMR）现象，他们二人因此获得 1952 年诺贝尔物理奖。J. Jeener 在 1971 年首次提出了二维核磁共振（2D-NMR）的概念，但并未引起足够的重视。R. Ernst 教授的大量且卓有成效的研究，对推动 2D-NMR 的发展起了重要的作用，再加上他对脉冲－傅里叶变换核磁共振的贡献，于 1991 年荣获诺贝尔化学奖。2D-NMR 的出现，进一步拓展了 NMR 的结构解析功能。至今，已有 15 位科学家由于对 NMR 技术做出贡献而获得诺贝尔奖。NMR 已成为有机化合物结构鉴定及化学动力学研究等领域的核心方法，在有机化学、生物化学、药物化学、物理化学、无机化学及多种工业部门中得到广泛应用。

一、氢核磁共振谱(^{1}H-NMR)

^{1}H 的天然丰度比在氢同位素中最大，NMR 信号灵敏度高，因此，^{1}H-NMR 测定简便，应用最为广泛。^{1}H-NMR 谱可以提供的重要结构信息参数主要包括质子的化学位移(δ)、偶合常数(J)和质子数目。图 4-12 给出了(E)-3-甲基-1-(4-甲氧苯基)-1-丁烯[(E)-3-Methyl-1-(4-methoxy-phenyl)-1-butene]的氢核磁共振谱及可获得的相关分子结构信息。

1. 化学位移(chemical shift,δ)　^{1}H 核因周围化学环境不同，其外围电子云密度及绕核旋转产生的磁屏蔽效应(shielding effect)不同，不同类型的 ^{1}H 核共振信号出现在不同的频率区域，据此可以识别。由于屏蔽常数很小，不同化学环境中氢核的共振频率相差很少，习惯上采用核共振频率的相对差值来表示化学位移，符号为 δ。化学位移是核磁共振谱的定性参数，通常以 TMS(tetramethylsilane)或氘代溶剂的残基作为化学位移的基准。

影响氢谱化学位移的因素主要有取代基电负性、相连碳原子的 s-p 杂化程度、环状共轭体系的环电流效应、相邻键的磁各向异性、相邻基团电偶极、范德华力和氢键以及溶剂等方面。常见质子信号化学位移数据与范围约在 0 ~ 12 之间。

2. 峰面积　^{1}H-NMR 谱上积分面积与分子中的总质子数相对应，分析图谱时，只要通过比较共振峰的面积，就可判断氢核的相对数目；当化合物分子式已知时，就可以求出每个吸收峰所代表氢核的绝对个数。如果氢谱中给出的氢质子的信号少于化合物分子式中氢的个数，说明分子是对称的或含有活泼氢存在。

> **视窗:核磁共振中的几个基本概念**
>
> 磁的各向异性效应(anisotropic effect):由于成键电子云不是球形对称，使其在化学键周围不同方向上产生的诱导磁场引起的屏蔽效应不同的现象叫做磁的各向异性效应。化学等价(chemical equivalence):指分子中两个相同原子处于相同化学环境。磁等价(magnetic equivalence):指两个核在化学等价的前提下，对任意另一核的偶合常数相同。偕偶(geminal coupling):也称同碳偶合，指同一碳原子上的氢核间的自旋偶合;邻偶(vicinal coupling):指位于相邻碳原子上的氢核间的自选偶合;远程偶合(long-range coupling):指间隔三根以上化学键的偶合。
>
> Kaplus 公式[邻偶($J_邻$)与二面角(ϕ)的关系]:$J_邻(Hz) = 4.2 - 0.5\cos\phi + 4.5\cos2\phi$

3. 峰的裂分与偶合常数(coupling constant,J,Hz)　已知磁不等同的两个或两组氢核，在一定距离内因相互自旋偶合干扰而使信号发生裂分，称为自旋-自旋裂分。由于这种裂分现象产生了磁共振信号的多重性，不裂分的信号为单峰(singlet,s)，裂分的信号可分为二重峰(doublet,d)、三重峰(triplet,t)、四重峰(quartet,q)等。这些都说明每组内峰的间隔是相同的，即只有一个偶合常数 J。由 n 个不同偶合常数组成的多重峰，则以 n 个多重峰表示，如，2 个二重峰(double doublet,dd)、2 个三重峰(double triplet,dt)，更为复杂的多重峰组可表示为多重峰(multiplet,m)。

在低级偶合系统中，某一质子受临近的 n 个干扰核作用，裂分的峰数为 $n + 1$。裂分峰间的距离为偶合常数，用于表示相互干扰的强度。偶合常数不受静磁场强度影响，其大小仅与相隔化学键的种类和数目有关。通常在 J 的左上方标以两核相隔的化学键的数目，如 ^{1}H—^{13}C—^{1}H 中两个质子之间的偶合常数标为 ^3J。因为自旋偶合是通过成键的电子来传递的，所以偶合常数随着化学键数目的增加而迅速下降。一般相互偶合的两个或两组 ^{1}H 核信号其偶合常数相等。所以测量并比较裂分间的距离对于判断 ^{1}H 核间是否相关非常有用。通常超过 3 个单键的偶合可忽略，但在共轭体系中，由于电子流动性较大，即使超过三键的间隔仍可发生偶合，但作用较弱。图 4-12 所示化合物结构中涉及的烯丙基及芳环上质子间的偶合常数参见视窗，其 ^{1}H-NMR 数据分析结果如下:

^{1}H-NMR(200MHz,CDCl$_3$)δ 7.27(dd,$J = 8.8, 2.0$Hz,2H$_n$)，6.82(dd,$J = 8.8, 2.0$Hz,2H$_m$)，6.29(d,$J = 16.0$Hz,H$_b$)，6.04(dd,$J = 16.0, 6.4$Hz,H$_a$)，3.78(s,CH$_3$O-)，2.43(m,$J = 6.4$，

$6.8Hz, H_x$), $1.08(d, J = 6.8Hz, 2CH_3-)$ 。

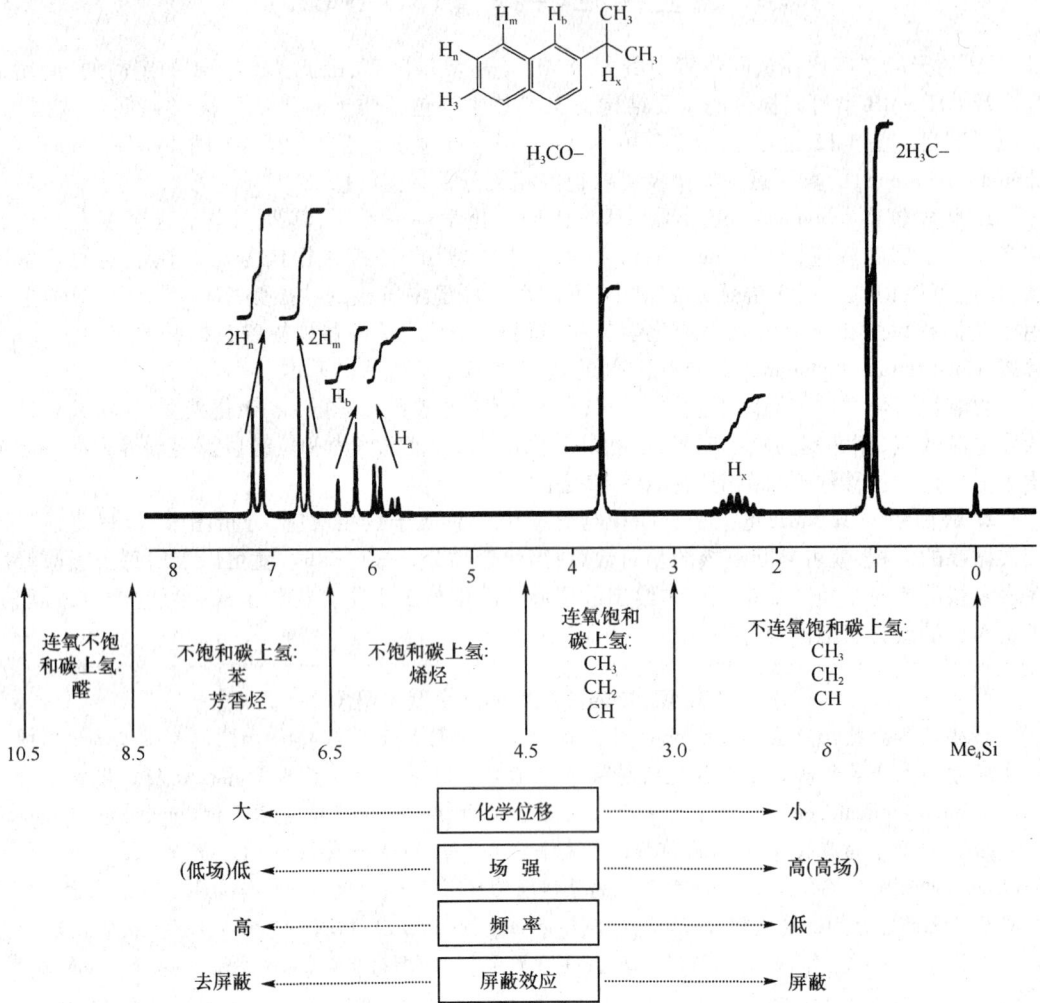

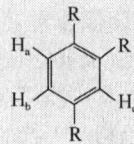

图 4-12   (E)-3-甲基-1-(4-甲氧苯基)-1-丁烯的氢核磁共振谱

视窗:烯丙基及芳环上质子间的偶合常数

$J_{ab}($ 反,trans$) = 14 \sim 16Hz$

$J_{ac}($ 顺,cis$) = 8 \sim 11Hz$

$J_{ax} = 6 \sim 7Hz$

$J_{bx}($ 顺$) = 0 \sim 1.5Hz$

$J_{cx}($ 反$) = 1.6 \sim 2.0Hz$

$J_{bc} = 0 \sim 3Hz$

$J_{ab}($ 邻,ortho$) = 6 \sim 10Hz$

$J_{bc}($ 间,meta$) = 1 \sim 3Hz$

$J_{ac}($ 对,para$) = 0 \sim 1Hz$

4. 复杂氢谱的简化 氢谱中受到多重偶合影响的^{1}H信号比较复杂,常需采用一些特殊的技术把复杂重叠的谱线简化以明确质子间的偶合关系。目前,常采用同核去偶技术(homodecoupling)或采用大型超导仪器进行测度,简化图谱,以利分析。同核去偶技术通过选择照射偶合系统中某个(组)(单照射)或某几个(组)(双重照射或多重照射)质子并使之饱和,从而消除或部分消除相邻^{1}H核的偶合影响,以利简化图谱,帮助识别。

此外,在氢谱测定中还有许多特殊方法用来获取结构信息,如加重水交换以判断分子中有无活泼质子、改变测试溶剂或加镧系试剂以测定溶剂位移或试剂位移、改变测试温度以判断有无氢键缔合或相对构型、构象的变化等。这些方法对决定有机化合物的结构都有重要意义,有关内容可参阅相关专著。

5. 核Overhauser效应 若对分子中空间位置相距较近(<0.5nm)的两个氢核之一选择性地照射并使其饱和时,则另一核的信号强度增加的现象被称为核的Overhauser效应(nuclear Overhauser effect,NOE)。采用一维方式,需选定某峰组的频率进行照射并记录此时的谱图,然后将照射前后的谱图进行差减而得出NOE差谱。在差谱中,只有信号强度增加(正NOE信号)或减小(负NOE信号)的信号被保留,根据这些信号即可判断相关质子在空间上的相互接近程度。两核空间距离相近即有发生NOE的充分条件,NOE值的大小与氢核间距离的6次方成反比,和它们相隔的化学键的数目无关,因此NOE效应主要用于确定某些基团在分子中的位置、分子片段间的连接、分子的构型和优势构象。

β-紫罗兰酮(β-ionone)存在于紫罗兰等多种植物中,是一种及其重要的香料,也是合成维生素A的原料,其结构示于图4-13(a)。β-紫罗兰酮的NOE差谱(图4-14)表明:①当照射1位甲基时,NOE差谱显示H-2、H-8和H-7信号分别增强了5.5%、9.8%和12.9%;H-7的NOE增强大于H-8,表明分子内C5=C6和C7=C8两个双键的平面是接近于相互垂直的,C6—C7键是扭转的。②当照射5位甲基时,NOE差谱显示H-4、H-7和H-8都有增强且H-8的NOE增强大于H-7。③当照射10位酰甲基上的氢时,NOE差谱显示H-7和H-8分别增强8.7%和5.2%,H-7的NOE增强大于H-8表明分子中羰基主要以图4-13(b)所示优势构象存在。另外,在六元环的6位是季碳原子,无法简单地通过邻位氢间的偶合判断侧链连接位置。由于H-7显示与1位甲基和5位甲基的NOE相关,据此可以推测侧链连于环的6位。这是借助于空间上的NOE效应进行的结构片段间的连接,当分子结构中缺乏通过键的连接信息时显得尤为重要。

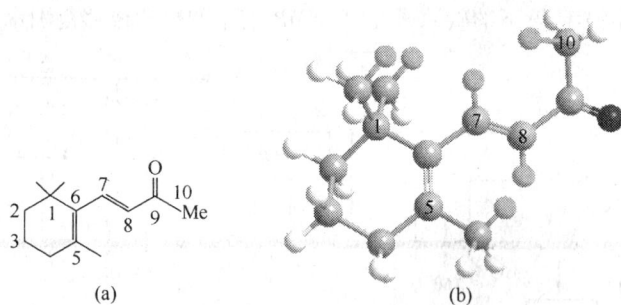

图4-13 β-紫罗兰酮的化学结构(a)及其优势构象(b)

二、碳核磁共振谱(^{13}C-NMR)

核磁共振碳谱的发展相对于氢谱约晚20年,原因是其灵敏度太低。NMR测定的灵敏度与核的磁旋比(r)的3次方成正比,^{13}C的磁旋比仅约为^{1}H的1/4,且碳核的天然丰度也仅为氢核的1/100,因而^{13}C-NMR测定的灵敏度只有^{1}H-NMR的1/6000,致使^{13}C-NMR长期以来不能投入实际应用。随着脉冲-傅里叶变换核磁共振波谱仪(pulse FT-NMR)的问世,^{13}C-NMR才迅猛发展起来。

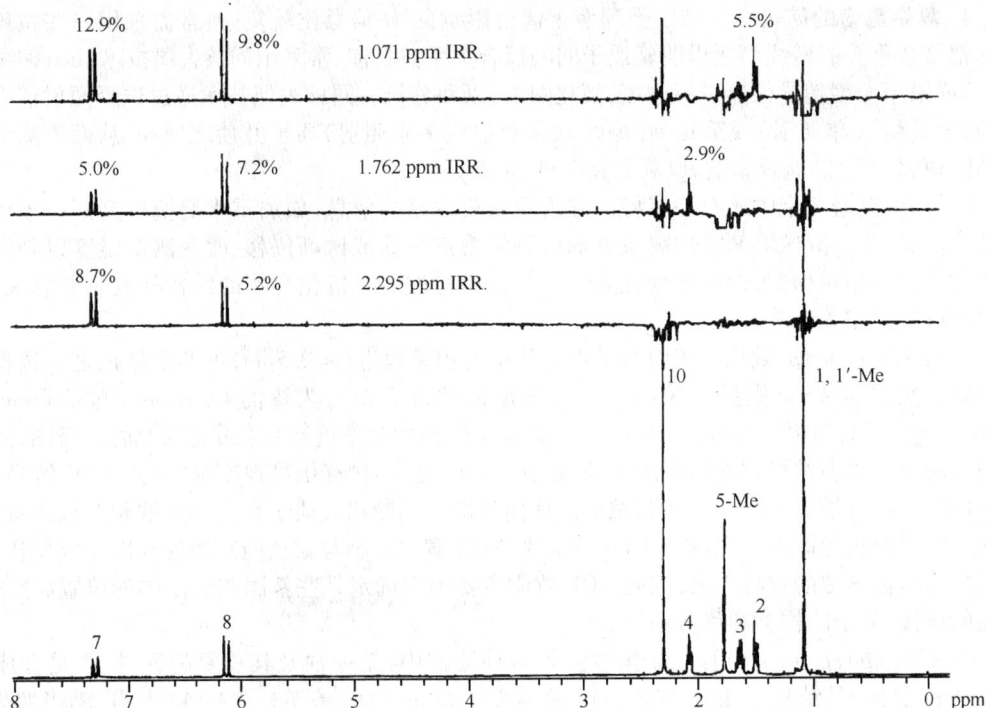

图 4-14 β-紫罗兰酮的 NOE 差谱(360MHz, CDCl$_3$)

相对氢谱而言,碳谱有如下优点:①碳原子构成有机化合物的骨架,掌握有关碳原子的信息在有机物结构鉴定中具有重要意义。②常见有机化合物氢谱的化学位移值很少超过 10,而其碳谱的变化范围则可超过 200,即化合物结构上的细微变化可望在碳谱上得到反映。③碳谱有多种多重共振方法,较之氢谱信息丰富、结论清楚。④碳原子的弛豫时间较长,能被准确测定,由此可帮助对碳原子进行指认,从而有助于推断结构。

1. 化学位移 ^{13}C-NMR 谱可提供碳核的化学位移,异核偶合常数(J_{CH})及弛豫时间(T_1)等结构信息,其中化学位移(δ_c)使用最多。^{13}C-NMR 谱的化学位移范围为 0～250,信号之间重叠很少,易于识别。各种化学环境下的碳原子在 ^{13}C-NMR 谱中的化学位移范围示于图 4-15。

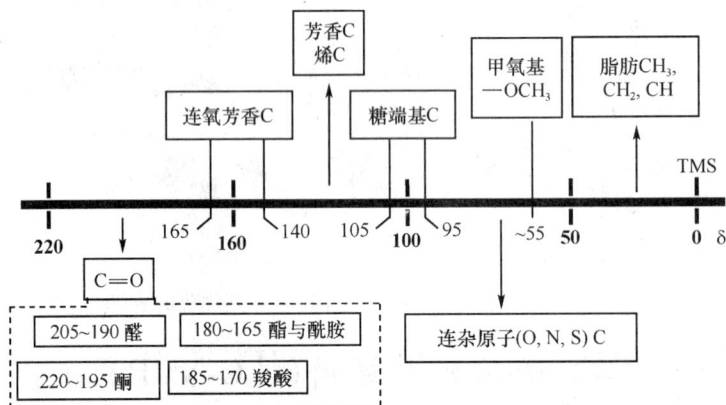

图 4-15 ^{13}C-NMR 谱中不同类型碳原子的化学位移范围

^{13}C 谱化学位移的主要影响因素包括:C 的杂化状态;诱导效应;空间效应;芳环等电性基团的各向异性效应等。当 ^{13}C 核周围的化学环境或磁环境发生改变时,如取代基的引入或衍

生化等则该^{13}C 信号即可能发生位移,此即为取代基位移(substitution shift)。位移的方向(高场或低场)及幅度由化合物的类型和取代基的种类决定,现已积累出一定的位移经验规律。常见的有苯的取代基位移、羟基的苷化位移(glycosidation shift)和酰化位移(acylation shift)等,它们均可直接应用于结构研究并具有重要意义。本书后面章节中将就具体化合物类型分别进行介绍。

影响^{13}C 化学位移的因素主要有:

(1)碳的杂化方式:sp^3(δ10~100) < sp(δ70~130) < sp^2(δ100~200)。

(2)碳核的电子云密度:电子云密度增大,化学位移向高场移动。取代基的诱导效应及取代基的数目决定对碳核电子云密度的影响程度,诱导效应随相隔键的数目增加而减弱。

(3)共轭效应:通过影响 π 键体系中电子的分布对碳的化学位移产生影响。如 α,β-不饱和羰基化合物中,β 碳与 α 碳相比通常处于较低场。

(4)γ-效应:指相隔两个化学键的碳因相连取代基的空间排斥作用而使其上电子密度增加,从而使其化学位移向高场移动的现象,也叫1,3-效应。

如顺式 2-丁烯中两个甲基的化学位移值比反式 2-丁烯约小 5 个单位。

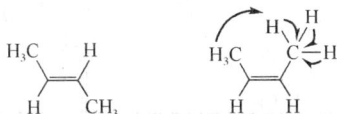

此外,还存在其他一些影响因素,可根据需要参阅相关文献。

2. ^{13}C 的信号裂分 ^{13}C 和 ^{1}H 核在间隔一定键数范围内可通过自旋偶合干扰,使对方信号产生裂分。在 ^{1}H-NMR 谱中,由于 ^{13}C 核的自然丰度很小,使得它对 ^{1}H 核的偶合干扰极小,表现为微弱的“卫星峰”形式而隐于噪声之中并可忽略不计;通常只须关注于 ^{1}H 间的同核偶合影响。在 ^{13}C-NMR 谱中,两个 ^{13}C 相连的概率只有 0.1%,故 ^{13}C 核间的同核偶合影响一般可以不予考虑;而 ^{1}H 核的偶合影响(异核偶合)非常突出。因 ^{1}H 核对 ^{13}C 核的自旋偶合干扰产生的信号裂分数目仍然遵守 $n+1$ 规律,以直接相连的 ^{1}H 核为例,^{13}C 信号将分别表现为 s(C)、d(CH)、t(CH$_2$)、q(CH$_3$),$^1J_{CH}$ 约为 120~250Hz。此外,还可能同时存在二键($^2J_{CH}$)及三键($^3J_{CH}$)远程偶合的影响,使 ^{13}C 信号进一步裂分成更复杂的图形。但 $^2J_{CH}$、$^3J_{CH}$ 甚小,仅为 $^1J_{CH}$ 的 1/10,通常表现为具有复杂细微结构的 $^1J_{CH}$ 偶合裂分峰。这种能够完全体现碳氢偶合裂分的碳谱称为质子非去偶谱(proton non-decoupling spectrum)。

为了完全消除 ^{1}H 偶合的影响,采用宽频电磁辐射照射所有 ^{1}H 核并使之饱和后测定的 ^{13}C-NMR 谱称为质子噪声去偶谱(proton noise decoupling spectrum),或称全氢去偶(proton complete decoupling, COM)或质子宽带去偶(broad band decoupling, BBD)。在分子中无对称因素和不含 F、P 等元素时,每个碳原子出现一个单峰,互不重叠。所以宽带去偶碳谱具有信号分离度好、强度高的优点,常用于确定分子中不等价碳的数目,以及测定各碳的化学位移值。不利之处是它不能区别伯、仲、叔碳,且因照射 ^{1}H 后产生 NOE 现象,使连有 ^{1}H 的 ^{13}C 信号强度增加,而不连 ^{1}H 的季碳信号表现为较弱峰。

图 4-16 所示为 β-紫罗兰酮的 ^{13}C-NMR 谱。在质子非去偶谱中氢与其所连接碳间的偶合裂分比较明确,如 C-7,C-8 各裂分成双峰,C-2 受其直接相连的两个氢的偶合影响($^1J_{CH}$)裂分成三重峰,又因 H-3($^2J_{CH}$)H-4($^3J_{CH}$)及 CH$_3$-1($^3J_{CH}$)的远程偶合影响,使其裂分很复杂,在三重峰的基础上表现出复杂的细微结构。各信号的指认可通过 2D-NMR 获得。

除上述两种碳谱外,无畸变极化转移技术(distortionless enhancement by polarization transfer, DEPT)也已成为 ^{13}C-NMR 谱的一种常规测定方法。在 DEPT 法中,通过改变照射 ^{1}H 的脉冲宽度(θ)或不同的弛豫时间(Delay time, 2D$_3$),使不同类型的 C 信号在谱图上呈单峰并分别呈现正向峰或倒置峰,故灵敏度高,信号之间很少重叠。

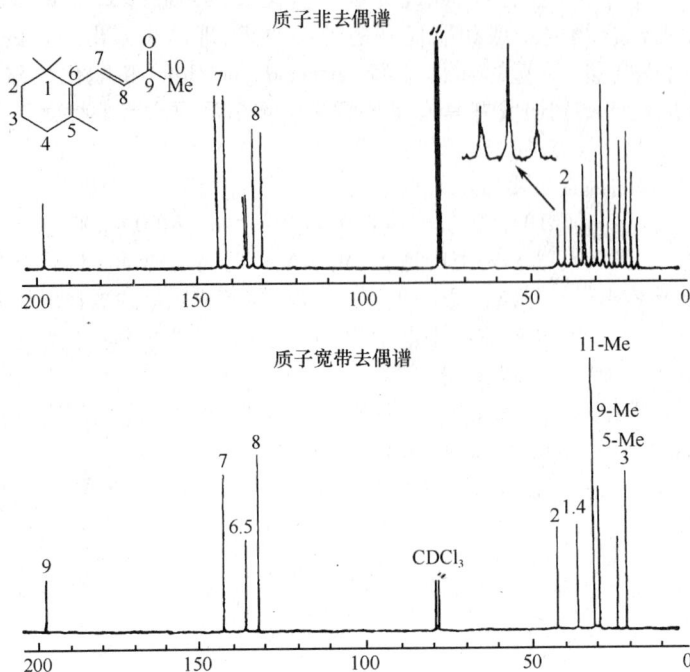

图 4-16 β-紫罗兰酮的 ^{13}C-NMR 谱图(62.5MHz,CDCl$_3$)

图 4-17 是 β-紫罗兰酮的 DEPT 谱图。通过改变脉冲宽度分别为 45°、90°、135°,得到在 3 种情况下的 DEPT 谱图,其中的季碳信号全部消失。

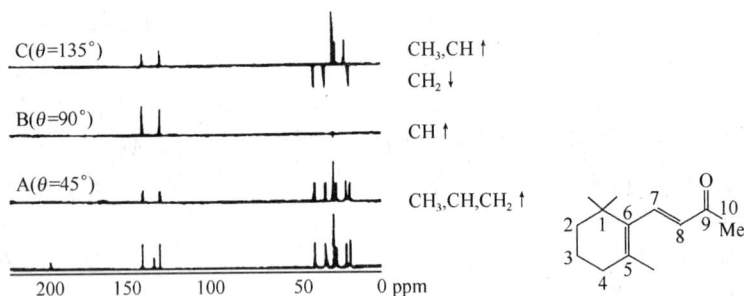

图 4-17 β-紫罗兰酮 DEPT 谱

三、二维核磁共振谱(2D-NMR 谱)

前面介绍的 ^{1}H 和 ^{13}C-NMR 谱均以频率为横坐标,信号强度为纵坐标,这种采用一种频率表示的 NMR 谱称为一维 NMR(one dimentional NMR,1D-NMR)。二维核磁共振(two dimentional NMR,2D-NMR)是从 20 世纪 80 年代逐步发展起来的核磁共振技术。它是利用两种频率表示的 NMR 谱,即将化学位移-化学位移或化学位移-偶合常数对核磁信号作二维平面展开绘制而成的图谱。在 1D-NMR 谱中,当信号过于复杂、信号间交叠严重或存在多重偶合时,信号归属和图谱解析常常非常困难。2D-NMR 技术的应用能够很好解决这类问题,通过相关峰的追踪直接证明存在的相关结构,这对于复杂化合物的结构鉴定不可或缺。天然药物结构研究中最常用的 2D-NMR 技术包括 ^{1}H,^{1}H-COSY 谱、HMQC 谱、HMBC 谱和 NOESY 谱等。

1. ¹H,¹H-COSY 谱（氢-氢化学位移相关谱） ¹H,¹H-COSY 谱是同一个偶合体系中质子之间的偶合相关谱,可以应用于确定质子的化学位移以及质子之间的偶合关系和连接顺序。图谱的横轴和纵轴均为该化合物的¹H-NMR 谱,两张氢谱中同一个¹H 核的信号相交于对角线,焦点称为对角峰(diagonal peak)。¹H,¹H-COSY 谱多以等高线图表示,相互偶合的两个或两组¹H 核信号将在对角线两侧的交差点上呈对称性出现相关峰(cross peak,或 correlation peak)。以乙酸丁酯(n-butyl acetate)为例,其¹H,¹H-COSY 谱(图4-18)表明了 H-3 ~ H-6 4 个氢之间的相互偶合关系及连接顺序。

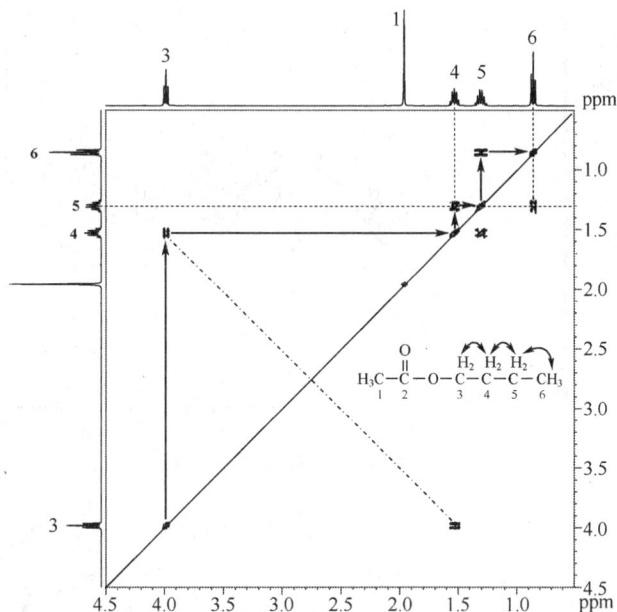

图 4-18 乙酸丁酯的¹H,¹H-COSY 谱

2. HMQC 谱 HMQC 谱是异核多量子相关谱(heteronuclear multiple quantum coherence, HMQC),可以应用于确定直接相连的¹H 核和¹³C 核间的偶合关系($^1J_{CH}$)。在 HMQC 谱中,横轴为¹H 的化学位移,纵轴为¹³C 的化学位移。直接相连的¹H 和¹³C 将在其相应的化学位移交点处出现相关信号。通常,自相关信号出发,分别画出两轴的平行线即可直接归属相连的¹H 和¹³C 信号。例如,在化合物乙酸丁酯的 HMQC 谱(图4-19)中,可容易找出与各氢相连的碳以确定碳氢的归属。

3. HMBC 谱 HMBC 谱是异核多键相关谱(heteronuclear multiple bond correlation,HMBC),它把与¹H 核存在远程偶合的¹³C 核关联起来。在 HMBC 谱中,横轴为¹H 的化学位移,纵轴为¹³C 的化学位移,存在相隔2 键或3 键等远程偶合(即$^2J_{CH}$或$^3J_{CH}$)的¹H 和¹³C 将在其相应的化学位移交点处出现相关信号。分析 HMBC 谱可以获得有关碳链骨架的连接、季碳的结构及因杂原子存在而被切断的偶合系统之间的连接信息,目前广泛应用于复杂天然化合物的结构研究。例如在乙酸丁酯的 HMBC 谱(图4-20)中可见 H-3 与 C-2、C-4 和 C-5 的相关峰,其中,H-3 与 C-2 的相关证实因被杂原子氧切断的偶合系统之间的连接位置,H-1 与 C-3 间存在的非常弱的4 键远程偶合($^4J_{CH}$)进一步证实了这一点。直接相连的¹H 和¹³C 在谱图中常给出两个对称的相关信号,如图4-20 中虚线椭圆框中所示,可用于与远程偶合相区分。

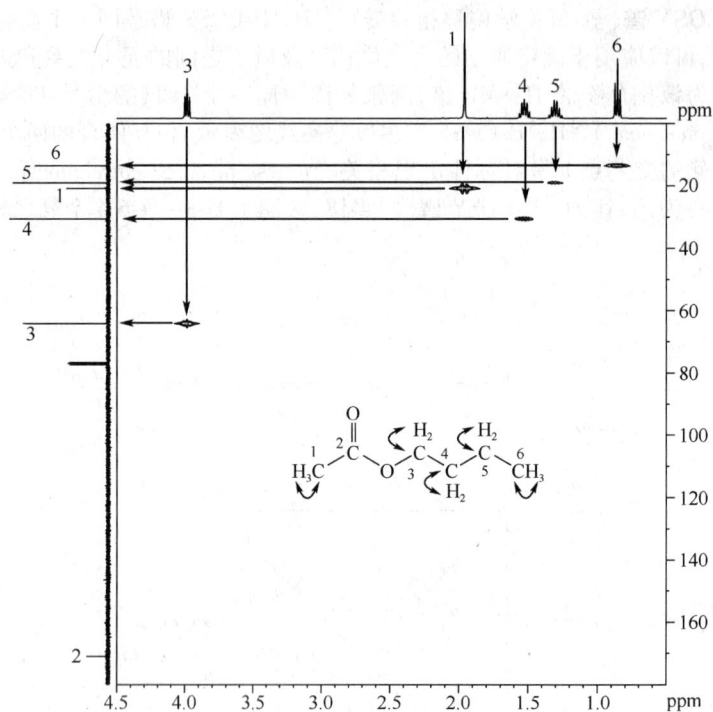

图 4-19　乙酸丁酯的 HMQC 谱

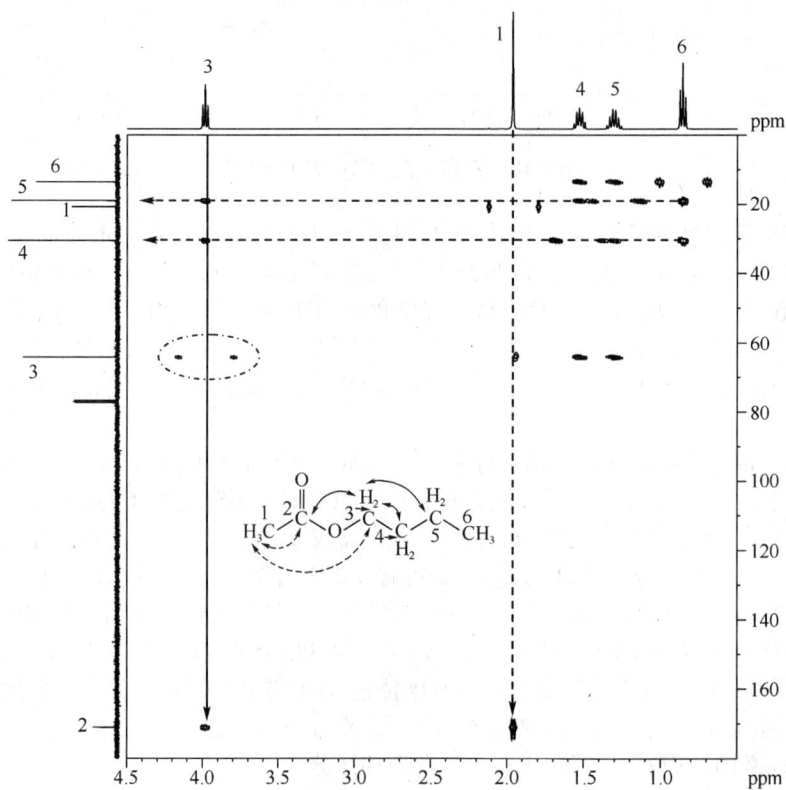

图 4-20　乙酸丁酯的 HMBC 谱

4. NOESY 谱　NOESY 谱是为了在二维平面上观测 NOE 效应而发展起来的一种 2D-NMR 技术。谱图形式与 ^{1}H，^{1}H-COSY 谱相似，对角线上有同一个 ^{1}H 的对角峰，对角线两侧显示相关峰。NOESY 谱中的相关峰表示不同的 ^{1}H 核由于空间上相互接近而产生的相互作用，这与一维的 NOE 差谱意义相同。NOESY 谱能提供有关分子立体化学和溶液构象方面的重要信息，是研究分子构型、构象和动态变化的重要工具。图 4-21 是紫罗兰酮 NOESY 谱的高场区局部放大图，表明 1 位甲基上的氢与 H-2 和 H-3 在空间上接近，产生了 NOE 效应；5 位甲基上氢与 H-4 间存在 NOE 效应，这些数据为确定取代基的位置和相关立体化学提供了依据。

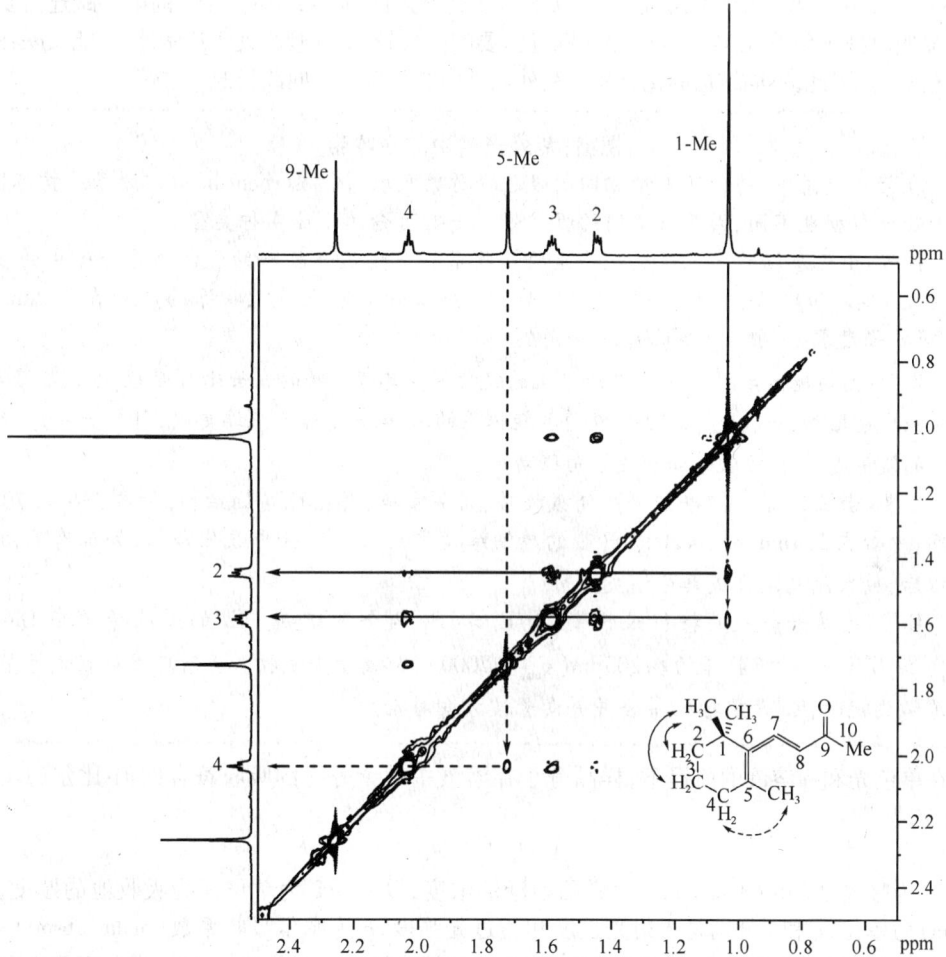

图 4-21　紫罗兰酮的 NOESY 谱（高场部分）

第4节　紫外-可见吸收光谱和红外光谱

一、紫外光谱

分子吸收波长范围在 200～400nm 区间的电磁波产生的吸收光谱称为紫外吸收光谱(ultraviolet absorption spectra, UV)，简称紫外光谱。紫外光谱的常用表示方法包括光谱图法和文字法两种。前者为光谱仪扫描记录的连续曲线，以波长(λ)为横坐标，单位为 nm，以吸收强度为纵坐标,多用吸光度(A)、摩尔吸收系数(ε)或 lgε 表示;后者多用于文章,通常采用最大吸收波长(λ_{max})和最大摩尔吸收系数(ε_{max})或吸光度(A)表示,同时表明使用的溶剂。第 9 章案例 9-3 中化合物芦丁(rutin)的 UV 吸收光谱可用文字表述为 UV λ_{max}^{MeOH} nm:259, 266 sh, 299 sh, 359;或 UV(MeOH)λ_{max}(log ε)nm。

紫外光谱的产生与分子的电子跃迁有关,由 C、H、O、N、P 等元素组成的有机化合物,其外层电子有成键的 σ、π 价电子和未成键的 n 电子以及相应的 σ、π 和 n 分子轨道。当外界提供相应的能量时,电子将会从低能级的轨道跃迁到高能级的轨道上,即发生 $\sigma \to \sigma^*$、$\pi \to \pi^*$、$n \to \sigma^*$ 和 $n \to \pi^*$ 等 4 种类型的跃迁。这 4 种类型的电子跃迁所需的能量大小顺序是 $\sigma \to \sigma^* > \pi \to \pi^* > n \to \sigma^* > n \to \pi^*$。$\sigma \to \sigma^*$ 跃迁所需能量最大,其吸收处于远紫外区,$\pi \to \pi^*$ 和 $n \to \sigma^*$ 的电子跃迁需要中等能量,其吸收处于紫外区,而 $n \to \pi^*$ 电子跃迁需要的能量较低,其吸收处于近紫外区,能反映在紫外吸收光谱上。因此,不同结构的化合物在紫外光谱中能呈现出不同波长的吸收带。

视窗:紫外光谱中的吸收带

在紫外光谱中,将跃迁类型相同的吸收峰称为吸收带(absorbent band),分子结构不同,电子跃迁类型也不同,因而有不同的吸收带。一般可分为下述 4 种类型。

R 带:由化合物的 $n \to \pi^*$ 跃迁产生的吸收带。产生该吸收峰的发色团是分子中的 $p - \pi$ 共轭体系,如羰基、—NO、—N =N— 等。该吸收带的特点是吸收峰的波长在 270nm 以上,吸收强度弱,一般 $\varepsilon_{max} > 100$。

K 带:由共轭体系的 $\pi \to \pi^*$ 跃迁产生的吸收带。其吸收峰的波长比 R 带短,跃迁概率大,吸收强度也增加,一般 $\varepsilon_{max} > 10^4$。随着共轭体系的增加,π 电子云束缚更小,引起 $\pi \to \pi^*$ 跃迁所需的能量更小,K 吸收带向长波方向移动。

B 带:由苯的 $\pi \to \pi^*$ 跃迁产生的吸收带,为一宽峰,并出现精细结构,约在 230~270nm 之间,中心在 254nm,$\varepsilon_{max} \approx 204$。B 带的精细结构常用来辨别芳香族化合物,如苯有基团取代以后,精细结构消失或部分消失。

E 带:也是芳香族的特征吸收带,由 E_1 和 E_2 两个带组成。E_1 的吸收峰约在 184nm($\varepsilon_{max} > 10^4$);E_2 的吸收峰约在 203nm($\varepsilon_{max} \approx 7000$),都属于强吸收。当苯环上存在发色基团与苯环共轭时,E_2 带常与 K 带合并并向长波方向移动。

在单色光和稀溶液的前提下,样品分子在溶液中对紫外光的吸收符合朗伯-比尔(Lambert-Beer)定律,即:

$$A = \lg I_0 / I = \varepsilon C l$$

式中:A 为吸光度(absorbance),C 为样品溶液的浓度,以 mol/L 为单位,l 为吸收池的厚度,以厘米(cm)为单位,I_0 和 I 分别是入射光强度和透过光强度,ε 为摩尔吸收系数(molar absorptivity),它与入射光的波长和样品的性质有关,是物质的特性参数。ε 值在 $10^1 \sim 10^6$ 之间,通常以最大吸收波长(λ_{max})处的摩尔吸收系数(ε_{max})为依据来表示峰的强度,$\varepsilon_{max} > 10^4$ 为强吸收,$\varepsilon_{max} = 10^3 \sim 10^4$ 为较强吸收,$\varepsilon_{max} = 10^2 \sim 10^3$ 为较弱吸收,$\varepsilon_{max} < 10^2$ 为弱吸收。在实际工作中还常采用百分吸光系数 $E_{1cm}^{1\%}$ 表示吸收强度,即溶液浓度为 1%(g/ml)、液层厚度为 1cm 时的吸光度值。我国 2010 版药典即采用此法。

视窗:紫外光谱中的基本术语

发色团(chromophore):指能吸收紫外光而产生电子跃迁的基团,如 C =C、C =O、C =N 等不饱和基团。助色团(auxochrome):指本身不显示紫外吸收但能使生色团的吸收峰向长波移动并使吸收强度增加的带杂原子的饱和基团,如—OH、—Cl、—NH$_2$ 等。

红移(bathochromic shift or red shift):指因取代基团和溶剂等的作用使吸收峰向长波方向的移动。蓝移(hypsochromic shift or blue shift):指因取代基团和溶剂等的作用使吸收峰向短波方向的移动。

减色效应(hypochromic effect):指使吸收峰的吸收强度减小的效应。增色效应(hyperchromic):指使吸收峰的吸收强度增加的效应。

末端吸收(end absorption):指在紫外光谱的短波长端,随着波长变短吸收强度增强,直至仪器测量极限而不显示峰形的吸收。常由含杂原子饱和有机物的紫外吸收引起。

溶剂效应(solvent effect):指由于溶剂的极性对化合物吸收波长和强度的影响。

肩峰(shoulder 或 inflection,sh):指吸收曲线下降或上升过程中出现的停顿或吸收稍有增加的现象,通常由主峰内藏有其他吸收峰引起。

应用紫外光谱解决天然化合物的结构问题,可以运用如下规律:

(1)在 200~400nm 区间无吸收峰,则分子中应无共轭双键系统,或是饱和有机化合物;在 200~220nm 有弱吸收,可能是一类含硫、氧、溴和碘等杂原子助色团的饱和碳氢化合物。

(2)在 210~250nm 区间有强吸收($\varepsilon \geq 10^4$),显示有 K 吸收带,可能存在两个双键的共轭体系(共轭二烯或 α、β 不饱和醛和酮)。

(3)在 250~300nm 区间有强吸收带,可能有 3~5 个不饱和共轭体系;若有中等强度吸收带($\varepsilon = 200~1000$)并显示出不同程度的精细结构,则可能有苯环或某些芳杂环存在。

(4)在 250~350nm 有弱或较弱吸收带,并且在 200nm 以上无其他吸收,可能存在带孤对电子的未共轭发色团,如 C=Ö、C=C—Ö—、 C=C—N̈ 等。

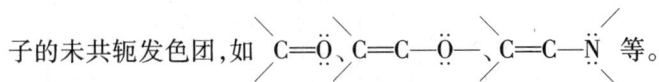

(5)在 300nm 以上有高强度吸收带,并有明显的精细结构,可能有稠环芳香烃、稠环芳杂烃及其衍生物。

(6)利用溶剂效应和介质 pH 对光谱变化的影响规律。若增加溶剂极性导致 K 带红移、R 带蓝移,且 ε_{max} 发生很大变化,可推断有互变异构体存在。若只有改变介质 pH 时光谱才有显著变化,则表示存在与共轭体系有关的可离子化基团。

具有复杂分子结构的有机化合物产生的紫外吸收带常不完全按照上述规律,但是掌握这些规律对于解析谱图很有帮助。

UV 光谱对于分子中含有共轭双键、不饱和羰基(醛、酮、酸、酯)结构的化合物以及芳香化合物结构鉴定而言是一种重要的手段,通常主要用于推断化合物的骨架类型。本书第 7 章所述香豆素类化合物和第 9 章所述黄酮类化合物,其 UV 光谱具有特征性,并且在加入诊断试剂后可因分子结构中取代基的类型、数目及排列方式不同而发生不同的改变,故 UV 光谱还可用于测定该类化合物的精细结构,对这类天然化合物的结构鉴定具有重要的应用价值。

二、红外光谱

红外光谱研究红外光与物质分子间的相互作用。红外光可分为 3 个区域:近红外区(12500~4000cm^{-1})、中红外区(4000~400cm^{-1})和远红外区(400~25cm^{-1})。大部分有机化合物分子中价键振动产生的红外吸收均处于中红外区域,测得的吸收图谱叫做红外光谱(infrared spectra, IR)。红外光谱常采用光谱图法或文字法两种表示方法。前者为红外光谱仪扫描记录的连续曲线,以波数(wavenumber,即波长的倒数)为横坐标(单位为 cm^{-1}),透光率(transmittance, T)为纵坐标;后者通常把主要吸收峰的波数写出来,并注明这些峰的归属和强度。图 4-22 给出了苯乙醛(phenylethanal)的红外光谱图,图中给出各红外吸收峰的频率、强度并标示出对应的振动类型;采用文字法可表述为:$IR\nu_{max}^{KBr}cm^{-1}$:3036(苯环ν_{C-H}),2810、2730(醛基ν_{C-H}),1740($\nu_{C=O}$),1604、1500、1442(苯环 $\nu_{C=C}$),1050(δ_{ipC-H}),760、720(δ_{opC-H});或写成 $IR(KBr)\nu_{max}\cdots cm^{-1}$。

视窗:产生红外吸收的分子振动

　　分子的振动可分为伸缩振动(stretching vibration,ν)和弯曲振动(bending vibration,δ)两大类。伸缩振动又分为对称伸缩(symmetric stretching,ν_s)和不对称伸缩(asymmetric stretching,ν_{as})两种;而弯曲振动又分为面内弯曲(in plane bending,δ_{ip})和面外弯曲(out of plane bending,δ_{op})两种。通常,上述振动按能量高低排列为:$\nu_{as}>\nu_s>\delta_{ip}>\delta_{op}$。红外光谱的绝对峰强采用摩尔吸光系数($\varepsilon^a$)表示,$\varepsilon^a>100$ 为很强峰(vs),$20\sim100$ 为强峰(s),$10\sim20$ 为中强峰(m),$\varepsilon^a<1$ 时为弱峰(vw)。红外光谱用于定性所指的峰强是每一峰的相对强度。

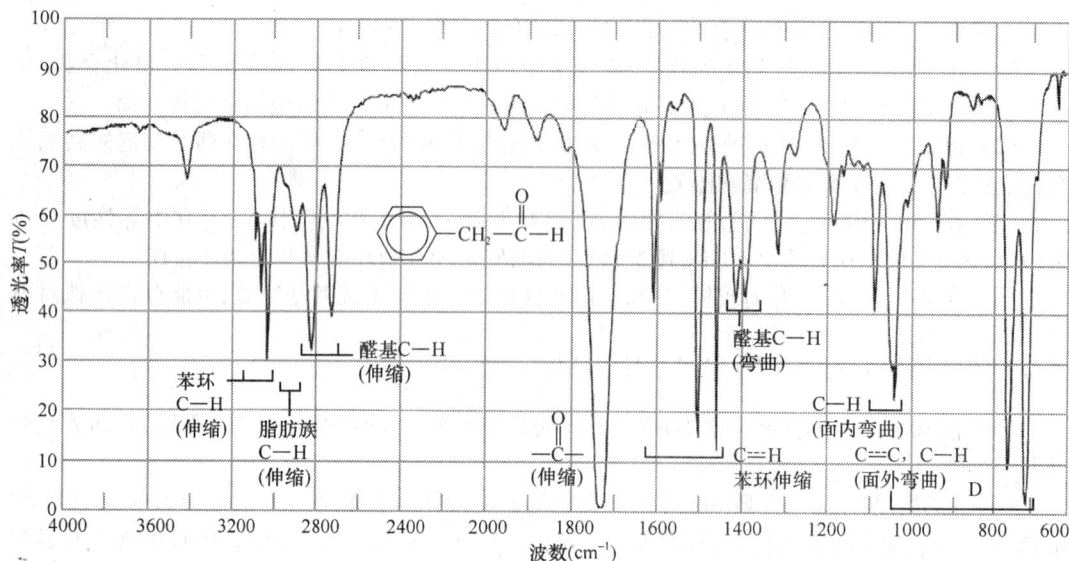

图4-22　苯乙醛的红外光谱图

视窗:红外光谱中的基本术语

　　特征谱带区:有机化合物分子的主要官能团多在红外光谱的 $4000\sim1300cm^{-1}$ 间产生吸收峰,由于这些吸收峰分布较稀疏且易于辨认,通常被称作特征峰,而该区域被称为特征谱带区。

　　指纹区(fingerprint region):红外光谱中波数在 $1300\sim650cm^{-1}$ 之间的低频区内出现的谱带特别密集,各个化合物在结构上存在的微小差别都能在这些吸收峰上反映出来,犹如人的指纹,故称指纹区,在核对和确认有机化合物时非常有用。

　　相关峰:分子中的任何基团都常存在数种振动形式,产生多个红外吸收峰,人们习惯上把这些相互依存且可以互相佐证的吸收峰称作相关峰。化合物分子中是否存在某种官能团,首先要观察谱图中有无该官能团的特征峰,同时也要观察它的相关峰,相关峰的存在是官能团存在与否的有力佐证。

　　为了方便对红外光谱的解析,通常将整个红外光谱划分为8个重要区段。详见表4-3。

　　在进行红外光谱图解析时,要了解各类型有机官能团的特征吸收频率,特别是要熟记几个重要官能团吸收频率的范围。首先察看8个重要区段的特征谱带区,找出可能存在的官能团,然后再查看指纹区。一个样品的红外光谱图中常出现许多吸收峰,有时多达几十个。一般只要

表4-3　红外光谱的8个重要区段

波数(cm^{-1})	键的振动类型
3750 ~ 3000	$\upsilon_{OH},\upsilon_{NH}$
3300 ~ 3000	υ_{CH}(—C≡C—H, C=C $\underset{H}{\overset{H}{\diagup\quad\diagup}}$, Ar—H)(极少数可到2900)
3000 ~ 2700	υ_{CH}(—CH$_3$, CH$_2$, —C—H, $\underset{H}{C=O}$)
2400 ~ 2100	$\upsilon_{C≡C},\upsilon_{C≡N},\upsilon_{-C≡C-C≡C-}$
1900 ~ 1650	$\upsilon_{C=O}$(酸,醛,酮,酰胺,酯,酸酐)
1680 ~ 1500	$\upsilon_{C=C}$(脂肪族及芳香族),$\upsilon_{C=N}$
1475 ~ 1300	δ_{C-H}(面内)
1000 ~ 650	$\delta_{C=C-H,Ar-H}$(面外)

辨别出谱图中的几个或十几个特征峰,即可鉴定出样品的化学结构,不需要对每个峰加以解释。光谱图的解析可以分成两种方式。第一种是按照光谱图中吸收峰强弱的顺序解释,即首先查看特征谱带区的第一强峰,找出该基团的主要相关峰以确定其归属,再依次解析其他强峰;然后,按相同顺序查看指纹区的各强峰及其相关峰,对有关官能团加以验证,这样就可以初步推测该化合物的类型。第二种是按照官能团的顺序来解析,即依照 C=O、O—H、C—O、C=C、C=N 等几个主要官能团的先后,使用肯定与否定的方法,查看光谱图中这些官能团的特征峰是否存在以获得该化合物粗略的分子结构,然后再查看指纹区给予验证。

采用红外光谱法测定结构时,化合物用量只需 5~10μg。对于可能是已知物的鉴定,一般通过光谱图中吸收峰的位置、强度和峰形与已知化合物的标准红外光谱图相比较,可以判断被测定的化合物是否与已知化合物的结构相同。如果被测物结构基本已知,可能某一局部构型不同,在指纹区就会有差别。红外光谱对未知结构化合物的鉴定,主要用于官能团的确认、芳环取代类型的判断等。

第 5 节　旋光光谱和圆二色谱

旋光光谱(optical rotatory dispersion, ORD)和圆二色谱(circular dichroism, CD)是分别于20世纪 50 年代和 60 年代发展起来的物理分析方法,都是利用电磁波和手性化合物相互作用的信息,研究化合物的立体结构及相关问题。本节将对相关基本内容作简要介绍。

一、旋光性和圆二色性

当平面偏振光通过手性分子时,偏振面即发生旋转,则称该物质具有"旋光性"。偏振面所旋转的角度被称为旋光度(rotation),可用旋转检偏镜进行测定。从观察者的角度看,当检偏镜顺时针旋转时,称样品为右旋(+)物质,逆时针旋转时为左旋(-)物质。旋光度测定原理示于图4-23 中。旋光度受被测样品的浓度和旋光管长度影响,通常计算比旋光度(specific rotation),即

$$[\alpha] = (\alpha/C \cdot l)$$

式中,α 为实际观察到的旋光度,C 为溶质的浓度(1g/ml),l 为旋光管长度(dm)。当测定温度、

测定波长(通常为钠光的 D 线,≈589.3nm)和测定溶剂固定的前提下,比旋光度仅决定于物质的结构,是物质的特性参数。文献中比旋光度的常用表述方法举例如:$[\alpha]_D^{25} + 13.2 (c1.86,$ MeOH)。

平面偏振光(即线偏振光)可以看成是以相同传播速度(频率和振幅完全相同)前进的左、右两个圆偏振光的矢量和(图 4-24)。

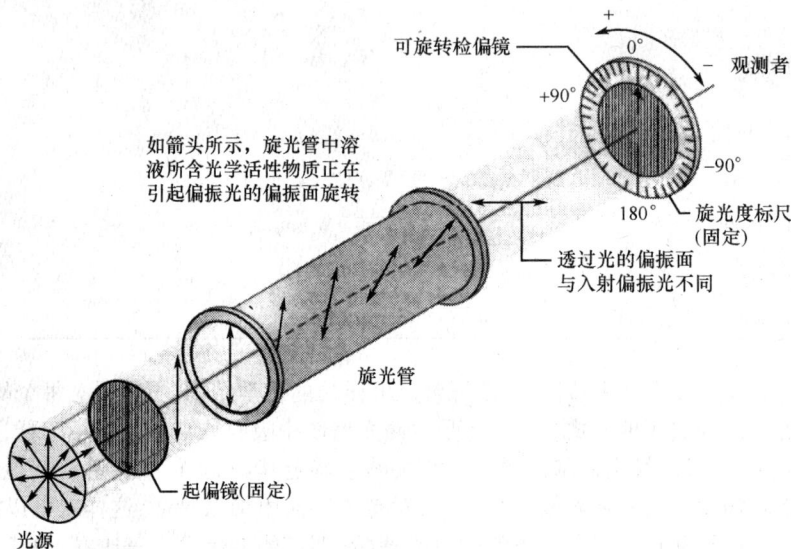

图 4-23   旋光度测定示意图

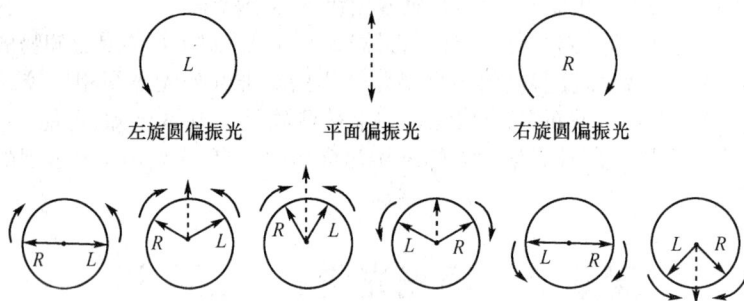

图 4-24   平面偏振光与圆偏振光的关系

圆偏振光在手性介质中传播时有两个特点:其一,左、右旋圆偏振光在手性介质中传播速度不等,导致透射出的平面偏振光与入射光成一定角度,表现出旋光性(图 4-25);其二,手性介质对两种圆偏振光的吸收强度不同,由它们叠合成的透射光,不再是一个平面偏振光,而是一个右旋或左旋的椭圆偏振光。手性物质与圆偏光作用的这种性质称圆二色性。

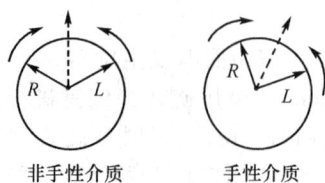

图 4-25   圆偏振光在介质中的传播

二、旋光光谱(ORD)

采用不同波长(200~760nm)的平面偏振光来测量化合物的旋光性,并以波长 λ 对比旋光度 $[\alpha]$ 或摩尔旋光度 $[\varphi]$ 作图所得曲线即为旋光光谱(ORD)。其中 $[\varphi]=[\alpha]\times M/100$, M 是分子量,除以 100 是人为指定,以防 $[\varphi]$ 值过大。

当化合物无发色团时,旋光度为正值的化合物,ORD 谱线随波长变长呈单调下降;而旋光度为负值的化合物则呈单调上升且两者均趋近零,但不与零线相交,没有峰和谷。这类 ORD 谱线称为正常的或平坦的旋光谱线,前者为正性谱线,后者为负性谱线,如图 4-26 所示。这种曲线的产生是由于手性分子的紫外吸收在仪器测量范围之外,所见的是末端吸收拖延下来的背景。

分子中存在一个简单发色团(如羰基)的 ORD 曲线在紫外光谱 λ_{max} 处越过零点进入另

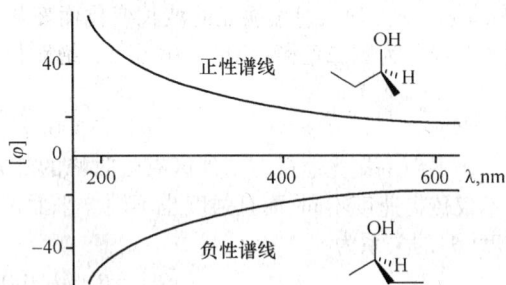

图 4-26 (+)和(-)-2-丁醇产生的平坦旋光谱线

一相区,形成的由一个峰和一个谷组成的 ORD 谱线,称为简单康顿效应(Cotton effect)谱线。当波长由长波向短波变化时,ORD 谱由峰向谷变化称为正的 Cotton 效应;由谷向峰变化则称为负的 Cotton 效应。ORD 曲线与零线交点处的波长称为 λ_K,谷与峰间的高度称为振幅。

从樟树(*Cinnamomum camphora*)挥发油中获得的天然樟脑(camphor)为(+)-樟脑,可能存在两种绝对构型,最初被人为指定为图 4-27 所示的 A 构型,后来有人却确定它为 B 构型。根据著名的饱和环酮八区律规则,A 构型应产生正的 Cotton 效应,而 B 构型则应为负的 Cotton 效应。实验测定(+)-樟脑的 ORD 和 CD 谱(图 4-28)都呈正的 Cotton 效应,故其构型应确定为 A 构型,即 A 构型为(+)-樟脑,B 构型为(-)-樟脑。

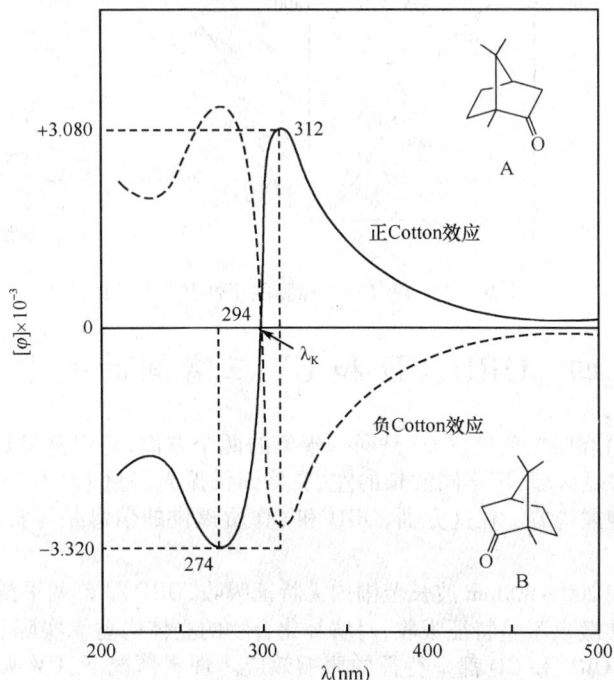

图 4-27 (+)和(-)-樟脑的 ORD 谱

分子中若存在两个以上不同的发色团,其 ORD 谱中出现两个或更多个峰或谷,称为复杂 Cotton 效应谱线。

三、圆二色谱(CD)

手性分子对组成平面偏振光的左、右旋圆偏振光的摩尔吸光系数不同,即 $\varepsilon_L \neq \varepsilon_R$,两者之差 $(\Delta\varepsilon = \varepsilon_L - \varepsilon_R)$ 随入射偏振光的波长变化而变化。以 $\Delta\varepsilon$ 或有关量为纵坐标,以波长为横坐标得到的曲线称为圆二色谱(CD)。由于 $\Delta\varepsilon$ 绝对值很小,常用摩尔椭圆度 $[\theta]$ 来代替,两者间的关系为

$$[\theta] = 3300\Delta\varepsilon = 3300(\varepsilon_L - \varepsilon_R)$$

当平面偏振光通过在紫外区有吸收峰的旋光性介质时,它所包含的左旋和右旋圆偏振光分量不仅传播速度不同,而且强度也不同。平面偏振光从试样中透射出来时的椭圆度 θ 与摩尔椭圆度 $[\theta]$ 的关系为

$$[\theta] = \theta \cdot M/100 \cdot l \cdot c = 3300\Delta\varepsilon$$

因为 $\Delta\varepsilon$ 可为正值或负值,圆二色谱(CD)也有正性谱线(向上)和负性谱线(向下)之分,图 4-28 给出了 (+)和(-)-樟脑的正性和负性 CD 谱。

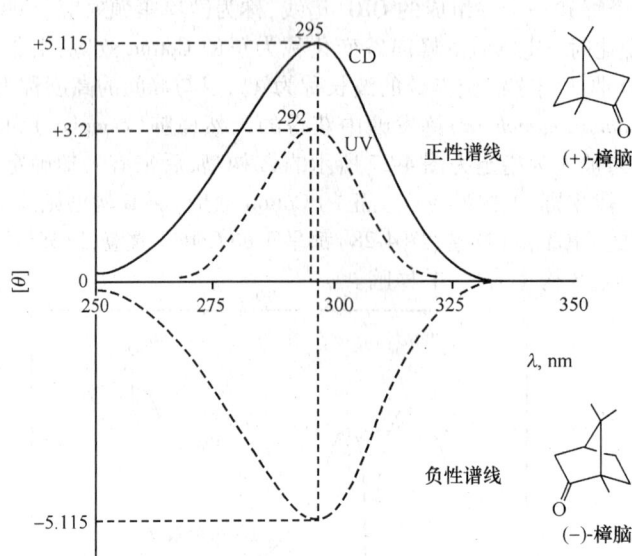

图 4-28　(+)和(-)-樟脑的正性和负性 CD 谱

四、ORD、CD 和 UV 三者间的关系

旋光光谱(ORD)和圆二色谱(CD)是同一现象的两个方面,它们都是偏振光与手性物质作用产生的。在紫外可见区域,用不同波长的左、右旋圆偏振光测量 CD 和 ORD 的主要目的是研究有机化合物的构型或构象。在这方面,ORD 和 CD 所提供的信息是等价的,实际上它们互相之间有固定的关系。

如果待测样品在 200 ~ 800nm 波长范围内无特征吸收,ORD 呈单调平滑曲线,此时 CD 近于水平直线($\Delta\varepsilon$ 变化甚微),不呈特征吸收,对解释化合物的立体构型无实际意义。若在此波长范围内有特征吸收,则 ORD 和 CD 都呈特征的康顿效应。理想情况下,UV 吸收峰 λ_{max}、CD 的 $\Delta\varepsilon$ 绝对值最大值(呈峰或谷)及 ORD 的 λ_K 三者应重合,但实际上这三者很接近,不一定重合(如图 4-29 所示)。

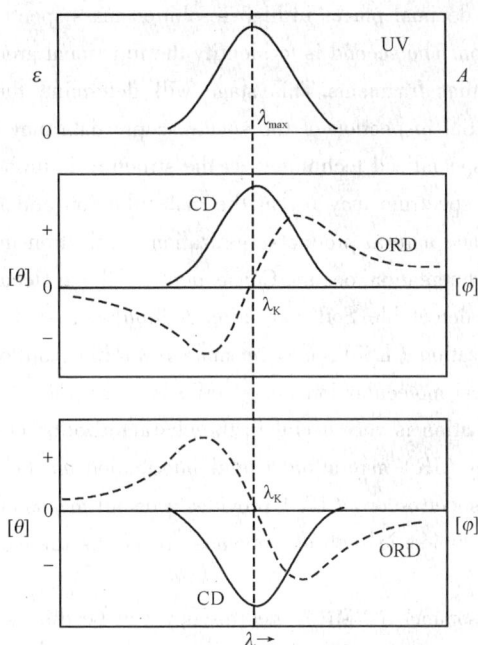

图 4-29　ORD、CD 和 UV 三者间的关系

当 ORD 呈正性康顿效应时,相应的 CD 也呈正性康顿效应,物质是右旋;当 ORD 呈负性康顿效应时,相应的 CD 也呈负性康顿效应,物质是左旋。所以,ORD 和 CD 二者都可以用于测定有特征吸收的手性化合物的绝对构型,得出的结论是一致的。CD 谱比较简单明确,容易解析。ORD 谱比较复杂,但它能提供更多的立体结构信息。对于有多个紫外吸收峰的化合物,就会有多个连续变化的 CD 峰和相应的 ORD 谱线。

五、ORD 和 CD 在立体化学研究中的应用

ORD 和 CD 谱都是与化合物的光学活性有关的光谱,它们在提供手性分子的绝对构型、优势构象和反应历程的信息方面,具有其他任何光谱不能代替的独到优越性。为此需找出不同类型手性分子的构型和构象与谱线形状和 Cotton 效应间的关系,若能掌握这种关系及其变化规律,即可将其应用于确定相应类型化合物的立体结构。对于那些尚未找到其结构与谱线间确切规律的化合物,通常只能采用将其与立体结构相似或相反的已知化合物进行比较,来推断未知物的立体结构。在已获得的经验规律中,饱和环酮的八区律(octant rule)最为成熟,对于饱和环酮,尤其是环己酮、甾酮以及通过简单的化学沟通能够转换成上述类型化合物的立体化学研究具有重要意义。有关 ORD、CD 谱的详细介绍可参阅相关专著。

英文小结　Summary

The structure of a molecule determines its physical properties, reactivity, and biological activity. But how are molecular structures determined? One way is through the use of spectroscopic methods. Although there are other approaches to determining the structure of a molecule, such as confirmation by independent synthesis or correlation with known materials, spectroscopic tools are usually most expedient.

The first stage in the structure determination is to establish the purity and to characterize the compound in terms of its elemental composition, empirical and molecular formulae. The mass of a molecular ion measured to four or more decimal places in high-resolution mass spectrum (HRMS) corresponds to a unique elemental composition. The second is to identify the functional groups that are present and possibly some significant molecular fragments. This stage will determine the course of the subsequent detailed investigation. The initial inspection of the spectroscopic data may be followed later by a more intensive study, often using specialized techniques as the structure is probed more deeply.

The low-resolution mass spectrum may reveal the molecular ion and hence the relative molecular mass of the compound. For some natural products, ionization by electron impact (EI) is too vigorous a process and considerable fragmentation occurs. Consequently, the molecular ion is of relatively low abundance and may not be detectable. Soft ionization techniques, such as fast atom bombardment (FAB) and electrospray ionization (ESI), may be more rewarding, although the ion of highest mass that is obtained may be a quasi-molecular ion (e. g. $[M+H]^+$ or $[M+Na]^+$).

The fragmentation information is very useful in the characterization of a compound.

The infrared spectroscopy (IR) may afford useful information on the presence of particular functional groups. The ultraviolet spectroscopy (UV) provides a useful means of detecting conjugated unsaturated chromophores within a molecule such as polyenes, α,β-unsaturated ketones and aromatic compounds.

The nuclear magnetic resonance (NMR) spectroscopy can be the most rewarding of the spectroscopic techniques in terms of structure elucidation. In proton NMR (^{1}H-NMR) spectrum it is worth remembering that the chemical shift provides information on the chemical environment of the proton, the multiplicity of a signal on the relationship with neighboring protons and the integral gives the relative number of protons contributing to a signal. Two sets of carbon-13 NMR (^{13}C-NMR) are usually applied. The first is the proton noise decoupled spectrum in which all the C—H couplings are removed. The second is the DEPT (distortionless enhanced polatization transfer) spectrum which gives the number of hydrogens attached to each carbon. The various proton-carbon connectivities may be confirmed in later stages of the structure elucidation by using two-dimensional spectra (2D-NMR). If there is sufficient material available, a number of simple derivatives may be prepared. The changes in the spectra which accompany these reactions may then provide further structural information. Optical rotatory dispersion (ORD) and circular dichroism (CD) play an important role in establishing the absolute stereochemistry of medicinal natural products.

Although the information from each of the spectroscopic methods may be discussed separately, the structural conclusions drawn from the various methods must be mutually consistent. Thus the identification of a conjugated system from the UV spectrum must be sustained by the identification of the corresponding sp^2 carbon resonances in the ^{13}C-NMR spectrum. The identification of a carbonyl group in the IR spectrum also has implications in the ^{13}C-NMR spectrum.

It is worth remembering that the majority of spectroscopic correlations were obtained empirically by examining the spectra of compounds, including many natural products of known structure. For a detailed discussion of spectroscopic methods in medicinal chemistry of natural products, the reader is referred to one of the standard textbooks on the topic.

参 考 文 献

丛浦珠,李笋玉. 2003. 天然有机质谱学. 北京:中国医药科技出版社
丛浦珠,苏克曼. 2000. 分析化学手册. 第二版. 第九分册. 北京:化学工业出版社
黄量,于德泉. 2000. 紫外光谱在有机化学中的应用. 上册. 北京:科学出版社
李英. 2007. 青蒿素研究. 上海:上海科学技术出版社

宁永成.2000. 有机化合物结构鉴定与有机波谱学. 第 2 版. 北京:科学出版社

吴继洲,孔令义.2008. 天然药物化学. 北京:中国医药科技出版社

吴立军.2007. 天然药物化学. 第五版. 北京:人民卫生出版社

谢忱.1997. 细梗香草化学成分的研究. 北京:中国协和医科大学研究生院

杨世林,杨学东,刘江云.2009. 天然产物化学研究. 北京:科学出版社

姚新生.2004. 有机化合物波谱解析. 北京:中国医药科技出版社

姚新生. 陈英杰.1991. 超导核磁共振波谱分析. 北京:中国医药科技出版社

Clayden J, Greeves N, Warren S, et al. 2001. Organic chemistry. Oxford, New York, 272

Dass C. 2007. Fundamentals of contemporary mass spectrometry. Hoboken, NJ:Wiley

Hanson JR. 2003. Natural Products:The secondary metabolites. Cambridge:RSC

Solomons TWG, Fryhle CB. 2002. Organic chemistry. 7th ed. New York:Wiley

进一步阅读文献书籍

1. 姚新生.2004. 有机化合物波谱解析. 北京:中国医药科技出版社

2. 徐任生.2006. 天然产物化学导论. 北京:科学出版社

3. Pretsch E, Bühlmann P, Affolter C. 荣国斌译.2002. 波谱数据表——有机化合物的结构解析. 上海:华东理工大学出版社

4. Hanson JR. 2003. Natural products:the secondary metabolites. Cambridge:RSC

思 考 题

1. 简述天然化合物结构研究的基本程序及相应的研究方法。

2. 当从天然原料中分离得到某有机化合物时,怎样检查其纯度?

3. 常用于确定天然有机化合物分子式的方法有哪些?

4. 讨论 EI-MS、FAB-MS 和 ESI-MS 在原理和应用上的特点。

5. 从 ^{1}H-NMR 谱图中能获得哪些用于结构鉴定的参数,这些参数反映化合物的哪些结构信息?

6. 常用的 ^{13}C-NMR 技术有哪些? 从中可以获得哪些结构信息?

7. 什么叫二维核磁共振技术? ^{1}H,^{1}H-COSY、HMQC、HMBC 和 NOESY 等二维波谱技术在结构研究中分别解决什么问题?

8. 红外光谱的特征区和指纹区是如何划分的? 我们从中可以分别获得什么结构信息?

9. 简述 UV、ORD 和 CD 的含义和三者间的关系,它们分别解决结构中的什么问题?

10. 从中药牡丹皮中分离得到一个无色针状结晶,元素分析确定含 C:65.01%,H:6.08%。EI-MS m/z(%):166(M^+, 42),151(100),108(8),43(8)。UV(MeOH)λ_{max}(log ε):291(4.01),274(4.17),316(3.84)nm。IR(KBr)ν_{max}:3300(br.),1680,1570cm^{-1}。^{1}H-NMR 信号在 δ_H2.45(3H,s),3.75(3H,s),6.41(1H,d,J=1.5Hz),6.50(1H,dd,J=8.0,1.5Hz),7.55(1H,d,J=8.0Hz)和 11.00(1H,br.)。当溶液与 ^{2}H$_2$O 混合振摇后,在 δ_H11.00 处的信号消失。在 NOE 差谱中,当照射信号 δ_H3.75 时,在 δ_H6.41 和 6.50 处的信号增强,而照射信号 δ_H2.45 时,在 δ_H7.55 处的信号增强。当采用苯肼处理时生成苯腙,而采用乙酰酰化时生成单乙酰化产物。该化合物易溶于氢氧化钠溶液,但不溶于碳酸钠溶液。请根据上述数据推导该化合物的结构。

中篇 各 论

第5章 糖和苷

学习目标

1. 掌握糖和苷的分类,了解糖和苷的物理性质
2. 掌握糖的化学性质。熟悉多糖的提取分离原理和方法
3. 掌握苷键的酸催化裂解、乙酰化裂解的反应机制及其应用
4. 熟悉苷键构型的确定方法和糖的波谱特征及单糖的鉴定

近年来,随着人们对糖及其衍生物的关注,糖化学研究得到飞速发展。由于糖类结构分析方法的进步,糖类化合物结构的多样性和复杂性被逐步阐明,它们具有的众多生物学功能也被人们所认识。现有的研究结果证明,糖类介导了许多重要的生物过程:如细胞和细胞间的信号传导、激素和细胞的识别以及病毒或细菌对宿主细胞的入侵等过程,皆与糖分子之间或糖与蛋白质分子之间的相互作用有关;细胞表面的寡聚糖控制着细胞黏合、受精作用、炎症反应、免疫反应和肿瘤转移等过程。糖及其衍生物在天然产物中分布广泛、活性多样,所以对多糖及其苷类化合物的研究意义重大。

视窗:糖类功能的发现

1963 年,从刀豆中提取得到一种称之为凝集素的糖蛋白,人们开始认识到糖类不仅仅作为能源物质,它们还参与生物体内许多重要的生物过程。寡糖和糖缀合物(如糖脂,糖蛋白等)通过氢键、配位键、范德华力以及疏水作用力进行细胞表面特征性识别,糖类分子中的羟基与蛋白质分子的氨基酸通过这些选择性和特征性的结合来完成分子识别过程。

第1节 糖和苷的分类

案例 5-1

淀粉属于多聚糖范畴,它由73% 以上的支链胶淀粉(amylopectin)和27% 以下的直链糖淀粉(amylose)组成。其中,糖淀粉为 $\alpha 1 \rightarrow 4$ 苷键连接的 D-葡聚糖,聚合度为300～350,溶于热水呈澄明溶液;胶淀粉也为 $\alpha 1 \rightarrow 4$ 苷键连接的 D-葡聚糖,但有 $\alpha 1 \rightarrow 6$ 苷键连接的、平均长25 个葡萄糖单位的支链,聚合度为3000 左右,溶于热水呈黏胶状。淀粉在制药工业中有何应用? 你知道哪些多聚糖具备生理活性可供药用?

一、糖 匀 体

糖匀体(homoside)是指均由糖组成的物质。根据能否水解和分子量的大小分为单糖(monosaccharide)、低聚糖(oligosaccharides)、多聚糖(polysaccharides)等。

(一) 单糖及其衍生物

1. 单糖 单糖是指不能被水解成更小分子的糖,它是糖的最基本组成单位,在水溶液中常以半缩醛(酮)的环状结构存在,即形成呋喃糖或吡喃糖。

自然界中的单糖,已发现的有200多种,从三碳糖至八碳糖都有,其中以五(戊)碳糖(pentose)和六(己)碳糖(hexose)最为常见。

(1) 五碳醛糖(aldopentose):如 *D*-木糖(*D*-xylose,XYL)(1)、*D*-核糖(*D*-ribose,RIB)(2)、*L*-阿拉伯糖(*L*-arabinose,ARA)(3)。

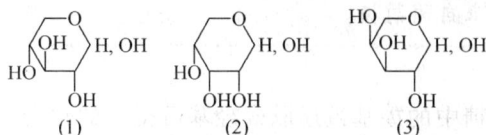
(1)　(2)　(3)

(2) 甲基五碳醛糖(methyl aldopentose):如 *D*-鸡纳糖(*D*-quinovose)(4)、*L*-鼠李糖(*L*-rhamnose,RHA)(5)、*L*-夫糖(*L*-fucose,FUC)(6)。

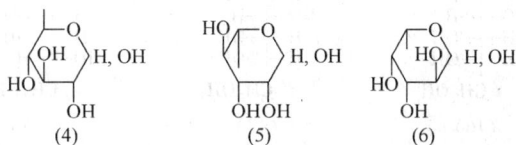
(4)　(5)　(6)

(3) 六碳醛糖(aldohexose):如 *D*-葡萄糖(*D*-glucose,GLC)(7)、*D*-甘露糖(*D*-mannose,MAN)(8)、*D*-半乳糖(*D*-galactose,GAL)(9)。

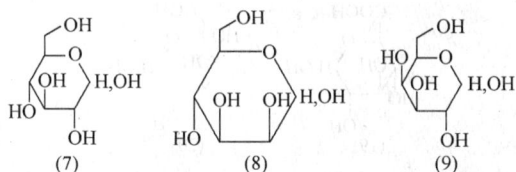
(7)　(8)　(9)

(4) 六碳酮糖(ketohexose):如 *D*-果糖(*D*-fructose,FRU)(10)、*L*-山梨糖(*L*-sorbose,SOR)(11)。

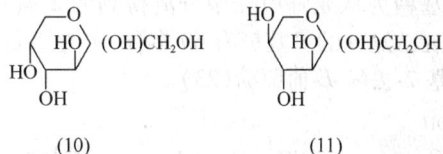
(10)　　　　(11)

(5) 七碳酮糖(ketoheptose):如 *D*-景天庚酮糖(*D*-sedoheptulose)(12)。

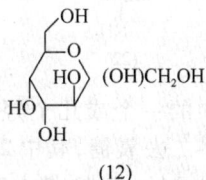
(12)

(6) 支碳链糖(branched carbon chains of sugar):如 *D*-芹糖(*D*-apiose)(13)、*D*-金缕梅糖(*D*-hamamelose)(14)、*L*-链霉糖(*L*-streptose)(15)。

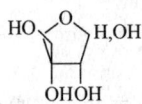 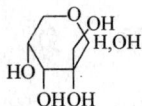

(13)　　　　　　(14)　　　　　　(15)

视窗:葡萄糖

　　葡萄糖又称右旋糖或血糖,是自然界中存在量最多的化合物之一。由于最初是从葡萄汁中分离出来的结晶,因此就得到了"葡萄糖"这个名称。葡萄糖以游离的形式存在于植物的浆汁中,尤其以水果和蜂蜜中的含量为多。葡萄糖的分子结构是19世纪德国化学家费歇尔测定的。葡萄糖分子中含有6个碳原子,是一种己糖;葡萄糖分子中又含有醛基(—CHO),具有还原性,因此是一种还原性的糖。葡萄糖是生命活动中不可缺少的物质,它在人体内能直接参与新陈代谢过程。在正常人的血液中,葡萄糖的含量可达0.08%～0.1%。葡萄糖在人体内能被氧化为二氧化碳和水,每克葡萄糖被氧化时,释放出17.1kJ热量,人和动物所需要能量的50%来自葡萄糖。

---

2. 单糖衍生物

（1）糖醇（alditol）:单糖中的羰基被还原成羟基后得到的化合物称为糖醇。如 *D*-甘露醇（*D*-mannitol）（16）、*D*-山梨醇（*D*-sorbitol）（17）、*L*-卫矛醇（*L*-dulcitol）（18）。

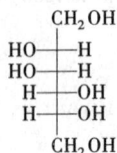 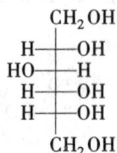 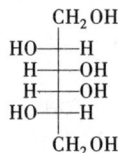

（16）　　　　　　（17）　　　　　　（18）

（2）糖醛酸（uronic acid）:单糖中的伯醇基被氧化成羧基后得到的化合物称为糖醛酸。如 *D*-葡萄糖醛酸（*D*-glucuronic acid）（19）、*D*-半乳糖醛酸（*D*-galacturonic acid）（20）。

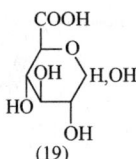 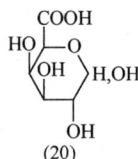

（19）　　　　　　（20）

（3）氨基糖（amino sugar）:单糖中的一个或几个羟基被氨基取代后得到的化合物称为氨基糖。自然界发现的第一个氨基糖为从龙虾甲壳中分离得到的2-氨基-2-去氧-*D*-葡萄糖（即氨基葡萄糖,glucosamine）（21）。现已发现的氨基糖有60多种,多为2-氨基-2-去氧醛糖,如2-氨基-2-去氧-*D*-半乳糖（22）、2-甲氨基-2-去氧-*L*-葡萄糖（23）。

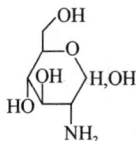 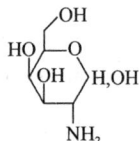 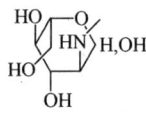

（21）　　　　　　（22）　　　　　　（23）

（4）去氧糖（deoxysugars）:单糖中的一个或几个羟基被氢原子取代后得到的化合物称为去氧糖。常见的是6-去氧糖和2,6-二去氧糖,其中2,6-二去氧糖仅存在于强心苷类化合物中,如 *D*-洋地黄毒糖（*D*-digitoxose）（24）、*D*-加拿大麻糖（*D*-cymarose）（25）、*L*-夹竹桃糖（*L*-oleandrose）（26）。

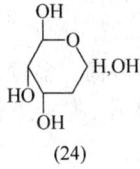

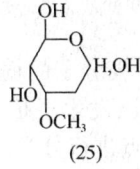

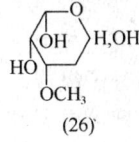

(24)　　　　　　　(25)　　　　　　　(26)

(二) 低聚糖

　　低聚糖是指完全水解后可生成 2 ~ 9 个单糖分子的糖,又称寡糖。例如二糖、三糖、四糖等。

　　二糖又称双糖,常见的有蔗糖(sucrose)(27)、槐糖(sophorose)(28)、麦芽糖(maltose)(29)、芸香糖(rutinose)(30)。

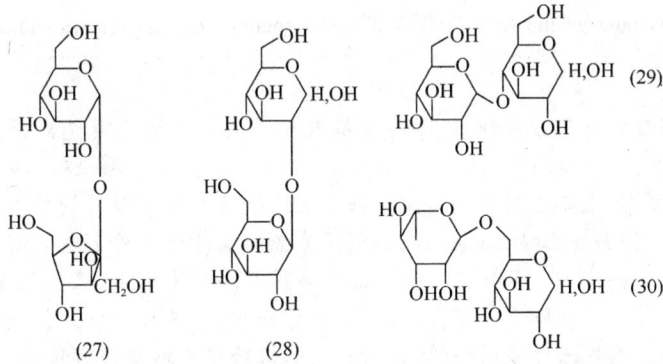

(27)　　　　　　　(28)

　　天然三糖大多是在蔗糖的基本结构上连接一个单糖而成。如棉子糖(raffinose)(31)。

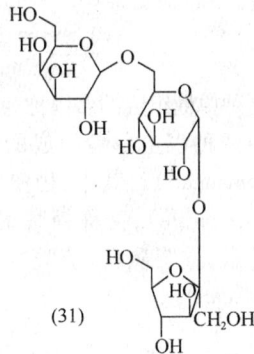

(31)

　　四糖多是在棉子糖的基本结构上延长而成。如水苏糖(stachyose)(32)。

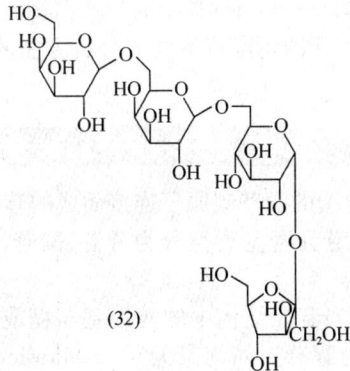

(32)

（三）多聚糖

多聚糖是指水解后可生成10个以上单糖分子的糖，又称多糖。多糖的分子量较大，一般由几百个甚至几万个单糖分子组成。其性质已发生了很大的变化，失去单糖和低聚糖的性质，一般无甜味和还原性。多糖可根据其不同特点进行分类。

1. 按在自然界的存在位置分类

（1）植物多糖：植物多糖来源于植物的根、茎、叶、皮、种子和花。如淀粉（starch）、纤维素（cellulose）、半纤维素（hemicellulose）、黏液质（mucilage）、果聚糖（fructan）、树胶（gum）。

（2）动物多糖：动物多糖来自动物结缔组织基质和细胞间质。如肝素（heparin）、透明质酸（hyaluronic acid）、硫酸软骨素（chondroitin sulfate）、甲壳素（chitin）、糖原（glycogen）。

（3）菌类多糖：菌类多糖包括细菌和真菌多糖，其中真菌多糖又包括霉菌和酵母多糖。如猪苓多糖（polyporus polysaccharide）、茯苓多糖（pachyman）、灵芝多糖（ganoderan）。

> **视窗：藻类多糖**
>
> 全世界的藻类约有3万多种，迄今为止被人们广泛利用的主要是红藻、绿藻和褐藻三大类，约100余种，对蓝藻的利用较少。海藻细胞间富含粘质多糖、醛酸多糖和含硫多糖，胞内也有，如螺旋藻，主要是葡萄糖和鼠李糖。从海藻来源中提取得到的多糖，大多含有硫酸根，其作为抗血栓药物已被大家公认，如褐藻多糖硫酸酯对血栓形成具有抑制作用，该作用可能与抑制血小板有关。虽然从海藻来源的多糖至今研究得不多，但已发现这些多糖除了具有免疫促进作用及抗肿瘤作用，还具有抗病毒作用，如从红藻中分得一种多糖，对治疗感冒具良好作用。国外治疗艾滋病的权威预言，从海藻中可以获得有价值的抗艾滋病的多糖药物。我国海藻资源丰富且类别很多，从中开发有价值的多糖前途很大，目前已有人从海藻中开发具有降胆固醇、降血脂的多糖保健品。

2. 按单糖的组成分类

（1）均多糖（homosaccharide）：由同种单糖组成的多糖称为均多糖。如葡聚糖（dextran）、果聚糖。

（2）杂多糖（heterosaccharide）：由两种以上单糖组成的多糖称为杂多糖。如葡萄甘露聚糖（glucomannan）、半乳甘露聚糖（galactomannan）。其中，由氨基己糖和糖醛酸组成重复单位的杂多糖称为酸性黏多糖（acid mucopolysaccharide），又称糖胺聚糖（glycosaminoglycan），因其分子中含许多羧基和硫酸基，故显酸性，如肝素、透明质酸、硫酸软骨素等。酸性黏多糖在生物体内常与蛋白质结合，称为蛋白聚糖（proteoglycan）。

二、苷　类

苷类（glycosides）又称糖杂体（heteroside）是指糖与非糖物质组成的化合物，一般指糖与苷元组成的苷。苷按不同的观点、从不同的角度有不同的分类方法。其中最常见的是按苷键原子的不同进行分类。

（一）按苷键原子的不同分为氧苷、氮苷、硫苷和碳苷

1. 氧苷　苷元通过氧原子与糖的端基碳原子连接而成的苷称为氧苷。氧苷是数量最多、最常见的苷类。氧苷按形成苷键的苷元羟基类型分为醇苷、酚苷、酯苷、氰苷和吲哚苷，其中醇苷和酚苷较多。

（1）醇苷（alcoholic glycoside）：苷元结构中的醇羟基与糖或糖的衍生物上的端基羟基脱去一分子水后缩合而成的氧苷称为醇苷。如红景天苷（salidroside）（33），蔷薇目景天科（Crassulaceae）红景天属（Rhodiola）植物的主要有效成分，分子式 $C_{14}H_{20}O_7$，相对分子量300，无色透明针

状结晶，熔点 158～160℃，溶于水、乙醇、正丁醇，微溶于丙酮、乙醚。在水溶液中，不能转化为链式，因此糖苷无变旋现象和还原性；在酸或酶的作用下，可水解为 1 分子的葡萄糖和 1 分子的苷元。具有抗肿瘤、抗病毒、抗疲劳、抗衰老、抗辐射、降血压、降血脂、降血糖、免疫调节、清除自由基、增强记忆、改善睡眠等多种药理作用。

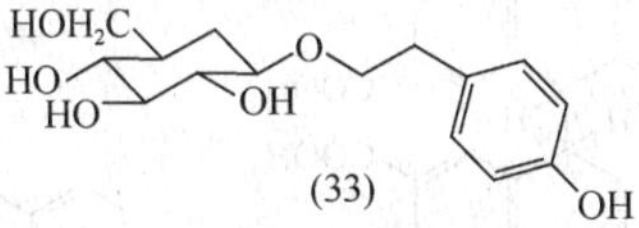

(33)

此外，还有毛茛苷(ranunculin)(34)，存在于毛茛中，具有抗菌杀虫的作用。龙胆苦苷(gentiopicrin)(35)，存在于龙胆、獐芽菜中，具有泻肝胆实火、除下焦湿热的作用。海星环苷(36)，存在于海星中，由 3 个糖单元与甾体的 3 位和 6 位结合而成的环苷。

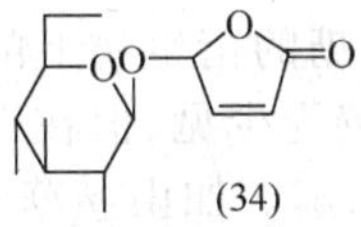

(34)

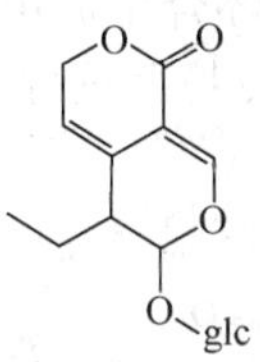

(35)

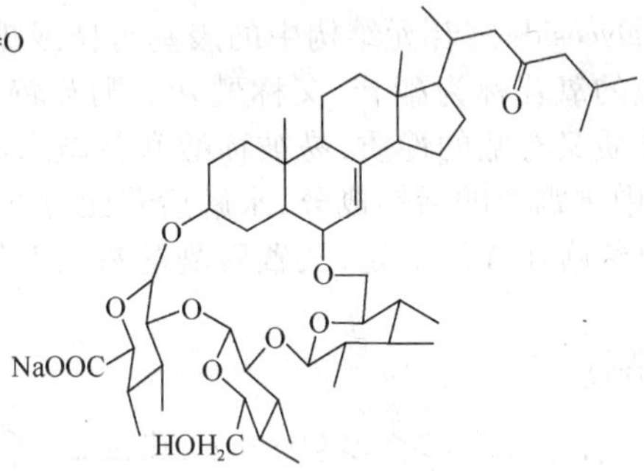

(36)

视窗：烷基糖苷

烷基糖苷(alkyl polyglycoside，APG)是由葡萄糖的半缩醛羟基和脂肪醇羟基，在酸的催化下失去一分子水而得到的混合产物，又名烷基多苷。APG 从研究到目前已有 100 余年的历史，1893 年德国的 Fisher 公司首次报道了 APG 的合成技术，法国的 Seppic 公司在 1978 年首先实现了 APG 的工业化生产，国内 20 世纪 80 年代开始 APG 合成研究，并于 1992 年在国内申请了第一个 APG 专利(CN1077397A)。APG 具有广谱的抗菌活性，对革兰阴性菌、阳性菌和真菌，$C_{8\sim12}$APG 都有抗菌活性，并随烷基碳原子数增加活性增加，因此可作卫生清洗剂。

(2) 酚苷(phenolic glycoside)：苷元结构中的酚羟基与糖或糖的衍生物上的端基羟基脱去一分子水后缩合而成的氧苷称为酚苷。酚苷在天然药物中种类较多。根据苷元不同又分为苯酚苷、萘酚苷、蒽醌苷、香豆素苷、黄酮苷、木脂素苷等。

如虎杖苷(polydatin，PD)(37)，又称白藜芦醇苷，苷元为白藜芦醇(resveratrol，RES)，是一种苯酚苷。由于它含有活性多酚结构，因此具有显著的抗氧化、抗自由基的作用，能够抗肿瘤、改善微循环、防治骨质疏松和产生植物雌激素，此外还能减轻多种因素造成的组织器官损伤，具有保护肝脏、保护心血管、降血脂和抗脂质过氧化等作用。

又如芦丁(rutin)(38)，又名芸香苷、紫槲皮苷，属黄酮苷。芦丁具有抗菌消炎、抗病毒、镇痛、抗氧化、抗辐射、抑制醛糖还原酶活性、降低毛细血管通透性等药理活性，也作为高血压辅助治疗药物。

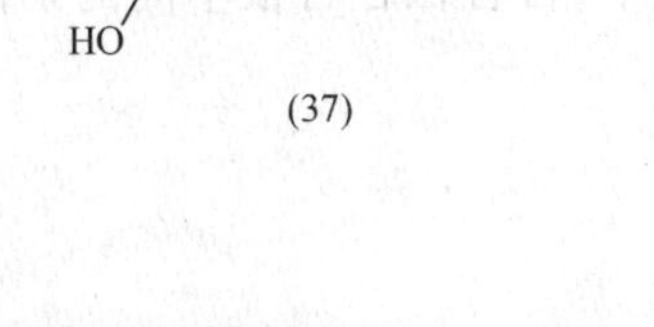

(37)

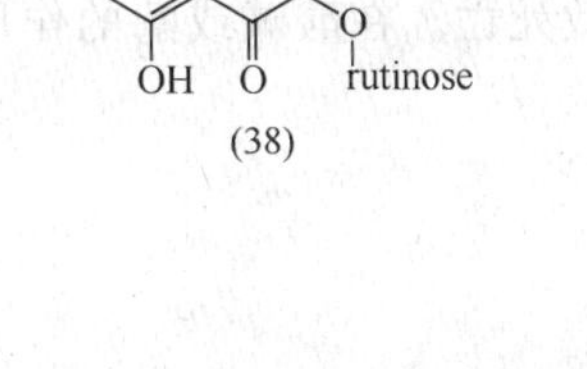

(38)

此外,还有番泻苷 A(sennoside A)(39),存在于生大黄中的蒽醌苷,具有泻下作用。秦皮素(40),属香豆素苷,具有抗菌作用。

(39)　　　　　(40)

(3) 酯苷(ester glycoside):苷元结构中的羧基与糖或糖的衍生物上的端基羟基脱去一分子水以酯键缩合而成的氧苷称为酯苷,又称酰苷。酯苷较为少见,但在三萜皂苷中较多。酯苷的苷键既有缩醛性质又有酯的性质,易被稀酸和稀碱水解。如山慈菇苷(tuliposide)A(41)和 B(42),是山慈菇中抗霉菌的活性成分,水解后苷元可立即环合生成山慈菇内酯(tulipalin)A(43)和 B(44)。山慈菇苷 A 不稳定,久置后酰基易从 1 位羟基上重排至 6 位羟基上(45),失去抗霉菌作用。

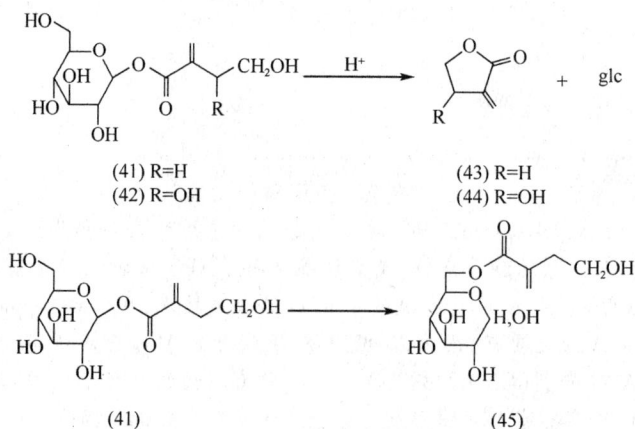

(41) R=H　　　　　(43) R=H
(42) R=OH　　　　　(44) R=OH

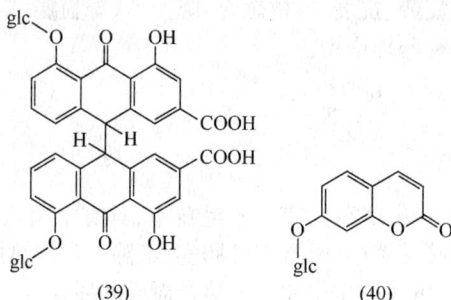

(41)　　　　　(45)

(4) 氰苷(cyanogenic glycoside):苷元结构中的羟基腈上的羟基与糖或糖的衍生物的端基羟基脱去一分子水缩合而成的氧苷称为氰苷。现已发现氰苷 50 余种,虽数目不多,但分布广泛。根据羟基与腈基的相对位置不同又分为 α-羟基腈苷、γ-羟基腈苷、氧化偶氮苷等,氰苷主要是指 α-羟基腈苷。α-羟基腈苷多易溶于水,但很不稳定,易水解,尤其是稀酸和酶催化时水解更快,生成的苷元 α-羟腈很不稳定,立即分解为醛(酮)和氢氰酸。氢氰酸是氰苷止咳的有效成分,但容易引起人和动物中毒。

如苦杏仁苷(amygdalin)(46),是由一分子苯甲醛、一分子氢氰酸和两分子葡萄糖组成的 α-羟基腈苷。1803 年,Schrader 研究苦杏仁时发现了该成分,直到 1830 年,才由 Robiquer 等分离出来。它广泛存在于杏、桃、李子、苹果、山楂等多种蔷薇科植物果实的种子中,尤其在苦杏仁中含量较多,大约在 2%~3%。苦杏仁苷是常用的祛痰止咳和辅助性抗癌药。它在人体内会缓慢分解生成不稳定的 α-羟基苯乙腈,并进一步分解成具有苦杏仁味的苯甲醛和氢氰酸。小剂量口服时,可释放少量氢氰酸,对呼吸中枢产生抑制而发挥镇咳作用;大剂量口服时,释放的氢氰酸过多,可使延髓生命中枢先兴奋后麻痹,并抑制酶的活性,阻断生物氧化链,引起中毒,严重者可导致死亡。在酸碱或酶的作用下,苦杏仁苷可依不同的条件生成不同的分解产物。

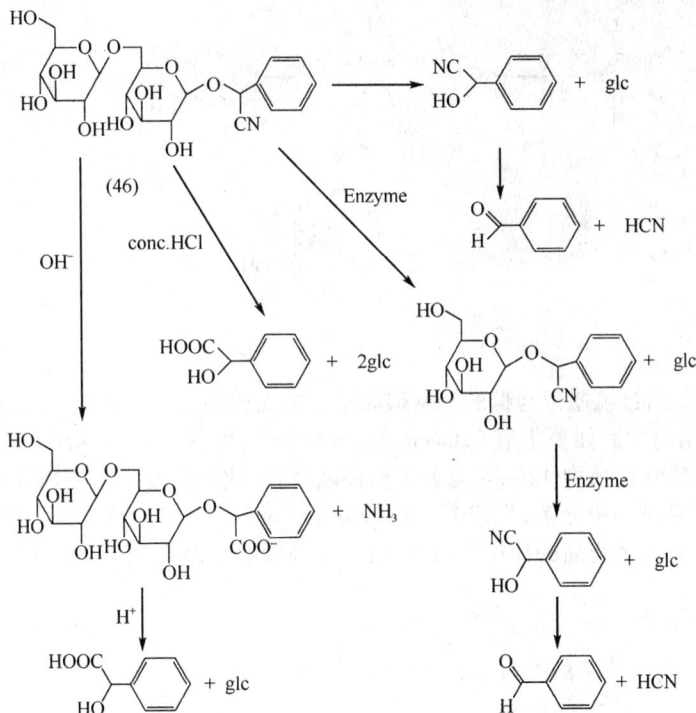

(46)

又如垂盆草苷（sarmentosin）（47），是存在于垂盆草中的 γ-羟基腈苷，为无色透明的胶状物，具有降低血清谷丙转氨酶活性、治疗肝炎的作用。经酸或酶水解后不产生氢氰酸，遇稀碱可定量转变为无活性的异垂盆草苷（48）。苏铁苷（cycasin）（49）、新苏铁苷（neocycasin）A（50）、B（51），是存在于苏铁种子中的氧化偶氮苷。家畜食后易中毒，并可导致肝癌，这是因为它们在肝脏内可代谢成重氮甲烷。

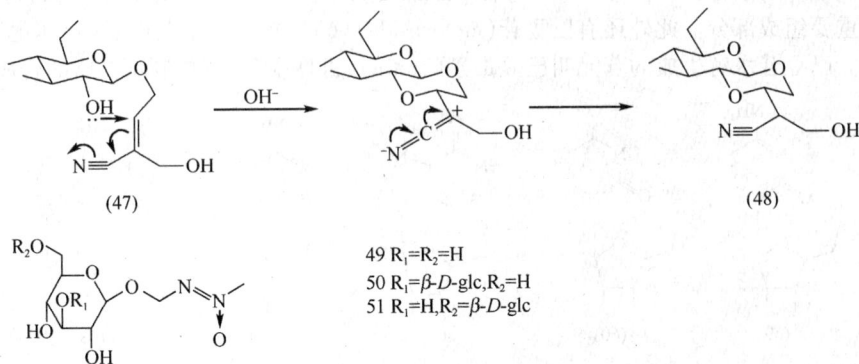

(47) (48)

49 R$_1$=R$_2$=H
50 R$_1$=β-D-glc,R$_2$=H
51 R$_1$=H,R$_2$=β-D-glc

（5）吲哚苷（indole glycoside）：苷元结构中的吲哚醇羟基与糖或糖的衍生物上的端基羟基脱去一分子水后缩合而成的氧苷称为吲哚苷。吲哚苷在天然界中数目较少。如靛苷（indican）（52），存在于蓼蓝植物的叶中，酸水解后生成苷元吲哚醇（indoxyl）（53），吲哚醇在空气中易被氧化成暗蓝色的靛蓝（indigo）（54），具有清热解毒作用。粗制靛蓝称为青黛（natural indigo），是常用的清热解毒类中药。靛蓝的异构体称为靛玉红（indirubin），是板蓝根中的抗癌有效成分。菘蓝苷（isatin B）（55），是吲哚醇和果糖酮酸 6 位上的羧基形成的酯。

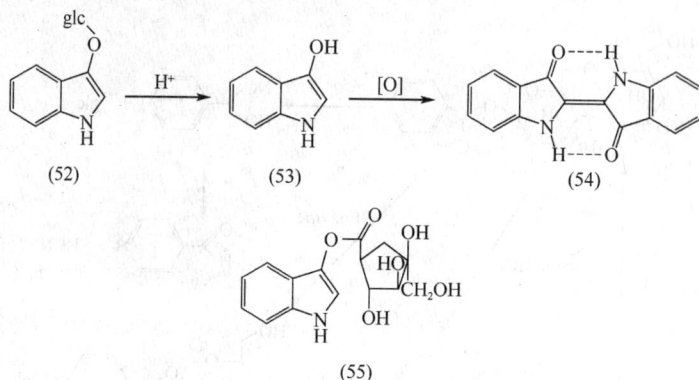

(52)　　(53)　　(54)

(55)

2. 硫苷　苷元通过硫原子与糖的端基碳原子连接而成的苷称为硫苷。硫苷数目不多,主要存在于十字花科植物中。如萝卜苷(glucoraphenin)(56)、黑芥子苷(sinigrin)(57)和白芥子苷(sinalbin)(58)。硫苷在植物体内,常与芥子酶伴随存在,故硫苷易在芥子酶作用下水解生成的含硫苷元不稳定,易进一步分解,生成芥子油(mustard oil)。芥子油是异硫氰酸酯、葡萄糖和硫酸盐的混合物,具有消炎止痛的作用。因此,硫苷水解后不能得到含巯基的苷元。

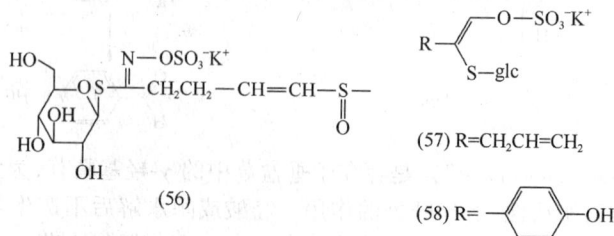

(56)

(57) R=CH₂CH=CH₂

(58) R=

3. 氮苷　苷元通过氮原子与糖的端基碳原子连接而成的苷称为氮苷。氮苷在生物化学领域中是十分重要的物质,核苷(nucleoside)是嘧啶或嘌呤与核糖或 α-去氧核糖形成的氮苷,如胞苷(cytidine)(59)、尿苷(uridine)(60)、鸟苷(guanosine)(61)、腺苷(adenosine)(62)等,它们都是核酸的重要组成部分。此外还有巴豆苷(crotonoside)(63),存在于中药巴豆中,其化学结构与腺苷相似。巴豆苷水解生成的苷元叫巴豆毒素(crotin),毒性很强,可抑制蛋白质的合成。

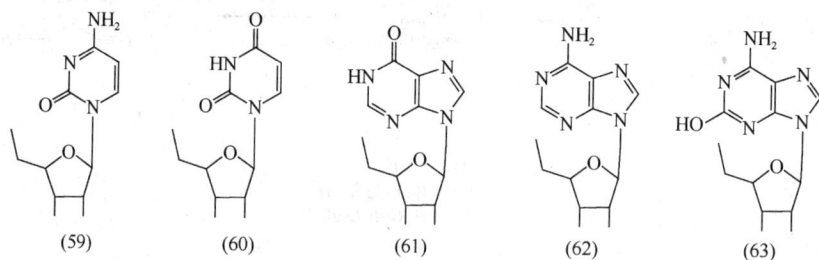

(59)　　(60)　　(61)　　(62)　　(63)

4. 碳苷　苷元通过碳原子直接与糖的端基碳原子以碳-碳键连接而成的苷称为碳苷。只有当苷元碳原子上的氢为活泼氢时,才能与糖的端基羟基脱水缩合形成苷,故碳苷的苷元常为含有间二酚羟基或间三酚羟基结构的芳香环,由于酚羟基对其邻对位有活化作用,使电子云密度增高,产生活泼氢,因此糖总是连在酚羟基的邻对位碳原子上。碳苷具有溶解度小,难以水解的共同特点。

组成碳苷的苷元主要是黄酮类、酚酸类、蒽醌类化合物,其中以黄酮碳苷最为多见。黄酮碳苷类化合物的苷元主要有黄酮、黄酮醇、黄烷酮、异黄酮和二氢查耳酮,尚未发现有花色素形成的碳苷。其中分布最广的苷元是芹菜素和木樨草素(luteolin)。如牡荆素(vitexin)(64)就是芹菜素(apigenin)C-5 位的葡萄糖苷,为山楂的主要成分之一,存在于马鞭草科、桑科和毛茛科植物中,具有抗肿瘤、降压、抗炎和解痉的作用。

岩白菜素(bergenin)(65),又称矮地茶素,是酚酸类碳苷中最具代表性的化合物。它最早是由 Garreau 和 Machelart 于 1880 年从 3 种岩白菜属植物的根部中分离得到的,后来人们从其他几科(特别是金缕梅科和虎耳草科)植物中也发现了大量的岩白菜素。它主要分布于植物的根、茎、花、叶等器官中,但通常根茎中的含量最高。

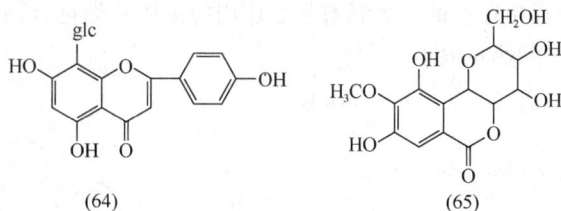

(64)　　　　　　　　(65)

最常见的蒽醌碳苷类化合物是芦荟苷(aloin),它是于 1851 年分得的第一个结晶性蒽酮碳苷,为许多苦味芦荟的主要成分,也是致泻有效成分之一。其结构于 1952 年得到确定,为 10-C-β-O-吡喃葡萄糖-1,8-二羟基-3-羟甲基-9(10H)-蒽酮。后来用反相高效液相色谱分离,得到芦荟苷 A(66)和 B(67),它们是苷元 C_{10} 位的一对非对映异构体,具有不同的旋光性和圆二色性,并可在一定条件下相互转化。

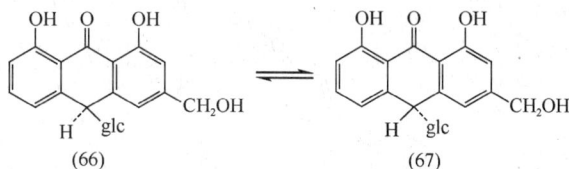

(66)　　　　　　　　(67)

(二) 按所含单糖基的数目分为单糖苷、双糖苷、叁糖苷等

1. **单糖苷** 由一个单糖与苷元结合形成的苷。
2. **双糖苷** 由两个单糖与苷元结合形成的苷。
3. **叁糖苷** 由三个单糖与苷元结合形成的苷。

(三) 按一个苷元连接的糖链的数目分为单糖链苷、双糖链苷、叁糖链苷等

1. **单糖链苷** 苷元一个位置与糖连接。
2. **双糖链苷** 由两条糖链的端基碳原子分别与一个苷元结合形成的苷,苷元两个位置与糖连接。
3. **叁糖链苷** 由叁条糖链的端基碳原子分别与一个苷元结合形成的苷,苷元三个位置与糖连接。

(四) 按在植物体内的存在状况分为原生苷和次生苷

1. **原生苷**(primary glycosides) 植物体内原来存在的苷称为原生苷。
2. **次生苷**(secondary glycosides) 含有两个以上糖的原生苷,经水解失去一部分糖后得到的苷称为次生苷,又称次级苷。如苦杏仁苷(68)被苦杏仁苷酶水解后失去一分子葡萄糖,生成野樱苷(prunasin)(69),则苦杏仁苷是原生苷,野樱苷是次生苷。

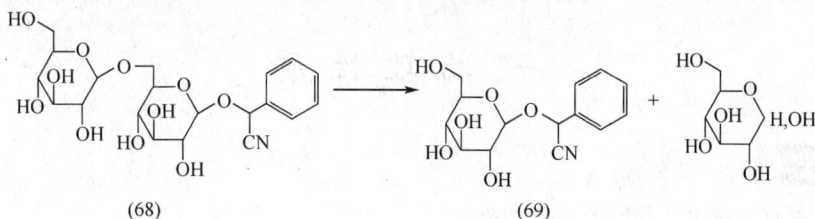

(68)　　　　　　　　(69)

（五）按特殊性质或生理作用分类

如皂苷（saponin）和强心苷（cardiac glycoside）。皂苷是指其水溶液振摇后可形成胶体溶液，并有持久性似肥皂溶液的泡沫的一类物质。如甘草皂苷（glycyrrhizin）（70）、薯蓣皂苷（dioscin）（71）。强心苷是指生物界中存在的一类具有强心作用的甾体苷类化合物。如洋地黄毒苷（digitoxin）（72）、绿海葱苷（scilliglaucoside）（73）。

(70)   (71)

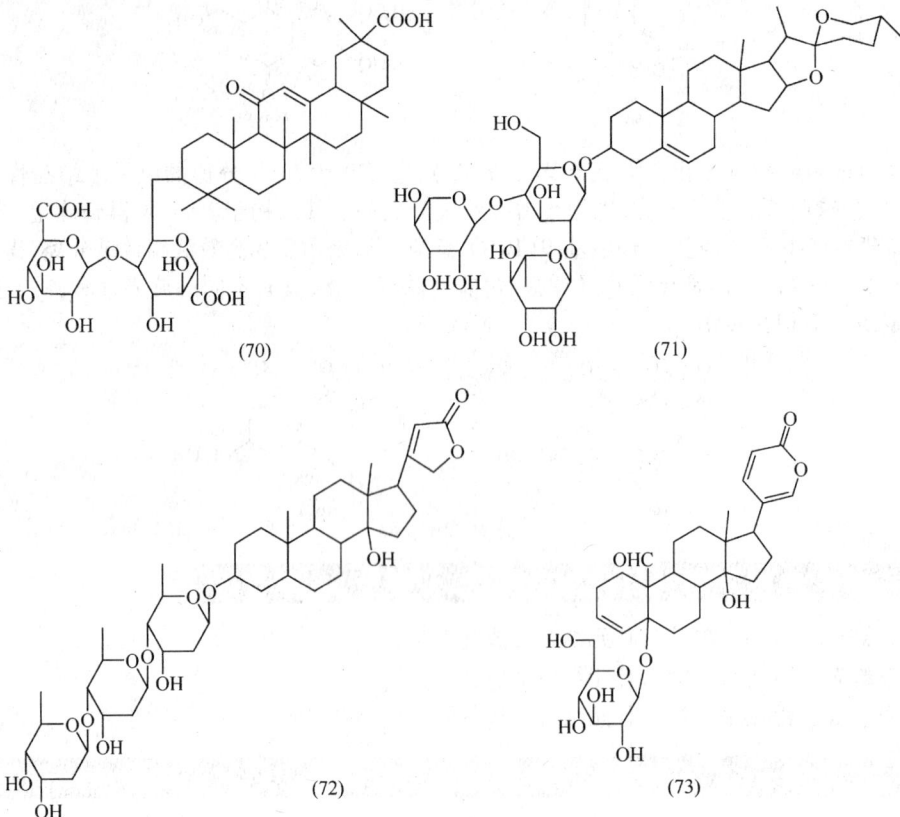

(72)   (73)

第2节 糖的性质

案例5-2

糖尿病（diabetes mellitus，DM）是一种严重危害人类健康的疾病，发病率逐年增高。它是以持续高血糖为基本生化特征的一种慢性全身性代谢疾病。血糖测定不但是糖尿病患者需要长期坚持的检测项目，也是常规体检中的一个重要项目。你知道血糖测定有几种方法？血糖测定的原理是什么？

一、物理性质

（一）性状

单糖大多是无色晶体，味甜，有吸湿性。

多糖的结构单位是单糖,但多糖与单糖的性质存在很大差别。多糖大部分为无定形粉末,无甜味,无一定熔点。

苷类化合物多数是固体,糖基少的可以成结晶,糖基多的如皂苷,则多呈具有吸湿性的无定形粉末。苷类一般是无味的,但也有很苦的和有甜味的,如甜菊苷(stevioside),是从甜叶菊的叶子中提取得到的,属于贝壳杉烷型四环二萜的多糖苷,比蔗糖甜300倍,临床上作甜味剂用于糖尿病患者,无不良反应。苷类化合物的颜色是由苷元的性质决定的,糖部分没有颜色。

(二) 溶解性

单糖极易溶于水,难溶于乙醇,不溶于乙醚。多糖大多数不溶于水,个别能与水形成胶体溶液。

多糖按在生物体内的功能可分为两类,一类是动植物的支持组织,该类成分不溶于水;另一类为动植物贮存养料,该类成分可溶于热水成胶体溶液。

化合物糖苷化以后,由于糖的引入,结构中增加了亲水性的羟基,因而亲水性增强。苷类的亲水性与糖基的数目有密切的关系,往往随着糖基的增多而增大,大分子苷元的(如甾醇等)单糖苷常可溶解于低极性的有机溶剂,如单糖基增多,则苷元占的比例相应变小,亲水性增加,在水中的溶解度也就增加。因此,用不同极性的溶剂顺次提取药材时,在各提取部分都有发现苷类化合物的可能。

碳苷与氧苷不同,无论在水中还是在其他溶剂中溶解度一般都较小。

(三) 旋光性

单糖有旋光性,其溶液有变旋现象。多糖有旋光活性,无变旋现象。多数苷类化合物呈左旋,但水解后,由于生成的糖常是右旋的,因而使混合物呈右旋。因此,比较水解前后旋光性的变化,也可以用来检识苷类化合物的存在。但必须注意,有些低聚糖或多糖的分子也都有类似的性质,因此一定要在水解产物中肯定苷元的有无,才能判断苷类的存在。

视窗:变旋现象

变旋现象(mutarotation)是环状单糖或糖苷的比旋光度由于其 α-和 β-端基差向异构体达到平衡而发生变化,最终达到一个稳定的平衡值的现象。变旋现象往往能被某些酸或碱催化。其本质是由于单糖溶于水后,即产生环式与链式异构体间的互变,所以新配成的单糖溶液在放置的过程中其旋光度会逐渐改变,但经过一定时间,几种异构体达成平衡后,旋光度就不再变化。这一现象是在1891年Fischer宣布(+)-葡萄糖的结构后,他的两个学生Heidi和Heinz分别发现在不同条件下,(+)-葡萄糖可被精制成 α-型及 β-型两种异构体,前者的比旋光度是+112°(熔点146℃),后者是+19.7°(熔点150℃)。把两者分别配成水溶液,随放置时间的延长,两种溶液的比旋光度都渐渐改变,直到最终都变为+52.7°为止。原因是两者在水溶液中均发生可逆性异构化反应,最后形成一个含 β-型葡萄糖为主的平衡混合物。平衡混合物的组成:37% α-D-(+)-葡萄糖,63% β-D-(+)-葡萄糖。果糖、麦芽糖、乳糖、纤维二糖等凡是能够形成环状结构的单糖都会发生这种现象。

二、化学性质

单糖主要以环状结构的形式存在,但在溶液中开链结构也可反应。因此,单糖的化学反应有的以环式结构进行,有的以开链结构进行。

(一) 差向异构化

葡萄糖用稀碱液处理时,会部分转变为甘露糖和果糖,成为复杂的混合物。这种变化是通过烯醇式中间体来完成的。

D-果糖、D-甘露糖和 D-葡萄糖的 C-3、C-4、C-5 和 C-6 的结构完全相同,只有 C-1 和 C-2 的结构不同,但是它们的 C-1,C-2 的结构互变成烯醇型时,其结构完全相同。因此,不单是 D-葡萄糖,D-果糖或 D-甘露糖在稀碱催化下,也能互变为三者的混合物。

在含有多个手性碳原子的具有旋光性的异构体之间,凡只有一个手性碳原子的构型不同时,互称为差向异构体。D-葡萄糖和 D-甘露糖就是 C-2 差向异构体。因此,用稀碱处理 D-葡萄糖得到 D-葡萄糖、D-果糖和 D-甘露糖 3 种物质的平衡混合物的反应叫做差向异构化。

(二) 氧化反应

单糖分子有醛(酮)基、伯醇基、仲醇基和邻二醇基结构单元,通常醛(酮)基最易被氧化,伯醇次之。单糖易被氧化说明它们具有还原性,所以把它们叫做还原糖。不同的氧化剂通过控制反应条件,可以选择性的氧化某些特定的基团。如 Ag^+、Cu^{2+} 和溴水可将醛基氧化为羧酸,硝酸可将醛糖氧化为糖二酸,过碘酸和四乙酸铅可氧化邻二羟基。

以 Ag^+ 作氧化剂生成的是金属银,称为银镜反应(tollen reaction);以 Cu^{2+} 作氧化剂生成的是砖红色的 Cu_2O,称为费林反应(fehling reaction)。

溴水氧化能力稍弱,当醛糖中加入溴水,稍加热后,溴水的棕色即可褪去,而酮糖则不被氧化,因此可用溴水来区别醛糖和酮糖。

在糖苷类和多元醇类的结构研究中,过碘酸氧化是一个常用的反应。该反应除能氧化邻二醇外,还能氧化 α-氨基醇、α-羟基醛(酮)、α-羟基酸、邻二酮、酮酸和某些活性次甲基化合物,而且该反应几乎是定量进行的,生成的 HIO_3 可以滴定,最终的降解产物(如甲醛、甲酸等)也比较稳定。其基本反应如下:

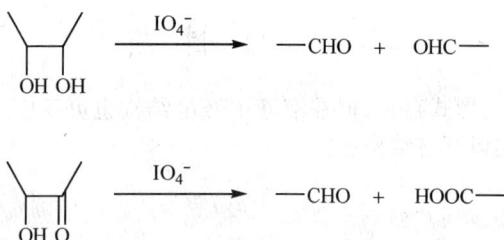

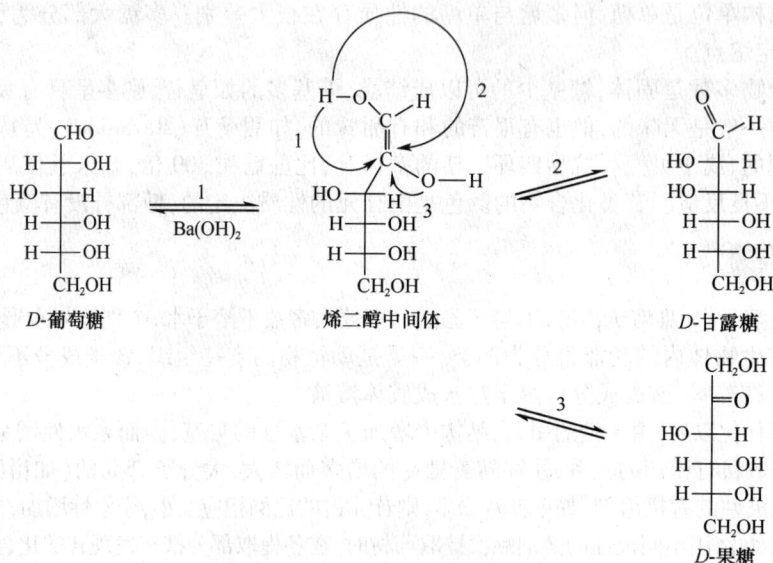

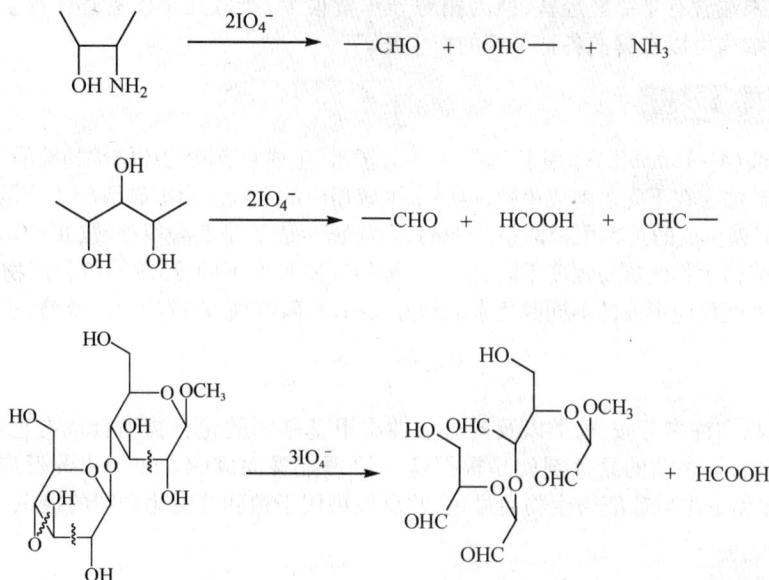

过碘酸氧化的作用机制是首先过碘酸与邻二醇羟基形成五元环状酯的中间体,然后再将醇羟基氧化成羰基。在酸性或中性介质中,过碘酸以一价的 $H_2IO_5^-$（水合离子）作用,其中碘离子呈六面体结构。此机制可以解释在弱酸或中性介质中,顺式 1,2-二元醇比反式的反应快得多,因为顺式结构有利于五元环中间体的形成。

有 3 个邻羟基的化合物中,如有一对顺式的邻羟基的,就比 3 个互为反式的容易氧化得多,故对同样的六碳吡喃糖苷,半乳糖和甘露糖苷的氧化速率比葡萄糖苷高。另外,有些结构刚性较强,使得反式邻二醇固定在环的两侧而无扭转的可能,此时虽有邻二醇也不能发生过碘酸反应。因此,对阴性结果的判断应慎重。

由于过碘酸氧化是在水溶液中进行,通过测定 HIO_4 的消耗量以及最终的降解产物,可以用于糖结构的推测,如糖和苷中氧环的形式,碳原子的构型,多糖中糖的连接位置,和聚合度的决定,都有很大的用处。例如银杏叶多糖的化学研究,从银杏叶水提液中得到一种多糖,经过碘酸钠氧化以及其他物理化学方法,证实其分子量为 1.7×10^6Da,含葡萄糖、鼠李糖、木糖,其摩尔比为 49.82∶28.40∶21.75,糖基以 β-(1→6)(1→3)(1→4)连接。

四乙酸铅氧化反应机制与过碘酸氧化相似,只是作用能力更强,立体选择性更高,但由于四乙酸铅氧化需要在有机溶液中进行,故在多糖类化合物的研究中其应用受到一定的限制。

(三) 还原反应

单糖可以被还原成相应的糖醇(sugar alcohol)。

D-葡萄糖被还原成 D-葡萄糖醇,又称山梨醇(D-sorbitol)。

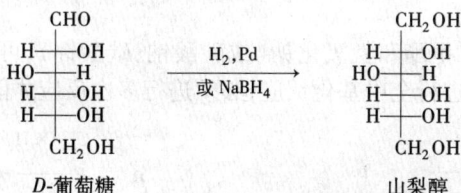

糖醇主要用于食品加工业和医药,山梨醇添加到糖果中能延长糖果的货架期,因为它能防止糖果失水。用糖精处理的果汁中一般都有后味,添加山梨醇能去除后味。人体食用后,山梨醇在肝中会转化为果糖。

尽管多糖末端含有半缩醛羟基,但因相对分子量很大,所以几乎没有还原性。经某些酶或酸的作用多糖结构可以水解成各种单糖的衍生物。

(四) 糠醛形成反应

单糖在浓酸($4 \sim 10$mol/L)作用下,加热失 3 分子水,生成具有呋喃环结构的糠醛类化合物。多糖和苷类则在矿酸存在下先水解成单糖,再脱水生成相应的产物。由五碳醛糖生成的是糠醛($R = H$),甲基五碳醛糖生成的是 5-甲糠醛($R = Me$),六碳糖生成的是 5-羟甲糠醛($R = CH_2OH$)。由于各类糖形成糠醛衍生物的难易程度不同、生成产物的挥发程度不同、形成的络合产物呈色也不同,因此可以利用糠醛反应形成的不同颜色来区别五碳糖、六碳醛糖、六碳酮糖以及糖醛酸。

糠醛衍生物和许多芳胺、酚类以及具有活性次甲基基团的化合物缩合成有色物质,可用于糖的显色和检出,许多糖的显色剂就是根据这一原理配置而成的。如 Molish 反应是糖在浓硫酸、α-萘酚的作用下生成糠醛衍生物而显色,此反应可用于糖和苷类化合物的检识。

(五) 成脎反应

单糖分子与三分子苯肼作用,生成的产物叫做糖脎。例如葡萄糖与过量苯肼作用,生成葡萄糖脎。糖脎是难溶于水的黄色晶体。不同的脎具有特征的结晶形状和一定的熔点。无论是醛糖还是酮糖都能生成糖脎,成脎反应可以看做是 α-羟基醛或 α-羟基酮的特有反应。常利用糖脎的这些性质来鉴别不同的糖。

成脎反应只在单糖分子的 C-1 和 C-2 上发生,不涉及其他碳原子,因此除了 C-1 和 C-2 以外其他碳原子构型相同的糖,都生成相同的糖脎。例如:D-葡萄糖和 D-果糖都生成相同的脎。

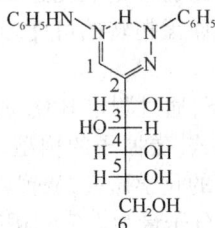

(六) 羟基反应

糖及苷的羟基反应包括甲基化、酯化、缩醛(缩酮)化以及与硼酸的络合反应等。反应活性依次为:半缩醛羟基 > 伯醇羟基 > C_2-OH,其原因在于半缩醛羟基和伯醇羟基处于末端,空间位阻较小;而 C_2-OH 则受羰基诱导效应的影响,酸性有所增强。另外,在环状结构中横键羟基较竖键羟基活泼。

1. 甲基化反应 糖及苷的甲基化反应常用的方法主要有以下 4 种,前两种为经典的方法,后两种是半微量的现代方法。

(1) Haworth 法:硫酸二甲酯和氢氧化钠(或碳酸钠、碳酸钾),可使醇羟基甲基化。其缺点是甲基化能力较弱,如果欲进行全甲基化反应,必须进行多次反应才能达到目的。

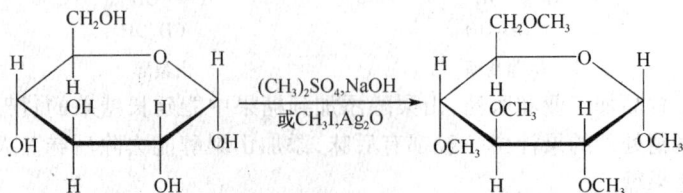

视窗:霍沃思与糖化学

霍沃思(W. N. Haworth,1883~1950)教授,英国化学家,毕业于曼彻斯特大学,1928 年被选为英国皇家学会会员,是哈勒姆、布鲁塞尔、慕尼黑、维也纳、芬兰许多科学院名誉院士。他 1934 年获戴维奖章,1937 年获诺贝尔化学奖。1944~1946 年任英国化学学会会长。霍沃思对糖类化学有着深入的研究,他通过把糖类转化为甲基醚的方法鉴定糖分子中产生闭环的关节点。他还与赫斯特共同研究糖类分子结构,指出甲基糖苷通常存在于呋喃糖环结构中。霍沃思"端基"法是测定多糖重复单位特性的有效方法。霍沃思于 1929 年出版了其代表著作《糖的构成》(The Constitution of Sugars)。

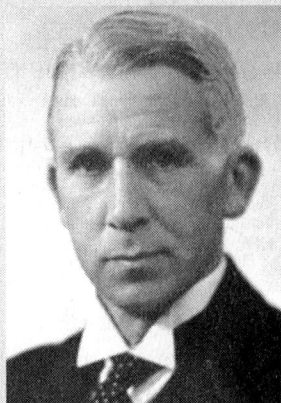

(2) Purdie 法:用碘甲烷和氧化银为试剂(一般可在丙酮或四氢呋喃中进行),可使醇羟基甲基化,但因氧化银具有氧化作用,只能用于苷的甲基化,而不能用于还原糖的甲基化。

(3) Kuhn 改良法:在二甲基甲酰胺(DMF)溶液中,加入碘甲烷和氧化银或硫酸二甲酯及氢氧比钡(或氧化钡),在搅拌下进行甲基化。本法的缺点是反应较缓慢。

(4) Hakomari 法(箱守法):在二甲基亚砜(DMSO)溶液中,加入氢化钠,以碘甲烷进行甲基化反应。其反应机制是二甲亚砜与氢化钠首先生成甲基亚磺酰阴碳离子,然后在甲基亚磺酰阴碳离子的存在下进行甲基化反应,由于亚磺酰阴碳离子具有强脱质子作用,使苷中糖上的醇羟基脱氢,从而使全甲基化反应可以迅速完成,二甲亚砜只起催化作用。

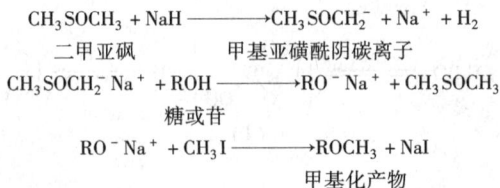

$$CH_3SOCH_3 + NaH \longrightarrow CH_3SOCH_2^- + Na^+ + H_2$$
二甲亚砜 　　　　甲基亚磺酰阴碳离子

$$CH_3SOCH_2^- Na^+ + ROH \longrightarrow RO^- Na^+ + CH_3SOCH_3$$
　　　　　　糖或苷

$$RO^- Na^+ + CH_3I \longrightarrow ROCH_3 + NaI$$
　　　　　　甲基化产物

此法反应迅速、完全、无需特殊装置、可在室温下连续反应,是目前最常用的全甲基化方法。但因在反应中,所用二甲亚砜和 NaH 均呈强碱性,故分子中有酯键的苷类不宜用本法,而应采用 Kuhn 改良法进行全甲基化。

2. 酰化反应 最常用的糖及苷的酰化反应是乙酰化和甲苯磺酰化。在糖及苷的分离、鉴定和合成时乙酰化反应是常用的反应,所用溶剂多为醋酐,催化剂多为吡啶、氯化锌、乙酸钠等,通常在室温下放置即可获得全乙酰化物。但需注意的是,如果苷元对碱不稳定,则不能使用吡啶做催化剂。

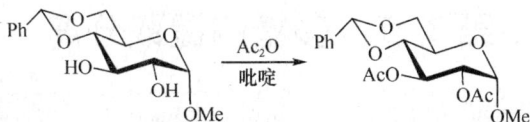

单糖分子中含多个羟基,这些羟基能与酸作用生成酯。人体内的葡萄糖在酶作用下生成葡萄糖磷酸脂,如 1-磷酸吡喃葡萄糖和 6-磷酸吡喃葡萄糖等。

单糖的磷酸脂在生命过程中具有重要意义,它们是人体内许多代谢的中间产物。

3. 缩酮和缩醛化反应 醛或酮在脱水剂(如矿酸、无水氯化锌、无水硫酸铜等)的催化下与具有适当空间的 1,3-二醇羟基或邻二醇羟基生成环状的缩醛或缩酮。一般醛易与 1,3-二醇羟基生成六元环状物,而酮易与顺邻二醇羟基生成五元环状物。

由于缩醛和缩酮衍生物对碱稳定对酸不稳定,因此本反应具有十分广泛的用途,既可以利用缩醛、缩酮反应作为某些羟基的保护剂,也可以利用它来推测结构中有无1,3-二醇羟基或顺邻二醇羟基。

单糖环状半缩醛结构中的半缩醛羟基与另一分子醇或羟基作用时,脱去一分子水而生成缩醛,糖的这种缩醛称为糖苷。例如 α- 和 β-D 吡喃葡萄糖的混合物,在氯化氢催化与甲醇反应,脱去一分子水,生成 α- 和 β-D-甲基吡喃葡萄糖苷的混合物。

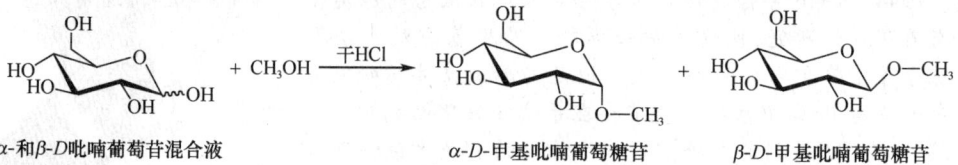

α-和β-D吡喃葡萄苷混合液　　　α-D-甲基吡喃葡萄糖苷　　　β-D-甲基吡喃葡萄糖苷

4. 硼酸的络合反应　硼酸可与具有邻二醇羟基的糖及苷反应生成络合物,使他们的理化性质发生较大的改变,据此可用于糖、苷等化合物的分离、鉴定及其构型的确定。该络合反应分两步进行,首先硼酸与邻二羟基或1,3-二羟基化合物络合形成1:1络合物(Ⅰ)。络合物(Ⅰ)不稳定,易脱水形成平面三叉体的中性酯(Ⅱ);然后络合物(Ⅰ)再与另一分子络合形成2:1的螺环状络合物(Ⅲ),该络合物四面体结构稳定,酸性和导电性都大大增加,在溶液中完全解离,呈强酸性。对于糖和苷类化合物,呋喃糖苷络合能力最强,单糖次之,吡喃糖最弱;五碳醛糖比六碳醛糖更易形成络合物。

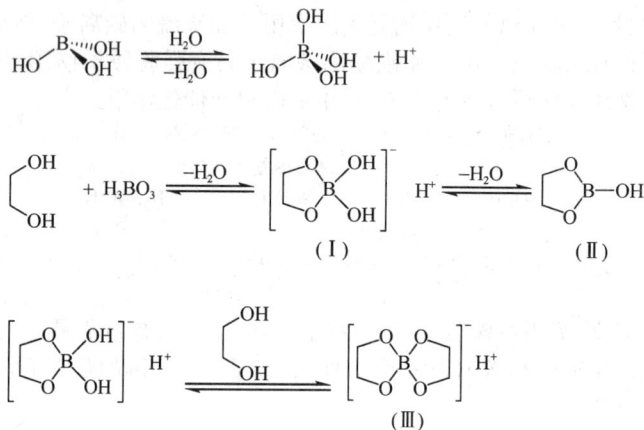

糖类与硼酸的络合反应:由于羟基所处的位置及空间结构不同,与硼酸形成络合物的能力就不同,故可以通过离子交换、硅胶(在硅胶中参加硼砂)、电泳等色谱方法进行分离和鉴定。糖自动分析仪对糖的检测原理就是制成硼酸络合物后进行离子交换色谱分离。

第3节　多糖的提取分离

案例5-3

　　银杏(*Ginkgo biloba* L.)为裸子植物,为我国特有的古老树种之一,被誉为"活化石"。银杏叶多糖具有抑制免疫细胞活性、清除自由基、延缓衰老、扩张脑血管、促进血液循环等作用。银杏叶多糖的提取多采用水提法提取,所得粗品经去蛋白质处理后,通过离子交换柱 DEAE 纤维素和 Sephacryl-200 分离纯化,再经高效液相和气相色谱分析,得多糖纯度大约为 94% 以上,相对分子量为 12749。银杏叶多糖的提取为何可用水提法? 离子交换色谱和凝胶色谱各有什么特点?

一、多糖的提取

多糖一般为非晶形,难溶于冷水,或溶于热水呈胶体溶液。提取方法主要有溶剂提取法、酸提法、碱提法、酶解法、超滤法、超声法、微波法、超临界流体萃取法。首先要根据多糖的存在形式及提取部位不同,决定在提取之前是否做预处理:提取时需注意对一些含脂较高的根、茎、叶、花、果及种子类,在用水提取前,应先加入甲醇或 1∶1 的乙醇乙醚混合溶液或石油醚进行脱脂,而对含色素较高的根、茎、叶、果实类,需进行脱色处理。

(一)溶剂提取法

溶剂提取法是从植物中提取多糖的常用方法,它利用多糖不溶于乙醇的性质在提取液中加乙醇、甲醇或丙酮使多糖从提取液中沉淀出来,达到初步纯化的目的。溶剂提取法一般遵循相似相溶原则,多糖极性大,应选择水、醇等极性强的溶剂。水提醇沉是现在提取多糖应用最多的一种方法,可以用热水浸煮提取,也可以用冷水浸提。其工艺成本低,安全,适合工业化大生产,是一种可取的提取方法。但由于水的极性大,容易把蛋白质、苷类等溶于水的成分浸提出来,从而使提取液存放时腐败变质,为后续的分离带来困难,且提取效率低和费时。

(二)酸提取法

虽有报道说应避免在酸性条件下提取,以防引起糖苷键的断裂,但有些多糖适合用稀酸提取,含酸性基团的多糖如葡萄糖醛酸等,可加入乙酸或盐酸使溶液成酸性再加乙醇,使多糖沉淀析出,能得到更高的提取率。但在酸性条件下可能引起糖苷键断裂,因此,只在一些特定的多糖提取中占有优势,且在操作上要求严格,易对容器造成腐蚀,故除弱酸外,一般不宜采用。

(三)碱提取法

有些多糖在碱液中有更高的提取率,尤其是含有糖醛酸的多糖,碱提过程中防止多糖降解,常通以氮气或加入硼氢化钠或硼氢化钾。多糖碱法提取虽然可提高多糖的收率,缩短提取时间,但提取液中含有其他杂质如蛋白质,黏度过大,过滤困难,且有些多糖在碱性较强时会水解。

(四)酶提取法

案例 5-4

张华芳等研究表明,用纤维素酶法提取羊栖菜多糖,在 pH4.5、温度 45℃,用 1.2×10^2U/g 的酶量预处理 10 分钟,得到的羊栖菜粗多糖色泽为灰白色,质量佳。多糖提取率达 4.89%,而常规的水提醇沉法、碱提醇沉法等得到的羊栖菜多糖的质量分数为 2.30% 左右。为什么用纤维素酶法提取的多糖得率会高于传统的溶剂提取法呢?

酶是生物催化剂,能降低化学反应的活化能,加速反应。在天然产物多糖的提取过程中,利用酶促反应,降低体系中的活化能,使反应在较低能量水平上进行,在比较温和的条件中分解植物组织,加速多糖的释放或提取。常用的提取方法有:单酶法和协同各种不同酶的作用的复合酶法。酶提法易于除去杂质,缩短提取周期,条件温和,目标产物活性高,极大提高了多糖的提取率。但该技术同时存在着一定的局限性,酶的最佳温度及最佳 pH 往往在一个很小的范围内,为使酶的活性提高到最大值,必须严格控制酶反应时的温度及 pH,温度、pH 等轻微改变和抑制剂(如 Cu^{2+}、Al^{3+}、Hg^{2+} 等)的存在,都可能使酶的活性大大降低,因此对实验设备有较高的要求;酶提取法用于工业化的中药提取,还需综合考虑酶浓度、底物浓度、抑制剂和激动剂等对提取物有何影响。

(五) 超声提取法

超声提取又称超声波萃取、超声波辅助萃取,是一种物理破碎过程,其基本原理是利用超声波辐射产生的空化作用、机械作用及热学作用,其中最重要的是超声波空化作用,形成高温和高压的环境,增加物质分子运动的频率和速度、溶剂的穿透力,从而加速溶剂溶解目标成分,提高提取率。赵文彬等利用超声技术提取天山大黄多糖,35kHz 超声提取 40 分钟后,经过滤、浓缩、醇沉,多糖提取率达 8.76% 。

(六) 微波提取法

微波提取法作为一种新型的萃取技术,其原理是在微波场中,高频电磁波穿透萃取介质,由于溶剂及细胞质吸收微波能,细胞内部温度迅速升高,压力增大,当压力超过细胞壁的承受能力时,位于细胞内部有效成分从细胞中释放出来,被溶剂溶解,再通过进一步过滤和分离便获得提取。聂金媛等将微波提取法用于茯苓多糖的提取,最佳提取条件为:微波占空比 42%、提取 18 分钟,料液比 1:50,提取率 2.79%,且时间越长提取率越高。

(七) 超临界流体萃取技术

超临界流体萃取技术是近年来发展起来的一种新的提取分离技术,当气体超过一定的温度压力时,便进入临界状态,此时的流体成为超临界流体(如二氧化碳、乙烯、氨、丙烷、水等),应用较多的是二氧化碳。超临界流体兼有气、液两重性的特点,它既具有气体的高渗透能力,又有与液体相近的密度和对物质优良的溶解能力。这种溶解能力能够随着体系参数(温度和压力)而发生变化,因而可以通过改变体系的温度和压力使被提取物的溶解度发生变化或用吸附的方法,达到分离提取的目的。廖周坤等采用超临界 CO_2 萃取法从藏药雪灵芝中提出了多糖类成分,且多糖收率提高了 1.62 倍。

二、分离纯化

(一) 去除杂质

从植物中提取的粗多糖,都含有许多杂质,主要有无机盐、单糖、寡糖、低分子量的非极性物质及高分子量的有机杂质。要在不破坏多糖结构和生物学活性的前提下逐一去除。其中,蛋白质和色素的去除尤为关键。

1. 去除蛋白质　采用醇沉或其他溶剂沉淀得到的粗多糖常含有较多的蛋白质。除蛋白质的方法传统上有 sevag 法、三氯乙酸法、酶解法和三氟三氯乙烷法等。夏泉等比较了 sevag 法、三氟三氯乙烷法和三氯乙酸法除去黄芪多糖中蛋白质的效果,结果发现,sevag 法样品溶液与 sevag 试剂比例是 5:1,处理 6 次脱蛋白质效果优于三氟三氯乙烷法和三氯乙酸法。

2. 去除色素　在多糖提取过程中,由于氧化作用会有色素生成,色素的存在会影响多糖的色谱分析和性质测定。常用的脱色方法有:吸附法(DEAE 纤维素、硅藻土、活性炭等)、氧化法(过氧化氢)、离子交换法。黄纯等比较了活性炭和过氧化氢法对亮菌多糖的脱色效果,发现过氧化氢法优于活性炭,过氧化氢的浓度为 5% 时脱色效果最好,此法应严格控制脱色条件,如多糖溶液的浓度、温度、时间、pH 等,否则易引起多糖的降解。

(二) 分离纯化方法

多糖的分离纯化方法主要有季铵盐沉淀法、分级沉淀法、色谱法等。

1. 季铵盐沉淀法　季铵盐及其氢氧化物是一类乳化剂,可与酸性糖形成不溶性沉淀,常用于酸性多糖的分离。当溶液的 pH 增高或加入硼砂缓冲液使糖的酸度增高,也会与中性多糖形成沉淀。常用的季铵溴化物(cetyltrimethyl ammonium bromide,CTAB)及其氢氧化物(cetyl trimethyl ammonium hydroxiode,CTA-OH)和十六烷基吡啶(certylpyridium hydroxide,CP-OH),浓度一般为 1% ~ 10% (W/V),它们可在酸性、中性、微碱性和碱性中分级沉淀分离出酸性多糖。

> **案例 5-5**
>
> 　　天麻为兰科真菌营养型多年生草本植物,药用其干燥块茎。现代药理研究表明,天麻多糖具有免疫调节、降血压和抗衰老等多种活性。刘明学等通过水提醇沉法得到天麻粗多糖,再调节 pH 至 10,用 CTAB 季铵盐络合沉淀法、凝胶过滤柱层析进一步纯化,得到纯度为 93.67% 的多糖。如果在进行季铵盐沉淀前,未调节天麻多糖溶液的 pH,向其中加入 CTAB,并未发现有沉淀出现,浓缩溶液后也无沉淀析出,这是为什么呢?

2. 分级沉淀法　分级沉淀法是利用多糖在不同浓度的低级醇或丙酮中具有不同溶解度的性质而实现分离,适合于各种溶解度相差较大的多糖的分离。王卫国等向香菇粗多糖溶液中分别加入一定比例的甲醇,3000r/min 离心 15 分钟,分离得到 L_1、L_2、L_3 3 个组分。

3. 色谱法　色谱法是常用的纯化多糖的方法,包括离子交换色谱和凝胶色谱。色谱法是利用填料对不同种类的糖保留行为的差异,使混合物中各糖分达到彼此分离的方法,是分离效率、灵敏度、选择性均很高的一种分离方法,尤其适合样品含量少,而杂质含量多的复杂生物样品的分析。

(1)凝胶柱色谱法:常用的凝胶有葡聚糖凝胶(sephadex)和琼脂糖凝胶(sepharose),以不同浓度的盐溶液和缓冲溶液作为洗脱剂,使各种多糖得以分离纯化,出柱的顺序是大分子的多糖先出柱,小分子的多糖后出柱。但不适宜黏多糖的分离。宋云端等用 sephadex G-100 凝胶柱层析对半叶马尾藻多糖进行纯化和组分鉴定,效果较好,而且色谱分离过程对多糖中的色素去除效果显著。

(2)离子交换柱色谱法:离子交换柱层析法常用的交换介质有 DEAE-纤维素、DEAE-葡萄糖凝胶(DEAE-sephadex)、DEAE-琼脂糖凝胶(DEAE-sepharose),此法适用于分离各种酸性、中性多糖和黏多糖,最常用的是 DEAE-纤维素,它一方面可纯化多糖,另一方面还可分离各种多糖。洗脱剂可用不同浓度的碱溶液、硼砂溶液、盐溶液等。马莉等将 DEAE 纤维素离子交换色谱柱分离得到的板蓝根多糖粉末用 Sephadex G75 凝胶色谱柱分离纯化,以磷酸缓冲溶液为洗脱剂,得到 4 种板蓝根均一多糖:PS_1、PS_2、PS_3、PS_4。

【三】 多糖提取分离实例

　　麦冬为百合科沿阶草属(*Ophiopogon*)植物麦冬[*Ophiopogon japonicus*(L.)Ker-Gawl.]的干燥块根,是传统中药之一。味甘、微苦。具有养阴生津,润肺清心的功效。临床上主要用于热病伤津、心烦口渴、肺燥干咳等症。麦冬主要化学成分为甾体皂苷、多糖、高异黄酮类、氨基酸等,其中麦冬多糖是麦冬的主要成分之一。近年来麦冬多糖的生物活性研究表明,麦冬多糖具多种生物活性,如增加机体耐缺氧、抗心律失常、降血糖、促胰岛细胞恢复、提高机体免疫力和核酸合成率、促进抗体、补体和溶菌酶产生等。经过脱脂、水提、醇沉、柱色谱等方法从中分离出两种水溶性多糖 OPA 和 OPB,其相对分子量分别为 7 万和 4 万左右,体外实验显示较强的超氧阴离子和羟自由基清除能力。

　　取麦冬,粉碎后加入 80% 乙醇,在 50℃ 水浴中回流提取 6 小时,过滤得残渣,将残渣烘干后加入 4000ml 的蒸馏水,封口,在 90℃ 恒温水浴下提取 2 小时,过滤,滤液在 60℃ 减压旋转蒸发浓缩至小体积,离心 10 分钟(3500r/min),弃去沉淀物,上清液加入 4 倍体积无水乙醇进行醇沉,放置 4℃ 冰箱中过夜。次日离心 10 分钟(3500r/min),沉淀分别用无水乙醇和无水乙醚洗涤一次,置于真空干燥器内干燥,得粗多糖。取麦冬粗多糖 500mg 溶于 10ml 蒸馏水,用 DEAE-Sepharose CL-6B 柱色谱分离,先后用蒸馏水和 0～1mol/L NaCl 溶液进行洗脱,流速调为 40ml/h,自动部分收集器收集每管收集 12 分钟。用苯酚-硫酸法测定糖的分布情况。绘制洗脱分布图,根据洗脱分布图合并洗脱液。结果蒸馏水洗脱液在 490nm 处检测到 1 个糖峰,在 280nm 处未检测到蛋白质。浓缩洗脱液,醇沉,沉淀同上法干燥得 OPA。0～1mol/L NaCl 洗脱液用上述方法处理得到 OPB。OPA 和 OPB 的 HPLC 检测和乙酸纤维素薄膜电泳结果显示纯度较好。酸水解后经衍生化气相色谱分析,均由葡萄糖组成(图 5-1)。

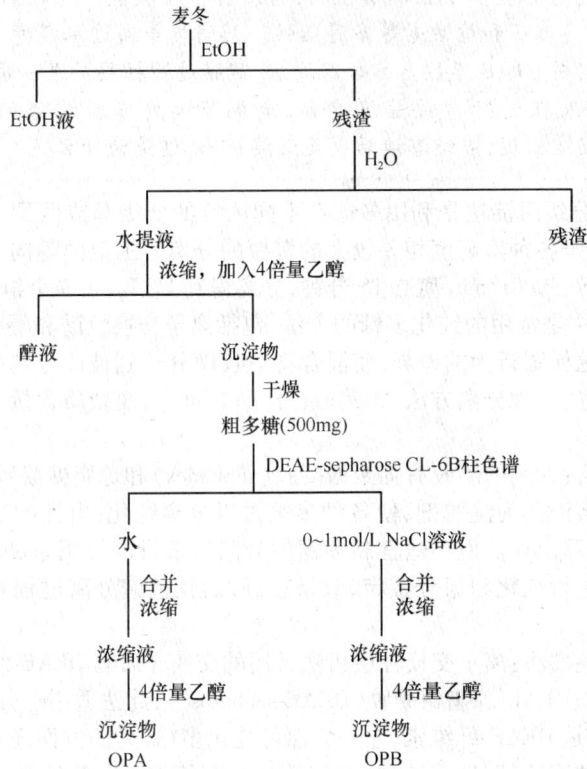

图 5-1　麦冬多糖提取分离流程图

第4节　苷键的裂解

苷键裂解(glycosidic bond fragmentation)反应是研究苷键和糖键结构的重要反应。要了解苷类的化学结构必须了解苷元结构,糖的组成,苷元与糖,糖与糖间的连接方式。为此必须使苷键裂解。

按裂解所用方法可分为均相水解和双相水解,双相水解可避免苷元长时间受酸、碱等的作用,有利于提高苷元的收率或获得原苷元。按裂解所用催化剂可分为酸催化水解、碱催化裂解、乙酰解、氧化裂解、酶解和微生物裂解等。按裂解的程度可以分为全部裂解和部分裂解,部分裂解所用的试剂和方法有 8%～10% 甲酸、40%～50% 乙酸、酶解、乙酰解、甲醇解等。

一、酸催化水解反应

苷键属于缩醛结构,易被稀酸催化水解。反应一般在水或稀醇溶液中进行。常用溶剂:水、稀乙醇,稀甲醇;常用的酸有盐酸,硫酸,乙酸和甲酸等。反应的机制是:苷键原子先质子化,然

后苷键断裂生成苷元和糖基阳碳离子或半椅式的中间体,该中间体在水中溶剂化而成糖,并释放催化剂质子。以氧苷为例,其机制为:

由机制可以看出,影响水解难易程度的关键因素在于苷键原子的质子化是否容易进行。有利于苷键原子质子化的因素,就可使水解容易进行,主要包括两个方面的因素:苷键原子上的电子云密度;苷键原子的空间环境。通常酸水解的难易程度有如下规律:

(1)苷键原子不同,酸水解易难顺序为:N 苷 > O 苷 > S 苷 > C 苷,但是 N 苷的 N 原子在酰胺及嘧啶环上时,很难水解。

(2)呋喃糖苷较吡喃糖苷易水解。因五元呋喃环的特性使各取代基处在重叠位置,形成水解中间体可使张力减小,故有利于水解。

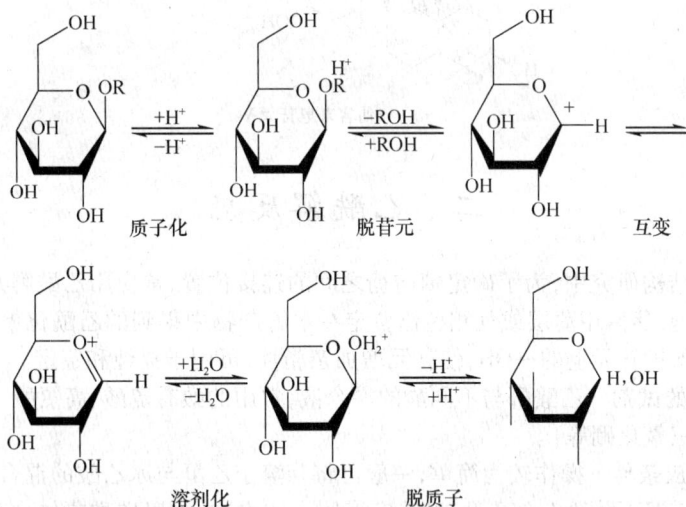

质子化   脱苷元   互变

溶剂化   脱质子

(3)酮糖较醛糖易水解。酮糖多为呋喃结构,而且酮糖端基碳原子上有-CH_2OH 大基团取代,水解反应可使张力减小。

(4)吡喃糖苷中:①吡喃环 C-5 上取代基越大越难水解,水解速度为:五碳糖 > 甲基五碳糖 > 六碳糖 > 七碳糖 > 糖醛酸;②C-5 上有—COOH 取代时,最难水解,因为诱导使苷键原子电子密度降低。

(5)氨基取代的糖较—OH 糖难水解,—OH 糖又较去氧糖难水解。酸水解易难顺序为:2, 6-二去氧糖 > 2-去氧糖 > 6-去氧糖 > 2-羟基糖 > 2-氨基糖。

(6)在构象相同的糖中:a 键(竖键)—OH 多则易水解。

(7)芳香属苷较脂肪属苷易水解。如:酚苷 > 醇苷(如萜苷、甾苷),因为苷元部分有供电结构,而脂肪属苷元无供电结构。

(8)苷元为小基团者,苷键横键的比苷键竖键的易于水解,因为横键上原子易于质子化,小苷元在竖键时,环对质子进攻有立体阻碍;苷元为大基团者,苷键竖键的比苷键横键的易于水解,这是由于苷的不稳定性促使其水解。

有些苷元对酸不稳定,为了防止水解引起苷元结构的改变,可采用两相酸水解反应,即在水溶液中加入与水不互溶的有机溶剂如氯仿、苯等,使水解生成的苷元立即进入有机相,避免苷元长时间与酸水接触导致苷元结构变化。如仙客来皂苷的水解。仙客来皂苷(cyclamin)用 10% H_2SO_4 加热水解 12 小时,生成的苷元是裂环产物,当采用两相酸水解时就可获得原苷元仙客来皂苷元 A(cyclamiretin A)。

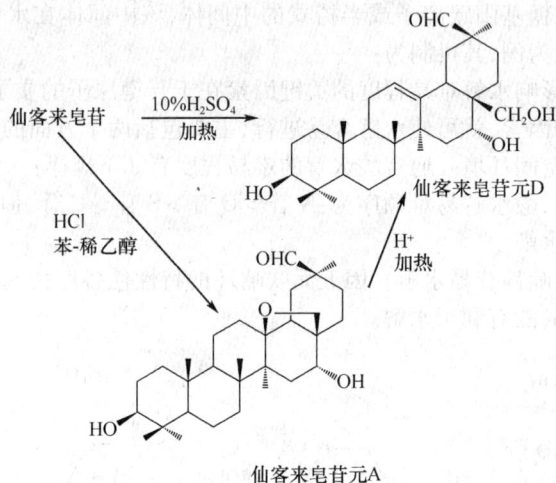

二、乙酰解反应

在多糖苷的结构研究中,为了确定糖与糖之间的连接位置,常应用乙酰解开裂一部分苷键,保留另一部分苷键,然后用薄层或气相色谱鉴定在水解产物中得到的乙酰化单糖和乙酰化低聚糖。酰化还可以保护苷元上的—OH,使苷元增加亲脂性,可用于提纯和鉴定。

1. 反应常用的试剂　乙酸酐与不同酸的混合液,常用的酸有硫酸、高氯酸、三氟乙酸或 Lewis 酸(如氯化锌、三氟化硼等)。

2. 乙酰解反应条件　操作较为简单,一般可将苷溶于乙酐与冰乙酸的混合液中,加入 3% ~ 5% 的浓硫酸,在室温下放置 1 ~ 10 天,将反应液倒入冰水中,并以碳酸氢钠中和至 pH 3 ~ 4,再用氯仿萃取其中的乙酰化糖,然后通过柱色谱分离,就可获得不同的乙酰化单糖或乙酰化低聚糖,再用 TLC 或 GC 对它们进行鉴定。

3. 反应速率　苷发生乙酰解反应的速度与糖苷键的位置有关。如果在苷键的邻位有可乙酰化的羟基或苷键邻位有电负性强的基团如环氧基,则可使乙酰解的速度减慢。从二糖的乙酰解速率可以看出,苷键的乙酰解一般以 1→6 苷键最易断裂,其次为 1→4 苷键和 1→3 苷键,而以 1→2 苷键最难开裂。

4. 反应机制　与酸催化水解相似,以乙酰基(CH_3CO^+)为进攻基团。应该注意的是乙酰解反应易发生糖的端基异构化。

下列为一种五糖苷的乙酰解过程,其分子组成中含有 D-木糖、D-葡萄糖、D-鸡纳糖和 D-葡萄糖-3-甲醚。当用醋酐-$ZnCl_2$ 乙酰解后,TLC 检出了单糖、四糖和三糖的乙酰化物,并与标准品对照进行鉴定,由此可推出苷分子中糖的连接方式。

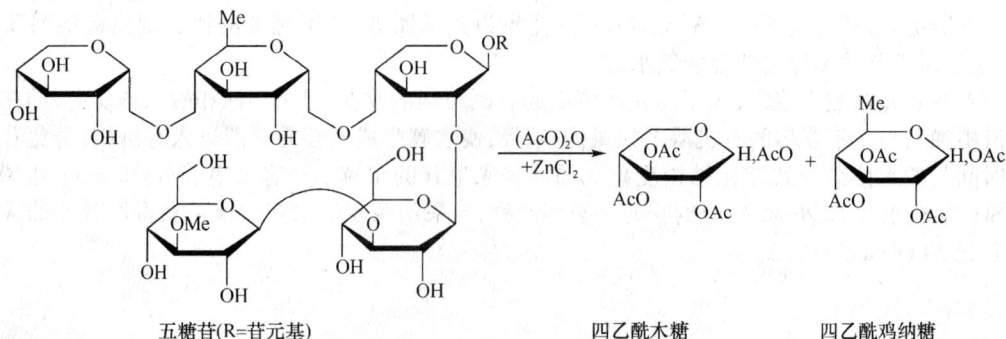

五糖苷(R=苷元基)　　　　　四乙酰木糖　　　　　四乙酰鸡纳糖

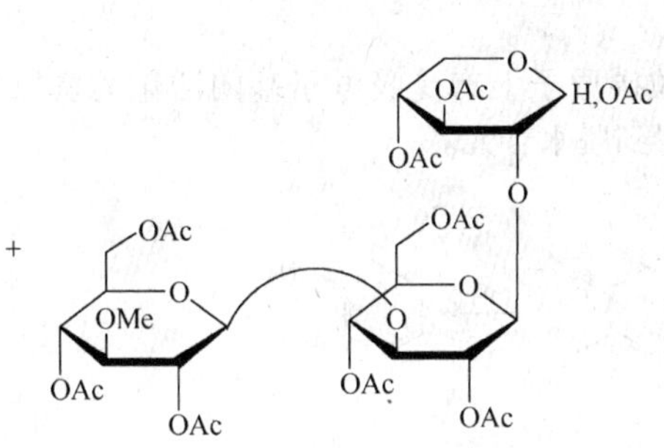

乙酰化三糖 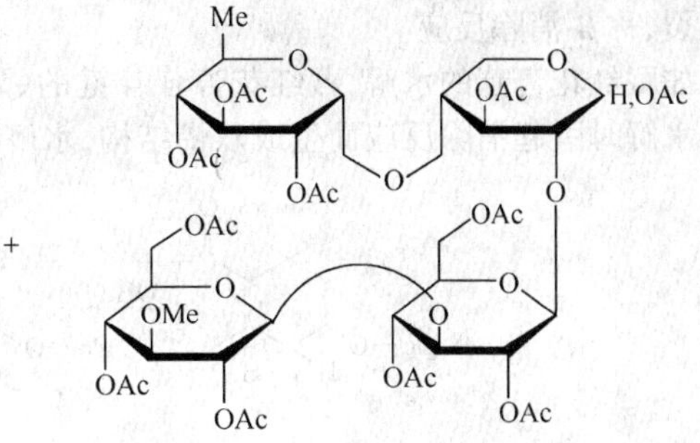   乙酰化四糖

三、碱催化水解和 β-消除反应

一般苷键对碱是稳定的,不易被碱水解,但某些特殊的苷如:酯苷、酚苷、烯醇苷、β-吸电子基取代的苷易被碱水解。

1. 碱催化水解 由于酚苷中的芳环具有一定的吸电子作用,使糖端基碳上氢的酸性增强,有利于 OH⁻ 的进攻,形成正碳离子后,芳环对苷键原子又具有一定的供电能力,有利于正碳离子的稳定;与羰基共轭的烯醇类从插烯规律上看具有酯的性质,所以酰苷、酚苷、与羰基共轭的烯醇苷可以被碱水解。例如 4-羟基香豆素苷、水杨苷、靛苷、海韭菜苷、蜀黍苷、藏红花苦苷等能够被碱水解。

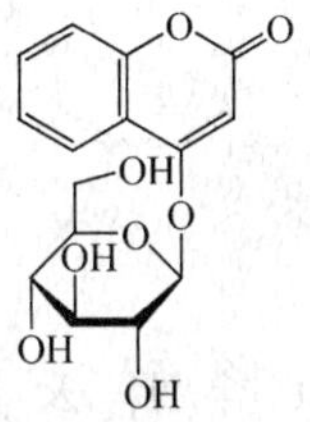

4-羟基香豆素苷 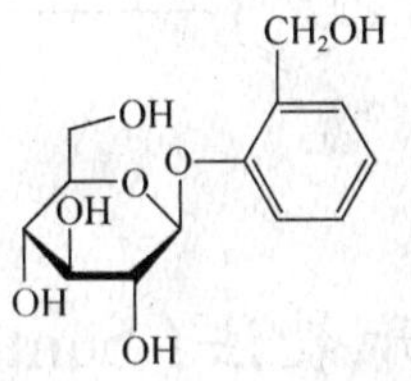   水杨苷 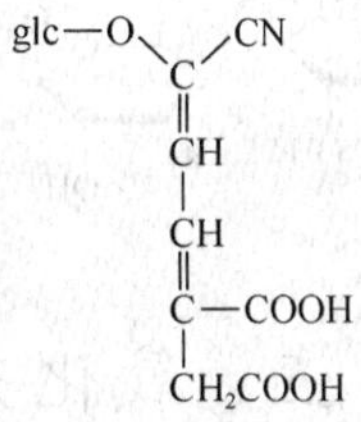   海韭菜苷

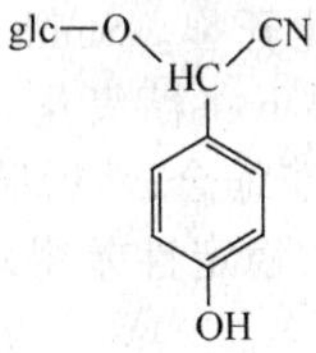

蜀黍苷 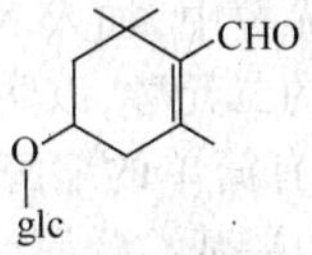   藏红花苦苷

酚苷和酯苷中糖的 C_1-OH 与 C_2-OH 为反式较顺式易水解,反式产物为 1,6-葡萄糖酐,顺式产物为正常的糖。利用水解产物可判断苷键构型。

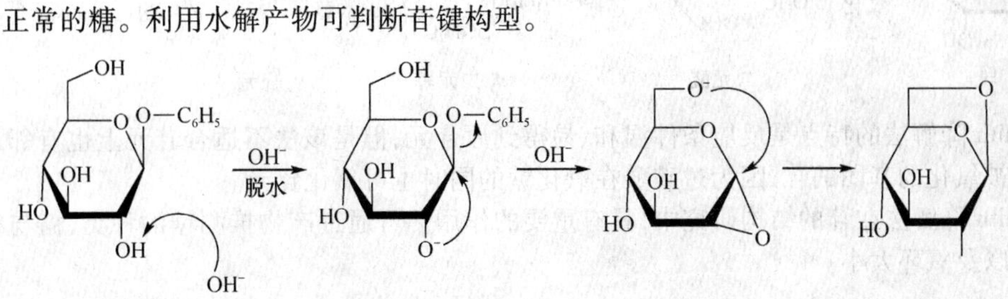

苯酚 β-葡萄糖苷   1,6-葡萄糖酐

2. β-消除反应　苷键的 β-位有吸电子基团者,使 α-位氢活化,在碱液中与苷键起消除反应而开裂,称 β-消除反应。

如藏红花苦苷的水解,藏红花苦苷苷键的邻位碳原子上有受吸电子基团活化的氢原子,当用碱水解时引起消除反应而生成双烯结构,水解得到脱水苷元。

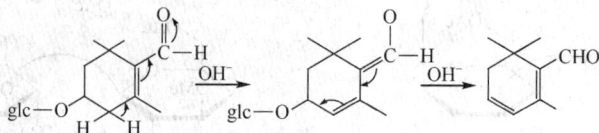

四、酶催化水解反应

酶水解反应的一个特点是条件温和(30～40℃),能够获得原苷元,对难以水解或不稳定的苷,用酸水解往往会使苷元发生脱水、异构化等反应,而得不到原苷元。另一特点是专属性高,酶具有高度专属性,α-苷酶一般只能水解 α-苷,β-苷酶一般只能水解 β-苷。如:麦芽糖酶(maltase)是一种 α-苷酶,它只能使 α-D-葡萄糖苷水解;苦杏仁酶(emulsin)是 β-苷酶,它主要水解 β-葡萄糖苷,但专属性较差,也能水解一些其他六碳糖的 β-苷键。纤维素酶(cellulase)只能使 β-D-葡萄糖苷键水解;转化糖酶(invertase)只能使 β-果糖苷键水解;由于酶的专属性,苷类水解还产生部分水解的次生苷。因此,通过酶水解可以获知有关糖的类型、苷键及糖苷键的构型、连接方式等信息。

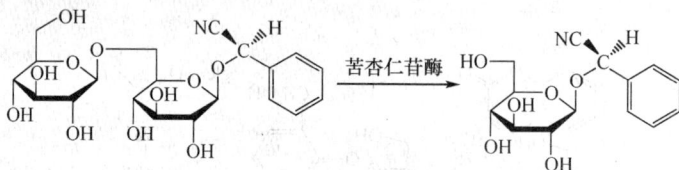

五、氧化开裂法(Smith 降解法)

苷类分子中的糖基具有邻二醇结构,可以被过碘酸氧化开裂。Smith 降解法是常用的氧化开裂法,此法先将样品溶于水或稀醇中,加入 $NaIO_4$,在室温下将糖氧化,使之生成二元醛和甲酸,再用 $NaBH_4$ 将醛还原成相应的二元醇,以防醛与醇进一步缩合;然后调节 pH 2 左右,室温放置即可水解苷键。这种二元醇具有简单的缩醛结构,比苷的稳定性差得多,因此在室温下与稀酸作用即可水解成苷元、多元醇和羟基乙醛等产物。

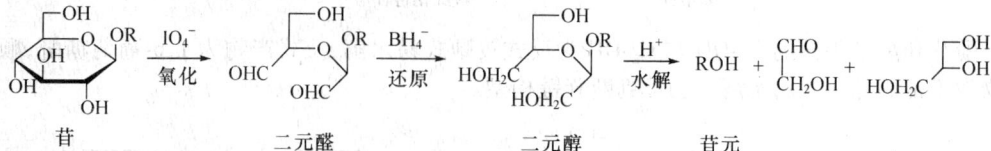

Smith 降解法的特点是反应条件温和、易得到原苷元;但是该法不适合苷元上也有邻二醇羟基或易被氧化的基团的苷,因为过碘酸在氧化糖的同时也可氧化苷元。

Smith 降解法在苷的结构研究中,具有重要的作用。可通过产物推测糖的种类、糖与糖的连接方式以及氧环大小。

对难水解的苷,可用此法进行水解,可获得连有一个醛基、其他结构保持不变的苷元。如碳苷用 2mol/L HCl、10 小时也不能水解,用此法 1mol/L HCl、1% HIO_4,2 小时可全部水解,得到连有一个醛基的苷元。

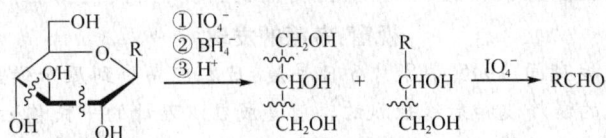

此外,对一些苷元结构不太稳定的苷类,如某些皂苷,为了避免酸水解使苷元发生脱水或结构上的变化以获取真正的苷元,也常用 Smith 降解法进行水解。

如人参皂苷苷元易发生变化,用各种方法水解均得不到原来的苷元,而用此法就能得到保持原来结构的苷元,即 20(S)-原人参二醇。

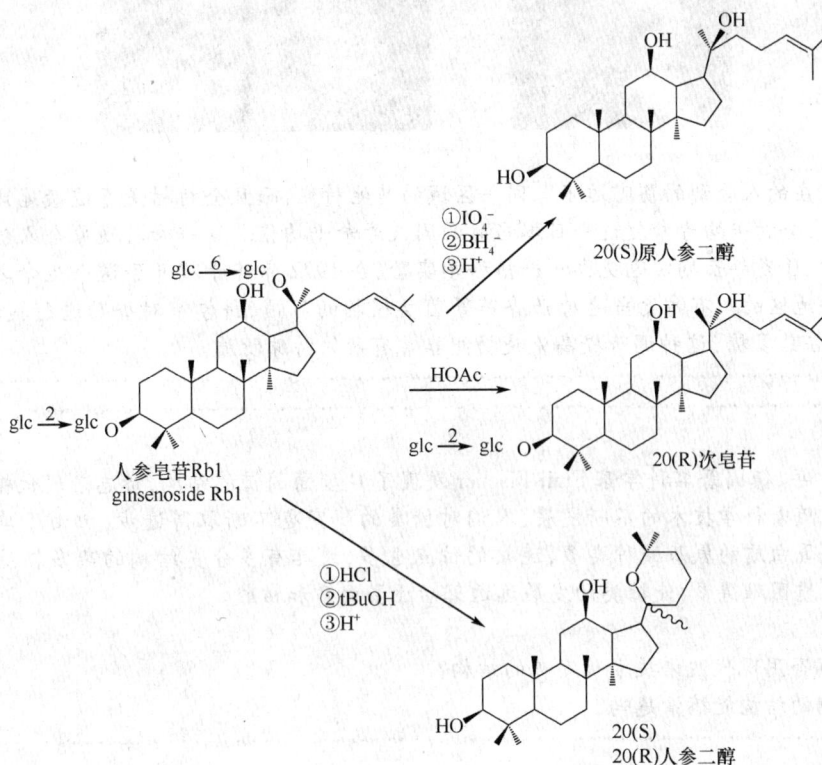

以上是苷键水解常用五种方法,对于一些特殊的苷键,如糖醛酸苷键用普通的方法很难开裂,需要加剧反应条件,但结果是糖醛酸和苷元被破坏。因此糖醛酸苷键的裂解常采用特殊的选择性水解反应——紫外光照射法、四乙酸铅分解法、醋酐-吡啶分解法、微生物培养法等。

值得注意的是有些苷键极不稳定,在较弱的酸性或在水或稀醇液中稍长时间加热即能水解。因此,在保存苷时,要注意环境,防止水解。

第5节　糖的鉴定和波谱特征

视窗:多糖的发现

第二次世界大战期间,1945年8月6日早晨,日本广岛受到原子弹毁灭性的打击。当年原子弹巨核裂变的爆炸波和射线强烈的辐射造成数以万计的平民伤亡,至今还留下许多后遗症。但在进行常规跟踪观察的科研人员惊奇的发现:在原子弹核辐射波及的广岛边沿,

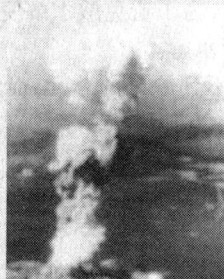

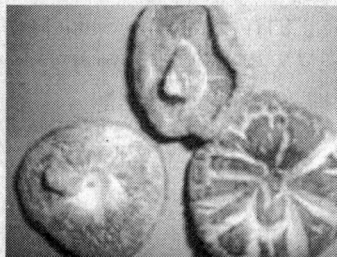

有一个村庄的人受到的伤害远不像同一区域的其他村庄,而且全村村民奇迹般地比较健康存活下来,全村平均寿命超过全日本当时的国民寿命平均值。这一奇特现象令人惊讶。科学家经过20多年长期实地观察和严格科学实验,在1972年终于揭开了这个生命之谜。原来是这个地区的人有嗜食当地特产香菇等菌类植物的习惯,科学家对香菇进行提取纯化,发现了"香菇多糖"这种调节提高免疫功能非常有效的特殊物质。

案例5-6

1891年,德国著名科学家Emil Fischer发现了D型葡萄糖的结构,标志着现代糖类化学的开始。随着科学技术的不断发展,人们对糖类的研究也不断取得进步,但由于单糖的种类比构成蛋白质的氨基酸种类多,连接的位点也多,故具有多分支结构的杂多糖结构的确定比蛋白质困难得多,使糖类的发展远远落后于蛋白质和核酸。

问题:

1. 可否用现代波谱技术确定糖的结构?
2. 糖的结构能搞清楚吗?

一、糖的鉴定

在中草药成分分离工作中,或在苷和多糖的水解产物中,常常会得到一些单糖成分,需要加以证明。目前发现新单糖需要确定结构的机会较少,多数工作为糖的鉴定。

糖的水溶性很大,且不易获得结晶,有些物理常数不易测定,给鉴定工作带来困难,现在多采用各种色谱和波谱技术,对糖类进行鉴定。

1. 纸色谱　纸色谱用于单糖的鉴定时主要是正相色谱,展开系统常用水饱和的有机溶剂展开。如正丁醇-乙酸-水(4:1:5上层,BAW)、正丁醇-乙醇-水(4:1:2.2,BEW)、水饱和苯酚等溶剂系统。显色剂可利用糖的还原性或形成糠醛后引起的一些呈色反应,如邻苯二甲酸苯胺、氨性硝酸银试剂(使还原糖显棕黑色)、三苯四氮唑盐试剂(单糖和还原性低聚糖呈红色)、3,5-二羟基甲苯盐酸试剂(酮糖呈红色)、过碘酸-联苯胺(糖、苷和多元醇中有邻二羟基结构显蓝底白斑)。

2. 薄层色谱 在含磷酸二氢钠的硅胶 G 薄层板上点样,上行展开 2 次。展开系统①乙酸乙酯-冰醋酸-甲醇-水(12∶3∶3∶2);②乙酸乙酯-2% 硼酸-甲醇(12∶0.5∶3);③正丁醇-异丙醇-0.08mol/L 硼酸(3∶5∶1.5)。显色剂①2% 二苯胺丙酮溶液-2% 苯胺丙酮溶液-85% 磷酸(5∶5∶1);② 2% 二苯胺丙酮溶液-2% 苯胺丙酮溶液-三氯乙酸[1∶1∶1(V/V/W)]。除去溶剂,均匀喷洒显色剂,85℃加热 10 分钟,显色斑点集中。在 2～4 小时内能完全展开。

3. 气相色谱 单糖由于不具有挥发性不能直接用气相色谱测定。常将单糖制备成糖腈乙酰酯衍生物,即向糖中加盐酸羟胺,再加吡啶,于 90℃ 反应 0.5 小时,冷却后再加醋酐于 90℃ 反应 0.5 小时,冷却后再加入 H_2O 和氯仿萃取 3 次,取氯仿层,蒸干,残渣加氯仿溶解,即可进行气相色谱测定。

4. 液相色谱 载体为苯乙烯,二乙烯基苯共聚物,官能团为磺酸基(Pb^{2+}),分离机制为分配吸附加配位交换的 Shodex 糖柱,可以直接测定单糖,不必制备成衍生物。但是此色谱柱需要在较高的温度(70～90℃)使用。

5. 离子色谱 利用糖在碱性条件下可以阴离子化的特性,NaOH 和去离子水作为洗脱剂,用离子色谱仪进行测定。该方法不需要对糖进行衍生化,样品处理方法简单,干扰小,灵敏度高。

二、糖的波谱特征

(一) 红外光谱

红外光谱能够提供各官能团及糖苷键构型信息。取代基的识别,分子间、分子内氢键使糖羟基在 3600～3200cm^{-1} 出现一宽峰。若部分羟基被取代,则这组峰相应减弱;完全酰化或醚化后,这组峰消失。

吡喃糖和呋喃糖的识别,D-葡萄吡喃糖的 C—O—C 骨架非对称和对称伸缩振动分别在 (917 ± 13) cm^{-1} 和 (770 ± 14) cm^{-1} 有吸收峰,而呋喃环相应的峰出现在 (924 ± 13) cm^{-1} 和 (879 ± 7) cm^{-1}。吡喃环的 α 和 β 端基差向异构的 C—H 变角振动分别在 (844 ± 8) cm^{-1} 和 (891 ± 7) cm^{-1},而呋喃糖环 α 和 β 差异很小,出现在 (799 ± 17) cm^{-1}。果呋喃糖骨架振动在 (945 ± 15) cm^{-1}。

(二) 核磁共振氢谱

糖和苷类化合物 ^{1}H-NMR 谱解析的特点是信号分布范围窄;偶合关系复杂。糖环碳上大部分质子的化学位移由于受羟基的屏蔽作用而位于 3.2～4.2ppm 范围内,信号重叠严重解析困难。但端基氢质子的化学位移处于较低场,在 4.3～6.0ppm,一般情况下,此区域内有几个质子信号,表示有几种单糖种类,借此可以确定糖基的个数。

α 型吡喃糖 H-1 质子化学位移大于 4.95ppm,β 型吡喃糖 H-1 质子化学位移小于 4.95ppm,借此可以判断糖环的构型。如从猴头菇中得到一杂多糖,^{1}H-NMR 中有 3 个端基氢信号,δ4.50ppm、δ4.95ppm 和 δ5.05ppm,显示由 3 种单糖组成,分别为 D-葡萄糖(β 构型)、D-半乳糖(α 构型)和 L-鼠李糖(α 构型)。

甲基质子比较容易辨认,δ1.0ppm 左右。可用于确定甲基五碳糖的个数。

糖环的构型也可由端基质子与邻位质子的偶合常数 J 来推断。当糖质子 H-2 为直立键时,1 位苷键的构型不同,即 H-1 与 H-2 的两面角不同,偶合常数亦不同。β-D-和 α-L-型糖的 H-1 和 H-2 键处于直立键方向,$\phi = 180°$,$J = 6～8Hz$;α-D-和 β-L-型糖的 H-1 为平伏键,H-2 为直立键,$\phi = 60°$,$J = 2～4Hz$。

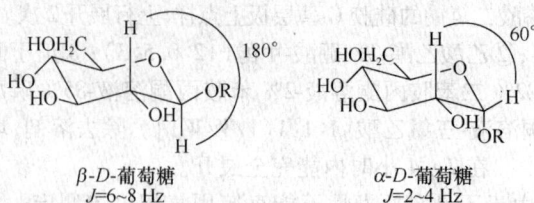

β-D-葡萄糖
J=6~8 Hz

α-D-葡萄糖
J=2~4 Hz

因此,六碳醛糖的优势构象为 C1 型,其中 2 位构型与 D-葡萄糖相同的 D-半乳糖、D-阿洛糖的优势构象中 H-2 均为直立键,其成 α 苷键时,端基质子与 H-2 的偶合常数均为 2~4Hz 左右;而当其成 β 苷时,端基质子与 H-2 的偶合常数均为 6~8Hz 左右。

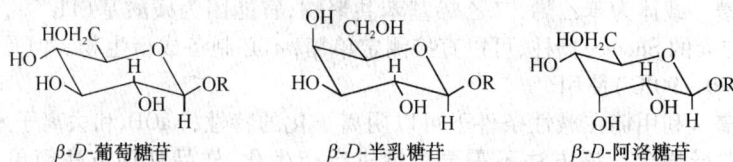

β-D-葡萄糖苷

β-D-半乳糖苷

β-D-阿洛糖苷

如:β-D-葡萄糖和 α-D-葡萄糖的混合物在氢谱上显示两个端基质子信号,不仅化学位移有差别,偶合常数差别也很明显。其中 β-D-葡萄糖的端基质子信号为 δ4.6,J=8Hz。而 α-D-葡萄糖的端基质子信号为 δ5.2,J=4Hz。

但是当 H-2 为平伏键的情况下,H-1 无论处于平伏键还是直立键,与 H-2 的两面夹角均约 60°,故不能用该法判断苷键构型。因此,六碳醛糖中 2 位构型与葡萄糖不一致的 D-甘露糖的苷键,就不能用端基质子的偶合常数来判断其构型。

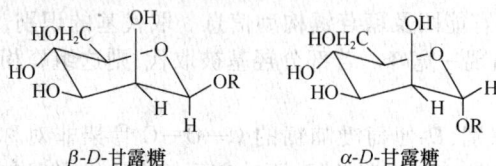

β-D-甘露糖

α-D-甘露糖

同样,甲基五碳糖中的 L-鼠李糖的 C-2 构型虽与 D-葡萄糖相同,但其优势构象为 C1 式,H-2 为平伏键,其苷键的构型亦不能用该方法判断。

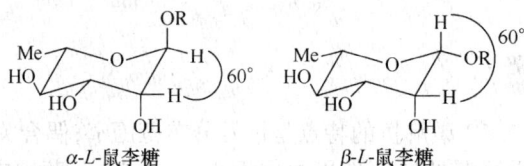

α-L-鼠李糖

β-L-鼠李糖

这两对化合物 C_1—H 和 C_2—H 双面角都约为 60°,所以无法从 J 值判断构型。对于这类糖的苷,可以利用糖苷的 H-1 的化学位移不同来区别。

羟基因其宽的信号和化学位移的可变性,一般不用于结构研究,常常通过重水交换除去。

表 5-1   一些常见吡喃醛糖的 ^{1}H-NMR 化学位移和偶合常数

单糖	英文名	H-1	H-2	H-3	H-4	H-5	H-5′	H-6	H-6′
α-核糖	α-ribose	4.75	3.71	3.83	3.77	3.82	3.50		
			(3.0)	(3.0)		(5.3)	(2.6,12.4)		
β-核糖	β-ribose	4.81	3.41	3.98	3.77	3.72	3.57		
		(6.5)	(3.3)	(3.2)		(4.4)	(8.8,11.4)		
α-阿拉伯糖	α-arabinose	4.40	3.40	3.55	3.83	3.78	3.57		
		(7.8)	(9.8)	(3.6)		(1.8)	(1.3,13.0)		

续表

单糖	英文名	H-1	H-2	H-3	H-4	H-5	H-5′	H-6	H-6′
β-阿拉伯糖	β-arabinose	5.12 (3.6)	3.70 (9.3)	3.77 (9.8)	3.89	3.54 (2.5)	3.91 (1.7,13.5)		
α-木糖	α-xylose	5.09 (3.6)	3.42 (9.0)	3.48 (9.0)	3.52	3.58 (7.5)	3.57 (7.5)		
β-木糖	β-xylose	4.47 (7.5)	3.14 (9.2)	3.33 (9.0)	3.51	3.82 (5.6)	3.22 (10.5,11.4)		
α-来苏糖	α-lyxose	4.89 (4.9)	3.69 (3.6)	3.78 (7.8)	3.73	3.71 (3.8)	3.58 (7.2,12.1)		
β-来苏糖	β-lyxose	4.74 (1.1)	3.81 (2.7)	3.53 (8.5)	3.73	3.84 (1.1)	3.15 (9.1,11.7)		
α-葡萄糖	α-glucose	5.09 (3.6)	3.41 (9.5)	3.61 (9.5)	3.29 (9.5)	3.72	–	3.72 (2.8)	3.63 (5.7,12.8)
β-葡萄糖	β-glucose	4.51 (7.8)	3.13 (9.5)	3.37 (9.5)	3.30 (9.5)	3.35	–	3.75 (2.8)	3.60 (5.7,12.8)
α-甘露糖	α-mannose	5.05 (1.8)	3.79 (3.8)	3.72 (10.0)	3.52 (9.8)	3.70		3.74 (2.8)	3.63 (6.8,12.2)
β-甘露糖	β-mannose	4.77 (1.5)	3.85 (3.8)	3.53 (10.0)	3.44 (9.8)	3.25		3.74 (2.8)	3.60 (6.8,12.2)
α-半乳糖	α-galactose	5.16 (3.8)	3.72 (10.0)	3.77 (3.8)	3.90 (1.0)	4.00		3.70 (6.4)	3.62 (6.4)
β-半乳糖	β-galactose	4.48 (8.0)	3.41 (10.0)	3.56 (3.8)	3.84 (1.0)	3.61		3.70 (3.8)	3.62 (7.8)

注:溶剂 D_2O,400MHz,23℃;括号内为 J 值,单位为 Hz

(三)核磁共振碳谱

^{13}C-NMR 的化学位移范围较 ^{1}H-NMR 广,可达 300ppm,具有较好的分辨率,并且许多文献中有单糖、寡糖和多糖的碳谱数据,可用于对比确定各种碳的化学位移。

糖上碳信号可分为几类,大致范围为:CH_3 的化学位移在 18ppm 左右,是甲基五碳糖的 C-6,一般有几个信号(扣除苷元中的甲基)可表示有几个甲基五碳糖存在;CH_2OH 在 62ppm 左右,是 C-5 或 C-6;CHOH 在 68~85ppm 左右,是糖氧环上的 C-2~C-4;—O—CH—O—在 95~105ppm 左右,是端基 C-1 或 C-2,和 ^{1}H-NMR 一样,糖的端基碳位于较低场。在此范围内有几个信号可视为有几种糖存于糖链的重复单位中;需要注意的是,同一种单糖在糖链中的位置不同,可能会导致端基碳不同的化学位移,一般比较接近,几乎重叠。

取代基不同的空间排列对化学位移有较大的影响,端基碳上取代基为垂直键比为平伏键的化学位移处于较高场,据此可以判断糖环的构型,如 D-葡萄糖,α 型化学位移在 97~101ppm,β 型 103~106ppm,当为酯苷、叔醇苷及个别的酚苷时,化学位移值可降至 98ppm。通常呋喃糖 C-3 和(或)C-5 的化学位移值明显偏大,多数大于 80ppm,据此可以区别氧环的大小。

另外,用门控偶技术可以得到端基质子和端基碳的偶合常数,即 $^1J_{C1-H1}$ 来确定苷键的构型。如吡喃糖苷的 H-1 是横键质子时,即 α-D 或 β-L 型苷键,偶合常数为 170~175Hz;而 H-1 是竖键质子,即 β-D 或 α-L 型苷键,偶合常数为 160~165Hz。由于鼠李糖的优势构象是 C1 式,所以当为 α-L 型时,其偶合常数为 170~175Hz,β-D 型时为 160~165Hz。呋喃型糖苷则无法用端基碳的碳氢偶合常数判断其苷键的构型。

表 5-2　常见单糖及其衍生物的碳谱数据

化合物	英文名	C-1	C-2	C-3	C-4	C-5	C-6	OCH₃
α-D-葡萄糖	α-D-glucopyranose	92.9	72.5	73.8	70.6	72.3	61.6	
β-D-葡萄糖	β-D-glucopyranose	96.7	75.1	76.7	70.6	76.8	61.7	
甲基-α-D-葡萄糖	methyl-α-D-glucopyranoside	100.0	72.2	74.1	70.6	72.5	61.6	55.9
甲基-β-D-葡萄糖	methyl-β-D-glucopyranoside	104.0	74.1	76.8	70.6	76.8	61.8	58.1
α-D-葡萄糖五乙酸酯	α-D-glucopyranosepe ntaacetate	89.2	69.3	69.9	68.0	69.9	61.6	
β-D-葡萄糖五乙酸酯	β-D-glucopyranosepe ntaacetate	91.8	70.5	72.8	68.1	72.8	61.7	
α-D-吡喃半乳糖	α-D-galactopyranose	93.2	69.4	70.2	70.3	71.4	62.2	
β-D-吡喃半乳糖	β-D-galactopyranose	97.3	72.9	73.8	69.7	76.0	62.0	
甲基-α-D-半乳糖	methyl-α-D-galatopyranoside	100.1	69.4	70.5	70.2	71.6	62.2	56.0
甲基-β-D-半乳糖	methyl-β-D-galatopyranoside	104.5	71.7	73.8	69.7	76.0	62.0	58.1
α-D-半乳糖五乙酸酯	α-D-galactopyranosepentaacetate	89.5	67.2	67.2	66.2	68.5	61.0	
β-D-半乳糖五乙酸酯	β-D-galactopyranosepentaacetate	91.8	67.8	70.6	66.8	71.5	61.0	
α-D-吡喃果糖	α-D-fructopyranose	65.9	99.1	70.9	71.3	70.0	61.9	
β-D-吡喃果糖	β-D-fructopyranose	64.7	99.1	68.4	70.5	70.0	64.1	
α-D-呋喃果糖	α-D-fructofuranose	63.8	105.5	82.9	77.0	82.2	61.9	
β-D-呋喃果糖	β-D-fructopyranose	63.6	102.6	76.4	75.4	81.6	63.2	
α-D-吡喃甘露糖	α-D-mannopyranose	95.0	71.7	71.3	68.0	73.4	62.1	
β-D-吡喃甘露糖	β-D-mannopyranose	94.6	72.3	74.1	67.8	77.2	62.1	
甲基-α-D-吡喃甘露糖	methyl-α-D-mannopyranoside	101.9	71.2	71.8	68.0	73.7	62.1	55.9
甲基-β-D-吡喃甘露糖	methyl-β-D-mannopyranoside	101.3	70.6	73.3	67.1	76.6	61.4	56.9
α-L-吡喃鼠李糖	α-L-rhamnopyranose	95.1	71.9	71.1	73.3	69.4	17.9	
β-L-吡喃鼠李糖	β-L-rhamnopyranose	94.6	72.5	73.9	72.9	73.2	17.9	
甲基-α-鼠李糖	methyl-α-rhamnoside	102.6	72.1	72.7	73.8	69.5	18.6	
甲基-β-鼠李糖	methyl-β-rhamnoside	102.6	72.1	75.3	73.7	73.4	18.5	
α-D-吡喃阿拉伯糖	α-D-arabinopyranose	97.6	72.9	73.5	69.6	67.2		
β-D-吡喃阿拉伯糖	β-D-arabinopyranose	93.4	69.5	69.5	69.5	63.4		
甲基-α-D-吡喃阿拉伯糖	methyl-α-D-arabinopyranoside	105.1	71.8	73.4	69.4	67.3		58.1
甲基-β-D-吡喃阿拉伯糖	methyl-β-D-arabinopyranoside	101.0	69.4	69.9	70.0	63.8		56.3
α-D-呋喃阿拉伯糖	α-D-arabinofuranose	101.9	82.3	76.5	83.8	62.0		
β-D-呋喃阿拉伯糖	β-D-arabinofuranose	96.0	77.1	75.1	82.2	62.0		
甲基-α-D-呋喃阿拉伯糖	methyl-α-D-arabino furanoside *	109.2	81.8	77.5	84.9	62.4		
甲基-β-D-呋喃阿拉伯糖	methyl-β-D-arabino furanoside *	103.1	77.4	75.7	82.9	62.4		
α-D-吡喃核糖	α-D-ribopyranose	94.3	70.8	71.1	68.1	63.8		
β-D-吡喃核糖	β-D-ribopyranose	94.7	71.8	69.7	68.2	63.8		
α-D-呋喃核糖	α-D-ribofuranose	97.1	71.7	70.8	83.8	62.1		
β-D-呋喃核糖	β-D-ribofuranose	101.7	76.0	71.2	83.3	63.3		
α-D-吡喃木糖	α-D-xylopyranose	93.1	72.5	73.9	70.4	61.9		

续表

化合物	英文名	C-1	C-2	C-3	C-4	C-5	C-6	OCH₃
β-D-吡喃木糖	β-D-xylopyranose	97.5	75.1	76.8	70.2	66.1		
甲基-α-D-吡喃木糖	methyl-α-D-xylopyranoside	100.6	72.3	74.3	70.4	62.0		56.0
甲基-β-D-吡喃木糖	methyl-β-D-xylopyranoside	105.1	74.0	76.9	70.4	66.3		58.3
α-来苏糖	α-lyxose	94.9	71.0	71.4	68.4	63.9		
β-来苏糖	β-lyxose	95.0	70.9	63.5	67.4	65.0		
α-阿洛糖	α-allose	93.7	67.9	72.0	66.9	67.7	61.6	
β-阿洛糖	β-allose	94.3	72.2	72.0	67.7	74.4	62.1	
α-阿卓糖	α-altrose	94.7	71.2	71.1	66.0	72.0	61.6	
β-阿卓糖	β-altrose	92.6	71.6	71.3	65.2	75.0	62.5	
α-古洛糖	α-gulose	93.6	65.5	71.6	70.0	67.2	61.7	
β-古洛糖	β-gulose	94.6	69.9	72.0	70.2	74.6	61.8	
α-艾杜糖	α-idose	93.2	73.6[1]	72.7[1]	70.6[1]	73.6[1]	59.4	
β-艾杜糖	β-idose	93.9	71.1[1]	68.8[1]	70.6[1]	75.6[1]	62.1	
α-塔洛糖	α-talose	95.5	71.7	66.0	70.6	72.0	62.4	
β-塔洛糖	β-talose	95.5	72.5[1]	69.6[1]	69.4	76.5	62.6	

注:D₂O 中测定,1)归属时可能有变化

表 5-3 一些全乙酰化吡喃醛糖的¹³C-NMR 化学位移

全乙酰化单糖	英文名	C-1	C-2	C-3	C-4	C-5	C-6
α-核糖	α-ribose	88.7	67.1	65.6	66.5	59.3	
β-核糖	β-ribose	90.7	67.1	66.0	66.0	62.5	
α-阿拉伯糖	α-arabinose	92.2	68.2	69.9	67.3	63.8	
β-阿拉伯糖	β-arabinose	90.4	67.3	68.7	66.9	62.9	
α-木糖	α-xylose	88.9	69.2	69.2	68.8	60.5	
β-木糖	β-xylose	91.7	69.3	70.8	68.1	62.5	
α-来苏糖	α-lyxose	90.7	68.2	68.2	66.6	61.9	
β-来苏糖	β-lyxose	90.1	68.2	68.2	65.8	71.2	
α-阿卓糖	α-altrose	90.2	68.2	66.4	64.4	66.4	62.1
α-葡萄糖	α-glucose	89.2	69.4	70.0	68.1	70.0	61.1
β-葡萄糖	β-glucose	91.8	70.5	72.8	68.1	72.8	61.7
α-甘露糖	α-mannose	90.4	68.6	68.2	65.4	70.5	62.0
β-古洛糖	β-gulose	89.7	97.3[1]	67.1[1]	67.1[1]	71.1	61.3
α-艾杜糖	α-idose	90.4	65.9	66.2	65.9	66.2	61.8
α-半乳糖	α-galactose	89.5	67.2	67.2	66.2	68.5	61.0
β-半乳糖	β-galactose	91.8	67.8	70.6	66.8	71.5	61.0
α-塔洛糖	α-talose	91.4	65.2[1]	66.3[1]	65.3[1]	68.8[1]	61.5

注:1)归属时可能有变化

表 5-4　甘露糖苷和鼠李糖苷的 $^1J_{C1-H1}$ 值

苷元	糖	$^1J_{C1-H1}$	δH_1	糖	$^1J_{C1-H1}$	δH_1
甲醇	α-D-甘露糖	166	5.10	β-D-甘露糖	156	4.62
	α-L-鼠李糖	168	5.04	β-L-鼠李糖	158	4.55
正丁醇	α-D-甘露糖	166	5.26	β-D-甘露糖	155	4.72
	α-L-鼠李糖	166	5.02	β-L-鼠李糖	152	4.60
仲醇	α-D-甘露糖	165	5.37	β-D-甘露糖	155	4.93
	α-L-鼠李糖	167	5.27	β-L-鼠李糖	154	4.72
d-薄荷醇	α-D-甘露糖	164	5.52	β-D-甘露糖	154	4.88
	α-L-鼠李糖	166	5.23	β-L-鼠李糖	152	4.83
i-薄荷醇	α-D-甘露糖	166	5.36	β-D-甘露糖	154	4.92
	α-L-鼠李糖	168	5.30	β-L-鼠李糖	152	4.90
叔丁醇	α-D-甘露糖	165	5.56	β-D-甘露糖	153	5.00
	α-L-鼠李糖	164	5.92	β-L-鼠李糖	153	4.87

（四）苷化位移

　　糖与苷元成苷后，苷元的 α-C，β-C 和糖的端基碳的化学位移值均发生了改变，这种改变称为苷化位移（glycosylation shift，GS）。苷化位移值与苷元的结构有关，与糖的种类关系不大。苷化位移在推测糖与苷元、糖与糖的连接位置、某些苷元被苷化碳的绝对构型和碳氢信号归属上具有重要的作用。糖与糖相互之间的连接位置，也可以用苷化位移来解决。

　　1. 伯醇苷　糖与伯醇成苷后，苷元 α-C 向低场位移约 8 个化学位移单位，β-C 向高场位移约 4 个化学位移单位，糖的端基碳向高场位移 1~2 个化学位移单位（与甲苷比）。

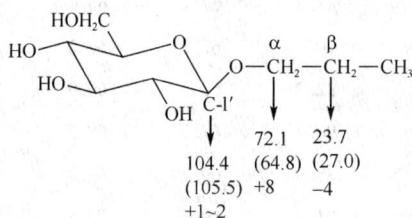

　　括号中数值为苷元或糖的甲苷的化学位移值。

　　2. 环仲醇苷

　　（1）两个 β-C 均为仲碳的苷：对称碳原子增加一个取代基后，变为非对称碳，称之为前手性碳。前手性碳又有 *pro-R* 碳和 *pro-S* 碳之分。在环醇仲碳的 e 键上增加一个基团，并将该基团的优先序列定为第三，按 R、S 规则命名，当为 R 构型时称该碳为 *pro-R* 碳，反之为 *pro-S* 碳。

　　成苷后 α-C 向低场位移 7 个单位，端基碳向高场位移约 1~4 个单位（与甲苷比）；当端基碳构型为 R 时，β-C 的前手性构型为 *pro-R* 时，向高场位移约 2 个单位；为 *pro-S* 时，向高场位移约 4 个单位。当端基碳构型为 S 时则相反。

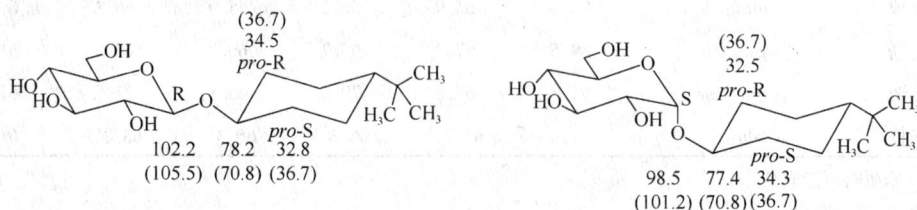

（2）一个 β-C 为仲碳，另一个为叔碳或季碳的苷：苷元的 α-C 与糖的端基碳构型相同时，α-C 向低场位移约 5 个单位；不同时 α-C 向低场位移约 10 个单位。β-C 和端基碳的变化较复杂。见表 2-3。

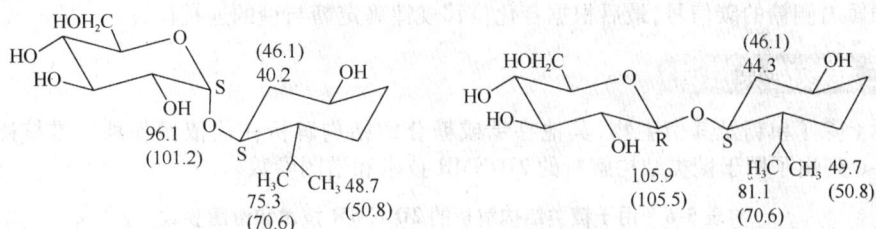

3. 叔醇苷 糖与叔醇成苷后 α-C 向低场位移约 7 个单位，β-C 向高场位移约 5 个单位，端基碳向高场位移约 7 个单位（表 5-5）。

表 5-5　苷化位移规律

苷元			C-1′	Cα	Cβ	
伯醇			−1.2	8	−4	
环仲醇	Cβ 均为仲碳	C-1′(R)	−1~−4	7.0	pro-S-4，pro-R-2	
		C-1′(S)	−1~−4	7.0	pro-S-2，pro-R-4	
	一个 Cβ 为仲碳，另一个为叔碳或季碳	C-1′和 Cα 构型相同	−4	5	仲碳	−5
					叔碳	−2
					季碳	−0.5
		C-1′和 Cα 构型不同	0±1.5	10	仲碳	−2
					叔碳	−1
					季碳	±0.5
叔醇			−7	7	−3	

4. 酯苷和酚苷 α-C 向高场位移，区别于上述苷。

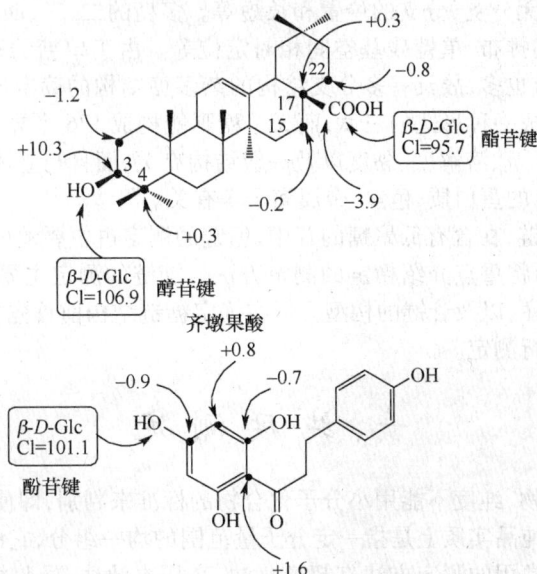

用苷化位移确定糖与糖之间的连接位置,关键是首先要将糖中碳的信号正确归属。在被苷化的糖中,通常 α-C 的位移较大,β-C 稍有影响,其他碳则影响不大。双糖苷在确定了苷中糖的基础上,可参考该糖甲苷的化学位移值归属末端糖中碳的信号,然后再根据内侧糖甲苷的化学位移值归属内侧糖的碳信号,最后根据苷化位移规律确定糖与糖的连接位置。

(五) 二维核磁共振谱

实际上除了单糖及其衍生物,其他寡糖或糖苷的结构解析往往依赖各种二维核磁共振技术。表 5-6 列出了用于糖类结构解析的 2D-NMR 技术和谱图参数。

表 5-6　用于糖类结构解析的 2D-NMR 技术和谱图参数

2D-NMR 技术	F_1 轴参数	F_2 轴参数
同核 2D-NMR 谱	J_{HH}	$\delta(^1H)$
COSY、DQF-COSY、TQF-COSY、HOHAHA(TOCSY)、NOESY	$\delta(^1H)$	$\delta(^1H)$
HETCOR HMQC HMBC	$\delta(^{13}C)$	$\delta(^1H)$

(六) 质谱

可以通过获得分子离子或碎片离子的质荷比(m/z),进而直接给出精确的相对分子质量及寡糖连接的一些信息,如断裂一个末端葡萄糖给出 162u 和 M–162u 的碎片峰;断裂一个岩藻糖给出 146u 和 M–146u 的碎片峰。但是质谱不能给出立体化学信息。

电喷雾电离(ESI)和基质辅助激光解吸电离(MALDI)等软电离质谱技术可以用于寡糖结构研究。

第 6 节　糖链结构的测定

糖链结构的确定集中在多糖结构的研究中。多糖是生物大分子化合物,与蛋白质等生物大分子一样也有明确的三维空间结构,可以用一、二、三、四级结构来描述,其中二、三、四级结构属高级结构,多糖的一级结构是指多糖的单糖残基的组成、排列顺序、相邻单糖残基的连接方式、端基碳的构型及糖链有无分支、分支的位置和长短等。多糖的二、三、四级结构是指多糖分子中主链的构象,侧链的空间排布,单糖残基空间相对定位等。由于单糖的种类比构成蛋白质的氨基酸种类多,连接的位点也多,故具有多分支结构的杂多糖结构的确定比蛋白质困难得多,如 3 个相同的氨基酸只能构成一种形式的三肽,而 3 个糖则能构成 176 个异构体。多糖与蛋白质一样,其活性不但与其分子量、溶解度、黏度以及一级结构有关,而且与立体结构有关,也存在活性中心,而且还与它所结合的蛋白质、色素、金属离子等有关。

糖和苷的共性是糖链,在含有低聚糖的苷中,糖链的测定占主要地位,苷元的结构测定方法在以后各章节介绍,本节将重点介绍糖链的测定方法。糖链的测定主要包括单糖的组成、糖与糖之间的连接位置和顺序,以及苷键的构型。但在确定糖链结构前首先需要对被测的聚糖样品纯度及相对分子质量进行测定。

一、纯 度 测 定

多糖是大分子化合物,纯度不能用小分子化合物的标准来判别,即使是纯品多糖,它的微观也并不均一。所以多糖纯品实质上是指一定分子量范围的均一组分,它的纯度只代表相似链长的平均分布。多糖纯度常用的测定方法有超离心法、高压电泳法、凝胶柱色谱法、旋光测定法、官能团摩尔比恒定法等。

1. 超离心法 由于微粒在离心力场中的移动速度与微粒的密度、大小和形状有关,故当将多糖溶液进行密度梯度超离心时,如果是组分均一的多糖,则应呈现单峰。

2. 高压电泳法 多糖的组成不同、分子量不同,与硼酸形成的配合物不同,在电场作用下的相对迁移率也会不同,因此可以用高压电泳的方法测定多糖的纯度。

3. 凝胶柱色谱法 常用的凝胶为 Sephadex、Sepharose 和 Sephacryl,柱高与柱直径之比大于40,洗脱剂为 0.02 ~ 0.2mol NaCl 溶液或 0.04mol 吡啶与 0.02mol 乙酸1:1 的缓冲液溶液,每 3ml 收集一份,苯酚-硫酸法跟踪检测,绘制吸收曲线,根据出峰情况判断多糖纯度。

4. 旋光测定法 在多糖水溶液中加入乙醇使其浓度为 10% 左右,离心得沉淀。上清液再加入乙醇使其浓度为 20% ~ 25%,离心再得二次沉淀,比较两次沉淀的比旋度,如果比旋度相同则为纯品,否则则为混合物。

5. 紫外法 多糖中常混合有蛋白质,可以用 Sevega 法、三氯乙酸法、酶法除去蛋白质,用紫外光谱检测,在 280nm 波长下没有吸收峰就表明蛋白质含量很低,一般要确定一种多糖的均一性,至少要有两种以上的方法才能确定。

二、相对分子量测定

单糖、低聚糖及其苷的相对分子量测定主要采用质谱法。

多糖的相对分子量测定是研究多糖性质的一项较为重要的工作,因为多糖的性质往往与它的相对分子质量大小有关。常用于多糖相对分子质量测定的方法有凝胶色谱法、蒸汽压渗透计法、端基法、黏度法、光散射法、渗透压法和超滤法等。

1. 凝胶色谱法 是比较常用的方法。以 SephadexG-200、G-150 或 G-75 装柱,用一定离子强度的氯化钠水溶液进行平衡,然后将各种不同的已知相对分子质量的多糖分别相继上柱,用同一离子强度的氯化钠水溶液洗脱,分步收集,苯酚-硫酸法监测,分别求得洗脱体积(Ve),再将蓝色葡聚糖($Mr > 200$ 万)上同一根色谱柱,求出柱的空体积(Vo),根据 Ve/Vo 与相对分子质量的对数之间存在着线性关系,可绘制标准曲线。最后,将待测样品按上述不变的条件上柱,求得待测多糖的 Ve。通过标准曲线上的 Ve/Vo,查得待测多糖的相对分子质量对数,便可求出相对分子质量。

2. 高效凝胶色谱法 目前多糖的相对分子量测定方法多采用高效凝胶色谱法,此法所用凝胶柱一般为 TSK-GEL3 ~ 4 根柱串联,检测器常用示差折光检测器或者蒸发光散射检测器。一般用已知分子量的右旋糖酐(dextran)为对照品,以对照品分子量的对数值为纵坐标,以相应色谱峰的保留时间为横坐标,进行线性回归。然后测定多糖样品的保留时间,代入回归方程,计算出多糖的峰位分子量(Mp)。

3. 激光光散射 光散射法测定高分子量化合物是基于高分子溶液的瑞利散射,垂直偏振光通过溶液产生的不同角度散射光的强度与溶质分子的大小即分子量成正比。

单独利用静态光散射仪可以测定聚合物重均分子量,但通常将其与凝胶色谱仪(GPC)联机使用,可方便地测定聚合物的数均分子量、重均分子量、Z 均分子量和分子量分布指数,而不依赖任何假设条件和校正曲线。与凝胶色谱法相比,该法不需要对分子形状进行假定,也不需要标样校准,测定结果为真实分子量;与 MS 相比,其准确度虽逊 MS,但该法简便快速,对样品没有特殊要求,且花费较低。

4. 黏度法 由于多糖分子在溶液中的黏度对分子结构、形态及分子扩张程度有明显的依赖关系,因此黏度法可用于研究多糖分子在溶液中的尺寸、形态变化、分支程度以及多糖分子与溶剂分子间相互作用等重要特性。但黏度法只是一种相对方法,必须借助相同多糖分子在同样溶剂和温度条件下建立的 Mark-Houwink 方程,即 $[\eta] = KM$,才能得到多糖溶液行为的信息。式中 M 为相对分子量,K、α 为系数,每个多糖 K、α 不同,可用激光光散射法测定。

多糖相对分子质量的测定没有一种绝对的方法,其相对分子质量只代表相似链长的平均而不是确切的分子大小。往往用不同的方法会得到不同的相对分子质量。

三、单糖基的鉴定

1. 气相色谱法　气相色谱是多糖结构分析中最重要的手段之一。它与质谱联用可以得出有关单糖残基类型、键的连接方式、糖的序列和糖环形式、聚合度等多种结构信息。此外,由于大量的固定液和不同的检测器适用于糖的气相色谱分析,因而用气相色谱法测定糖类具有选择性好、样品用量少、分辨率强、灵敏度高、分析速度快以及可用于定性及定量分析等优点。

气相色谱要求试样具有良好的挥发性和热稳定性。多糖本身为大分子物质,且由于含大量羟基不能在高温下直接挥发而不适用于气相色谱,因而将大分子多糖降解为单糖或寡糖,并且将其制备成易挥发,对热稳定的衍生物,用气相色谱法对这些降解糖衍生物进行定性和定量测定,以甘露醇或肌醇为内标,用已知单糖作标准,即可得出组成多糖的单糖基种类和比例。

2. 高效液相色谱法　高效液相色谱也可以用于多糖组成分析。单糖基结构相近在 C18 硅胶柱上不易分离,同时单糖基在紫外区没有吸收峰,不适合于常规的高效液相色谱测定。可以将多糖水解,制备单糖衍生物,如制备 1-苯基-3-甲基-5-吡唑啉酮(PMP)衍生物,在高效液相色谱仪上进行测定,用 C18 硅胶柱分离,紫外检测器或二极管阵列检测器进行分析。

3. 薄层扫描法　将苷键全水解,用 PC 或 TLC 检出单糖的种类,经显色后用薄层扫描法求得各种糖的分子比。

四、单糖之间连接位置的测定

1. 甲基化法　甲基化反应是提供糖基被取代位置信息的主要手段。甲基化分析一般是将糖所有自由羟基全部反应生成甲醚,然后水解所有的苷键,释放出甲基化单糖,用气相色谱、气质联用的方法对水解产物进行定性定量分析。获知被测物中含有的糖的类型、甲基化的位置及相互之间的分子比等。通常具有游离羟基的位置即是糖的连接位点,全甲基化的单糖即是末端糖(含分支末端糖)。通过各甲基化物相互之间的比例,还可推测出糖链重复单位中各种单糖的数目。该法虽然可以获知哪些糖是末端糖、糖的连接位点是哪些、重复单位有哪些糖,但仍然无法获知糖的连接顺序。

2. 高碘酸氧化和 Smith 降解　高碘酸氧化是一种选择性的氧化反应,它只能作用于多糖分子中连二羟基及连三羟基处。当连二羟基的 C—C 键被断开后,产生相应的醛;当断裂连三羟基的 C—C 键时,产生甲酸及相应的醛。此反应定量进行,每断开 1mol C—C 键,消耗 1mol 高碘酸,由此也可知,每生成 1mol 甲酸必然对应消耗 2mol 高碘酸。因此,通过测定高碘酸消耗量及甲酸生成量,便可以判断糖苷键的位置、直链多糖的聚合度及支链多糖的分支数目等。

高碘酸氧化产物经 NaBH$_4$ 还原,得到的多糖醇用稀酸在温和条件下水解,可发生特异性降解,即 Smith 降解。Smith 降解的特点是只打断被高碘酸破坏的糖苷键,而未被高碘酸氧化的糖残基仍连在糖链上。这样,多糖醇经 Smith 降解,就可以得到小分子的多元醇和未被破坏的多糖或寡糖片段,对这些产物进行分析,便可以推断出糖苷键的键型及其位置。

如:1→键合(1→6 类似),消耗 2mol 高碘酸,生成 1mol 甲酸:

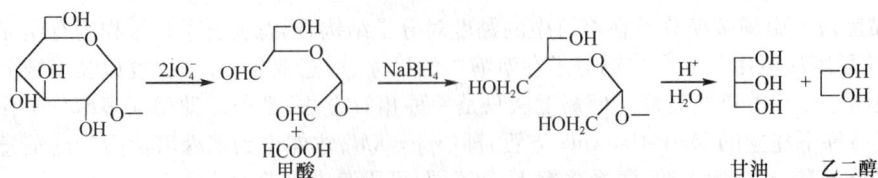

以 1→4 键合(1→4,6 类似),1→2 或 1→2,6 键合只消耗高碘酸,不生成甲酸:

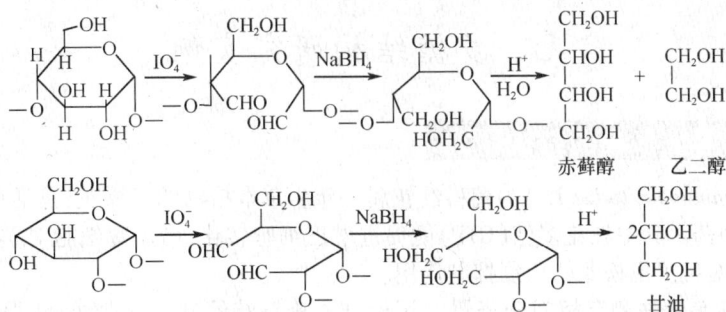

以 1→3 位键合(1→3,6、1→2,3、1→2,4、1→3,4、1→2,3,4 类似)不被高碘酸氧化:

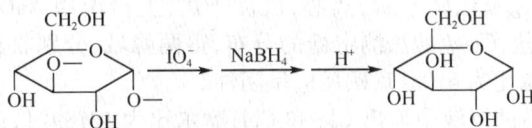

3. ¹H-NMR 法　根据乙酰化后的质子化学位移判断糖苷键的连接位点。¹H-NMR 在解决糖的连接位点中具有重要的作用,将低聚糖及其苷乙酰化后,其 CHOAc 中 CH 质子的化学位移是 $\delta 4.75 \sim 5.4$,CH_2OAc、CH_2OR 或 CHOR 中的 CH_2 或 CH 质子的化学位移是 $\delta 3.0 \sim 4.3$,端基质子的化学位移位于两个区域之间,通过 2D-NMR 可以确定 CH_2OAc 中 CH_2 的质子,CH_2OR 或 CHOR 中 CH_2 或 CH 的质子。根据 CH_2OR 和 CHOR 的种类可以判断出糖连接位点。

4. ¹³C-NMR 法　通过苷化位移,推断糖的连接位点。通过苷化位移,不仅能推断出糖的连接位点,而且还能推断出糖的连接顺序,进而确定糖链的结构,但该法只适用于那些双糖及特殊的低聚糖或多糖(如均为 1,3、1,2、1,4 等连接的同种低聚糖或多糖),对于叁糖以上的糖则需通过其他方法如分步分解等才能确定糖链的结构。

五、糖链连接顺序的确定

1. 部分水解法　用稀酸水解、甲醇解、乙酰解、碱水解等方法,将糖链水解成较小的片段(各种低聚糖),然后根据水解所得的低聚糖推断糖链连接顺序。

2. 质谱法　质谱分析是解决低聚糖及其苷中糖连接顺序的一个有力工具,在了解了糖的组成后,可根据质谱中的裂解规律和该化合物的裂解碎片推测低聚糖及其苷中糖链的连接顺序。值得注意的是在用质谱解决糖的连接顺序时,低聚糖及其苷中的糖不能是同一类糖,如六碳醛糖、五碳醛糖、甲基五碳糖等。如果所连的糖是同一类糖如葡萄糖、甘露糖、半乳糖等,因其所丢失的质量相等,故无法推断糖的连接顺序。

3. NMR 和 2D-NMR 法　通过碳氢相关谱(C,H-COSY)或 HMQC 谱确定出糖中各质子的化学位移值,然后根据氢氢相关谱(¹H,¹H-COSY)、NOESY 或相关 NOE(PSNOE)、HOHAHA(在同一自旋系统中即同一糖中的质子具有相关峰)等谱准确的归属出糖中各个位置上的质子,再根据碳氢相关谱或 HMBC 谱确定糖的连接位点和相互的连接关系。

六、苷键构型及氧环的确定

(1) 苷键构型确定方法包括:¹H-NMR 法、酶解法、分子旋光差法等。

(2) 氧环测定包括:¹³C-NMR 法、红外法、甲醇解法、Smith 降解法等。

七、多糖结构研究实例

（一）红花水溶性多糖的结构研究

红花（*Carthamus tinctorius* L.）为菊科红花属一年生草本植物的干燥花,是活血通经、祛痰止痛的药食同源中药。其中红花多糖（CTP）能促进淋巴细胞转化,增加脾细胞对羊红细胞空斑形成的细胞数量,对抗泼尼松龙的免疫抑制作用。

1. 高效液相色谱法测定相对分子量　用标准右旋糖苷绘制标准曲线,测得相对分子量为4000～5000。

2. 部分酸水解　用三氟乙酸水解,离心,沉淀干燥,上清液用 NaOH 溶液中和至中性,用 Sephadex G-10 柱层析除盐,酚-硫酸法测定糖的分布,得两峰域,分别收集,冻干,气相色谱测定组成为 Glc 和 Gal,其摩尔比为6108:1,碘反应呈阴性。

CTP 经部分酸水解后的沉淀中检出 Glc 和 Gal,摩尔比为12189:1,说明这两种糖共同构成主链或支链的边缘部分;sephadex G-10 柱层析收集的峰1经冻干,HPLC 检测,发现峰位明显后移,但峰形未变,表明其为核心结构 CTP′,不易被水解掉,GC 检出 Glc 和 Gal 摩尔比为4169:1;柱层析收集的峰2只检出 Glc,说明它位于支链或主链末端易离处。

3. 高碘酸氧化及 Smith 降解　以高碘酸钠对 CTP 进行氧化,间隔时间取样,用紫外分光光度法在223nm 处检测高碘酸消耗量,当其值达到稳定后,立刻加入乙二醇终止反应。经 Sephadex G-10 柱层析除盐,用酚-硫酸法测定糖分布,浓缩,KBH_4 还原。HAc 中和至中性,浓缩,经 Sephadex G-10 柱层析除盐,收集糖液浓缩,取其1/3 干燥,进行 GC 分析。余下部分进行 Smith 降解,H_2SO_4 水解,$BaCO_3$ 中和至 pH=6,过滤,滤液浓缩后经 Sephadex G-10 柱层析,收集糖液,浓缩,干燥后进行 GC 分析。

CTP 经高碘酸氧化,用紫外分光光度法223nm 波长检测反应终止后,测得每摩尔己糖消耗1.14mol IO_4^-,释放甲酸0.29mol,说明其中1→,1→6 连接残基占29%,其他可被 IO_4^- 氧化的残基,如:1→4 和1→2 占57%,可氧化残基占86%,不可氧化残基占14%。将 CTP′的 Smith 降解产物作 GC 分析,测得产物为 Gly（甘油）、Ery（赤藓醇）、Glc（葡萄糖）、Gal（半乳糖）,其摩尔比为5104:5112:1:1115。降解产物经部分酸水解后,经 Sephadex G-10 柱层析收集,GC 检出 Gly、Ery、Glc、Gal 的摩尔比为3195:1112:1:1109,说明核心结构中的 Glc 和 Gal 均存在不被高碘酸氧化的键型,而 Ery 和 Gly 含量较高,说明在部分酸水解过程中1→,1→4,1→6 键型的糖残基被大量水解掉。

4. 甲基化分析　甲基化后的多糖经水解、还原和乙酰化后,干燥。用少量氯仿溶解后进行 GC-MS 分析。CTP 甲基化产物的 GC-MS 分析,结果见表5-7。

表5-7　CTP 的 GC 和 GC-MS 数据

甲基化的糖 r	主要碎片 *m/e*	摩尔比*	连接点
2,3,5,6-Gal*f*	43,87,101,117,129,189	1.25	1→
2,3,4,6-Glc*p*	43,45,71,87,101,117,129,145,161,205	5.28	1→
2,3,4,6-Gal*p*	43,45,71,87,101,117,129,145,161,205	1.16	1→
2,3,6-Glc*p*	43,45,87,99,101,113,117,233	14.10	1→4
2,3,4-Glc*p*	43,87,99,101,107,129,161,189	1.42	1→6
2,3,4-Gal*p*	43,87,99,101,107,129,161,189	1.12	1→6
2,3-Glc*p*	43,101,117,261	3.08	1→4,6
2,4-Gal*p*	43,87,117,129,189	1.44	1→3,6
3-Glc*p*	43,85,87,99,127,129,189,261	1.00	1→2,4,6

CTP甲基化产物的GC和GC-MS分析结果表明Gal在多糖中多以吡喃型存在,也有呋喃型结构末端基存在;Gal以1→6连接,在O-3处有分支;Glc多以1→4连接,在O-6及O-2处有分支。

5. ^{13}C-NMR分析 结果见表5-8。

表5-8 CTP的^{13}C-NMR数据

糖基	C-1	C-2	C-3	C-4	C-5	C-6
β-D-Galf-(1→	109.5	81.9	77.8	84.0	72.0	63.9
β-D-Galp-(1→	103.8	71.9	73.7	69.8	76.7	61.9
→4)-β-D-Galp-(1→	103.6	74.4	76.7	79.5	75.5	61.5
β-D-Glcp-(1→	102.9	73.2	75.5	69.8	74.8	60.6
→4,6)-α-D-Glcp-(1→	100.3	72.3	71.9	79.5	70.8	68.8
→6)-α-D-Galp-(1→	99.3	69.0	70.9	70.2	71.9	67.3
→6)-α-D-Glcp-(1→	99.0	72.3	73.7	69.8	71.9	69.0

部分酸水解、高碘酸氧化、Smith降解、甲基化分析及^{13}CNMR等结果均一致,因此推断CTP为小分子多糖,由1→4连接的Glc构成主链,共有5个分支,1个是以1→6连接的Gal为主分支,1个以1→2连接的Glc为分支,1个由(1→6)和(1→)Glc构成,还有2个以1→6连接的Glc为分支。根据立体化学原理,其可能结构如图5-2所示。

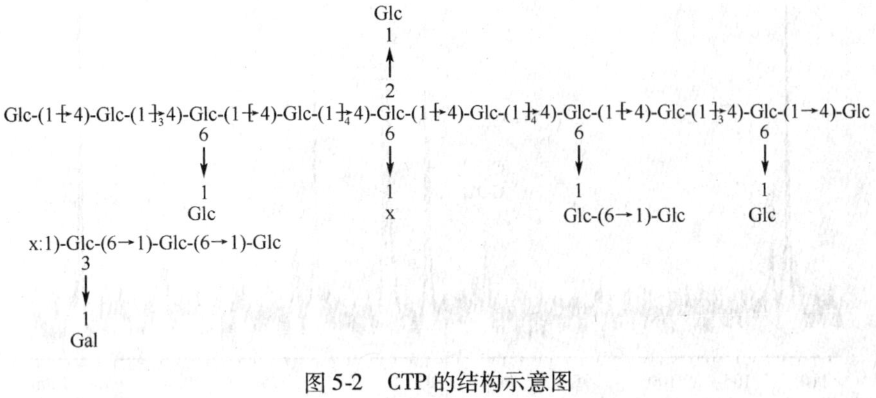

图5-2 CTP的结构示意图

(二)油菜籽水溶性阿拉伯聚糖片段(G1)的结构测定

脱皮油菜籽用2-丙醇:己烷(2:3)剧烈振摇提取4次,然后再用80%乙醇提取3次。残渣挥去溶剂,加入含有耐温淀粉酶的预热的水,在96℃水浴中振摇保温2小时,离心,上清液中加入NaN$_3$和胰酶,40℃水浴上振摇保温3小时。然后将酶在沸水浴中灭活20分钟,浓缩,再用去离子水透析72小时,离心,冷冻干燥,得水溶性部分和水不溶性部分。

取水溶性部分溶于NaCl后通过Sephadex G 150柱,以NaCl洗脱,用RI和UV(254nm)检测,得到一种高分子量多糖组分,将该多糖透析后冷冻干燥,再通过Fractogel TSK HW-75(S)柱进一步纯化,得到2个部分G1和G2,再透析,冷冻干燥。

1. 甲基化分析和GC-MS 取G1用MeS$_2$O进行甲基化。甲基化样品用TFA水解,还原,再用1-甲基咪唑作为催化剂进行乙酰化,GC-MS测定衍生物,结果见表5-9。表5-9可见组成G1的单糖基主要是阿拉伯糖,而且主要是末端残基(45.7%)和2,5-取代的阿拉伯糖残基(34.6%)。G1与大多数阿拉伯聚糖不同,5-取代的阿拉伯糖比例较低(4.0%)。半乳糖主要以

表 5-9　水溶性多糖 G1 部分的甲基化分析结果

糖衍生物[a]	摩尔比（%）
2,3,5-Me$_3$-Ara[b]	45.7
2,3,4-Me$_3$-Pentitol	2.2
2,3-Me$_2$-Ara	4.0
2-Me-Ara	0.5
3-Me-Ara	34.6
Ara	3.9
2,4,6-Me$_3$-Gal	1.4
2,4-Me$_2$-Gal	6.1
2-Me-Gal	1.1
Gal	0.5

注：a:不包括含量低于 0.5% 的糖衍生物

b:2,3,5-Me$_3$-Ara = 1,4-di-O-acetyl-2,3,5-tri-O-methy-larabinitol

3,6-取代的（6.1%）和较少的 3-取代半乳糖残基（1.4%）存在。这些数据显示该多糖是高分支的，并且末端或其他阿拉伯残基主要是（1→2）和（1→5）连接。表明该多糖的初步结构是具有高分支的阿拉伯半乳聚糖。

2. NMR 光谱　G1 部分用 ^{1}H-NMR、^{1}H，^{13}C-HMQC 谱、NOESY 实验、^{1}H，^{1}H-TOCSY、宽谱带去耦的 ^{13}C 谱进行结构研究。

^{13}C-NMR 谱中 108.3，77.4，62.0ppm 的信号分别对应于末端阿拉伯糖基的 C-1，游离 C-3，游离 C-5。在 67.1 中心处一系列复杂的信号是 2,5-取代的阿拉伯残基的 C-5，76.1ppm（C-3），88.5ppm（C-2），107.2ppm（C-1），同时在甲基化分析中发现大量的 2,5-取代的阿拉伯糖残基支持以上判断。81.6～83.6ppm 为末端阿拉伯糖基的 C-2 和 2,5-取代的阿拉伯残基的 C-4，并且在 84.4～85.2ppm 范围内的信号对应于末端阿拉伯糖基的 C-4 如图 5-3 所示。

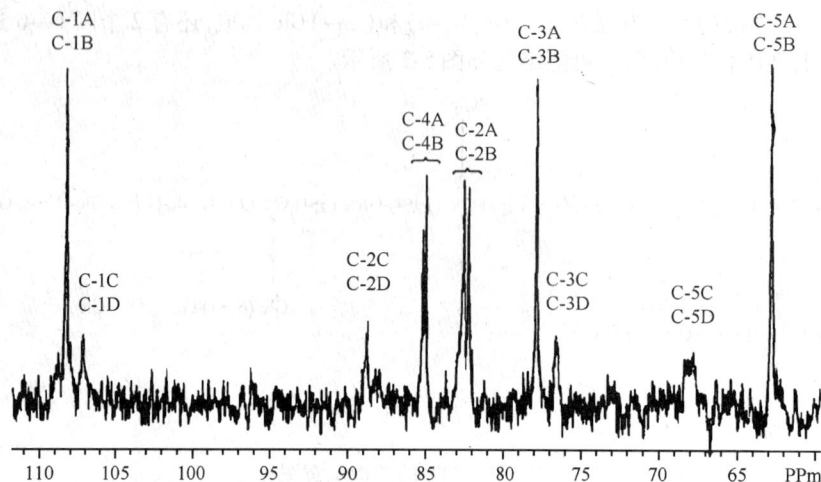

图 5-3　G1 的 ^{13}C-NMR 谱（100MHz，D$_2$O），A～D 代表图 5-7 中相应的糖残基

综合 HMQC 和 NOESY 的信息，^{1}H 谱中的阿拉伯糖的端基碳的信号鉴别见图 5-4。在 HMQC 谱相应交叉峰，末端的阿拉伯糖 108.3ppm 处大量的 C-1 信号是 ^{1}H 谱中两个端基质子峰（5.08 和 5.18ppm）。在 107.2 处的 ^{13}C 信号给出两个交叉峰，分别在 5.20 和 5.30ppm 处，这表明有两种主要类型的阿拉伯残基存在于多糖中，各自至少以两种不同的方式与端基碳相连，（1→5），（1→2）或（1→3），而（1→3）能被排除，因为在 ^{13}C 谱中没有检测到对应于以苷键相连的 C-3 的信号，并且甲基化结果指出有很少量通过 O-3 连接的阿拉伯残基（4.4%）。

在 NOESY 谱中（图 5-6），显示在 5.08ppm 处有一大的、尖锐的对应于末端阿拉伯糖基的 H-1 信号（残基 A），由于谱图中在 H-5 区域有大量的交叉峰，该末端阿拉伯糖基与相邻阿拉伯残基以（1→5）苷键相连。5.18ppm 处的信号为（1→2）连接的末端阿拉伯糖基（残基 B）；在 5.20ppm 处的信号为端基碳通过（1→5）连接的 2,5-取代的阿拉伯残基（残基 D）。5.3ppm 处的 H-1 信号，端基碳以（1→2）连接（残基 C）。残基 A:B:C:D 的比例为 20:8:10:13，这与甲基化结果（A+B）/（C+D）为 1.32 很好地吻合。结合甲基化和 NMR 的分析，水溶性多糖 G1 部分的主要结

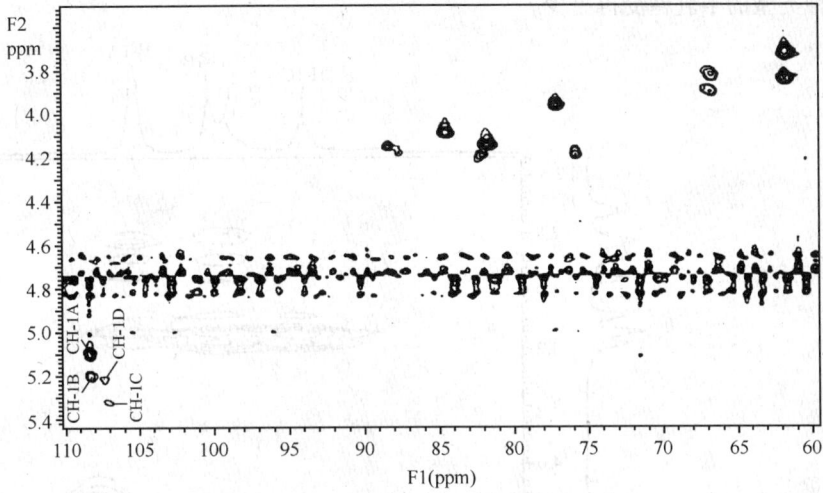

图 5-4　G1 的 ${}^1H$，${}^{13}C$-HMQC 谱（600MHz，D_2O），A～D 代表图 5-7 中相应的糖残基

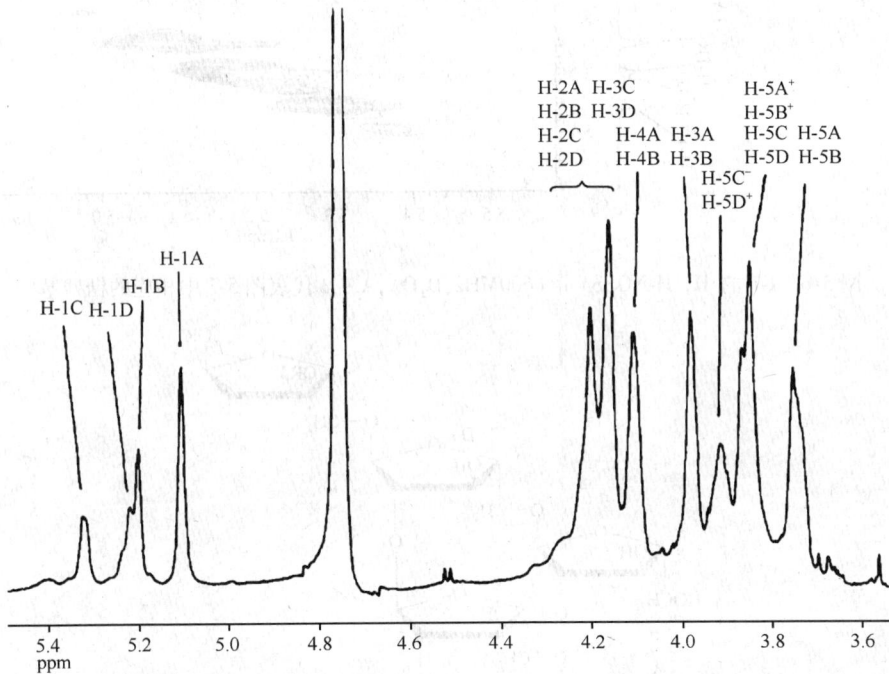

图 5-5　G1 的 ${}^1H$-NMR 谱（600MHz，D_2O），A～D 代表图 5-7 中相应的糖残基

构特征是阿拉伯聚糖的片段（图 5-7）。在图 5-7 中，$(A+B)/(C+D)$ 的比例很显然为 1.5:1，这可以解释为残基 X 也有可能为 2,5-取代的阿拉伯糖。假设通过甲基化分析发现的 34.6% 2,5-取代的阿拉伯糖中大约 30% 是残基 C 或 D，而 4% 为残基 X。这就能给出 $(A+B+C+D)/X$（其他阿拉伯残基）大约为 5:1，这也符合图 5-7 给出推测的结构组成。

在 ${}^1H$-NMR 谱的 5.1～5.5ppm 端基区域的小的、宽的峰（图 5-5）表明存在少量的阿拉伯糖残基，这些残基不是 A～D 结构特征的部分。这可以从甲基化分析得到证明，例如，4.0% 5-取代的阿拉伯糖被检测到。根据糖组成分析，多糖中 13.6% 是半乳糖残基，并且甲基化结果（表 5-9）表明主要以 3,6-取代和 3-取代的半乳糖残基为主。然而，在任一个 NMR 谱中没有任何一个峰可以归属于半乳糖，这有可能由于半乳糖残基含量相对较少，并且这些残基可能以不同的方式连接,使每种类型的半乳糖变得更少。

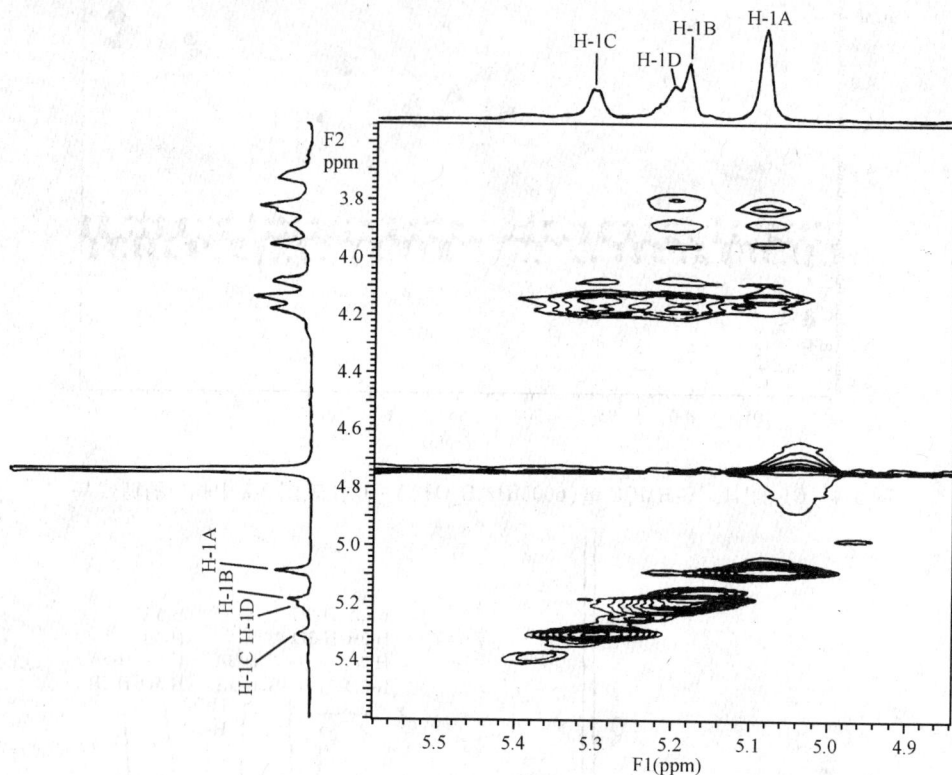

图 5-6　G1 的 ^{1}H, ^{1}H-NOESY 谱(600MHz, D$_2$O), A~D 代表图 5-7 中相应的糖残基

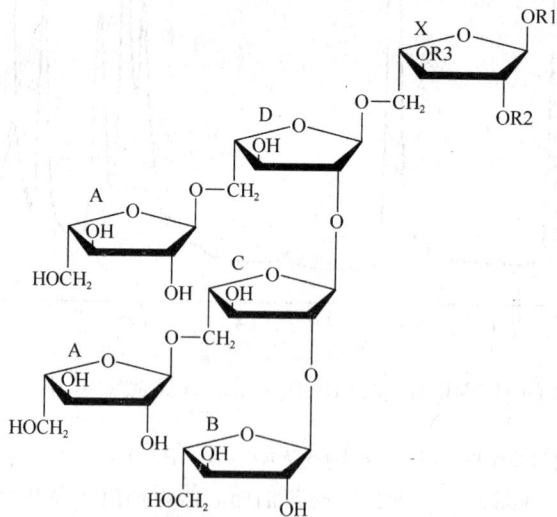

图 5-7　G1 的化学结构(R1, R2, R3: H 或 Ara 或 Gal)

英文小结　Summary

Of the three major classes of biomolecules-proteins, nucleic acids, and carbohydrates-it is carbohydrates that are the least exploited. Despite the important roles that carbohydrates play in numerous biological recognition events (e. g. bacterial and viral infection, cancer metastasis, and inflammatory reactions) the molecular details of these recognition processes are generally not well understood, and consequently the pace of development of carbohydrate-based therapeutics has been relatively slowed down. The slow pace of development was further hindered by the lack of practical synthetic and analytical methods available for carbohydrate research and the problems associated with undesirable properties of carbohydrates as drug candidates.

Glycosidic bond fragmentation reaction is an important reaction studying on glycosidic bond and sugar chain structure, which involves acid catalysis hydrolysis, base catalysis hydrolysis, acetolysis, oxidative fragmentation, enzymatic hydrolysis and microorganism fragmentation. At present, sugars are identified by various chromatographys, such as paper chromatography, thin layer chromatography, gas chromatography, liquid chromatography, ion exchange chromatograph. Sugar structures are researched by spectrum techniques (IR, ^{1}H-NMR, ^{13}C-NMR, 2D-NMR, MS).

Study on sugar chain structure is concentrated on research of polysaccharide structure. The common character between saccharide and glycoside is sugar chain. Study on sugar chain mainly includes composition of monosaccharide, position and sequence linked between monosaccharide residues, configuration of glycosidic bond and polysaccharide molecular weight.

The method of studying composition of monosaccharide is described as below: polysaccharide is hydrolyzed firstly, and then derivatives are prepared, the hydrolyzed derivatives are determined qualitatively and quantitatively by GC to affirm components and ratio of monosaccharide which consisted of polysaccharide.

Position and sequence linked between monosaccharide residues and configuration of glycosidic bond is investigated by chemical method combination with chromatography and spectrum. Chemical methods involves methylation, periodate oxidation, Smith degradation, acetylation, etc. All free hydroxyls of monosaccharide residues in polysaccharide are methylated, fragmentation into fragments and then hydrolyzed glycosidic bond in polysaccharide. The reaction products are determined by GC-MS, which speculate position and sequence linked of original monosaccharide residues. According to the fragmentation rules and the pyrolysis species in MS, sequence linked between monosaccharide residues and oligosaccharide is also speculated. Proton of each position could be accurately assigned by 2D-NMR and various NMR techniques to affirm connection site and mutual connection relation.

Configuration of glycosidic bond and oxide ring is affirmed by ^{1}H-NMR, ^{13}C-NMR, IR, enzymatic hydrolysis, Klyne method.

Molecular weight of monosaccharide, oligosaccharide and its glycoside is mainly estimated by MS. Determination method of polysaccharide relative molecular weight includes gel chromatography, gel HPLC, light scattering method, viscosity method, etc.

参 考 文 献

曹晓钢,于刚,王立军. 2007. 红景天苷研究进展. 食品与药品,9(07A):48~51

高守红,杨少麟,范国荣. 2005. 虎杖苷的研究进展. 药学实践杂志,23(3):145~147

何兰,姜志宏. 2008. 天然产物资源化学. 北京:科学出版社

黄桂宽,曾麒燕. 1997. 银杏叶多糖的化学研究. 中草药,28(8):459~461

霍光华,李来生,高荫榆. 2002. 波谱在多糖结构分析中的应用. 生命的化学,22(2):194~196

霍贤,梁忠岩,张雅君. 2005. 红花水溶性多糖CTP的结构研究. 高等学校化学学报,26(9):1656~1658

黎海彬,李琳,郭远等. 2002. 药用植物有效成分提取技术. 现代化工,22(5):59~62

刘玉红,王凤山. 2007. 核磁共振波谱法在多糖结构分析中的应用. 食品与药品,9(8A):39~42

牛小花,陈洪源,曹晓钢等. 2008. 芦丁的研究新进展. 天然产物研究与开发,20:156~159

吴立军. 2003. 天然药物化学. 第5版. 北京:人民卫生出版社

刑国秀,李楠,杨美燕等.2003.天然苦杏仁苷的研究进展.中成药,25(12):1007~1009

姚新生,吴立军,吴继洲等.2006.天然药物化学.第4版.北京:人民卫生出版社

张维杰.2006.糖复合物生化研究技术.杭州:浙江大学出版社

张晓静,刘会东.2003.植物多糖提取分离及药理作用的研究进展.时珍国医国药,14(8):495~496

C. Turner,J. W King,L. Mathiasson. 2001. Upercritical fluid extraction and chromatography for fatsoluble vitamin analysis1. Journal of Chromatography A,936:215~237

I. Eriksson , R. Andersson, E. Westerlund, R. Andersson, P. Aman. 1996. Structural features of an arabinan fragment isolated from the water-soluble fraction of dehulled rapeseed. Carbohydrate Research, 281 (1.7):161~172

J. Gelas, 1981, The Reactivity of Cyclic Acetals of Aldoses and Aldosides. Adv carbohydr chem Biochem, 39:71~156

M. S. Feather, J. F. Harris. 1973, Dehydration Reactions of Carbohydrates. Adv carbohydr chem, 28:161~224

W. R. Cai , X. H. Gu , J. Tang. 2008. Extraction, purification, and characterization of the polysaccharides from Opuntia milpa alta. Carbohydrate Polymers,71 (3.8):403~410

Y. L. Wu, Y. J. Pan, C. R. Sun. 2005. Isolation, purification and structural investigation of a water-soluble polysaccharide from Solanumlyratum Thunb. International Journal of Biological Macromolecules, 36(3):241~245

进一步阅读文献书籍

1. 蔡孟森,李中军.2007.糖化学——基础、反应、合成、分离及结构.北京:化学工业出版社
2. 卢艳花.2005.中药有效成分提取分离技术.北京:化学工业出版社
3. 王锋鹏.2009.现代天然产物化学.北京:科学出版社
4. 张维杰.2006.糖复合物生化研究技术.杭州:浙江大学出版社

思 考 题

1. 单糖苷与单糖链苷有何区别?
2. 单糖、糖醇、糖醛酸在结构上有何区别? 羟基糖、氨基糖、去氧糖在结构上有何区别?
3. 糖和苷有怎样的联系,其物理、化学性质有什么不同?
4. 如何判断某一中草药中是否含有糖和苷类成分?
5. 糖的氧化、还原反应与其什么基团有关?
6. 如何鉴别苷中所含糖的种类? 鉴定之前对苷应作什么处理?
7. 苷酸催化水解反应机制如何?
8. 能否根据 Smith 降解水解产物确定六碳糖和甲基五碳糖?
9. 能否用^{13}C、^{1}HNMR 确定 D-葡萄糖成苷后的苷键构型?
10. 如何鉴定组成多糖的单糖基?
11. 在^{13}C-、^{1}H-NMR 谱中,一般六碳糖的端基碳、氢化学位移为多少? 其他碳氢的化学位移如何?

第 **6** 章　脂肪酸与聚酮

学习目标

1. 掌握脂肪酸和聚酮化合物的结构特征及分类
2. 掌握脂肪酸的鉴别方法,理化性质及常用提取分离方法
3. 基本掌握脂肪酸紫外光谱、红外光谱、质谱与核磁共振波谱特征
4. 熟悉几个常用聚酮类抗生素药物的名称及结构。了解脂肪酸及聚酮类化合物的生物活性及在天然药物研究开发中的应用

　　脂肪酸类化合物是一端含有羧基的长碳氢链,广泛分布于自然界动植物中,主要以酯的形式存在。通常情况下是机体重要的功能物质,其次由于它也参与细胞膜构成,体内物质的运输,并可转化为其他生理活性物质如前列腺素,因而对生物体具有重要作用。其结构特征是除了含有 CH_2 重复单元外,另一端还含有一个羧基,使其具有亲水亲油两个基团。聚酮化合物是含有一个或多个酮基的结构和功能最多样化的天然产物之一。大多来源于细菌、真菌和海洋生物的二次代谢产物。具有广阔的药物开发前景。其生物合成上与脂肪酸存在相似之处,故将二者合为一章进行讲述。首先本章将介绍脂肪酸的来源、结构分类、理化性质及提取分离方法,并对其波谱特征和生物活性作以概述。本章第 2 节将简要介绍聚酮化合物的结构分类,生物合成及其典型生物活性。

第 1 节　脂肪酸类化合物

视窗:脑黄金 DHA

　　鱼类中富含被誉为"脑黄金"的 DHA,经研究证明 DHA 对婴幼儿智力和视力发育有着重要作用。DHA 是一种不饱和脂肪酸,化学名二十二碳六烯酸。其大量存在于大脑和视网膜组织中,是大脑脂蛋白的重要结构成分,占大脑脂肪总含量的 35%~45% ,占视网膜磷脂的 50% ,目前已成为绝大部分婴幼儿奶粉或众多保健品的明星成分之一。随后又从深海鱼中发现了另一种具有类似结构的 EPA 等。

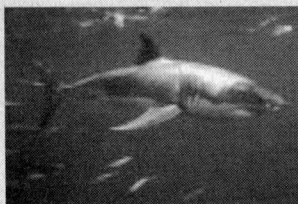
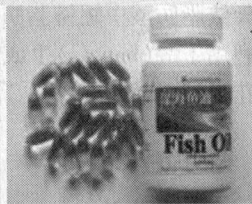
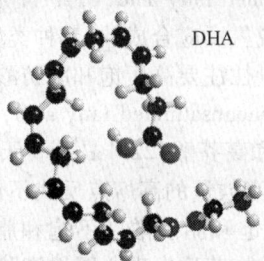
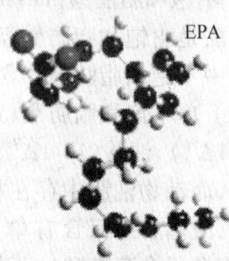

DHA　　　　　　EPA

一、概　　述

自然界中大多数生物都含有脂肪酸(fatty acid),它们通常以甘油酯的形式存在。植物油、动物油等天然油脂经水解可以得到脂肪酸。如豆油、花生油、玉米油中主要含有亚油酸,茶油主要含有油酸,椰子油主要含有月桂酸,蓖麻油主要含有油酸和亚油酸,菜籽油中含有对人体有害的高芥酸,牛羊油中含有棕榈酸、硬脂酸和油酸,猪油中含有棕榈酸、油酸、硬脂酸、豆蔻酸、亚油酸、十六烯酸等,深海鱼油中含有二十二碳六烯酸(DHA),沙丁鱼油中含有二十碳五烯酸(EPA)等。

二、脂肪酸的结构与分类

脂肪酸为羧基与脂肪烃基连接而成的一元羧酸,通式为 RCOOH(R 为脂肪烃基),天然脂肪酸几乎都是碳原子数为偶数的直链一元酸。在生物体内,这些脂肪酸以 C_2 单位合成并受 β 氧化分解。

> **案例 6-1**
> 　　2004 年 9 月 13 日,部分媒体刊出《金龙鱼 1:1:1 调和油涉嫌虚假宣传》的文章,指出中国粮油学会油脂专业分会副会长李志伟专家所推荐的 1:1:1 调和油食用方式不实。目前国内尚没有一种食用油能达到 1:1:1 的均衡营养比例。试问何为 1:1:1 食用油,这个比例正确吗? 为什么?

脂肪酸按其结构特征可分为饱和脂肪酸、不饱和脂肪酸和特殊脂肪酸。不饱和脂肪酸根据其含有双键个数还可分为多元不饱和脂肪酸和单元不饱和脂肪酸。特殊脂肪酸在自然界中含量极少。脂肪酸从营养角度分类,又可分为必需脂肪酸(essential fatty acid,EFA)和非必需脂肪酸(non-essential fatty acid,NEFA)。

1. 饱和脂肪酸(saturated fatty acid,SFA)　饱和脂肪酸一般为动物性油脂,常温下呈固态。天然油脂中主要存在 C_{12}、C_{16} 和 C_{18} 等脂肪酸,如棕榈酸,硬脂酸。这些饱和脂肪酸能促进人体对胆固醇的吸收,使血液中胆固醇的含量升高,二者易结合并沉积于血管壁,是血管硬化的主要原因。天然脂肪酸中短链脂肪酸含量很少,但这些酸往往对生物体有特殊的生理作用,如反刍动物可利用丁酸(butyric)生成酮体而供能。天然存在的 C_{20} 以上的长链饱和脂肪酸也很少,如花生中的花生酸(arachidic)和二十四酸(lignoceric)。

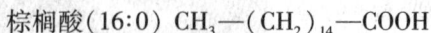

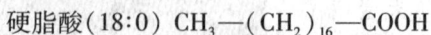

$$棕榈酸(16:0)\quad CH_3—(CH_2)_{14}—COOH$$
$$硬脂酸(18:0)\quad CH_3—(CH_2)_{16}—COOH$$

2. 不饱和脂肪酸(unsaturated fatty acid,UFA)　是指含有双键的脂肪酸。在生物体内,不饱和脂肪酸是由饱和脂肪酸经脱氢反应合成的,其种类数量及比例因生物种类的不同而不同。天然油脂中不饱和脂肪酸的含量往往要高于饱和脂肪酸的含量。

(1) 单不饱和脂肪酸(monounsaturated fatty acid,MUFA):分子中含有一个双键。如棕榈油酸($16:1\Delta^{9c}$)、油酸($18:1\Delta^{9c}$)和高芥酸($22:1\Delta^{13c}$)。天然脂肪中,含双键的脂肪酸几乎都是顺式异构体,而动物油脂中存在相当数量的高熔点反式不饱和酸。陆地动物细胞不能合成更多的脂肪双键,故脂肪中只含有单不饱和脂肪酸。不饱和脂肪酸对人体胆固醇代谢影响不大。据报道,短期食用含高芥酸的菜籽油,普遍发现心肌性脂肪症,长期食用会造成心脏功能障碍。

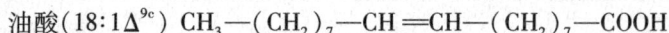

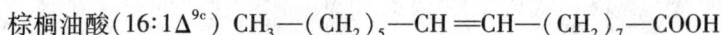

$$油酸(18:1\Delta^{9c})\quad CH_3—(CH_2)_7—CH = CH—(CH_2)_7—COOH$$
$$棕榈油酸(16:1\Delta^{9c})\quad CH_3—(CH_2)_5—CH = CH—(CH_2)_7—COOH$$

(2) 多不饱和脂肪酸(polyunsaturated fatty acid,PUFA):分子中含两个以上的双键。如亚油酸($18:2\Delta^{9c,12c}$)、亚麻酸($18:3\Delta^{9c,12c,15c}$)、花生四烯酸($20:4\Delta^{5c,8c,11c,14c}$)、二十二碳六烯酸($22:6\Delta^{4c,7c,10c,13c,16c,19c}$)和二十碳五烯酸($20:5\Delta^{5c,8c,11c,14c,17c}$)等。陆地动物油酸[$18:1(\omega\text{-}9)$]双键的末端甲基一侧($\alpha$-方向)碳氢键中不可能含有第二个双键,所以不会在 ω-6,ω-3 位置生成含双键的不饱和酸,为非必需脂肪酸。亚油酸在人体内可以转化为花生四烯酸和 γ-亚麻酸,前者是前列腺素的前体物质,前列腺素具有广泛的调节机体代谢的重要作用。α-亚麻酸通过脱氢酶和碳链延长酶的催化作用,最后合成 EPA 和 DHA。它们是脑细胞质中的重要成分,对脑细胞的形成和生长起重要作用。由于陆地动物不能合成这些多不饱和脂肪酸,因而人体必需的亚油酸和 α-亚麻酸必须从食物或药物中摄取。

亚油酸($18:2\Delta^{9c,12c}$) $CH_3-(CH_2)_4-(CH=CH-CH_2)_2-(CH_2)_6-COOH$

α-亚麻酸($18:3\Delta^{9c,12c,15c}$) $CH_3-CH_2-(CH=CH-CH_2)_3-(CH_2)_6-COOH$

花生四烯酸($20:4\Delta^{5c,8c,11c,14c}$) $CH_3-(CH_2)_4-(CH=CH-CH_2)_4-(CH_2)_6-COOH$

二十碳五烯酸($20:5\Delta^{5c,8c,11c,14c,17c}$) $CH_3-CH_2-(CH=CH-CH_2)_5-(CH_2)_2-COOH$

二十二碳六烯酸($22:6\Delta^{4c,7c,10c,13c,16c,19c}$) $CH_3-CH_2-(CH=CH-CH_2)_6-CH_2-COOH$

3. 特殊脂肪酸 是指环状的或具有支链、羟基、酮基的脂肪酸。

(1)支链脂肪酸:如结构菌中的结构菌烯酸(C_{27}-phthienoic acid)和羊毛脂中的反式异构酸,支链脂肪酸在细菌脂肪酸中较为常见。

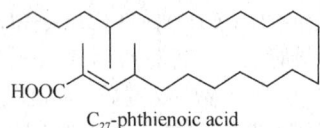

C_{27}-phthienoic acid

(2)脂环式脂肪酸:如热带植物大风子种子油中的环戊烯十三酸(C_{18}-chaulmoogric)是治疗麻风病的药物,前列腺素(prostaglandin,PG)也是复杂的环状脂肪酸。

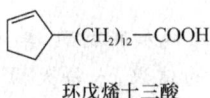

环戊烯十三酸

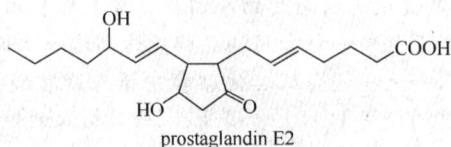

prostaglandin E2

视窗:前列腺素

1930 年,尤勒(Uib von Euler)在人、猴、羊的精液中发现了一种能使平滑肌兴奋和血压降低的物质,当时设想此物质可能是由前列腺分泌,故命名为前列腺素。但实际上,前列腺分泌物中所含前列腺活性物质并不多,为误称。现已证明,精液中前列腺素主要来自精囊,除之全身许多细胞组织都能产生前列腺素,是内分泌中的一大类。前列腺素对心血管、内分泌、生殖、消化、血液呼吸、泌尿和神经系统均有作用。按其结构,前列腺素分为 A、B、C、D、E、F、G、H、I 等类型。不同类型的前列腺素具有不同的生理功能,如前列腺素 E 能扩张血管,增加器官血流量,降低外周阻力,并有排钠作用,从而使血压下降,并能舒张支气管平滑肌,降低通气阻力;而前列腺素 F 的作用则相反。同时前列腺素还能引起子宫频率而强烈的收缩,可用于引产、人工流产等。由于前列腺素的半衰期极短(1~2 分钟,除前列腺素 I2 外),会经肺和肝迅速降解,故前列腺素不像典型的激素那样,通过循环影响远距离靶组织的活动,而是在局部产生和释放,对产生前列腺素的细胞本身或对邻近细胞的生理活动发挥调节作用。

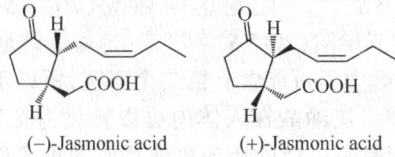

(−)-Jasmonic acid   (+)-Jasmonic acid

（3）含氧脂肪酸：是指含有羟基、羰基、环氧基等含氧官能团的脂肪酸，羟基酸是最普通的一类。如蓖麻油中的蓖麻醇酸（12-羟基顺-9-十八酸），臭气乔木油中的利砍酸（十八碳三烯酮酸），菊科植物种子油中的 12,13-环氧油酸（12-环氧-9-烯十八碳酸）等。

（4）炔酸：如黄栋树种子油中的塔日酸（tariric）。

4. 脂肪酸的命名方法 为了表示不饱和酸的化学结构，IUPAC 命名法把羧基的碳原子作为 1 位开始计数，把双键存在的位置用碳序号表示，这样油酸为顺-9-十八碳烯酸，亚油酸为顺-9，顺-12-十八碳二烯酸。

油酸（顺-9-十八碳烯酸）$CH_3-(CH_2)_7-CH=CH-(CH_2)_7-1COOH$

亚油酸（顺-9，顺-12-十八碳二烯酸）$CH_3-(CH_2)_4-(CH=CH-CH_2)_2-(CH_2)_6-1COOH$

在生物化学领域则是从末端甲基的碳原子开始计数来指示双键的位置，命名方式是：碳原子数：双键数（ω 双键位置）。如油酸为 18：1（ω9），亚油酸为 18：2（ω6，9）。

油酸 $1CH_3-(CH_2)_7-^9CH=CH-(CH_2)_7-COOH$ 18：1（ω9）

亚油酸 $1CH_3-(CH_2)_4-(CH=CH-CH_2)_2-(CH_2)_6-COOH$ 18：2（ω6，9）

此外，有时为了方便，人们又习惯用一种简写符号来表示脂肪酸。简写的方法是先从羧基端开始对碳原子进行编号，然后按"碳原子数：双键数（双键位置及构型）"的格式写出简写式，顺式或 Z 式用 c 表示，反式或 E 式用 t 表示。如亚油酸为 18：2（9c，12c）。或者双键位置用 Δ（delta）右上标数字表示，如亚油酸为 18：2 Δ9c，12c。

案例 6-1 分析讨论

1：1：1 食用油概念上指在食用油中饱和脂肪酸、单不饱和脂肪酸和多不饱和脂肪酸的比例达到 1：1：1。根据世界卫生组织的建议，人每天摄入的脂肪酸比例应该均衡，即达到 1：1：1 的黄金比例才最有益健康。因而鼓励人们在日常选择食用油来源时应多样化，避免单一。事实上，国内目前尚无任何一种食用油品牌能达到这一比例。即使达到 1：1：1 的比例也并不利于健康，因为人一天中还会从其他膳食中摄入脂肪酸（如肉、蛋、鱼等），它们中大多为饱和脂肪酸，如果真的使用 1：1：1 食用油，人一天摄入的饱和脂肪酸很可能过高，易于患高血压、高胆固醇等疾病。在金龙鱼 1：1：1 调和油的成分表中可以看到，它的三种脂肪酸的比例是 0.27：1：1，这种比例也易于使人在结合膳食中的脂肪酸后体内脂肪酸达到 1：1：1 的比例。由此可见，"调和"才是关键，即无论食用何种油，只要来源多样，通过食物中本身的比例达到调配都是健康的。

三、脂肪酸的理化性质

1. 性状 脂肪酸在常温下随碳原子数的增加呈液体到固体的渐进变化。其本身无色，久置被空气氧化而色泽加深。另外，一般从油脂水解得到的脂肪酸中都含有少量着色物质，如胡萝卜素，叶黄素等，可进行可见光分析。脂肪酸在空气中久置会发出难闻的气味，这种现象称为酸败，是由空气中的氧、水分或霉菌引起的。

2. 溶解性 溶于热乙醇、乙酸乙酯、乙醚、己烷、氯仿、苯酚等有机溶剂，可溶于冷氢氧化钠溶液。脂肪酸是具有亲水性羧基和亲油性烃基的双亲化合物，其水溶性随相对分子质量的增大而降低。通常把碳数小于 C_{10} 的脂肪酸称为水溶性脂肪酸，大于 C_{10} 的脂肪酸称为水不溶性脂肪酸。

3. 酸碱性　脂肪酸为弱酸，C_{10} 以上的高级脂肪酸离解常数几乎为一常数（$K_a = 1.2 \times 10^{-5}$）。由于酸性比碳酸（$K_a = 3.4 \times 10^{-7}$）强，所以可以与碳酸钠反应成皂。

4. 显色反应　脂肪酸尤其是一些不饱和脂肪酸，可与某些试剂产生颜色反应，常见的显色反应有：

（1）碘酸钾-碘化钾试验：取 5mg 样品（或者样品的饱和溶液 2 滴），加 2% 的碘化钾溶液及 4% 的碘酸钾溶液各两滴，加塞，沸水浴加热 1 分钟，冷却，加 0.1% 的淀粉溶液 1～4 滴，呈蓝色。

（2）溴的四氯化碳试验：样品的四氯化碳溶液加 2% 溴的四氯化碳溶液 2 滴，振摇，溶液褪色。

（3）溴-百里酚蓝试验：样品溶液加溴-百里酚蓝试液，呈蓝色。

（4）高锰酸钾试验：样品的丙酮溶液加 1% 的高锰酸钾溶液 2 滴，振摇，溶液褪色。

5. 其他反应　由于羧基的存在，脂肪酸易发生卤代、酯交换、酸解、醇解、氨解等反应，生成相应的酰卤、酯、酸酐和酰胺等。对于不饱和脂肪酸，还由于双键的存在可发生聚合、易位、科赫、Reppe 等反应。

四、脂肪酸的提取分离

案例 6-2

白叶蒿［*Artemisia leucophylla* (Turcz. Ex Bess) Clarke］为菊科蒿属多年生草本植物。全草药用，有温气血、逐寒湿、止血、消炎的作用。目前已从中分离鉴定出 20 多种脂肪酸，主要为油酸、棕榈油酸、亚麻酸、十八碳三烯酸等不饱和脂肪酸。试设计从白叶蒿中提取分离脂肪酸部位的实验方案。

1. 提取

（1）有机溶剂提取法：常用石油醚，环己烷等有机溶剂进行提取。用乙醇、丙酮作为提取溶剂时，提取物中杂质较多，脂肪酸含量较低，不易纯化。

（2）超临界流体萃取法：温度、压力对脂肪酸的萃取效率有一定的影响，通常在压力为 0.1～5kPa，温度 30～45℃ 的条件下提取总脂肪酸。

（3）超声波辅助提取：与常规的提取方法相比较，其具有降低提取温度、缩短提取时间、节约溶剂用量、改善油脂品质等优点。超声波辅助提取需要选择合适的超声频率以及功率。

（4）微波辅助提取：选择合适的溶剂种类、微波功率、提取时间、料液比对微波提取效率至关重要，通常通过单因素实验和正交实验来选择合适的提取工艺。微波辅助溶剂提取法可大幅度缩短提取时间，降低溶剂用量，提高提取率，既省时省工，又有利于环境保护，是一种高效的提取技术。

2. 分离

（1）有机溶剂分离法：通常脂肪酸在有机溶剂中的溶解度随碳链长度的增加而减小，随双键数的增加而增加，这种溶解度的差异随着温度降低表现得更为显著。所以将混合脂肪酸溶于有机溶剂，在一定的温度下进行分步结晶，可实现混合脂肪酸的分离。常用的溶剂有甲醇、丙酮和丙烷。

（2）脂肪酸盐结晶法：将脂肪酸混合物经氢氧化钠醇溶液皂化为脂肪酸盐，冷却，使饱和及单不饱和脂肪酸以盐的形式析出；滤液酸化提取，得到高浓度的多不饱和脂肪酸。此法适用于工业生产。

（3）尿素结晶法：是一种经典的提纯多不饱和脂肪酸的方法。尿素能与脂肪族化合物形成加合物，形成加合物的能力与脂肪酸的饱和程度有关，不饱和程度愈低愈易形成加合物。利用这一原理可将饱和脂肪酸、单不饱和脂肪酸和多不饱和脂肪酸分离。将脂肪酸混合物与尿素的醇溶液混合,保温搅拌,冷却,过滤,可得较高浓度的 EPA 和 DHA。

其他还有利用混合脂肪酸中各组分挥发性的不同进行分离的蒸馏法,利用油脂化学品固化点不同进行分离的温控容器结晶法,以及用分子筛分离脂肪酸的 Sorbex 分离法等,在此不再赘述。

案例 6-2   分析讨论

白叶蒿中脂肪酸的提取可采用下列流程:

白叶蒿的果实和叶

    ↓ 石油醚室温下浸泡 24 小时→24 小时→24 小时,抽滤

合并三次滤液

    ↓ 60℃ 以下减压蒸馏,回收石油醚

油脂浸膏

    ↓ 油脂浸膏 –15% 的三氟化硼甲醇溶液(50mg:2ml),80℃水浴回流 5 分钟,冷却

反应混合物

    ↓ 置分液漏斗中,加入 NaCl 饱和溶液 3ml,正己烷 3ml,摇匀,静置

取上清液

    ↓ 无水硫酸钠干燥,GC 分析

22 种脂肪酸

(其中,人体必需的脂肪酸亚油酸含量为 2.69%,亚麻酸含量为 12%)

五、脂肪酸的波谱学特征

1. 紫外光谱   脂肪酸在紫外区显示出特有的吸收光谱,可用做脂肪酸的定性、定量或结构研究。饱和酸和非共轭酸在 220nm 以下的波长区域有吸收峰。共轭酸中的二烯酸、三烯酸和四烯酸分别在 230nm、260 ~ 270nm 和 290 ~ 315nm 附近显示出吸收峰。脂肪酸中所含有的特征基团不同,所对应的紫外最大吸收波长也会有所变化,相应的特征最大吸波长收列于表 6-1。

表 6-1   一些脂肪酸的紫外吸收特征

生色团	举例	λ_{max}(nm)	溶剂
—C＝C—	Octene	177	Heptane
—C/C—	Octyne	178,196	Heptane
—C＝C—C＝C—	Butadiene	217	Hexane
—(C＝C)$_n$—	Conjugated polyenes	$217 + 30(n-2)$	Hexane
C_6H_6	Benzene	184,202,255	Cyclohexane
—(C＝C—C＝C)$_n$—	β-Carotene	452,478	Hexane
HC＝O	Acetaldehyde	290	Hexane
C＝O	Acetone	275	Ethanol
—COOH	Acetic to palmitic acid	208 ~ 210	Ethanol

2. 红外光谱   IR 能鉴别脂肪酸及分析其结构中是否存在顺反式双键。脂肪酸通常在高波数区域($3700 ~ 3400cm^{-1}$)有一较低吸收峰,此吸收峰通常由羟基产生,如 ROH、

ROOH 等。3025 ~ 2850cm^{-1} 这个区域是 C—H 振动吸收区域,可以看见 3 种峰带:Ⅰ较微弱的顺式双键吸收(CH═CH);Ⅱ较强的 CH$_2$ 基团和末端的甲基吸收峰;Ⅲ二级氧化产物如醛和酮吸收较弱。脂肪酸在红外光谱 1800 ~ 1700cm^{-1} 区域会出现较强 C═O 伸缩振动吸收峰,如果成酯的话则吸收峰会大大增强。指纹区 1500 ~ 900cm^{-1} 是鉴别脂肪酸分子组成的特征区域,可以用于不同脂肪酸的区分。当含反式双键时,在此区域 1000 ~ 900cm^{-1} 处有吸收峰,而含反式-反式或者反式-顺式结构时则会出现在稍高波数区。此外,在 900cm^{-1} 更低波数处存在 C—H 面内弯曲振动,产生强烈的顺式吸收。利用 IR 吸收特征,可以区别顺反式脂肪酸如图 6-1 所示。

单不饱和反式脂肪酸在 968cm^{-1} 处有特征吸收,除非发生缩聚,吸收波数不会随不饱和度的增加而变化;顺式不饱和脂肪酸无此吸收特征。

饱和脂肪酸的红外特征吸收与其所含基团有直接关系,主要来自—CH$_2$—、—COOH 及—CH$_3$,比如乙酸的红外吸收由甲基 C—H 伸缩振动引起,在 2949cm^{-1} 处有尖锐的吸收峰,乙酸二聚体羰基伸缩振动,则在 1647cm^{-1} 处有中等强度吸收峰;此外,羟基面内弯曲振动引起 1448cm^{-1} 处吸收,以及 C—C—O 对称伸缩振动的尖锐峰(904cm^{-1})。由于氢键的作用,饱和脂肪酸通常是以二聚体形式存在,如乙酸在 1657cm^{-1} 处的特征峰就是乙酸二聚体羰基伸缩振动引起的。例如,硬脂酸分子式为 CH$_3$—[CH$_2$]$_{16}$—COOH,它的甲基 C—H 伸缩振动在 2881cm^{-1} 处有强尖锐峰,羰基伸缩振动因为 C—H 伸缩振动很强而变的微弱不明显,羟基面内弯曲振动峰在 1439cm^{-1} 处,C—C—O 对称伸缩振动峰在 909cm^{-1} 处,此外硬脂酸在 2845cm^{-1} 和 2925cm^{-1} 位置有—CH$_2$—伸缩振动引起的尖锐吸收峰,并在 1300cm^{-1} 处有—CH$_2$—的摇摆和扭曲振动引起的吸收。由于具有很长的 C—C 骨架,存在 C—C 骨架对称与反对称伸缩振动,在 1050 ~ 1100cm^{-1} 之间有较明显的特征峰。

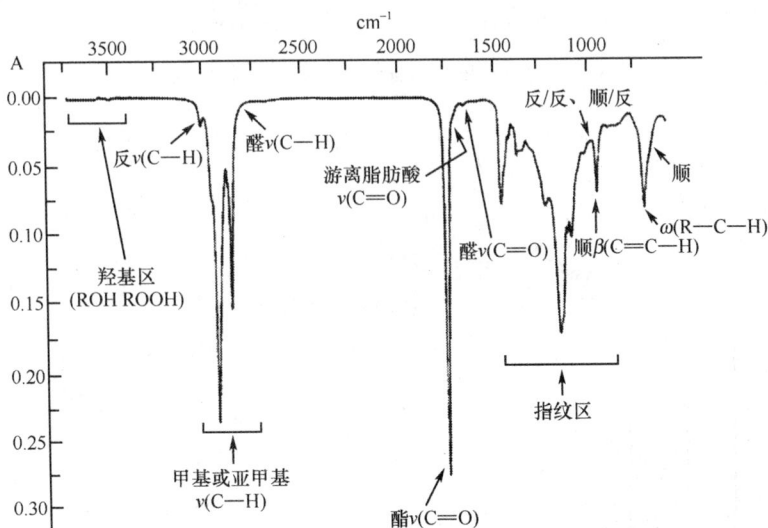

图 6-1　脂肪酸的红外吸收特征

3. 核磁共振波谱

(1)^{1}H-NMR:饱和脂肪酸和不饱和脂肪酸的磁共振氢谱略有不同,可以用来作为鉴别的依据。饱和脂肪酸,如硬脂酸在磁共振氢谱中有 $\delta 0.90(3H,t)$ 的信号,为脂肪链末端的—CH$_3$。在 $\delta 1.31$ 处会有一个 $(CH_2)_n$ 产生的宽峰,而 $\delta 1.52$ 和 $\delta 2.30$ 分别对应—CH$_2$CH$_2$COOH 中的两个—CH$_2$—。

不饱和脂肪酸如油酸、亚油酸,除了含有与饱和脂肪酸类似的吸收峰外,还有烯氢的特征峰。如油酸在 $\delta5.42$ 处有两个烯氢信号,在 $\delta2.18$ 处有 4 个烯丙基氢信号;而亚油酸在 $\delta5.37$ 和 $\delta5.43$ 处分别有两个烯氢信号,$\delta2.18$ 处有 4 个烯丙基氢信号($4H, C_8$ 和 C_{14}),$\delta2.77$ 处两个氢信号(C_{11})。

此外,不饱和脂肪酸的末端甲基信号与双键位置存在一定的关系,如 ω-3 不饱和脂肪酸的末端甲基信号在 $\delta0.98$ 处,而饱和脂肪酸及 ω-6 以上的不饱和脂肪酸的末端甲基信号在 $\delta0.89$ 处。

(2) ^{13}C-NMR:饱和脂肪酸含有—CH_3,—CH_2,$C=O$ 基团,不饱和脂肪酸除了含有上述基团外,还含有一个或多个—$CH=CH$—基团。因此饱和脂肪酸的碳信号主要集中在 $\delta10\sim40$ 的高场区,羧基碳信号出现在 $\delta170\sim180$ 之间;不饱和脂肪酸的主要碳信号也集中在 $\delta10\sim40$ 的高场区,烯碳信号出现在 $\delta120\sim140$ 之间。而一些含氧或含支链的特殊脂肪酸,化学位移会在含有特殊基团的位置发生相应的改变。

4. 质谱　近些年来,质谱已经成为鉴别生物样品中脂肪酸成分的重要工具。用快原子轰击(FAB)质谱研究脂类成分的方法早在 1983 年就已经开始,选择合适的轰击能量以及载气就能得到相应的脂肪酸的离子碎片图。ESI 电离源比较 FAB 而言,灵敏度更高,产生的碎片也比 FAB 稳定。饱和脂肪酸会产生分子离子峰,以及分子量相差 14 的碎片峰;不饱和脂肪酸除了产生上述信号外,还会产生在双键处断裂的碎片峰,由此也可以推断出双键的位置。图 6-2 和图 6-3 列出了部分脂肪酸的质谱信息。

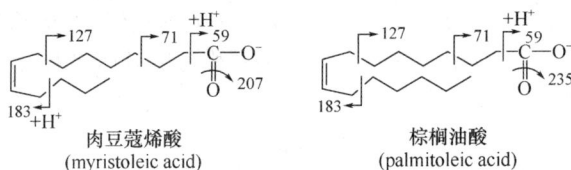

图 6-2　肉豆蔻烯酸和棕榈油酸的质谱裂解规律

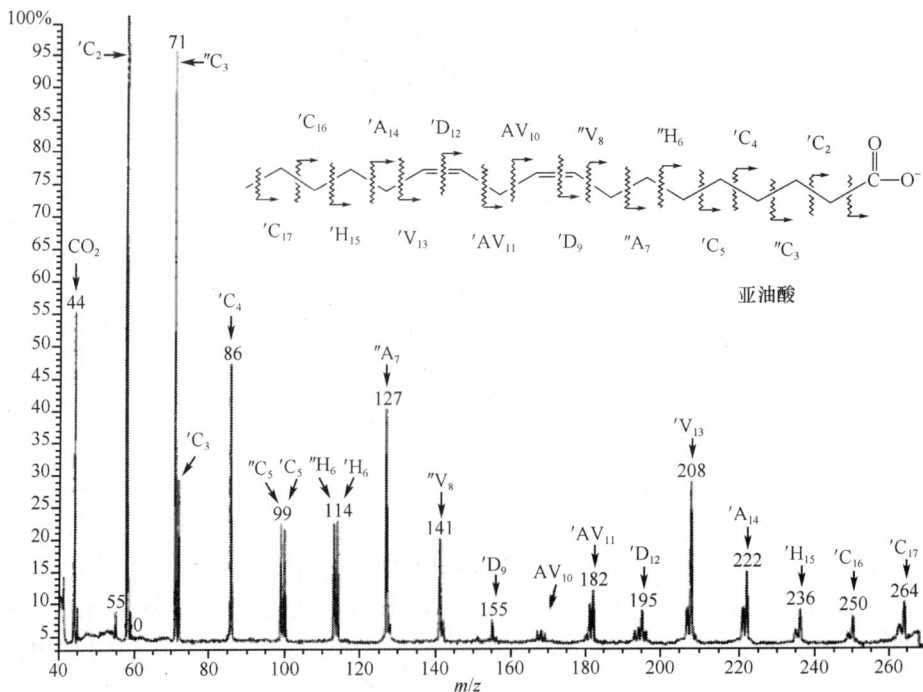

图 6-3　亚油酸的 ESI-MS/MS 图谱

液质联用技术(LC-MS)由于其快速、灵敏等优点在天然产物的分析、鉴定中起着重要的作用。通过高效液相首先将复杂的天然产物分离,再通过质谱对分离的每个物质逐一进行分析从而鉴定其结构。天然产物中所含的脂肪酸可以通过高效液相得到分离,但在用质谱进行结构鉴定的时候,由于位置异构体(regioisomer)的存在,单纯的质谱技术往往无法对其进行区别。若采用柱后 Ag^+ 衍生化的方法可对相同分子量的不同位置异构体进行区分,从而达到鉴定的目的。

例如 Heidi Leskinen 等人采用柱后 Ag^+ 衍生化的方法鉴定黑醋栗种子油(blackcurrant seed oil)中的不同位置异构体的三酰甘油(triacylglycerol,TAG),通过柱后 Ag^+ 衍生化,TAG 在质谱检测时可出现 $[M + {}^{107}Ag]^+$,$[M + {}^{109}Ag]^+$,$[M + {}^{107}Ag - RCOOH]^+$,$[M + {}^{109}Ag - RCOOH]^+$ 和 $[M - RCOOH]^+$ 等信号,根据不同的位置异构情况,即双键位置及顺反异构的不同,可呈现出不同的 $[M + Ag - RCOOH]^+$ 信号丰度,所以根据 $[M + Ag - RCOOH]^+$ 信号丰度的强弱可以判断不同位置异构的 TAG,从而达到鉴定的目的。

六、脂肪酸的生物活性

1. 抗炎 含有多种不饱和脂肪酸的月见草油,可以显著抑制多种致炎因子引起的大鼠毛细血管通透性增强、水肿和肉芽组织增生、抑制 PGE 及缓激肽的释放和稳定溶酶体膜。另外在研究 PUFAs 和餐后炎症发生的关系时发现:深海鱼油中的 ω-3 PUFAs 有抵抗餐后炎症的作用,而 ω-6 PUFAs 则易导致餐后炎症的发生。

2. 抗肿瘤 从板蓝根中分离提纯出的一种高级不饱和脂肪酸,在体内外对多种肿瘤及肿瘤细胞均有抑制作用,且在非细胞毒剂量时能逆转肝癌耐药细胞株 BEL27404/ADM 对多柔比星(DOX)的耐药性;鸦胆子油主要含有不饱和脂肪酸,特别是油酸、亚油酸,可以抑制肿瘤细胞的DNA 合成。研究表明深海鱼类中的 ω-3 PUFAs,例如 EPA 和 DHA,具有抗肿瘤作用。EPA 能参与到细胞膜的构成,摄取富含 EPA 的食物可以减少癌症的发生;体内外实验表明从草菇中分离的亚油酸和共轭亚油酸(CLA)能非竞争性地抑制芳香化酶(aromatase)的活性,具有预防和治疗雌激素依赖性乳腺癌的作用。

3. 对中枢系统的影响 酸枣仁油有显著的镇静和催眠作用以及抗惊厥作用,而且在动物水平上不影响老鼠的学习记忆功能。研究表明 ω-3 脂肪酸具有神经保护作用,可以减缓老年人的认知能力下降,但对阿尔茨海默症(AD)的作用有待进一步的研究。

4. 对心血管系统的影响 月见草油能显著降低高血脂模型大鼠血清的三酰甘油(TG)水平,升高血清高密度脂蛋白-胆固醇(HDL-CH)水平;紫苏籽油能显著降低大鼠血清中总胆固醇(TC),三酰甘油和低密度脂蛋白(LDL)水平;火麻仁油可以减轻动脉壁内膜细胞及平滑肌细胞的病变程度。研究表明 ω-3 PUFAs 在预防心血管疾病中有重要作用;食物中添加 ω-3 脂肪酸可以降低心肌梗死造成的心脏病死亡率,但是对有心绞痛的患者则不利。

5. 抗糖尿病作用 ω-3 PUFAs 在防止和逆转胰岛素拮抗具有显著的临床意义,动物实验中给老鼠喂养高剂量 EPA 可以减少胰岛素拮抗。另外研究表明深海鱼油中的 EPA 和 DHA 可以减少 β 细胞的功能失调,并使 II 型糖尿病中 β 细胞死亡率降低。

另外,食用大量的 ω-6 多不饱和脂肪酸造成(ω-6)/(ω-3)比例升高可导致心血管疾病、炎症及肿瘤。

第2节 聚酮类化合物

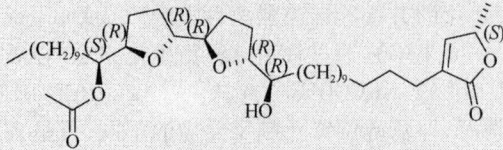
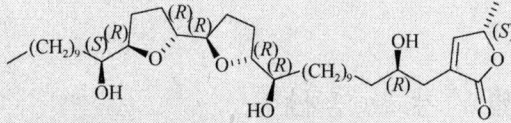
一、概　　述

聚酮(polyketone,polyketide)是一类庞大的结构多样的生物活性天然化合物,由细菌、真菌、植物与动物将低级羧酸通过连续的缩合反应,经聚酮合酶催化而产生的二级代谢产物。这类物质对生物的发育生长而言并非必要,但可用于防卫或细胞间的信号传递。它包括许多具有抑制细菌(如红霉素、四环素)、真菌(如灰黄霉素、两性霉素)、寄生虫(如 avermectin、奈马克丁)和癌症(如多柔比星、enediynes)等活性的化合物,有些抗真菌聚酮化合物同时还具有免疫抑制剂的活性(如雷帕霉素、FK506)。

二、聚酮化合物的结构与分类

聚酮化合物是功能和结构最多样化的天然产物之一,以一个启动单元和若干延展单元为原料经反复缩合和延伸而成。启动单元大多是乙酰或丙酰 CoA 等简单化合物,也可以是较复杂的七碳或九碳化合物;延伸单元则是—CHR—CO—(R =H 或烷基基团),它们通常来自于丙二酸或丙二酸硫酯。在延伸过程中延伸单元通过发生包括丙二酰基脱羧反应的缩合过程插入链中。延伸单元插入后所形成的羰基可经过羰基还原、脱水、烯基还原等反应转变成其他基团。延伸后产生的碳链大多会发生环化反应。至此就形成了聚酮化合物的初始聚酮链骨架(即含有多个酮基的中间代谢产物)。初始聚酮链骨架合成后的修饰过程也很常见,它们包括水合、脱水、氧化、还原、脱羧、甲基化、糖基化、添加异戊烯基团、环状结构的形成等,最终生成聚酮化合物。其结构特征如下:

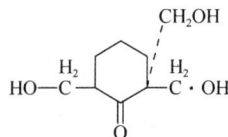

　　尽管聚酮化合物的结构和特性千差万别,但仍可以分为两大类:芳香族聚酮化合物和复合聚酮化合物。前者包括以四环素为代表的四环类抗生素和以多柔比星、柔红霉素为代表的蒽环类抗生素;后者又包括大环内酯类、多烯类和聚醚类等复合物。芳香族聚酮化合物是乙酸通过缩合(起始单位除外)形成的,大部分β酮基在酰基链的延伸和完成后都一直保持非还原状态,经过折叠和醇醛缩合形成六元环,随后被脱水还原成芳香环,如放线紫红素、柔红霉素、四环素。复合聚酮化合物比芳香族聚酮化合物在结构上更具多样性,其构成单位有乙酸、丙酸和丁酸等,大部分不经过折叠和芳香化,而是通过内酯化成环。还有一部分仍保持酰基链,如大环内酯抗生素红霉素和螺旋霉素、抗真菌抗生素雷帕霉素和两性霉素、聚醚类抗生素莫能霉素和南昌霉素、抗寄生虫抗生素 avermectin 等。一些复杂聚酮化合物的代表结构如图 6-4 所示。

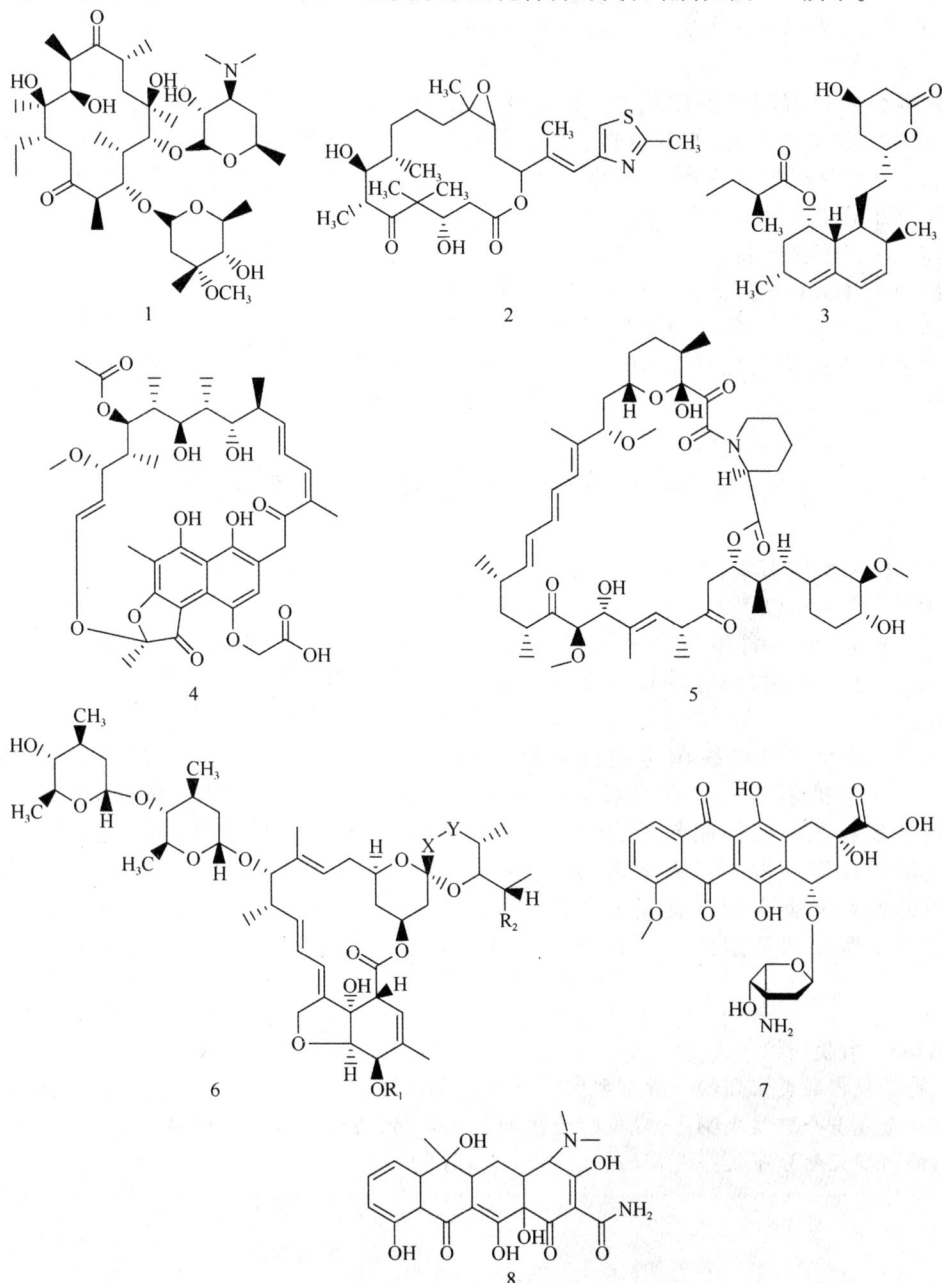

图 6-4　一些复杂聚酮化合物的代表结构

1. 红霉素 A;2. 埃坡霉素 B;3. 洛伐他汀;4. 利福霉素 B;5. 雷帕霉素;6. 除虫菌素;7. 多柔比星;8. 四环素

脂肪酸和聚酮化合物生物合成途径有相似之处。但在脂肪酸生物合成中，只有当早先的羰基单元还原成一个甲烯基后，C_2单元才加到延长的链上。而聚酮生物合成的中间体只是部分被还原，其结果导致产生具有复杂功能基团的结构多样性分子。不同的起始底物、延伸底物和手性中心进一步增加了它们的结构复杂性。

催化初始聚酮链骨架合成的关键酶为聚酮合酶（polyketide synthase，PKS）。聚酮合酶根据其来源可分为细菌聚酮合酶、植物聚酮合酶以及真菌聚酮合酶三大类。近年来，由于对聚酮类化合物研究的不断深入及它们所表现出来的优越生物活性，人们逐渐开始从基因水平来研究PKS的结构和功能。目前，聚酮合酶根据其结构和催化机制不同可分为Ⅰ型（type Ⅰ PKS，又称模件型）、Ⅱ型（type Ⅱ PKS，又称重复型）以及Ⅲ型（type Ⅲ PKS，又称查尔酮型）三大类。细菌来源的PKS常属于Ⅰ型或Ⅱ型，植物聚酮合酶常属于Ⅲ型。

聚酮合酶具有明显的模块性，非核糖体肽合成酶（NRPS）的结构与天然聚酮化合物多样性的分子基础存在相似性，为编码这些PKS的结构基因的基因工程改造提供可能，从而可获得新的聚酮类似物作为有用的药物。多年来科研人员一直希望能够利用尽可能简单的方法快速得到大量的聚酮产物。大肠杆菌（*Escherichia coli*）由于其生长快速、易于培养的特点逐渐成为了多种天然产物的"微生物生产工厂"。加州大学洛杉矶分校 Henry Samueli 工程与应用科学研究院的 Zhang 等人利用大肠杆菌合成了一系列聚酮类天然产物。该研究小组首先从一种水稻植物真菌中提取出聚酮合成酶，然后将该酶重组到大肠杆菌中，经过大肠杆菌的表达得到了合成聚酮类化合物所必需的合成酶。

三、聚酮化合物的理化性质及生物活性

抗癌药物埃坡霉素（3）为来自纤维堆囊黏菌（*Sorangium cellulosum*）的一个大环内酯聚酮。利福霉素 B（5）是土壤细菌地中海拟无枝酸菌（*Amycolatopsis mediterranei*）产生的，在治疗结核病、麻风病和与艾滋病相关的微生物感染中有广泛的临床作用。雷帕霉素（6）是由吸水链霉菌（*Streptomyces hygroscopicus*）产生的具有免疫抑制特性的大环内酯类抗生素。

四环素最早是从放线菌金色链丛菌（*Streptomyces aureofa-ciens*）的培养液中分离出来的广谱快速抑菌剂。对革兰阳性菌、阴性菌、立克次氏体、滤过性病毒、螺旋体属乃至原虫类都有很好的抑制作用，因而1975年以前是我国广泛使用的抗生素之一。但后期逐渐发现四环素类对人牙齿有较大损伤，并且容易耐药，1975年后全国停用。目前使用的四环素类多为改良复方制剂。但时至今日我国仍有一大批1975年前后出生的人留下了滥用四环素的痕迹，拥有一口"四环素牙"，这是药物史中给人类的又一个教训。

> **案例6-3　分析讨论**
> 　　番茄枝内酯类化合物一般都至少含有一个内酯基团，分子量大，结构复杂；加上其还常含有一个或多个醚键或酮基，常被归为聚酮类化合物，为近年来发现的具有多种良好生物活性的新型天然分子之一。

视窗:雷帕霉素

　　雷帕霉素(rapamycin,RPM),商品名西罗莫司(Sirolimus),是目前世界上最新的强效免疫抑制剂,它通过阻断雷帕霉素靶(mammalian target of rapamycin,mTOR)的活性而抑制 T 细胞,临床上用于器官移植的抗排斥反应和自身免疫性疾病的治疗,是一种大环内酯类聚酮化合物。它的免疫抑制活性比现行临床广泛使用的环孢素强数十倍,用量小(2mg/天/人),与环孢素有协同免疫抑制作用,临床上常与环孢素联合使用。比较于环孢素和 FK506(他克莫司),西罗莫司是肾毒性最低的免疫抑制剂,且无神经毒性。目前已在全球 80 个中心进行了 1295 例肾移植后抗排斥试验,效果显著,不良反应极小。

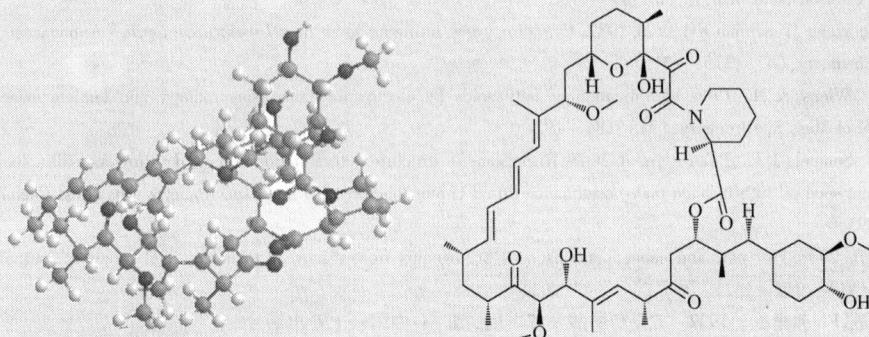

英文小结　Summary

　　Fatty acids reside in most living beings in the form of glyceride and can be categorized into saturated and unsaturated fatty acids according to structure or essential and nonessential fatty acids by nutritional quality. The naturally occurring formations are liquid and solid which can dissolve in ethanol, acetic ether, ether, etc. Color reactions will take place when fatty acids are mixed with some agents (e. g. KIO_3-KI, Br-CCl_4, $KMnO_4$). The customary methods for extraction are suitable for fatty acids too, such as organic solvent extraction, supercritical fluid extraction, supersonic aided extraction, microwave aided extraction. UV, IR, MS and NMR are the main methods for structure identification of fatty acids. Fatty acids have some biological activities such as anti-inflammation (e. g. efamol, ω-3 PUFAs) and anti-tumor (e. g. oleum fructus bruceae, ω-3 PUFAs). For example, oleum fructus bruceae has effect in the therapy of malignant tumor, gastrelcosis, condyloma acuminatum, etc. efamol and ω-3 PUFAs are used to low cholesterol and blood pressure and inhibit thrombosis.

　　Polyketones are a kind of biologically active natural compounds of various structures. They are the secondary metabolites in bacteria, fungi, plants and animals, which are formed through processes as followed: Firstly, low carboxylic acids take consecutive condensation reactions, then catalyzed by polyketone synthase. According to the characteristic of structures, they can be categorized into aromatic polyketides and complex polyketides. Some polyketones hold the bioactivities of anti-bacterium (e. g. erythromycin, tetracycline), anti-fungus (e. g. griseofulvin, amphotericin), anti-parasite (e. g. avermectin, nemadectin), etc. Some kinds of polyketones also have the immunosuppressive activity (e. g. rapamycin, FK506).

参考文献

胡锐,李宝莉. 2008. 传统药物中脂肪酸的药理活性和现代研究. 中外医疗,(27):135~136

松村秀一，A. 斯泰因比歇尔. 2005. 生物高分子·生物高分子的多样性与合成高分子的生物可降解性. 北京:化学工业
出版社

孙宇辉,邓子新. 2006. 聚酮化合物及其组合生物合成. 中国抗生素杂志,(31):6~18

张金廷. 2002. 脂肪酸及其深加工手册. 北京:化学工业出版社

Akoh C. C. ,Min D. B. . 2002. Food lipids:chemistry,nutrition,and biotechnology. CRC Press

Chen S. ,Oh S. R. ,Phung S. ,et al. . 2006. Anti-aromatase activity of phytochemicals in white button mushrooms (*Agaricus bisporus*). Cancer Research,66(24):1026~1034

Fotuhi M,Mohassel P,Yaffe K. 2009. Fish consumption,long-chain omega-3 fatty acids and risk of cognitive decline or Alzheimer disease:a complex association. Nature Clinical Practice Neurology,5(3):140~52

Gravotto G. ,Boffa L. ,ManteGgna S,et al. 2008. Improved extraction of vegetable oils under high-intensity ultrasound and/or microwaves. Ultrason Sonochem,15 (5):898~902

Jolad SD,Hoffmann JJ,Schram KH,et al. 1982. Uvaricin,a new antitumor agent from *Uvaria accuminata* (Annonaceae). Journal of Organic Chemistry,(47):3151~3153

Kerwin J. L. ,Wiens A. M. . 1996. Identification of fatty acids by electrospray mass spectrometry and tandem mass spectrometry. Journal of Mass Spectrometry,(31):184~192

Leskinen H. ,Suomela J. P. ,Pinta J. ,et al. 2008. Regioisomeric structure determination of α- and γ-linolenoyldilinoleoylglycerol in blackcurrant seed oil by silver ion high-performance liquid chromatography and mass spectrometry. Analytical Chemistry,(80):5788~5793

McLaughlin JL. 2008. Paw paw and cancer:annonaceous acetogenins from discovery to commercial products. Journal of Natural Products,(71):1311~1321

R. W. 约翰逊,E. 弗里兹 . 1992. 工业脂肪酸及其应用. 北京:中国轻工业出版社

William J. G. 2003. Tandem mass spectrometry in the study of fatty acids,bile acids,and steroids. Mass Spectrometry Reviews,(22):81~152

Zhang W. J. ,Li Y. R. ,Tang Y. . 2008. Engineered biosynthesis of bacterial aromatic polyketides in *Escherichia coli*. Proceedings of the National Academy of Sciences,(105):20683~20688

进一步阅读文献书籍

1. 李念光,施志浩,唐于平等. 2009. 番荔枝内酯的全合成研究进展. 有机化学,29(3):79~82

2. 张金廷. 2002. 脂肪酸及其深加工手册. 北京:化学工业出版社

3. Bermejo A. ,Figadere B. ,Zafra-Polo M. C. ,et al. 2005. Acetogenins from Annonaceae:recent progress in isolation,synthesis and mechanisms of action. Natural Product Reports,? 22(2): 269~303

4. Jindaprasert A. ,Springob K. ,Schmidt J. ,et al. 2008. Pyrone polyketides synthesized by a type Ⅲ polyketide synthase from *Drosophyllum lusitanicum*. Phytochemistry,69: 3043~3053

思 考 题

1. 脂肪酸主要有哪几类及其分布?

2. 人体所需的必需脂肪酸都有哪些? 分别属于什么类别?

3. 脂肪酸的提取都有什么方法?

4. 如何区别饱和与不饱和脂肪酸,顺式与反式脂肪酸?

5. 如何用仪器分析的方法鉴别油酸与油酸甘油酯?

6. 如何区别饱和脂肪酸、含羟基饱和脂肪酸和含羰基饱和脂肪酸?

7. 何为聚酮化合物? 试举出一些课本以外的属于聚酮化合物的药物。

8. 聚酮化合物的鉴别手段有哪些? 脂肪酸与聚酮化合物在磁共振 H 谱和 C 谱上有何区别?

9. Integrasone 是一种从真菌中分离出来的一种天然聚酮类化合物,研究表明是一种良好的 HIV-1 整合酶抑制剂,经过整合酶链转移反应抑制剂筛选方法其 IC_{50} 为 41 $\mu mol/L$。其光谱数据如下,试应用前面所学知识推测 integrasone 的化学结构。

UV（MeOH）: λ_{max} 213nm（$\varepsilon = 9570$）；IR（ZnSe）: ν_{max} 3358,2924,2858,1718,1624,1543, 1441,1379,1334,1282,1160,1129,1091,1036,1057,984,930cm^{-1}；ESI-MS（m/z）269 $[M+H]^+$, 251 $[M-H_2O+H]^+$,233 $[M-2H_2O+H]^+$；^1H 和 ^{13}C NMR 数据（CD$_3$OD）列于下表。

Integrasone 的 ^1H 和 ^{13}C NMR 数据

δ_C	δ_H（mult,J inHz）	δ_C	δ_H（mult,J inHz）
173.3		84.4	5.0(ddd,8.5,3.0,1.0)
126.0		34.2	2.11(m)
62.2	4.80 (dt,3.0,1.0)	25.9	1.40 (m);1.48(m)
55.7	3.60 (dt,1.0,3.5)	30.1	1.36(m)
57.1	3.48 (dd,3.5,1.5)	23.6	1.32(m)
62.1	4.68(brs)	32.8	1.30(m)
162.0		14.4	0.91(t,7.0)

10. 茉莉酸类（jasmonates acid,JAs）是广泛存在于植物中的一类脂环式脂肪酸,现已发现30多种。茉莉酸（jasmonic acid,JA）是其中最重要的代表（结构如下）。该类化合物有抑制植物生长萌发,抑制花芽分化,促进衰老,提高植物抗逆抗病性等作用。试根据人体合成脂肪酸的途径分析茉莉酸在体内的可能合成过程。

第 7 章 苯丙素类

苯丙素(phenylpropanoid)类化合物是指一类以 C_6-C_3 为基本单元的化合物。在植物体内,这种单元可独立形成化合物,也可以 2 个、3 个甚至多个单元聚合形成某一类化合物,且可形成多种氧化程度不同的衍生物。因而,苯丙素类化合物包括了苯丙烯、苯丙醇、苯丙酸、香豆素、木脂素、黄酮和木质素等。从生物合成途径上来看,以上物质在植物体内是通过莽草酸途径形成的,如图 7-1 所示。

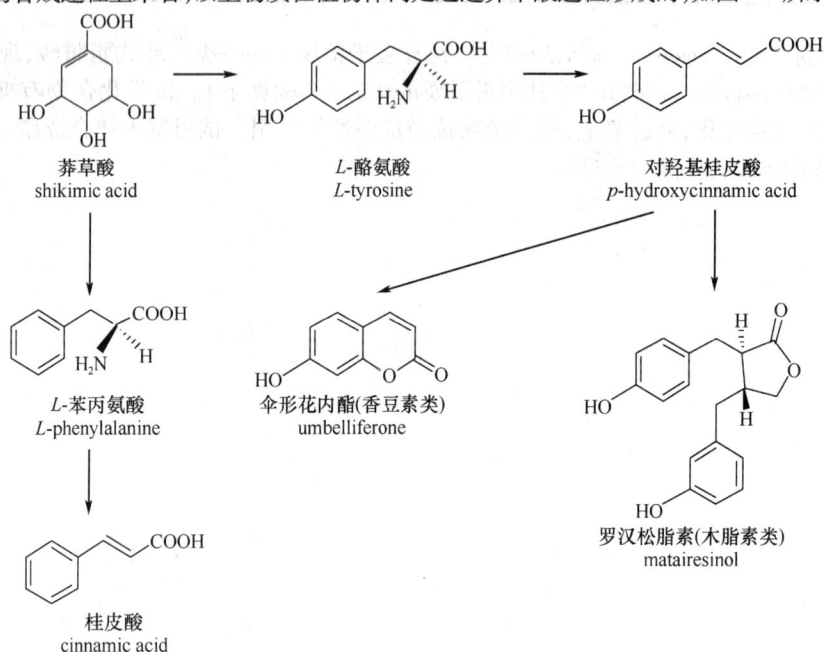

莽草酸
shikimic acid

L-酪氨酸
L-tyrosine

对羟基桂皮酸
p-hydroxycinnamic acid

L-苯丙氨酸
L-phenylalanine

伞形花内酯(香豆素类)
umbelliferone

罗汉松脂素(木脂素类)
matairesinol

桂皮酸
cinnamic acid

图 7-1 苯丙素类化合物的生物合成途径

在植物体内,这些化合物可以游离存在或者与糖结合成苷的形式存在。本章主要介绍苯丙酸类、香豆素类和木脂素类。

第 1 节 苯丙酸类

一、苯丙酸类化合物的结构

苯丙酸是具有 C_6-C_3 结构的芳香羧酸。其结构可看做是由有酚羟基取代的芳香环与丙烯酸两部分构成。植物中常见的苯丙酸类成分主要是桂皮酸(cinnamic acid)的衍生物,如对羟基桂皮酸(p-hydroxycinnamic acid)、咖啡酸(caffeic acid)、阿魏酸(ferulic acid)等。由于苯环上酚羟基取代的数目、排列方式、甲基化程度有所不同而形成多种化合物。如图7-2所示。

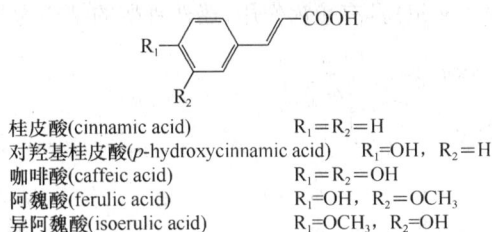

桂皮酸(cinnamic acid)	R_1=R_2=H
对羟基桂皮酸(p-hydroxycinnamic acid)	R_1=OH,R_2=H
咖啡酸(caffeic acid)	R_1=R_2=OH
阿魏酸(ferulic acid)	R_1=OH,R_2=OCH_3
异阿魏酸(isoerulic acid)	R_1=OCH_3,R_2=OH

图7-2 常见的苯丙酸类化合物

案例 7-1

银翘解毒颗粒收载在中国药典(2010年版一部),银翘解毒颗粒处方由金银花、连翘、薄荷、荆芥、淡豆豉、牛蒡子(炒)、桔梗、淡竹叶、甘草9味中药组成。金银花是该处方中的主药。具有清热解毒,凉散风热的功效。用于痈肿疔疮,喉痹,丹毒,热毒血痢,风热感冒,温病发热。金银花中的药性成分有绿原酸、异绿原酸、黄酮类和挥发油等,其中绿原酸是最主要的有效成分,直接影响金银花的内在质量。

问题:

1. 绿原酸具有什么样的化学结构?属于哪一类化合物?
2. 哪些植物中存在同类化合物?具有什么样的生理活性?
3. 绿原酸对人体有无不良反应?

苯丙酸在植物中常与不同的醇、氨基酸、糖、有机酸结合成酯存在,如绿原酸(chlorogenic acid)。

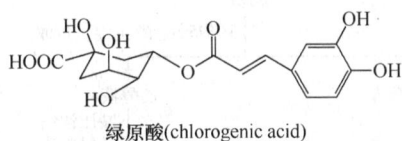

绿原酸(chlorogenic acid)

绿原酸在植物中广泛分布,从高等双子叶植物到蕨类植物均有报道,但含量较高的植物不多,主要存在于杜仲科、忍冬科忍冬属 Lonicera、菊科蒿属 Artemisia 植物中,如杜仲、金银花、向日葵、继木、咖啡和可可树等。

案例 7-1 分析讨论

绿原酸是由咖啡酸和奎尼酸形成的酯,其中咖啡酸的结构属于苯丙酸类。

绿原酸被认为是众多药材和中成药抗菌解毒、消炎利胆的主要有效成分,通常被作为这些药材或中成药的定性甚至定量的指标。2010年版中国药典规定金银花中绿原酸含量不得少于1.5%。在含有金银花、忍冬藤、鱼腥草、茵陈、栀子等具有清热解毒作用的中药注射剂中,均含有绿原酸。

其利在于它的清热解毒作用,其弊是从目前中药注射剂不良反应发生的现状分析,无法排除绿原酸无致敏性。因为在清热解毒类药物中变态反应发生率较高,其中有很多含有绿原酸。在目前中药注射剂的安全性受到关注的背景下,在缺乏研究的情况下应慎重对待。

除绿原酸外,还有不少植物中含有苯丙酸类成分,且这些成分表现出各种生物活性。从菜蓟(*Cynara scolymus*)中分离得到的菜蓟素(cynarin)具有利胆保肝作用;从日本蛇菰(*Balanophora japonica*)中分离到的松柏苷(coniferin)具有抗组胺释放活性;从粗糠树(*Ehretia macrophylla*)中分离到的迷迭香酸(rosmarinic acid)具有止泻作用,迷迭香酸的结构为苯丙酸的二聚体。

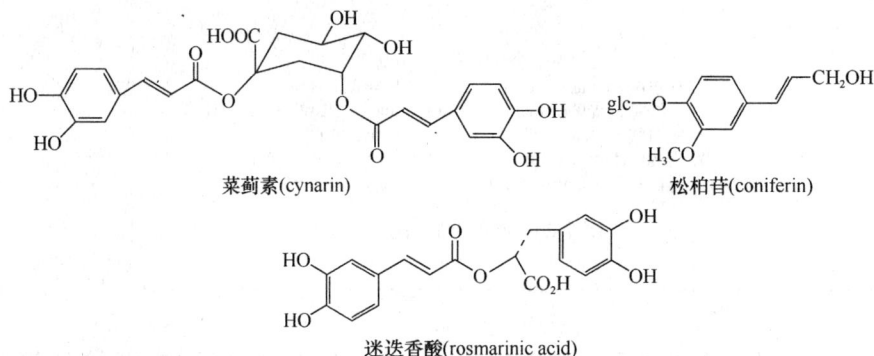

菜蓟素(cynarin)　　　　松柏苷(coniferin)

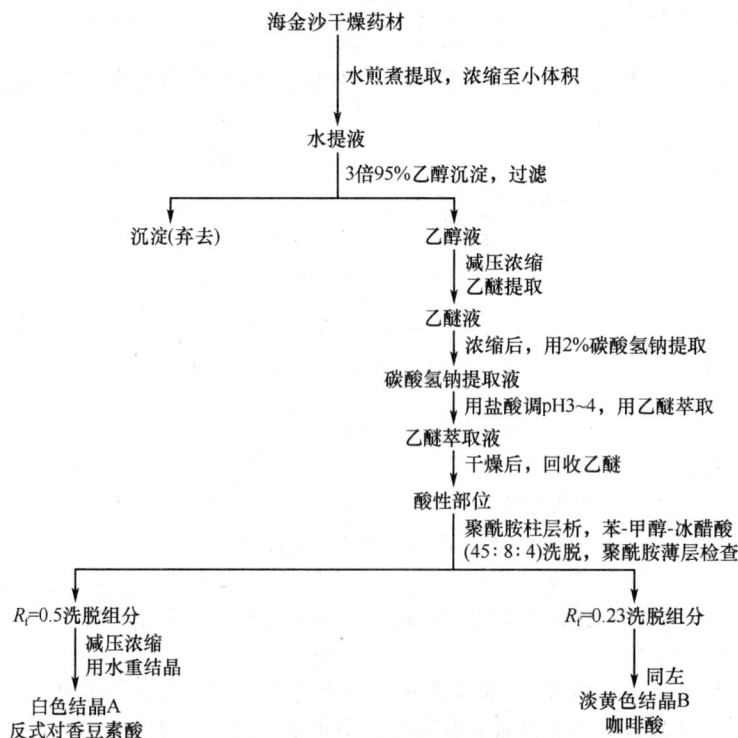

迷迭香酸(rosmarinic acid)

二、苯丙酸的提取分离

植物中的苯丙酸类及其衍生物大多具有一定的水溶性,可选用水或乙醇作溶剂提取。提取物中常混有酚酸、鞣质、黄酮苷等,分离有一定困难,一般要经大孔树脂、聚酰胺、硅胶、葡聚糖凝胶以及反相色谱多次分离才能纯化。

例:海金沙中反式对香豆酸和咖啡酸的提取分离

海金沙干燥药材
↓ 水煎煮提取,浓缩至小体积
水提液
↓ 3倍95%乙醇沉淀,过滤

沉淀(弃去)　　　　乙醇液
↓ 减压浓缩
↓ 乙醚提取
乙醚液
↓ 浓缩后,用2%碳酸氢钠提取
碳酸氢钠提取液
↓ 用盐酸调pH3~4,用乙醚萃取
乙醚萃取液
↓ 干燥后,回收乙醚
酸性部位
↓ 聚酰胺柱层析,苯-甲醇-冰醋酸
(45:8:4)洗脱,聚酰胺薄层检查

R_f=0.5洗脱组分　　　　　　　　　R_f=0.23洗脱组分
↓ 减压浓缩　　　　　　　　　　　　　↓ 同左
↓ 用水重结晶
白色结晶A　　　　　　　　　　　　淡黄色结晶B
反式对香豆素酸　　　　　　　　　　咖啡酸

视窗:金银花中绿原酸的提取方法

国内外已有不少文献对金银花中绿原酸进行提取工艺研究,提取方法各不相同。

(1) 乙醇回流法:金银花生药分别用10倍量和8倍量70%乙醇提取2次,每次2小时。提取液过滤,减压浓缩,抽干。或将金银花药材粉末置索氏提取器中,以95%乙醇回流2小时。

(2) 水提醇沉法:按水提法提取,浓缩至1:1时,加乙醇至含醇量75%,静置,过滤,减压浓缩,抽干。

(3) 超声提取法:称取金银花适量,在一定pH和温度下,加入定量的提取溶剂,超声波处理、过滤。滤渣再用相同的提取溶剂在相同的条件下处理、过滤,将滤液合并并进行真空干燥至粉末。

(4) 微波提取法:称取原料适量,在一定的pH和温度下,加入定量的提取溶剂,置微波炉中处理一定的时间,取出放冷。再置微波炉中同样条件处理,如此重复6次,过滤,真空干燥至粉末。

(5) 大孔树脂吸附法:按水提法提取,煎液合并,冷至室温后用盐酸调节pH至3.0,过滤,滤液通过大孔树脂柱,分别用水、10%和45%乙醇梯度洗脱,收集45%乙醇洗脱液,减压浓缩至膏状,加95%乙醇至含醇80%以上,静置沉淀,滤取上清液,回收乙醇,浸膏真空干燥,得绿原酸粗品。

三、苯丙酸的波谱特征

(一) 紫外光谱(UV)

在苯丙酸结构中,连有取代基的苯环具有强的紫外吸收,如果苯丙酸形成酯或苷,在中性溶液中,其吸收波长无显著改变。常见的苯丙酸及其酯的紫外光谱见表7-1。诊断试剂能够使苯丙酸的吸收波长发生明显位移,一般加入乙酸钠后,波长发生紫移;加入乙醇钠,则发生红移。

表7-1 常见的苯丙酸及其酯的紫外光谱

化合物	λ(MeOH,nm)	化合物	λ(MeOH,nm)
邻羟基桂皮酸	214,273,325	绿原酸(3-咖啡酰基奎宁酸)	240,325
间羟基桂皮酸	214,232,276,312sh	新绿原酸(5-咖啡酰基奎宁酸)	245,328
对羟基桂皮酸	210,233,293sh,302sh,310	1-咖啡酰基奎宁酸	245,327
咖啡酸	217,240,297sh,325	1-阿魏酰基葡萄糖	327,329
阿魏酸	217,233,297,320	对羟基桂皮酰基鼠李糖	229,312
异阿魏酸	217,240,292,322	1-咖啡酰基葡萄糖	247,332

(二) 红外光谱(IR)

苯丙酸中的苯环在1440～1650cm^{-1}位置有芳香环的特征吸收,环上的酚羟基在3300～3500cm^{-1}位置具有强吸收。

(三) 核磁共振氢谱(^{1}H-NMR)

简单苯丙素通常在高场区δ6.0～7.5之间出现一对偶合常数为6～8Hz的二重峰,以及一个单峰,这是苯环上两个相邻的质子和间位上的一个质子信号。与苯环相连的反式烯键出现在

$\delta 6.2 \sim 7.8$ 左右，$J = 16 \text{Hz}$；但这个双键在很多情况下可能被还原成烃基或氧化为氧取代的烃基；除了通过质子间的偶合常数可以用来推断烃基的连接，这个脂肪链在结构上的关联还可以通过二维核磁共振谱的质子偶合技术（$^{1}\text{H}, ^{1}\text{H-COSY}$）判断。

（四）核磁共振碳谱（$^{13}\text{C-NMR}$）

苯丙酸或简单香豆素往往会给出相对简洁明了的核磁共振谱。对于这类化合物结构的确证，特别是新结构的确定是非常重要的。在确定了结构中的烃基，尤其是取代较多的烃基之后，烃基之间的连接，烃基与苯环的连接，或者多个苯丙素分子通过酯键跨氧原子相连的方式，可以用二维核磁共振碳谱的碳-氢偶合技术（HMBC）推断。

四、苯丙酸的研究实例

丹参为唇形科鼠尾草属植物，其根为常用中药，其水溶性成分主要为 3,4-二羟基苯甲醛、丹参素甲、丹参素乙、丹参素丙等。从结构上看，后三者均属于苯丙酸类化合物。

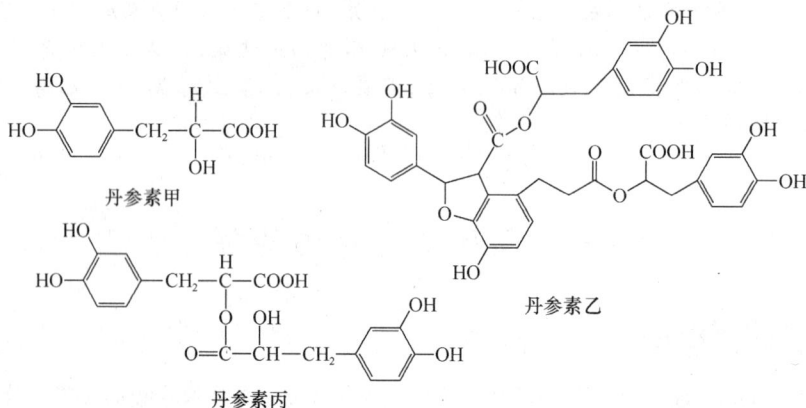

丹参素甲

丹参素丙

丹参素乙

丹参素甲为 $D(+)$-β-(3,4-二羟基)乳酸，属苯丙酸类。丹参素乙为苯丙酸的四聚体，丹参素丙为丹参素甲的二聚体。

丹参素甲又称丹参素（danshensu），为白色针状结晶，熔点 84 ~ 86℃，三氯化铁反应阳性，呈黄绿色。红外光谱（IR KBr，cm^{-1}）显示羧基（1732）和羟基（3450 ~ 3150）的存在。核磁共振氢谱 $[^{1}\text{H-NMR}(\text{CD}_3)_2\text{CO}]$：$\delta 2.86(2\text{H}, m)$，$4.30(1\text{H})$，$6.60(1\text{H}, d, J = 7\text{Hz})$，$6.70(1\text{H}, d, J = 7\text{Hz})$，$6.80(1\text{H}, s)$，显示三取代的苯环，其中两个酚羟基处在邻位，并具有—CH_2—CH_2—结构单元。$^{13}\text{CNMR}(100\text{MHz}, \text{CD}_3\text{COCD}_3)\delta$：$129.4(\text{C-1})$，$117.0(\text{C-2})$，$143.6(\text{C-3})$，$142.5(\text{C-4})$，$115.9(\text{C-5})$，$121.7(\text{C-6})$，$38.8(\text{C-7})$，$71.4(\text{C-8})$，$177.4(\text{C-9})$。质谱 $m/z 198(\text{M}^{+})$，质谱结合碳谱得到化合物分子组成为 $\text{C}_9\text{H}_{10}\text{O}_5$。丹参素的结构由合成品的 $^{1}\text{H-NMR}$ 波谱数据以及 R_f 值一致得到证实。结构中的手性碳原子绝对构型根据化合物的旋光性及文献，推定为 D 型。

丹参素水溶性好，性质较丹参中其他水溶性大分子酚酸稳定，并且在体内可被快速吸收。因此，无论是在制剂质量控制还是药动学研究中，丹参素都是重要的指标成分之一。在 2005 年版中国药典收录的含丹参的中药制剂中有 5 种是以丹参素为指标成分。

丹参素在临床上主要用于预防心肌梗死，治疗心绞痛、冠心病，高脂血症和动脉粥样硬化等心血管疾病。丹参素的重要药理活性之一为心肌保护作用，其机制有钙拮抗作用、清除自由基、激活心肌细胞内向整流钾通道、抗过亚硝酸根氧化作用、抑制心肌肥大、减少心肌细胞内异常蛋白质的增多等。此外，丹参素还具有许多其他的药理作用，如抗血栓形成、抗动脉粥样硬化、保护神经细胞、防治肝纤维化、抗肿瘤、抗炎、抗缺氧、抑制增生性瘢痕和治疗银屑病等。

第2节 香豆素类

案例 7-2

草珊瑚[*Sarcandra glabra*（Thunb.）Nakai]的干燥全株称为中药肿节风，为2010年版《中国药典》所收载。现代药理学研究表明，草珊瑚具有抗菌消炎、抑制流感病毒、抗肿瘤、促进骨折愈合及镇痛等多种活性。从江西产草珊瑚的氯仿萃取部分和乙酸乙酯萃取部分经硅胶分离及 Sephadex LH-20 纯化得到 6 个香豆素类化合物。

问题：

1. 香豆素类化合物具有什么样的结构和分类？
2. 香豆素类化合物有哪些生理活性和临床应用？
3. 如何从药材中提取分离香豆素类化合物？
4. 香豆类化合物具有怎样的波谱特征？

香豆素（coumarin）最早是从豆科植物香豆 *Coumarouna ordorata* Aubl. 中分离得到，因其有芳香气味，故称为香豆素。

从结构上看，香豆素可以看做是顺式邻羟基桂皮酸内酯化而形成的一类化合物，其基本骨架是苯骈 α-吡喃酮。

香豆素主要存在于高等植物中，特别是在伞形科、芸香科、瑞香科、木樨科、黄藤科、虎耳草科、五加科、菊科、豆科、茄科等植物中大量存在。可分布于植物的根、茎、叶、花、果实、种子等部位。也有少数的香豆素类化合物存在于微生物或动物体内。目前，从自然界分离出的香豆素有近2000种。

一、香豆素的结构类型

香豆素母核的 3~8 位上均可连接各种取代基，从生物合成途径来看，C-6 和 C-8 位的电负性较高，易于烷基化，所以含氧取代较多出现在 C-6 和 C-8 位上。其中，如果 C-6 或 C-8 位有异戊烯基取代，则异戊烯基可与邻位羟基形成呋喃环或吡喃环。因此，根据母核上取代基的类型及其连接方式不同，一般将香豆素分为五大类。

（一）简单香豆素类

简单香豆素类指只在香豆素母核的苯环上有一些简单取代基的香豆素。常见的取代基有羟基、甲氧基、苯基、亚甲二氧基和异戊烯基等。大多数的简单香豆素在其 C-7 位有含氧官能团存在。秦皮中的七叶内酯（esculetin）、独活中的当归内酯（angelicone）等都属于简单香豆素类。

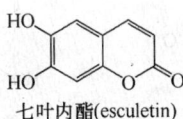

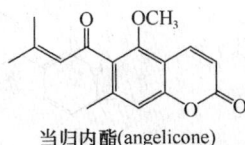

七叶内酯（esculetin）　　当归内酯（angelicone）

（二）呋喃香豆素类

呋喃香豆素（furocoumarin）是香豆素母核苯环上的异戊烯基与邻位酚羟基环合而形成呋喃

环。成环后有时还伴随着降解,失去 3 个碳原子。根据呋喃环与苯环的稠合位置不同,呋喃香豆素分为两种类型:①由 C-6 异戊烯基与 C-7 羟基环合而成的呋喃环与香豆素母核处于同一水平线,称为线型(linear)呋喃香豆素,此型以补骨脂内酯(psoralen)为代表,又称补骨脂内酯型。如花椒毒酚(xanthotoxol)、香柑内酯(bergaptene)等。②由 C-8 异戊烯基与 C-7 羟基环合而成的呋喃环与香豆素母核处于折角位置,称为角型(angular)呋喃香豆素。此型以异补骨脂内酯(isopsoralen,即白芷内酯 angelicin)为代表,又称异补骨脂内酯型或白芷内酯型。如 6-羟基白芷内酯(heratonol)、茴芹内酯(pimpinellin)等。角型结构中除 7,8-呋喃骈香豆素,也发现了 5,6-呋喃骈香豆素,如 cyclomammein。

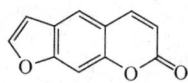

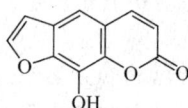

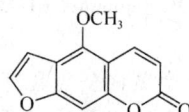

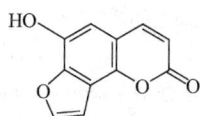

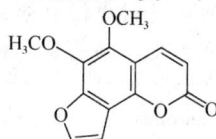

补骨脂内酯(psoralen)　　花椒毒酚(xanthotoxol)　　香柑内酯(bergaptene)

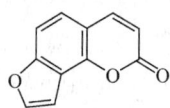

异补骨脂内酯(isopsoralen)　　6-羟基白芷内酯(heratonol)　　茴芹内酯(pimpinellin)

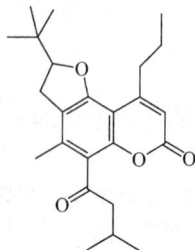

cyclomammein

(三) 吡喃香豆素类

当香豆素的 C-6 或 C-8 异戊烯基与邻位酚羟基环合而形成吡喃环,这样就构成了吡喃香豆素(pyrocoumarin),吡喃香豆素也分为线型和角型。线型吡喃香豆素有从芸香科柑橘属植物根皮中分离得到的花椒内酯(xanthyetin)、美花椒内酯(xanthoxyletin)、鲁望橘内酯(luvangetin)等。角型有邪蒿内酯(seselin)、5-羟基邪蒿内酯(5-hydroxyseselin)等。除这类 7,8-吡喃骈香豆素外,还有从藤黄科植物滇南红厚壳果实中分离得到的滇南红厚壳内酯 A(calopolyanolide A)。

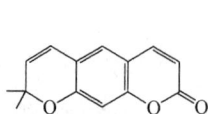

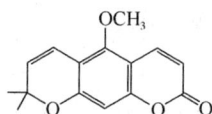

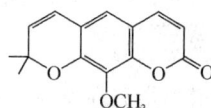

花椒内酯(xanthyetin)　　美花椒内酯(xanthoxyletin)　　鲁望橘内酯(luvangetin)

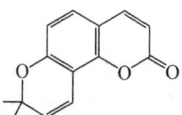

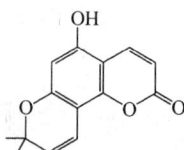

邪蒿内酯(seselin)　　5-羟基邪蒿内酯(5-hydroxyseselin)　　滇南红厚壳内酯A

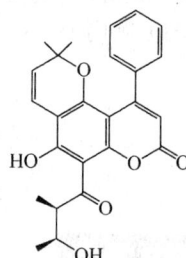

(四) 异香豆素类

异香豆素是香豆素的异构体。已分离得到的化合物有岩白菜内酯(bergenin)、茵陈炔内酯(capillarin)、仙鹤草内酯(agrimonolide)等。

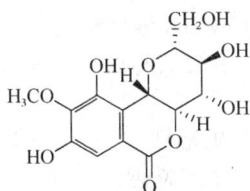

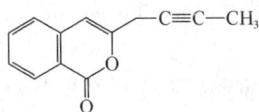

岩白菜内酯(bergenin)　　　　茵陈炔内酯(capillarin)

(五) 其他香豆素类

此类香豆素指香豆素结构中的 α-吡喃环上有取代基的香豆素,如从假密环菌 *Armillariella tabescens* 中分离得到的亮菌甲素(armillarsin A)、从旱金莲 *Eclipta prostrate* L. 中得到的蟛蜞菊内酯(wedelolactone)等。

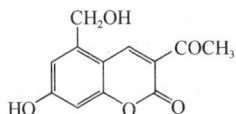

亮菌甲素(armillarsin A)　　　　蟛蜞菊内酯(wedelolactone)

此外,在植物界还存在一些香豆素的二聚体和三聚体,形成聚合体时,既可以是两个香豆素之间以骈合的形式直接相连,如逆没食子酸(ellagic acid)。也可以是通过氧、亚甲基或某一结构单位相连,如具有抗凝血作用的紫苜蓿酚(dicoumarol)。香豆素的二聚体通常被称为双香豆素(bicoumarin)。双香豆素类的化合物还有西瑞香素(daphnoretin)、海棠果内酯(callophylloide)等。双香豆素多具有显著生物活性,如抑制肿瘤、抗风湿、抗凝血等,作用一般比单分子香豆素强。

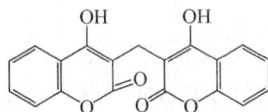

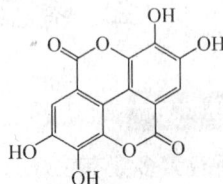

紫苜蓿酚(dicoumarol)　　　　逆没食子酸(ellagic acid)

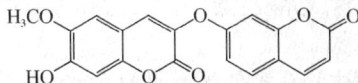

西瑞香素(daphnoretin)

二、香豆素的生物活性

1. 抗菌、抗病毒作用　蛇床子中的蛇床子素(osthole)可抑制乙肝表面抗原(HBsAg),机制是增加乙型肝炎表面抗原的糖基化和在体外抑制乙型肝炎病毒的分泌。秦皮中的七叶内酯(aesculetin)及其苷和从微生物中获得的新生霉素(novobiocin)、亮菌甲素(armillarsin)等均有明显的抗菌作用。

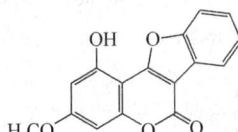

2. 抗凝血作用　双香豆素类化合物具有明显的抗凝血活性,最初的发现是源于动物误食腐烂的草木犀后引起体内出血,导致死亡。后以双香豆素为合成模板,用合成的方法生产了华法林、硝苄香豆素等一系列的抗凝血药物,临床上用于防止血栓形成。

3. 平滑肌松弛作用　伞形科植物中的许多香豆素具有扩张血管的作用。色原酮凯林(khellin)、二氢山米丁(dihydrosamidin)、氢吡豆素(visnadin)等结构为7,8-吡喃香豆素,都有扩张冠状动脉作用。茵陈蒿 *Artemisia capillaries* Thunb. 中的滨蒿内酯(scoparone),具有松弛平滑肌,解痉利胆作用。

4. 光敏作用　呋喃香豆素能提高皮肤对紫外线的敏感性,外涂或内服后经日光照射可引起皮肤色素沉着,临床上用白芷总香豆素、补骨脂内酯治疗白斑病,其中8-甲氧基或5-甲氧基补骨脂内酯作用更显著。

5. 肝毒性　某些香豆素可能对肝脏有一定的毒性,如黄曲霉素在极低浓度下就能引起动物的肝脏损伤并导致肝癌。长期以来因为香豆素的特殊气味,被广泛用作食品、药品和化妆品的香料,但它对肝的毒性作用,应引起我们的高度重视。

视窗:以香豆素为主要有效成分的中药

　　祖师麻:瑞香科植物黄瑞香的根皮和茎皮,主要活性成分为瑞香素、西瑞香素等一系列香豆素,作为镇痛药疗效显著。临床上已有祖师麻注射液、祖师麻片、复方祖师麻止痛膏等多种制剂用于治疗关节炎、肩周炎等疾病。

　　秦皮:木犀科植物白蜡树的干燥树皮,主要成分为秦皮素、秦皮苷等香豆素类化合物。秦皮具有清热燥湿的功效,善治湿热泄泻及痢疾。

　　蛇床子:伞形科蛇床属蛇床的干燥成熟果实,主要成分是蛇床子素为代表的一系列香豆素。蛇床子性温,味辛苦,有小毒。外用燥湿杀虫止痒,用于治疗滴虫性阴道炎、手、足癣感染等。内服温肾壮阳,祛风燥湿,用于治疗阳痿、宫冷、寒痹腰痛等。

　　前胡:伞形科植物白花前胡或紫花前胡的根,主要有效成分是一系列二氢吡喃香豆素类化合物。具有降气化痰的功效,主要用于风热咳嗽痰多等症。

三、香豆素的理化性质

(一) 香豆素的物理性质

1. 性状　游离的香豆素多数有较好的结晶,且大多有香味。分子量小的游离香豆素有挥发性,能随水蒸气蒸馏,并能升华。香豆素苷多数无香味和挥发性,无升华性。游离的香豆素能溶于沸水,难溶于冷水,可溶于乙醚、乙酸乙酯、丙酮、乙醇等有机溶剂。成苷后极性增大,在水中溶解度增大。

2. 荧光　大多数香豆素衍生物在紫外光下具有荧光,在碱性溶液中荧光增强,荧光的强弱和有无,与分子中取代基的种类及结合位置有关。香豆素母核本身无荧光,但 C-7 位上引入羟基即显强烈的蓝色荧光,甚至在可见光下也可辨认。羟基醚化后荧光减弱。7-羟基香豆素的C-8 位引入羟基后荧光消失。这个性质在检识香豆素成分中是很有用处的。

(二) 香豆素的化学性质

1. 与碱的作用　香豆素及其苷类因分子中具有内酯环,在稀碱溶液中内酯环可以开环生成顺式邻羟基桂皮酸盐,加酸又可重新闭环成为原来的内酯。但如果与碱长时间加热,则可转变为稳定的反式邻羟基桂皮酸盐,即使再经酸化也不能发生内酯化闭环反应。因此用碱液提取香豆素时,必须注意碱液的浓度,并应避免长时间加热,以防破坏内酯环。

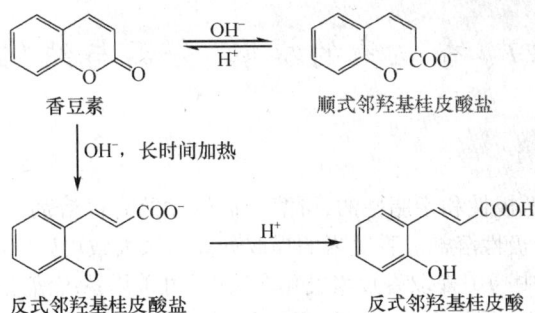

香豆素   顺式邻羟基桂皮酸盐

反式邻羟基桂皮酸盐   反式邻羟基桂皮酸

2. 与酸反应 香豆素受酸的影响,可发生多种反应,如环化、醚键的开裂、双键加成等。

(1) 环化反应:异戊烯基容易与邻酚羟基环合,在较温和的酸性条件下,几乎可定量地使异戊烯基侧链形成一个含氧杂环。通过此反应可在香豆素的结构测定中确定酚羟基和异戊烯基的相对位置。

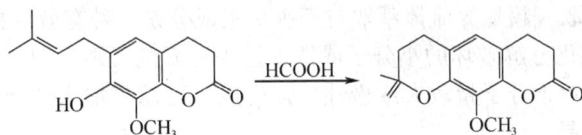

(2) 醚键的开裂:烯醇醚的结构遇酸容易水解,如6-甲氧基-7-异戊二烯基香豆素在酸性环境中水解生成东莨菪内酯。

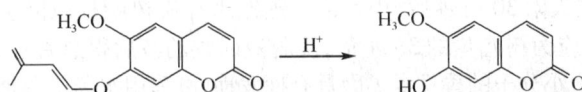

(3) 双键加成反应:香豆素的取代基上有双键时,可发生加成反应,如黄曲霉菌 B_1 中不饱和呋喃环上的双键在酸性条件下与 H_2O 加成,生成黄曲霉菌 B_2,从而降低毒性。这一反应提示酸处理可能是被污染食品去毒的一种方法。

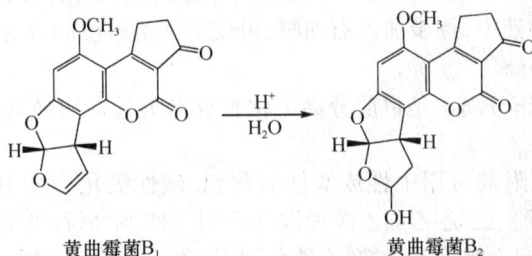

黄曲霉菌B_1 黄曲霉菌B_2

视窗:德国有关香豆素的使用建议

德国联邦风险评估所(BFR)近日宣布了一项关于香豆素在日化香精中使用的研究结果,提醒消费者应减少对香豆素的整体暴露量,其中应包括化妆品,并要求在婴幼儿的护理产品中不应使用香豆素。当然,德国联邦风险评估所也承认,由皮肤吸收的香豆素,其毒性要比口服摄取的香豆素小。

德国联邦风险评估所对香水、乳液等产品的分析报告进行了审核,得出了此番结论:光使用具有高含量香豆素的化妆品就能使消费者超出每日最大耐受的摄入量(TDI),香豆素的 TDI 为 0.1m g/kg 体重。

四、香豆素的提取、分离与纯化

(一) 香豆素的提取

游离香豆素大多是低极性和亲脂性的,可溶于低极性的有机溶剂。与糖结合后形成的香豆素苷则极性较大,易溶于极性溶剂。香豆素的提取分离方法大致可以归纳为以下几种。

1. 系统溶剂法 从中药中提取香豆素类化合物时.可采用系统溶剂提取法。大多数的香豆素在石油醚中溶解性不好,而在乙醚、乙酸乙酯、丙酮、乙醇和甲醇中溶解性较好。故常先用甲醇或乙醇从植物中提取,然后用石油醚脱脂,再用乙醚、乙酸乙酯、丙酮和甲醇顺次萃取。

2. 碱溶酸沉法 由于香豆素类可溶于热碱液中,加酸又可析出,故可用 0.5% 氢氧化钠水溶液(或醇溶液)加热提取,提取液冷却后用石油醚除去杂质,然后加酸调节 pH 至中性,适当浓缩,再酸化,则香豆素类及其苷即可析出。但必须注意,不可长时间加热,以免破坏内酯环。

3. 超临界 CO_2 萃取 超临界流体萃取对于香豆素成分是一种有效的提取方法,特别适合对于热敏感性强、容易氧化分解破坏的小分子或挥发性香豆素的提取。对于游离状态的香豆素只需用纯 CO_2 萃取即可;对于分子量较大或极性较强的成分则需要加入适当的夹带剂,如甲醇、乙醇等,以提高萃取的效果。

4. 大孔树脂富集法 该法适用于极性大的香豆素的提取。一般先将药材用水提取,然后将提取液通过大孔树脂柱。如复方茵陈汤中香豆素的提取,先将茵陈药材用水煎煮,然后将煎煮液经大孔树脂(D_{101})柱吸附 30 分钟后,用 5 倍量蒸馏水冲洗树脂柱以除去杂质,然后改用 70% 乙醇洗脱,乙醇的用量应为树脂量的 3~4 倍,洗脱液回收乙醇后得总香豆素。

5. 水蒸气蒸馏法 小分子的香豆素类因具有挥发性,可采用水蒸气蒸馏法进行提取。但本法的使用范围不是太大,使用本法时应注意对热不稳定的香豆素在蒸馏过程中结构会发生变化。

(二) 香豆素的分离与纯化

1. 经典分离法 常用的方法为分步结晶法。利用具有氧取代基的香豆素在石油醚中溶解度小的特点,在其乙醚溶液中,逐步加入石油醚,可使不同溶解度的香豆素分步析出。该法适用于含量较高的香豆素的分离。

2. 色谱分离法 色谱分离法是目前分离纯化香豆素类最常用最有效的手段。常用的色谱有以下几种。

(1) 氧化铝色谱:吸附剂可用中性或酸性氧化铝,碱性氧化铝会引起香豆素降解,一般不用。洗脱剂常用己烷-乙醚、己烷-乙酸乙酯等混合溶剂。如,伞形科独活属植物 *Heracleum leskovii* 根提取物用酸性氧化铝为吸附剂,乙醚为洗脱剂,分离后得 3 条色带,切割后用氯仿为溶剂抽提得到 byakangelicin、heraclesol、heracol 3 种香豆素。

(2) 硅胶色谱:以硅胶为吸附剂,常用的洗脱剂有石油醚-二氯甲烷、石油醚-乙醚、石油醚-乙酸乙酯、石油醚-丙酮等。层析过程中,由于硅胶的酸性,可能会使某些具有邻二醇结构的香豆素发生结构重排,从而生成一些次生产物。

(3) 凝胶色谱:常用的凝胶有 Sephadex LH-20 及 G-25 等。如用 Sephadex LH-20 柱,以氯仿-丁醇-水(1:1:1)为洗脱剂,可分离东莨菪碱和伞形花内酯,还成功地分离了蟛蜞菊内酯和其去甲基化合物。用 Sephadex G-25 柱,以 0.01mol/L 氢氧化铵为洗脱剂,从假密环菌的培养代谢产物中分离得到亮菌甲素(armillarisin A)。

(4) 其他色谱法:气相色谱(GC)、高效液相色谱(HPLC)、减压液相色谱(VLC)、气-质联用色谱(GC-MC)、液-质联用色谱(HPLC-MS)、液滴逆流层析(DCCC)、胶束动电毛细管色谱(MEKC)等一些高效快速的分离技术越来越多地用于香豆素类化合物的分离纯化及含量测定。

如当归属植物 *Angelica tuhou* 中的 9 个香豆素化合物的分离,用 HPLC 分离用了 47 分钟,而用 MEKC 法只需 22 分钟。

五、香豆素的检识及波谱学特征

(一) 香豆素的检识

1. 荧光检识 利用香豆素的荧光特性可对香豆素结构中的酚羟基的位置做出初步判断。另外,香豆素的荧光性质在薄层色谱检识中可以显示某些香豆素类化合的存在,易辨认,实用性很强。

2. 显色反应

(1) 异羟肟酸铁反应:由于香豆素类化合物的结构中具有内酯环,在碱性条件下可开环,与盐酸羟胺缩合成异羟肟酸,然后再于酸性条件下与三价铁离子络合成盐而显红色或紫红色。

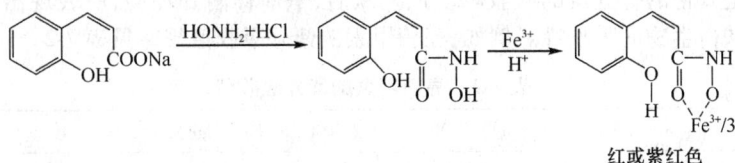

红或紫红色

(2) 三氯化铁反应:具有酚羟基取代的香豆素能与许多酚类试剂反应,与三氯化铁试剂发生颜色反应,生成物的颜色与香豆素结构中的酚羟基数目、位置有关。

(3) Gibbs 试剂反应:Gibbs 试剂是 2,6-二氯(溴)苯醌氯亚胺,它在弱碱性条件下可与酚羟基对位的活泼氢缩合生成蓝色化合物。如香豆素结构中有酚羟基且对位未被取代,或者 C-6 位上无取代基,则可与 2,6-二氯(溴)苯醌氯亚胺反应显蓝色。

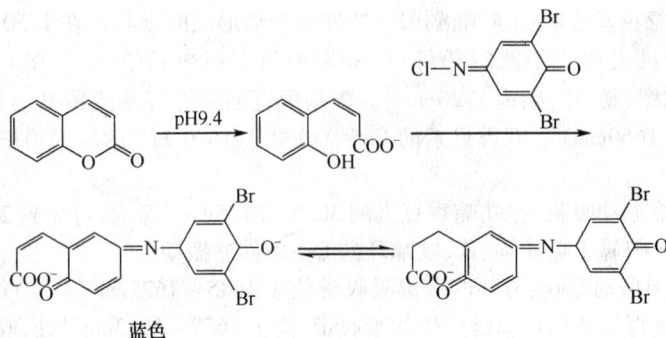

蓝色

(4) Emerson 反应:符合上述条件的香豆素于碱性溶液中,加入 2% 的 4-氨基安替比林和 8% 的铁氰化钾试剂,生成红色缩合物。

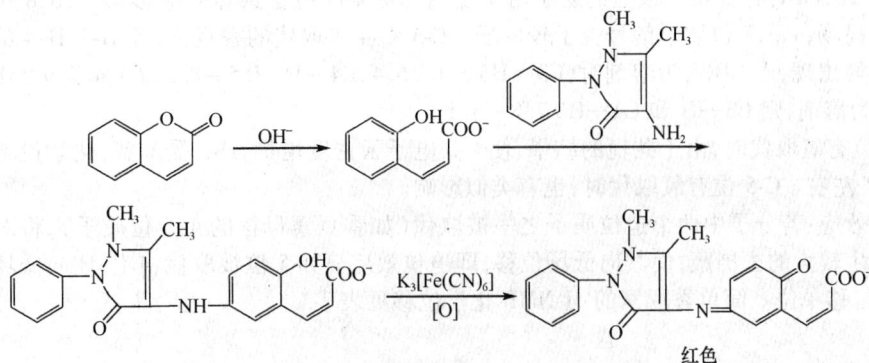

红色

(二) 香豆素的波谱特征

1. 紫外光谱　紫外吸收光谱能够提供香豆素分子中共轭体系的结构信息,例如分子中的共轭双键、羰基等,对于推断香豆素类化合物的骨架类型有一定的实际应用价值。

无含氧官能团取代的香豆素在紫外光谱上呈现两个高低不同的吸收峰。$\lambda274\text{nm}$($\lg\varepsilon4.03$)和$\lambda311\text{nm}$($\lg\varepsilon3.72$),分别代表苯环和α-吡喃酮环。母核上有氧原子取代时,最大吸收发生红移,移动的程度与取代基的类型、数目及位置有关。取代基类型对红移影响的顺序如下:—OH > —OCH$_3$ > —CH$_3$,如7—CH$_3$香豆素的吸收峰为284nm,7—OCH$_3$香豆素的吸收峰为322nm,7—OH香豆素的吸收峰为325nm。在碱性溶液中,多数香豆素类化合物的吸收峰较在中性或酸性溶液中显著地红移,且吸收系数值增大。这一性质有助于结构的确定。

有些香豆素在近中性溶液中,实际上处于闭环的内酯型和开环型的动态平衡中,此时所表现的紫外吸收峰实际上是二者的总和。当加入酸后,平衡移向闭环的内酯型,此时所表现出的紫外吸收峰才是真正的香豆素的吸收峰。加入碱后,平衡移向开环型,所表现出的紫外吸收峰是邻羟基桂皮酸衍生物的吸收峰。例如,亮菌甲素的紫外吸收值规律见表7-2。

表7-2　亮菌甲素的紫外吸收值

试剂	λ 50% EtOH nm($\lg\varepsilon$)			
	254(3.9)	283(3.65)	370(4.23)	427(4.21)
加 HCl	254(3.95)		370(4.38)	
加 KOH		284(3.79)		427(4.70)

2. 红外光谱　香豆素类在红外光谱中,主要能够表现出 C═O、C—H 的伸缩振动和C═C 的骨架振动而产生的吸收峰。

(1) C═O 伸缩振动吸收:a-吡喃酮羰基的伸缩振动形成的吸收带在 $1750 \sim 1700\text{cm}^{-1}$之间,其实际数值很大程度上取决于测定条件,在 CCl$_4$ 中为 $1742 \sim 1748\text{cm}^{-1}$,在 CHCl$_3$ 中为 $1735 \sim 1737\text{cm}^{-1}$。如制成糊、膜、片,则为 1720cm^{-1}。羰基附近如果有羟基或羧基会形成分子内氢键,吸收带移至 $1680 \sim 1660\text{cm}^{-1}$。双香豆素的 C═O 峰处于 1600cm^{-1} 的原因可归于较强的分子内氢键的存在。

(2) C—H 伸缩振动吸收:在呋喃香豆素的 $3025 \sim 3175\text{cm}^{-1}$ 区内,可见到 2 个或 3 个弱至中等强度的吸收带,可归属于吡喃酮、苯、呋喃环的 C—H 伸缩振动。

(3) C═C 骨架振动吸收:芳环的双键吸收带位于 $1645 \sim 1625\text{cm}^{-1}$处。呋喃香豆素除上述的吸收带外,还会表现出呋喃环双键产生的吸收带,位于 $1639 \sim 1613\text{cm}^{-1}$处,峰型强而尖锐。

3. 核磁共振谱　香豆素的核磁共振谱具有很强的规律性,对解析结构有很大帮助,是目前测定香豆素结构的最有效的工具。

(1) ^{1}H-NMR:香豆素母核上的质子由于受内酯羰基吸电子共轭效应影响,3,6,8 位质子信号位于较高场;4,5,7 位质子信号位于较低场。C-3、C-4 未取代的香豆素,其 H-3、H-4 的信号分别以双重峰出现,以 CDCl$_3$ 为溶剂时,C3—Hδ 6.1 ~ 6.4,C4—Hδ 7.5 ~ 8.3,J 3,4 为 9.5Hz。若以 DMSO-d_6 为溶剂,则 C3—H 和 C4—Hδ 7.8 ~ 8.1。

C-7 位有氧取代时,由于共轭的结果,使 C-3 电子云密度增加,H-3 受屏蔽,化学位移向高场移动 0.17 左右。C-5 位有氧取代时,也有类似影响。

迫位效应:若分子中两个迫位质子之一被取代(如香豆素母核的 4,5 位质子),将对另一迫位质子产生较大的去屏蔽,使其向低场位移,即迫位效应。如 5 位被取代,4 位 H 向低场位移约 0.3 化学位移单位。简单香豆素的^{1}H-NMR 化学位移见表7-3。

表7-3 简单香豆素的 ^{1}H-NMR 化学位移

取代类型	7-羟基	7,8-二氧代	6,7-二氧代	6,7,8-三氧代
H-3	6.2(d,J=9)	6.1~6.2(d,J=9)	6.14~6.26(d,J=9)	6.19(d,J=9)
H-4	8.2(d,J=9)	7.8(d,J=9)	7.60~7.82(d,J=9)	7.8(d,J=9)
H-5	7.7(d,J=9)	7.25~7.35(d,J=8)	6.77~6.90(s)	6.78(s)
H-6	6.9(q,J=9,2.5)	6.95(d,J=8)		
H-8	7.0(d,J=2.5)		6.38~7.04(s)	

（2）^{13}C-NMR：碳谱对香豆素的结构确定十分有用，如在香豆素苷类的结构测定中，通过碳谱可得知取代基位置、糖的种类和端基碳的构型等信息。香豆素母核上有9个碳原子，大多在 δ 100~160 化学位移单位区域内，取代基效应非常明显，当某一碳原子上有 OR 取代，直接相连的碳 +30，邻位碳 −13，对位碳 −8 左右。香豆素母核上碳原子化学位移值见表7-4。

表7-4 香豆素母核碳原子的 ^{13}C-NMR 化学位移（ppm）

	C-2	C-3	C-4	C-4a	C-5	C-6	C-7	C-8	C-8a
δ	160.4	116.4	143.6	118.8	128.1	124.4	131.8	116.4	153.9

4. 质谱　香豆素母核有较强的分子离子峰，基峰常是失去 CO 的苯骈呋喃离子。香豆素类化合物的质谱图中都有连续脱去 CO 的碎片离子峰。

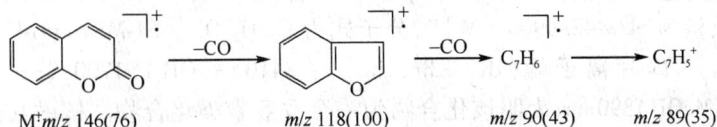

$M^+ m/z$ 146(76)　　　　m/z 118(100)　　　m/z 90(43)　　m/z 89(35)

7-羟基香豆素的裂解方式与香豆素母体类似，有一个较强的分子离子峰 m/z162（M^+，80%）。$[M-CO]^+$ 和 $[M-2CO]^+$ 都是它主要的碎片峰，但它还可以进一步失去一分子 CO 而形成 $[M-3CO]^+$ 峰。

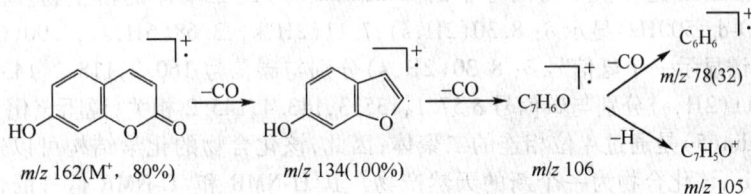

m/z 162(M^+，80%)　　m/z 134(100%)　　m/z 106　　C_6H_6 m/z 78(32)　$C_7H_5O^+$ m/z 105

7-甲氧基香豆素的分子离子峰几乎都是基峰，除了可失去一分子和两分子 CO 形成 $[M-CO]^+$ 和 $[M-2CO]^+$ 峰外，由于它具有甲氧基，因而还可以失去—CH$_3$，形成 $[M-CO-CH_3]^+$ 峰，并进一步失去一分子和二分子 CO 而形成 m/z105 和 m/z77 峰。

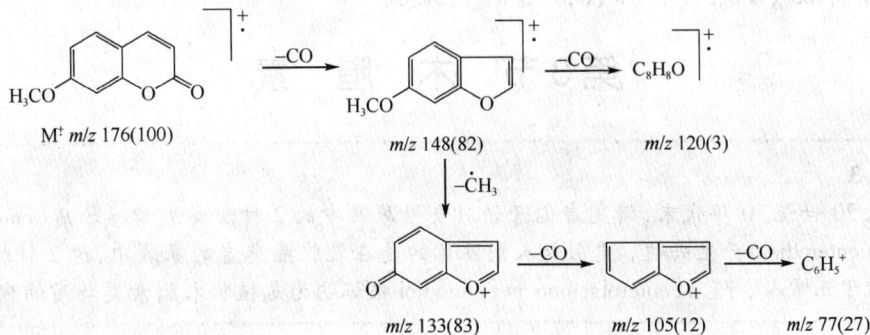

$M^+ m/z$ 176(100)　　m/z 148(82)　　C_8H_8O m/z 120(3)

m/z 133(83)　　　　m/z 105(12)　　　$C_6H_5^+$ m/z 77(27)

六、香豆素的研究实例

草珊瑚（*Sarcandra glabra*）属于金粟兰科（Chloranthaceae）草珊瑚属（Sarcandra），共有 3 种，分布于东亚至印度，我国有草珊瑚（*S. glabra*）和海南草珊瑚（*S. hainanensis*）两种，广泛分布于我国四川、云南、贵州、安徽、福建、江西等地。从江西产草珊瑚的氯仿萃取部分和乙酸乙酯萃取部分经硅胶分离及其 Sephadex LH-20 纯化得到的 6 个香豆素类化合物，其中化合物 1 为双香豆素，是一个新的天然产物，化合物 2～6 均为简单香豆素类化合物。经与文献报道的香豆素类化合物的波谱数据对照，认为化合物 2～6 分别为秦皮乙素、秦皮素、滨蒿内酯、异嗪皮定、东莨菪内酯，化合物 2～4 为首次从金粟兰科植物中分离得到。

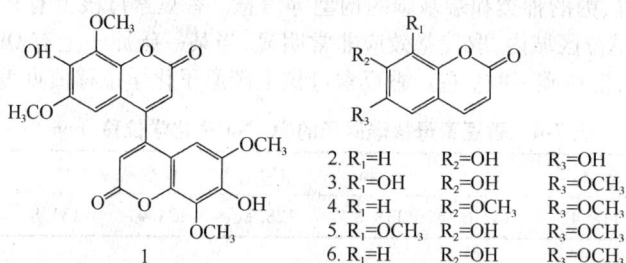

2. $R_1=H$　　$R_2=OH$　　$R_3=OH$
3. $R_1=OH$　$R_2=OH$　　$R_3=OCH_3$
4. $R_1=H$　　$R_2=OCH_3$　$R_3=OCH_3$
5. $R_1=OCH_3$　$R_2=OH$　　$R_3=OCH_3$
6. $R_1=H$　　$R_2=OH$　　$R_3=OCH_3$

化合物 1 结构鉴定过程如下：

化合物 1 为黄色结晶性粉末（甲醇），mp > 300℃；高分辨质谱 HR-FAB-MS 显示该化合物的精确相对分子质量为 m/z442.0900 $[M]^+$，分子式为 $C_{22}H_{18}O_{10}$。EI-MS$m/z$414$[M-CO]^+$，399 $[M-CO-CH_3]^+$ 碎片离子峰；IR（KBr, cm^{-1}）：3410（—OH），1700（—CO），1608，1576（—Phen）；UV（MeOH）390nm；表明该化合物为一个香豆素类化合物。核磁共振碳谱^{13}C-NMR（DMSO-d$_6$，125Hz）共显示 11 个碳信号，为测定的分子式中碳数的一半，分别为 δ 160.2，146.9，145.2，144.2，143.4，135.3，118.2，110，105，61.6，57.1；说明该化合物的结构中存在着一对完全对称的结构片段，而且该 11 个碳信号与化合物 isofraxidin（5）的碳信号十分相似，因此，根据以上信息可以初步推断出化合物 1 为两分子的 isofraxidin（5）的二聚体的衍生物。核磁共振氢谱^{1}H-NMR（DMSO-d$_6$，500Hz）显示 δ：8.30（2H，s），7.11（2H，s），3.68（6H，s），3.90（6H，s）；二维核磁共振 HMBC 谱显示一个氢信号 δ：8.30（2H，s）分别与碳信号 160.2，118.2，143.4 相关；另一个氢信号 δ 7.11（2H，s）分别与碳信号 δ 57.1，135.3，143.4，145.2 相关，说明该化合物结构中的两分子 isofraxidin（5）是通过 4 位相连的二聚体；因此，该化合物的化学结构可以进一步确证为 4,4′-biisofraxidin，该化合物为一个新的天然产物。其^{1}H-NMR 和^{13}C-NMR 信号的化学位移的归属如下：^{1}H-NMR（DMSO-d6，500MHz）δ：8.30（2H，s，H-3，3′），7.11（2H，s，H-5，5′），3.86（6H，s，6,6′-OCH$_3$），3.90（6H，s，8,8′-OCH$_3$）；^{13}C-NMR（DMSO-d$_6$，125Hz）δ：160.2（C-2，2′），146.9（C-6，6′），145.2（C-8，8′），144.2（C-5，5′），143.4（C-9，9′），135.3（C-7，7′），118.2（C-4，4′），110（C-10，10′），105（C-3，3′），57.1（6,6′-OCH$_3$），61.6。

第3节　木　脂　素

案例 7-3

从 20 世纪 70 年代末，研究者们开始对女性尿液中的 2 种酚类激素样物质（enterolactone 和 enterodiol）产生兴趣。更引起人们注意的是在乳腺癌患者的尿液中，这 2 种物质的含量低于正常人。随后，enterolactone 和 enterodiol 被证明为是植物木脂素类物质的代谢产物。木脂素类化合物经口服进入肠道之后,被肠内的菌群转化为 enterolacone 和 enterodiol。

木脂素类化合物具有广泛的生物活性,如抗肿瘤、抗氧化、降压、镇静和保肝等,并可用作植物萌发抑制剂、生长抑制剂和杀菌剂等。随着现代分离手段、结构鉴定方法及高通量筛选技术的广泛应用,越来越多的木脂素类化合物及其生物活性被相继报道,每年都有大量新的木脂素得到分离与鉴定。

问题:

1. 木脂素具有什么样的化学结构?
2. 木脂素有哪些类型?
3. 近年来木脂素的研究进展情况如何?

木脂素又称木脂体,是一类由苯丙素氧化聚合而成的天然产物。因最早是从植物的木质部和树脂中被发现而得名。组成基本单元为 C_6-C_3,主要的单体有 4 种:桂皮醇(cinnamyl alcohol)、桂皮酸(cinnamic acid)、苯丙烯(propenyl benzene)和烯丙苯(allyl benzene)。植物中最常见的是其二聚体,三聚体或四聚体较少见。

一、木脂素类化合物的主要结构类型

组成木脂素的 C_6-C_3 单元之间缩合的位置不同,可形成多种不同的结构骨架。又由于侧链末端原子上的含氧官能团(如羟基、羰基、羧基等)相互脱水缩合,形成四氢呋喃、半缩醛、内酯等环状结构,使得木脂素类型多样,结构复杂。目前,一般将木脂素类分为五大类型。

(一) 木脂素类

木脂素类(lignans)是指两个 C_6-C_3 单元以 C8-C8′ 连接而形成的二聚体。此类化合物中又包括以下几种亚型:

1. 二芳基丁烷类(dibenzylbutan) 此类木脂素是两个 C_6-C_3 单元以 C8-C8′ 相连的最简单的木脂素,也包括二芳基丁烯、二芳基丁醇、二芳基丁酸等。如由大戟科植物珠子草 *Phyllanthus niruri* L. 中分离得到的叶下珠脂素(phyllanthin);从 *Terminalia bellerica* 的果壳中分离得到的 termilignan。

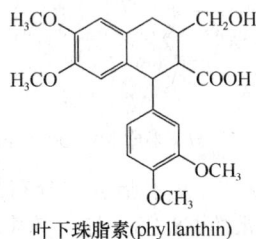

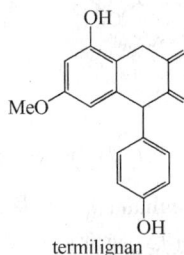

叶下珠脂素(phyllanthin)　　　　termilignan

二芳基丁烷类常常是其他类型木脂素的生源前体,由此可衍生出其他各种木脂素类的化合物。

2. 二芳基丁内酯类(dibenzyltyrolacton) 又称木脂素内酯,其结构中的内酯环是由一个 C_6-C_3 单元的 C-9 位羧基与另一 C_6-C_3 单元的 C-9′ 羟基缩合而成。本亚型中还包括其去氢或双去氢衍生物。如从菊科植物牛蒡 *Arctium lappa* L. 的种子中分离得的牛蒡子素(arctigenin);从柴胡属植物 *Bupleurum salicifolium* Callus 分离得到的 guamarol。

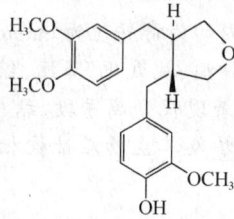

牛蒡子素(arctigenin)　　　　　　　　guamarol

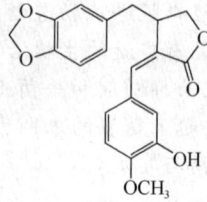

3. 四氢呋喃类（tetrahydrofuran）　又称呋喃环木脂素或单环氧木脂素,根据氧环连接的方式,可分为7-O-7、7-O-9和9-O-9三种结构类型。此类木脂素在自然界中存在最多,主要分布在兰科、瑞香科、木兰科、菊科、胡椒科植物中。如从荜澄茄果实中得到的荜澄茄脂素(cubebin);从椭圆荛花 *Wikstroemia elliptica* Merrill 中分离得到的(±)-5′-甲氧基落叶松树脂醇[(±)-5′-me-thoxylariciresinol]。

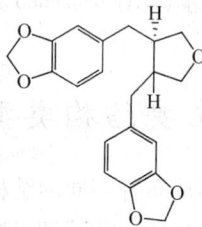

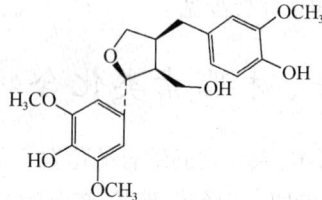

荜澄茄脂素(cubebin)　　　　　(±)-5′-甲氧基落叶松树脂醇
　　　　　　　　　　　　　　　(±)-5′-methoxylariciresinol

4. 双四氢呋喃类（furofuran）　又称双环氧木脂素,是由两个取代四氢呋喃单元形成四氢呋喃骈四氢呋喃结构,也是木脂素中比较丰富的一类。如从银蒿 *Artemisia argentea* L. 根皮中分离得到的阿斯堪素(aschantin),从麻油的非皂化物中得到的(+)-芝麻脂素[(+)-sesamin]

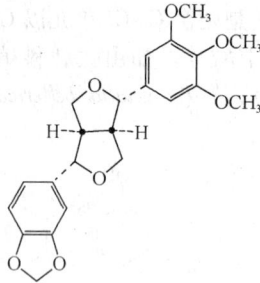

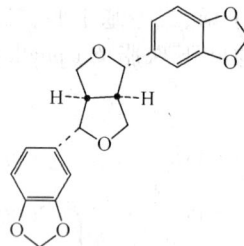

阿斯堪素(aschantin)　　　　　(+)-芝麻脂素[(+)-sesamin]

5. 芳基萘类（arylnaphthalen）　又称环木脂素类,是木脂素中分布最广、数量最多、研究较深入的一类。其结构特点是,通常两个 C_6-C_3 单元的C8-C8′相连,其中一个 C_6-C_3 单元芳香环上的一个碳原子与另一个 C_6-C_3 单元 C7′构成一个四氢萘或萘环结构,可分为芳基萘和芳基萘内酯木脂素两类。又由于该类木脂素中C9-C9′通常构成一个 γ-内酯环,故又称作环木脂素内酯(cyclolignolide)。如从盾叶鬼臼 *P. peltatum* 中分离出的鬼臼毒素(podophyllotoxin)、盾叶鬼臼毒素(peltatin)等多种木脂素为芳基四氢萘类,因其表现出较强的抗肿瘤活性而受到重视。

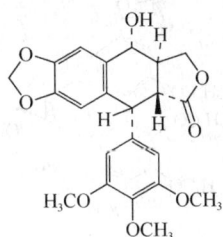

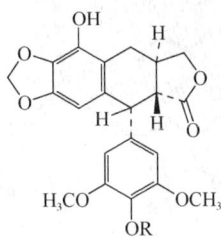

鬼臼毒素   α-盾叶鬼臼毒素 R=H

β-盾叶鬼臼毒素 R=CH₃

视窗：鬼臼的研究进展

鬼臼来源于鬼臼草（*Podophyllum hexandrum*）（西藏鬼臼 *P. emodi*）或美洲鬼臼（*P. peltatum*），药用部位是其根、根茎和树脂，美洲鬼臼树脂的收率为 2% ~ 8%，其中含有 14% ~ 18% 的木脂素。

美洲盾叶鬼臼根部的主要活性成分为鬼臼毒素（约 0.25%）、α-盾叶鬼臼毒素（约 0.25%）、β-盾叶鬼臼毒素（约 0.33%）及其他木脂素衍生物。

鬼臼树脂被用作泻药已有很长历史，但鬼臼毒素细胞毒特性的发现使鬼臼成为具有重要药用价值的植物。盾叶鬼臼树脂（podophyllum resin）制剂可以有效地治疗皮肤疣，纯鬼臼毒素（podophyllotoxin）可以治疗尖锐湿疣。鬼臼毒素有抗有丝分裂的作用从而表现为抗肿瘤活性。但由于鬼臼毒素和其他盾叶鬼臼毒素的毒副反应强，不适合作为临床抗癌药应用。

以天然鬼臼毒素为原料半合成制备的鬼臼亚乙基苷（etoposide）和鬼臼噻吩苷（teniposide），即依托泊苷和替尼泊苷，具有良好的抗肿瘤活性，依托泊苷与其他抗癌药联合应用治疗睾丸癌、小细胞肺癌、白血病、淋巴瘤。它可以口服或静脉给药。它的水溶性前药凡毕复（鬼臼亚乙基苷-4′-磷酸盐）也是有效的抗癌药。替尼泊苷也有类似的抗癌活性，但应用范围不如前者广泛，主要用于儿童神经细胞瘤。

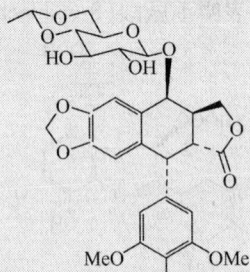

依托泊苷

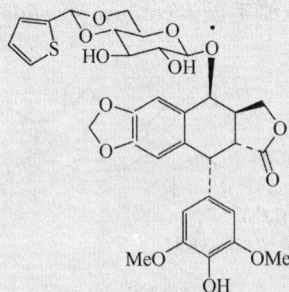

替尼泊苷

孕期暴露在鬼臼毒素中对胚胎有高度毒性，其致畸性已有报道，但未在实验动物中证实。

6. 联苯环辛烯类（dibenzocycloocten）　该类木脂素的结构特点是两个 C₆-C₃ 单元除了 C8-C8′连接外，C2-C2′之间也有连接，从而形成了一类与两个苯环骈合的连氧取代环辛烯结构骨架。该类木脂素普遍存在于木兰科五味子属和南五味子属（*Kadsura*）植物中，如从五味子 *Schizandra chinensis*（Turcz）Baill 果实中分离得到的五味子甲素[（+）-deoxyschizandrin]、五味子乙素（γ-schizandrin）和五味子丙素（wuweizisu C）。从华中五味子 *Schizandra sphenanthera* Rehd wilas 中分离得到的五味子酯（schizantherin）系列化合物，包括五味子酯甲、五味子酯乙等。

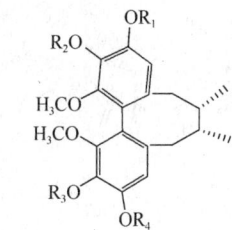

五味子甲素 R₁=R₂=R₃=R₄=CH₃
五味子乙素 R₁+R₂=CH₂ R₃=R₄=CH₃
五味子丙素 R₁+R₂=R₃+R₄= CH₂

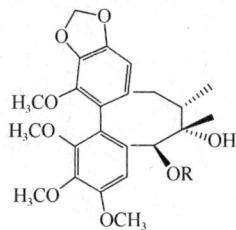

五味子酯甲 R=—C—C₆H₅

五味子酯乙 R=

视窗：五味子的药理作用

　　五味子[*Schisandra chinensis* (Turcz.) Baill.]是木兰科落叶木质藤本植物，习称"北五味子"，其药用部位为干燥成熟果实。《神农本草经》将其列为上品，应用历史悠久。迄今，国内外已从五味子中分离鉴定出 40 多个木脂素类化合物。20 世纪 60～70 年代，我国学者首先发现五味子粉剂或蜜丸对病毒性肝炎患者有降血清谷丙转氨酶(SGpT)及改善某些症状的效果，具有保肝降酶活性的大多数为联苯环辛烯类木脂素。在随后的 30～40 年间中外学者相继发现五味子木脂素成分的其他药理活性。主要有抗肝毒活性、抗氧化及解毒作用、抗癌活性、改善机体功能作用及对中枢神经系统作用等。

(二) 新木脂素类

　　新木脂素(neolignans)是指两个 C_6-C_3 单元非 C8-C8′ 连接的二聚体。它又分为若干亚型：

　　1. 苯骈呋喃类(benzofuran)　该类木脂素的结构特点是其中一个 C_6-C_3 单元的 C-8 及 C-7 (通过氧)同时与另一 C_6-C_3 单元苯环上两个相邻碳相连，形成一个呋喃环。其中包括其二氢、四氢、六氢衍生物。如从胡椒科植物海风藤 *Piper kadsura* (Choisy) Ohwi 中分离得到的海风藤酮 (kadsurenone)，从鳞毛蕨 *Blechnum orientale* 分离得到的 8-表鳞毛蕨酸(8-epiblechnic acid)。

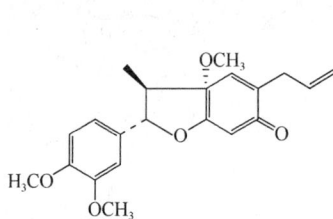

海风藤酮(kadsurenone)

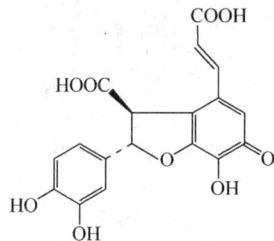

8-表鳞毛蕨酸(8-epiblechnic acid)

　　2. 双环辛烷类(bicyclo[3.2.1]octan)　该类木脂素的结构特点是结构中有两个脂环，脂环由 8 个碳原子组成，可看做木脂素中一个 C_6-C_3 单元的芳环被部分氧化，而另一 C_6-C_3 单元的C-3部分连接在被氧化的芳环上。如从胡椒科植物毛蒟 *Piper puberulum*(Benth.)Maxim. 中分离得到的 puberulin 和从 *Ocotea bullata* 中分离得到的 ocubellenone 等。

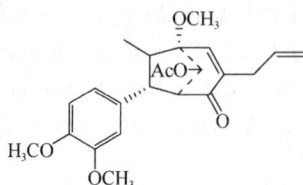

puberulin

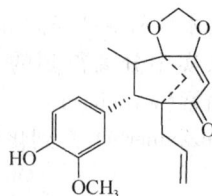

ocubellenone

3. 苯骈二氧六环类(benzodioxan)　该类木脂素的结构特点是两个 C_6-C_3 单元通过氧桥连接,形成二氧六环结构,如从剑叶龙血树 *Dracaena cochinchinensis*(Lour.)S. C. Chen 中获得的血竭宁(cochinchin),从美洲商陆 *Phytolacca americana* L. 中得到的美洲商陆醇 A(americaol)。

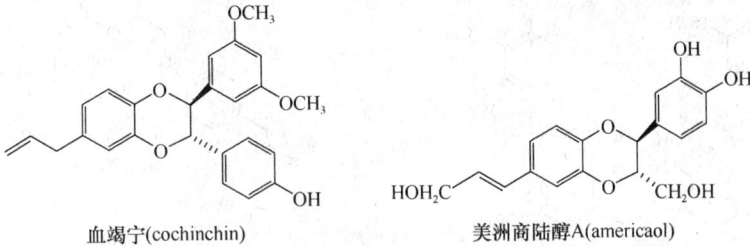

血竭宁(cochinchin)　　　　　美洲商陆醇A(americaol)

4. 联苯类(biphenylen)　该类木脂素的结构特点是两分子 C_6-C_3 单元的芳基碳直接相连,连接方式 C3-C3′连接。如从厚朴 *Magnolia officinalis* Rehd. et Wils. 中分离得到的厚朴酚(magnolol)及和厚朴酚(honokiol),从甜菜 *Beta vulgaris* L. 中分离得到的甜菜醇。

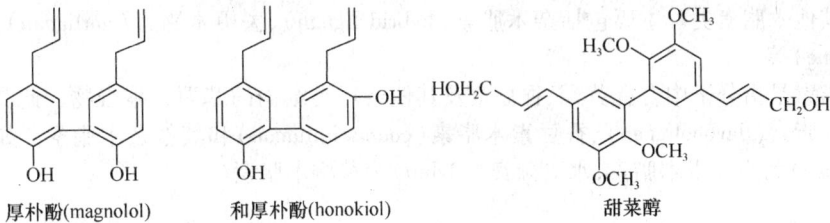

厚朴酚(magnolol)　　和厚朴酚(honokiol)　　　　　甜菜醇

(三) 氧新木脂素类(oxyneolignan)

该类木脂素的结构特点是两分子 C_6-C_3 单元之间以氧原子连接,故又称为二芳基醚(biaryl ether)。如从樟叶胡椒 *Piper Polysyphorum* C. DC 中分离得到的樟叶素(polysyphorin);从日本厚朴 *Magnolia obovata* Thunb. 中分离得到的桉醇厚朴酚(eudesobovatol A)。

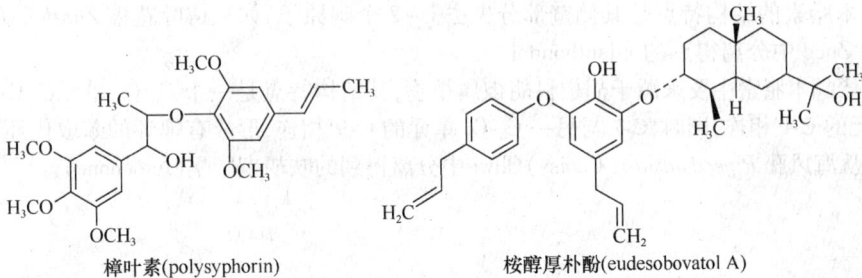

樟叶素(polysyphorin)　　　　桉醇厚朴酚(eudesobovatol A)

(四) 多聚体木脂素(oligomeric lignan)

这类木脂素由 3 个或 3 个以上 C_6-C_3 单元构成,其中由 3 个 C_6-C_3 单元构成的称三倍体木脂素或称倍半木脂素,4 个 C_6-C_3 单元构成的称四倍体木脂素或称二聚木脂素,还有少数 5 个或 6 个 C_6-C_3 单元的聚合物。如从牛蒡中分离得到的牛蒡子酚 F(lappaol F)为二聚木脂素;从日本厚朴树皮中分离得到的 magnolianin 为三聚木脂素

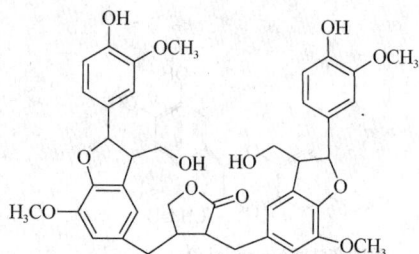

牛蒡子酚F(lappaol F)

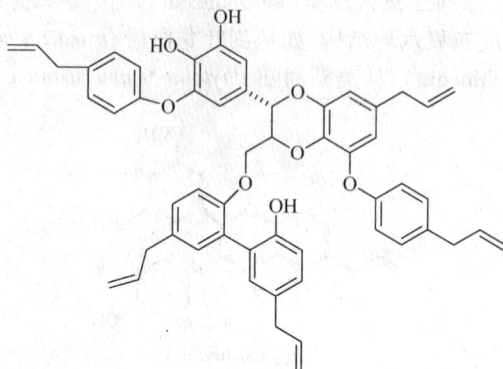

magnolianin

(五) 其他木脂素类

有些木脂素因其 C_6-C_3 间的连接不符合以上各类的连接规律,还有的与其他组分相结合,这些都归在其他木脂素类。主要包括杂木脂素(hybrid lignan)、去甲木脂素(norlignan)、螺二烯酮(spirodienone)等。

杂木脂素是指分子中含有黄酮、香豆素及其他杂环类结构的苯丙素聚合物。此类木脂素可分为黄酮木脂素(flavonolignan)、香豆素木脂素(coumarinilignan)和其他杂木脂素。如猫眼草素(maoyancaosu)为香豆素木脂素,水飞蓟宾(silybin)为黄酮木脂素。

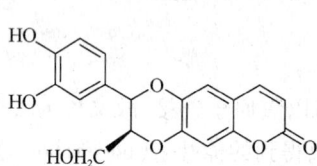

猫眼草素(maoyancaosu)

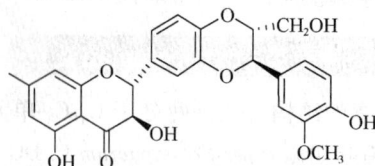

水飞蓟素(silybin)

去甲木脂素的结构特点是其侧链部分失去 1~2 个碳原子,如从樗叶花椒 *Zanthoxylum ailanthoidea. et* Zucc 中分离得到的 ailanthondol。

螺二烯酮木脂素主要来源于胡椒科胡椒属植物,其结构特点是一个 C_6-C_3 单元的 C-8 与另一 C_6-C_3 单元的 C-1′ 相连,同时,C-7 与另一 C_6-C_3 单元的 C-9′ 相连,形成有螺环的苯取代环己烷结构骨架。如从海风藤 *Piper kadsura* (Choisy) Ohwi 中分离得到的呋胡椒脂酮(futoenone)。

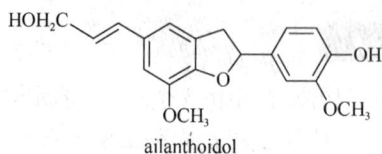

ailanthoidol

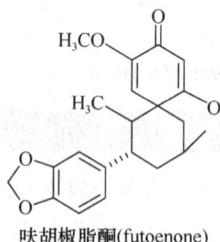

呋胡椒脂酮(futoenone)

视窗:水飞蓟宾的药理作用

水飞蓟(*Silybum marianum*)是二年生植物,广泛分布在欧洲地中海一带。其种子中含有1.5~3%的黄酮木脂素,通称为水飞蓟宾。

水飞蓟宾作为传统药物在欧洲广泛应用,其果实用于治疗多种肝病和其他疾病。水飞蓟宾对肝脏有明显的保护作用,可以治疗多种肝病和肝损伤,对治疗死平菇引起的中毒效果较佳。这类药物的作用模式主要有两种:一是作用在肝细胞膜上抑制毒素的吸收;二是因为它结构中具有酚羟基,作为抗氧化剂清除肝脏在对外源性化合物解毒过程中产生的自由基,避免自由基引起的肝损伤。现已开发出水溶性较好的水飞蓟的衍生物,如水飞蓟宾的双半琥珀酸酯。

二、木脂素类化合物的理化性质

木脂素多数为无色或白色结晶(新木脂素除外),多数无挥发性,少数能升华,如去甲二氢愈创酸。游离木脂素具有亲脂性,难溶于水,能溶于苯、氯仿、乙醚、乙醇等有机溶剂。与糖结合成苷后水溶性增大,并易被酶或酸水解。木脂素分子结构中常含醇羟基、酚羟基、甲氧基、亚甲二氧基及内酯环等官能团,表现出这些官能团所具有的化学性质。如三氯化铁或重氮化试剂可用于酚羟基的检查,Labat试剂(没食子酸浓硫酸试剂)可用于亚甲二氧基的检查。

三、木脂素类化合物的提取分离

游离木脂素是亲脂性的,能溶于乙醚等低极性溶剂,木脂素提取中的难点是在植物体内常有一些树脂状物与木脂素共存,木脂素本身在溶剂处理过程中也容易发生树脂化。一般可用低极性有机溶剂直接提取;或用乙醇(或丙酮)提取,提取液浓缩后,用石油醚或乙醚抽提,即可得到游离总木脂素。

木脂素分子中常具有多个手性碳原子或手性中心结构,所以大部分木脂素都有光学活性。木脂素的生理活性常与手性碳的构型有关,因此在提取过程中应注意操作条件,以避免提取的成分发生结构改变。木脂素苷亲水性较强,可以按苷类的提取方法进行提取,如果苷元分子相对较大,则应采用中低极性的溶剂。

木脂素的分离可根据被提取的木脂素的性质不同而采用溶剂萃取法、分级沉淀法、重结晶等方法进行初步分离,进一步分离一般采用色谱分离法,其中吸附柱色谱是分离木脂素常用的手段。常以硅胶为吸附剂,以石油醚-乙酸乙酯、石油醚-乙醚、苯-乙酸乙酯、氯仿-甲醇等为洗脱剂逐渐增加极性进行洗脱。具内酯结构的木脂素也可利用其溶于碱液的性质,而与其他非皂化的亲脂性成分分离,但要注意木脂素的异构化,尤其是有旋光活性的木脂素。

四、木脂素的波谱特征

(一)紫外光谱

多数木脂素的两个取代芳环是两个孤立的发色团,其紫外吸收峰位置相似,吸收强度是二者之和,立体构型对紫外光谱一般无影响。在某些类型的木脂素中,紫外光谱可以提供重要的结构信息。如用UV光谱可以确定苯代二氢萘型的木脂素中B环双键的位置,例如 α-, β-, γ-失水苦鬼臼脂素为3种异构体,由于3种异构体的双键位置不同,因而UV光谱也不同。β-失水苦鬼臼脂素的B环双键因与两个苯环均不共轭,故UV光谱 λmax290nm(lgε3.66),α-失水苦鬼臼脂素的 B 环双键由于共轭作用,吸收峰红移到 311nm(lgε3.88),而 γ-失水苦鬼臼脂素的 B 环双键使苯环与羰基共轭,其红移更加明显,出现在 350nm(lgε4.10)处。

紫外光谱还可用于区别芳基四氢萘、芳基二氢萘、芳基萘型木脂素。

(二) 红外光谱

在红外光谱中,木脂素可显示苯环的特征吸收,在 1600 ~ 1450cm^{-1} 出现苯环的骨架振动特征吸收峰,并在 900 ~ 700cm^{-1} 有苯环的指纹区的特征吸收峰。

红外光谱还用于确定木脂素结构中是否有内酯环存在以及内酯环的结构类型。饱和的 γ-内酯羰基在 1780 ~ 1760cm^{-1} 有强吸收,α,β-不饱和内酯的羰基吸收则在 1760 ~ 1750cm^{-1}。

(三) 核磁共振光谱

1. ^{1}H-NMR　核磁共振氢谱在确定木脂素化合物的结构中起着重要作用。并在其结构测定中积累了许多数据。表现出一定的规律性。

(1) 木脂素的骨架结构比较:在芳基萘型木脂素中 2-羰基化合物(内酯环向上),由于 C 环与 B 环垂直,内酯环中亚甲基上的两个 H 位于苯环面上,受苯环各向异性效应,处于正屏蔽区,在较高场处(δ5.08 ~ 5.23ppm)。3-羰基化合物(内酯环向下),其内酯环中的亚甲基的两个质子及 1-H 不受影响,出现在较低场(δ5.32 ~ 5.52ppm)。

(2) 确定取代基的位置:芳基萘型木脂素中,苯环上的两个甲氧基信号的 J 值差距和取代基的位置有关。A 环中的 C-6(—OCH$_3$)与 C-7(—OCH$_3$)相差约 11 ~ 14Hz,C-7(—OCH$_3$)与 C-8(—OCH$_3$)相差约 4Hz。C-3'(—OCH$_3$)与 C-5'(—OCH$_3$)相差约 6 ~ 8Hz。

(3) 确定相对构型:芳基四氢萘类木脂素有 2,3-二甲基-4-芳基四氢萘类和 2,3-丁内酯-4-芳基四氢萘类。前者的 H-4 双峰出现在 δ3.4 ~ 4.0,若 1 位无酮基、3,4-反式、2,3-顺式的构型的两个甲基等价,而 3,4-反式、2,3-反式的构型的两个甲基不等价。后者主要有鬼臼毒素、表鬼臼毒素、苦鬼臼毒素等化合物。其氢谱数据表现出:2,3 位的相对构型对 H-4-β 和 H-1-β 有明显影响:2,3-反式时,H-4-β δ4.5 ~ 4.6,H-1-β δ4.86;而 2,3-顺式时,H-4-β δ3.88,H-1-β δ4.38,明显移向高场。

2. ^{13}C-NMR　碳谱可用于确定木脂素的碳架和平面结构,也可用于判断木脂素的构型和构象。在双四氢呋喃木脂素中,对称型的化合物 C-1 和 C-5,C-2 和 C-6,C-4 和 C-8 等价。如左旋松脂素、右旋松脂素和丁香素,其碳谱数据见表 7-5。

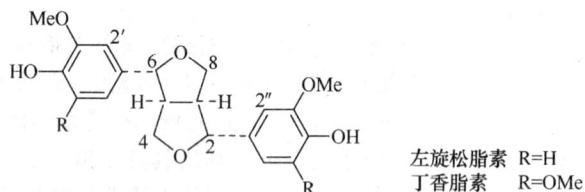

左旋松脂素　R=H
丁香脂素　　R=OMe

表 7-5　左旋松脂素、右旋松脂素、丁香脂素碳谱数据(ppm)

碳原子数	左旋松脂素	右旋松脂素	丁香脂素	碳原子数	左旋松脂素	右旋松脂素	丁香脂素
1,5	54.2	53.7	54.4	3',3"	146.7	146.8	147.2
2,6	85.9	85.7	86.1	4',4"	145.3	145.2	134.4
4,8	71.7	71.3	71.8	5',5"	114.3	114.4	147.2
1',1"	133	132	132.1	6',6"	118.9	118.5	102.8
2',2"	108.8	108.8	102.8	OMe	56	55.6	56.4

从表7-5可以看出：

（1）左旋松脂素和右旋松脂素的化学位移基本一致，这是因为它们是结构对映体，仅旋光不同。

（2）左旋松脂素含有20个碳原子，由于分子结构为对称结构，每两个碳原子重叠为一个峰，故它的碳谱只显示10条谱线。

（3）丁香素含有22个碳原子，分子结构对称，且4个OMe的信号均在56.4ppm处，另外2′，2″和6′，6″的信号相同，3′，3″和5′，5″的信号相同，其余每两个碳原子重叠为一个峰。故碳谱只显示8条谱线。

（四）质谱

由于木脂素结构中具有环状结构，因此其质谱通常能够给出丰度较高的分子离子峰，从而可以得到化合物的分子量的信息。

芳基萘类木脂具有四环系统，裂解比较困难，因而其分子离子峰很强，一般为基峰，另外还有 M-56 的峰，其他离子峰则较弱。

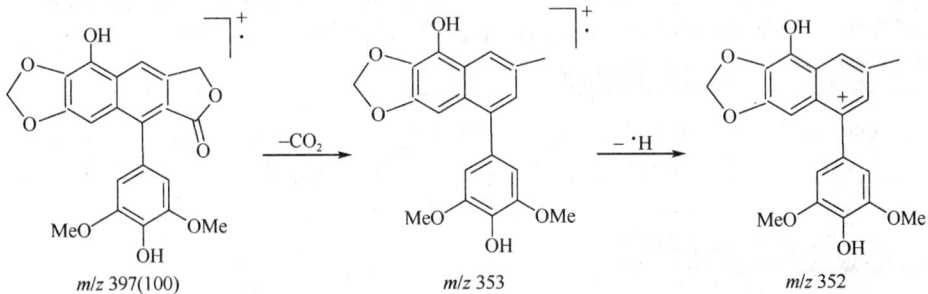

m/z 397(100)　$-CO_2$　m/z 353　$-\cdot H$　m/z 352

双四氢呋喃木脂素的取代基常有不同的构型，立体结构多，但其质谱裂解主要是发生在双四氢呋喃部分。芝麻脂素（sesamin）的质谱裂解对于双四氢呋喃木脂素的结构确定具有借鉴作用，其裂解的方式如下：

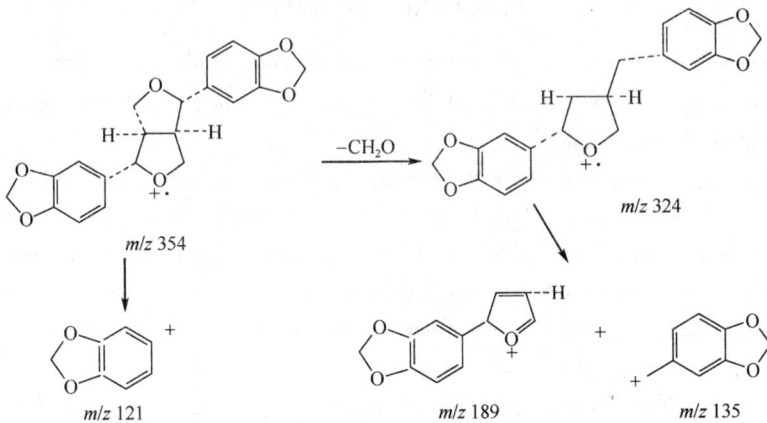

m/z 354　$-CH_2O$　m/z 324

m/z 121　　m/z 189　+　m/z 135

五、木脂素类化合物的生物活性

（一）抗肿瘤作用

天然鬼臼类木脂素是一类具有显著抗肿瘤活性的天然产物。20 世纪 60 年代中期，人们从鬼臼类木脂素经过半合成得到了依托泊苷 VP16-213（etoposide）和替尼泊苷 VM26（teniposide），经临床测试具有广谱抗癌活性,对小细胞肺癌、白细胞癌、恶性淋巴瘤、神经胶质瘤等多种癌症有特殊疗效。到目前为止,已经发现许多木脂素具有抗肿瘤活性。从糙叶败酱中分离提取出的糙叶败酱总木脂素对 K562 细胞增殖有显著抑制作用,作用的机制与其诱导 K562 细胞凋亡有关。

(二) 抗病毒作用

艾滋病(AIDS)是由人类免疫缺陷病毒(HIV)引起的一种传染性疾病,木脂素作为一大类天然存在的具有抗病毒活性的化合物,1990 年首次被报道具有抗 HIV 活性。近年来,许多木脂素化合物具有抗 HIV 活性已经被研究并被证实,如南五味子 12 种木脂素中就有 7 种具有抗 HIV 病毒性能。还有一些木脂素类也具有对乙型肝炎抗原具有不同程度的对抗作用。

(三) 保护肝脏和抗氧化作用

近几年研究发现许多木脂素有明显的抗肝细胞损伤作用,能促进肝细胞的修复与再生。研究报道,从五味子果实中分离出来的五味子乙素对原代培养的大鼠肝细胞脂质过氧化具有较好的抗氧化作用,使脂质过氧化产物丙二醛(MDA)的生成和乳酸脱氢酶(LDH)及丙氨酸转氨酶(ALT)释放减少,细胞膜保持完整,明显提高肝细胞的存活率。

(四) 血小板活化因子(PAF)拮抗活性

研究表明,海风藤提取物尤其是海风藤酮能明显减少脑缺血后梗死面积,增加脑缺血后脑局部血流量,减轻缺血后神经功能缺损,与传统 PAF 受体拮抗剂银杏苦内酯相比无显著差异,有明显的缺血后脑保护作用。

(五) 在农业生产上的应用

脱氧鬼臼毒素和鬼臼毒素的杀虫活性测试表明,它们对菜青虫有较强的胃毒和拒食作用,木脂素类化合物也对草食畜禽胃肠道微生物对其饲草的消化利用起重要的作用,可能可以通过改善微生物消化,提升动物营养水平和畜禽产品质量。

英文小结　Summary

Phenylpropanoids are a class of plant-derived organic compounds that composed of C_6-C_3 basic units. Their biosynthesization is from shikimic acid pathway. Up to now, phenylpropanoids, coumarins and lignins are studied more deeply.

Now phenylpropanoids have been focused because of their wide variety of functions. A good many Chinese traditional medicine such as Flos Lonicerae, Herba Artemsiae Scopariae, Radix Salviae Miltiorrhizae, Fructus Psoraleae and Fructus Cnidii all have Phenylpropanoids compounds. Modern research indicated some phenylpropanoids have been supplied a series of leading compounds for new drug study, such as Warfarin, an anticoagulant, which was derived from double coumarins, etoposide, and an antitumor drug obtained from Podophyllotoxin.

The study of phenylpropanoids is carrying out continuously. With development and application of modern separation and structure identification technology, finding new phenylpropanoids will get to more conveniently, especially lignins structure and its action investigation developed very fast nowadays.

参 考 文 献

陈茹,赵健雄,王学习等. 2007. 糙叶败酱总木脂素对 K562 细胞体外生长的影响. 四川中医,25(5):14～17

邓良,袁华,喻宗沅. 2005. 绿原酸的研究进展. 化学与生物工程,7(4)~7

顾文华. 1981. 鼠尾草属植物的化学成分. 中草药,12(2):41

郭铁英,李名扬. 2008. 木脂素类化合物的研究进展. 现代农业科技,9:199

何兰,姜志宏. 2008. 天然产物资源化学. 北京:科学出版社

黄芳华. 2008. 绿原酸及其中药注射剂的安全性问题状况分析. 中国中药杂志,33(22):2716~2719

康飞,吕华冲. 2007. 广西白背叶植物叶的化学成分. 广东药学院学报,23(2):121

孔令义. 2008. 香豆素化学. 北京:化学工业出版社

刘长军,侯嵩生. 1997. 抗癌活性物质鬼臼木脂素的研究进展. 天然产物研究与开发,19(3):201

刘丽梅,王瑞海,陈琳等. 2001. 秦皮化学成分的研究. 中草药,32(12):73

吴立军. 2008. 天然药物化学. 北京:人民教育出版社

许旭东,胡晓茹,袁经权等. 2008. 草珊瑚中香豆素化学成分研究. 中国中药杂志,33(8):900

杨毅,张成路,潘鑫复等. 1998. 木脂素抗艾滋病病毒研究. 化学进展,15(4):327

杨云,张晶,陈玉婷. 2001. 天然药物化学成分提取分离手册. 北京:中国中医药出版社

于磊,张东明. 2006. 铁篱巴果化学成分的研究. 中国中药杂志,31(24):49

Kwak JH,LeeK B,SchmitzF J. 2001. Fournew coumarin derivatives from Artemisia keiskeana. J. NatProd,64(8):1081

Paul M. Dewick. 2008. 药用天然产物的生物合成. 原著第2版. 北京:化学工业出版社

Zhang Teimei,Wang Baoen,Liu Gengtao. 1992. Effect of chisandrin B on lipoperoxidative damage to plasma membrane of ratliver in vitro. Acta Pharmacol Sin,13(3):255

进一步阅读文献书籍

1. 方起程. 2006. 天然药物化学研究. 北京:中国协和医科大学出版社
2. 孔令义. 2008. 香豆素化学. 北京:化学工业出版社

思 考 题

1. 苯丙酸类化合物具有什么样的结构特征?

2. 常用中药中有哪些属于苯丙酸类化合物?

3. 2005 年版中国药典规定哪些中药以丹参素为指标性成分?

4. 香豆素类化合物分类的依据是什么? 一般可分为哪几类?

5. 异羟肟酸铁反应所用试剂是什么? 香豆素类可以发生异羟肟酸铁反应,说明其有哪种结构?

6. 写出下列化合物质谱中的碎片离子:

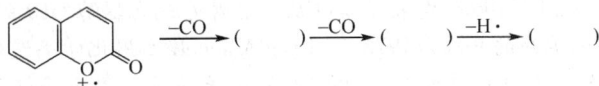

7. 组成木脂素的单体主要有哪几种?

8. 木脂素分为几大类型? 其分类的主要依据是什么?

9. 在木脂素提取分离过程中哪些因素会影响木脂素的生理活性?

10. Labat 反应用来检查木脂素类化合物中哪类基团?

第 8 章　醌类化合物

📖 **学习目标**

1. 掌握萘醌、菲醌类化合物的理化性质及显色反应
2. 掌握蒽醌类化合物的结构特点、理化性质、提取分离和检识方法
3. 熟悉醌类化合物的分类及其代表性成分和生物活性
4. 了解蒽醌类化合物的波谱分析

第 1 节　醌类化合物的结构类型

与具有 C_6-C_3 结构单元的苯丙素化合物不同,醌类化合物(quinonoid)是一类分子中具有醌式结构(不饱和环二酮结构)的天然有机化合物,包括醌类及能够转变成醌式结构以及在生物合成方面与醌类有密切联系的化合物。天然醌类化合物主要分为苯醌、萘醌、菲醌和蒽醌 4 种类型,分子中常连有—OH、—OCH_3 等助色团而带有颜色。在许多常见天然药物中,如紫草、丹参、大黄、何首乌等都含有此类成分,其中许多具有显著的生物活性,是天然产物中一类比较重要的活性成分。

一、苯醌类化合物

视窗:辅酶 Q10

辅酶 Q10 是一种存在于多种生物体内的脂溶性天然维生素类。1957 年,辅酶 Q10 首次从牛的心脏线粒体中分离出来,并于 1958 年由 Karl Forlkers 等确定其苯醌类化学结构并首次合成。1972 年,Karl Forlkers 发表了心脏病患者普遍缺乏辅酶 Q10 的临床理论,揭开了辅酶 Q10 用于治疗心脏病的序幕。1978 年,Peter Mitchell 因用化学渗透理论解释了生物能量转移包括在能量转换系统中辅酶 Q10 起重要的质子转移作用而获得了诺贝尔奖。日本最早将辅酶 Q10 作为治疗心脏病药物使用,此外辅酶 Q10 还具有修复细胞、提高免疫能力等作用,在欧美国家被广泛应用于食品、化妆品、膳食补充剂等行业。

苯醌类(benzoquinons)化合物是醌类中最简单的一类化合物,从结构上分为邻苯醌和对苯醌两大类,前者结构不稳定,故天然存在的大多为对苯醌类化合物。

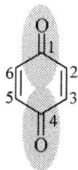

对苯醌　　　　　邻苯醌

天然存在的对苯醌类化合物醌核上常带有—OH、—CH$_3$、—OCH$_3$和碳链长短不一、饱和程度不同的烃基等取代基，因而该类物质多呈黄色或橙色。

苯醌类化合物主要分布于高等植物中，并具有广泛的生物活性。如中药凤眼草（*Ailanthus altissima* Swingle）为苦木科植物臭椿的果实，其含有的2,6-二甲氧基对苯醌具有较强的抗菌作用，此外，该成分还广泛分布于木兰科、桑科及菊科等植物中。

紫金牛科植物白花酸藤果（*Embelia ribes* Burm.）的果实中分离得到的信筒子醌（embelin）及同科植物朱砂根（*Ardisia crenata* Sims）的根中分离得到的密花醌（rapanone），均为带有高级烃基侧链的对苯醌衍生物，具有驱虫作用。

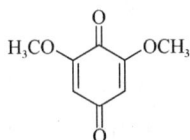

2，6-二甲氧基苯醌

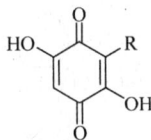

信筒子醌　R=(CH$_2$)$_{10}$CH$_3$
密花醌　　R=(CH$_2$)$_{12}$CH$_3$

马蔺子为鸢尾科植物马蔺[*Iris lactea* Pall. var. *chinensis*（Fisch.）Koidz.]的种子，其成熟种皮含有的马蔺子甲素（irisquinone）为对苯醌衍生物，呈亮黄色鳞片状结晶（95%乙醇），具有抗癌活性。

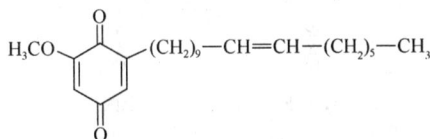

马蔺子甲素

视窗：软紫草中活性成分的筛选

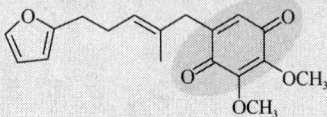

　　20世纪80年代，我国学者首次采用前列腺素生物合成抑制活性筛选体系，从中药软紫草[即新疆紫草，*Arnebia euchroma*（Royle）Johnst.]中追踪分离得到5种微量抗炎活性成分，经波谱解析技术测定其结构，3种为新的活性成分，而其中的 arnebinone 和 arnebifuranone 微量活性物质即属于对苯醌类化合物，该成果申请获得了两项日本专利。

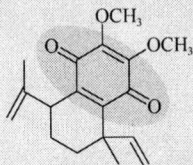

arnebinone　　　　　　　　arnebifuranone

另外，在原始低等的藻类植物和无脊椎动物中也发现有苯醌类化合物，如从帕劳海绵 *Hippospongia sp.* 中分离得到了一系列结构中含有倍半萜的对苯醌类衍生物，如 smenospongidine 和 ilimaquinone 等，其中 5-epi-smenospongine 具有生物活性。

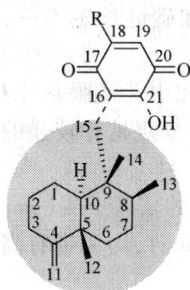

ilimaquinone	R=OCH$_3$	5-*epi*-ilimaquinone	R=OCH$_3$
smenospongidine	R=NHCH$_2$CH$_2$⬡	5-*epi*-smenospongidine	R=NHCH$_2$CH$_2$⬡
smenospongiarine	R=NHCH$_2$CH$_2$CH(CH$_3$)$_2$	5-*epi*-smenospongiarine	R=NHCH$_2$CH$_2$CH(CH$_3$)$_2$
smenospongine	R=NH$_2$	5-*epi*-smenospongine	R=NH$_2$

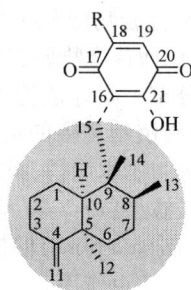

　　对苯醌类化合物在碱性条件下可被次亚硫酸钠还原为氢醌（hydroquinon），氢醌不稳定，在光、热等条件下易被重新氧化成对苯醌。正是通过这种可逆的氧化还原反应，很多醌类化合物在生物体内起着重要的电子传递媒介作用，从而参与生物体内的许多重要反应。

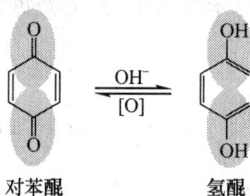

对苯醌　　　　氢醌

　　具有苯醌结构的泛醌类（ubiquinons），又称辅酶 Q 类（coenzymes Q），是生物体内广泛存在的脂溶性醌类化合物。在呼吸链电子传递中起重要作用，能参与生物体内氧化还原过程，可作为细胞代谢和呼吸激活剂，还是重要的抗氧化剂和非特异性免疫增强剂。其中辅酶 Q$_{10}$（$n=10$）用于心血管疾病、肝炎、癌症等疾病的辅助治疗。

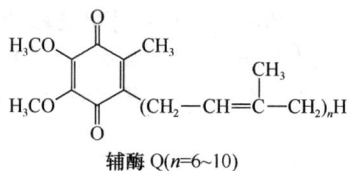

辅酶 Q（$n=6\sim10$）

二、萘醌类化合物

视窗：维生素 K

　　维生素 K 是一类具有甲萘醌基本结构的物质，最初于 1929 年由丹麦化学家达姆从动物肝和麻子油中发现并提取，在 1935 年作为一种新的维生素被推出，同时采用 koagulation（血液凝固）的首字母命名为维生素 K，V$_K$ 的主要作用是参与肝脏合成凝血因子而发挥凝血作用。但近年来研究发现，V$_K$ 的作用不仅仅与凝血有关，它还是一种多功能维生素，特别是对钙的代谢起着举足轻重的作用，V$_K$ 可作用于成骨细胞，促进骨组织钙化，从而增加骨密度，防治骨质疏松。

萘醌类（naphthoquinons）化合物从结构上考虑可以有 α-(1,4)、β-(1,2)及 amphi-(2,6)3 种类型,但目前人们从自然界得到的几乎均为 α-萘醌类,其衍生物多为橙黄色或橙红色,个别呈紫色。

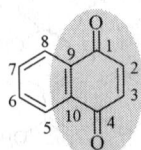
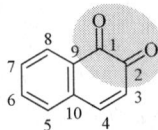
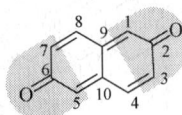

α-(1，4)萘醌   β-(1，2)萘醌   amphi-(2，6)萘醌

萘醌大致分布在紫草科、柿科、蓝雪科、紫葳科等 20 多科的高等植物中,此外,在低等植物地衣类、藻类中也有分布。多数萘醌类化合物具有明显的生物活性。

如从紫草科植物紫草及软紫草中分离的紫草素（shikonin）及异紫草素（alkannin）具有止血、抗炎、抗菌、抗病毒及抗癌作用,为中药紫草中的有效成分;柿科植物君迁子果实中含有的 7-甲基胡桃醌（7-methyljuglone）具有抗菌作用;蓝雪科植物白花丹根和叶中含有的蓝雪醌（plumbagin）具有抗癌、降压及抑菌作用;紫葳科植物梓的木材及根皮中含有的拉帕醇（lapachone）具有抗癌活性。

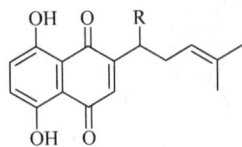
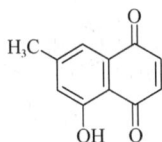
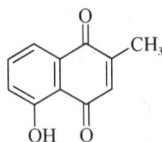
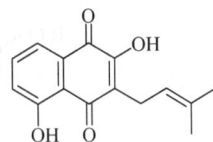

紫草素　　R=〰OH
异紫草素　R=◀OH

7-甲基胡桃醌　　　　蓝雪醌　　　　　　拉帕醇

维生素 K 是一类存在于自然界的萘醌衍生物,具有促进血液凝固的作用。其中维生素 K_1 是通过植物光合作用合成的,因此主要存在于苜蓿、菠菜等绿叶蔬菜之中;维生素 K_2 则由肠道中细菌合成,有些抗生素可抑制消化道的细菌生长而引起维生素 K 不足,出现低凝血酶原血症。

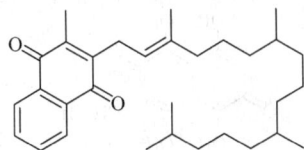
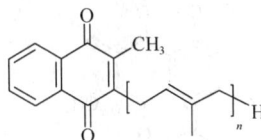

维生素 K_1　　　　　　　　　维生素 K_2

很多萘醌类化合物以二聚体或多聚体的形式存在,例如从 *Diospyros sylvatica* 根中分离得到的 diospyrin 及 isdiospyin 为萘醌二聚体。

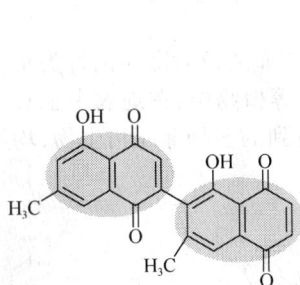
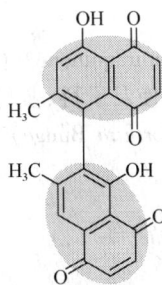

diospyrin　　　　　　　　　　isdiospyin

某些真菌亦能代谢产生结构更加复杂的二聚体或三聚体萘醌类化合物。如从绿杯菌（*Chlo-*

rociboria aeruginosa)中分离得到的 xylindein,及竹红菌(*Hypocrella bambusae*)中分离得到的竹红菌甲素(hypocrellin A),均为较复杂的萘醌聚合物。

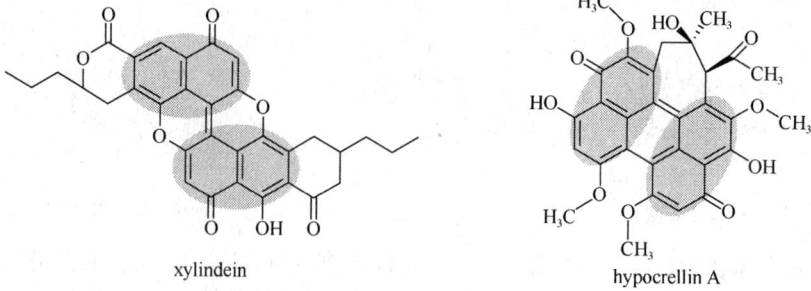

xylindein

hypocrellin A

研究人员还从芸香科植物芸香(*Ruta graveolens*)的根中分离得到化合物 naphthoherniarin,从柿科植物厚瓣乌木(*Diospyros crassiflora*)的茎皮中分离得到化合物 crassiflorone,均是与香豆素聚合的萘醌类化合物。

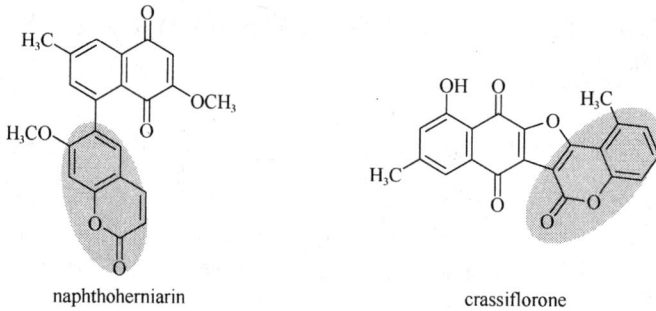

naphthoherniarin

crassiflorone

此外,人们还从自然界发现少数邻醌类及 2,6-萘醌类化合物。如从黑榆(*ulmus davidiana*)根皮中分离到的 davidianone A 属于倍半萜-*O*-邻醌类化合物,从低等植物地衣(*cetraria cucullata*)中分离得到的 1,4,5,8-四羟基-3-乙基萘酚-2,6-酮为 2,6-萘醌类化合物。

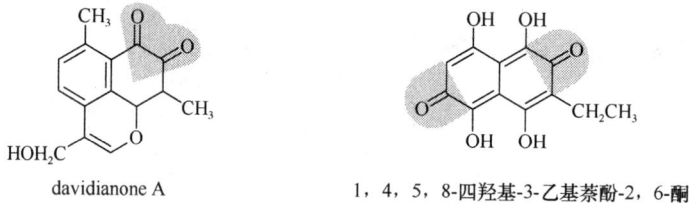

davidianone A

1,4,5,8-四羟基-3-乙基萘酚-2,6-酮

三、菲醌类化合物

天然菲醌(phenanthraquinone)衍生物包括邻菲醌及对菲醌两种类型,主要分布在唇形科、兰科、豆科、番荔枝科、使君子科、蓼科、杉科等高等植物中,在地衣中也有分布。例如从唇形科植物丹参(*Salvia miltiorrhiza* Bunge)根中分离得到的多种菲醌衍生物,均属于邻菲醌类和对菲醌类化合物。

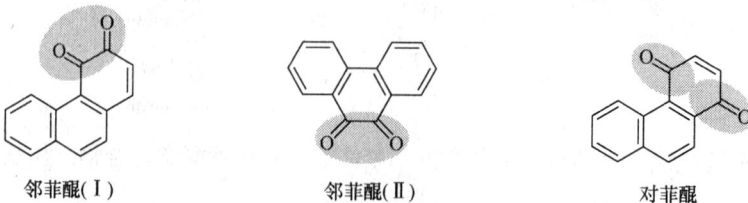

邻菲醌(Ⅰ)

邻菲醌(Ⅱ)

对菲醌

天然的菲醌化合物主要以丹参醌（tanshinone）为主,从其菲醌母核结构来看,在生物合成上属于二萜类,故也可把丹参醌类看成是二萜萘醌的脱氢衍生物,归属到萘醌类中。

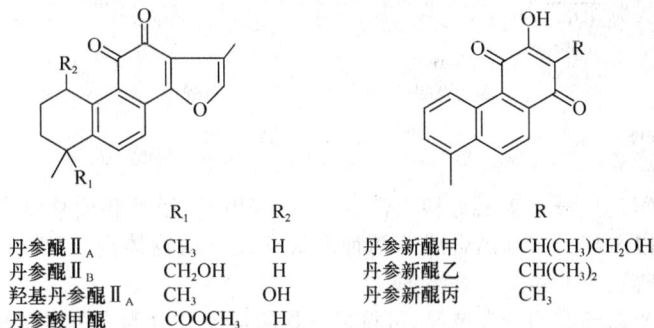

	R₁	R₂		R
丹参醌ⅡA	CH_3	H	丹参新醌甲	$CH(CH_3)CH_2OH$
丹参醌ⅡB	CH_2OH	H	丹参新醌乙	$CH(CH_3)_2$
羟基丹参醌ⅡA	CH_3	OH	丹参新醌丙	CH_3
丹参酸甲醌	$COOCH_3$	H		

视窗:丹参醌

丹参醌中增补丹参醌ⅡA磺酸钠的化学结构

丹参具有活血化瘀、消炎抗肿等作用,其含有的丹参醌类成分具有抗菌及扩张冠状动脉的作用,由丹参醌ⅡA制得的丹参醌ⅡA磺酸钠注射液可增加冠脉流量,治疗冠心病、心肌梗死等疾病。目前,以丹参为原料已经开发成复方丹参片、复方丹参滴丸、丹参注射液等多种剂型品种应用于临床。

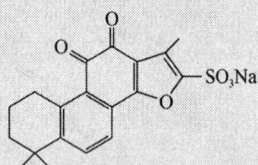

丹参醌ⅡA磺酸钠

此外,人们还从天门冬（*Dioscorea membranacea*）分离出化合物 dioscoreanone,从密花石豆兰（*Bulbophyllum odoratissimum*）中分离出 bulbophyllanthrone,二者均属于菲醌类化合物。

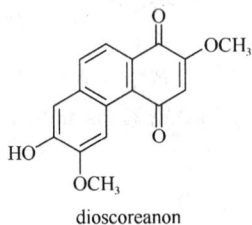

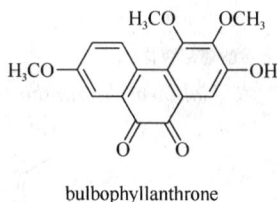

dioscoreanon

bulbophyllanthrone

四、蒽醌类化合物

蒽醌类(anthraquinones)化合物为苯环分布在醌核两侧的一类化合物,基本结构如下:1、4、5、8位为 α-位,2、3、6、7位为 β-位,9,10位为 *meso*-位(中位)。

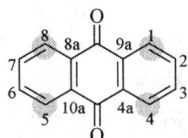

1, 4, 5, 8位为α-位
2, 3, 6, 7位为β-位
9, 10位为*meso*-位(中位)

蒽醌母核上多有取代基,结构较其他醌类更为复杂,包括蒽醌衍生物及其不同还原程度的产物,如氧化蒽酚、蒽酚、蒽酮及二蒽酮等,并多以糖苷的形式存在于植物中。蒽醌类化合物大致分布在30余科的高等植物中,含量较多的有蓼科、鼠李科、茜草科、豆科、百合科、玄参科等,在地衣类和真菌中也有发现。下面介绍几种主要类型的蒽醌类化合物:

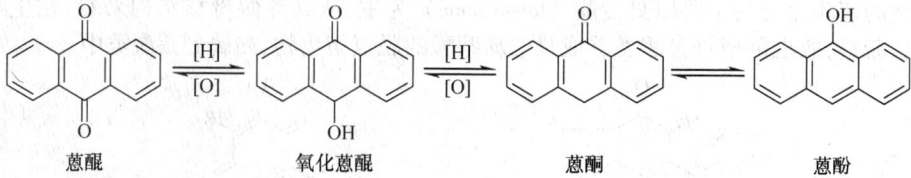

蒽醌   氧化蒽醌   蒽酮   蒽酚

（一）蒽醌衍生物

天然存在的蒽醌类成分在蒽醌母核上常有羟基、羟甲基、甲基和羧基取代,其中以羟基蒽醌类化合物为主。多以游离或与糖结合成苷两种形式存在于植物体内,以糖苷为主,结合的糖常见的有葡萄糖、鼠李糖、半乳糖及芸香糖等。

根据羟基在蒽醌母核上的分布情况,可将羟基蒽醌衍生物分为大黄素型和茜草素型两类。

1. 大黄素型   羟基分布在两侧的苯环上,是蒽醌衍生物中最多的一种类型,多数化合物呈黄色。常见的大黄素型苷元结构如下:

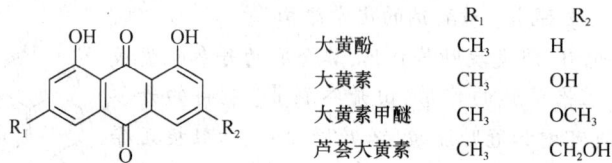

	R_1	R_2
大黄酚	CH_3	H
大黄素	CH_3	OH
大黄素甲醚	CH_3	OCH_3
芦荟大黄素	CH_3	CH_2OH

中药大黄(Radix et Rhizoma Rhei)中的有效成分多属于这个类型,并常与葡萄糖结合成单糖苷或双糖苷存在。此外,虎杖、决明子、何首乌及芦荟等中药的有效成分也属于这一类型。

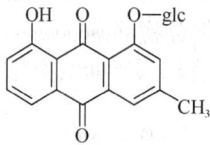

大黄酚葡萄糖苷   芦荟大黄素葡萄糖苷

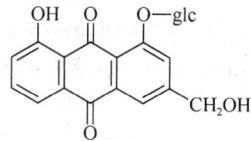

除高等植物外,地衣 *Asahinea chrysantha* 中发现的冰岛青霉素(islandicin)也属大黄素型。

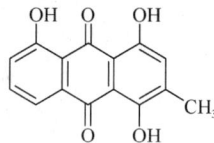

冰岛青霉素

2. 茜草素型   羟基分布在一侧的苯环上,一般颜色较深,多呈橙黄、橙红色。例如中药茜草(*Rubia cordifolia*)中的茜草素等化合物即属此型,茜草中除含有游离蒽醌苷元外,还含有与木糖或葡萄糖结合形成的蒽醌单糖苷或双糖苷类化合物。

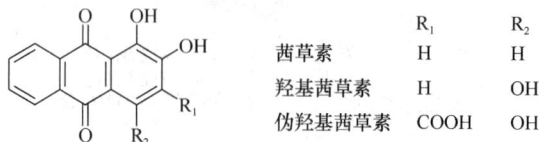

	R_1	R_2
茜草素	H	H
羟基茜草素	H	OH
伪羟基茜草素	COOH	OH

近年来,人们还发现多种活性较强的羟基蒽醌衍生物,如从 *Sesamum indicum* 中发现具有抗真菌活性的 anthrasesamone。从链霉菌(*Streptomyces peucetius*)分离出的柔红霉素(daunorubicin)在醌核的一侧骈合了一个饱和环的糖苷化合物,属于抗生素类抗肿瘤药,在治疗白血病方面有广泛的应用。

anthrasesamone

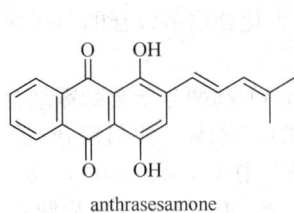
柔红霉素

（二）蒽酚与蒽酮类衍生物

蒽酚（或蒽酮）的羟基衍生物常以游离状态或结合状态与相应的羟基蒽醌共存于植物中，为何新鲜大黄储存两年以上就很难检测到蒽酚类成分？

由于蒽酚及其互变异构体蒽酮易被氧化成蒽醌，上述氧化还原反应也可以在生物体内发生，大黄及鼠李果实等新鲜药材长时间储存后，其含有的蒽酚、蒽酮类慢慢被氧化成蒽醌类，因而检测不到蒽酚的存在。

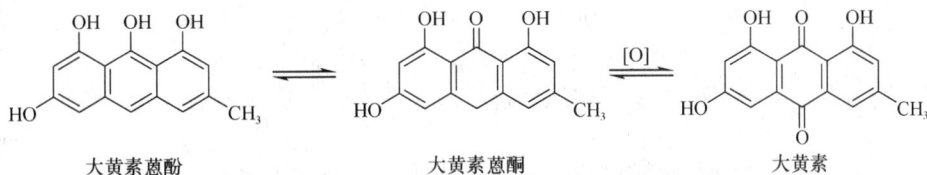
大黄素蒽酚　　　　大黄素蒽酮　　　　大黄素

蒽酚类衍生物除以游离苷元形式存在外，还可与糖结合成苷，尤其是 meso-位上的羟基可与糖结合成苷，其性质比较稳定、不易被氧化。

羟基蒽酚类对霉菌有较强的杀灭作用，是治疗皮肤病有效的外用药，如柯桠素（chrysarobin）治疗疥癣等症，效果较好。

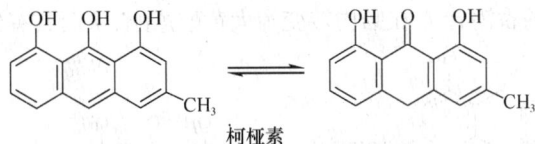
柯桠素

此外，自然界中还有少量蒽酮衍生物存在，如从 Harungana madagascariensis 中分离得到的 harunganol A 是蒽酮的不饱和烃基取代物。芦荟（Aloe rabaiensis）中致泻成分芦荟苷（barbaloin），为蒽酮的 meso-位碳与葡萄糖的端基碳通过 C—C 键结合而成的一类碳苷化合物。

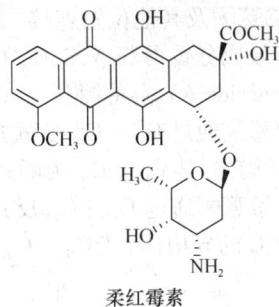
harunganoa A

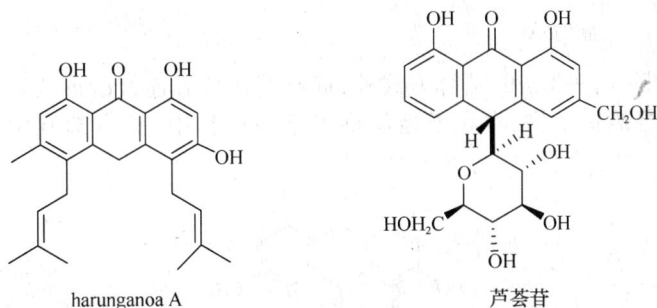
芦荟苷

（三）二蒽酮与二蒽醌类衍生物

二蒽酮类成分可以看成是两分子的蒽酮相互结合而成的化合物，根据连接部位不同可分为

meso-(中位)连接二蒽酮及其他位置连接二蒽酮。这类化合物多以苷的形式存在,如大黄及番泻叶中致泻的主要有效成分番泻苷 A、B、C、D 等。

番泻苷 A (sennoside A) 由番泻苷元 A (sennidin A) 和两分子葡萄糖结合而成,番泻苷元 A 是两分子的大黄酸蒽酮通过 C_{10}—$C_{10'}$ 反式连接而成的二蒽酮二葡萄糖苷;番泻苷 B (sennoside B)是番泻苷 A 的异构体,其 C_{10}—$C_{10'}$ 为顺式连接。番泻苷 C (sennoside C)是一分子大黄酸蒽酮与一分子芦荟大黄素蒽酮通过 C_{10}—$C_{10'}$ 反式连接而形成的二蒽酮二葡萄糖苷。番泻苷 D (sennoside D)为番泻苷 C 的异构体,其 C_{10}—$C_{10'}$ 为顺式连接。

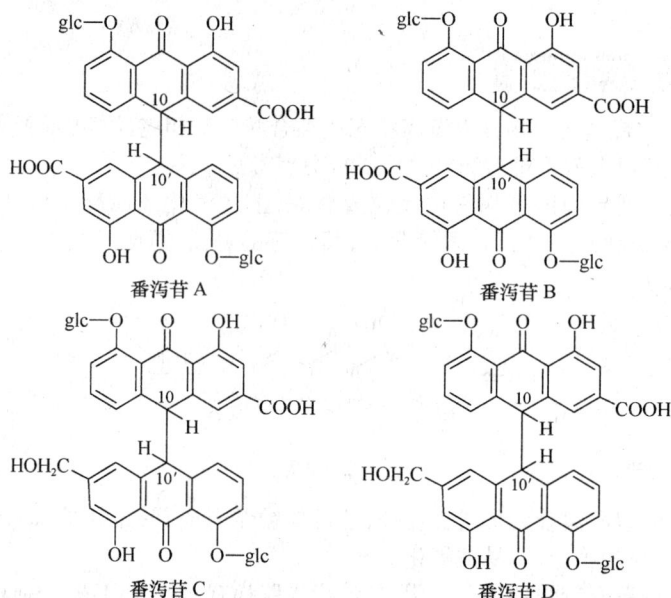

番泻苷 A

番泻苷 B

番泻苷 C

番泻苷 D

二蒽酮类化合物的 C_{10}—$C_{10'}$ 键与通常 C—C 键不同,易于断裂,生成稳定的蒽酮类化合物。如大黄及番泻叶中含有的番泻苷 A 在肠内转变为大黄酸蒽酮,从而具有致泻作用。

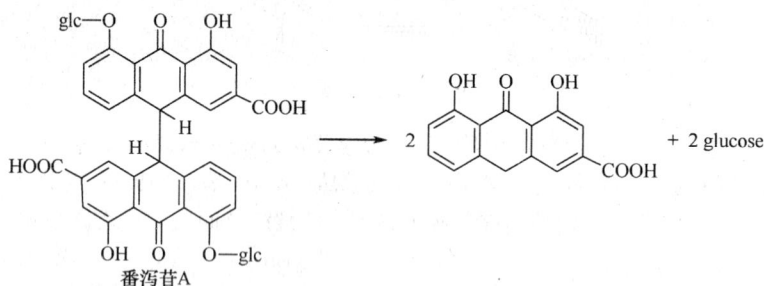

番泻苷A

二蒽酮衍生物除 C_{10}—$C_{10'}$ 的结合方式外,尚有其他位置连接的形式。如金丝桃素(hypericin)为萘骈二蒽酮衍生物,存在于金丝桃属某些植物中,具有抑制中枢神经及抗病毒的作用。

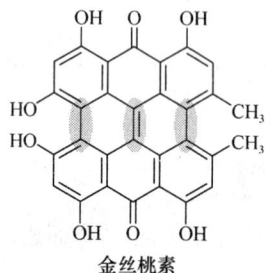

金丝桃素

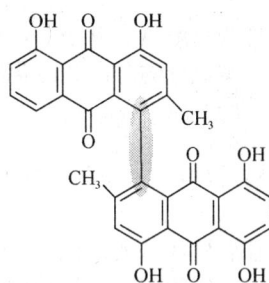

二蒽醌类衍生物多在其他位置结合,如芦荟中分离得到的 asphodelin,及野扁豆中分离到的 4,4'-二聚大黄酚(4,4'-bichrysophanol)都属于其他位置相连的二蒽醌类化合物。

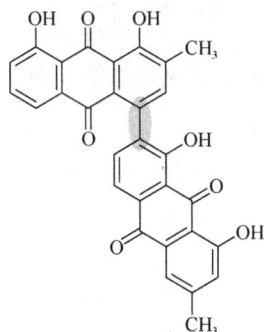

asphodelin　　　　4,4'-二聚大黄酚

此外,还发现一些特殊结构类型的醌类聚合物。如从 *Senne muitiglandulosa* 的种子中分离得到的 isosengulone 及从 *Newbouldia laevis* 的根中分离得到的 newbouldiaquinone A 都属于萘醌与蒽醌的二聚体。

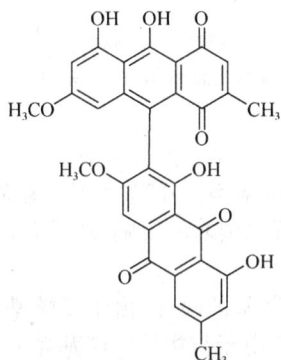

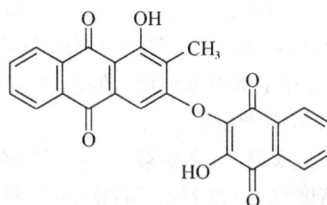

isosengulone　　　　newbouldiaquinone A

第 2 节　醌类化合物的理化性质

视窗:天然植物染料

蒽醌类植物染料在我国应用较早,研究人员从出土的西周-汉毛织品上提取、分离得到一种红色染料,经 MS、UV、^{1}H-NMR、^{13}C-NMR 等技术分析,并通过 HPLC 与标准品比对,鉴定其主要成分为茜草素。直到现在,以蒽醌为原料合成的各类蒽醌衍生物染料及用蒽醌衍生物合成的各类稠环酮类染料,因其耐光和耐洗牢度好,仍在合成染料领域中占有很重要的地位。

一、物　理　性　质

(一) 性状

天然醌类化合物多为有色晶体,并随着结构中酚羟基等助色团的引入颜色逐渐加深,呈黄、橙、棕红色以至紫红色等。苯醌、萘醌和菲醌化合物多以游离态存在,而蒽醌类成分一般以苷的形式存在于植物体中。游离的蒽醌类化合物多为晶体,成苷后多数难以得到很好的结晶。有些醌类成分易被氧化,对光不稳定,操作时应在暗处进行,并需避光储存。

(二)升华性

游离的醌类化合物一般具有升华性。小分子的苯醌及萘醌类还具有挥发性,能随水蒸气蒸馏。此性质可用于这类成分的分离和纯化工作。

(三)溶解性

游离醌类化合物极性较小,一般易溶于乙醇、丙酮、乙醚、氯仿及苯等有机溶剂,基本上不溶于水。

醌类化合物成苷后极性增大,易溶于甲醇、乙醇,在热水中也可溶解,但在冷水中溶解度降低,不溶或难溶于乙醚、氯仿、苯等低极性有机溶剂。

二、化 学 性 质

(一)酸性

醌类化合物结构中多具有酚羟基,故表现出一定的酸性。在碱性水溶液中可成盐溶解,加酸酸化后游离而从水中重新沉淀析出。故常用"碱提酸沉法"从天然药物中提取醌类化合物。

醌类化合物酸性的强弱与分子结构中羧基、酚羟基的数目及位置有关。

(1)具有羧基的醌类化合物酸性较强:具有羧基的醌类、2-羟基苯醌或在醌核上有羟基的萘醌酸性较强,后者实际上为插烯酸的结构,受到邻近醌式羰基的影响,故表现出与羧基相似的酸性,可溶于 $NaHCO_3$ 水溶液中。

(2)蒽醌及萘醌苯环上的 β-羟基的酸性强于 α-羟基的酸性:由于受羰基吸电子的影响,β-羟基上的质子解离度增高,酸性较强;而 α-羟基上的氢由于与相邻的羰基易形成分子内氢键,质子解离度降低而表现出较弱的酸性。

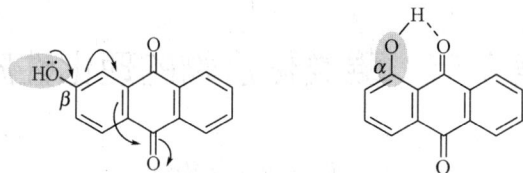

(3)羟基蒽醌类的酸性一般随着羟基数目的增多而增强:一般随着羟基数目的增多,羟基蒽醌的酸性增强,如 1,3-二羟基蒽醌的酸性强于 3-羟基蒽醌。但也有例外,如 3-羟基蒽醌的酸性强于 1,4-二羟基蒽醌。

根据醌类化合物酸性强弱不同,可用 pH 梯度萃取法进行这类化合物的分离工作。以游离蒽醌化合物为例,酸性强弱顺序排列如下:

—COOH > 两个以上 β-OH > 一个 β-OH > 两个 α-OH > 一个 α-OH

故可从有机溶剂中依次用 5% $NaHCO_3$(—COOH 及两个以上 β-OH)、5% Na_2CO_3、1% NaOH 及 5% NaOH 水溶液进行碱性梯度萃取,达到分离目的。

(二)碱性

醌类结构中的羰基氧原子有微弱的碱性,可与强酸形成锌盐,转化成阳碳离子而发生颜色改变,大多数羟基蒽醌类溶于浓硫酸时由于生成锌盐而呈红色至紫红色。如大黄酚溶于浓硫酸而呈红色,大黄素则由橙红色变为红色。

(三) 颜色反应

醌类的颜色反应主要取决于其氧化还原性质以及其结构中酚羟基的性质。

1. Feigl 反应 醌类衍生物在碱性条件下经加热能迅速被醛类还原,再与邻二硝基苯反应,生成紫色化合物,属于氧化还原反应。其反应机制如下:

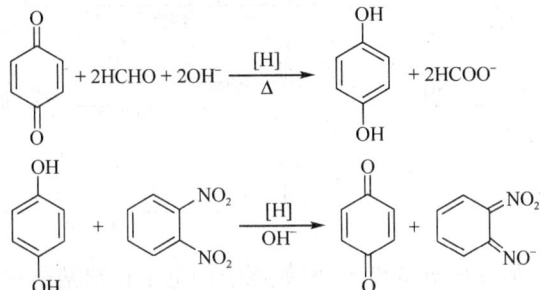

实际上,醌类在反应前后无变化,只是起到传递电子的媒介作用,醌类成分含量越高,反应速度也就越快。

2. 无色亚甲蓝显色试验 无色亚甲蓝溶液可用于 PC 和 TLC 的显色剂,试样在白色背景上作为蓝色斑点出现。本反应可专属性检出苯醌及萘醌类化合物,从而与蒽醌类化合物相区别。

3. 与活性次甲基试剂的反应(Kesting-Craven 法) 苯醌及萘醌类化合物当其醌环上有未被取代的位置时,即可在氨碱性条件下与一些含有活性次甲基试剂(如乙酰乙酸乙酯、丙二酸酯、丙二腈等)的醇溶液反应,呈现蓝绿色或蓝紫色。以萘醌与丙二酸酯的反应为例,反应时丙二酸酯先与醌环上未取代的氢反应生成产物(1),再进一步电子转位生成(2)而显色。

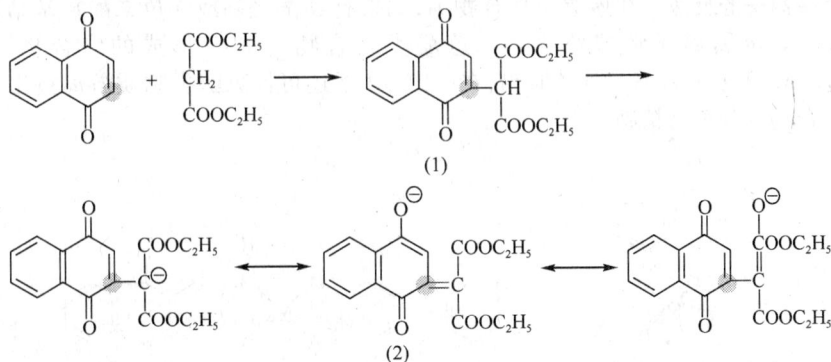

苯醌及萘醌的醌环上如有取代基,反应即会受到抑制。蒽醌类化合物因醌环两侧有苯环,不能发生该反应,故可将苯醌及萘醌与蒽醌区分开。

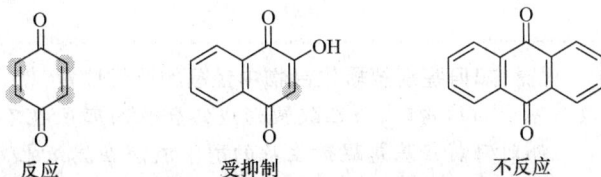

反应　　　　　　　受抑制　　　　　　　不反应

4. 碱性条件下的显色反应 羟基蒽醌类在碱性溶液中发生颜色改变,呈现红~紫红色的反应称为 Bornträger's 反应。其机制如下:

α-羟基蒽醌   红色

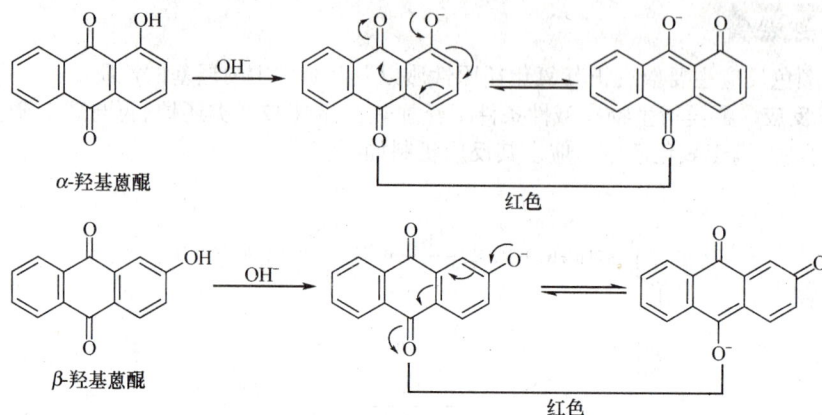

β-羟基蒽醌   红色

　　酚羟基在碱性溶液中形成酚氧负离子,酚氧原子的电子在羰基影响下,通过共轭效应转移到羰基氧原子上,形成新的共轭体系,因而发生颜色变化。显然,该显色反应与形成共轭体系的酚羟基和羰基有关。因此羟基蒽醌以及具有游离酚羟基的蒽醌苷均可呈色,但蒽酚、蒽酮、二蒽酮类化合物则需氧化形成羟基蒽醌类化合物后才能呈色。

　　5. 与金属离子的反应　在蒽醌类化合物中,如果有 α-酚羟基或邻位二酚羟基结构时,则可与 Pb^{2+}、Mg^{2+} 等金属离子形成络合物。蒽醌类化合物与 Pb^{2+} 形成的络合物,加入中性 $(NH_4)_2SO_4$、Na_2SO_4 或通入 H_2S 气体脱铅,在一定 pH 下还可使蒽醌类物质游离析出,故该法可用于醌类化合物的分离与精制。

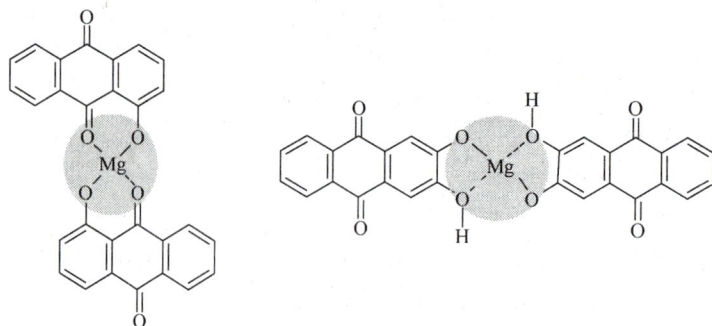

　　6. 对亚硝基-二甲苯胺反应　羟基蒽酮类化合物 9-位或 10-位未被取代时,其羰基对位亚甲基上的氢很活泼,可以和 0.1% 对亚硝基二甲苯胺吡啶缩合而产生各种颜色。此反应可用作蒽

酮类化合物的定性检查。

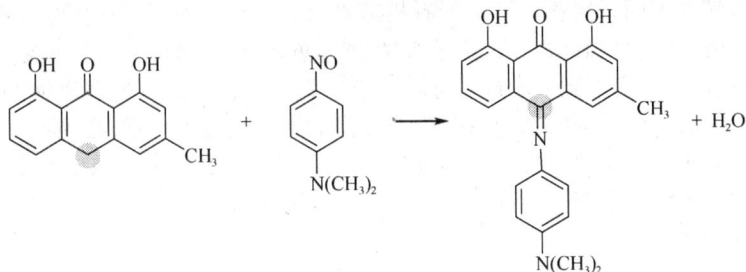

第3节 醌类化合物的提取分离

案例8-1

　　常用中药大黄为蓼科植物掌叶大黄(*Rheum palmtum* L.)、唐古特大黄(*R. tanguticum* *Maxim. ex Balf.*)或药用大黄(*R. officinale Baill.*)的根茎及根,具有泻热通肠、凉血解毒和逐瘀通经等功效。大黄中含有多种游离的羟基蒽醌类化合物及其与糖所形成的苷并以苷为主要存在形式,它们是大黄的主要药效成分。已知大黄中的蒽醌苷元主要有五种,母核结构相同且均具有1,8-二酚羟基,所以,它们都具有酸性。但分子间取代基的变化造成了其酸性强弱的差异,而利用这种差异分离制备这五种苷元的 pH 梯度液-液萃取法被广泛应用。

问题:

　　1.如何利用大黄蒽醌苷元的酸性差异实现对蒽醌苷元的分离?

　　2.如何设计 pH 梯度液-液萃取分离的实验方案? 这种方法适用哪些中草药成分的分离?

　　醌类化合物常以游离苷元或糖苷的形式存在于药材之中,其理化性质特别是在极性和溶解度方面差别很大,没有通用的提取分离方法,但以下规律可供参考。

一、醌类化合物的提取

　　1. 有机溶剂提取法　一般多采用乙醇或甲醇等有机溶剂,游离蒽醌及其苷均可被提取出来。含亲脂性杂质较多的药材可先用石油醚等强亲脂性有机溶剂脱脂后,再用醇溶剂提取。极性较小的游离醌类,多采用氯仿、苯等亲脂性有机溶剂进行提取。

　　蒽醌多以苷的形式存在于药材当中,当提取其中游离蒽醌苷元时,可采用“两相水解法”,即将药材与有机溶剂、稀硫酸共同回流,蒽醌苷类水解成游离苷元后直接进入有机相,从而与其他水溶性杂质分开,同时避免与酸溶液长时间接触。需要注意的是蒽醌苷类的提取应注意防止酶的水解。

　　2. 碱提酸沉法　用于提取带游离酚羟基或羧基的醌类化合物。酚羟基或羧基与碱成盐而溶于碱水溶液中,酸化后被游离而析出沉淀。

　　3. 水蒸气蒸馏法　该法适用于具挥发性的小分子苯醌及萘醌类化合物。

　　4. 其他方法　近年来超临界流体萃取和超声提取在醌类成分提取中也有应用,既提高了提取效率,又避免了长时间加热对醌类结构产生的破坏。

二、醌类化合物的分离

　　醌类化合物可根据其酸性、极性、溶解性差异及分子大小差别进行分离。

1. 游离蒽醌衍生物与蒽醌苷类的分离 蒽醌衍生物苷元与蒽醌苷类的极性差别较大,故在有机溶剂中的溶解度不同。如苷元可溶于有机溶剂,而苷类在有机溶剂中则不溶,可据此进行分离。如将醇提液浓缩后用氯仿-水等进行萃取,游离蒽醌苷元极性小,易溶于氯仿层;而苷极性大,则留在水层里。但应当注意一般羟基蒽醌类衍生物及其相应的苷类在植物体内多通过酚羟基或羧基结合成镁、钾、钠、钙盐形式存在,为充分提取出蒽醌类衍生物,必须预先加酸酸化使之全部游离后再进行提取。同理在用氯仿等极性较小的有机溶剂从水溶液中萃取蒽醌衍生物苷元时也必须使之处于游离状态,才能达到分离苷和苷元的目的。

2. 游离蒽醌苷元的分离

（1）pH 梯度萃取法:含游离羧基、酚羟基的蒽醌类化合物利用其酸性强弱不同,常采用 pH 梯度萃取法进行分离。如大黄中的蒽醌类化合物可先溶于氯仿、乙醚等有机溶剂中,用 pH 由低到高的碱性缓冲液依次萃取,再酸化即可依次得到大黄酸、大黄素及芦荟大黄素等酸性不同的羟基蒽醌类化合物,如图 8-1 所示。

对于性质相似、酸性强弱差别不明显的蒽醌类化合物用 pH 梯度萃取法分离有一定的局限性。可在 pH 梯度萃取的基础上,结合色谱法进行分离,尤其是当药材中含有一系列结构相近的蒽醌衍生物时,必须经过色谱方法才能得到彻底分离,而且需要反复多次色谱才能收到较好效果。如图 8-1 所示,大黄素甲醚与大黄酚由于酸性接近,故可根据其极性差别采用磷酸氢钙柱色谱进行分离。

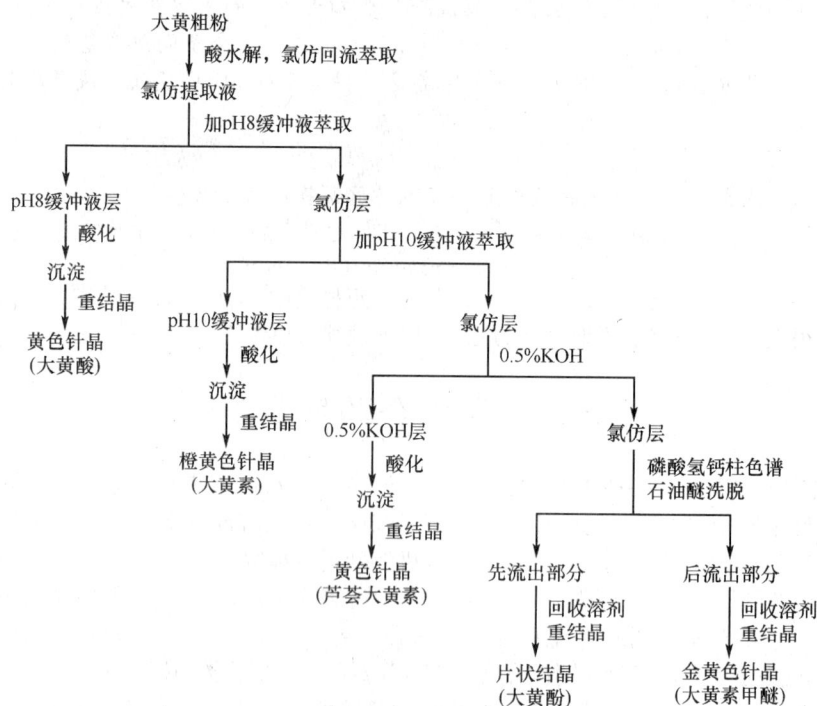

图 8-1 大黄中蒽醌苷元的提取分离

（2）色谱法:游离蒽醌衍生物的分离多采用吸附色谱法,常用的吸附剂主要有硅胶、聚酰胺,一般不选用氧化铝,尤其不用碱性氧化铝,以避免与酸性的蒽醌类成分发生化学吸附而难以洗脱。由于游离羟基蒽醌衍生物多含有酚羟基,聚酰胺可与其发生氢键缔合而可作为色谱吸附剂使用。

3. 蒽醌苷类化合物的分离 蒽醌苷类因其分子中含有糖,故极性较大,水溶性较强,分离和纯化都比较困难,一般采用色谱方法进行分离。但在色谱分离前样品一般需进行预处理,可采用溶剂法或铅盐法处理粗提物,除去大部分杂质,制得较纯的总苷后再进行色谱分离。

（1）溶剂法：常用极性较大的有机溶剂如正丁醇、乙酸乙酯等，将蒽醌苷类从水溶液中萃取出来，回收溶剂获得总蒽醌苷，再用色谱法进一步分离。

（2）铅盐法：通常是在除去游离蒽醌衍生物的水溶液中加入乙酸铅溶液，使之与蒽醌苷类结合生成沉淀从而与其他成分分离。其操作流程如图 8-2 所示。

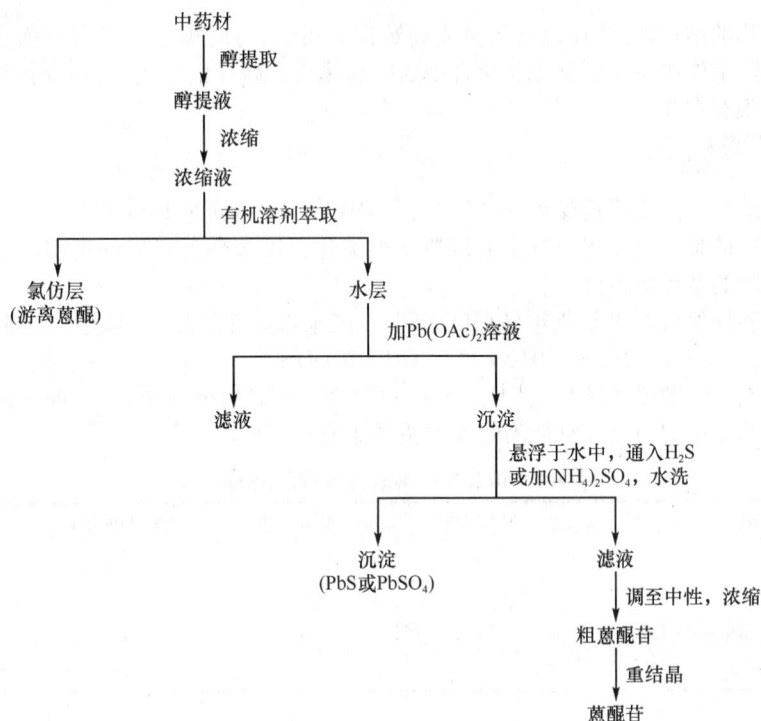

```
                        中药材
                          │ 醇提取
                        醇提液
                          │ 浓缩
                        浓缩液
                          │ 有机溶剂萃取
            ┌─────────────┴─────────────┐
         氯仿层                        水层
      （游离蒽醌）                       │ 加Pb(OAc)₂溶液
                            ┌──────────┴──────────┐
                          滤液                    沉淀
                                                   │ 悬浮于水中，通入H₂S
                                                   │ 或加(NH₄)₂SO₄，水洗
                                        ┌──────────┴──────────┐
                                      沉淀                    滤液
                                  （PbS或PbSO₄）                 │ 调至中性，浓缩
                                                             粗蒽醌苷
                                                               │ 重结晶
                                                             蒽醌苷
```

图 8-2　铅盐法提取蒽醌苷

（3）色谱法：蒽醌苷类柱色谱常用的载体除了硅胶、聚酰胺外，还有反相硅胶和葡聚糖凝胶等。在操作形式上，常常将上述色谱方法结合使用，一般都能获得满意的分离效果。随着高效液相色谱和制备型中、低压液相色谱的应用，使蒽醌苷类化合物得到更有效分离。近年来高速逆流色谱、毛细管电泳也已广泛地应用于蒽醌苷类的分离。

案例8-1　分析讨论

在五种大黄蒽醌苷元中，大黄酸分子具有羧基，酸性最强；大黄素具有 β 酚羟基，酸性次之；芦荟大黄素具有苄羟基，酸性第三；大黄酚有—CH3，大黄素甲醚有—OCH3，这两个基团不是酸性基团，但对母核结构中的1,8—二酚羟基的酸性产生影响，因而大黄酚的酸性强于大黄素甲醚，但两者差别不够大，不能通过调节溶液 pH 和液－液萃取实现相互间的分离，通常需要采用柱色谱才能实现较好的分离，具体分离方案参见图 8-1。

此外，利用葡聚糖凝胶（sephadex LH－20）柱色谱可以实现大黄中蒽醌苷类成分的分离。将大黄70%甲醇提取液浓缩后加到 Sephadex LH-20 凝胶柱上，采用70%甲醇洗脱，分段收集，可以依次得到二蒽酮苷（番泻苷 B、A、D、C），蒽醌二葡萄糖苷（大黄酸、芦荟大黄素、大黄酚的二葡萄糖苷），蒽醌单糖苷（芦荟大黄素、大黄素、大黄素甲醚及大黄酚的葡萄糖苷）和游离苷元（大黄酸、大黄酚、大黄素甲醚、芦荟大黄素及大黄素）。在上述操作中，被分离化合物是以分子量由大到小的顺序流出色谱柱的。

第4节　醌类化合物的结构测定

一、醌类化合物衍生物的制备

醌类化合物的结构测定,在进行各种光谱数据分析前,有时须结合必要的衍生物制备等化学方法。在实际工作中主要制备醌类化合物的甲基化或乙酰化的衍生物,对于推测分子中羟基的数目和位置很有意义。

(一) 甲基化反应

甲基化反应的目的主要是保护—OH、测定—OH 数目及确定成苷位置等。

甲基化反应的难易及作用位置主要取决于醌类化合物苯环上羟基的类型与化学环境以及甲基化试剂的种类及反应条件。

化学环境不同的羟基甲基化难易程度不同,一般来讲酸性越强,甲基化反应越容易进行,反应顺序依次为:—COOH >β-Ar—OH >α-Ar—OH > R—OH

甲基化试剂活性顺序:CH_3I > $(CH_3)_2SO_4$ > CH_2N_2;溶剂的极性越强,一般来讲甲基化能力越强。常用甲基化试剂与反应官能团的大致关系如表8-1所示:

表8-1　甲基化试剂与反应官能团的关系

甲基化试剂的组成	—COOH	>β-Ar—OH	>α-Ar—OH	>—CHO
CH_2N_2/Et_2O	+	+	−	+
CH_2N_2/Et_2O + MeOH	−	+	+	−
$(CH_3)_2SO_4$ + K_2CO_3 + Me_2CO	−	+	+	−
CH_3I + Ag_2O + $CHCl_3$	+	+	+	+

如上所示,采取不同的甲基化试剂,并适当控制反应条件,可得到不同程度的甲基化衍生物,然后通过光谱分析和元素分析,就可确定各衍生物中甲氧基的数目,从而进一步推测原来分子中羟基的数目和位置。

(二) 乙酰化反应

反应物乙酰化活性顺序:R—OH >β-Ar—OH >α- Ar—OH
            (一般来说,亲核性越强,越容易被酰化)

常用的乙酰化试剂乙酰化能力:
$$CH_3COCl > (CH_3CO)_2O > CH_3COOR > CH_3COOH$$

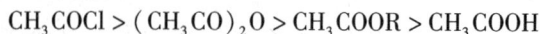

催化剂的催化能力:吡啶 > 浓硫酸

乙酰化试剂和反应条件及作用位置见表8-2:

表8-2　乙酰化试剂和反应条件及作用位置

试剂组成	反应条件		不同羟基的乙酰化反应能力			
			醇—OH	>β-Ar—OH	>α- Ar—OH	>烯醇式—OH
冰乙酸(加少量乙酰氯)	冷置		+	−	−	−
乙酸酐	加热	短时间	+	+	−	−
		长时间	+	+	+(两个之一)	−
乙酸酐 + 硼酸	冷置		+	+	—(α-OH 络合)	−
乙酸酐 + 浓硫酸	室温过夜		+	+	+	−
乙酸酐 + 吡啶	室温过夜		+	+	+	+

有时为了保护 α-酚羟基不被乙酰化,可采用乙酸酐-硼酸作为酰化剂。因为硼酸能和羟基蒽醌中的 α-羟基形成硼酸酯,使 α-羟基不参与乙酰化反应,仅使 β-酚羟基乙酰化。反应产物再用冷水处理,使缔合的 α-硼酸酯水解恢复 α-酚羟基,这样就可以得到 β-羟基的乙酰化产物。

二、醌类化合物的紫外光谱

(一) 苯醌类化合物的紫外光谱特征

醌类化合物由于存在较长的共轭体系,在紫外区域均出现较强的紫外吸收。苯醌的紫外光谱呈现 3 组吸收带:λ_{max} nm($\lg \varepsilon$)Ⅰ:~ 240nm(4.26)强峰;Ⅱ:~ 285nm(2.6),中强峰;Ⅲ:~ 434nm,454nm(1.26,1.22),弱峰,吸收带随取代基性质和位置不同而移动。

(二) 萘醌类化合物的紫外光谱特征

天然萘醌分子中多有羟基、烷基及不饱和基团取代,使得共轭体系进一步加长,萘醌分子由苯环和醌环生色体系组成,其紫外光谱如下图所示:

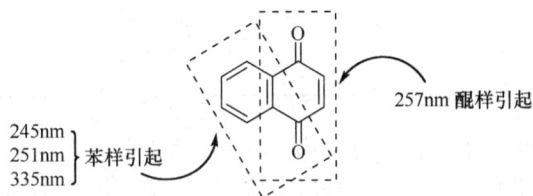

当分子中放入—OH,—OCH$_3$等助色团时,可引起分子中相应的吸收峰红移,醌环上引入助色团主要影响 257nm 吸收峰,使其红移(不影响苯环引起的吸收)。例如 1,4-萘醌,当醌环上 2-位或 2,3-位有取代基时,一般会使 257nm 峰红移 10 ~ 20nm;而当苯环上引入 α-OH 时,主要影响 335nm 的吸收峰,使其红移至 427nm。

(三) 菲醌类的紫外光谱特征

天然菲醌衍生物主要包括邻菲醌及对菲醌两大类,其紫外吸收光谱各有特点,比较容易区分。邻菲醌类化合物如丹参醌 Ⅰ 有 4 个吸收带:λ_{max}245,260,325,417nm。菲醌类化合物若被氢化为氢菲醌,其共轭体系将发生变化,紫外吸收光谱也随之改变,呈现 5 个吸收带:λ_{max}218,239,288,330,450nm。

(四) 蒽醌类的紫外光谱特征

蒽醌类化合物具有更长的不饱和共轭结构,从而使其有多个吸收带,这些吸收带的峰位置和强度与其取代基的性质、数目及排列方式有关,蒽醌母核结构的吸收主要由苯样结构和醌样结构引起,如下所示:

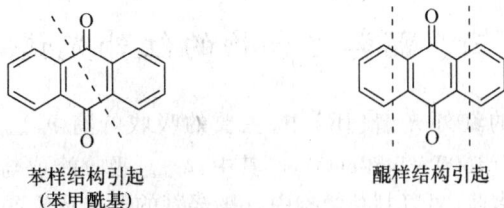

羟基蒽醌衍生物的紫外吸收基本与上述蒽醌母核相似。此外,多数在 230nm 附近还有一强峰,故羟基蒽醌类化合物有五个主要吸收带。

第Ⅰ峰：~230nm(与酚—OH 有关)

第Ⅱ峰：240~260nm(由苯样结构引起)

第Ⅲ峰：262~295nm(由醌样结构引起)

第Ⅳ峰：305~389nm(由苯样结构引起)

第Ⅴ峰：>400nm(由醌样结构中的羰基引起)

以上各吸收带的具体峰位与吸收强度均与蒽醌母核上取代基的种类,数目及取代位置有关。

其中,峰带Ⅰ的最大吸收波长(λ_{max})与酚羟基有关,一般来说,酚羟基数目越多,吸收峰红移越多,λ_{max}与羟基数目及取代位置大致有如下关系(表8-3)。

表8-3　羟基蒽醌类紫外吸收光谱(第Ⅰ峰)

—OH 数	—OH 位置	λ_{max} nm
1	1-; 2-	222.5
2	1,2-; 1,4-;1,5-	225
3	1,2,8-; 1,4,8-	
	1,2,6-; 1,2,7-	230±2.5
4	1,4,5,8-; 1,2,5,8-	236

峰带Ⅲ受β-酚羟基的影响明显,β-酚羟基的存在可使该带红移,且吸收强度增加。β酚羟基可通过蒽醌母核向羰基供电,形成一系列共振结构,电子跃迁很大,若$\lg \varepsilon > 4.1$,表明该分子中具有β-酚羟基;若$\lg \varepsilon < 4.1$,表示无β-酚羟基。

峰带Ⅳ与苯环上供电基如—OH、—OCH_3、—CH_3取代有关,α-位取代,峰位红移,强度下降;β-位取代,强度增加。

峰带Ⅴ主要受α-羟基影响,α-羟基数目越多,峰带红移值也越大,如表8-4 所示。

表8-4　羟基蒽醌类峰带Ⅴ的吸收

α-OH 数目	—OH 位置	λ_{max} nm
无		356~362.5
1		400~420
2	1,5-二羟基	418~440
	1,8-二羟基	430~450
	1,4-二羟基	470~500(靠500nm 处有一肩峰)
3		485~530(两个以上吸收峰)
4		540~560(多个重峰)

三、醌类化合物的红外光谱

羟基蒽醌类化合物的红外光谱(IR)中,主要的吸收峰有$\nu_{C=O}$(1675~1653cm^{-1})、ν_{OH}(3600~3130cm^{-1})及$\nu_{芳环}$(1600~1480cm^{-1})。其中,$\nu_{C=O}$吸收峰位与分子中α-酚羟基的数目及位置有较强的规律性,借此,可以判断结构中α-酚羟基的数目及位置。

1. 具α-酚羟基的蒽醌中 C=O 的振动频率　当9,10-蒽醌母核上无取代基时,因两个C=O的化学环境相同,只出现一个 C=O 吸收峰。当芳环引入α-羟基时,α-酚羟基可与羰基缔合,从而使羰基的吸收波数降低,包括以下几种情况,如表8-5 所示。

表 8-5　蒽醌类 $\nu_{C=O}$ 与 α-OH 数目及位置的关系

α-OH 数	蒽醌类型	游离 $\nu_{C=O}$ cm^{-1}	缔合 $\nu_{C=O}$ cm^{-1}	$\Delta\nu_{C=O}$ cm^{-1}
0	无 α-羟基	1678 ~ 1653	—	—
1	1-羟基	1675 ~ 1647	1637 ~ 1621	24 ~ 38
2	1,4-或 1,5-二羟基		1645 ~ 1608	—
2	1,8-二羟基	1678 ~ 1661	1626 ~ 1616	40 ~ 57
3	1,4,5-三羟基	—	1616 ~ 1592	
4	1,4,5,8-四羟基		1592 ~ 1572	

2. 羟基蒽醌中—OH 的振动频率　羟基蒽醌中，α-OH 与 β-OH 的伸缩振动谱带差别很大。α-OH 与相邻的羰基缔合，其吸收频率移至 3150cm^{-1} 以下，多与不饱和 C—H 伸缩振动频率相重叠；β-OH 不与羰基发生缔合，有游离羟基的尖锐特征峰，伸缩振动频率在 3600 ~ 3150cm^{-1}，仅有一个 β-OH 时，吸收峰在 3300 ~ 3390cm^{-1}，两个以上 β-OH 时，吸收峰在 3600 ~ 3150cm^{-1}。

四、醌类化合物的质谱特征

对所有游离醌类化合物，其 MS 的共同特征是分子离子峰通常为基峰，且出现丢失 1 ~ 2 分子 CO 的碎片离子峰。

苯醌及萘醌还从醌环上脱去 1 个 CH≡CH 碎片，如果在醌环上有羟基，则断裂同时还得伴随有特征的 H 重排。

(一) 对-苯醌类化合物的 MS 特征

对-苯醌类化合物具有如下 MS 特征：

(1) 分子离子峰为基峰。

(2) 相继失去 2 分子 CO 的碎片离子峰。

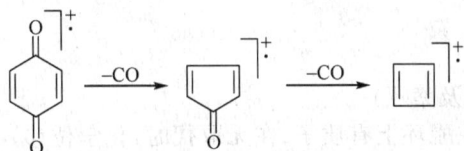

(3) 出现失去 CH≡CH 分子的碎片离子峰，分别得到 m/z 82（A）、m/z 80（B）及 m/z 54（C）3 种碎片离子。

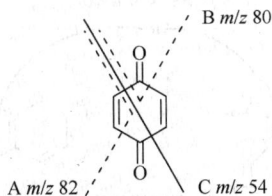

(二) 1,4-萘醌类化合物的 MS 特征

1,4-萘醌类化合物具有如下 MS 特征：

(1) 分子离子峰为基峰。

(2) 苯环上无取代的萘醌，将出现 m/z 104 特征碎片离子及其分解产物 m/z 76 及 m/z 50 的离子。例如 2,3-二甲基萘醌的开裂方式如下：

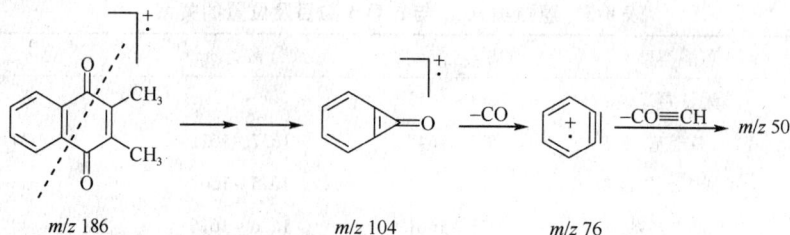

$m/z\ 186$ $m/z\ 104$ $m/z\ 76$

（三）9,10-蒽醌类化合物的 MS 特征

1. 游离蒽醌

（1）分子离子峰为基峰。

（2）碎片离子为依次脱去2分子CO 的 $m/z180$（M—CO）及152（M—2CO）强吸收峰,以及它们的双电荷离子峰 $m/z\ 90$ 及 $m/z\ 76$。

2. 蒽醌苷

（1）一般得不到分子离子峰。

（2）基峰一般为苷元离子峰。

蒽醌衍生物也经过同样的开裂方式,得到与之相应的碎片离子峰。蒽醌苷类化合物用常规电子轰击质谱得不到分子离子峰,一般需采用场解吸质谱（FD-MS）或快原子轰击质谱（FAB-MS）才能出现准分子离子峰,从而获得分子量的信息。

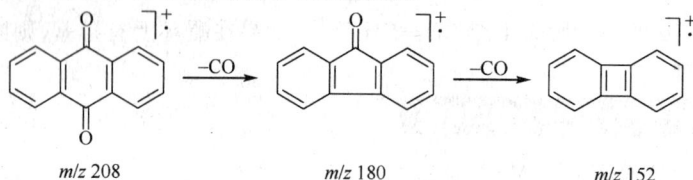

$m/z\ 208$ $m/z\ 180$ $m/z\ 152$

五、醌类化合物的核磁共振谱

（一）¹H-NMR

1. 醌环上的质子（苯醌及萘醌）

（1）只有苯醌及萘醌在醌环上有质子,在无取代时,化学位移 δ 值分别为 6.72（s）（p-苯醌）及 6.95（s）（1,4-萘醌）。

（2）当醌环上有一个供电取代基时,将使醌环上其他质子移向高场。位移幅度如下所示：

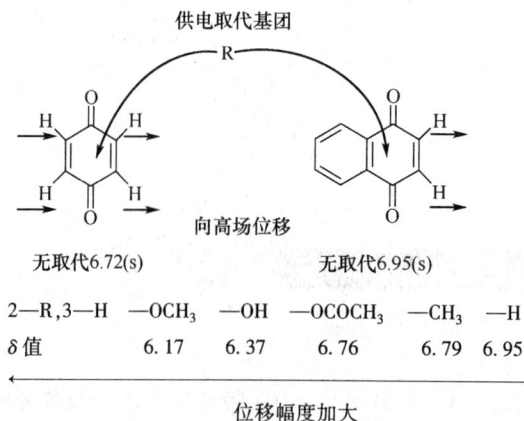

供电取代基团
R
向高场位移

无取代6.72(s)　　　　无取代6.95(s)

2—R,3—H	—OCH₃	—OH	—OCOCH₃	—CH₃	—H
δ 值	6.17	6.37	6.76	6.79	6.95

←———————————————————
位移幅度加大

2. 芳环质子　在醌类化合物中,具有芳氢的只有萘醌(最多 4 个)及蒽醌(最多 8 个),可分为 α-H 及 β-H 两类。其中 α-H 因处于 C=O 的负屏蔽区,受影响较大,共振信号出现在低场,化学位移值较大;β-H 受 C=O 的影响较小,共振信号出现在较高场,化学位移值较小。1,4-萘醌的共振信号分别在 8.06(α-H)及 7.73(β-H),9,10-蒽醌的芳氢信号出现在 8.07(α-H)及 7.67(β-H)。当有取代基时,峰的数目及峰位都会改变。

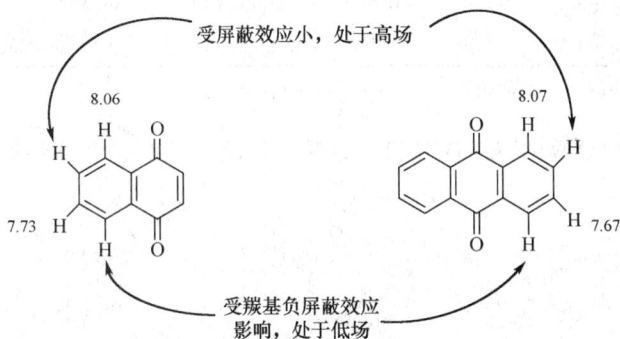

3. 取代基质子　在醌类化合物中,特别是蒽醌类化合物中常见的各类取代基质子的化学位移 δ 值有如下规律:

(1) 甲氧基:一般在 $\delta 3.8 \sim 4.2$,呈现单峰。

(2) 芳香甲基:一般在 $\delta 2.1 \sim 2.5$,α-甲基可出现在 $\delta 2.7 \sim 2.8$,均为单峰。若甲基邻位有芳香质子,则因远距离偶合而出现宽单峰。

(3) 羟甲基(—CH_2OH):CH_2 的化学位移一般在 $\delta 4.4 \sim 4.7$,呈单峰,但有时因为与羟基质子偶合而出现双峰。羟基吸收一般在 $\delta 4.0 \sim 6.0$。

(4) 乙氧甲基(—CH_2—O—CH_2—CH_3):与芳环相连的 CH_2 的化学位移一般在 $\delta 4.4 \sim 5.0$,为单峰。乙基中 CH_2 则在 $\delta 3.6 \sim 3.8$,为四重峰,CH_3 在 $\delta 1.3 \sim 1.4$,为三重峰。

(5) 酚羟基:α-羟基与羰基能形成氢键,其氢键信号出现在最低场。当分子中只有一个 α-羟基对,其化学位移值大于 $\delta 12.25$。当两个羟基位于同一羰基的 α-位时,分子内氢键减弱,其信号在 $\delta 11.6 \sim 12.1$。β-羟基的化学位移在较高场,邻位无取代的 β-羟基在 $\delta 11.1 \sim 11.4$,而邻位有取代的 β-羟基,化学位移值小于 10.9。

(二) ^{13}C-NMR

1. 1,4 萘醌类化合物的 ^{13}C-NMR 谱　1,4-萘醌母核的 ^{13}C-NMR 化学位移值(δ)如下所示:

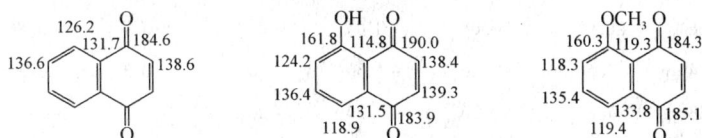

当醌环及苯环上有取代基时,则发生取代位移。

(1) 醌环上取代基的影响:取代基对醌环碳信号化学位移的影响与简单烯烃的情况相似。例如,C_3 位有—OH 或—OR 取代时,引起 C-3 向低场位移约 20ppm,并使相邻的 C-2 向高场位移约 30ppm。

如果 C-2 位有烃基(R)取代时,可使 C-2 向低场位移约 10ppm,C-3 向高场位移约 8ppm,且 C-2 向低场位移的幅度随烃基 R 的增大而增加,但 C-3 不受影响。

此外,C-2 及 C-3 的取代对 C-1 及 C-4 的化学位移没有明显影响。

(2) 苯环上取代基的影响:在 1,4-萘醌中,当 C-8 位有—OH,—OMe 或—OAc 时,因取代基引起的化学位移变化如表 8-6 所示。但当取代基增多时,对 ^{13}C-NMR 信号的归属比较困难,一般须借助偏共振半去偶实验、DEPT 技术以及 2D-NMR 技术,特别是[13]C—[1]H 远程相关谱才能得出可靠结论。

表 8-6 1,4-萘醌的取代基位移(Δδ)

取代基	C-1	C-2	C-3	C-4	C-5	C-6	C-7	C-8	C-9	C-10
HO-8	+5.4	−0.1	+0.8	−0.7	−7.3	+2.8	−9.4	+35.0	−16.9	−0.2
Meo-8	−0.6	−2.3	+2.4	+0.4	−7.9	+1.2	−14.3	+33.7	−11.4	+2.7
Aco-8	−0.6	−1.3	+1.2	−1.1	−1.3	+1.1	−4.0	+23.0	−8.4	+1.7

注:+ 号示向低场位移;− 示向高场位移

2. 9,10-蒽醌类化合物的[13]C-NMR 谱　蒽醌母核及 α-位有一个 OH 或 OMe 时,其[13]C-NMR 化学位移如下所示:

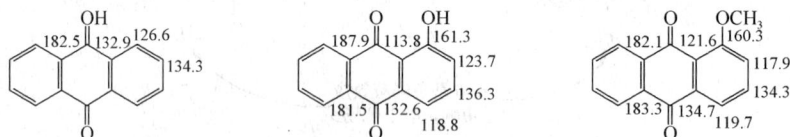

如在结构中引入邻对位羟基,可使邻对位电子云密度升高,化学位移向高场移动。一侧苯环上有取代,另一侧苯环无取代时,无取代苯环各碳化学位移值变化较小,即取代基的跨环效应影响不大。

当蒽醌母核每一个苯环上只有一个取代基时,母核各碳信号化学位移值呈现规律性的位移,如表 8-7 所示。

表 8-7 蒽醌[13]C-NMR 的取代基位移值(Δδ)

C	C-1—OH	C-2—OH	C-1—OMe	C-2—CMe	C-1—Me	C-2—Me	C-1—OCOM	C-2—OCOMe
1	+34.73	−14.37	+33.15	−17.13	+14.0	−0.1	+23.59	−6.53
2	−10.63	+28.76	−16.12	+30.34	+4.1	+10.1	−4.84	+20.55
3	+2.53	−12.84	+0.84	−12.94	−1.0	−1.5	+0.26	−6.92
4	−7.80	+3.18	−7.44	+2.47	−0.6	−0.1	−1.11	+1.82
5	−0.01	−0.07	−0.71	−0.13	+0.5	−0.3	+0.26	+0.46
6	+0.46	+0.02	−0.91	−0.59	−0.3	−1.2	+0.68	−0.32
7	−0.06	−0.49	+0.10	−1.10	+0.2	−0.3	−0.25	−0.48
8	−0.26	−0.07	0.00	−0.13	0.0	−0.1	+0.42	+0.61
9	+5.36	+0.00	−0.68	+0.04	+2.0	−0.7	−0.86	−0.77
10	−1.04	−1.50	+0.26	−1.30	0.0	−0.3	−0.37	−1.13
4a	−0.33	−7.84	+1.36	−6.24	−2.0	−2.3	+1.63	−1.58
8a	+0.99	+0.16	+2.21	−0.13	0.0	−0.1	+2.03	+0.50
9a	−17.09	+2.17	−11.96	+2.14	+2.0	−0.2	−7.89	+5.37
10a	−0.03	+0.02	−1.07	+0.04	0.0	−0.3	−0.27	−0.25

按照表 8-7 取代基位移值进行推算所得的计算值与实验值很接近,误差一般在 0.5 以内。可是当两个取代基在同环时则产生较大偏差,须在上述位移基础上作进一步修正。

(三) 2D-NMR

在醌类化合物的结构测定方面,2D-NMR 技术较[1]H-NMR 和[13]C-NMR 更为先进。因为蒽醌类化合物中季碳较多,故[13]C-^{1}H 远程相关谱(COLOC 或 HMBC 谱)和 NOESY 谱对确定蒽醌类化合物中取代基的取代位置具有重要作用。

案例 8-2

芦荟大黄素-ω-O-β-D-葡萄糖苷的鉴定

从中药大黄中得到一蒽醌苷,分子式 $C_{21}H_{20}O_{10}$,用酸水解后,生成芦荟大黄素及 D-glc,所测光谱数据如下:

苷的 IRν^{KBr}cm^{-1}:1626,1674

苷的全甲基化物经甲醇溶解后,得到的多甲基化苷元的 IRν^{KBr}cm^{-1}:1665,3480

苷的全甲基化物 ^{1}H-NMR δ:4.88ppm (1H,d,J=7.2Hz)

根据以上信息,鉴别该蒽醌苷的结构,并简述理由。

根据化学分析及光谱解析测定其化学结构式,推断过程如下:

(1) 该蒽醌苷经酸水解后生成芦荟大黄素及葡萄糖,说明苷元为芦荟大黄素。葡萄糖可能与 1-酚羟基或 8-酚羟基或 3-羟甲基成苷。

(2) 苷的 IR$\nu_{C=O}$ 分别为 1626cm^{-1} 和 1674cm^{-1}。其中 1626cm^{-1} 为缔合 C=O 峰,1674cm^{-1} 为游离 C=O 峰,两个 C=O 峰的频率差为 48cm^{-1}(介于 45~57cm^{-1} 之间),表明该蒽醌苷分子中有游离的 1,8-二羟基。而糖只能通过 3-CH$_2$OH 与苷元相连。

(3) 苷的全甲基化合物经甲醇解后得到多甲基化苷元,其 IR 羰基区仅有 1626cm^{-1} 和 3480cm^{-1} 峰,1626cm^{-1} 峰表明 C_1—OH 及 C_8—OH 已甲基化,3480cm^{-1} 为游离羟基峰,即—CH$_2$OH。因为该—OH 是在苷经过甲醇解后暴露出来的,进一步证明葡萄糖是通过 3-CH$_2$OH 与芦荟大黄素结合成苷的。

(4) 苷的全甲基化物 ^{1}H-NMR δ(ppm):4.88 (1H,d,J=7.2Hz) 表明葡萄糖为 β-构型。

根据以上分析可确定该蒽醌苷的结构应为芦荟大黄素-ω-O-β-D-葡萄糖苷,其结构如下:

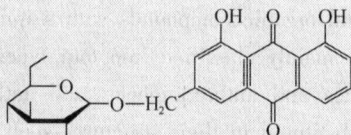

芦荟大黄素-ω-O-β-D-葡萄糖苷

第5节 醌类化合物的生物活性

视窗:蒽醌类化合物的工业用途

蒽醌类化合物除了应用于医药行业外,在工业方面也有广泛的应用:

(1) 用于染料的生产:以蒽醌为原料,经磺化、氯化、硝化等化学反应,可得到范围很广的染料中间体,用于生产蒽醌系分散染料、酸性染料、还原染料及部分活性染料等,也是一系列耐洗、耐晒、色谱全和色泽鲜艳的高级染料中间体。据统计,蒽醌染料有 400 多个品种,在合成染料领域中占有很重要的地位。

(2) 用作造纸制浆蒸煮剂:在碱法蒸煮液中只需加入少量蒽醌,即可加快脱木素的速度,缩短蒸煮时间,提高纸浆得率,减少废液负荷,在一定程度上达到节能降耗,降低成本的效果。

醌类化合物的生物活性广泛,主要体现在以蒽醌为代表的结构类型中。

一、泻 下 作 用

蒽醌衍生物的泻下作用差别很大,其作用强度与结构类型密切相关:蒽醌苷的致泻作用强于蒽醌苷元,游离蒽醌衍生物几无作用;还原型蒽醌苷作用强于氧化型蒽醌苷,即蒽酚和蒽酮苷的作用强于相应蒽醌苷;若蒽醌苷的酚羟基被酯化,则泻下作用消失;分子中含羧基的蒽醌苷致泻作用较强,含羧基的蒽醌苷中二蒽酮的活性强于蒽醌苷。例如中药大黄其主要致泻活性成分为具有二蒽酮类结构的番泻苷类成分,而大黄酚、大黄素甲醚及大黄素则几无泻下活性。

二、抗 菌 作 用

蒽醌类化合物常常具有一定的抗菌活性,苷元的活性一般比苷类强。如大黄酸、大黄素等对葡萄球菌、淋球菌、链球菌等多种细菌具有抑制作用,并且对真菌、病毒、原虫也有效。

三、抗 癌 作 用

某些蒽醌类化合物还具有明显的抗癌活性。如大黄素对白血病、宫颈癌、肺癌、肝癌等多种人体及动物肿瘤有着明确的抑制作用。

四、其 他 作 用

此外,蒽醌类化合物还具有较广泛的其他方面的生物活性,如抗炎、抗骨质疏松、利尿等。

英文小结 Summary

Quinonoids is a class of natural organic compounds with a quinoid structure (unsaturated dione ring structure) in molecules. It is mainly classified into four types which including benzoquinones, naphthoquinones, phenanthraquinones and anthraquinones, and anthraquinones is the major type of them. Due to some auxochromes substituted in their structures such as hydroxyl and methoxy groups, quinonoids are usually coloured. They were contained in many natural drugs, such as Radix Arnebiae, Radix Salviae Miltiorrhiae, Radix et Rhizoma Rhei, Radix Polygoni Multiflori and so on.

The anthraquinone compounds often combine with saccharide and occur in plants in the form of anthraquinone glycoside, which has many strongly biological activities and is one of the most important active ingredients in natural products. Anthraquinone glycoside has a strong cathartic effect. For example, the main effective cathartic ingredient of Radix et Rhizoma Rhei is anthraglucosennin with dianthrone structure, but when the phenolic hydroxyl group in anthraquinone glycoside is esterified, the cathartic effect of anthraglucosennin will disappeared. Most of anthraquinone aglycones such as rhein, emodin, aloe-emodin, have some anti-bacteria activities. Some ingredients of anthranol such as chrysarobin mentioned above have a strong anti-fungal effect as effective drugs for treatment of some skin disease. It is reported that many anthraquinones have obvious anti-cancer bioactivities. Rhein obtained from extract of Radix et Rhizoma Rhei, has obvious inhibition effects on mouse melanoma, Ehrlich ascites tumor cells and rat breast cancer. In addition, some quinonoids also can enhance the immunity of body. So the quinonoids compounds attract more and more attention now.

参 考 文 献

宋国强,吴吉安,贺贤国,等.1985. 羟基蒽醌衍生物中羟基质子的核磁共振研究. 化学学报,43(2):145~149

Berger Y. ,Castonguay A. 1978. The carbon-13 nuclear magnetic resonance spectra of anthraquinone eight polyhydroxyanthraquino-nes and eight polymethoxyanthraquino -nes. Org Magnetic Resonance,11(8): 375~377

Crane FL. 2008. The evolution of coenzyme Q. Biofactors. 32(1~4):5~11

Furumoto T,Iwata M,Feroj Hasan AF,et al. 2003. Anthrasesamones from roots of *Sesamum indicum*. Phytochemistry. 64(4):863~866

Ganapaty S,Thomas PS,Fotso S,et al. 2004. Antitermitic quinones from *Diospyros sylvatica*. Phytochemistry. 65(9): 1265~1271

Oda T,Wang W,Ukai K,et al. 2007. A sesquiterpene quinone,5-epi-smenospongine,promotes TNF-alpha production in LPS-stimulated RAW 264. 7 cells. Mar Drugs. 5(4): 151~156

Shah SA,Ravishankara MN,Nirmal A,et al. 2000. Estimation of individual sennosides in plant materials and marketed formulations by an HPTLC method. J Pharm Pharmacol. 52(4): 445~449

Tangmouo J. G. ,Meli A. L. ,Komguem J. ,et al. 2006. Crassiflorone, a new naphthoquinone from *Diospyros crassiflora* (Hien). Tetrahedron Lett. 47(18): 3067~3070

Tewtrakul S, Itharat A. 2007. Nitric oxide inhibitory substances from the rhizomes of *Dioscorea membranacea*. J Ethnopharmacol. 109(3): 412~416

Verma DD,Hartner WC,Thakkar V,et al. 2007. Protective effect of coenzyme Q_{10}-loaded liposomes on the myocardium in rabbits with an acute experimental myocardial infarction. Pharm Res. 24(11): 2131~2137

Yao XS,Ebizuka Y,Noguchi H,et al. 1991. Biologically active constituents of *Arnebia euchroma*: structures of new monoterpenyl-benzoquinones: arnebinone and arnebifuranone. Chem Pharm Bull. 39(11): 2962~2964

Zahn M,Trinh T,Jeong ML,et al. A reversed-phase high-performance liquid chromatographic method for the determination of aloesin,aloeresin A and anthraquinone in Aloe ferox. Phytochem Aral. 2008. Phytochem Anal. 19(2): 122~126

进一步阅读文献书籍

陆阳. 2009. 醌类化学. 北京:化学工业出版社

思 考 题

1. 大黄中五种蒽醌类成分的酸性和极性如何排列?

2. pH 梯度萃取法的原理是什么? 如何应用 pH 梯度萃取分离蒽醌类化合物?

3. 中药大黄中含有下列化合物,请设计一合理流程,将其完全分开,并简述理由。

A. 二蒽酮苷　　　B. 蒽醌单糖苷　　　C. 蒽醌二葡萄糖苷　　　D. 大黄素

E. 大黄酸　　　　F. 大黄酚　　　　　G. 大黄素甲醚　　　　　H. 芦荟大黄素

4. 如何检识某中药材中是否含有蒽醌类成分? 试用合适颜色反应区别苯醌、蒽醌及蒽醌苷类化合物。

5. 从中药大黄中分得淡黄色针状结晶,熔点为 194~196℃,分子式为 $C_{15}H_{10}O_4$,与 2% NaOH 溶液反应呈红色,与 0.5% Mg(OAc)$_2$ 溶液反应呈樱红色,光谱数据如下:

UVλ_{max} nm (lgε):225 (4.37),258 (4.33),279 (4.01),356(4.07),432(4.08)

IRν^{KBr} cm^{-1}:3100,1675,1621

^{1}H-NMR (CDCl$_3$) δ (ppm):12.02 (1H,s),12.13 (1H,s),7.82 (1H,dd,$J = 1.5,8.5Hz$),7.67 (1H,t,$J = 8.5Hz$),7.30 (1H,dd,$J = 1.5,8.5Hz$),7.66 (1H,brs),7.11 (1H,brs),2.47 (3H,brs)

IE-MS m/z (%):254 (100),239 (5.2),226 (23.0),198 (10.2)

试推断该化合物的结构类型?

第 9 章 黄酮类化合物

🦅 **学习目标**

1. 熟悉黄酮类化合物的主要结构类型及其成苷的特点
2. 掌握黄酮类化合物的理化性质、显色反应、提取分离原理及主要方法
3. 掌握色谱法、紫外及可见光谱法、氢核磁共振光谱法鉴定黄酮类结构的原理与方法,熟悉碳核磁共振谱,质谱在黄酮类结构测定中的应用
4. 了解黄酮类化合物的分布、生物合成途径及生物活性

黄酮类化合物是一类在植物中分布很广而且重要的多酚类天然产物,由于其种类繁多并具有广泛的生理活性,使得国内外学者对其研究愈来愈多,也更加深入。在本章中主要介绍了黄酮类化合物生物合成的基本途径、生物活性、结构与分类、理化性质、常用的提取与分离方法以及结构鉴定方法,并结合部分案例、视窗和思考题,以期更加深入、灵活的掌握黄酮类化合物。

第 1 节 概 述

案例 9-1

神奇的大豆——中国人吃了几千年的大豆,过去在人们的眼里只能用作饮料、豆制品和榨油,而今天,却成了食品工业中的热点。经科学研究发现大豆及其制品中含丰富异黄酮,大豆异黄酮对女性体内雌激素具有双向调节作用,具有抗衰老、防癌抗癌,防止骨质疏松等功能,从而使得大豆及其制品,尤其是对于含有大豆异黄酮等的食品,大受欢迎,身价倍增。

问题:

1. 黄酮类化合物的结构是怎样的?
2. 黄酮类化合物具有什么样的理化性质?
3. 我们如何将其提取和分离出来,又如何进行结构鉴定?

黄酮类化合物(flavonoid)广泛存在于自然界,由于这类化合物大多呈黄色或淡黄色,且分子中亦多含有酮基因此被称为黄酮。这类含有氧杂环的化合物多存在于高等植物及羊齿类植物中,尤以芸香科、唇形科、玄参科、豆科、苦苣苔科、菊科等植物中分布较多,而在藻类、细菌、地衣类等低等植物中较少见。目前,从自然界发现的黄酮类化合物已超过 8000 种。

黄酮类化合物具有广泛的生物活性,由于分布广泛,种类繁多,部分化合物在植物中含量较高,而且多数化合物容易以结晶形式获得,因此,对这类化合物的研究就比较广泛和深入,是天然产物中一类重要化合物。

一、黄酮类化合物生物合成的基本途径

黄酮类化合物以前主要是指基本母核为 2-苯基色原酮(2-phenylchromen-4-one)的一系列化合物,现在,则是泛指两个苯环(A 与 B 环)通过中央 3 个碳原子(如环合则称为 C 环)相互联结

而成的一系列化合物。其基本碳架为：

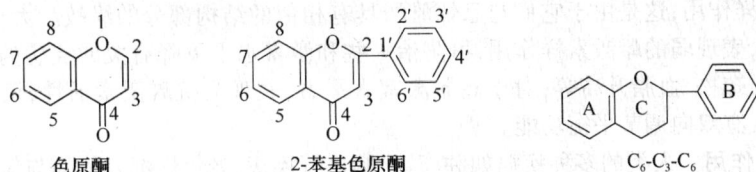

色原酮　　　　　　　2-苯基色原酮　　　　　　C₆-C₃-C₆

经过许多实验证明,黄酮类化合物的生物合成途径是分别经莽草酸途径和乙酸-丙二酸途径合成的,通常被认为是由对羟基桂皮酰辅酶 A 和丙二酸单酰辅酶 A 首先形成查耳酮,再通过生物转化形成各种黄酮类化合物,如图 9-1 所示。

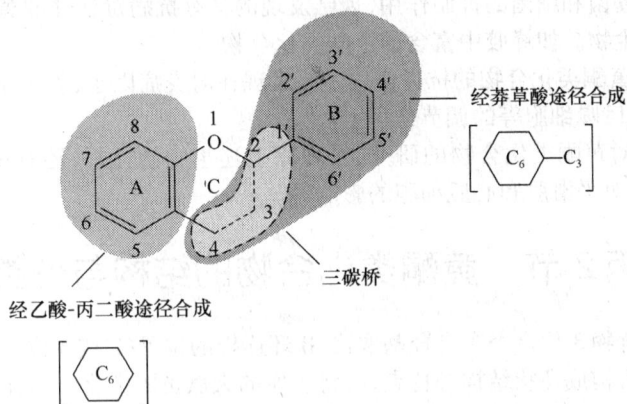

图 9-1　黄酮类化合物生物合成的基本途径

二、黄酮类化合物的生物活性

黄酮类化合物不仅结构多样,不同类型的化合物也表现出多方面的生物活性,如对冠心病的治疗作用、保肝作用、雌性激素样作用等。

1. 对心血管疾病的作用　银杏叶总黄酮、葛根素(puerarin)及葛根总黄酮等具有扩张冠状动脉血管作用,临床可用于治疗冠心病;芦丁(rutin)、橙皮苷(hesperidin)、*d*-儿茶素(*d*-catechin)等具有降低毛细血管脆性和异常的通透性,可用作毛细血管性出血的止血药及治疗高血压及动脉硬化的辅助治疗药。有些黄酮类成分具有降低胆固醇的作用,如大豆异黄酮。

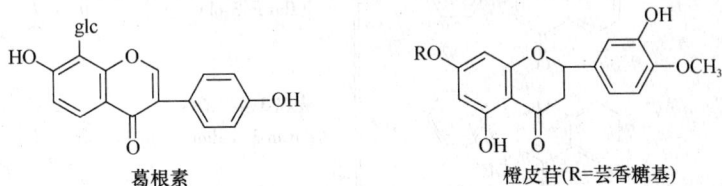

葛根素　　　　　　　　　　　　橙皮苷(R=芸香糖基)

2. 保肝作用　水飞蓟宾(silybin)、异水飞蓟宾(silydianin)及次水飞蓟宾(silychristin)等具有明显的肝保护作用,临床上用于治疗急、慢性肝炎,肝硬化及多种中毒性肝损伤等疾病均取得了较好的效果。

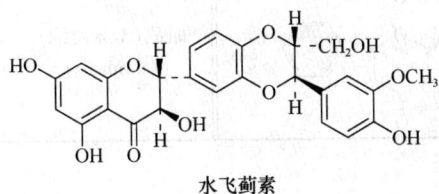

水飞蓟素

3. 雌性激素样作用 大豆苷元(daidzein)、染料木素(genistein)、金雀花异黄素等异黄酮类具有雌性激素样作用,这是由于它们与己烯雌酚具有相似的结构部分的缘故。大豆异黄酮对低雌激素水平者,表现弱的雌激素样作用,可防治一些和激素水平下降有关的疾病的病症,如更年期综合征、骨质疏松、血脂升高等;对于高雌激素水平者,表现为抗雌激素活性,可防治乳腺癌、子宫内膜炎,具有双向调节平衡功能。

4. 抗氧化作用 人类的多种疾病如肿瘤、心脑血管疾病、老年性痴呆等都与氧自由基有关。含有多酚羟基的黄酮类化合物通过阻止或抑制脂质过氧化反应、清除活性自由基、对体内酶的作用等发挥着抗氧化活性。如水飞蓟宾、山柰酚、槲皮素等。

5. 抗菌及抗病毒作用 关于黄酮类化合物的抗菌及抗病毒作用,早已有文献报道。其抗菌活性主要表现在对真菌和细菌的抑制作用,现已发现的具有抗病毒活性的黄酮类化合物都是3-甲氧基槲皮素的衍生物。如蜂胶中富含的黄酮类化合物。

6. 抗炎作用 黄酮类化合物的抗炎作用主要表现在对炎症因子,如T细胞、B细胞、肥大细胞、嗜碱粒细胞以及巨噬细胞等的调节作用上。

7. 其他 通过对黄酮类化合物的研究,发现除上述生物活性外,还有抗肿瘤活性、泻下作用、预防糖尿病以及对平滑肌和心肌细胞的影响等。

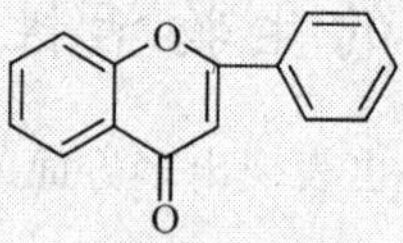

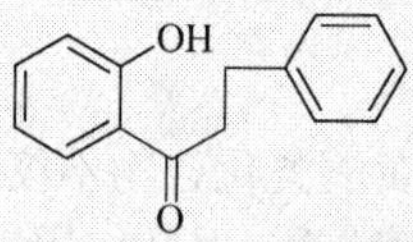

第2节 黄酮类化合物的结构与分类

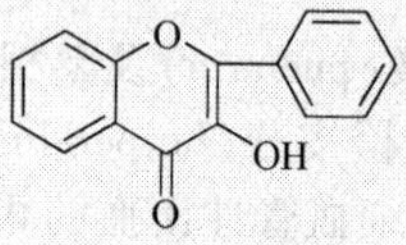

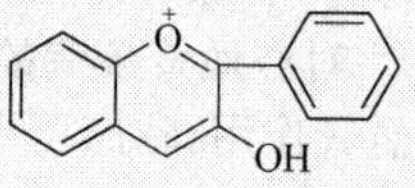

根据黄酮类化合物3位是否含有羟基取代、B环连接的位置(2或3位)、中央三碳链的氧化程度以及三碳链是否构成环状结构等特点,可将主要的天然黄酮类化合物分类如表9-1所示。

表9-1 黄酮类化合物的主要结构类型

类型	基本结构	类型	基本结构
黄酮 (flavone)		二氢查耳酮 (dihydrochalcone)	
黄酮醇 (flavonol)		花色素 (anthocyanidin)	
二氢黄酮 (dihydroflavone)		黄烷-3-醇 (flavan-3-ol)	
二氢黄酮醇 (dihydroflavonol)		黄烷-3,4-二醇 (flavan-3,4-diol)	
异黄酮 (isoflavone)		橙酮 (aurone)	
二氢异黄酮 (dihydroisoflavone)		叫酮(双苯吡酮) (xanthone)	

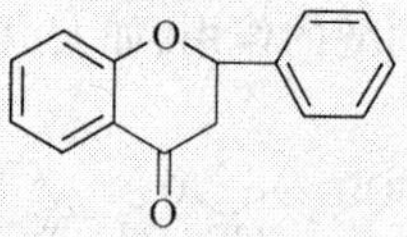

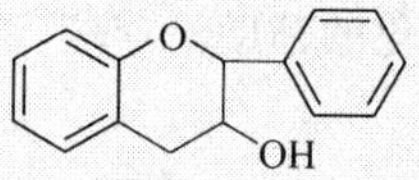

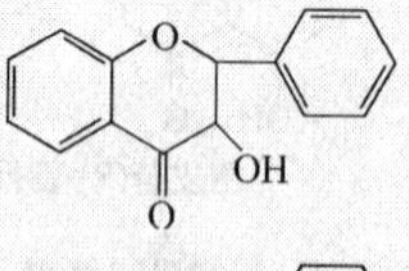

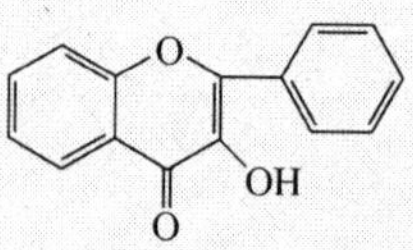

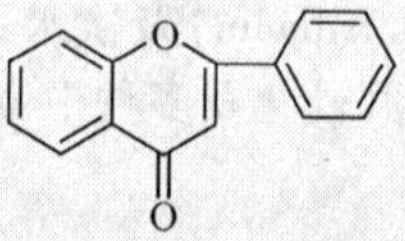

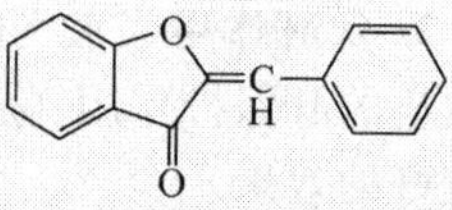

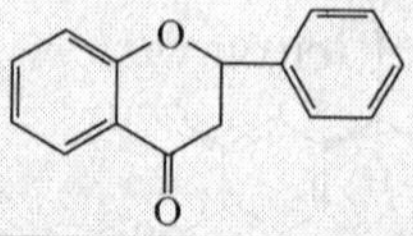

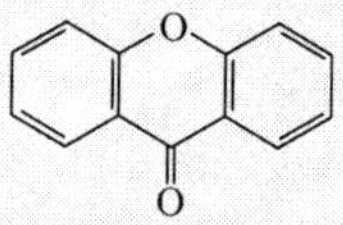

类型	基本结构	类型	基本结构
查耳酮 (chalcone)		高异黄酮 (homoisoflavone)	

一、黄　酮　类

黄酮类化合物是以 2-苯基色原酮为基本母核,且 3 位上无含氧基团取代的一类化合物。常见的黄酮及其苷类有芹菜素(5,7,4′-三羟基黄酮)、木犀草素(5,7,3′,4′-四羟基黄酮)、黄芩苷等。

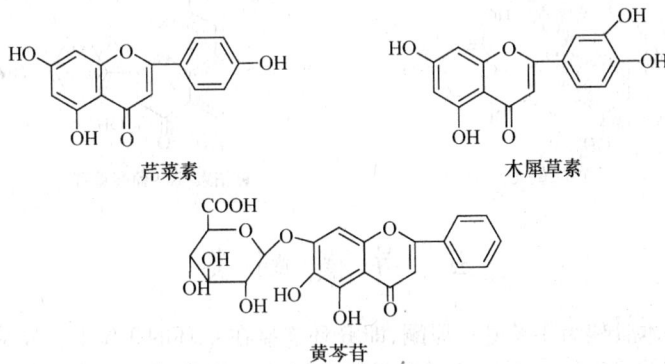

芹菜素　　　　　　　木犀草素

黄芩苷

二、黄　酮　醇　类

黄酮醇类是在黄酮基本母核的 3 位上连有羟基或其他含氧基团。常见的黄酮醇及其苷类有山奈酚(5,7,4′-三羟基黄酮醇)、槲皮素(5,7,3′,4′-四羟基黄酮醇)、芦丁等。

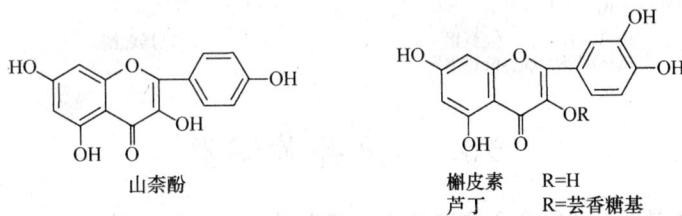

山奈酚　　　　　　　槲皮素　　R=H
　　　　　　　　　　芦丁　　　R=芸香糖基

三、二氢黄酮类

二氢黄酮类化合物的主要特征是:黄酮的 C_2-C_3 双键消失;C-2 是手性碳。如橙皮(*Citrus aurantiun*)中的橙皮素(hesperitin)和橙皮苷;甘草(*Glycyrrhiza uralensis*)中的甘草素(liquiritigenin)和甘草苷(liquiritin)等。

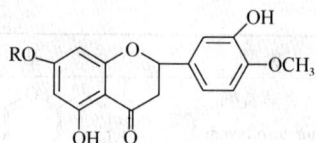

橙皮素   R=H
橙皮苷   R=芸香糖基

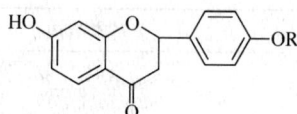

甘草素   R=H
甘草苷   R=glc

四、二氢黄酮醇类

二氢黄酮醇即 3-羟基二氢黄酮。如桑枝中的二氢桑色素(dihydromorin),黄柏(*Phellodendron chinense*)叶中具有抗癌活性的黄柏素-7-*O*-葡萄糖苷(phellamurin)等。

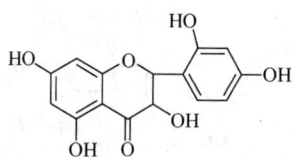

二氢桑色素

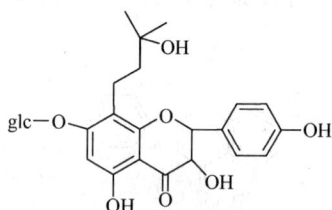

黄柏素-7-*O*-葡萄糖苷

五、异 黄 酮 类

异黄酮类的基本骨架为 3-苯基色原酮,即 B 环连接在 C 环的 3 位上。异黄酮类化合物分子结构中的两个苯环的 C-7 和 C-4′位各对应于雌二醇 C-3 和 C-17 位之间的结构,与动物雌激素 17β-雌二醇的结构相似,是一类植物雌激素,在人体内具有微弱的雌激素活性,能有效预防与激素相关的癌症发生。如大豆中含有的大豆苷元、染料木素等。

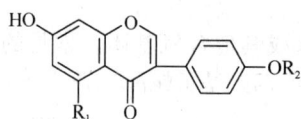

R₁=R₂=H,   大豆素
R₁=OH, R₂=H, 染料木素

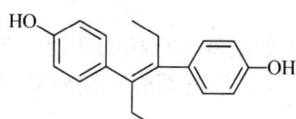

己烯雌酚

六、二氢异黄酮类

二氢异黄酮类具有异黄酮 2、3 位被氧化的基本母核。如广豆根(*Sophora subprostrata*)中所含有的紫檀素(pterocarpin)、毛鱼藤(*Derris elliptica*)中所含的鱼藤酮(rotenone)等。

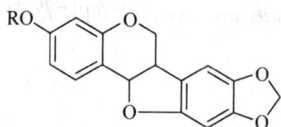

紫檀素   R=CH₃
三叶豆紫檀苷   R=glc
高丽槐素   R=H

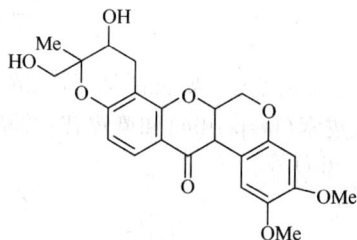

鱼藤酮

七、查耳酮类

查耳酮类的结构特点是母核中的两个苯环是通过含有羰基的三碳链连接而成,是二氢黄酮C 环的 1、2 位键断裂生成的开环衍生物,其 2′-羟基衍生物为二氢黄酮的异构体,两者可以相互转化。在酸的作用下查耳酮可转为无色的二氢黄酮,碱化后又转为深黄色的 2′-羟基查耳酮。

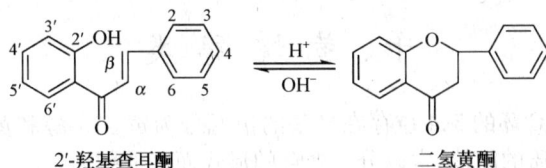

2′-羟基查耳酮　　　　　二氢黄酮

例如红花(*Carthamus tinctorius*)的花中含有新红花苷(neocarthamin)、红花苷(carthamin)以及醌式红花苷(carthamone)。当红花在开花初期时,由于花中主要含无色的新红花苷及微量的红花苷,故花冠呈淡黄色;开花中期由于花中主要含的是红花苷,故花冠为深黄色;开花后期则氧化变成红色的醌式红花苷,故花冠呈红色。

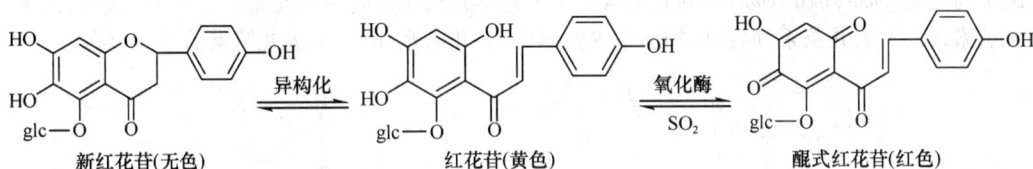

新红花苷(无色)　　　　　红花苷(黄色)　　　　　醌式红花苷(红色)

查耳酮类化合物是黄酮类化合物生物合成过程中的重要底物,当植物中含有查耳酮异构化酶时,大部分查耳酮在酶的作用下转化为黄酮类化合物,所以查耳酮类化合物在植物中含量相对较低。

八、二氢查耳酮类

二氢查耳酮类为查耳酮 α,β 位双键氢化而成。由于结构中 α,β-不饱和酮的双键被还原,破坏了二氢查耳酮的共轭性,使紫外吸收波长降低,通常为无色。此类型化合物在植物界分布极少,是黄酮类化合物中数量较少的一部分。如来源于植物 *Syzygium samarangense* 中的 2′-羟基-4′,6′-二甲氧基-3′-甲基二氢查耳酮。

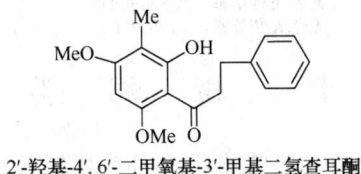

2′-羟基-4′, 6′-二甲氧基-3′-甲基二氢查耳酮

九、花色素类

这是一类广泛存在于植物中的黄酮类化合物,其结构特点是基本母核的 C 环无羰基,在分子中含有氧正离子。在自然状态下,花色素常与各种单糖形成花色苷,由于具有吸光性而使植物的花、果、叶、茎等呈现蓝、紫、红等颜色,花色素的颜色可以随着 pH 的不同而改变,如在 pH < 7 时显红色;pH = 8.5 时显紫色;pH > 8.5 时显蓝色。如矢车菊苷元(cyanidin)、飞燕草苷元(del-phinidin)和天竺葵苷元(pelargonidin)以及它们所组成的苷。花色苷(anthocyanin)一般用 20% 盐酸煮沸 3 分钟即可水解生成苷元和糖类。

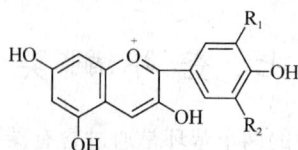

矢车菊苷元 　R₁=OH 　　R₂=H
飞燕草苷元 　R₁=R₂=OH
天竺葵苷元 　R₁=R₂=H

十、黄烷醇类

黄烷醇类可根据其 C 环的 3,4 位存在羟基的情况分为黄烷-3-醇和黄烷-3,4-二醇。此类化合物在植物体内可作鞣质的前体,常以分子聚合的形式而生成鞣质。

1. 黄烷-3-醇类 又称为儿茶素类,在植物中分布较广,主要存在于含鞣质的木本植物中。该类化合物 C-2 和 C-3 均为手性碳,自然界中的黄烷-3-醇通常以(2R,3S)和(2R,3R)两种构型存在。如儿茶素,通常将(2R,3S)构型的儿茶素称为(+)-儿茶素(catechin);将(2R,3R)构型的儿茶素称为(−)-表儿茶素(epicatechin);而将具有(2S)构型的黄烷-3-醇加前缀"*ent*"以示其为光学异构体。据此中药儿茶(*Acacia catechu*)中的儿茶素有 4 个光学异构体,即(+)-儿茶素,(−)-儿茶素,(+)-表儿茶素,(−)-表儿茶素,但在植物体中主要以(+)-儿茶素和(−)-表儿茶素的形式存在。

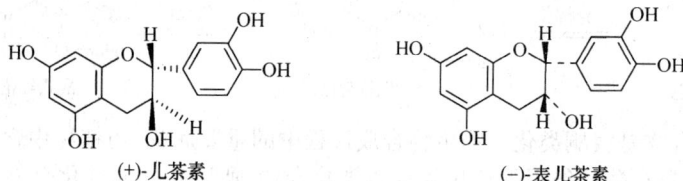

(+)-儿茶素　　　　　　　　　　(−)-表儿茶素

2. 黄烷-3,4-二醇类 又称为无色花色素类,如无色矢车菊素(leucocyanidin)、无色飞燕草素(leucodelphinidin)和无色天竺葵素(leucopelargonidin)等。这类成分在植物界分布也很广,尤以含鞣质的木本植物和蕨类植物中多见。

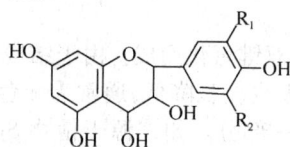

无色矢车菊素 　R₁=OH 　　R₂=H
无色飞燕草素 　R₁=R₂=OH
无色天竺葵素 　R₁=R₂=H

十一、橙 酮 类

橙酮母核的特点是结构中含有苯骈呋喃环,C 环为含氧五元环,它的定位母核碳原子的编号也与其他黄酮类不同。由于存在共轭体系,所以橙酮本身也显黄色。此类化合物较少见,主要存在于玄参科、菊科、苦苣苔科以及单子叶植物沙草科中。例如来源于植物 *Picris echoides* 中的 4,6,7,4′-四羟基橙酮。

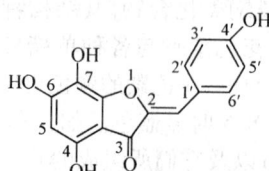

4,6,7,4′-四羟基橙酮

十二、其他黄酮类

(一) 双黄酮类

双黄酮类化合物是由二分子黄酮或其衍生物聚合而成的二聚物。组成单元可以是不同类型的黄酮单体化合物,自然界中比较常见的二分子黄酮(或其甲醚衍生物)化合物通过 C—C 或 C—O 连接而成。根据结合方式的不同,大致分为 3 类:

1. 3′,8″-双芹菜素型 例如存在于银杏叶中的银杏素(ginkgetin)、异银杏素(isoginkgetin)和白果素(bilobetin)等双黄酮即属于此类型。

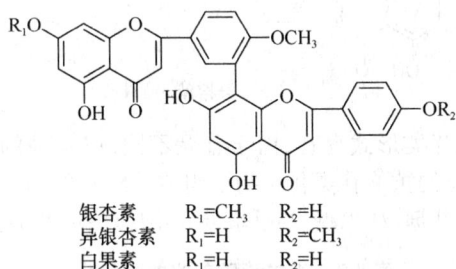

银杏素	$R_1=CH_3$	$R_2=H$
异银杏素	$R_1=H$	$R_2=CH_3$
白果素	$R_1=H$	$R_2=H$

2. 8,8″-双芹菜素型 例如柏黄酮(cupresuflavone)。

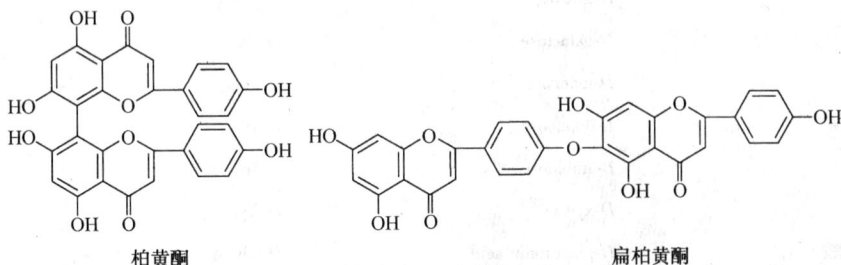

柏黄酮   扁柏黄酮

3. 双苯醚型 这类化合物是由二分子黄酮通过醚键相互连接而成,例如扁柏黄酮(hinokiflavone)。

(二) 氧酮

氧酮类又称双苯吡酮或苯骈色原酮,其基本母核由苯环与色原酮的 2,3 位骈合而成,是一种特殊类型的黄酮类化合物。常存在于龙胆科、藤黄科植物中,在百合科植物中也有分布。如异芒果素(isomengiferin)存在于石韦(*Pyrrosia lingua*)、芒果叶和知母(*Anemarrhena asphodeloides*)叶中,有止咳祛痰作用。

另有少数黄酮类化合物结构复杂,如水飞蓟宾为黄酮木脂素类(flavonolignan)化合物,由二氢黄酮醇类与苯丙素衍生物缩合而成;而榕碱(ficine)及异溶碱(isoficine)则为生物碱型黄酮。

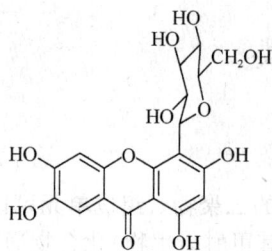

异芒果素

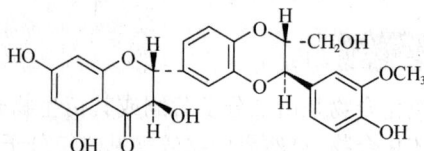

水飞蓟素

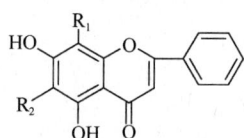

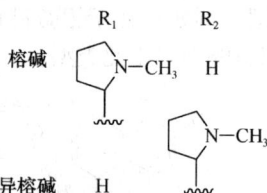

榕碱

异榕碱

天然黄酮类化合物多以苷类形式存在,由于苷元不同,以及糖的种类、数量、连接位置和连接方式的不同,组成各种各样的黄酮苷类化合物。组成黄酮苷的糖类主要有:

单糖类:D-葡萄糖、D-半乳糖、D-木糖、L-鼠李糖、L-阿拉伯糖及 D-葡萄糖醛酸等,见表9-2。

表9-2　组成黄酮苷的主要单糖

中文名	英文名	表达符号
D-葡萄糖	D-glucose	D-Glc 或 D-Glu
D-半乳糖	D-galactose	D-Gal
D-甘露糖	D-mannose	D-Man
L-鼠李糖	L-rhamnose	L-Rha
L-阿拉伯糖	L-arabinose	L-Ara
D-木糖	D-xylose	D-Xyl
D-葡萄糖醛酸	D-glucuronic acid	D-Glu A
D-半乳糖醛酸	D-galacturonic acid	D-Gal A

双糖类:槐糖(glc $\beta1\rightarrow2$glc)、龙胆二糖(glc $\beta1\rightarrow6$glc)、芸香糖(rha $\alpha1\rightarrow6$glc)、新橙皮糖(rha $\alpha1\rightarrow2$glc)、刺槐二糖(rha $\alpha1\rightarrow6$gal)等,见表9-3。

表9-3　组成黄酮苷的主要双糖

中文名	英文名	基本结构
芸香糖	rutinose	α-L-Rha-$(1\rightarrow6)$-D-Glc
新橙皮糖	neohesperidose	α-L-Rha-$(1\rightarrow2)$-D-Glc
龙胆二糖	gentiobiose	β-D-Glc-$(1\rightarrow6)$-D-Glc
麦芽糖	maltose	β-L-Glc-$(1\rightarrow4)$-D-Glc
乳糖	lactose	β-D-Gal-$(1\rightarrow4)$-D-Glc
槐糖	sophorose	β-D-Glc-$(1\rightarrow2)$-D-Glc
昆布双糖	laminaribiose	β-D-Glc-$(1\rightarrow3)$-D-Glc
海葱双糖	scillabiose	β-D-Glc-$(1\rightarrow4)$-L-Rha

三糖类：龙胆三糖（glc β1→6glc β1→2fru）、槐三糖（glc β1→2glc β1→2glc）等。

酰化糖类：黄酮苷类化合物中有些糖的部分羟基被某些酸（主要为脂肪酸和芳香酸）酰化成酯，如 2-乙酰基葡萄糖（2-acetylglucose）、咖啡酰基葡萄糖（caffeoylglucose）等。

在 *O*-黄酮苷中，糖的连接位置与苷元的结构类型有关。如黄酮醇类常形成 3-、7-、3-、4′-单糖链苷，或 3,7-、3,4′-及 7,4′-双糖链苷。

除 *O*-黄酮苷外，天然黄酮类化合物中还发现有 C 苷，是指糖与黄酮母核通过 C—C 键连接的一类黄酮苷，如葛根素。

第 3 节　黄酮类化合物的理化性质

一、性　　状

1. 形态　黄酮类化合物多为结晶性固体，少数（如黄酮苷类）为无定形粉末。

2. 颜色　黄酮类化合物大多呈黄色，所呈颜色与其分子中是否存在交叉共轭体系以及助色团（—OH、—OCH₃等）的种类、数目以及取代位置有关。以黄酮为例来说，其色原酮部分原本无色，但在 2-位上引入苯环后，即形成交叉共轭体系，并通过电子转移、重排，使共轭链延长，因而显现出颜色。一般情况下，黄酮、黄酮醇及其苷类多显灰黄-黄色，查耳酮为黄-橙黄色，而二氢黄酮、二氢黄酮醇、异黄酮类，因不具有交叉共轭体系或共轭短链，故不显色（二氢黄酮及二氢黄酮醇）或显微黄色（异黄酮）。

在黄酮、黄酮醇分子中，尤其在 7 位及 4′ 位引入 -OH 或 -OCH₃ 等助色团后，产生 p-π 共轭，促进电子位移、重排，使共轭体系延长，而使化合物的颜色加深。但 -OH、-OCH₃ 引入其他位置则对颜色影响较小。

花色素及其苷元的颜色随 pH 不同而改变，当 pH < 7 时一般显红色、当 pH = 8.5 时一般显紫色、当 pH > 8.5 时一般显蓝色。

3. 旋光性　在游离的黄酮类化合物中，二氢黄酮、二氢黄酮醇、二氢异黄酮、黄烷醇等类型，由于分子内含有不对称碳原子（2 位或 2,3 位），因此具有旋光性。其余类型的游离黄酮类化合物无旋光性。黄酮苷类由于结构中引入糖的分子，故均有旋光性，且多为左旋。

二、溶　解　性

黄酮类化合物的溶解度因结构及存在状态（苷或苷元、单糖苷、双糖苷或三糖苷等）不同而有很大差异。

（一）游离黄酮类化合物

一般游离苷元难溶或不溶于水，易溶于甲醇、乙醇、乙酸乙酯、乙醚等有机溶剂及稀碱水溶液中。其中，黄酮、黄酮醇、查耳酮等平面性强的分子，因分子与分子间排列紧密，分子间引力较大，故更难溶于水；而二氢黄酮及二氢黄酮醇等，因系非平面性分子，分子中的 C 环具有近似于半椅式的结构（如下图），分子与分子间排列不紧密，故分子间引力降低，有利于水分子进入，在水中溶解度稍大。异黄酮类化合物的 B 环受吡喃环羰基的立体阻碍，也不是平面性分子，故亲水性比平面性分子稍有增加。至于花色素类虽具有平面性结构，但因以离子形式存在，具有盐的通性，故亲水性较强，水溶度较大。

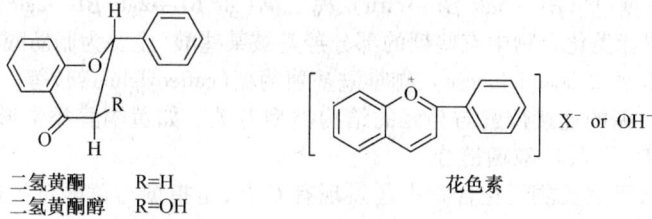

二氢黄酮　　　R=H
二氢黄酮醇　　R=OH

花色素

游离苷元分子中引入的羟基增多,则在水中的溶解度增大,而脂溶性降低;如果羟基被甲基化后,则脂溶性增强。例如,黄酮类化合物一般不溶于石油醚中,故可与脂溶性杂质分开,但川陈皮素(5,6,7,8,3′,4′-六甲氧基黄酮)却可溶于石油醚。

(二) 黄酮苷类

黄酮类化合物的羟基糖苷化后,则水溶性增加,脂溶性降低。黄酮苷一般易溶于水、甲醇、乙醇等强极性溶剂中,但难溶或不溶于苯、氯仿、乙醚等有机溶剂中。黄酮苷的分子中糖基的数目、结合的位置,对溶解度也有一定影响。糖链越长,则在水中的溶解度就越大。所以一般多糖苷比单糖苷水溶性大,3-羟基苷比相应的 7-羟基苷水溶性大,例如棉黄素(3,5,7,8,3′,4′-六羟基黄酮),其 3-O-葡萄糖苷的水溶性大于其 7-O-葡萄糖苷。

三、酸　碱　性

(一) 酸性

黄酮类化合物因分子中多具有酚羟基,故显酸性,可溶于碱性水溶液、吡啶、甲酰胺及二甲基甲酰胺中。

黄酮类化合物酸性的强弱与酚羟基数目和位置有关。以黄酮为例,其酚羟基酸性由强至弱的顺序是:

7,4′-二羟基 > 7-或 4′-羟基 > 一般酚羟基 > 5-羟基 > 3-羟基

例如,7-OH 因为处于 C ═O 的对位,在 p-π 共轭效应的影响下,酸性较强,可溶于碳酸钠水溶液中;而 7-和 4′-位同时有酚羟基者,在 p-π 共轭效应的影响下,使酸性增强而可溶于碳酸氢钠水溶液中;仅有 5-位酚羟基者,由于与 4-位的羰基形成分子内氢键,故酸性最弱。此性质可用于提取、分离及鉴定工作。

(二) 碱性

黄酮类化合物分子中 γ-吡喃酮环上的 1-位氧原子,因有未共用的电子对,故表现出微弱的碱性,可与强无机酸,如浓硫酸、盐酸等生成锌盐,但生成的锌盐极不稳定,加水后即可分解,如图 9-2。黄酮类化合物溶于浓硫酸中生成的锌盐,常常表现出特殊的颜色,这一性质可用于化合物结构类型的鉴别。例如某些甲氧基黄酮溶于浓盐酸中显深黄色,且可与生物碱沉淀试剂生成沉淀。

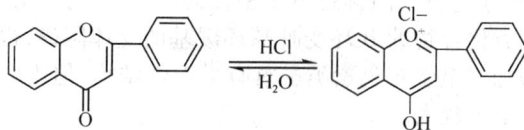

图 9-2　黄酮类化合物与强酸成盐

四、显 色 反 应

黄酮类化合物的分子中由于存在酚羟基和苯并吡喃酮环,其显色反应主要是利用了分子中这些基团的性质。黄酮类化合物的显色反应主要有:还原反应($HCl-Mg$、$HCl-Zn$、$NaBH_4$);与金属盐类试剂的络合反应;硼酸显色反应;碱性试剂显色反应。

(一) 还原反应

1. 盐酸-镁粉(或锌粉)**反应** 此为鉴定黄酮类化合物最常用的显色反应。方法是将试样溶于 1ml 甲醇或乙醇中,加入少许镁粉(或锌粉)振摇,再滴加几滴浓盐酸,1~2 分钟内(必要时微热)即可显色。多数黄酮、黄酮醇、二氢黄酮及二氢黄酮醇类化合物显橙红~紫红色,少数显紫~蓝色,分子中当 B-环上有—OH 或—OCH_3 取代时,呈现的颜色亦即随之加深。但查耳酮、橙酮、儿茶素类则无该显色反应。异黄酮类除少数例外,也不显色。

利用此反应进行黄酮类化合物的鉴别时,需注意花色素类及部分橙酮、查耳酮类等在单纯浓盐酸酸性下也会发生显色反应。因此必要时须预先作空白对照实验,即在供试液中仅加入浓盐酸、不加入镁粉进行观察,若产生红色,则表明供试液中含有花色素类或某些橙酮或查耳酮类。另外,在用植物粗提取液进行预试时,为了避免提取液本身颜色的干扰,可注意观察加入浓盐酸后升起的泡沫颜色,如泡沫为红色,即示阳性。

盐酸-镁粉显色反应机制,曾被解释为是形成了花色苷元之故,现在认为是生成了阳碳离子的缘故。

2. 四氢硼钠还原反应 $NaBH_4$ 是对二氢黄酮类化合物专属性较高的一种还原剂。与二氢黄酮类或二氢黄酮醇类产生红~紫红色,其他黄酮类化合物均不反应。故此反应可用于鉴别二氢黄酮类、二氢黄酮醇类和其他黄酮类化合物。此反应可在试管中进行:取 0.1ml 含有供试品的乙醇溶液,加等量的 2% $NaBH_4$ 的甲醇溶液,1 分钟后再加浓盐酸或浓硫酸数滴即可。

(二) 与金属盐类试剂的络合反应

黄酮类化合物分子中常具有下列结构:3-羟基、4-羰基、5-羟基、4-羰基或邻二酚羟基,故可以与许多金属盐类试剂如铝盐、锆盐、锶盐等反应,生成有色的络合物或有色沉淀,有的还产生荧光。

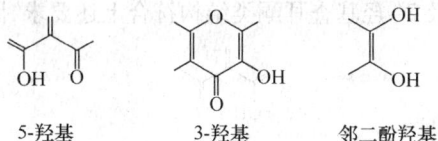

5-羟基　　　　　3-羟基　　　　邻二酚羟基

1. 铝盐 此反应可在滤纸、薄层上或试管中进行。常用试剂为 1% 三氯化铝或硝酸铝溶液。方法是将供试品的乙醇溶液和 1% 三氯化铝乙醇溶液反应,生成的络合物多呈黄色(λ_{max} = 415nm),置紫外灯下显鲜黄色荧光,可用于定性及定量分析。

2. 锆盐 此反应可用于鉴别黄酮类化合物分子中是否存在 3-或 5-OH,多用 2% 二氯氧化锆($ZrOCl_2$)甲醇溶液。方法是取供试品 0.5~1.0mg 用甲醇 10ml 加热溶解,加 2% 二氯氧化锆甲醇溶液 1ml,若显黄色,说明 3-OH 或 5-OH 与锆盐生成了络合物。继之再加入 2% 枸橼酸甲醇溶液,如黄色不减褪,示有 3-OH 或 3,5-二羟基;如果黄色显著减退,示无 3-OH,但有 5-OH。因为两种锆络合物对酸的稳定性不同,5-羟基、4-羰基与锆盐生成的络合物稳定性没有 3-羟基、4-羰基锆络合物稳定,容易被弱酸分解。此反应也可在滤纸上进行,得到的锆盐络合物斑点多呈黄绿色并有荧光。

锆络合物

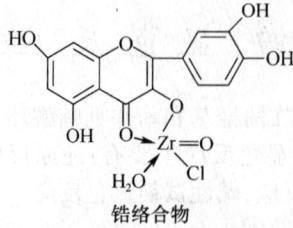

3. 镁盐　此反应可在滤纸上进行,常用乙酸镁甲醇溶液为显色试剂。试验时首先在滤纸上滴加一滴供试液,然后喷以乙酸镁的甲醇溶液,加热干燥,在紫外光灯下观察。二氢黄酮、二氢黄酮醇类可显天蓝色荧光,若具有 5-OH,色泽更为明显。而黄酮、黄酮醇及异黄酮类等化合物则显黄~橙黄~褐色。

4. 氯化锶(SrCl$_2$)　黄酮类化合物的分子中如果有邻二酚羟基,则可与氯化锶氨性甲醇溶液反应,生成绿~棕色乃至黑色沉淀。

方法是取少许供试品置于试管中,加入甲醇 1.0ml 溶解(必要时可在水浴上加热),加入 3 滴 0.01 mol/L 氯化锶的甲醇溶液,再加被氨气饱和的甲醇溶液 3 滴,如产生绿色至棕色乃至黑色沉淀,则表示有邻二酚羟基存在。

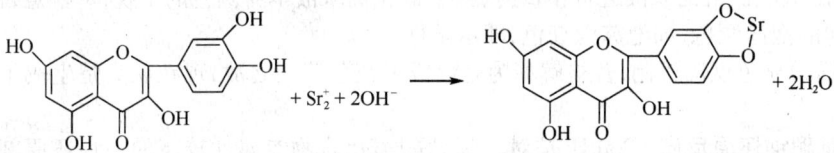

5. 三氯化铁反应　三氯化铁水溶液或醇溶液为常用的酚类显色试剂。多数黄酮类化合物分子中含有酚羟基,故可与三氯化铁水溶液或醇溶液发生显色反应。并且黄酮类化合物依分子中所含的酚羟基数目及位置的不同,可呈现紫、绿、蓝等不同颜色。

(三) 硼酸显色反应

利用此反应可以将5-羟基黄酮、2′-羟基查耳酮类化合物与其他类型的黄酮类化合物相区别。当黄酮类化合物分子中含有下列结构时,在无机酸或有机酸存在条件下,可与硼酸反应,产生亮黄色。一般在草酸存在下显黄色并具有绿色荧光,但在枸橼酸丙酮存在的条件下,则只显黄色而无荧光。5-羟基黄酮及 2′-羟基查耳酮类结构符合上述要求,因此呈现阳性反应。

5-羟基黄酮或 2′-羟基查耳酮类结构

(四) 碱性试剂显色反应

黄酮类化合物在碱性溶液中可以生成黄色、橙色或红色等,因此,观察用碱性试剂处理后的颜色变化情况,对于鉴别黄酮类化合物的类型有一定意义。其中用氨蒸气处理后呈现的颜色变化置空气中随即褪去,但经碳酸钠水溶液处理而呈现的颜色置空气中却不褪色。也可将黄酮类化合物与碱性试剂通过纸斑反应,在可见光或紫外光下观察,根据颜色变化情况来鉴别黄酮类化合物。

此外,利用碱性试剂显色反应还可帮助鉴别分子中某些结构特征。

(1) 二氢黄酮类在冷碱中呈黄~橙色,放置一段时间或加热则呈深红~紫红色,此系二氢黄酮类在碱性条件下开环后变成查耳酮之故。

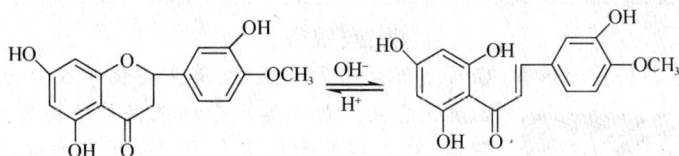

（2）黄酮醇类在碱液中先呈黄色,当溶液中通入空气后,因 3-羟基易氧化,溶液即转变为棕色,据此可与其他黄酮类相区别。

（3）黄酮类化合物当分子结构中含有邻二酚羟基或 3,4′-二羟基取代时,在碱液中不稳定,易被氧化,显示黄色~深红色~绿棕色沉淀。

第 4 节　黄酮类化合物的提取与分离

黄酮类化合物的提取与分离方法,主要是根据被提取物的性质(如苷或苷元)来选择适合的提取溶剂。

一、黄酮类化合物的提取

（一）有机溶剂提取法

乙醇或甲醇是最常用的提取黄酮类化合物的溶剂,高浓度的醇(如 90%~95%)适于提取苷元,60% 左右浓度的醇适于提取黄酮苷类。提取方法包括冷浸法、渗漉法和回流法等。

大多数黄酮苷元宜用极性较小的溶剂,如用氯仿、乙醚、乙酸乙酯等提取,而对多甲氧基黄酮,甚至可用苯进行提取。黄酮苷类以及极性较大的黄酮苷元(如羟基黄酮、双黄酮、橙酮、查耳酮等),一般可用乙酸乙酯、丙酮、乙醇、甲醇、水或某些极性较大的混合溶剂如甲醇(乙醇)-水(1:1)进行提取。例如银杏叶总黄酮的提取方法为 60% 乙醇回流提取,收率大大高于水煎法(见下图)。

对于提取液进行适当的萃取,也可以达到精制纯化的目的。例如植物叶子的醇提取液,可用石油醚萃取,以便除去叶绿素、胡萝卜素等脂溶性色素。

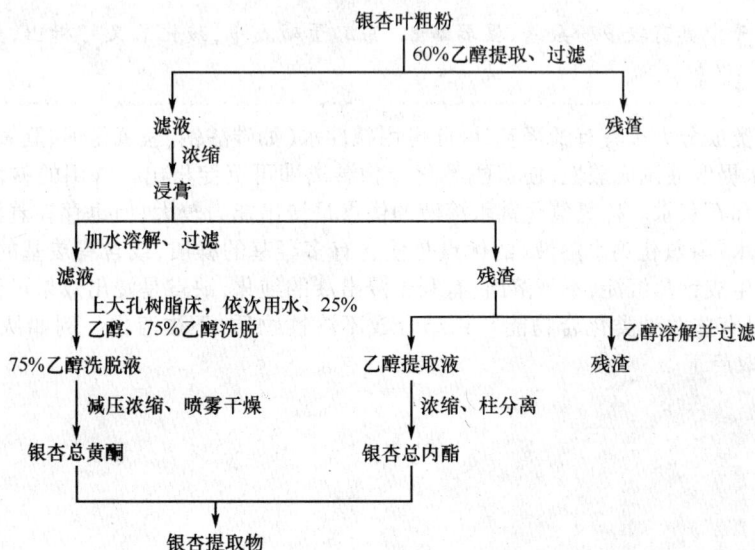

视窗：银杏

银杏叶为银杏科植物银杏（*Ginkgo biloba*）的干燥叶，其主要化学成分为黄酮类和萜内酯类化合物。黄酮类化合物根据其结构可分为3类：单黄酮类、双黄酮类和儿茶素等。单黄酮类主要为槲皮素、山柰酚和异鼠李素及它们形成的苷类物质。双黄酮类化合物主要有银杏双黄酮、异银杏双黄酮、去甲银杏双黄酮、穗花杉双黄酮、金松双黄酮及Ⅰ-5′-甲氧基去甲银杏双黄酮等，银杏黄酮类化合物可以扩张血管，增加冠脉及脑血管流量，降低血黏度，改善脑循环，是治疗心脑血管疾病的有效药物。

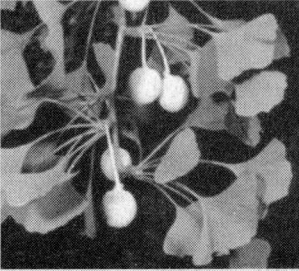

（二）热水提取法

热水提取法仅限于黄酮苷类的提取。此方法成本低、安全，适合于工业化生产。但是，热水提取出的杂质较多。除杂的方法可以采用水提取液经浓缩后加入多倍量的浓醇，以除去蛋白质、多糖类等水溶性杂质。

在提取花色素类化合物时，可加入少量酸（如0.1%盐酸），但提取一般黄酮苷类成分时，则应当慎用，以免发生水解反应，为了避免在提取过程中黄酮苷类发生水解，也常按一般提取苷的方法事先破坏酶的活性。

（三）碱提取酸沉淀法

案例 9-2

槐米为豆科植物槐（*Sophora japonica*）的花蕾，主要含有芦丁、槲皮素，还含少量皂苷类及多糖、黏液质等。芦丁可用于治疗毛细血管脆性引起的出血症，并用作高血压辅助治疗剂。大量实验表明槐米含芦丁可高达23.5%，芦丁的溶解度，在冷水中1:10 000，沸水中1:200，沸乙醇中1:60，沸甲醇中1:7，可溶于乙醇、吡啶、甲酰胺、甘油、丙酮、冰醋酸、乙酸乙酯中，不溶于苯、乙醚、氯仿、石油醚。

问题：

芦丁分子中具有较多酚羟基，显弱酸性，易溶于碱液中，酸化后又可析出，如何利用此性质提取芦丁？

由于黄酮类成分大多具有酚羟基，因此可用碱性水（如碳酸钠、氢氧化钠、氢氧化钙水溶液）提取，再将碱水提取液调成酸性，使黄酮类化合物游离即可沉淀析出。常用的碱性水溶液为稀氢氧化钠溶液和石灰水。稀氢氧化钠水溶液的优点是浸出能力较大，但也存在着浸出杂质较多的缺点。石灰水（氢氧化钙水溶液）的优点是使含有多羟基的鞣质，或含有羧基的果胶、黏液质等水溶性杂质生成钙盐沉淀，不被溶出，有利于浸出液的纯化，缺点是浸出效果可能不如稀氢氧化钠水溶液，且有些黄酮类化合物能与钙结合成不溶性物质，不被溶出。例如从槐米（*Sophora japonica*）中提取芦丁。

槐米粗粉

    加约6倍量水，煮沸，搅拌，
    缓缓加入石灰乳至pH 8～9

微沸20～30分钟，趁热抽滤

    药渣加4倍量水，同法再煎1次，趁热抽滤

合并滤液

    60～70℃下用浓盐酸调pH≈5，搅匀，静置，抽滤，用
    水洗至呈中性，60℃干燥

芦丁粗品

    沸水或乙醇重结晶

芦丁

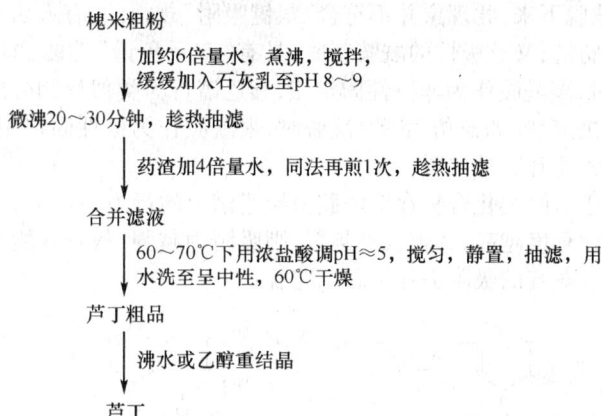

  用碱性溶剂提取时,应当注意所用的碱液浓度不宜过高,以免在强碱条件下,尤其加热时破坏黄酮类化合物母核。在加酸酸化时,酸性也不宜过强,以免生成盐,致使析出的黄酮类化合物又重新溶解,降低产品收率。当分子中有邻二酚羟基时,可加硼酸保护。

二、黄酮类化合物的分离

（一）柱色谱法

  分离黄酮类化合物常用柱色谱的填充剂有硅胶、聚酰胺、葡聚糖凝胶、氧化铝和纤维素粉等。

  1.硅胶柱色谱　此法应用范围广泛,主要适宜分离异黄酮、二氢黄酮、二氢黄酮醇及高度甲基化或乙酰化的黄酮及黄酮醇类。少数情况下,在加水去活化后也可用于分离极性较大的化合物,如多羟基黄酮醇及黄酮苷类等。

  2.聚酰胺柱色谱　此法较适合于分离黄酮类化合物。其吸附的原理,一般认为是"氢键吸附",其吸附强度主要取决于黄酮类化合物分子中酚羟基的数目与位置等及溶剂与黄酮类化合物或与聚酰胺之间形成氢键缔合能力的大小。溶剂分子与聚酰胺或黄酮类化合物形成氢键缔合的能力越强,则聚酰胺对黄酮类化合物的吸附能力就越弱。黄酮类化合物在聚酰胺柱上洗脱时大体有下述规律:

  （1）黄酮类化合物分子中能形成氢键的酚羟基数目越多,则吸附力就越强,例如对5,7,3'-三羟基-4'-甲氧基黄酮的吸附力就强于7,3'-二羟基-4'-甲氧基黄酮。

  （2）当分子中酚羟基数目相同时,酚羟基的位置对吸附也有影响,如果酚羟基所处的位置易于形成分子内氢键,则其与聚酰胺的吸附力减小,易被洗脱下来。故聚酰胺对处于羰基间位或对位的酚羟基吸附力强于邻位的羟基。例如对大豆素的吸附力强于卡来可新（calycosin）：

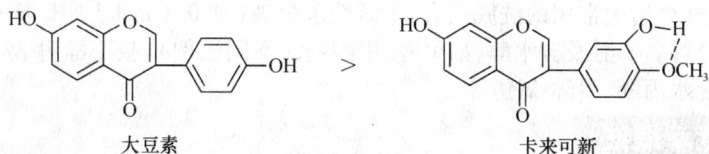

大豆素　>　卡来可新

  （3）不同类型黄酮类化合物,被吸附强弱的顺序为:黄酮醇＞黄酮＞二氢黄酮醇＞异黄酮。

  （4）苷元与苷的分离:如果苷元相同,以含水移动相(如甲醇-水)进行洗脱剂,洗脱的先后顺序一般是:叁糖苷、双糖苷、单糖苷、苷元。如果以有机溶剂(如氯仿-甲醇)作洗脱剂,结果则

相反,苷元比苷先被洗脱下来,此现象并不符合"氢键吸附"规律的,有人认为这是由于聚酰胺分子中既有非极性的脂肪链,又有极性的酰胺基团,具有"双重色谱"功能,即当用极性移动相(如含水溶剂系统)洗脱时,聚酰胺作为非极性固定相,其色谱行为类似反相分配色谱,因此,苷比苷元容易洗脱。当用有机溶剂(如氯仿-甲醇)洗脱时,聚酰胺作为极性固定相,其色谱行为类似正相分配色谱,因此,苷元比苷容易洗脱。

上述规律也适用于黄酮类化合物在聚酰胺薄层色谱上的行为。

(5)分子内芳香化程度越高,共轭双键越多,则吸附力越强,故查耳酮往往比相应的二氢黄酮难于洗脱。例如对红花苷的吸附力强于新红花苷:

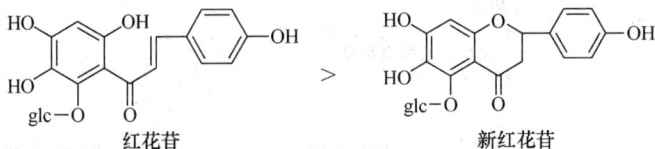

红花苷 > 新红花苷

(6)洗脱溶剂的影响:聚酰胺与黄酮类化合物形成氢键的能力,在碱性溶剂中最弱,在有机溶剂中较弱,在水中最强。各种溶剂在聚酰胺柱上的洗脱能力由强至弱的顺序为:尿素水溶液、二甲基甲酰胺(DMF)、甲酰胺、稀氢氧化钠水溶液或氨水、丙酮、甲醇和乙醇、水。

3.葡聚糖凝胶(Sephadex gel)**柱色谱** Sephadex G 型及 Sephadex LH-20 型是分离黄酮类化合物常用的两种凝胶型号。

其分离的机制是:分离游离黄酮时,主要靠吸附作用,其吸附力的大小取决于苷元的酚羟基数目,酚羟基数目越多,与凝胶的吸附力越大,越难洗脱。分离黄酮苷时,主要靠分子筛作用,黄酮苷的分子量越大,越容易被洗脱(表9-4)。

表9-4　黄酮类化合物在 Sephadex LH-20(甲醇)上的 *Ve/Vo*

黄酮类化合物*	取代基	*Ve/Vo*
芹菜素	5,7,4′-三羟基	5.3
木犀草素	5,7,3′,4′-四羟基	6.3
槲皮素	3,5,7,3′,4′-五羟基	8.3
杨梅素	3,5,7,3′,4′,5′,-六羟基	9.2
山柰酚-3-半乳糖鼠李糖-7-鼠李糖苷	三糖苷	3.3
槲皮素-3-芸香糖苷	双糖苷	4.0
槲皮素-3-鼠李糖苷	单糖苷	4.9

*样品:2.5mg/0.5ml,流速 3～5ml/min。

表9-4 中 Ve 为洗脱样品时需要的溶剂总量或洗脱体积;Vo 为柱子的空体积。Ve/Vo 数值越小,说明化合物越容易被洗脱下来。由表中可知:苷元的酚羟基数越多,Ve/Vo 越大,越难以洗脱,而黄酮苷分子上连接的糖数目越多,分子量越大,则 Ve/Vo 越小,越容易洗脱。

葡聚糖凝胶柱色谱中常用的洗脱剂有:①碱性水溶液(如 0.1 mol/l NH₃-H₂O),含盐水溶液(0.5 mol/l NaCl)等。②醇及含水醇,如甲醇、甲醇-水(不同比例)、叔丁醇-甲醇(3:1)、乙醇等。③其他溶剂:如含水丙酮、甲醇-氯仿等。

(二)pH 梯度萃取法

pH 梯度萃取法适用于酸性强弱不同的黄酮苷元的分离。根据黄酮类化合物酚羟基数目及位置不同其酸性强弱也不同的性质,将混合物溶于有机溶剂(如乙醚)中,依次用5% NaHCO₃、5% Na₂CO₃、0.2% NaOH、4% NaOH 溶液萃取,从而达到分离的目的。一般分离规律如下:

酸性强弱：7,4′-二羟基黄酮 ＞7- 或 4′- 羟基黄酮 ＞一般酚羟基的黄酮 ＞5- 羟基黄酮

↓	↓		↓
溶于：　　　NaHCO₃	NaCO₃		不同浓度的 NaOH

溶于：　　　　　　$NaHCO_3$　　　　　　　$NaCO_3$　　　　　　　　　　　不同浓度的 $NaOH$

(三) 高效液相色谱法

　　此方法普遍应用于各类黄酮化合物的分离。由于黄酮类化合物大多具有多个酚羟基,黄酮苷含有糖基,花色素类为离子型化合物,故可以采用反相柱色谱分离此类化合物,常用的洗脱剂为含有一定比例的甲酸或乙酸的水-甲醇溶剂系统或水-乙腈溶剂系统。

第5节　黄酮类化合物的检识与结构鉴定

　　对已分离得到的黄酮类化合物进行结构鉴定是研究黄酮类化合物的重要步骤。如果分离得到的是已知成分,可以通过化学鉴别法、色谱分析法、光谱分析法和与标准品对照进行鉴定。如果分离得到的是未知物,则要对其进行分子结构的研究,工作量较大。经典的方法是用化学降解法把化合物切成各种片段,再按照化学原理逻辑推断其结构,最后经化学合成的方法得以证明,耗时较长。近几十年来,红外光谱(IR)、紫外光谱(UV)、质谱(MS)、核磁共振谱(NMR)和圆二色谱(CD)等的迅速发展,给未知物的结构鉴定带来了质的飞跃。

　　目前,黄酮类化合物的结构鉴定多依赖于谱学的综合解析,而化学方法和色谱方法已降至辅助地位。如:利用紫外可见吸收光谱,可推测黄酮类化合物的骨架结构类型;利用 ¹H-NMR 谱可定量测定 H 的个数,根据质子的化学位移和芳香氢核之间的自旋偶合所提供的信息(裂分数目及偶合常数大小),在确定黄酮骨架结构类型的同时还可推测母核上的取代模式,再结合 ¹³C-NMR、NOE、二维谱等技术,使核磁共振波谱技术在黄酮类化合物的结构鉴定中发挥着越来越重要的作用。另外,质谱(MS)技术,除 EI 离子化之外,各种软电离质谱技术,尤其是 FAB、ESI、AP-CI 和 MALDI 等质谱离子化技术的迅速发展,伴随色谱-质谱联用与串联质谱技术的出现,使 MS 也成为黄酮类化合物结构研究中的重要手段之一。

　　在黄酮类化合物结构分析的实际工作中,往往根据实际需要,综合运用上述各种方法和手段,结合化学方法和色谱方法,以快速准确地鉴定出所分离得到的化合物的化学结构。

一、黄酮类化合物的色谱检识

　　常用的黄酮类化合物的色谱检识法主要有:纸色谱法、硅胶薄层色谱法、聚酰胺薄层色谱法等。

(一) 纸色谱法

　　纸色谱(PC),适用于分离鉴别各种黄酮类化合物,包括黄酮苷和苷元。其中,双向纸色谱是鉴别检识植物粗提物中黄酮类化合物存在的最常用方法之一。用双向纸色谱分离检识黄酮苷类化合物时,第一向通常用醇性展开剂,如 t-BuOH-HOAc-H₂O(3:1:1,TBA),n-BuOH-HOAc-H₂O(4:1:5 上层,BAW)或水饱和的 n-BuOH 等,根据正相分配色谱的原理进行分离;第二向通常用水性展开剂,如 2%～5% HOAc、3% NaCl 及 HOAc-浓 HCl-H₂O(30:3:10)等,其色谱行为类似于反相分配色谱。游离黄酮类化合物的纸色谱分离,宜用醇性展开剂或苯-乙酸-水(125:72:3)、三氯甲烷-乙酸-水(13:6:1)、苯酚-水(4:1)等。而花色素及花色苷的纸色谱分离则可用含盐酸或乙酸的水溶液作展开剂。

多数黄酮类化合物在纸色谱上,可在 365nm 紫外光灯下看到荧光斑点,以氨蒸气处理后常产生明显的颜色变化。此外还可喷以 2% $AlCl_3$ 甲醇溶液(在紫外光灯下观察)或 1% $FeCl_3$-1% $K_3Fe(CN)_6$(1:1)水溶液等显色剂。

不同结构类型黄酮类化合物在双向纸色谱展开时常常出现在特定的区域,据此可推测它们的结构类型以及判定是否成苷与含糖基数量。黄酮类化合物的结构类型与纸色谱时 R_f 值之间大致有如下规律:

(1)不同结构类型的游离黄酮类化合物,当用水性展开剂(如 3%~5% 乙酸)展开时,平面型分子如黄酮、黄酮醇、查耳酮等,几乎停留在原点不动(R_f < 0.02);而非平面型分子如二氢黄酮、二氢黄酮醇、二氢查耳酮等,因亲水性稍强,故 R_f 值较大(0.10~0.30)。

(2)同一结构类型的游离黄酮类化合物,在用醇性展开剂(如 BAW)展开时,分子中羟基数目越多,极性越大,则 R_f 值越小;相反,羟基数目越少,则 R_f 值越大。

(3)黄酮苷类化合物,如用醇性展开剂进行展开,因其极性较游离黄酮增大,R_f 值会相应降低,故含有相同苷元的黄酮苷的 R_f 值,从大到小依次为:苷元 > 单糖苷 > 双糖苷。但在用前述水性展开剂展开时,则展开顺序会颠倒,糖链越长,R_f 值越大。

(4)糖的结合位置对 R_f 值也有重要的影响。

(二)薄层色谱法

薄层色谱法是分离和鉴定植物粗提物中黄酮类化合物的重要方法之一,它是 20 世纪 50 年代由经典色谱和 PC 发展而来,在很大程度上可代替用 PC 对黄酮类化合物的分析和小量的分离。现今一般采用吸附薄层,吸附剂大多用硅胶和聚酰胺,此外还有少量的纤维素薄层色谱。

1. 硅胶薄层色谱　主要用于分离与鉴定弱极性黄酮类化合物,可分离大多数黄酮苷元,也可用于分离苷。分离黄酮苷元常用的展开剂是甲苯-甲酸甲酯-甲酸(5:4:1),并可以根据待分离成分极性的大小适当地调整甲苯与甲酸的比例。另外尚有苯-甲醇(95:5)、苯-甲醇-乙酸(35:5:5)、氯仿-甲醇(8.5:1.5,7:0.5)、甲苯-氯仿-丙酮(40:25:35)等。分离黄酮苷元的衍生物如甲醚或乙酸酯等中性成分,可用苯-丙酮(9:1)、苯-乙酸乙酯(7.5:2.5)等为展开剂。分离黄酮苷类则采用极性较大的溶剂系统展开,如分离黄酮-O-苷、黄酮-C-苷和黄酮醇-O-苷类的溶剂系统有:正丁醇-乙酸-水(3:1:1)、甲酸-乙酸乙酯-水(9:1:1)、氯仿-乙酸乙酯-丙酮(5:1:4)和氯仿-甲醇-水(65:45:12)等。

2. 聚酰胺薄层色谱　主要用于分离含游离酚羟基的黄酮苷元及其苷类。聚酰胺对黄酮类化合物吸附能力较强,因此需要能破坏其氢键缔合的展开溶剂,即以极性较强的溶剂为展开剂,其中大多含有醇、酸或水。如:乙醇-水(3:2)、水-乙醇-乙酰丙酮(4:2:1)、水饱和的正丁醇-乙酸(100:1,100:2)、丙酮-水(1:1)、丙酮-95% 乙醇-水(2:1:2)、95% 乙醇-乙酸(100:2)、苯-甲醇-丁酮(60:20:20)等。

3. 纤维素薄层色谱　纤维素薄层色谱在某种程度上可代替 PC,由于纤维素的颗粒细小,表面积大,具有展开速度较快和分辨能力较好的优点。分离游离黄酮的溶剂系统有苯-乙酸-水(125:72:3)或氯仿-乙酸-水(10:9:1),此外,5%~40% 乙酸水溶液、正丁醇-乙酸-水(4:1:5)等经典的溶剂系统亦常用于分离各种结构类型黄酮类化合物。

二、黄酮类化合物的紫外-可见吸收光谱

案例9-3

化合物芦丁在不同的溶液中的紫外吸收光谱如下图所示:

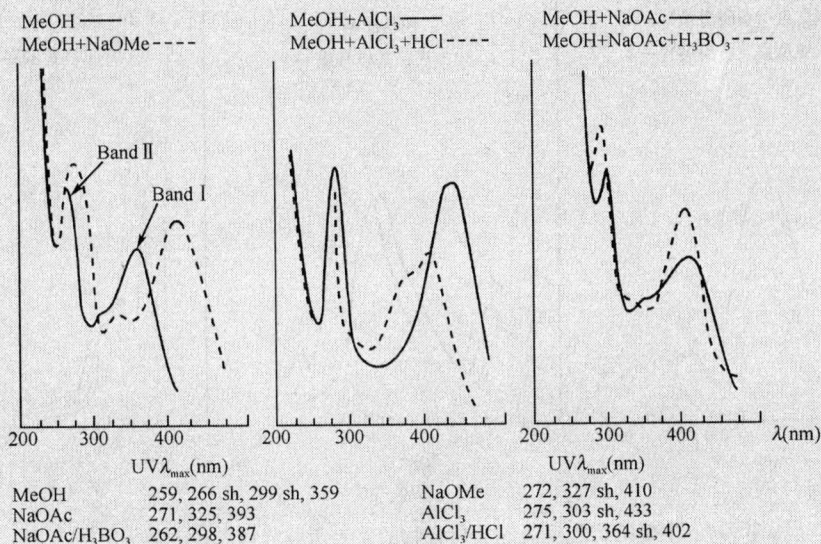

MeOH ——
MeOH+NaOMe ----

MeOH+AlCl₃ ——
MeOH+AlCl₃+HCl ----

MeOH+NaOAc ——
MeOH+NaOAc+H₃BO₃ ----

Band Ⅱ
Band Ⅰ

200   300   400
UVλ_{max}(nm)

200   300   400
UVλ_{max}(nm)

200   300   400 λ(nm)

MeOH	259, 266 sh, 299 sh, 359	NaOMe	272, 327 sh, 410
NaOAc	271, 325, 393	AlCl₃	275, 303 sh, 433
NaOAc/H₃BO₃	262, 298, 387	AlCl₃/HCl	271, 300, 364 sh, 402

问题：

1. 该化合物在紫外可见光区为什么表现出两个主要吸收带?

2. 该化合物在上述不同溶液中紫外吸收光谱的峰位和峰形都有较大不同,反映了该化合物的哪些结构特征?

紫外-可见吸收光谱是黄酮类化合物结构鉴定的一种重要手段。不同结构类型的黄酮类化合物,由于分子中共轭体系以及羟基的数目、位置和存在形式不同,使其紫外吸收光谱有明显的差异并有一定的变化规律。这些特征的 UV 光谱,可以帮助鉴定黄酮类物质的结构类型;同时,在样品溶液中加入位移试剂,通过观察吸收峰的位移与峰强度的变化情况,还可以帮助确定黄酮类化合物分子中酚羟基的取代位置。常用的位移试剂有:甲醇钠、乙酸钠、乙酸钠/硼酸、三氯化铝、三氯化铝/盐酸等。

（一）黄酮类化合物在甲醇溶液中的 UV 光谱特征

多数黄酮类化合物如黄酮、黄酮醇,由于分子中存在由桂皮酰基(cinnamoyl)和苯甲酰基(benzoyl)组成的交叉共轭体系,所以其 UV 光谱在 200 ~ 400nm 区域内有两个主要的吸收带。处于 300 ~ 400nm 的吸收带称为带 Ⅰ,其与桂皮酰基有关;处于 220 ~ 300nm 的吸收带称为带 Ⅱ,其与苯甲酰基有关如图 9-3 所示。

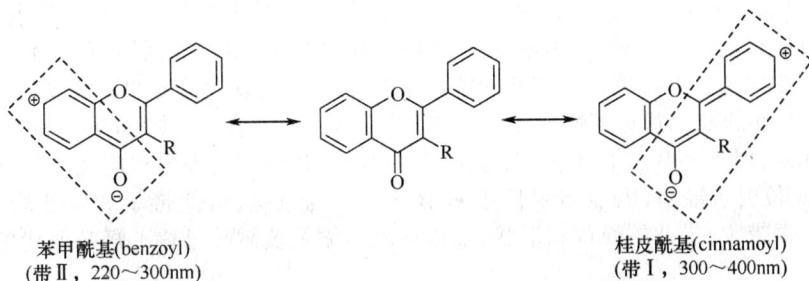

苯甲酰基(benzoyl)
(带 Ⅱ，220~300nm)

桂皮酰基(cinnamoyl)
(带 Ⅰ，300~400nm)

图 9-3　黄酮类化合物结构中的交叉共轭

测定黄酮类化合物的紫外吸收光谱以甲醇溶液为佳。可以根据带 Ⅰ、带 Ⅱ 的峰位和峰强度,推测黄酮类化合物的结构类型,如图 9-4、表 9-5 所示。

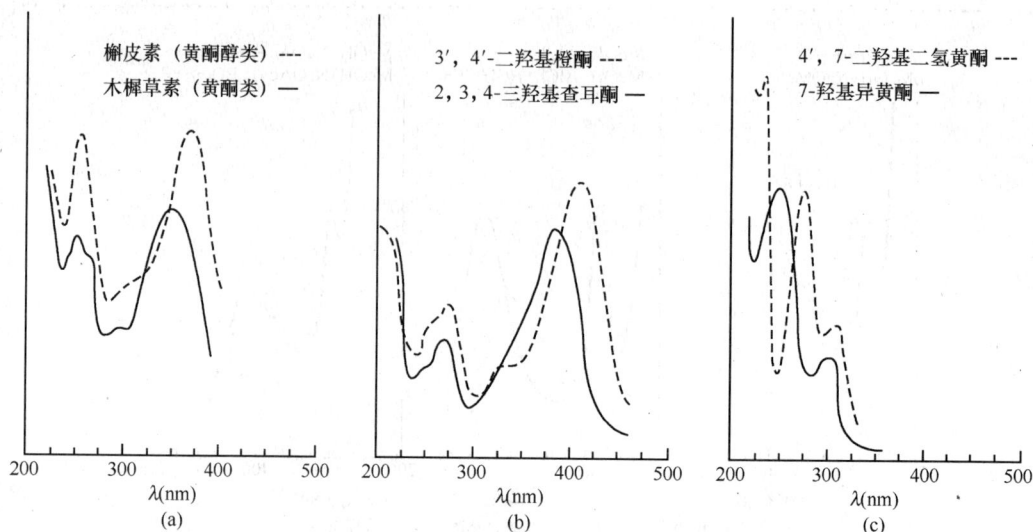

图 9-4　主要结构类型黄酮类化合物的紫外吸收光谱图(甲醇溶液中)

表 9-5　黄酮类化合物在甲醇溶液中的紫外吸收光谱特征

黄酮类型	UV λ_{max}(nm)		峰形特征
	带 I	带 II	
黄酮	310 ~ 350	250 ~ 280	带 I、带 II 等强
黄酮醇	350 ~ 385	250 ~ 280	带 I、带 II 等强
黄酮醇(3-OH 被取代)	330 ~ 360	250 ~ 280	带 I、带 II 等强
异黄酮	310 ~ 330	245 ~ 275	带 II 主峰,带 I 弱(肩峰)
二氢黄酮(醇)	300 ~ 330	275 ~ 295	带 II 主峰,带 I 弱(肩峰)
查耳酮	340 ~ 390	230 ~ 270	带 I 主峰,带 II 弱
橙酮	370 ~ 430	230 ~ 270	带 I 主峰,带 II 弱

1. 黄酮及黄酮醇类　黄酮及黄酮醇类的紫外吸收光谱谱形相似,如图 9-4(a)所示,都显示出带 I 和带 II 两个明显的吸收峰,且峰强度接近;但二者之间带 I 的峰位不同,黄酮的带 I 位于 310 ~ 350nm,黄酮醇的带 I 则位于 350 ~ 385nm,因而可据此对这两类化合物进行区别。

黄酮及黄酮醇母核上的含氧取代基(如:羟基、甲氧基)的数目和取代位置不同,对带 I 和带 II 的峰位以及峰形都有较大的影响。如表 9-6 所示,在母核上引入羟基等供电基团后,将促进结构重排,有利于电子跃迁,引起相应吸收带红移(red shift)。通常,B 环上氧取代程度越高,则带 I 越向长波方向位移。带 II 的峰位主要受 A 环氧取代程度的影响,取代程度越高,红移越明显;B 环的取代基对其峰位影响甚微,但可影响它的形状。如:B 环上仅有 4'-氧取代时,带 II 为单峰;但当 B 环上有 3',4'-二氧取代时,则带 II 将会呈现出双峰或主峰伴有肩峰的峰形。3-或 5-位引入羟基,因能与 4-位羰基形成分子内氢键,可使带 I 和带 II 均产生红移。所以,可以根据带 I、带 II 的峰位和形状,初步推测黄酮及黄酮醇母核上羟基取代的数目及取代位置。

表 9-6 羟基取代数目与位置对黄酮类化合物紫外光谱的影响

化合物	带 I λ_{max}(nm)	化合物	带 II λ_{max}(nm)
3-羟基黄酮(黄酮醇)	344	黄酮	250
3,5,7-三羟基黄酮(高良姜素)	359	7-羟基黄酮	252
3,5,7,4′-四羟基黄酮(山奈酚)	367	5-羟基黄酮,5,7-二羟基黄酮	262
3,5,7,3′,4′-五羟基黄酮(槲皮素)	370	5,6,7-三羟基黄酮(黄芩素)	274
3,5,7,3′,4′,5′-六羟基黄酮(杨梅素)	374	5,7,8-三羟基黄酮	281

黄酮及黄酮醇母核上的羟基甲基化或糖苷化后,会引起相应吸收带紫移(blue shift);而当羟基乙酰化后,会使原羟基对 UV 光谱的影响几乎消失。例如:槲皮素五乙酰化衍生物的 UV 光谱与无羟基取代的黄酮极其相似。

2. 异黄酮及二氢黄酮(醇)类 异黄酮和二氢黄酮(醇)类的 UV 光谱的共同特征是 A 环苯甲酰系统引起的带 II 吸收为主峰,其 B 环因不与 C 环上的 α,β-不饱和羰基共轭(或共轭很弱),使得其带 I 消失或强度减弱,位于 300～330nm,常以肩峰或很弱的峰出现,如图 9-4(c)所示。

异黄酮类化合物的主峰带 II 位于 245～275nm,其羟基的甲基化、苷化几乎不影响异黄酮的 UV 光谱,乙酰化使带 II 发生紫移。

二氢黄酮及二氢黄酮醇类的紫外光谱相似,带 II 位于 275～295nm,可与异黄酮类相区别。其 5-位及 7-位羟基甲基化可使带 II 发生紫移,其余位置羟基甲基化则对 UV 光谱无影响,羟基如被乙酰化同样将使带 II 发生紫移。

3. 查耳酮及橙酮类 查耳酮及橙酮类带 I 的吸收很强,为主峰;带 II 的吸收较弱,为次强峰[图 9-4(b)]。查耳酮的带 II 位于 230～270nm,带 I 位于 340～390nm(主峰);而在橙酮中,带 I 一般位于 370～430nm。与黄酮、黄酮醇类化合物相同,环上引入含氧取代基,会引起相应吸收带红移(如表 9-7 所示)。

表 9-7 查耳酮类化合物在甲醇溶液中的紫外吸收光谱

化合物	带 I λ_{max}(nm)
查耳酮	312
4′-羟基查耳酮	320
4-羟基查耳酮	350
2′,4′,4-三羟基查耳酮	370

(二)诊断试剂对黄酮类化合物 UV 光谱的影响

利用 UV 光谱对黄酮类化合物进行结构鉴定时,常在测定其在甲醇溶液中的 UV 光谱之后,向其中再加入各种诊断试剂,通过对所得 UV 光谱与其在甲醇溶液中的 UV 光谱进行比较,来获得黄酮类化合物的更多结构信息。常用的诊断试剂主要有甲醇钠、乙酸钠、乙酸钠/硼酸、三氯化铝以及三氯化铝/盐酸等。

1. 甲醇钠(NaOMe) NaOMe 是一种强碱,能够使黄酮母核上的所有酚羟基产生某种程度的离子化,使带 I 和带 II 均发生大幅度的红移,这种变化一般不宜用来鉴定羟基的位置,但是可用来辨识黄酮及黄酮醇类是否有游离的 3-OH 或 4′-OH。如加入 NaOMe 后,带 I 红移 40～60nm,且强度不变或增强,示有 4′-OH;带 I 红移 50～60nm,且强度减弱,则示有 3-OH 但无 4′-OH。此外,若吸收光谱随 NaOMe 加入后时间的延长而逐渐衰退,示有对碱敏感的取代模式,如 3,4′-;3,3′,4′-;5,6,7-;3′,4′,5′-羟基取代模式等。

2. 乙酸钠(NaOAc) 市售 NaOAc 因含微量乙酸,碱性较弱,只能使黄酮母核上酸性较强的酚羟基解离,导致相应的吸收带红移。另外,NaOAc 作用于 7-OH 黄酮,可使带 I 与带 II 均向长波方向移动,其中带 II 吸收强度增强,且特征性地红移 5～20nm,因此,NaOAc 主要用于鉴定分子中是否含 7-OH。

NaOAc 经熔融处理后,碱性增强,对 7-OH 黄酮(醇)的 UV 图谱的影响与甲醇钠类似。如分子中有对碱敏感的取代模式,也会使加入 NaOAc 后样品溶液的 UV 光谱图上的吸收峰随时间的延长而衰退。

3. 乙酸钠/硼酸(NaOAc/H₃BO₃) 在 NaOAc 的碱性条件下,H_3BO_3 可与分子中的邻二酚羟基络合(图 9-5),引起相应吸收带红移,所以 $NaOAc/H_3BO_3$ 主要用于鉴定分子中是否含邻二酚羟基。加入 $NaOAc/H_3BO_3$ 后使带 I 红移 12~30nm,示 B 环有邻二酚羟基;带 II 红移 5~10nm,示 A 环有邻二酚羟基。

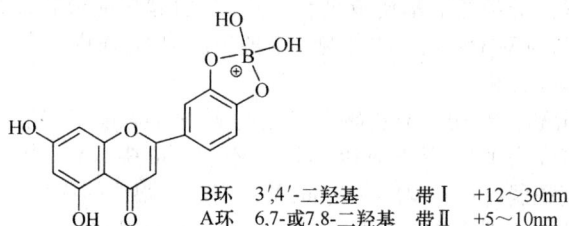

B环 3′,4′-二羟基   带 I +12~30nm
A环 6,7-或7,8-二羟基   带 II +5~10nm

图 9-5   NaOAc/H₃BO₃ 对黄酮紫外光谱的影响

4. 三氯化铝/盐酸(AlCl₃/HCl) 分子中有邻二酚羟基、3-羟基-4-酮基、5-羟基-4-酮基时,可与 $AlCl_3$ 络合,形成络合物,引起相应吸收带红移。生成的铝络合物相对稳定性由强到弱依次为:黄酮醇 3-OH > 黄酮 5-OH > 二氢黄酮 5-OH > 邻二酚 OH > 二氢黄酮醇 3-OH。邻二酚羟基及二氢黄酮醇的 3-羟基-4-酮基与 $AlCl_3$ 形成的络合物很不稳定,加入少量酸水(如盐酸)即可分解(图 9-6),使相应吸收带紫移。此外,二氢黄酮醇的铝络合物在乙酸钠中亦不稳定,可予以鉴别。

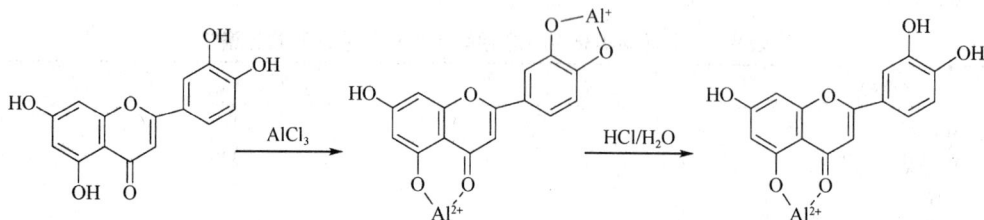

图 9-6   黄酮类化合物与三氯化铝形成的络合物

若 AlCl₃/HCl 谱 = AlCl₃ 谱,示结构中无邻二酚羟基。若 AlCl₃/HCl 谱 ≠ AlCl₃ 谱,示结构中可能有邻二酚羟基;带 I 紫移 30~40nm,示 B 环有邻二酚羟基,紫移 50~65nm,示 A、B 环均可能有邻二酚羟基。

AlCl₃/HCl 谱 = MeOH 谱,示无 3-或 5-OH。AlCl₃/HCl 谱较 MeOH 谱带 I 红移 35~55nm,示只有 5-OH;红移 60nm,示只有 3-OH;红移 50~60nm,示可能同时有 3-及 5-OH;红移 17~20nm,示除 5-OH 外尚可能有 6-含氧取代。

如用乙醇作为测定溶剂,其中含有的痕量水分可以抑制 AlCl₃ 与邻二酚羟基络合,但在甲醇中则不会出现此现象。因此常采用甲醇作黄酮类化合物 UV 光谱测定的溶剂。

以上所述为一般经验规律,实践中尚需结合化学方法及其他光谱特征进行综合分析做出判断。对于鉴定来说,光谱的谱线形状非常重要,最大吸收峰位差几个纳米可不必介意。

三、黄酮类化合物的核磁共振氢谱

¹H-NMR 是黄酮类化合物结构分析的一个重要手段,常用的溶剂有氘代氯仿(CDCl₃)、氘代

二甲基亚砜（DMSO-d_6）、氘代吡啶（C_5D_5N）等。$CDCl_3$对于极性较小的黄酮类化合物是理想的溶剂，但对大部分黄酮类化合物并不适用。DMSO-d_6溶解范围广，适用于各种结构类型黄酮类化合物，其优点是各质子信号分辨率高，还可检测-OH质子信号，例如：在3,5,7-三羟基黄酮的1H-NMR谱中，三个酚羟基的质子信号分别以单峰出现在δ 12.40（5-OH）、δ 10.93（7-OH）及δ 9.70（3-OH），向被测溶液中加入D_2O后，这些信号即消失。DMSO-d_6的缺点是很容易吸水而产生信号，干扰化合物在δ 2~4区域内的信号峰，使其难以分辨。另外，DMSO-d_6沸点较高，测定后的样品回收往往需要使用冷冻干燥法。

此外，将黄酮类化合物转化成三甲基硅醚衍生物（TMS）后，亦可使用CCl_4作为溶剂进行测定，但此法由于需要制备衍生物，目前已经基本上不被采用。但是，需要指出的是，本节以下所介绍的黄酮类化合物的核磁共振氢谱的规律，是从将黄酮类化合物制成TMS衍生物后采用CCl_4作为溶剂测定得来的数据中总结出来的，因此，在分析采用其他溶剂直接进行化合物的^{1}H-NMR测定所得的数据时，各质子的化学位移值可能会超出本节所述范围，但是其各种信号的峰形以及在整个谱图中的相对位置是基本一致的。

通过^{1}H-NMR的测定，可得到黄酮类化合物的如下结构信息：①骨架结构类型；②含氧取代基的数目和位置；③糖基的数目及苷键构型；④是否存在C—CH_3和异戊烯基侧链等。

根据黄酮类化合物的C_6-C_3-C_6的基本骨架，下面分别讨论A、B、C三个环上质子的核磁共振氢谱特征。

（一）C环质子

C环质子的^{1}H-NMR谱的信号是推断黄酮类化合物结构类型的重要依据。常见黄酮类化合物的C环质子的化学位移值及偶合裂分情况见表9-8。

表9-8 黄酮类化合物C环质子的化学位移

化合物	H-2	H-3
黄酮类	–	6.30s
异黄酮	7.60~7.80s	–
二氢黄酮	5.00~5.50dd	2.80dd
二氢黄酮醇	4.80~5.00d	4.10~4.30d
二氢黄酮醇-3-O-糖苷	5.00~5.60d	4.30~4.60d
查耳酮	6.70~7.40d（H-α）	7.30~7.70d（H-β）
橙酮	–	6.50~6.70s（苄基氢）

1. 黄酮及黄酮醇类 黄酮类C环上H-3常作为一个尖锐的s峰出现在δ 6.30处，当在5,6,7-或5,7,8-三取代黄酮中，H-3有可能与A环中的孤立芳环质子的单峰信号相混淆，需要注意区别。黄酮醇类由于C环的3-位质子被取代，故在^{1}H-NMR中没有C环质子信号。

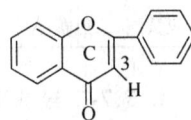

2. 异黄酮类 C环上H-2位于氧的邻位，并且受到羰基的负屏蔽效应，将作为一个s峰出现在δ 7.60~7.80处（较一般芳环质子低场）。当用DMSO-d_6作溶剂时，还将进一步移到δ 8.50~8.70处。

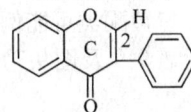

3. 二氢黄酮及二氢黄酮醇

（1）二氢黄酮：H-3两个质子为化学等价的，但磁不等价的，H-2与H-3的两个质子分别有邻位偶合，$^3J_{trans}$（11.0Hz）>$^3J_{cis}$（5.0Hz），故H-2作为一个dd峰出现在δ 5.40左右。H-3两个磁不等价的质子之间^2J = 16.0Hz，均为dd峰出现在δ 2.83和δ 3.14处，常会相互重叠。

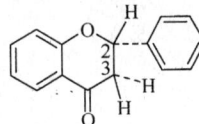

（2）二氢黄酮醇：天然存在的二氢黄酮醇中，H-2 与 H-3 多为反式二直立键，故分别以 d 峰（$J = 11.0$Hz）出现，H-2 位于 δ 4.90 左右，H-3 位于 δ 4.30 左右。当 3-OH 成苷时，H-2 和 H-3 均向低场方向位移，分别位于 $\delta 5.00 \sim 5.60$、$\delta 4.30 \sim 4.60$。其 C-2 与 C-3 的绝对构型可通过圆二色散谱来确定。

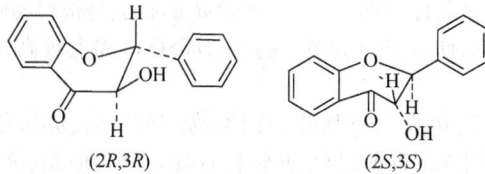

$(2R,3R)$　　　　$(2S,3S)$

4. 查耳酮和橙酮类　查耳酮分子中，位于羰基 α 位和 β 位的 H 之间有邻位偶合作用，分别以二重峰（$J = 17.0$Hz）形式出现。由于 H-β 受到羰基的负屏蔽效应影响大，故较 H-α 处于更低场，H-α 位于 $\delta 6.70 \sim 7.40$ 处，H-β 位于 $\delta 7.30 \sim 7.70$ 处。

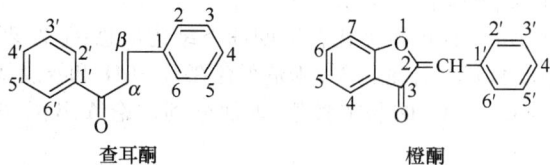

查耳酮　　　　　　　橙酮

橙酮分子中，C 环的环外 =CH 的质子（也称苄基质子）常以单峰出现在 $\delta 6.50 \sim 6.70$ 处；如以 DMSO-d_6 为溶剂，该质子信号将移至 $\delta 6.37 \sim 6.94$ 处。其确切的峰位取决于 A 环和 B 环上的羟基取代情况。

（二）A 环质子

黄酮类化合物多在 5-位或（和）7-位有羟基取代，下面仅以 5,7-二羟基、7-羟基黄酮类化合物为例介绍 A 环质子的核磁共振谱的特征规律（见表 9-9）。

表 9-9　黄酮类化合物中 A 环质子 H-5、H-6 及 H-8 的化学位移

化合物	取代类型	H-5	H-6	H-8
黄酮、黄酮醇、异黄酮	5,7-二羟基	–	6.00 ~ 6.20d	6.30 ~ 6.50d
上述化合物的 7-O-糖苷	5,7-二羟基	–	6.20 ~ 6.40d	6.50 ~ 6.90d
二氢黄酮、二氢黄酮醇	5,7-二羟基	–	5.75 ~ 5.95d	5.90 ~ 6.10d
上述化合物的 7-O-糖苷	5,7-二羟基	–	5.90 ~ 6.10d	6.10 ~ 6.40d
黄酮、黄酮醇、异黄酮	7-羟基	7.90 ~ 8.20d	6.70 ~ 7.10dd	6.70 ~ 7.00d
二氢黄酮、二氢黄酮醇	7-羟基	7.70 ~ 7.90d	6.40 ~ 6.50dd	6.30 ~ 6.40d

1. 5,7-二羟基黄酮类化合物　H-6 和 H-8 由于间位偶合作用分别作为二重峰（$J = 2.5$Hz）出现在 $\delta 5.70 \sim 6.90$ 范围内，且 H-6 总比 H-8 位于较高场（二氢黄酮类可能例外）。当 7-OH 糖苷化后，H-6 和 H-8 信号均向低场位移（见表 9-9 及图 9-7）。

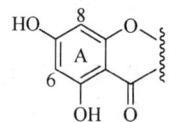

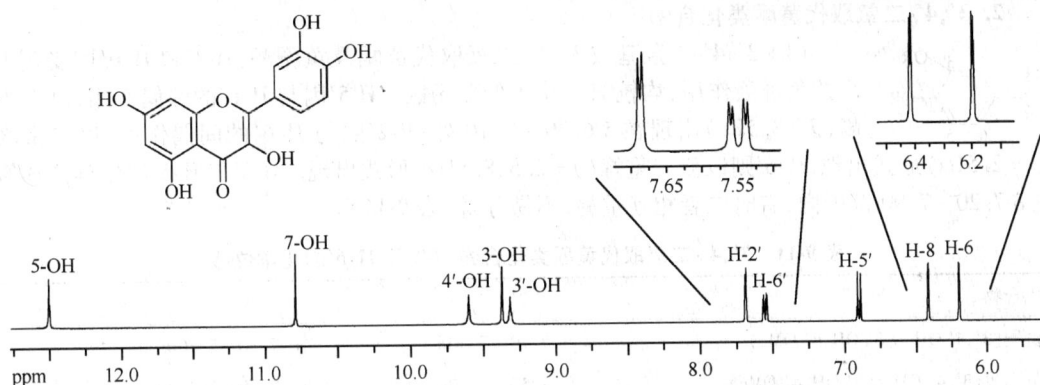

图 9-7　槲皮素（quercetin）的 ^{1}H-NMR 谱（DMSO-d_6）

2. 7-羟基黄酮类化合物　在 7-羟基黄酮类化合物 A 环上，有 3 个芳环质子（H-5、H-6、H-8），H-5 由于受 C-4 位羰基强烈的负屏蔽效应的影响，其化学位移处于最低场，且由于与 H-6 有邻位偶合作用，作为二重峰出现在 $\delta\,8.0$（$J=8.5\,Hz$）左右。H-6 与 H-8 的化学位移值在 $\delta\,6.30\sim7.10$ 之间，其中，H-6 因与 H-5 的邻偶（$J=8.5\,Hz$）和 H-8 的间偶（$J=2.5\,Hz$）作用，表现为一个双二重峰；而 H-8 因与 H-6 的间偶作用表现为一个二重峰（$J=2.5\,Hz$）。

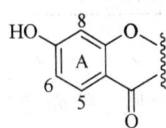

7-羟基黄酮类化合物中的 H-6 和 H-8 的化学位移值，比 5,7-二羟基黄酮类化合物中的相应质子的化学位移值大，并且位置可能会相互颠倒（表 9-9）。

（三）B 环质子

黄酮类化合物 B 环的取代模式主要有 4′-单氧取代、3′,4′-二氧取代、2′,4′-二氧取代和 3′,4′,5′-三氧取代，B 环质子的化学位移值通常位于 $\delta\,6.70\sim8.10$ 之间，由于受到 C 环的影响较大，故通过测定 B 环质子的化学位移值和偶合常数，不仅可确定 B 环的取代模式，还可提供 C 环的结构信息。

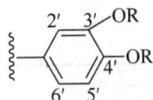

1. 4′-羟基或 4′-氧取代黄酮类化合物　该取代模式的 B 环质子可分成 H-2′、H-6′和 H-3′、H-5′两组，每组质子均表现为二重峰（$J=8.5\,Hz$），位于 $\delta\,6.50\sim7.90$ 处，比 A 环质子处于稍低的磁场区。H-2′、H-6′的化学位移值总是比 H-3′、H-5′的化学位移值大，主要是由于 4′-OR 的屏蔽效应和 C 环羰基的负屏蔽效应。H-2′和 H-6′的具体峰位取决于 C 环的氧化水平（表 9-10）。

表 9-10　4′-氧取代黄酮类化合物中 H-2′、H-6′及 H-3′、H-5′的化学位移

化合物	H-2′、H-6′	H-3′、H-5′
二氢黄酮类	7.10～7.30d	
二氢黄酮醇类	7.20～7.40d	
异黄酮类	7.20～7.50d	
查耳酮类(H-2,6 及 H-3,5)	7.40～7.60d	6.50～7.10d
橙酮类	7.60～7.80d	
黄酮类	7.70～7.90d	
黄酮醇类	7.90～8.10d	

2. 3′,4′-二氧取代黄酮类化合物

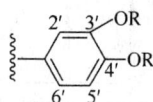

（1）3′,4′-二羟基或 3′,4′-二氧取代黄酮及黄酮醇：H-2′和 H-6′因受到 C 环的负屏蔽作用，均较 H-5′位于低磁场区。H-5′因与 H-6′的邻偶作用，以二重峰（$J = 8.5\text{Hz}$）出现在 $\delta\,6.70 \sim 7.10$ 处；H-2′因与 H-6′的间偶作用，以二重峰（$J = 2.5\text{Hz}$）形式出现，H-6′则以双二重峰（$J = 2.5, 8.5\text{Hz}$）形式出现。H-2′与 H-6′的化学位移值在 $\delta\,7.20 \sim 7.90$ 范围内，有时二者相互重叠，不易分辨（表 9-11）。

表 9-11　3′,4′-二氧取代黄酮类化合物 H-2′及 H-6′的化学位移

化合物	H-2′	H-6′
黄酮（3′,4′-OH 及 3′-OH,4′-OMe）	7.20 ~ 7.30d	7.30 ~ 7.50dd
黄酮醇（3′,4′-OH 及 3′-OH,4′-OMe）	7.50 ~ 7.70d	7.60 ~ 7.90dd
黄酮醇（3′-OMe,4′-OH）	7.60 ~ 7.80d	7.40 ~ 7.60dd
黄酮醇（3′,4′-OH,3-O-糖）	7.20 ~ 7.50d	7.30 ~ 7.70dd

（2）3′,4′-二羟基或 3′,4′-二氧取代基异黄酮、二氢黄酮及二氢黄酮醇：H-2′、H-5′以及 H-6′ 3 个质子的峰形与裂分偶合常数与上述相同，但由于峰之间相互重叠难以分辨，常作为一个复杂的多重峰（常组成两组峰）出现在 $\delta\,6.70 \sim 7.10$ 范围内。C 环对其影响很小，各质子的化学位移值主要取决于他们各自相对于含氧取代基的位置。

3. 3′,4′,5′-三氧取代黄酮类化合物　当 3′-与 5′-位氧取代基类型相同时，H-2′和 H-6′为等同质子，以相当于两个质子的单峰出现；但 3′-与 5′-位氧取代基类型不同时，H-2′与 H-6′则因间位偶合作用分别以二重峰（$J = 2.5\text{Hz}$）出现，其化学位移值取决于 3′-,4′-,5′-位上的氧取代基的类型。如 3′-,4′-,5′-位均为羟基时，H-2′与 H-6′位于 $\delta\,6.50 \sim 7.50$ 区域。

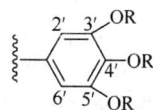

（四）糖上的质子

1. 单糖苷类　成苷后，糖的端基质子（以 H-1″表示）与糖的其他质子相比，一般位于较低磁场区。其具体峰位与苷键结合的位置及糖的种类等有关（表 9-12）。

表 9-12　黄酮单糖苷类化合物中糖的端基质子的化学位移

化合物类型	H-1″
黄酮-6-C-糖苷	4.70 ~ 5.20
黄酮-8-C-糖苷	4.70 ~ 5.20
黄酮-7-O-葡萄糖苷	4.70 ~ 5.20
黄酮-5-O-葡萄糖苷	4.80 ~ 5.20
黄酮-4′-O-葡萄糖苷	4.80 ~ 5.20
黄酮醇-3-O-葡萄糖苷	5.70 ~ 6.00
黄酮醇-3-O-鼠李糖苷	5.00 ~ 5.10
二氢黄酮醇-3-O-葡萄糖苷	4.10 ~ 4.30
二氢黄酮醇-3-O-鼠李糖苷	4.00 ~ 4.20

从表 9-12 可知，对于黄酮醇葡萄糖苷类化合物，3-O-糖苷上的 H-1″很容易与 7-、4′-、5-O-糖苷的 H-1″相区别，并且黄酮醇的 3-O-葡萄糖苷的 H-1″（$\delta\,5.70 \sim 6.00$）与 3-O-鼠李糖苷的 H-1″（$\delta\,5.00 \sim 5.10$）亦可很容易区分。

对于鼠李糖苷，鼠李糖的糖环上的甲基质子将以一个二重峰（$J = 6.5\text{Hz}$）出现在 $\delta\,0.80 \sim$

1.20处,易于识别。

2. 双糖苷类 黄酮类化合物双糖苷中,末端糖上的端基质子(以H-1‴表示)因离黄酮母体较远,受到其负屏蔽作用影响较小,其信号比H-1″位于较高场,具体峰位与末端糖基连接的位置有关。

例如:陈皮中的主要成分橙皮苷和新橙皮苷,是由橙皮素分别与芸香糖和新橙皮糖结合而成,这两个双糖均是由葡萄糖和鼠李糖构成,但两单糖之间的连接位点不同,如下所示:

橙皮苷:橙皮素-芸香糖基[苷元-O-β-D-葡萄糖(6→1)-α-L-鼠李糖]

新橙皮苷:橙皮素-新橙皮糖基[苷元-O-β-D-葡萄糖(2→1)-α-L-鼠李糖]

鼠李糖与葡萄糖之间的这两种连接方式除通过二维核磁共振技术等方法进行确认外,还可以通过比较鼠李糖上端基质子(H-1‴)和H-6‴(CH₃)予以鉴定,见表9-13。

表9-13 芸香糖基和新橙皮糖基中鼠李糖 H-1‴和 H-6‴的化学位移

化合物	H-1‴	H-6‴
芸香糖基	4.20~4.40(d,J=2.0Hz)	0.70~1.00(d)
新橙皮糖基	4.90~5.00(d,J=2.0Hz)	1.10~1.30(d)

(五)其他质子

1. C-6及C-8位的甲基质子 C-6位—CH₃质子信号总是较C-8位—CH₃质子信号的化学位移值小约0.2,例如异黄酮,C-6位—CH₃质子位于δ2.04~2.27,C-8位—CH₃质子位于δ2.14~2.45。

2. 乙酰氧基的质子 某些黄酮类化合物有时也制备成乙酰化衍生物进行结构鉴定。

一般来说,与脂肪族羟基结合的乙酰氧基上的质子信号出现在δ1.65~2.10处,与酚羟基结合的乙酰氧基上的质子信号出现在δ2.30~2.50处,二者很容易区分。根据与脂肪族羟基结合的乙酰氧基上的质子数目,可推断出黄酮糖苷中糖基的数目;根据与酚羟基结合的乙酰氧基上的质子的数目,可确定黄酮苷元中游离酚羟基的数目。此外,根据乙酰氧基上质子的化学位移,还可以帮助确定黄酮母核上的酚羟基的位置(表9-14)。

表9-14 黄酮类化合物乙酰氧基上质子的化学位移

乙酰基位置	δ
4′-O-COCH₃	2.30~2.35
7-O-COCH₃	2.30~2.35
5-O-COCH₃	2.45

3. 甲氧基上的质子 一般情况下,甲氧基上质子的信号以单峰出现在δ3.50~4.10处。甲氧基在黄酮类母核上的取代位置,可采用NOE和二维核磁共振技术等进行确定。

四、黄酮类化合物的核磁共振碳谱

黄酮类化合物^{13}C-NMR谱的信号归属,一般可通过下列方式进行:①与简单的模型化合物如苯乙酮、桂皮酸及其衍生物的碳谱作比较;②用经验性的简单芳香化合物的取代基位移加和规律进行计算;③与已知的黄酮类化合物的碳谱数据进行对照比较。目前,已经有大量的各种类型的黄酮类化合物的^{13}C-NMR谱的信号数据及归属,并已阐明了各类型黄酮类化合物碳谱信号的化学位移的特征。利用这些研究结果,可以比较容易地进行黄酮类化合物的结构确定工作。但在比较复杂的系统中,信号的准确归属还需要借助各种一维及二维核磁共振技术。

黄酮类化合物的^{13}C-NMR谱可提供下列结构信息:①骨架结构类型;②确定分子中碳原子

的总数,以及黄酮类化合物母核上含氧碳原子的数目和糖基上的碳原子的数目;③区分 *C*-糖苷与 *O*-糖苷;④确定糖苷中糖基的连接位置;⑤鉴定乙酰取代基和乙酰化的位置。

(一) 黄酮类化合物骨架结构类型的判断

黄酮类化合物[13]C-NMR 谱中,C 环上的三碳原子的信号因骨架结构类型不同而具有很强的特征性,因而可根据 C 环上 C-2、C-3、C-4 3 个碳原子信号的化学位移值及其在偏共振去偶谱中的裂分情况,推断化合物的骨架结构类型(表 9-15)。

表 9-15　黄酮类化合物 C 环上三碳原子的[13]C-NMR 信号特征

结构类型	C-2 (或 C-β)	C-3 (或 C-α)	C-4
黄酮类	160.5 ~ 163.2(s)	104.7 ~ 111.8(d)	174.5 ~ 184.0(s)
黄酮醇类	147.9(s)	136.0(s)	172.5 ~ 177.7(s)
黄酮醇-3-*O*-糖苷	145.8(s)	137.5(s)	172.5 ~ 177.7(s)
异黄酮类	149.8 ~ 155.4(d)	122.3 ~ 125.9(s)	174.5 ~ 182.5
二氢黄酮类	75.0 ~ 80.3(d)	42.8 ~ 44.6(t)	188.6 ~ 198.0(s)
二氢黄酮醇类	82.7(d)	71.2(d)	188.6 ~ 198.0(s)
二氢黄酮醇-3-*O*-糖苷	80.5(d)	72.7(d)	188.6 ~ 198.0(s)
查耳酮类	136.9 ~ 145.4(d)	116.6 ~ 128.1(d)	188.0 ~ 197.0(s)
橙酮类	146.1 ~ 147.7(s)	111.6 ~ 111.9(d)(=CH—)	182.5 ~ 182.7(s)

(二) 黄酮类化合物芳环取代模式的确定方法

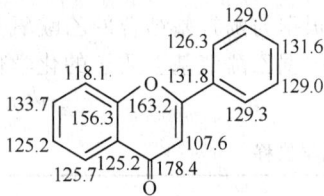

无取代基的黄酮的[13]C-NMR 信号的归属如左图所示,将被测黄酮类化合物的芳香碳的信号与此数据进行比较,可帮助确定芳环上的取代基的取代模式。

1. 取代基对化学位移的影响 黄酮类化合物,特别是 B 环上引入取代基时,其引起的位移效应与简单苯衍生物的取代影响基本一致,见表 9-16。

（左图碳谱数据：129.0　126.3　131.6　118.1　131.8　129.0　133.7　163.2　129.3　156.3　125.2　107.6　125.7　125.2　178.4，含 O 及 O）

表 9-16　黄酮类化合物 B 环上的取代基位移效应

取代基	Zi	Zo	Zm	Zp
—OH	+26.6	-12.8	+1.6	-7.1
—OCH₃	+31.4	-14.4	+1.0	-7.8
—CH₃	+8.9	+0.7	-0.1	-2.9
—COCH₃	+23.0	-6.4	+1.6	-2.3

从上表可知,羟基、甲氧基、乙酰基、甲基的引入均会使 *Ipso*-碳(α-碳)大幅度向低场位移,而邻位碳及对位碳均向高场位移(甲基取代的邻位碳稍向低场位移)。间位碳受其影响较少,仅小幅度地向低场移动(甲基取代除外)。

通常 A 环或 B 环引入取代基时,位移效应只影响到引入取代基的相应芳环。若是一个环上同时引入几个取代基,其位移效应符合某种程度的加和性规律。另外,黄酮母核上引入 5-OH 时,不仅影响 A 环碳原子的化学位移,还因 5-OH 与 C-4 位羰基形成分子内氢键缔合,故可使 C-4、C-2 信号分别向低场位移 4.5 及 0.9,而 C-3 信号则向高场位移 2.0。如果 5-OH 被甲基化或糖苷化,使氢键缔合遭到破坏,则上述信号将分别向相反方向位移。

2. 5,7-二羟基黄酮类中 C-6 及 C-8 信号的特征　大多数 5,7-二羟基黄酮中 C-6 与 C-8 的 ^{13}C-NMR 信号位于 δ 90.0 ~ 100.0 范围内,且 C-6 总比 C-8 出现在较低的磁场,二者的 Δδ 约为 4.8(见图 9-8)。但在二氢黄酮中,C-6 与 C-8 的化学位移值的差值要较黄酮类的差值小,Δδ 约为 0.9。

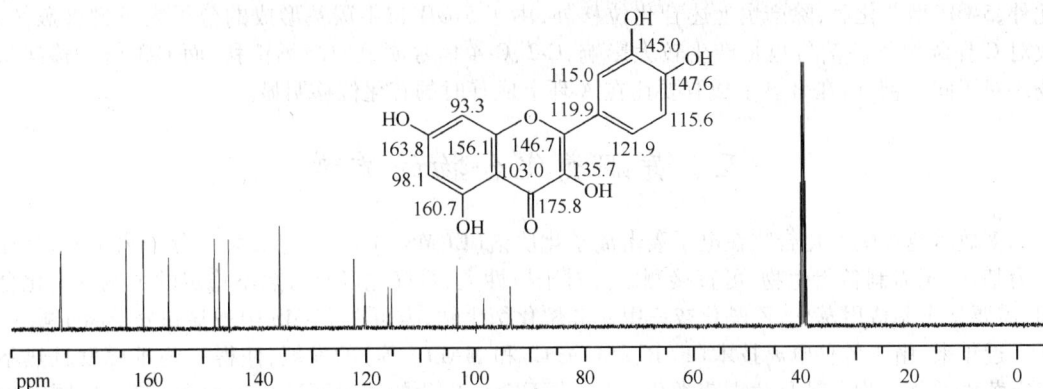

图 9-8　槲皮素(quercetin)的 ^{13}C-NMR 谱(DMSO-d_6)

C-6 或 C-8 上是否有烷基或芳香基取代,可通过观察 ^{13}C-NMR 谱上 C-6 或 C-8 的信号是否发生了位移来加以判断。当 C-6 或 C-8 被甲基化后,C-6 或 C-8 向低场移动 6.0 ~ 9.6;当 C-6 的 H 被 -OH 取代后,C-6 向低场大幅度移动,但只影响被取代的 C-6,C-8 信号未因此而发生大的改变。同理,6-C-糖苷或 8-C-糖苷或 6,8-二碳糖苷也可据此进行鉴定,因为 C-6 或 C-8 位结合成 C-糖苷时将使相应的 C-6 或 C-8 向低场移动 10.0 左右。但是,对于二氢黄酮、二氢黄酮醇以及 C-6、C-8 上同时连接有不同的烷基取代基的黄酮类化合物,很难仅通过 C-6 和 C-8 的化学位移值来判断取代位置,此时常采用 HMBC 等二维核磁共振技术来进行取代位置的确定。

(三) 黄酮类化合物-O-糖苷中糖的连接位置

黄酮类化合物在形成 O-糖苷后,苷元和糖都将产生相应的苷化位移。由于苷元上成苷的羟基位置以及糖的种类不同,苷化位移的幅度也不同,利用这些规律可判断糖在苷元上的连接位置。

1. 糖的苷化位移及端基碳的信号　酚苷中,糖的端基碳信号因苷化向低场位移约 4.0 ~ 6.0。当苷化位置位于黄酮苷元的 7-或 2′、3′、4′-位时,糖的端基碳的信号多见于 δ 100.0 ~ 102.5 范围内;但 7-O-鼠李糖苷的端基碳位于 δ 99.0,而 5-O-葡萄糖苷的端基碳则位于 δ 104.3 处。

2. 苷元的苷化位移　根据苷元的苷化位移,可判断黄酮类化合物-O-糖苷中糖的连接位置。通常,苷元糖苷化后,Ipso-碳原子向高场位移,其邻位和对位碳原子向低场位移,其中对位碳原子信号的低场位移幅度大且恒定,见表 9-17。

表 9-17　黄酮类化合物 ^{13}C-NMR 谱上苷元的苷化位移

苷化位置	苷元的苷化位移平均值													
	2	3	4	5	6	7	8	9	10	1′	2′	3′	4′	5′	6′
7-O-糖					+0.8	-1.4	+1.1		+1.7						
7-O-鼠李糖					+0.8	-2.4	+1.0		+1.7						
3-O-糖	+9.2	-2.1	+1.5	+0.4					+1.0	-0.8	+1.1	-0.3	+0.7	-0.4	+1.5
3-O-鼠李糖	+10.3	-1.1	+2.0	+0.6					+1.1						
5-O-葡萄糖	-2.8	+2.2	-6.0	-2.7	+4.4	-3.0	+3.2	+1.4	+4.3	-1.3	-1.2	-0.4	-0.8	-1.0	-1.2
3′-O-葡萄糖	-0.5	+0.4								+1.6	0		+1.4	+0.4	+3.2
4′-O-葡萄糖	+0.1	+1.0								+3.7	+0.4	+2.0	-1.2	+1.4	0

由表 9-17 可见,3-OH 糖苷化后,对 C-2 引起的苷化位移比一般邻位效应要大得多,这说明 C-2 与 C-3 构成的双键与一般的芳香系统不同,具有更多的烯烃的性质。另外,7-OH 或 3-OH 与鼠李糖成苷时,苷元 *Ipso*-碳原子的苷化位移比一般糖苷要大一些,据此可与一般糖苷相区别。此外,5-OH 糖苷化后,除产生上述苷化位移外,由于 5-OH 与 4-羰基形成的分子内氢键被破坏,故对 C 环碳原子的信号也将产生较大影响,C-2、C-4 信号明显向高场位移,而 C-3 信号移向低场。对于同一糖基,在 B 环上成苷要比在 A 环上成苷时的苷化位移明显。

五、黄酮类化合物的质谱

多数游离黄酮类化合物在电子轰击离子化质谱(EI-MS)中,可得到较强的分子离子峰,且往往为基峰,无需制备衍生物,可直接测定。对于极性大、难气化以及对热不稳定的黄酮苷类化合物,需要预先制成甲基化、乙酰化或三甲基硅烷化衍生物,方可在 EI-MS 中观察到分子离子峰。

近年来,由于各种电离技术(FAB、ESI、APCI 和 MALDI 等)的发展,使得一些难挥发且热不稳定黄酮类化合物尤其是黄酮苷类化合物,在不需衍生化的情况下就可给出分子质量,同时也能获得有关苷元及糖基的重要结构信息。与此同时,质谱与高效液相色谱的成功联用,对于黄酮类化合物结构的快速鉴定也有着重大的意义。

(一) 游离黄酮类化合物的电子轰击离子化质谱(EI-MS)

游离黄酮类化合物的 EI-MS 中,除分子离子峰 $[M^+]$ 外,还常可见 $[M-H]^+$、$[M-CH_3]^+$(含有甲氧基者)、$[M-CO]^+$ 等碎片离子峰出现。

常见的黄酮类化合物的基本裂解途径主要有以下两种:

(1) 途径 I:Diels-Alder(RDA)裂解:

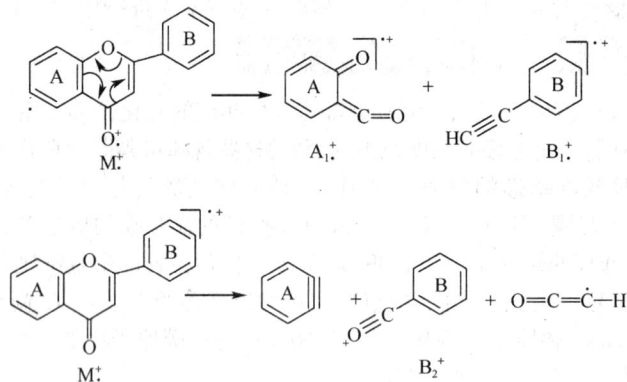

(2) 途径 II:上述两种裂解途径,因碎片离子中保留着 A 环和 B 环的基本骨架,且碎片 A_1^+ 与相应的 B_1^+ 碎片离子的质荷比之和等于分子离子 M^+ 的质荷比,因此在结构鉴定中有着重要的意义。通常,这两种途径是相互竞争、相互制约的。B_2^+、$[B_2-CO]^+$ 的离子丰度几乎与 A_1^+、B_1^+ 离子及它们进一步裂解产生的子离子(如 $[A_1-CO]^+$ 等)的丰度互成反比。

下面重点介绍黄酮及黄酮醇类的质谱裂解规律。

1. 黄酮类 游离黄酮类化合物的基本裂解途径如图 9-9 所示。

多数游离黄酮类成分的分子离子峰很强,往往为基峰,途径 I 为其主要裂解途径。在其 MS 图谱中,$[M-28]^+$ 及由途径 I 得到的 A_1^+、B_1^+ 往往有较强的信号。除了 RDA 反应之外,丢失 CO、CO_2、H_2O、C_2H_2O 等中性分子的裂解反应也比较常见。

A 环、B 环上的取代情况,可分别根据 A_1^+ 和 B_1^+ 的质荷比来确定。表 9-18 中列出了一些黄酮类化合物的质谱裂解碎片 A_1^+ 和 B_1^+ 的数据。在无取代的黄酮的质谱中,A_1^+ 为 m/z 120、B_1^+

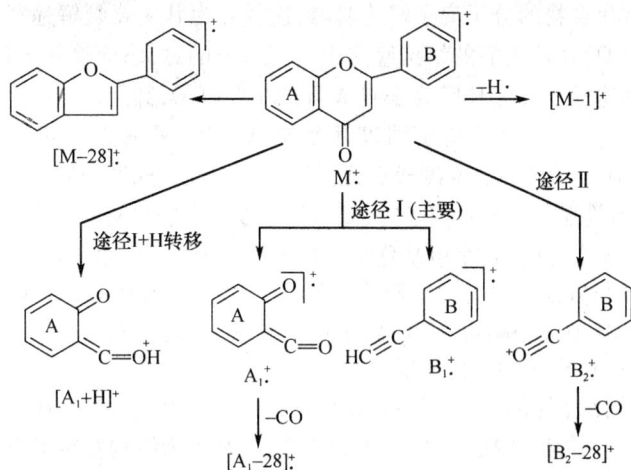

图 9-9　游离黄酮类化合物的 EI-MS 裂解基本途径

为 m/z 102；在 5,7-二羟基黄酮的质谱中，B_1^+ 仍为 m/z 102，而 A_1^+ 则为 m/z 152，比无取代黄酮高 32 个质量单位，说明 A 环上增加了两个氧原子，即预示 A 环含有二羟基取代。同理，对于在 B 环上取代基有不同的 5,7-二羟基黄酮、芹菜素和刺槐素，三者的 A_1^+ 均为 m/z 152，而 B_1^+ 则依次为 m/z 102、118 和 132，预示芹菜素的 B 环比 5,7-二羟基黄酮多了一个羟基，刺槐素的 B 环则含有一个甲氧基。

表 9-18　A、B 环取代基不同的黄酮类化合物的质谱数据

化合物	A_1^+ m/z	B_1^+ m/z
黄酮	120	102
5,7-二羟基黄酮	152	102
5,7,4′-三羟基黄酮(芹菜素)	152	118
5,7-二羟基-4′-甲氧基黄酮(刺槐素)	152	132

　　当黄酮母核上含有 4 个或 4 个以上的含氧取代基时，常常可看到通过裂解途径 I（RDA 裂解）产生的中等强度 A_1^+ 和 B_1^+ 的碎片离子峰，在结构鉴定中具有重要的诊断价值。但是对于含有 4 个或 4 个以上的含氧取代基的黄酮醇类化合物，则较难发生 RDA 裂解，A_1^+ 和 B_1^+ 碎片离子的峰强度很弱。

　　2. 黄酮醇类　与黄酮类相比，C-3 位带羟基的黄酮醇类的 EI-MS 质谱有着不同的裂解特征。它的具体裂解途径如图 9-10 所示。

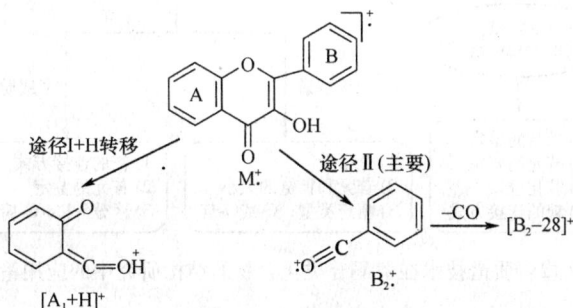

图 9-10　黄酮醇类化合物的 EI-MS 裂解途径

大多数黄酮醇类化合物的分子离子峰为基峰,途径 II 为其主要裂解途径,所以碎片离子 B_2^+ 和 $[B_2 - 28]^+$ ($B_2^+ - CO$) 在黄酮醇的结构鉴定中有着重要的意义;而途径 I 的 RDA 裂解在黄酮醇类中仅为次要裂解途径,$[A_1 + H]^+$ 为来自 A 环的主要离子,其上转移的 H 来自 3-OH。

同前所述,B_2^+、$[B_2 - CO]^+$ 的离子强度几乎与 A_1^+、B_1^+ 及其进一步裂解产生的离子(如 $[A_1 - CO]^+$、$[A_1 - CH_3]^+$ 等)的总强度成反比。当在黄酮或黄酮醇的质谱图中看不到由途径 I 的 RDA 裂解产生的中等强度的碎片离子时,则应当检查 B_2^+ 离子。例如在黄酮醇分子中,如果 B 环上的羟基数不超过 3 个,则在其全甲基化衍生物的质谱图上,B_2^+ 离子应出现在 m/z 105 (B 环无羟基取代)、或 m/z 135 (B 环原有 1 个羟基)、或 m/z 165 (B 环原有 2 个羟基)、或 m/z 195 (B 环原有 3 个羟基)处,其中最强峰即为 B_2^+ 离子峰。根据 B_2^+ 离子和分子离子 $[M]^+$ 的质荷比之差,还可帮助推测 A 环和 C 环的取代情况。

在游离黄酮醇类化合物的质谱图上,除了上述 $[M]^+$、B_2^+、$[A_1 + H]^+$ 离子外,还可看到 $[M - H]^+$、$[M - CH_3]^+$、$[M - CH_3 - CO]^+$ 等碎片离子,都可为结构鉴定提供重要的信息。

此外,含有 2'-羟基或 2'-甲氧基的黄酮醇类,在质谱中有如图 9-11 所示的特有裂解方式,即容易失去该羟基或甲氧基,并形成一个新的稳定的五元环。

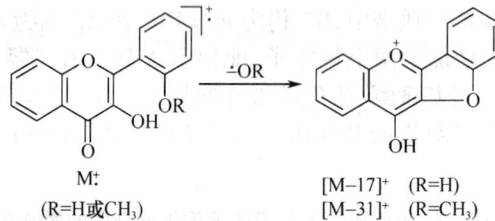

图 9-11 2'-羟基或 2'-甲氧基的黄酮醇类的质谱裂解特点

(二) 黄酮苷类化合物的质谱特征

Stobiecki 等在总结了质谱应用于黄酮苷类化合物的结构解析的基础上,提出了质谱技术在这类化合物结构研究中的应用策略,如图 9-12 所示。

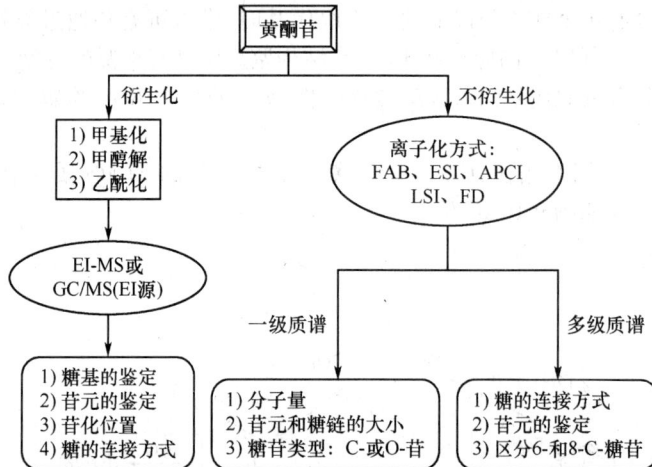

图 9-12 质谱技术在黄酮苷类化合物的结构研究中的应用策略

黄酮苷类化合物在 EI-MS 上看不到分子离子峰和糖基碎片峰,所以一般不宜直接采用 EI-MS 进行结构鉴定。以往,多制备成全甲基化(PM)或全氘甲基化(PDM)衍生物后再进行 EI-MS 测定,从中获得苷的相对分子量、糖的种类、糖与糖的连接顺序等结构信息。但是,在 PM

或 PDM 衍生物的 EI-MS 谱中,一般分子离子峰强度很弱,且质谱图上同时出现一些难以圆满解释的碎片离子强峰,此方法已逐步被其他质谱技术取代。

目前,黄酮苷类化合物可直接用 FD-MS、FAB-MS、ESI-MS、APCI-MS 和 MALDI-TOF-MS 进行分析,为结构研究提供了方便,其中 FAB-MS、ESI-MS 和 APCI-MS 应用最广泛。这些质谱技术可以直接分析未衍生化的各种黄酮苷,可在正、负离子检测模式下分析多种黄酮苷类化合物,得到 $[M+H]^+$、$[M+Na]^+$、$[M+K]^+$ 或 $[M-H]^-$ 等准分子离子峰。这些方法不仅给出相对分子量,有时也出现黄酮苷从糖链末端依次失去糖基的一系列信号,显示糖的连接顺序,并且在低质量区可以给出苷元的结构信息,适合于测定热不稳定、极性较大的黄酮苷类化合物。

黄酮苷类化合物的裂解特征以苷键的断裂、糖-糖键的断裂和糖环的交叉环切除为主,糖链顺次丢失糖配基最终生成苷元离子。最早 Crow 等利用(±)FAB-MS/MS 方法对一系列含双糖或多糖的黄酮 O-糖苷类化合物进行了分析,鉴别了不同糖链的化合物。而 Sakushima 等利用 DCI-MS(desorption chemical ionization mass spectrometry)和(±)FAB-MS/MS 对黄酮 O-双糖苷、黄酮 O-多糖苷和黄酮 3,7-二-O-糖苷类化合物进行分析,首次提出了利用质谱技术鉴别与确定糖基化位置的分析方法。黄酮 O-糖苷类和 C-糖苷类中糖链的裂解方式如图 9-13(a)和(b)所示。

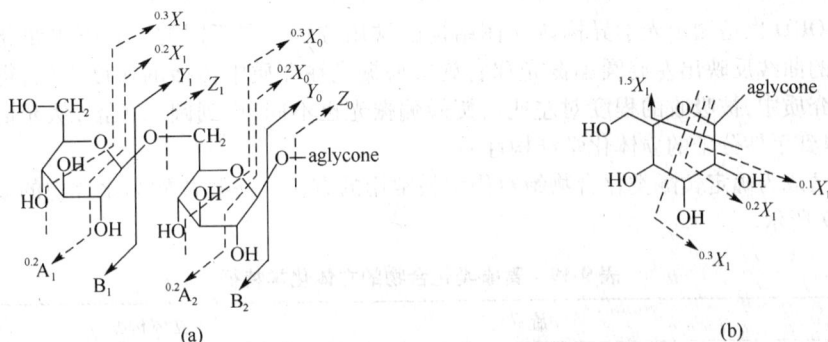

图 9-13　黄酮 O-糖苷类和 C-糖苷类中糖链的裂解方式

通过考察黄酮苷类化合物的 ESI-MS 谱、FAB-MS 谱和 MS/MS 谱可以确定黄酮苷类化合物的类型。黄酮 O-二糖苷、黄酮 C-二糖苷和黄酮 O-,C-二糖苷的 FAB-MS/MS 谱也表现出明显的差异,选择高低不同碰撞能量的 FAB-MS/MS 谱测定也能获得黄酮苷类化合物中糖链部分的连接顺序信息,其主要根据 $[M+H]^+$ 离子裂解形成的 Y_1^+ 和 Y_0^+ 离子的强度来确定。

与 FAB-MS 和 APCI-MS 相比,(±)ESI-MS 目前在黄酮苷类化合物的结构分析中应用更多。在(−)ESI-MS 谱中,一些黄酮苷类化合物碎裂产生苷元离子 Y_0^- 和自由基苷元离子 $[Y_0-H]^{-\cdot}$。研究表明,自由基苷元离子 $[Y_0-H]^{-\cdot}$ 的产生及其强度与苷元 B^- 环上的羟基数目、苷元的糖基化位置有一定的关系,根据黄酮苷类化合物中苷键断裂产生的 Y_0^- 和 $[Y_0-H]^{-\cdot}$ 离子的强度比大小,可以鉴别部分黄酮苷结构中糖基取代位置。

六、黄酮类化合物的立体化学

许多黄酮化合物的分子中都含有手性碳原子,如二氢黄酮及二氢黄酮醇的 C-2 和 C-3,测定其绝对构型可采用以下几种方法:

(一)化学转化法

用不改变手性碳构型的化学降解法,使未知构型的二氢黄酮经若干步已知的反应,降解为分子量较小的化合物,并同已知构型的化合物的比旋光度进行比较,推定未知构型化合物的立体构型。如下述二氢黄酮的 C-2 的绝对构型,通过其被臭氧氧化后可得到(−)-苹果酸,推测出其为 2S 构型。

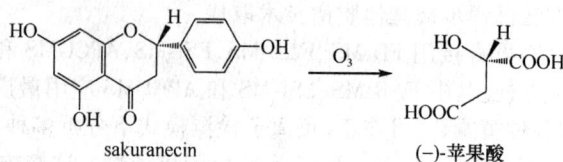

sakuranecin   (−)-苹果酸

（二）X 射线单晶衍射法

该法是确定有机化合物构型的重要方法,该法能在分子、原子水平上提供完整而准确的物质结构信息,因而成为结构测定中最具权威性的方法。该法能够测定出组成晶体的原子或离子的空间排列状况,从而了解晶体和分子中原子的化学结合方式、分子的立体构型、构象、电荷分布等。但该法要求待测物为晶体,操作方法及数据处理复杂,而且测定成本较高,所以限制了该法的使用和推广。

（三）圆二色谱（CD）和旋光光谱（ORD）

CD 和 ORD 也是测定光学异构体立体结构的常用方法。在不同的波长下测量化合物的消旋度,得到的曲线反映出左旋圆偏振光和右旋圆偏振光在介质中传播的速度不同,得到旋光光谱;而在此介质中,被吸收的程度对左或右旋圆偏振光也不同,得到圆二色谱,从光谱的特性曲线上可以得到手性分子的立体化学结构性质。

CD 法已成为确定黄酮类化合物绝对构型最常用的方法。一些黄酮类化合物的立体化学特征如表 9-19 所示。

表 9-19　黄酮类化合物的立体化学特征

化合物	旋光性	立体构型
黄烷酮	−	2S
二氢黄酮醇（反式）	+	2R,3R
表儿茶素（顺式）	−	2R,3R
表儿茶素（顺式）	+	2S,3S
儿茶素（反式）	+	2R,3S

七、结构研究实例

（一）陈皮中新橙皮苷（neohesperidin）的结构鉴定

新橙皮苷为白色无定形粉末（甲醇）,mp 240 ~ 242℃;不溶于石油醚、乙酸乙酯、氯仿、丙酮,微溶于甲醇、乙醇、水;HCl-Mg 反应呈阳性。经酸水解后进行 TLC 分析,水解产物在与随行标准品 D-葡萄糖和 L-鼠李糖的相同 R_f 值处分别显示有斑点,预示该化合物中含有鼠李糖和葡萄糖。ESI-MS 测定显示其相对分子量为 594。

^{1}H-NMR 谱（DMSO-d_6,δ）中,δ 12.01（1H,s）,9.04（1H,s）分别为 5 位、3′位羟基,5 位羟基由于与 4 位上的羰基形成分子内氢键,化学位移移向低场,故化学位移值较大;δ 6.12（1H,d,J = 2.5Hz）,6.09（1H,d,J = 2.5Hz）分别为 A 环上 8 位及 6 位上的两个质子信号,二者互为间位偶合 J = 2.5Hz;5.51（1H,dd）为 C 环 2 位上的质子,其与邻位 3 位上两个质子分别具有 cis、trans 偶合,偶合常数分别为 3.5Hz、12.0Hz;δ 5.24（1H,d,J = 6.0Hz）,5.05（1H,d,J = 2.0Hz）分别为 β-D-葡萄糖和 α-L-鼠李糖的端基质子的特征信号,δ 1.16（3H,d,J = 6.0Hz）为鼠李糖的 6‴位甲

基上的质子信号,预示鼠李糖与葡萄糖为 1→2 连接;δ 2.78(H,dd,$J=3.5,17.5$Hz)、3.18(H, dd,$J=12.0,17.5$Hz)为二氢黄酮 C 环 3 位上的两个质子,因受同碳质子的偕偶与邻位质子的偶合的影响,分别以双二重峰出现;δ 3.78(3H,s)为甲氧基上质子信号。

^{13}C-NMR 谱(DMSO-d_6,δ)显示化合物有 28 个碳原子;δ 196.8 为羰基碳原子;δ 55.6 为甲氧基碳原子;δ 17.8 为鼠李糖的甲基碳原子;δ 100.2,97.4 分别为葡萄糖和鼠李糖的端基碳的信号。

综上所述,其光谱数据与文献报道数据一致,故鉴定化合物为新橙皮苷(neohesperidin),分子式为 $C_{28}H_{34}O_{15}$。

新橙皮苷核磁共振氢谱和碳谱的数据及归属如下:

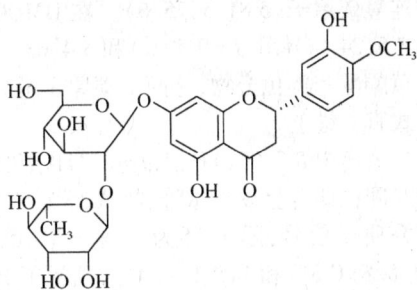
neohesperidin

^{1}H-NMR(500MHz,DMSO-d_6)δ:12.01(1H,s,5-OH),9.04(1H,s,3'-OH),6.96~6.87(3H, m,H -2',5',6'),6.12(1H,d,$J=2.5$Hz,H-8),6.09(1H,d,$J=2.5$Hz,H-6),5.51(1H,dd,$J=3.0,12.0$Hz,H-2),5.24(1H,d,$J=6.0$Hz,H-1''),5.05(1H,d,$J=2.0$Hz,H-1'''),3.78(3H,s,4'-OCH$_3$),2.78(1H,dd,$J=3.5,17.5$Hz,H-3),1.16(3H,d,$J=6.0$Hz,H-6''')。

^{13}C-NMR(125MHz,DMSO-d_6)δ:196.8(C-4),164.7(C-7),162.7(C-5),162.4(C-9),147.8(C-4'),146.4(C-3'),130.8(C-1'),117.6(C-6'),114.0(C-5'),112.0(C-2'),103.2(C-10),100.2(C-1''),97.4(C-1'''),96.1(C-6),95.0(C-8),78.2(C-2),77.0(C-3''),76.8(C-5''),76.0(C-2''),71.7(C-4'''),70.3(C-3'''),70.2(C-2''),69.5(C-4''),68.1(C-5'''),60.3(C-6''),55.6(OCH$_3$),42.0(C-3),17.8(C-6''')。

(二) 土茯苓中二氢黄酮醇苷类化合物的结构鉴定

土茯苓为百合科植物光叶菝葜 *Smilax glabra* Roxb. 的干燥根茎,具有除湿、解毒、通利关节之功效。从土茯苓的正丁醇萃取部位分离得 4 个互为同分异构体的二氢黄酮醇苷类化合物,通过 ESI-MS、^{1}H-NMR、^{13}C-NMR、DEPT、^{1}H,^{1}H-COSY、HMQC 及 HMBC 谱分别鉴定为落新妇苷(astilbin)、新落新妇苷(neoastilbin)、异落新妇苷(isoastilbin)、新异落新妇苷(neoisoastilbin)。

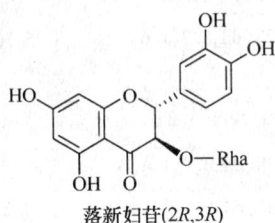
落新妇苷(2R,3R)

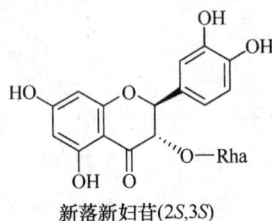
新落新妇苷(2S,3S)

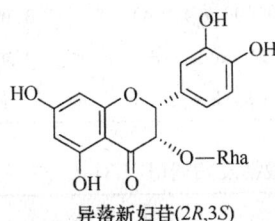
异落新妇苷(2R,3S)

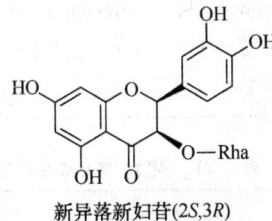
新异落新妇苷(2S,3R)

1. 落新妇苷(a) 化合物 **a** 为白色无定形粉末,$[\alpha]_D$ $-13.5°$(c,0.76,MeOH)。Molish 反应盐酸-镁粉反应均为阳性。ESI-MS(+)测定显示[M+H]$^{+}$准分子离子峰为 m/z 451.3。

化合物 **a** 经酸水解后,水解液的纸层析检测出有鼠李糖的存在。在核磁共振氢谱和碳谱中给出的糖基信号数据均与 *L*-吡喃鼠李糖苷一致。

UV λ_{max}（MeOH,nm）:290,328（sh）。据此可知该化合物的 B 环不与 C 环羰基共轭（或共轭很弱）。

苷元部分的碳谱中显示有 15 个碳原子,其中有 12 个芳香碳原子、1 个羰基碳（δ 194.3）和两个连氧碳原子（δ 81.5,75.6）。在 HMQC 谱中,观察到 δ 81.5 和 δ 75.6 两个碳原子分别与氢谱中 δ 5.24（1H,d,J = 9.8Hz）和 δ 4.63（1H,d,J = 9.8Hz）的信号相关,因此可推测化合物 a 为二氢黄酮醇苷类化合物,这两个碳原子分别为 C-2 和 C-3。由 $J_{\text{H-2,3}}$ = 9.8Hz,可知这两个质子处于反式直立键上。

氢谱中 δ 5.90（1H,d,J = 2.1Hz）和 δ 5.88（1H,d,J = 2.1Hz）分别为 A 环 H-6 和 H-8 质子,相互间位偶合呈现二重峰,故 A 环为 5,7-二羟基取代。δ 6.88（1H,s）和 δ 6.74（2H,s）为 B 环芳香质子信号,示 B 环为二含氧取代,但取代位置尚不能确定。在碳谱中两个连氧芳环碳 δ 145.8（C-3′）和 145.1（C-4′）,预示了 B 环为 3′,4′-二羟基取代。

关于鼠李糖的连接位置,由端基质子 δ 4.07（1H,s）,可知糖基连接在醇羟基上,HMBC 谱中也观察到该端基质子与 C-3（δ 75.6）有远程相关,进一步确证了鼠李糖应连接在 C-3 位的羟基上。

该化合物的 CD 谱在 295nm 处为负 Cotton 效应,326nm 处为正 Cotton 效应,据此可推定 C-2 和 C-3 的绝对构型为（2R,3R）。

综上所述,化合物 a 鉴定为（2R,3R）-花旗松素-3-O-α-L-吡喃鼠李糖苷（NMR 数据及归属见表 9-20、表 9-21）。

表 9-20   化合物 a-d 的^{1}H-NMR 数据及归属（DMSO-d_6,δ）

序号	落新妇苷（a） （2R,3R）	新落新妇苷（b） （2S,3S）	异落新妇苷（c） （2R,3S）	新异落新妇苷（d） （2S,3R）
2	5.24（d,9.8）	5.10（d,10.9）	5.53（d,2.6）	5.45（d,2.1）
3	4.63（d,9.8）	4.71（d,10.9）	4.22（d,2.6）	4.10（d,2.1）
6	5.90（d,2.1）	5.90（d,1.9）	5.93（d,2.0）	5.92（d,2.1）
8	5.88（d,2.1）	5.85（d,1.9）	5.90（d,2.0）	5.90（d,2.1）
2′	6.88（s）	6.90（s）	6.86（d,1.6）	6.91（d,1.6）
5′	6.74（s）	6.71（s）	6.71（d,8.3）	6.73（d,8.0）
6′	6.74（s）	6.71（s）	6.73（dd,8.3,1.6）	6.76（dd,8.0,1.6）
Rha				
1″	4.07（s）	4.95（s）	4.78（d,1.4）	4.14（d,1.2）
2″	3.36（br. s）	3.77（br. s）	3.48（dd,3.4,1.4）	3.46（br. S）
3″	3.42（dd,9.4,2.8）	3.16（dd,9.4,3.2）	3.21（dd,9.4,3.4）	3.27（dd,9.4,3.0）
4″	3.15（dd,9.4,9.4）	3.04（dd,9.4,9.4）	3.05（dd,9.4,9.4）	3.10（dd,9.4,9.4）
5″	3.88（dq,9.4,6.2）	2.32（dq,9.4,6.2）	2.50（overlapped）	3.30（dq,9.4,6.2）
6″	1.05（d,6.2）	0.81（d,6.2）	0.85（d,6.2）	1.01（d,6.2）

表 9-21   化合物 a-d 的^{13}C-NMR 数据及归属（DMSO-d_6,δ）

序号	落新妇苷（a） （2R,3R）	新落新妇苷（b） （2S,3S）	异落新妇苷（c） （2R,3S）	新异落新妇苷（d） （2S,3R）
2	81.5	81.5	79.9	80.0
3	75.6	74.8	73.3	75.5

续表

序号	落新妇苷（a） （2R,3R）	新落新妇苷（b） （2S,3S）	异落新妇苷（c） （2R,3S）	新异落新妇苷（d） （2S,3R）
4	194.3	196.0	192.8	192.4
5	163.4	163.3	163.9	163.8
6	96.0	96.1	96.2	96.0
7	166.9	167.3	167.4	167.2
8	95.0	95.1	95.2	94.9
9	162.1	162.3	162.4	162.4
10	101.0	100.5	100.1	100.5
1'	126.9	127.5	126.4	126.4
2'	114.7	114.6	114.1	114.4
3'	145.8	145.1	144.9	144.9
4'	145.1	145.9	145.1	145.3
5'	115.3	114.9	115.0	115.2
6'	118.8	119.3	117.6	117.8
Rha				
1''	100.0	101.2	98.8	100.6
2''	70.1	70.2	70.2	69.8
3''	70.4	70.1	70.2	70.4
4''	71.6	71.3	71.3	71.6
5''	68.9	68.8	68.9	69.0
6''	17.6	17.5	17.5	17.3

2. 新落新妇苷（b）、异落新妇苷（c）、新异落新妇苷（d） 化合物 b、c、d 的 ESI-MS 分析显示相对分子量与化合物 a 均相同,示与 a 为同分异构体,分子式也为 $C_{21}H_{22}O_{11}$;各化合物的 NMR 数据及归属见表 9-20、9-21。从表中可见,各化合物的碳谱数据很相近,但是氢谱之间有较大差异,预示为化合物 a 的非对映立体异构体。

C-2 和 C-3 绝对构型的不同,使得各化合物的 H-2 和 H-3 化学位移值与其偶合常数以及 3-O-糖基端基质子的化学位移值存在较大的差异,具有如下规律:

(1) 顺、反式异构体的区别:根据 H-2 和 H-3 之间的偶合常数,可以判断出化合物 a 和 b 为反式异构体($J_{H-2,3} \approx 10Hz$),化合物 c 和 d 为顺式异构体($J_{H-2,3} \approx 2Hz$);

(2) 两个顺(或反)异构体之间的区别:二氢黄酮(醇)类为非平面型分子,C 环 C-3 位上连接的鼠李糖基会受到 B 环的屏蔽作用,4 个异构体中,这种屏蔽作用是不同的,可通过鼠李糖基的氢谱数据进行区别,其中以端基质子(H-1'')和 H-5''的化学位移变化最显著。反式异构体 a 和 b 之间,(2R,3R)构型时,端基质子位于 δ 4.07,H-5''位于 δ 3.88;(2S,3S)构型时,端基质子位于 δ 4.95,H-5''位于 δ 2.32。与此类似,在顺式异构体 c 和 d 之间,(2R,3S)构型时,端基质子位于 δ 4.78,H-5''位于 δ 2.50;(2S,3S)构型时,端基质子位于 δ 4.14,H-5''位于 δ 3.30。

英文小结 Summary

Flavonoids are a large class of low molecular weight naturally occurring compounds widely present in the green plant world with more than 8000 different compounds described. In general, these compounds possess a skeleton of a chromane ring with an additional aromatic ring attached at position 2,3, or 4. Based on different substitution and the oxidation status of ring C, flavonoids can be classified into several subclasses including flavones, flavaonols, flavonones, flavanols, isoflavones and chalcones. Flavonoids are also an integral component of our common diet and they are particularly abundant in vegetables, fruits and plant-derived beverages such as wine and tea. In nature, most flavonoids exist as glycosides. Flavonoids serve the plants in a wide range of functions, for example, as pigments in color signatures and UV-protection of tissues or as chemical signal compounds in plant-microbe and plant-insect interactions. Flavonoids are also found in several medicinal plants, and herbal remedies containing flavonoids have been used in folk medicine around the world. Flavonoids have diverse pharmacological effects, such as anticancer, antioxidant, anti-aging, antiallergenic, antiviral, anti-inflammatory and antibacterial properties. Recently many studies have focused on their cardiovascular effects. Flavonoids like many other polyphenols are excellent free radical scavengers (chain-breaking antioxidants) because they are highly reactive as hydrogen or electron donors. Bioflavanoids are sometimes called vitamin P because of their effect on the permeability of capillaries. So, flavonoids are important constituents of the human diet, on average, the daily diet contain approximately 1 g of flavonoids.

参 考 文 献

陈广耀,沈连生,江佩芬.1996.土茯苓中二氢黄酮醇苷的研究.中国中药杂志,21:355~357

方启程.2006.天然药物化学研究.北京:中国协和医科大学出版社

马卡母 KR.1990.黄酮类化合物结构鉴定技术.北京:科学出版社

吴立军.2007.实用天然有机产物化学.北京:人民卫生出版社

吴立军.2007.天然药物化学.第5版.北京:人民卫生出版社

袁久志,窦德强,陈英杰等,2004.土茯苓二氢黄酮醇类成分研究.中国中药杂志,29:867~870

Bankova V,Dyulgerov A,Popov S. et al. 1986. GC/MS study of the propolis phenolic constituents,Naturforsch,42c:147

Britto J D,Manickam V S,Gopalakrishnan S,et al. 1995. Determination of aglycone chirality in dihydro-flavonol 3-O-α-L-rhamnosides by ^{1}H-NMR spectroscopy. Chem Pharm Bull,43:338

Carbone V,Montoro P,Tommasi N,et al. 2004. Analysis of flavonoids from Cyclanthera pedata fruits by liquid chromatography/electrospray mass spectrometry. Journal of Pharmaceutical and Biomedical Analysis,34 (2):29

Careri M,Elviri L,Mangia A. Rapid Common. 1999. Validation of a liquid chromatography ionspray mass spectrometry method for the analysis of flavanones,flavones and flavonols. Mass Spectrom,13:2399~2405

Crow F W,Tomer K B,Looker J H,et al. 1986. Fast atom bombardment and tandem mass spectrometry for structure determination of steroid and flavonoid glycosides. Anal. Chem,155:286~307

Cuyckens F,Claeys M. 2005. Determination of the glycosylation site in flavonoid mono-O- glycosides by collision-induced dissociation of electrospray-generated deprotonated and sodiated molecules. J. Mass Spectrom,40:364~372

Domon B,Costello C E. Glycoconj J. 1988. A systematic nomenclature for carbohydrate fragmentations in FAB-MS/MS spectra of glycoconjugates,5:397~409

Geahlen R L,Koonchanok N M,McLaughlin J L,et al. 1989. Inhibition of proteiin-tyrosine kinase activity by flavanoids and related compounds. J Nat Prod,52:982~986

Hung H. 2007. Dietary quercetin inhibits proliferation of lung carcinoma cells. Forum Nutr,60:146~157

Hvattum E,Ekeberg D. J. 2003. Study of the collision-induced radical cleavage of flavonoid glycosides using negative electrospray ionization tandem quadrupole mass spectrometry,Mass Spectrom,38:43

Iacobucci G A,Sweeny J G. 1983. The chemistry of anthocyanins, anthocyanidins and related flavylium salts. Tetrahedron,39:3005~3038

Jayaraj R,Deb U,Bhaskar A S B,et al. 2007. Hepatoprotective efficacy of certain flavonoids against microcystin induced toxicity in mice. Environ Toxicol,22：472～479

Ma Y L,Cuyckens F,Van den Heuvel H. et al. 2001. Mass spectrometric methods for the characterisation and differentiation of isomeric O-diglycosyl flavonoids. Phytochem. Anal,12：159～165

Nagai H,Osuga K,Koda A. 1975. Inhibition of hypersensitivity reactions by soluble derivatives of baicalein. Jpn J Pharmacol,25：763～772

Park J S,Rho H S,Kim D H,et al. 2006. Enzyme preparation of kaempferol from green tea seed and its antioxidant activity. J Agric Food Chem,54：2951～2956

Paulikova H,Berczeliova E. 2005. The effect of quercetin and galangin on glutathione reductase. Biomed Pap Med Fac Univ Palacky Olomouc Czech Repub,149：497～500

Piazza M,Borgia G,Crowell J,et al. 1985. The effect of 3-palmitoyl-(+)-catechin on kupffer cells in guinea pig liver. Hepatology,5：867～869

Sakushima A,Nishibe S,Brandenberger H. 1989. Negative ion desorption chemical ionization mass spectrometry of flavonoid glycosides. Biomed. Environ. Mass Spectrom,18：809～815

Schutz,K,Kammerer D,Carle R. et al. 2004. Identification and quantification of caffeoylquinic acids and flavonoids from artichoke (Cynara scolymus L.) heads,juice,and pomace by HPLC-DAD-ESI/MS. J. Agric. Food Chem,s2：4090

Setchell K D R. 1985. Naturally occurring non-steroidal estrogens of dietary origin. McLachlan J. A. eds. Estrogens in the Environment Ⅱ：Influences on Development,69～85

Van Hoof L,Vanden Berghe D A,Hatfield G M,et al. 1984. Plant antiviral agents. Ⅴ. 3-methoxyflavones as potent inhibitors of viral-induced block of cell synthesis. Planta Med,50：513～517

Vrijsen R,Everaert L,Van Hoof L M,et al. 1987. The poliovirus-induced shut-off of cellular protein synthesis persists in the presence of 3-methylquercetin,a flavonoid which blocks viral protein and RNA synthesis. Antiviral Res,7：35～42

Wu W,Yan C,Li L,et al. 2004. Studies on the flavones using liquid chromatography-electrospray ionization tandem mass spectrometry. J. Chromatography A. 1047：213～220

Yanagihara K,Ito A,Toge T,et al. 1993. Antiproliferative effects of isoflavones on human cancer cell lines established from the gastrointestinal tract. Cancer Res,53：5815～5821

进一步阅读文献书籍

1. 吴立军. 2007. 天然药物化学. 第5版. 北京：人民卫生出版社

2. 张培成. 2009. 黄酮化学. 北京：化学工业出版社

3. Grotewold E. 2006. The Science of Flavonoids. New York：Springer Science + Business Media Inc

4. Peterson J,Dwyer D. Flavonoids：dietary occurrence and biochemical activity. Nutrition Research,2008,18（2）：1995～2018

5. Rijke E,Out P,Niessen WMA,et al. Analytical separation and detection methods for flavonoids. Journal of Chromatography A,2006,1112：31～63

思　考　题

1. 判断下列各化合物酸性大小。

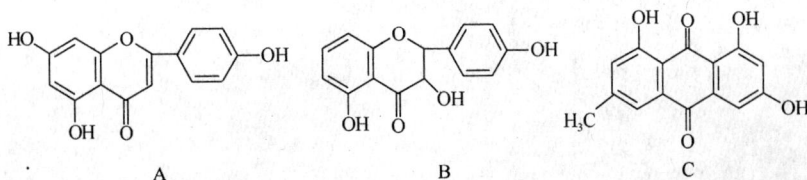

2. 指出下面含不同羟基的黄酮类化合物的酸性强弱顺序正确的一项,并简要说明理由。

A. 7,4′-二羟基 > 7-羟基 > 5-羟基 > 一般酚羟基

B. 7,4′-二羟基 > 一般酚羟基 > 5-羟基 > 7-羟基

C. 7,4′-二羟基 > 4′-羟基 > 一般酚羟基 > 5-羟基

D. 7,4′-二羟基 > 5-羟基 > 7-羟基 > 一般酚羟基

3. 试述黄酮类化合物的基本母核及主要结构类型。

4. 试述黄酮类化合物的主要显色反应以及各显色反应的用途。

5. 如何用双向 PC 检识黄酮类化合物？其 R_f 值与溶剂系统及分子结构有何关系？

6. 用 PC 和聚酰胺 TLC 检识黄酮和黄酮苷混合物时，在不同溶剂系统中 R_f 值各有何规律？

7. 某化合物，黄色粉末，相对分子量 432，分子式 $C_{21}H_{20}O_{10}$，Mg-HCl 反应红色，$FeCl_3$ 反应蓝色，Molish 反应阳性，酸水解反应检出葡萄糖，波谱数据如下：

UV λ_{max} nm：MeOH：268，333；

NaOMe：269，301（sh），386；

$AlCl_3$：276，300，348，386；

$AlCl_3/HCl$：277，299，341，382；

NaOAc：267，355，387；

$NaOAc/H_3BO_3$：267，340，388；

^{1}H-NMR（DMSO-d_6）δ：3.20 ~ 3.76（6H,m），4.63 ~ 5.41（4H,m），5.08（1H,d,J = 7.3H$_z$），6.46（1H,d,J = 2.0 H$_z$），6.84（1H,d,J = 2.0 H$_z$），6.87（1H,s），6.97（2H,d,J = 8.7 H$_z$），7.96（2H,d,J = 8.7 H$_z$），10.39（1H,s,加 D_2O 消失），12.97（1H,S,加 D_2O 消失）。

^{13}C-NMR（DMSO-d_6）δ：60.8，69.8，73.3，76.7，77.4，95.0，99.7，100.1，103.3，105.5，116.2，121.2，128.8，157.1，161.3，161.5，163.2，164.4，182.1。

EI-MS：m/z（%）：270（100），269（11），242（6），152（8），118（15）。

请综合解析以上各种条件和数据，并推断出可能结构式。

第 ⑩ 章　萜类和挥发油

第1节　概　述

本章内容主要介绍单萜、倍半萜、二萜、二倍半萜等萜类以及挥发油类化合物。三萜在自然界分布亦很广泛,一些常用的植物药,如人参、甘草、柴胡、桔梗、远志等都含有三萜及其皂苷。由于三萜或三萜皂苷类化合物多含有一些特殊的生物活性,性质又独特,已另立专章叙述。

一、萜的含义和分类

萜类化合物(terpenoid)在自然界分布广泛,种类繁多,除主要分布于植物外,近来从海洋生物中发现了大量的萜类化合物。据不完全统计,萜类化合物超过了 50 000 种,在天然药物化学成分的研究中,萜类成分的研究一直是较为活跃的领域,亦是寻找和发现天然药物生物活性成分的重要来源。

萜类化合物是一类骨架庞杂、种类繁多、数量巨大、结构千变万化、又具有广泛生物活性的重要的天然药物化学成分。从化学结构来看,它是异戊二烯的聚合体及其衍生物,其骨架一般以五个碳为基本单位,少数也有例外。但是,大量的实验研究证明,甲戊二羟酸(mevalonic acid,MVA)才是萜类化合物生物合成途径中关键的前体物,而不是异戊二烯。因此,凡由甲戊二羟酸衍生、且分子式符合 $(C_5H_8)_n$ 通式的衍生物均称为萜类化合物。但并不是所有的萜类化合物均符合 $(C_5H_8)_n$ 通式,在有些情况下,在分子的合成过程中,由于正碳离子引起的甲基迁移或碳架重排以及烷基化、降解等原因,分子中的部分片段会不完全遵守异戊二烯规律产生一些变形的碳架,但从生源关系上考虑,仍属于萜类化合物。

萜类化合物常常根据分子结构中异戊二烯单位的数目进行分类,如单萜、倍半萜、二萜等(见表10-1)。同时再根据各萜类分子结构中碳环的有无和数目的多少,进一步分为链萜、单环萜、双环萜、三环萜、四环萜等,例如链状二萜、单环二萜、双环二萜、三环二萜、四环二萜。萜类多数是含氧衍生物,所以萜类化合物又可分为醇、醛、酮、羧酸、酯及苷等萜类。

表10-1　萜类化合物的分类及分布

分类	碳原子数	通式 $(C_5H_8)_n$	分布
半萜	5	$n=1$	植物叶
单萜	10	$n=2$	挥发油
倍半萜	15	$n=3$	挥发油

续表

分类	碳原子数	通式(C_5H_8)$_n$	分布
二萜	20	$n=4$	树脂、苦味素、植物醇
二倍半萜	25	$n=5$	海绵、植物病菌、昆虫代谢物
三萜	30	$n=6$	皂苷、树脂、植物、乳汁
四萜	40	$n=8$	植物胡萝卜素
多聚萜	$7.5 \times 10^3 \sim 3 \times 10^5$	$n>8$	橡胶、硬橡胶

二、萜类的生源学说

案例 10-1

① 将橡胶进行焦化反应，或将松节油的蒸汽经氮气稀释后，在低压下通过红热的铂丝网时，均能获得产率很高的异戊二烯。②1875 年 Boochardat 曾将异戊二烯加热至 280℃，发现每两分子异戊二烯由 Diels – Alder 反应聚合而成二戊烯。二戊烯是柠檬烯的外消旋体，是一个典型的萜类化合物，存在于多种植物的挥发油中。

问题：

早期在萜类化学的研究过程中，曾一度认为异戊二烯是萜类化合物在植物体内形成的生源物质，为什么？

萜类化合物有着共同的来源途径。萜类化合物的生源历来有如下两种观点，即经验的异戊二烯法则（empirical isoprene rule）和生源的异戊二烯法则（biogenetic isoprene rule）。

（一）经验的异戊二烯法则

Wallach 于 1887 年提出"异戊二烯法则"，认为自然界存在的萜类化合物都是由异戊二烯衍变而来，是异戊二烯的聚合体或衍生物，并以是否符合异戊二烯法则作为判断是否为萜类化合物的一个重要原则。

但是，后来研究发现有许多萜类化合物的碳架结构无法用异戊二烯的基本单元来划分，如艾里木酚酮（eremophilone）、土青木香酮（aristolone）和扁柏酚（hinlkitol）等，而且当时在植物的代谢过程中也很难找到异戊二烯的存在。所以 Ruzicka 称上述法则为"经验的异戊二烯法则"，并提出所有萜类化合物的前体物质是"活性的异戊二烯"的假设。

（二）生源的异戊二烯法则

Ruzicka 提出的假设首先由 Lynen 证明焦磷酸异戊烯酯（isopentenyl pyrophosphate，IPP）的存在而得到验证，其后 Folkers 于 1956 年又证明 3(R)-甲戊二羟酸（3R-mevalonicacid，MVA）是 IPP 的关键性前体物质。由此证实了萜类化合物是经甲戊二羟酸途径衍生的一类化合物，这就是"生源的异戊二烯法则"。

视窗:化学家卢齐卡

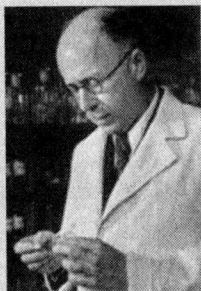

卢齐卡(Leopold Ruzicka),瑞士化学家,从1916年开始研究天然香味化合物,发现对香料业有重要意义的麝香酮(muscone)和香猫酮(civetone),其分子中分别具有15和17碳环。此前,人们认为碳原子数大于8的环太大不稳定,不可能存在。卢齐卡的发现促进了对这些化合物的研究。20世纪30年代卢齐卡确定了睾丸激素等几种雄性激素的分子结构并进行了合成制备。1939年卢齐卡因研究环状分子和萜烯(多种植物油中的一类烃,聚亚甲基和高级萜烯)获诺贝尔化学奖。

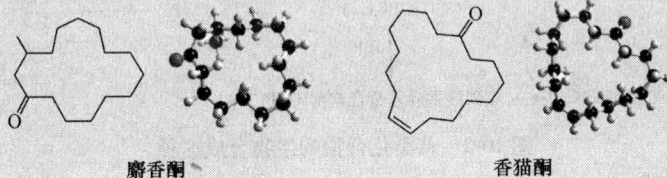

麝香酮   香猫酮

在萜类化合物的生物合成中,首先合成活性异戊烯前体物,即由乙酰辅酶A(acetyl-CoA)与乙酰乙酰辅酶A(acetoacetyl-CoA)生成甲戊二羟酸单酰辅酶A(3-hydroxy-3-methylghtaryl CoA,HMG-CoA),后者还原生成甲戊二羟酸(MVA)。MVA 经数步反应转化成焦磷酸异戊烯酯(Δ^3-isopentenyl pyrophosphate,IPP),IPP 经硫氢酶(sulphyhydryl enzyme)及焦磷酸异戊酯异构酶(IPP isomerase)转化为焦磷酸 γ,γ-二甲基烯丙酯(γ,γ-dimethylallyl pyrophosphate,DMAPP)。IPP 和 DMAPP 两者均可转化为半萜,并在酶的作用下,头-尾相接缩合为焦磷酸香叶酯(geranyl pyrophosphate,GPP),衍生为单萜类化合物,或继续与 IPP 分子缩合衍生为其他萜类物质,其生物合成途径如图 10-1、图 10-2 所示。因此,IPP 和 DMAPP 目前被认为是萜类成分在生物体内形成的真正前体,是生物体内的"活性的异戊二烯"物质,在生物合成中起着烷基化的作用。

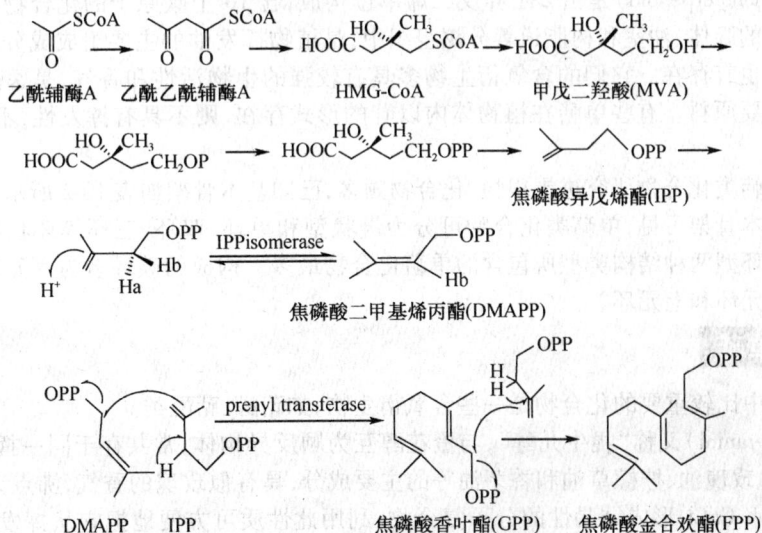

图 10-1 异戊烯链的生物合成途径

焦磷酸二甲基烯丙酯
(DMAPP,C₅)
↓ 焦磷酸异戊烯酯
(IPP,C₅)

单萜 ← 焦磷酸香叶酯
(GPP，C₁₀)

↓ IPP   甾族类

倍半萜(C₁₅) → 焦磷酸金合欢酯 → 角鲨烯(C₃₀) → 三萜(C₃₀)
(FPP,C₁₅)

↓ IPP

二萜(C₂₀) ← 焦磷酸香叶基香叶酯 → 类胡萝卜素(C₄₀)
(GGPP,C₂₀)

↓ IPP

二倍半萜(C₂₅) ← 焦磷酸香叶基金合欢酯(GFPP,C₂₅)

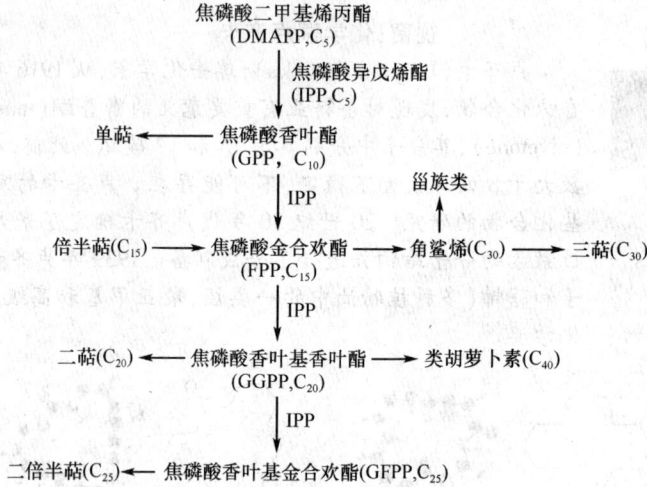

图 10-2   萜类化合物的生物合成途径

天然的异戊二烯属半萜类(hemiterpenoid),可在植物的叶绿体中形成,虽广泛存在,但其量极微,生源途径尚不清楚。自然界常有一些半萜结合在非萜类化合物结构的母核上,形成异戊烯基或异戊基支链,而成为一种混杂的萜类化合物,多见于黄酮和苯丙素类化合物中。

第2节 萜类的结构类型及重要代表物

一、单   萜

(一) 概述

单萜类(monoterpenoid)是由 2 个异戊二烯单位构成,含 10 个碳原子的化合物类群,广泛分布于高等植物的腺体、油室和树脂道等分泌组织中,是植物挥发油的主要组成成分,在昆虫激素及海洋生物中也有存在。它们的含氧衍生物多具有较强的生物活性和香气,是医药、化妆品和食品工业的重要原料。有些单萜在植物体内以苷的形式存在,则不具有挥发性,不能随水蒸气蒸馏出来。

近年来单萜类化合物研究进展很快,化合物颇多,已知基本骨架如表 10-2 所示。

由上述基本骨架可见,单萜类化合物可分为链状型和单环、双环、三环等环状型两大类,其中以单环和双环型两种结构类型所包含的单萜化合物最多。构成的碳环多为六元环,也有五元环、四元环、三元环和七元环。

(二) 链状单萜

链状单萜中比较重要的化合物是一些含氧衍生物,如萜醇、萜醛类。

香叶醇(geraniol)又称"牻牛儿醇",与橙花醇互为顺反异构体,常共存于同一挥发油中。香叶醇是香叶油、玫瑰油、柠檬草油和香茅油等的主要成分,具有似玫瑰的香气,沸点 229~230℃。香叶醇可与无水 $CaCl_2$ 形成结晶性的分子复合物,利用此性质可方便地把它从挥发油中分离出来,所得结晶复合物加水分解后,再经真空蒸馏即可提纯。

表 10-2　单萜及其代表物

结构分类	代表物			
链状单萜	香叶醇	橙花醇	香茅醇	芳樟醇
单环单萜	薄荷醇	薄荷酮	胡椒酮	斑蝥素
双环单萜	l-龙脑	d-龙脑	樟脑	
三环单萜	香芹樟脑			
草酚酮	α-崖柏素	β-崖柏素	γ-崖柏素	

橙花醇(nerol)存在于橙花油、柠檬草油和其他多种植物的挥发油中,具有玫瑰香气,沸点255~260℃。橙花醇不能与无水 CaCl₂ 形成结晶性的分子复合物,但能与二苯胺基甲酰氯[(C₆H₅)₂NCOCl]形成结晶性二苯胺基甲酸酯,此酯化合物加碱皂化后,再行真空蒸馏即可提纯,利用此性质可方便地从与之共存的香叶醇中分离开来。

香茅醇(citronellol)存在于香茅油、玫瑰油等多种植物的挥发油中,亦可从香叶醇或橙花醇部分氢化还原后的产物中得到。香茅醇具有光学活性,其右旋体沸点 224~226℃,左旋体沸点108~109℃,其中以左旋体的经济价值较高。

上述三种萜醇都是玫瑰香系香料,是很重要的香料工业原料。

芳樟醇(linalool)是香叶醇、橙花醇的同分异构体,左旋体在香柠檬油中含有,右旋体则存在于橘油及香馨花 Jasminum grandifromm 的挥发油中。芳樟醇也在香料工业中用途极广。

柠檬醛(citral)具有顺反异构体,反式为 α-柠檬醛,又称香叶醛(geranial),顺式为 β-柠檬醛,又称橙花醛(neral),通常是混合物,以反式柠檬醛为主。柠檬醛存在于多种植物的挥发油中,以柠檬草油和香茅油的含量较高,在香茅油中可达 70%~85%。从挥发油中分离柠檬醛是采用加入亚硫酸氢钠使形成结晶性的加成物,经分离后用稀酸或碱液分解,再用真空蒸馏进行提纯。混合柠檬醛的沸点为118℃,由90% α-柠檬醛和10% β-柠檬醛组成,沸点分别为92~93℃和91~92℃。

柠檬醛具有柠檬香气,作为柠檬香味原料应用于香料和食品工业。含大量柠檬醛的挥发油,如香茅油具有止腹痛和驱蚊作用,故在医药中有广泛用途。

香茅醛(citronellal)是香茅醇的氧化产物,大量存在于香茅油中,也存在于桉叶油、柠檬油等挥发油中。它同样可用形成亚硫酸氢钠加成物,经分离后再用蒸馏法加以提纯,其沸点205～206℃。香茅醛也是重要的柠檬香气香料。

(三) 环状单萜

环状单萜是由焦磷酸香叶酯(GPP)的双键异构化生成焦磷酸橙花酯(neryl pyrophosphate,NPP),NPP再经双键转位脱去焦磷酸基,生成具薄荷烷(menthane)骨架的阳碳离子后,进一步而成薄荷烷衍生物。而且薄荷烷阳碳离子进一步环化,衍生出蒎烷(pinane)、蒈烷(carane)、侧柏烷(thujane)等双环化合物骨架。蒎烷型离子再经 wagner-meerwein 转位重排,又衍生出莰烷(bornane)、葑烷(fenchane)、莰烷(camphane)等骨架,如图10-3所示。

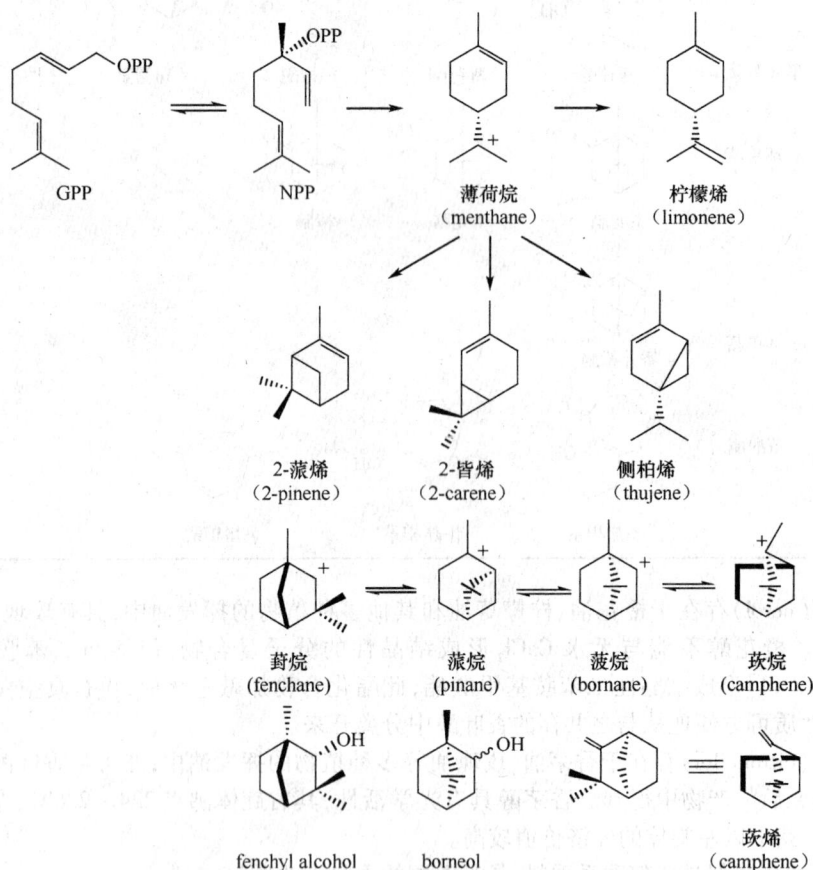

图10-3 环状单萜的闭环和骨架转位示意图

薄荷醇(menthol)是薄荷 *Mentha arvensis* var. *piperasceus* 和欧薄荷 *Mentha piperita* 等挥发油中的主要组成成分。其左旋体(*L*-menthol)习称"薄荷脑",为白色块状或针状结晶,熔点42～43℃,沸点212℃。对皮肤和黏膜有清凉和弱的麻醉作用,用于镇痛和止痒,亦有防腐和杀菌作用,日本还用它作为牙膏和食品的香料。

薄荷醇有3个手性碳原子,应有8个立体异构体,即 *L*-薄荷醇(*L*-menthol)、异薄荷醇(isomenthol)、*D*-新薄荷醇(*D*-neomenthol)及新异薄荷醇(neoisomenthol),但在薄荷油中只存在 *L*-薄荷醇(*L*-menthol)及 *D*-新薄荷醇(*D*-neomenthol)。薄荷醇可氧化生成薄荷酮,在薄荷油中含左旋薄荷酮(menthone)约10%～25%。

紫罗兰酮(ionone)存在于千屈菜科指甲花挥发油中,工业上由柠檬醛与丙酮缩合制备,缩合产物环合后得到 α-紫罗兰酮(α-ionone)及 β-紫罗兰酮(β-ionone)的混合物。两者的分离是将其亚硫酸氢钠的加成物溶于水中,加入食盐使成饱和状态,则 α-紫罗兰酮首先以小叶状结晶析出,从而与 β-紫罗兰酮分离。α-紫罗兰酮具有馥郁的香气,用于配制高级香料,β-紫罗兰酮可作为合成维生素 A 的原料。

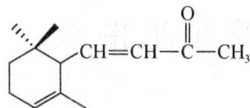 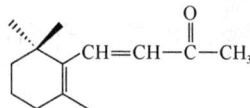

α-紫罗兰酮 　　　　β-紫罗兰酮

龙脑(borneol)俗称"冰片",又称樟醇,为白色片状结晶,具有似胡椒又似薄荷的香气,有升华性,熔点 204~208℃。其右旋体主要得自白龙脑香树 *Dryobalanops aromatica* Gaertn. 的挥发油,左旋体存在于艾纳香 *Blumea balsmifera* DG. 全草中,合成品为消旋体。冰片不但有发汗、兴奋、解痉挛和防止虫蛀等作用,还具有显著的抗缺氧功能,它和苏合香脂配制成苏冰滴丸代替冠心苏合丸治疗冠心病、心绞痛。此外冰片也是香料工业的原料。

樟脑(camphor)习称辣薄荷酮,为白色结晶性固体,熔点 179.8℃,易升华,具有特殊钻透性的芳香气体。天然樟脑由右旋体与左旋体共存,其右旋体在樟树 *Cinnamonus camphora* 挥发油中约 50%,左旋体存在于菊蒿 *Tanacetum vulgare* 的挥发油中,合成品为消旋体。樟脑有局部刺激作用和防腐作用,可用于神经痛、炎症和跌打损伤的擦剂,并可作为强心剂,其强心作用是由于其在体内氧化成 π-氧化樟脑(π-oxocamphor)和对氧化樟脑(p-oxocamphor)所致。

在环状单萜中,尚有单萜氧化物、过氧化物及其苷类,显示很好的生物活性。如:斑蝥素(antharidin),存在于斑蝥,芫青干燥虫体中约含 2%,可作为皮肤发赤、发泡或生毛剂。用斑蝥素制备成的 N-羟基斑蝥胺(N-hydroxycantharidimide)试用于肝癌,有一定疗效。

(四) 䓬酚酮类

䓬酚酮类(troponoide)化合物是一类变形的单萜,它们的碳架不符合异戊二烯定则,具有如下的特性:

(1) 䓬酚酮具有芳香化合物性质,具有酚的通性,也显酸性,其酸性介于酚类和羧酸之间,即酚 < 䓬酚酮 < 羧酸。

(2) 分子中的酚羟基易于甲基化,但不易酰化。

(3) 分子中的羰基类似于羧酸中羰基的性质,但不能和一般羰基试剂反应。红外光谱中显示其羰基(1650~1600cm^{-1})和羟基(3200~3100cm^{-1})的吸收峰,较一般化合物中羰基略有区别。

(4) 能与多种金属离子形成络合物结晶体,并显示不同颜色,以资鉴别。如铜络合物为绿色结晶,铁络合物为赤红色结晶。

较简单的䓬酚酮类化合物是一些霉菌的代谢产物,在柏科的心材中也含有䓬酚酮类化合物。α-崖柏素(α-thujaplicin)和 γ-崖柏素(γ-thujaplicin)在欧洲产崖柏 *Thuja licata*、北美崖柏 *Thuja occidentalis* 以及罗汉柏 *Thujosis dolabrata* 的心材中含有;β-崖柏素,也称扁柏素(kinokitol),存在于台湾扁柏 *Chamaecyparis taiwanensis* 及罗汉柏心材中。䓬酚酮类化合物多具有抗菌活性,但同时多有毒性。

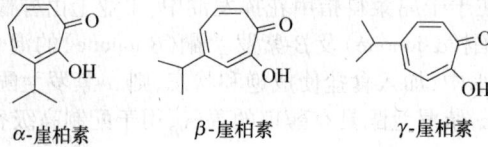

α-崖柏素   β-崖柏素   γ-崖柏素

二、环烯醚萜及其苷

（一）概述

环烯醚萜（iridoids）是一类特殊的单萜化合物。1925年由伊蚁（*Iridomyrmex humilis* Mary）的防卫分泌物中首次分得伊蚁内酯（iridomyrmecin），1958年O. Halpern和H. Schmid通过对plumieride结构的研究确定了环烯醚萜的基本骨架为蚁臭二醛（iridoidial）的缩醛衍生物。从化学结构看，环烯醚萜又是含有环戊烷结构单元，其性质具有一定特殊性的环状单萜衍生物（图10-4）。环戊烷结构的生成需要特殊的酶，环烯醚萜类化合物通常存在于特定的植物类群，因此可用于植物的分类。该类化合物含有取代环戊烷环烯醚萜（iridoid）和环戊烷开裂的裂环环烯醚萜（secoiridoid）两种基本碳架。

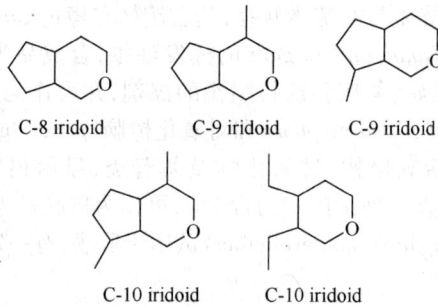

C-8 iridoid   C-9 iridoid   C-9 iridoid

C-10 iridoid   C-10 iridoid

图10-4　环烯醚萜的基本骨架

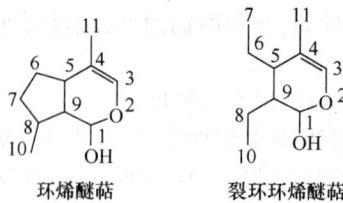

环烯醚萜   裂环环烯醚萜

蚁臭二醛是从臭蚁 *Iridomyrmex detectus* 的防卫性分泌物中分离出来的物质，它是衍生环烯醚萜的关键性中间氧化物。按其生源，这类物质在植物体内是由活性焦磷酸香叶酯（GPP）衍生而成，但实际上其生物合成途径不同于单萜，它不是经由脱去GPP分子中焦磷酸基而直接产生闭环反应这一生源途径，而是GPP经水解脱去焦磷酸后，经氧化形成香茅醛，香茅醛在环合过程中发生双键转位，再水合成一个伯醇基，伯醇基进一步被氧化，衍生为蚁臭二醛。蚁臭二醛发生烯醇化后，再经过分子内的羟醛缩合，即产生环烯醚萜（图10-5）。

环烯醚萜C-4位甲基经生物氧化成羧基，再脱羧形成4-去甲基环烯醚萜（4-demethyliridoid）。环烯醚萜中环戊烷部分的C-7和C-8处化学键断裂，则形成裂环环烯醚萜（secoiridoid），后者C-4位甲基经氧化成羧基，闭环而衍生成裂环内酯环烯醚萜。裂环环烯醚萜的生物合成途径见图10-6。

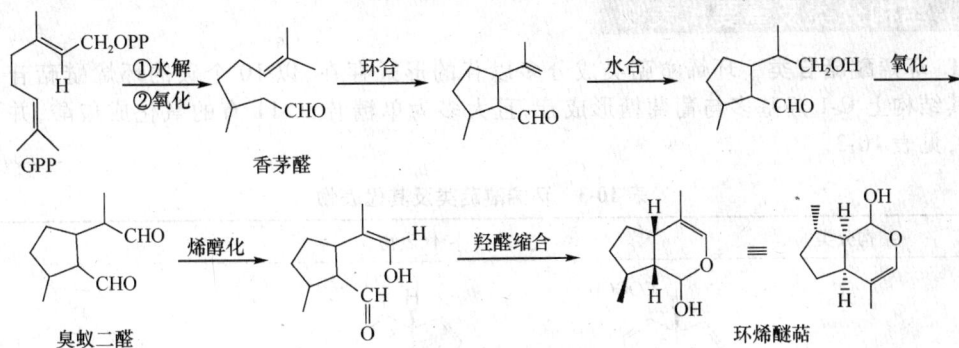

图 10-5　环烯醚萜的生物合成途径

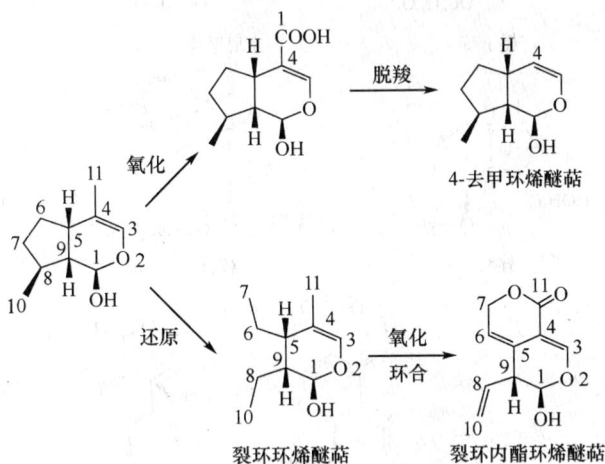

图 10-6　裂环环烯醚萜的生物合成途径

环烯醚萜及其苷类在植物界分布较为有限,仅存在于有限的分类群中,主要是因为只有特殊的酶的存在,才促使环戊烷的生成,在双子叶植物中,主要是在唇形科、茜草科、龙胆科等植物中的分布比较广泛。据不完全统计,已从植物中分离并鉴定结构的环烯醚萜类化合物超过 1000 种,其中大多数为苷类成分,非苷环烯醚萜仅占 60 余种,裂环环烯醚萜类200 余种。

(二) 理化性质

(1) 环烯醚萜苷和裂环环烯醚萜苷大多数为白色结晶体或粉末,多具有旋光性,味苦。

(2) 环烯醚萜苷类易溶于水和甲醇,可溶于乙醇、丙酮和正丁醇,难溶于氯仿、乙醚和苯等亲脂性有机溶剂。

(3) 环烯醚萜苷易被水解,生成的苷元为半缩醛结构,其化学性质活泼,容易进一步聚合,难以得到结晶苷元。苷元遇酸、碱、羰基化合物和氨基酸等都能变色。如车叶草苷(aspemloside)与稀酸混合加热,能被水解、聚合产生棕黑色树脂状聚合物沉淀;若用酶水解,则显深蓝色,也不易得到结晶形状的苷元。游离的苷元遇氨基酸并加热,即产生深红色至蓝色,最后生成蓝色沉淀。因此,与皮肤接触,也能使皮肤染成蓝色。苷元溶于冰醋酸溶液中,加少量铜离子,加热,也能显蓝色。

（三）结构分类及重要代表物

1. 环烯醚萜苷类　环烯醚萜类成分多以苷的形式存在，以 10 个碳的环烯醚萜苷占多数，其结构上 C-1 羟基多与葡萄糖形成苷，且大多为单糖苷；C-11 有的氧化成羧酸，并可形成酯，见表 10-3。

表 10-3　环烯醚萜类及其代表物

结构分类	代表物
环烯醚萜苷	栀子苷　　京尼平苷　　鸡屎藤苷
4-去甲基环烯醚萜苷	梓醇　　梓苷　　桃叶珊瑚苷
裂环环烯醚萜苷	龙胆苦苷　　当药苦苷

栀子苷（gardenoside）、京尼平苷（geniposide）和京尼平苷酸（geniposidic acid）是清热泻火中药山栀子的主成分。其中京尼平苷显示有显著的泻下作用和利胆作用，并且京尼平苷和京尼平苷酸对应力负荷小鼠的性行为，学习行为低下有预防效果；而京尼平苷苷元（sinipin，京尼平）具有显著的促进胆汁分泌作用和泻下作用。

鸡屎藤苷（paederoside）是鸡屎藤的主成分，其 C-4 位羧基与 C-6 位羟基形成 γ-内酯，而 C-10 位的甲硫酸酯在鸡屎藤组织损伤时，由于酶解的作用而产生甲硫醇，故鸡屎藤叶具有鸡屎的恶臭而得名。

2. 4-去甲环烯醚萜苷类　4-去甲环烯醚萜苷是环烯醚萜的降解苷，由 9 个碳构成，环上取代情况与环烯醚萜类似。

梓醇（catalpol）又称梓醇苷，是地黄中降血糖作用的主要有效成分，并有很好的利尿作用，这些与地黄的药效一致。

梓苷（catalposide）存在于梓实中，经实验表明，梓苷的药理作用与梓醇相似。

桃叶珊瑚苷（aucubin）是车前草清湿热、利小便的有效成分，药理实验证明桃叶珊瑚苷的苷元及其多聚体有抗菌作用，是一种抗生素。

3. 裂环环烯醚萜苷　裂环环烯醚萜苷是由环烯醚萜苷苷元部分在 C-7、C-8 处开环衍生而来的苦味苷。这类化合物在龙胆科、茜草科、木樨科等植物中分布广泛，尤其在龙胆科的龙胆属和獐牙菜属植物中存在的更为普遍。

龙胆苦苷(gentiopicroside,gentiopierin)是龙胆科植物龙胆 *Gentiana scabra* Bunge. 、当药 *Swertia pseudochinesis* Hara、獐牙菜 *Swertia bimaculata* (sieb. et zucc) Hook. f. et Thorns. 等植物中的苦味成分。有人认为龙胆、当药等在提取过程中加氨水碱化,龙胆苦苷与氨水反应生成龙胆碱(gentianine),但据报道龙胆和当药中的龙胆苦苷与龙胆碱共存,而且当用氨水处理龙胆苦苷时,先得到一种无定形的葡萄糖苷,继用5%盐酸水解,才生成龙胆碱。

当药苷(獐牙菜苷,sweroside)、当药苦苷(獐牙菜苦苷,swertamarin)均为当药和獐牙菜中的苦味成分。当药苦酯苷(龙胆苦酯,amarogentin)、羟基当药苦酯苷(amarowerin)在当药中含量较少,但其苦味比当药苦苷强100倍以上。

三、倍 半 萜

(一) 概述

倍半萜类(sesquiterpenoid)是由3个异戊二烯单位构成,含15个碳原子的化合物类群。骨架复杂多变的倍半萜类,生源上都是由前体物焦磷酸金合欢(farnesyl pyrosphate,FPP)衍生而成,绝大部分基本骨架都经由下述反应步骤:

(1) *Trans,trans*-FPP 或它的异构体 *trans,cis*-FPP 中的焦磷酸基与分子中的相关双键结合而脱去,形成正碳离子。

(2) 形成的正碳离子进一步进攻分子内的其他双键,形成新的环,并伴随着邻位氢原子的移动,发生 Wagner-Meerwein 重排,在闭环过程中,产生具有最终生成物骨架的正碳离子。

(3) 这种正碳离子由于脱氢化或者水分子的进攻,最后形成各种烯烃。

由上述步骤形成的母核,再经进一步的修饰、重排,构成各种不同的倍半萜化合物,其主要的基本骨架名称和生物合成途径如图10-7a,图10-7b所示。

倍半萜主要分布在植物界和微生物界,多数以挥发油的形式存在,是挥发油高沸程部分的主要组成成分,在植物中多以醇、酮、内酯或苷的形式存在,亦有以生物碱形式存在。近年来,在海洋生物中的海藻和腔肠、海绵、软体动物中发现的倍半萜越来越多,且在昆虫器官和分泌物中也有发现。倍半萜的含氧衍生物多具有较强的香气和生物活性,是医药、食品、化妆品工业的重要原料。

倍半萜的研究,发展较快,无论是化合物的数目,还是结构骨架的类型都是萜类化合物中最多的一类。迄今结构骨架超过200种,化合物有数千种之多,近年来在海洋生物中就发现有300种之多。

倍半萜类化合物按其结构碳环数分为无环、单环、双环、三环、四环型倍半萜;按构成环的碳原子数分为五元环、六元环、七元环,直至十二元环等;也有按含氧功能团分为倍半萜醇、醛、酮、内酯等。

(二) 无环倍半萜

金合欢烯(farnesene)、金合欢醇(farnesol)和橙花倍半萜醇(nerolidol)等都是链状倍半萜类衍生物。

金合欢烯又称麝子油烯,存在于枇杷叶、生姜及洋甘菊的挥发油中。金合欢烯有 α、β 两种构型,其中 β 体存在于藿香、啤酒花和生姜挥发油中。

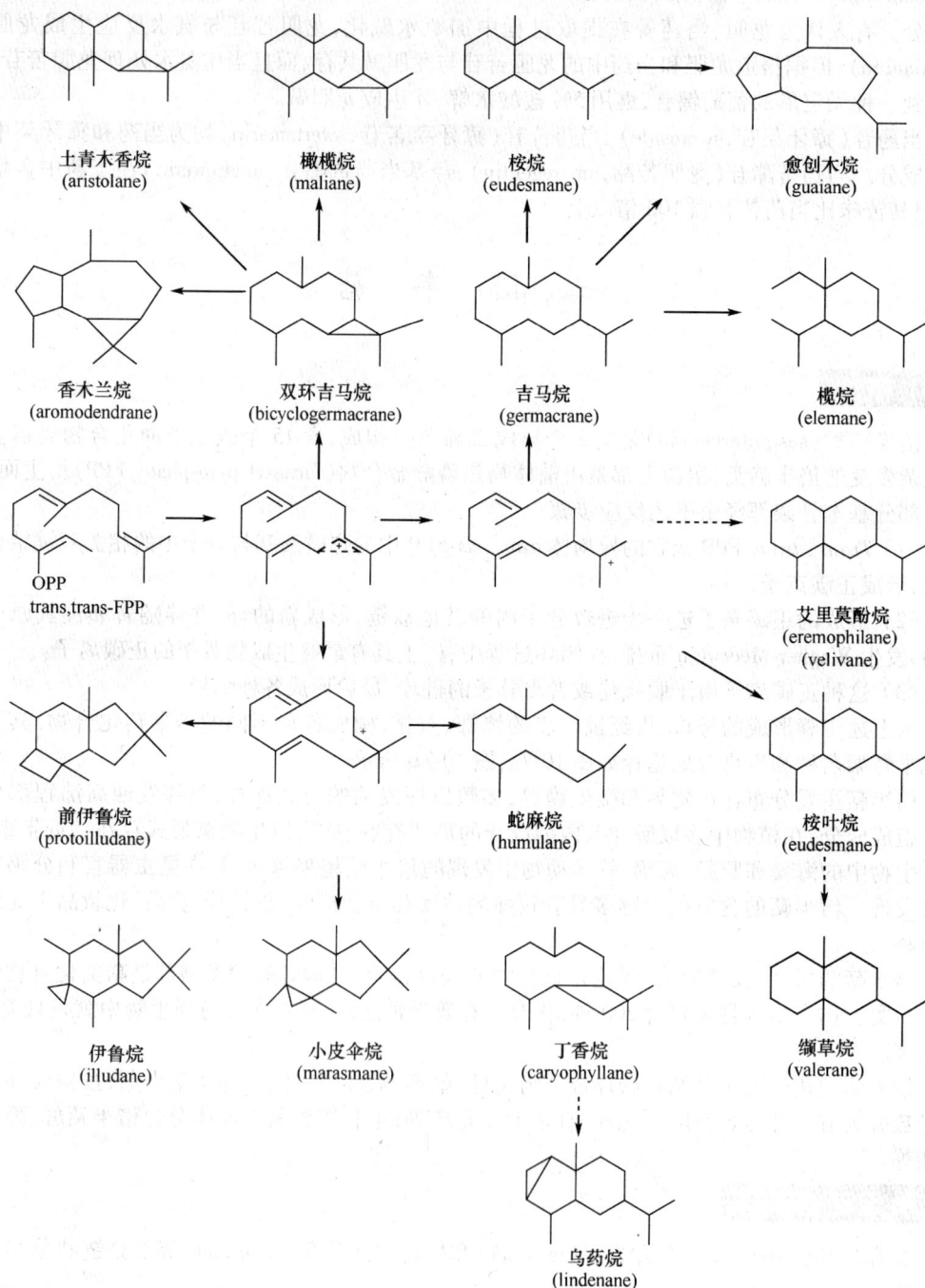

图 10-7a　倍半萜的生物合成途径与基本骨架名称（一）

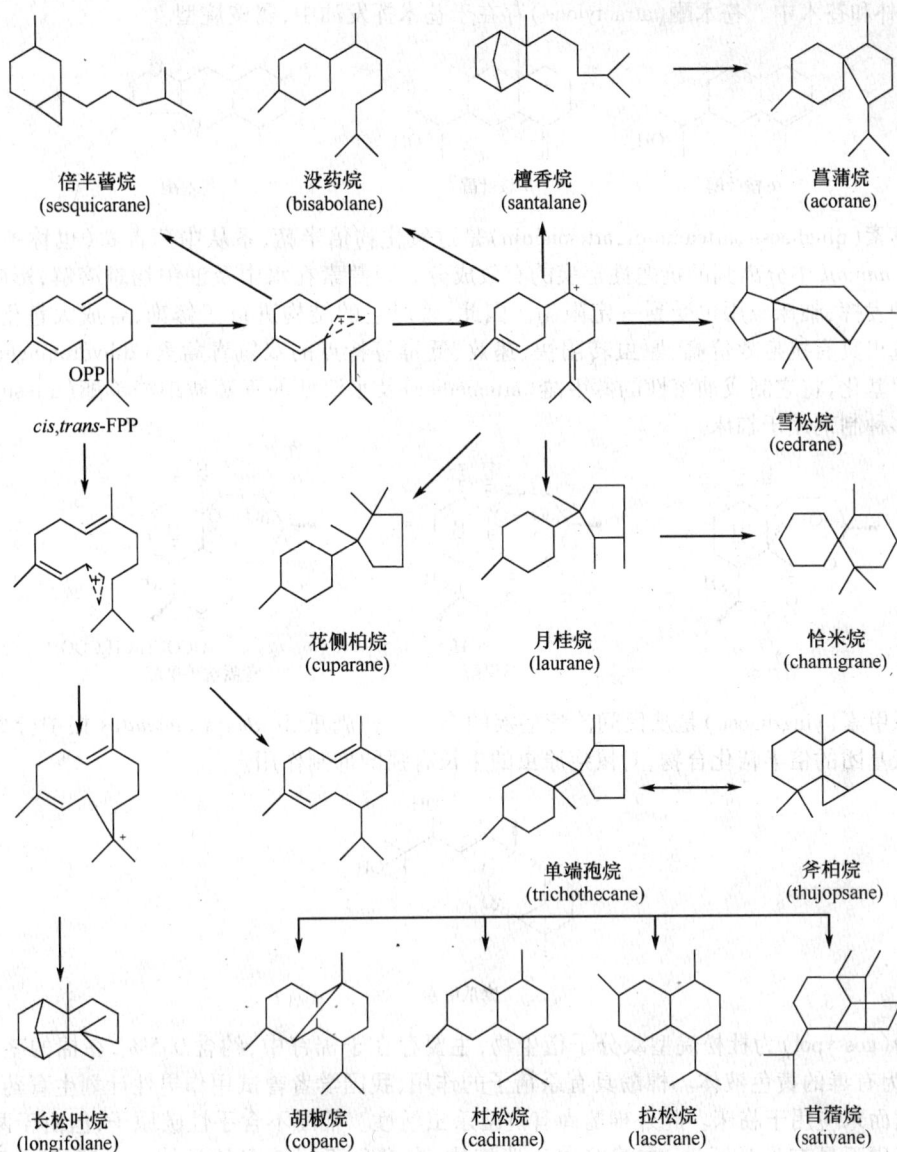

图 10-7b　倍半萜的生物合成途径与基本骨架名称(二)

　　金合欢醇在金合欢 *Acacia farnesian* 花油、橙花油、香茅中含量较多,为重要的高级香料原料。橙花醇又称苦橙油醇,具有苹果香,是橙花油中的主要成分之一。

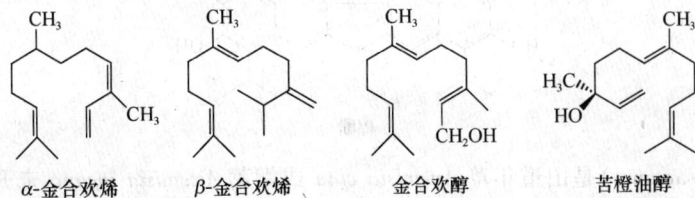

α-金合欢烯　　β-金合欢烯　　金合欢醇　　苦橙油醇

(三) 环状倍半萜

　　桉叶醇(eudes mol)有 α-桉叶醇(α-eudes mol) 及 β-桉叶醇(β-eudes mol)2 种异构体,存在于

桉油、厚朴和苍术中。苍术酮(atractylone)存在于苍术挥发油中,属桉烷型。

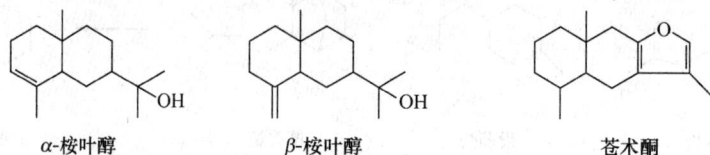

α-桉叶醇　　　　　β-桉叶醇　　　　　苍术酮

青蒿素(qinghaosu,arteannuin,artemisinin)是过氧化物倍半萜,系从中药青蒿(也称黄花蒿)
Artemisia annual 中分离到的抗恶性疟疾的有效成分。青蒿素在水中及油中均难溶解,影响其治
疗作用的发挥,临床应用也受到一定限制。因此,曾对它的结构进行了修饰,合成大量衍生物,
从中筛选出具有抗疟效价高、原虫转阴快、速效、低毒等特点的双氢青蒿素(dihydroqinghaosu),
再进行甲基化,将它制成油溶性的蒿甲醚(artemether)及水溶性的青蒿琥珀酸单酯(artesunate),
现已有多种制剂用于临床。

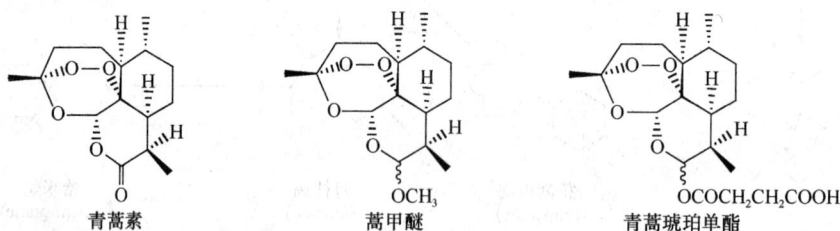

青蒿素　　　　　蒿甲醚　　　　　青蒿琥珀单酯

鹰爪甲素(yingzhaosu)是从民间治疗疟疾的有效草药鹰爪 *Artabotys uncinatus* 根中分离出的
具有过氧基团的倍半萜化合物,对鼠疟原虫的生长有强的抑制作用。

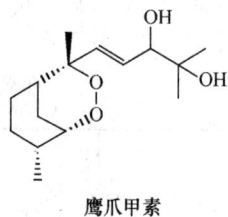

鹰爪甲素

棉酚(gossypol)为杜松烷型双分子衍生物,主要存在于棉籽中,约含 0.5%,在棉的茎、叶中
亦含有,为有毒的黄色液体。棉酚具有杀精子的作用,我国学者曾试用作男性计划生育药,但因
副作用大而未应用于临床。此外棉酚尚有抗菌杀虫活性。棉酚不含手性碳原子,但由于两个苯
环折叠障碍而具有光学活性,在棉籽中为消旋体,有多种不同熔点的晶体:mp 184℃(乙醚),
199℃(氯仿),214℃(石油醚)。从桐棉 *Thespesia populnea* 花中得到棉酚右旋体,在石油醚中为
淡黄色针晶,在丙酮中形成深黄色棱晶的丙酮加成物,在含水丙酮中为长片状结晶。

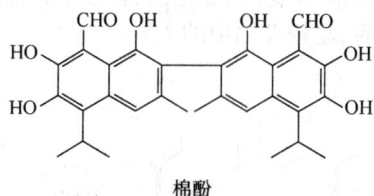

棉酚

α-山道年(α-santonin)是山道年草 *Artemisia cina* 或蛔蒿 *Artemisia incana* 未开放的头状花序
或全草中的主成分。山道年是强力驱蛔剂,但服用过量可产生黄视疟毒性,已被临床淘汰。由
于山道年结构中具有 1,4-二烯酮的交叉共轭(1,4-二烯-3-酮)体系,用光照射可引起变化,若用
酸处理,可发生重排,二烯酮变成酚;碱处理则转变成山道年酸(santonicacid)。

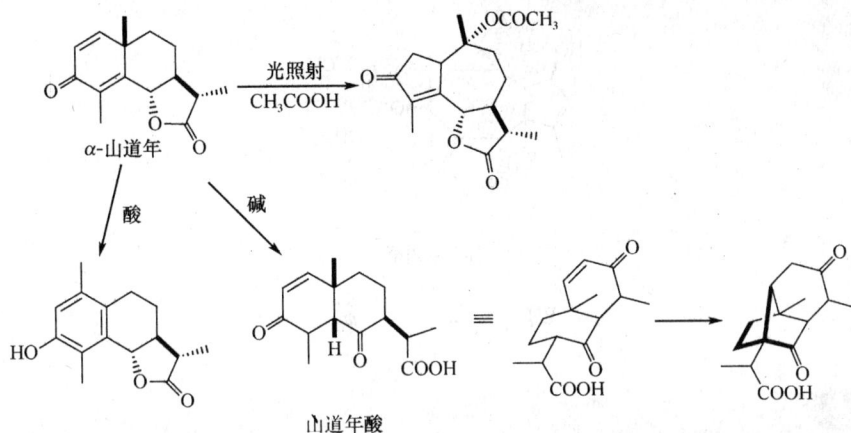

（四）薁类衍生物

凡由五元环与七元环骈合而成的芳环骨架都称为薁类（azulenoid）化合物。这类化合物多具有抑菌、抗肿瘤、杀虫等生物活性。

薁类是一种非苯环芳烃化合物，但分子结构中具有高度的共轭体系，可与苦味酸或三硝基苯试剂作用，形成有敏锐熔点的 π-络合物，可供鉴别使用。亦可在可见光（360～700nm）吸收光谱中观察到强吸收峰。

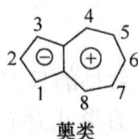

薁类

薁类化合物溶于石油醚、乙醚、乙醇、甲醇等有机溶剂，不溶于水，溶于强酸。故可用 60%～65% 硫酸或磷酸提取薁类成分，硫酸或磷酸提取液加水稀释后，薁类成分即沉淀析出。薁类化合物的沸点较高，一般在 250～300℃，在挥发油分馏时，高沸点馏分可见到美丽的蓝色、紫色或绿色的现象时，表示可能有薁类化合物的存在。

预试挥发油中的薁类成分时多用 Sabety 反应，即取挥发油 1 滴溶于 1ml 氯仿中，加入 5% 溴的氯仿溶液，若产生蓝紫色或绿色时，表明有薁类化合物存在。与 Ehrlich 试剂（对-二甲胺基苯甲醛浓硫酸）反应产生紫色或红色时，亦可证实挥发油中有薁类化合物存在。

愈创木醇（guaiol）存在于愈创木 *Guajacum officinale* 木材的挥发油中，属于薁类的还原产物。该化合物在蒸馏、酸处理时，可氧化脱氢而形成薁类。

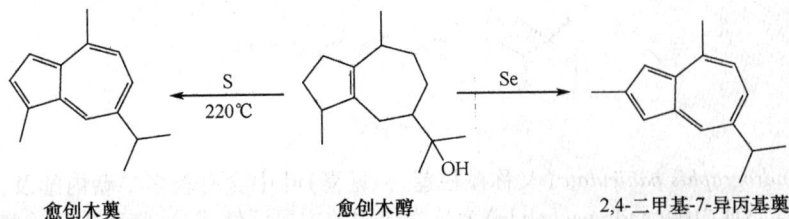

愈创木薁　　　　　　愈创木醇　　　　　2,4-二甲基-7-异丙基薁

植物中的倍半萜薁类衍生物多半是其氢化衍生物，这些氢化衍生物多数失去芳香性，其结构以愈创木烷骨架类型较多。如圆叶泽兰 *Eupatorium rotundifolium* 中的抗癌活性成分泽兰苦内酯（euparotin）、泽兰氯内酯（eupachlorin）及从新疆雪莲 *Saussurea involucrata* 中得到的大苞雪莲内酯（involucratolactone）都属于愈创木烷型倍半萜内酯或其苷类化合物。

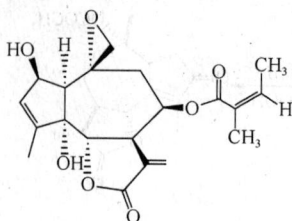

泽兰苦内酯

四、二　萜

（一）概述

二萜类（diterpenoids）是由 4 个异戊二烯单位构成，含 20 个碳原子的化合物类群。它们的结构显示多样性，但都是由焦磷酸香叶基香叶酯（geranylgeranyl pyrophosphate，GGPP）衍生而成，几乎都呈环状结构。

二萜广泛分布于植物界，植物分泌的乳汁、树脂等均以二萜类衍生物为主，尤以松柏科植物最为普遍。许多二萜的含氧衍生物具有多方面的生物活性，如紫杉醇、穿心莲内酯、丹参酮、银杏内酯、雷公藤内酯、甜菊苷等都具有较强的生物活性，有的已是重要的药物。除植物外，菌类代谢产物中也发现有二萜，而且从海洋生物中也分离到为数较多的二萜衍生物。

（二）链状二萜

链状二萜类化合物在自然界存在较少，常见的只有广泛存在于叶绿素的植物醇（phytol），与叶绿素分子中的卟啉（porphyrin）结合成酯的形式存在于植物中，曾作为合成维生素 E、K₁ 的原料。

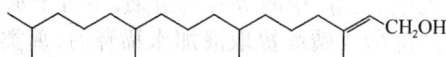

植物醇

（三）环状二萜

维生素 A（vitaminA）是一种重要的脂溶性维生素，主要存在于动物肝脏中，特别是鱼肝中含量较丰富，如鲨鱼和鳕鱼的肝油中富含维生素 A。维生素 A 与眼睛的视网膜内的蛋白质结合，形成光敏感色素，是保持正常夜间视力的必需物质，而且维生素 A 也是哺乳动物生长必不可缺少的物质。

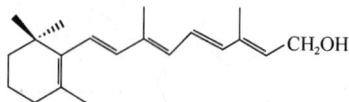

维生素A

穿心莲 Andrographis paniculata（又称榄核莲、一见喜）叶中含有较多二萜内酯及二萜内酯苷类成分，其中穿心莲内酯（andropapholide）为抗炎作用的主要活性成分，临床用于治疗急性菌痢、胃肠炎、咽喉炎、感冒发热等，疗效确切，但水溶性不好。为增强穿心莲内酯水溶性，将穿心莲内酯在无水吡啶中与丁二酸酐作用，制备成丁二酸半酯的钾盐；与亚硫酸钠在酸性条件下制备成穿心莲内酯磺酸钠，而成为水溶性化合物，用于制备浓度较高的注射剂。

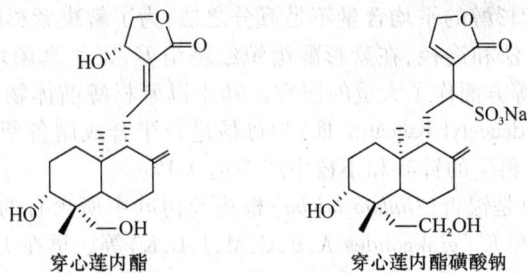

穿心莲内酯 　　　　　　穿心莲内酯磺酸钠

从海州常山 *Clerodendron trichotonum* 中分离的海常黄素 A（clerodendrinA）是具有新克罗烷（neoclerodane）骨架的苦味素，对昆虫幼虫显示有强的拒食活性。经实验证明其拒食作用的活性中心来自它们结构中共同的特征功能团，即全氢呋喃骈[2,3b]呋喃环。

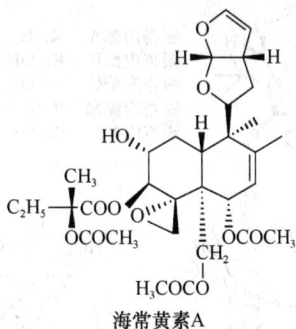

海常黄素A

雷公藤甲素（triptolide）、雷公藤乙素（tripdiolide）、雷公藤内酯（triptolidenol）及 16-羟基雷公藤内酯醇（16-hydroxytriptolide）是从雷公藤 *Tripterygium wiefordii* Hook. f, 根中分离出来的抗癌活性物质。雷公藤甲素对乳腺癌和胃癌细胞系集落形成有抑制作用，16-羟基雷公藤内酯醇具有较强的抗炎、免疫抑制和雄性抗生育作用。

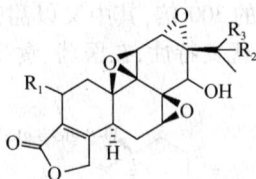

	R_1	R_2	R_3
雷公藤甲素	H	H	CH_3
雷公藤乙素	OH	H	CH_3
雷公藤内酯	H	OH	CH_3
16-羟基雷公藤内酯醇	H	H	CH_2OH

紫杉醇（taxol）又称红豆杉醇，为 20 世纪 90 年代国际上抗肿瘤药三大成就之一，最早从太平洋红豆杉 *Taxus brevifolia* 的树皮中分离得到，1972 年底美国 FDA 批准上市，临床用于治疗卵巢癌、乳腺癌和肺癌疗效较好。

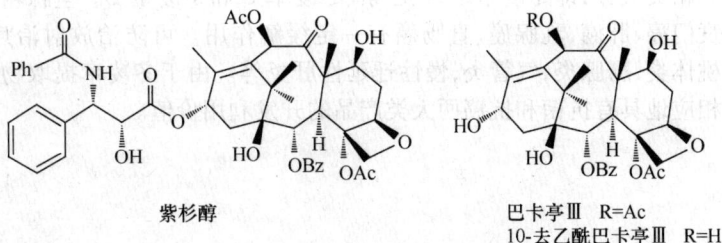

紫杉醇 　　　　　　巴卡亭Ⅲ　R=Ac
　　　　　　　　　　10-去乙酰巴卡亭Ⅲ　R=H

　　然而植物的树皮中紫杉醇的平均含量不足万分之二,为了解决紫杉醇的来源问题,我国、日本和欧美学者采用各种方法和途径,在紫杉醇组织细胞培养、寄生真菌培养、红豆杉栽培、紫杉醇全合成、紫杉醇半合成等方面作了大量的研究。其中以紫杉醇前体物巴卡亭Ⅲ(baccatin Ⅲ)和去乙酰基巴卡亭Ⅲ(10-deacetyl baccatin Ⅲ)为母核进行半合成制备紫杉醇途径最为可行,而这两种化合物在红豆杉易再生的针叶和小枝中产率达0.1%。

　　银杏内酯(ginkgolide)是银杏(*Ginkgo biloba*)根皮及树叶中所含有的强苦味成分,主要包括银杏内酯A,B,C,M,J,L和K(ginkgolides A,B,C,M,J,L,K)等。早在1967年中西香尔等首先完成了结构鉴定,1988年Corey完成了全合成,和紫杉醇一样银杏内酯也属于划时代意义的研究成果之一。银杏内酯类二萜化合物主要作为抑制血小板凝聚,主要用于治疗老年性痴呆等与记忆相关的疾病,年销售额居植物药之首。

银杏内酯A	R_1=H,	R_2=H,	R_3=OH
银杏内酯B	R_1=OH,	R_2=H,	R_3=OH
银杏内酯C	R_1=OH,	R_2=OH,	R_3=OH
银杏内酯M	R_1=H,	R_2=OH,	R_3=OH
银杏内酯J	R_1=OH,	R_2=OH,	R_3=H

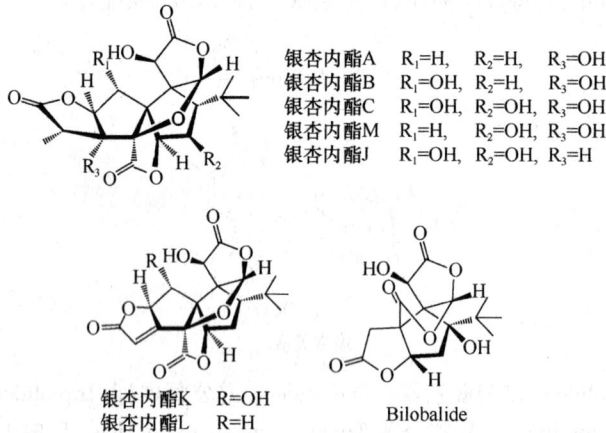

银杏内酯K　R=OH
银杏内酯L　R=H

Bilobalide

　　甜菊 *Stevia rebaudianum* Beaoni 叶中含有以对映-贝壳杉烷(ent-kaurane)骨架为母核,与不同糖组成的甜味苷,即甜菊苷(stevioside)及甜菊苷A、D、E(rebaudiosides A,D,E)等多种甜味苷。总甜菊苷含量约6%,其甜度约为蔗糖的300倍,其中又以甜菊苷A甜味最强,但含量较少。甜菊苷(stevioside)因其高甜度、低热量等优良特性,在医药、食品等工业中应用日益广泛。我国已大面积栽种甜菊,并生产甜菊苷。

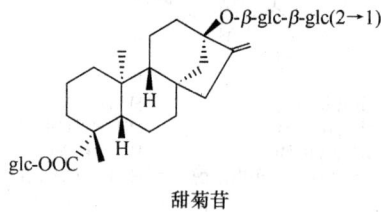

O-β-glc-β-glc(2→1)

glc-OOC

甜菊苷

　　冬凌草是唇形科香茶菜属植物碎米桠 *Rabdosia rubescens*(Hamst.),以全株入药。冬凌草中化学成分甚为复杂,含有从单萜、倍半萜到二萜、三萜等一系列该类物。从冬凌草叶的乙醚提取物中分离出五种二萜类成分,即冬凌草甲素、乙素、冬凌草C和冬凌草D。全株粗制剂临床疗效观察,对食管癌、贲门癌、肝癌,乳腺癌、直肠癌有一定缓解作用。可防治放射治疗的不良反应,急、慢性咽炎,扁桃体炎,腮腺炎,气管炎,慢性迁延性肝炎等。由于冬凌草提取物具有抗菌和抗癌作用,因此,其相应地具有抗菌和抗癌两大类产品的开发利用价值。

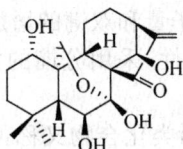
冬凌草甲素

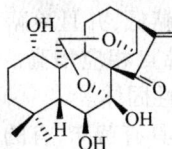
冬凌草乙素

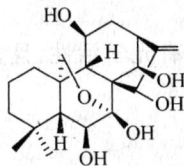
冬凌草C

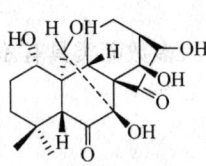
冬凌草D

二倍半萜类化合物(sesterterpenoid)是由 5 个异戊二烯单位构成、含 25 个碳原子的化合物类群。1965 年发现第一个二倍半萜。这类化合物在生源上是由焦磷酸香叶基金合欢酯(geranyl-farnesyl pyrophosphate,GFPP)衍生而成,多为结构复杂的多环性化合物。与其他各萜类化合物相比,数量少,迄今来自天然的二倍半萜约有 500 余种化合物,分布在羊齿植物,植物病源菌,海洋生物海绵、地衣及昆虫分泌物中。

蛇孢假壳素 A(ophiobolinA)是从寄生于稻植物病源菌芝麻枯 *Ophiobulus miyabeanus* 中分离出的第一个二倍半萜成分,具有 C_5-C_8-C_5 骈环的基本骨架,该物质显示有阻止白藓菌、毛滴虫菌等生长发育的作用。

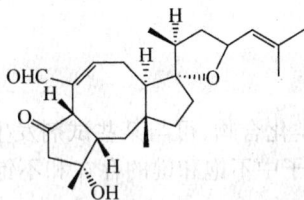
蛇孢假壳素A

呋喃海绵素-3(furanosponsin-3)是从海绵 *Neosiphonia superstes* 动物中得到的含呋喃环的链状二倍半萜;网肺酸(retigeranic acid)是从网肺衣 *Lobaria retigera* 及其地衣的近缘种中得到的具有五环骨架的二倍半萜;在昆虫分泌物中分离到多种大环二倍半萜。

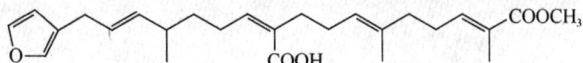
呋喃海绵素-3

第3节　萜类化合物的理化性质

萜类成分的范围很广,彼此间的结构与性质差异很大,但它们都由同一生源途径衍变而来,分子结构中绝大多数具有双键、共轭双键及活泼氢原子,较多萜类具有内酯结构,因而具有一些相同的理化性质及化学反应,下面仅就其共性作一归纳。某些特殊结构的萜类,如草酚酮类、环烯醚萜类、薁类等化合物的特性已如前述,不再赘述。

一、萜类化合物的理化性质

(一) 性状

1. 形态　单萜和倍半萜类多为具有特殊香气的油状液体,在常温下可以挥发,或低熔点的固体。单萜的沸点比倍半萜低,并且单萜和倍半萜随分子量和双键的增加,功能基的增多,化合物的挥发性降低,熔点和沸点相应增高。可利用该规律性,采用分馏的方法将它们分离开来。二萜和二倍半萜多为结晶性固体。

2. 味　萜类化合物多具有苦味,有的味极苦,所以萜类化合物又称苦味素。但有的萜类化合物具有强的甜味,如具有对映—贝壳杉烷骨架(ent-kaurane)的二萜多糖苷—甜菊苷的甜味是蔗糖的300倍。

3. 旋光和折光性　大多数萜类具有不对称碳原子,具有光学活性,且多有异构体存在。低分子萜类具有较高的折光率。

(二)溶解性

萜类化合物亲脂性强,易溶于醇及脂溶性有机溶剂,难溶于水,但单萜和倍半萜类能随水蒸气蒸馏。随着含氧功能团的增加或具有苷的萜类,则水溶性增加。具有内酯结构的萜类化合物能溶于碱水,酸化后,又自水中析出,此性质用于具内酯结构的萜类的分离与纯化。

萜类的苷化合物含糖的数量均不多,但具有一定的亲水性,能溶于热水,易溶于甲醇、乙醇溶液,不溶于亲脂性的有机溶剂。

应注意,萜类化合物对高热、光和酸碱较为敏感,或氧化,或重排,引起结构的改变。在提取分离或氧化铝柱色谱分离时,应慎重考虑。

二、萜类化合物的化学性质

(一)加成反应

含有双键和醛、酮等羰基的萜类化合物,可与某些试剂发生加成反应,其产物往往是结晶性的。这不但可供识别萜类化合物分子中不饱和键的存在和不饱和的程度,还可借助加成产物好的晶型,用于萜类的分离与纯化。

1. 双键加成反应

(1)与卤化氢加成反应:萜类化合物中的双键能与氢卤酸类,如氢碘酸或氯化氢在冰醋酸溶液中反应,于冰水中析出结晶性加成产物。

例如柠檬烯与氯化氢在冰醋酸中进行加成反应,反应完毕加入冰水即析出柠檬烯二氢氯化物的结晶固体。

(2)与溴加成反应:萜类成分的双键在冰醋酸或乙醚与乙醇的混合溶液中,在冰冷却下,滤取析出的结晶性加成物。

(3)与亚硝酰氯反应:许多不饱和的萜类化合物能与亚硝酰氯(tilden 试剂)发生加成反应,生成亚硝基氯化物。先将不饱和的萜类化合物加入亚硝酸异戊酯中,冷却下加入浓盐酸,混合振摇,然后加入少量乙醇或冰醋酸即有结晶加成物析出。生成的氯化亚硝基衍生物多呈蓝色-绿色,可用于不饱和萜类成分的分离和鉴定。

生成的氯化亚硝基衍生物还可进一步与伯胺或仲胺(常用六氢吡啶)缩合生成亚硝基胺类。后者具有一定的结晶形状和一定的物理常数,在鉴定萜类成分上颇有价值。

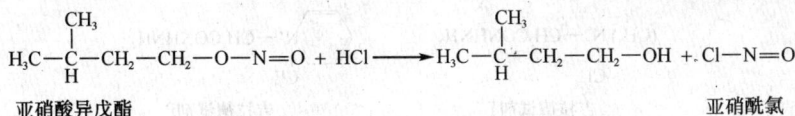

亚硝酸异戊酯　　　　　　　　　　　　　　　　　　亚硝酰氯

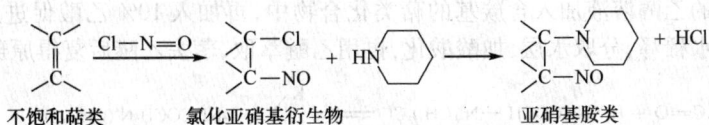

不饱和萜类　　　氯化亚硝基衍生物　　　　　　亚硝基胺类

（4）Diels-Alder 加成反应：带有共轭双键的萜类化合物能与顺丁烯二酸酐产生 Diels-Alder 加成反应，生成结晶形加成产物，可借以证明共轭双键的存在。

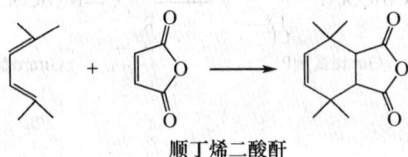

顺丁烯二酸酐

2. 羰基加成反应

（1）与亚硫酸氢钠加成：含羰基的萜类化合物可与亚硫酸氢钠发生加成反应，生成结晶形加成物，复加酸或加碱使其分解，生成原来的反应产物，如从香茅油中分取柠檬醛。同时，含双键和羰基的萜类化合物在应用此法时要注意：反应时间过长或温度过高，可使双键发生加成，并形成不可逆的双键加成物，例如柠檬醛的加成，条件不同加成产物则各异。

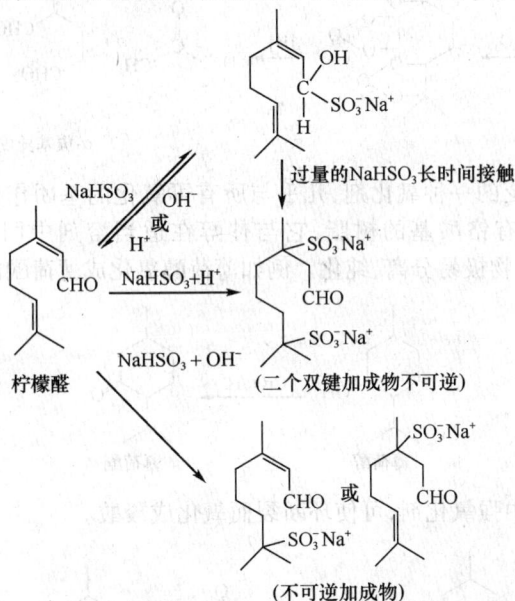

过量的NaHSO₃长时间接触

NaHSO₃
OH⁻
或
H⁺

NaHSO₃+H⁺

NaHSO₃ + OH⁻

柠檬醛　　　　　　　　（二个双键加成物不可逆）

或

（不可逆加成物）

（2）与硝基苯肼加成：含羰基的萜类化合物可与对硝基苯肼或 2,4-二硝基苯肼在磷酸中发生加成反应，生成对硝基苯肼或 2,4-二硝基苯肼的加成物。

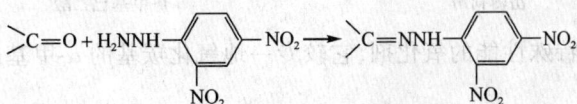

（3）与吉拉德试剂加成：吉拉德（Girard）试剂是一类带有季铵基团的酰肼，常用 Girard T 和 Girard P，它们的结构式为：

$$(CH_3)_3N^+—CH_2CONHNH_2$$
$$Cl^-$$

吉拉德试剂T

$$\text{pyridinium}—N^+—CH_2CONHNH_2$$
$$Cl^-$$

吉拉德试剂P

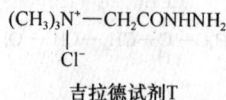

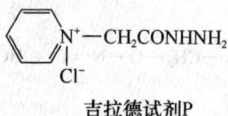

将吉拉德试剂的乙醇溶液加入含羰基的萜类化合物中,再加入 10% 乙酸促进反应,加热回流。反应完毕后加水稀释,分取水层,加酸酸化,再用乙醚萃取,蒸去乙醚后复得原羰基化合物。

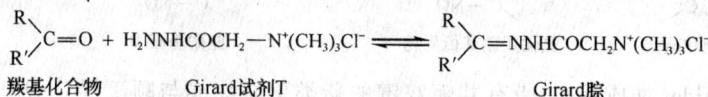

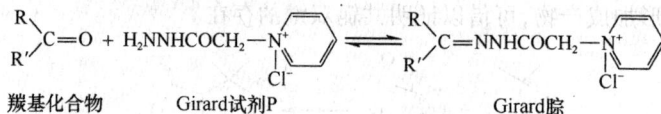

$$\begin{array}{c} R \\ R' \end{array}C{=}O + H_2NNHCOCH_2—N^+(CH_3)_3Cl^- \rightleftharpoons \begin{array}{c} R \\ R' \end{array}C{=}NNHCOCH_2N^+(CH_3)_3Cl^-$$

羰基化合物　　　　Girard试剂T　　　　　　　　Girard腙

$$\begin{array}{c} R \\ R' \end{array}C{=}O + H_2NNHCOCH_2—N^+\text{(pyridinium)}Cl^- \rightleftharpoons \begin{array}{c} R \\ R' \end{array}C{=}NNHCOCH_2—N^+\text{(pyridinium)}Cl^-$$

羰基化合物　　　　Girard试剂P　　　　　　　　Girard腙

(二) 氧化反应

不同的氧化剂在不同的条件下,可以将萜类成分中各种基团氧化,生成各种不同的氧化产物。常用的氧化剂有臭氧、铬酐(三氧化铬)、四乙酸铅、高锰酸钾和二氧化硒等,其中以臭氧的应用最为广泛。例如臭氧氧化萜类化合物中的烯烃反应,既可用来测定分子中双键的位置,亦可用于萜类化合物的醛酮合成。

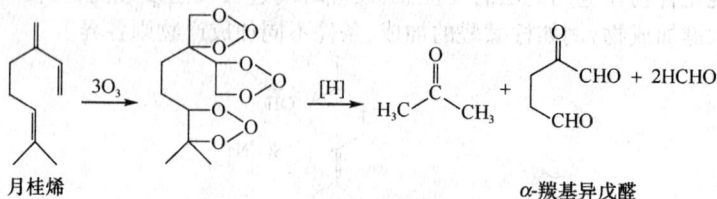

月桂烯　　　　　　　　　　　　　　　　　　　　　　α-羰基异戊醛

铬酐是应用非常广泛的一种氧化剂,几乎与所有可氧化的基团作用,利用强碱型离子交换树脂与三氧化铬制得具有铬酸基的树脂,它与仲醇在适当溶剂中回流,则生成酮,得率高达 73%～98%,副产物少,产物极易分离、纯化。例如薄荷醇氧化成薄荷酮的反应如下:

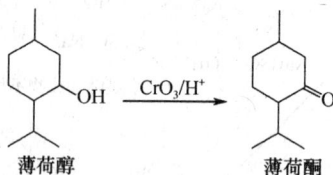

薄荷醇　　　$\xrightarrow{CrO_3/H^+}$　　　薄荷酮

高锰酸钾是常用的中强氧化剂,可使环断裂而氧化成羧酸。

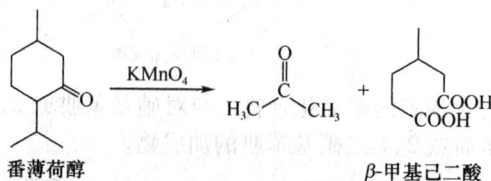

番薄荷醇　　　$\xrightarrow{KMnO_4}$　　　β-甲基己二酸

二氧化硒是具有特殊性能的氧化剂,它较专一地氧化羰基的 α-甲基或亚甲基,以及碳碳双键旁的 α-亚甲基。

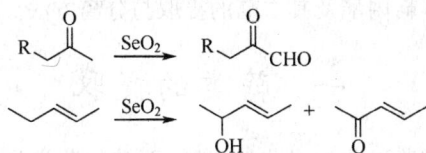

(三) 脱氢反应

脱氢反应在研究萜类化学结构中是一种很有价值的反应,特别是在早期研究萜类化合物母核骨架时具有重要意义。在脱氢反应中,环萜的碳架因脱氢转变为芳香烃类衍生物,所得芳烃衍生物容易通过合成的方法加以鉴定。脱氢反应通常在惰性气体的保护下,用铂黑或钯做催化剂,将萜类成分与硫或硒共热(200~300℃)而实现脱氢,有时可能导致环的裂解或环合。

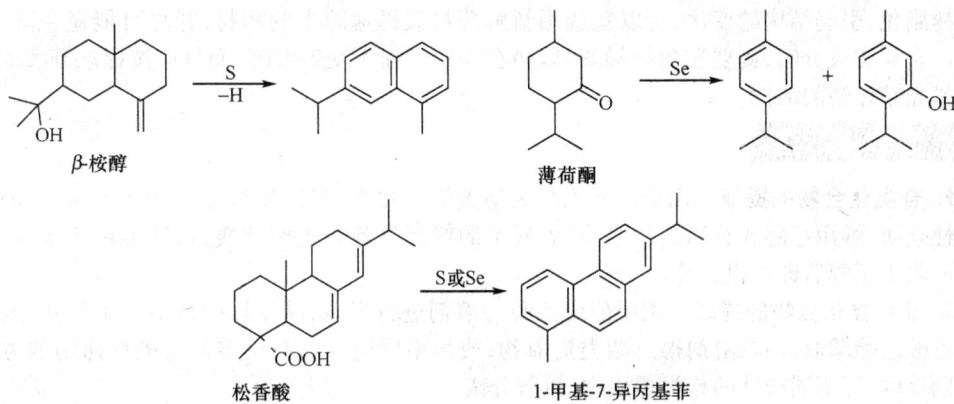

β-桉醇

薄荷酮

松香酸　　　1-甲基-7-异丙基菲

(四) 分开重排反应

在萜类化合物中,特别是双环萜在发生加成、消除或亲核性取代反应时,常常发生碳架的改变,产生 Wagner-Meerwein 重排。目前工业上由 α-蒎烯合成樟脑的过程,就是应用 Wagner-Meerwein 重排,再氧化制得。

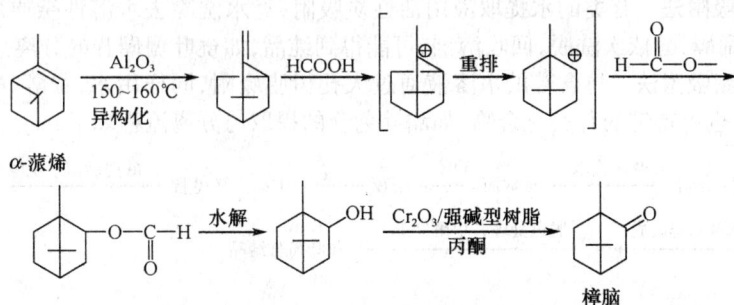

α-蒎烯

樟脑

第4节　萜类化合物的提取分离

萜类化合物虽都由活性异戊二烯基衍变而来,但种类繁多、骨架庞杂、结构包容极广。其中低分子萜类多为挥发油,单萜中的环烯醚萜多为苷类;倍半萜除构成挥发油的组分外,以内酯多见;乌头烷型二萜却以二萜生物碱的形式存在;还有具芳香性的草酚酮和薁类。因此,萜类结构的千变万化,提取分离的方法也就因其结构类型的不同而呈现多样化。

鉴于单萜和倍半萜多为挥发油的组成成分,它们的提取分离方法将在挥发油中重点论述,本节仅介绍环烯醚萜苷、倍半萜内酯及其二萜的提取与分离方法。

一、萜类的提取

在萜类化合物中,环烯醚萜以苷的形式较多见,而其他萜类则少见。环烯醚萜苷多以单糖苷的形式存在,苷元的分子较小,且多具有羟基,所以亲水较强,一般易溶于水、甲醇、乙醇和正丁醇等溶剂,而难溶于一些亲脂性强的有机溶剂,故多用甲醇或乙醇为溶剂进行提取。

非苷形式的萜类化合物具有较强的亲脂性,溶于甲醇、乙醇中,易溶于氯仿、乙酸乙酯、苯、乙醚等亲脂性有机溶剂中。这类化合物一般用有机溶剂提取,或甲醇或乙醇提取后,再用亲脂性有机溶剂萃取。

值得注意的是萜类化合物,尤其是倍半萜内酯类化合物容易发生结构的重排,二萜类易聚合而树脂化,引起结构的变化,所以宜选用新鲜药材或迅速晾干的药材,并尽可能避免酸、碱的处理。含苷类成分时,则要避免接触酸,以防在提取过程中发生水解,而且应按提取苷类成分的常法事先破坏酶的活性。

(一) 溶剂提取法

1. 苷类化合物的提取　用甲醇或乙醇为溶剂进行提取,经减压浓缩后转溶于水中,滤除水不溶性杂质,继用乙醚或石油醚萃取,除去残留的树脂类等脂溶性杂质,水液再用正丁醇萃取,减压回收正丁醇后即得粗总苷。

2. 非苷类化合物的提取　用甲醇或乙醇为溶剂进行提取,减压回收醇液至无醇味,残留液再用乙酸乙酯萃取,回收溶剂得总萜类提取物;或用不同极性的有机溶剂按极性递增的方法依次分别萃取,得不同极性的萜类提取物,再行分离。

(二) 碱提取酸沉淀法

利用内酯化合物在热碱液中,开环成盐而溶于水中,酸化后又闭环,析出原内酯化合物的特性来提取倍半萜类内酯化合物。但是当用酸、碱处理时,可能引起构型的改变,应加以注意。

(三) 吸附法

1. 活性炭吸附法　苷类的水提取液用活性炭吸附,经水洗除去水溶性杂质后,再选用适当的有机溶剂如稀醇、醇依次洗脱,回收溶剂,可能得到纯品,如桃叶珊瑚苷的分离。

2. 大孔树脂吸附法　将含苷的水溶液通过大孔树脂吸附,同样用水、稀醇、醇依次洗脱,然后再分别处理,也可得纯的苷类化合物,如甜叶菊苷的提取与分离流程如下:

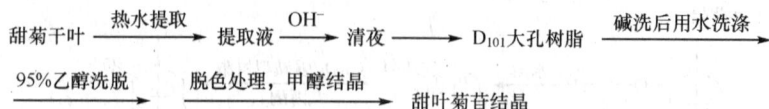

甜菊干叶 $\xrightarrow{\text{热水提取}}$ 提取液 $\xrightarrow{OH^-}$ 清夜 $\longrightarrow$ D_{101}大孔树脂 $\xrightarrow{\text{碱洗后用水洗涤}}$

$\xrightarrow{95\%\text{乙醇洗脱}}$ 脱色处理,甲醇结晶 $\longrightarrow$ 甜叶菊苷结晶

二、萜类的分离

(一) 结晶法分离

有些萜类的萃取液回收到小体积时,往往多有结晶析出,滤除结晶,再以适量的溶媒重结晶,可得纯的萜类化合物。

(二) 柱色谱分离

分离萜类化合物多用吸附柱色谱法,常用的吸附剂有硅胶、氧化铝等,其中应用最多的是硅胶,几乎所有的萜类化合物都可以选用硅胶作柱色谱的吸附剂,待分离物与吸附剂之比约为 1:30～1:60。

由于氧化铝在色谱分离过程中可能引起萜类化合物的结构变化,故选用氧化铝作吸附剂时要慎重,一般多选用中性氧化铝,待分离物与吸附剂之比约为 1:30～1:50。

此外,亦可采用硝酸银色谱法进行分离,因萜类化合物结构中多具有双键,且不同萜类的双键数目和位置不同,与硝酸银形成霄络合物难易程度和稳定性也有差别,可借此达到分离。有时可借萜类化合物性质上的差异,联合使用硝酸银-硅胶或硝酸银-中性氧化铝柱色谱分离,以提高分离效果。

萜类化合物的柱色谱分离一般选用非极性有机溶剂,如正己烷、石油醚、环己烷、乙醚、苯或乙酸乙酯作洗脱剂。但使用单一溶剂往往达不到分离的效果,故在实践中多选用混合溶剂,而且应根据被分离物质的极性大小来考虑。常用的溶剂系统有:石油醚-乙酸乙酯、苯-乙酸乙酯、苯-氯仿,多羟基的萜类化合物可选用氯仿-乙醇作洗脱剂。

(三) 利用结构中特殊功能团进行分离

可利用萜类化合物含氧功能团进行分离,如倍半萜内酯可在碱性条件下开环,加酸后又环合,借此可与非内酯类化合物分离;萜类生物碱也可用酸碱法分离。不饱和双键、羰基等可用加成的方法制备衍生物加以分离。

提取分离结构鉴定实例:

新疆鼠尾草($Salvia\ deserticola$)根经氯仿提取,浓缩,浓缩液经硅胶柱($100～200$ 目),乙酸乙酯-石油醚梯度洗脱得一红色针状结晶(乙醇),mp170～171℃,易溶于苯、氯仿等低极性有机溶媒中。红外图谱(IR),3368,1635cm^{-1}有吸收,说明结构中有羟基和羰基,UVλ_{max}^{MeOH} nm: 336,271。在 ^{1}H-NMR 谱中,显示双键区有两个质子,δ 6.81(1H,dd,$J=2.8$Hz,9.5Hz)和 δ 6.48(1H,dd,$J=2.8$Hz,9.5Hz)属于 ABX 偶合系统中的 AB 质子谱线;δ 3.16(1H,hept,$J=10.5$Hz),1.22(3H,d,$J=6.5$Hz),1.23(3H,d,$J=6.5$Hz)显示有一个异丙基;在高场区,由峰面积可推测此化合物有 5 个甲基,其中 3 个甲基呈较尖锐的单峰,提示甲基与季碳相连;在 δ 7.32(1H,s)提示可能有羟基(—OH)。在 ^{13}C-NMR 谱中,显示存在 20 个碳原子,在低场区中,δ 186.1,183.4 为两个羰基碳(C=O)的信号;δ 151.2,140.5,139.6,138.5,122.4,121.0 提示有 3 个双键,在 DEPT 谱中,有 5 个甲基(—CH$_3$),3 个亚甲基(—CH$_2$),4 个次甲基(—CH),8 个季碳的碳信号,可知其中 δ 139.7,121.1 为次甲基的碳信号,其余为季碳,由此可知 δ 151.2 这个碳原子与羟基相连。根据以上所述,可推测此化合物结构式中含有 3 个氧原子,20 个碳原子,又 EI-MS(m/z):分子离子峰314(M$^+$),可推出分子式为 C$_{20}$H$_{26}$O$_3$,不饱和度为 8。根据化合物的物理性质,波谱特征及植物基源,可以确定此化合物的基本母核为罗列酮型化合物。因此,可进一步确定氢谱中 δ 3.16(1H,hept,$J=10.5$Hz,H-15),δ 2.89(1H,d,$J=13.5$Hz,H-1),δ 2.14(1H,t,$J=3.0$Hz,H-5);碳谱中 δ 183.5(C-11),δ 186.1(C-14),δ 151.2(C-12)。结合 ^{1}H,^{1}H-COSY 谱,由 δ 2.14(H-5)质子信号为入口,可找到相关峰 δ 6.81(1H,dd,$J=2.8$,9.8Hz,H-7)和 δ 6.48(1H,dd,$J=2.8$,9.5Hz,H-6)。结合 HMBC 谱,可知以下相关:δ 3.16(1H,hept,$J=10.5$Hz,H-15)质子信号与 δ 122.6,19.8,20.0 碳信号有相关点,可确定 δ 122.6(C-13),δ 19.8(C-16),δ 20.0(C-17);δ 1.04(3H,s,H-20)质子信号与 δ 35.2,140.5,39.3,52.1 碳信号有相关点,可确定 δ 35.2(C-1),δ 52.1(C-5),δ 140.9(C-9),δ 39.3(C-10);δ 1.02(3H,s,H-18)质子信号与 δ 40.5 碳信号相关,可确定 δ 40.5(C-3)。综上所述,可确认该化合物为 6,7-去氢罗列酮。

第5节 萜类化合物的检识与结构测定

波谱法在萜类结构鉴定中的应用

萜类化合物目前是天然产物研究中最活跃的领域,其结构研究快速、微量、准确,这得益于现代波谱分析技术的应用,尤其是超导二维核磁共振新技术的应用使过去经典的化学方法降至辅助地位。

(一) 紫外光谱

萜类官能团类型		λ_{max}(nm)
含有 α、β-不饱和羰基		$220 \sim 250$($\varepsilon 10000 \sim 17500$)
含有共轭双烯体系 (λ_{max} 215 $\sim$ 270nm)	链状共轭双烯体系	$217 \sim 228$($\varepsilon 15000 \sim 25000$)
	环状共轭双烯体系	$256 \sim 265$($\varepsilon 2500 \sim 10000$)
	共轭双键有一个在环内	$230 \sim 240$($\varepsilon 13000 \sim 20000$)

(二) 红外光谱

萜类官能团类型		ν_{max}(cm^{-1})
偕二甲基		1370 吸收峰裂分,出现两条吸收带
饱和内酯环的羰基吸收峰 (ν_{max} 1800 $\sim$ 1735cm^{-1})	六元环饱和内酯羰基	1735
	五元环饱和内酯羰基	1770
	四元环饱和内酯羰基	1840
贝壳杉烷型二萜	环外亚甲基	900

(三) 质谱

萜类化合物结构类型复杂,大多缺少"定向"裂解基团,因而在电子轰击下能裂解的化学键较多,重排屡屡发生,裂解方式复杂。但大多数萜类化合物还是可寻找一些可供参考的规律:

(1)萜类化合物的分子离子峰除以基峰形式出现外,一般较弱。

(2)在环状萜类化合物中常进行 RDA 裂解。

(3)在裂解过程中常伴随着分子重排裂解,尤以麦氏重排多见。

(4)裂解方式受功能基的影响较大,得到的裂解峰大都主要是失去功能基的离子碎片,例如有羟基或羟甲基存在时,多有失水或失羟甲基、甲醛等离子碎片。

(四) 核磁共振谱

对于萜类化合物的结构测定来说,核磁共振谱是波谱解析中最为有力的工具,但对于结构复杂的萜类化合物,仅靠单纯的氢谱或碳谱分析,鉴定出的结构往往不准确,必须依赖于具有高分辨能力的超导核磁分析技术和 2D-NMR 的相关技术。

鉴于萜类化合物类型多、骨架复杂、结构庞杂,难于在有限的篇幅中作全面总结和归纳,文献收集整理了大量的氢谱、碳谱数据,对萜类化合物的结构测定有极其重要的参考价值。

值得注意的是,对于结构复杂的萜类化合物,仅靠单纯的氢谱或碳谱分析,鉴定出的结构往往不准确,必须依赖于 2D-NMR 技术的应用。

第 6 节　挥　发　油

案例 10-2

解表药或含挥发油类成分的中药常采用下列煎煮方法：

（1）研粉冲服　对于用量小而贵重的含挥发油的中药可采用研粉冲服法。

（2）水煎服　①后下服：把含挥发油的中药用少量的水先泡，待其他中药煎沸 20 分钟左右，再入煎沸 5 分钟左右后滤取药汤服用。②武火急煎服。③高压锅煎煮服。

问题：

分别说明采用上述方法的理由。

挥发油（volatile oil）又称精油（essential oil），是一类具有芳香气味的油状液体的总称，挥发油在常温下能挥发，可随水蒸气蒸馏，并具有广泛的生物活性。

挥发油类成分在植物界分布广泛，我国野生与栽培的含挥发油的芳香和药用植物有数百种之多，特别是菊科植物中的菊、蒿、艾、苍术、白术、泽兰、佩兰、木香等；芸香科植物中的芸香、降香、花椒、橙、橘、枳、柠檬、佛手、吴茱萸等；伞形科植物中的小茴香、芫荽、川芎、白芷、前胡、防风、柴胡、当归、羌活、独活、蛇床等；唇形科植物中的薄荷、藿香、香薷、荆芥、紫苏、罗勒等；姜科植物中的郁金、姜黄、莪术、山柰、姜、高良姜、砂仁、豆蔻等；樟科植物中的山鸡椒、乌药、肉桂、阴香、樟等；木兰科植物中的五味子、八角茴香、厚朴、辛夷等；桃金娘科植物中的丁香、桉、白干层等；马兜铃科植物中的细辛、杜衡、马兜铃等；马鞭草科植物中的马鞭草、牡荆、蔓荆等；禾本科植物中的香茅、芸香草等；败酱科植物中的败酱、缬草、甘松等也富含挥发油；此外，如胡椒科、杜鹃花科、三白草科、松科、柏科、木樨科、蔷薇科、瑞香科、檀香科、藜科、天南星科、莎草科、毛茛科及萝藦科的某些植物中，也含有丰富的挥发油类成分。

挥发油存在于植物的腺毛、油室、油管、分泌细胞或树脂道中，如薄荷油存在于薄荷叶的腺鳞中；桉叶油在桉叶的油腔中；茴香油在小茴香果实的油管中；玫瑰油在玫瑰花瓣表皮分泌细胞中；姜油在生姜根茎的油细胞中；松节油在松树的树脂道中等。大多数挥发油成油滴状存在，也有些与树脂、黏液质共同存在，还有少数以苷的形式存在，如冬绿苷。植物中挥发油的含量一般在 1% 以下，也有少数含量高达 10% 以上，如丁香中的挥发油含量高达 14% 以上。

挥发油在植物体中的存在部位常各不相同，随植物品种不同而差异较大，如薄荷、紫苏的叶；荆芥的全草；檀香的树干；桂树的皮；当归的根；茴香的果实；柠檬的果皮；丁香的花；白豆蔻的种子等部位的含油量都较高。有的同一植物的药用部位不同，其所含挥发油的组成成分也有差异，如樟科桂属植物的树皮挥发油多含桂皮醛，叶中则主要含丁香酚，而根和木部含樟脑多。有的植物由于采集时间不同，同一药用部分所含的挥发油成分也不完全一样，如胡荽子当果实未熟时，其挥发油主含桂皮醛和异桂皮醛，成熟时则主含芳樟醇、杨梅叶烯。全草类药材一般以开花前期或含苞待放时含油量最高，而根茎类药材则以秋天成熟后采集为宜。

挥发油多具有祛痰、止咳、平喘、祛风、健胃、解热、镇痛、抗菌消炎、解痉、杀虫、抗肿瘤、利尿、降压和强心等作用。例如茴香油、满山红油在止咳、平喘、祛痰、消炎方面疗效显著；莪术油具有抗肿瘤活性；小茴香油、木香油、豆蔻油有祛风健胃功效；当归油、川芎油有活血镇静作用；檀香油、松节油有利尿降压作用；樟脑油有强心作用；桂皮油、藁本油有抑制真菌作用；柴胡挥发油制备的注射液，有较好的退热效果；丁香油有局部麻醉、止痛作用；土荆芥油有驱虫作用；薄荷油有清凉、祛风、消炎、局麻作用；茉莉花油具有兴奋作用等。挥发油不仅在医药上具有重要的作用，在香料工业中应用也极为广泛。随着"回归大自然"热潮的掀起，利用精油的芳香疗法又重新崛起。此外，挥发油在昆虫信息素及昆虫驱避剂等方面都有广泛的用途，已日益引起人们的重视。

　　芳香疗法 aromatherapy 是一种辅助性的疗法，"aroma"意谓芬芳、香味，"therapy"意谓对疾病的医疗，芳香疗法是透过特殊的按摩技巧或吸入方式所作的治疗，其疗方是采用自花朵、木材、灌木、叶片、树枝、种子、树脂等等提炼出的精油。法籍医师及化学工程师 René Maurice Gattefossé 在 1928 年首次针对植物精油的疗效和应用所出版的著作中将此疗法称之为芳香疗法，遂沿用至今。

　　芳香疗法即利用纯天然植物精油的芳香的气味和植物本身所具有的治愈能力，以特殊的按摩方法，经由嗅觉器官和皮肤的吸收，帮助人身心获得舒解，并达到皮肤保养的目的和改善身体健康的功效。

表 10-4　常用芳香油的主要治疗特点及用法

名称	作用	主治
罗马春黄菊（果香菊） (*Chamaemelum nobilis*)	镇静、胃肠弛缓、抗变态反应	失眠、头痛、消化功能紊乱、痛经、枯草热
丁香 (*Eugenia caryophyllata*)	收敛、祛痰、祛风止痛	牙周感染、支气管炎、胃肠功能紊乱
蓝桉 (*EucalyPtusglobulus*)	抗菌、抗病毒、止痛、减轻充血	呼吸道感染、泌尿生殖器感染、风湿病
香叶天竺葵 (*Pelargonium graveolens*)	收敛、止痛、止血	干皮肤、唇裂、青肿、出血
薰衣草 (*Lavandula augustifolia*)	止痛、抗感染、抗菌、镇静、强身	烫伤、擦伤、刀伤、促进睡眠、缓解头痛和抑郁
柠檬 (*Citrus limon*)	引起兴奋、抗菌、止吐、促进循环	呼吸和皮肤疾患
辣薄荷 (*Mentha piperita*)	助消化、止恶心、抗菌、减轻出血	腹部痉挛、牙痛、口腔感染和感冒
迷迭香 (*Rosmarinus officinalis*)	增强记忆、利尿、镇痉、引起兴奋	通过改善循环预防和治疗阿耳茨海默病，缓解头痛、肌肉痛、尿潴留和痛经
互生叶白千层 (*Melaleuca alternifolia*)	杀真菌、抗菌、抗病毒、止痒	有助于皮肤病、感染伤口、泌尿生殖器感染和瘙痒的缓解
百里香 (*Thymus spp*)	滋补、镇痉、抗病毒	哮喘、流感、感冒、发热、皮肤病、背痛和风湿病

一、组成和分类

　　挥发油所含成分比较复杂，一种挥发油中常常由数十种，乃至数百种成分组成，如保加利亚玫瑰油中检出 270 多种化合物。挥发油的组成成分以萜类化合物为多见，有些还含有脂肪族化合物或小分子的芳香族化合物。

（一）萜类化合物

　　挥发油中的萜类成分，主要是单萜、倍半萜和它们含氧衍生物，而且含氧衍生物多半是生物活性较强或具有芳香气味的主要组成成分。如松节油中的蒎烯（pinene）含量为 80% 左右；薄荷油含薄荷醇（menthol）8% 左右；山苍籽油含柠檬醛（citral）8%；樟脑油含樟脑（camphor）约为

50% 等。前面所论及的单萜及倍半萜类化合物,除了它们的苷、内酯衍生物以及与其他成分混杂结合的化合物外,几乎均有相应的挥发油存在。

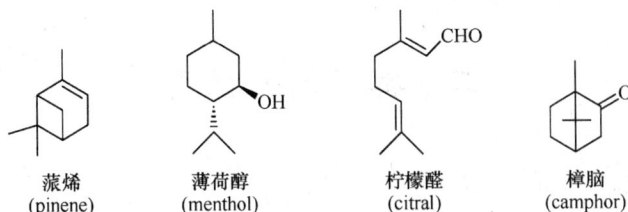

| 蒎烯 | 薄荷醇 | 柠檬醛 | 樟脑 |
| (pinene) | (menthol) | (citral) | (camphor) |

(二) 非萜类化合物

1. 芳香族化合物　在挥发油中,芳香族化合物仅次于萜类,存在也相当广泛。

挥发油中的芳香族化合物,有的是萜源衍生物,如百里香酚(thymol)、孜然芹烯(p-cymene)、α-姜黄烯(α-curcumene)等。有一些是苯丙烷类衍生物,其结构多具有 C_6-C_3 骨架、多有一个丙基的苯酚化合物或其酯类。例如桂皮醛(cinnamaldehyde),茴香醚(anethole),丁香酚(eugenol),α-细辛醚及 β-细辛醚(α-asarone,β-asarone)等;还有的具有 C_6-C_2 骨架,如苯乙烯(styrene),苯乙醇(phenylethyl alcohol);有的具有 C_6-C_1 骨架,如水杨酸甲酯(methyl salicylate),花椒油素(xanthoxylin),茴香醛(anisaldehyde),香荚兰醛(vanillin),牡丹酚(paeonol)等。这些化合物有的在植物中呈苷或酯存在。

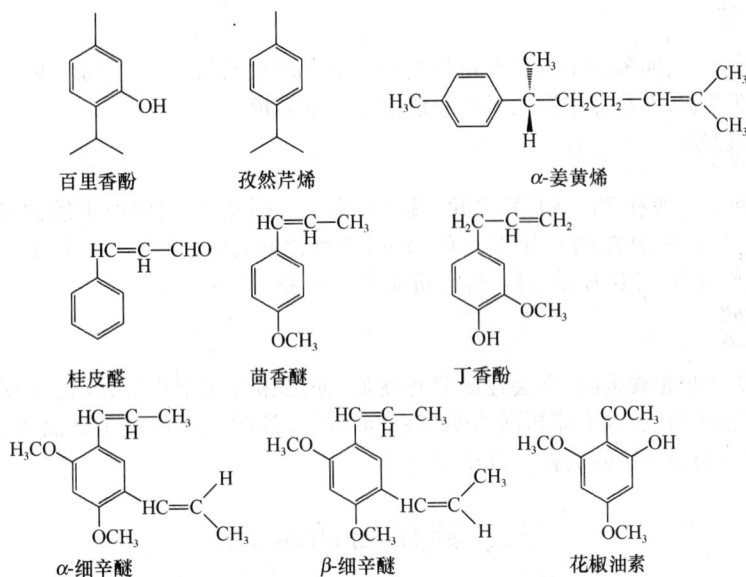

| 百里香酚 | 孜然芹烯 | α-姜黄烯 |

| 桂皮醛 | 茴香醚 | 丁香酚 |

| α-细辛醚 | β-细辛醚 | 花椒油素 |

2. 脂肪族化合物　一些小分子脂肪族化合物在挥发油中常有存在。例如甲基正壬酮(methyl nonylketone),正庚烷(n-heptane),正癸烷(n-decane)等。

在一些挥发油中还常含有小分子醇、醛及酸类化合物。如正壬醇(n-nonylalcohol),异戊醛(isovaleraldehyde),癸酰乙醛(decanoylacetaldehyde),异戊酸(isovaleric acid)等。

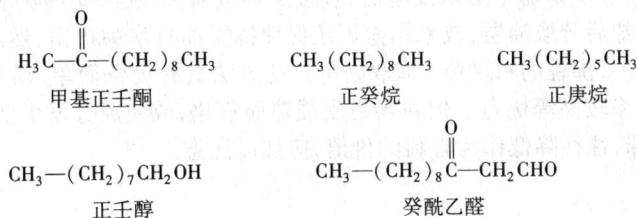

| 甲基正壬酮 | 正癸烷 | 正庚烷 |

| 正壬醇 | 癸酰乙醛 |

此外,如川芎、麻黄等挥发油中的川芎嗪(tetramethylpyrazine)以及菸碱(nicotine)、毒藜碱(anabasine)等生物碱,也是可以随水蒸气蒸馏的液体。但这些化合物往往不作挥发油类成分对待。

二、挥发油的性质

(一) 性状

1. 颜色　挥发油在常温下大多为无色或微带淡黄色,有些挥发油中含有薁类,或溶有色素而具有特别的颜色。如洋甘菊油因含有薁类化合物而显蓝色,苦艾油显蓝绿色,麝香草油显红色。

2. 气味　挥发油大多数具有香气或其他特异气味,有辛辣烧灼的感觉,呈中性或酸性。挥发油的气味,往往是其品质优劣的重要标志。

3. 形态　挥发油在常温下为透明液体,有的在冷却时其主要成分可能结晶析出。这种析出物习称为"脑"如薄荷脑、樟脑等。滤去析出物的油称为"脱脑油",如薄荷油的脱脑油习称"薄荷素油",但仍含有约50%的薄荷脑。

4. 挥发性　挥发油在常温下可自行挥发而不留任何痕迹,这是挥发油与脂肪油的本质区别。

(二) 溶解性

挥发油不溶于水,而易溶于各种有机溶剂中,如石油醚、乙醚、二硫化碳、油脂等。在高浓度的乙醇中能全部溶解,而在低浓度乙醇中只能溶解一定数量。

(三) 物理常数

挥发油的沸点一般在70~300℃之间,具有随水蒸气而蒸馏的特性;挥发油多数比水轻,也有比水重的(如丁香油、桂皮油),比重在0.85~1.065之间;挥发油几乎均有光学活性,比旋度在+97°~177°范围内;且具有强的折光性,折光率在1.43~1.61之间。

(四) 稳定性

挥发油与空气及光线接触,常会逐渐氧化变质,使之相对比重增加,颜色变深,失去原有香味,并能形成树脂样物质,也不能再随水蒸气蒸馏。挥发油的气味往往是其品质优劣的重要标志。因此,挥发油制备方法的选择是很重要的。

三、挥发油的提取

中药挥发油的性质差异较大而且性质不稳定,因此不同理化性质的挥发油需要采用不同的提取纯化方法。

(一) 水蒸气蒸馏法

可将原料粗粉在蒸馏器中加水浸泡后,直接加热蒸馏,挥发油受热随水蒸气同时蒸馏出来,收集蒸馏液,经冷却后分取油层,或采用盐析法促使挥发油自水中析出,然后用低沸点的有机溶剂(如乙醚、30~60℃沸程的石油醚)萃取制得。此方法具有设备简单,操作容易,成本低、产量大、挥发油的回收率较高等优点。但原料易受强热而焦化,或使成分发生变化,所得挥发油的芳香气味也可能变味,往往降低作为香料的价值,应加以注意。

(二) 溶剂提取法

用低沸点的有机溶剂如石油醚（30～60℃）、二硫化碳、四氯化碳、苯等有机溶剂回流提取或冷浸,减压蒸去有机溶剂后即得挥发油。此法得到挥发油杂质较多,因为其他脂溶性成分如树脂、油脂、蜡、叶绿素等也同时被提出,必须进一步精制提纯。提纯的方法利用乙醇对植物蜡等脂溶性杂质的溶解度随温度的下降而降低的特性,将挥发油粗品先用热乙醇溶解,放置冷却（一般-20℃左右）,滤除析出物后,回收乙醇即得净油;也可将挥发油粗品再进行水蒸气蒸馏,以获得较纯的挥发油。

(三) 冷压法

此法适用于新鲜原料,如橘、柑、柠檬果皮含挥发油较多的原料,可经撕裂,捣碎冷压后静置分层,或用离心机分出油分,即得粗品。此法所得挥发油可保持原有的新鲜香味,但可能溶出原料中的不挥发性物质,如水分、叶绿素、黏液质及细胞组织等杂质而呈现浑浊,例如柠檬油常溶出原料中的叶绿素,而使柠檬油呈绿色。

(四) 油脂吸收法

对某些热敏感的贵重挥发油,如玫瑰油、茉莉花油等常采用吸附法进行。通常用无臭味的猪油 3 份与牛油 2 份的混合物,均匀地涂在面积 50cm×100cm 的玻璃板两面,然后将此玻璃板嵌入高 5～10cm 的木制框架中,在玻璃板上面铺放金属网,网上放一层新鲜花瓣,这样一个个的木框玻璃板重叠起来,花瓣被包围在两层脂肪的中间,挥发油逐渐被油脂所吸收,待脂肪充分吸收芳香成分后,刮下脂肪,即为"香脂"。吸收挥发油后的油脂可直接供香料工业用,也可加入无水乙醇共搅,醇溶液减压蒸去乙醇即得精油。

(五) 超临界流体萃取法

由于挥发油组分多为低沸点、易氧化物质,提取时容易遭到破坏。挥发油类成分分子量较小,具有亲脂性,在超临界二氧化碳流体中有良好的溶解性能,所需的操作温度一般也较低,避免了有效成分的氧化分解。超临界二氧化碳流体萃取技术所得芳香挥发油气味与原料相同,能提高挥发油的品质,明显优于其他方法。超临界流体萃取法与传统水蒸气蒸馏法比较主要有以下优点:①挥发油收率明显提高;②活性成分的种类增多、含量增高;③提取时间缩短,无溶剂残留。

四、挥发油成分的分离

从植物中提取出来的挥发油往往为混合物,根据要求和需要,可作进一步分离与纯化,以获得单体成分,常用方法如下:

(一) 冷冻处理

将挥发油置于 0℃ 以下使析出结晶,如无结晶析出可将温度降至-20℃,继续放置。取出结晶再经重结晶可得纯品。例如薄荷油冷至-10℃,12 小时析出第一批粗脑,油再在-20℃冷冻24 小时可析出第二批粗脑,粗脑加热熔融,在 0℃ 冷冻即可得较纯薄荷脑。本法的优点是操作简单,缺点是分离不完全,而且大多数挥发油冷冻后仍不能析出结晶。

(二) 分馏法

挥发油中由于成分类别不同,沸点差异较大。挥发油中各类成分的碳原子数目、含氧官能团的不同以及双键数目、位置等均影响化合物的沸点,而且显示一定的规律性（表 10-5）。从表中可以看出,在单萜中沸点随着双键的数目增多而升高,含氧单萜的沸点随着官能团极性增大而升高,即醚＜酮＜醛＜醇＜酸,酯比相应的醇沸点高。

表 10-5 萜类的沸程

萜类	常压沸程(℃)
半萜类	~130
单萜烯烃双环 1 个双键	150～170
单萜烯烃单环 2 个双键	170～180
单萜烯烃无环 3 个双键	180～200
含氧单萜	200～230
倍半萜烯及其含氧衍生物	230～300

挥发油的组成成分在沸点温度下往往易被破坏,因此分馏时宜在减压下进行。通常在 $35～70℃/(10mmHg)^{1)}$ 被蒸馏出来的为单萜烯类化合物,在 $70～100℃/(10mmHg)$ 被蒸馏出来的是单萜的含氧化合物,在 $80～110℃/(10mmHg)$ 被蒸馏出来的是倍半萜烯及其含氧化合物,有的倍半萜含氧化合物的沸点很高,所得的各馏分中的组成成分有时呈交叉情况。蒸馏时,在相同压力下,收集同一温度蒸馏出来的部分为一馏分,还需要经过适当的处理分离,才能获得纯品。

(三) 化学方法

1. 利用酸、碱性不同进行分离

(1) 碱性成分的分离:挥发油经过预试若含有碱性成分,可将挥发油溶于乙醚,加稀盐酸或硫酸萃取,分取酸水层,碱化,用乙醚萃取,蒸去乙醚可得碱性成分。

(2) 酚、酸性成分的分离:将挥发油溶于等量乙醚中,先以 5% 的碳酸氢钠溶液直接进行萃取,分出碱水液,加稀酸酸化,用乙醚萃取,蒸去乙醚,可得酸性成分。继用 2% 氢氧化钠溶液萃取,分取碱水层、酸化后,用乙醚萃取,蒸去乙醚可得酚性成分。工业上从丁香罗勒油中提取丁香酚就是应用此法。

2. 利用官能团特性进行分离 对于一些中性挥发油,多利用功能团的特性制备成相应的衍生物的方法进行分离,如:

(1) 醇化合物的分离:将挥发油与丙二酸单酰氯或邻苯二甲酸酐或丁二酸酐等试剂反应生成酯,再将生成物溶于碳酸钠溶液中,用乙醚洗去未反应的挥发油,碱溶液皂化,再以乙醚提出所生成的酯,蒸去乙醚残留物经皂化而得到原有的醇成分。伯醇容易形成酯,仲醇反应较慢,而叔醇则没有明显作用。

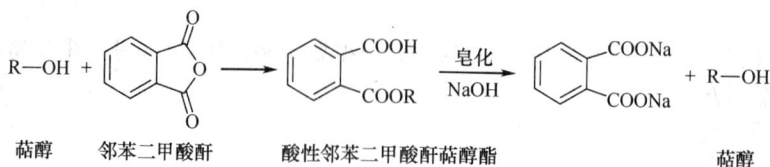

萜醇　邻苯二甲酸酐　　酸性邻苯二甲酸酐萜醇酯　　　　　萜醇

(2) 醛、酮化合物的分离:挥发油中的醛、酮类化合物与多数羰基试剂形成加成物,如缩氨脲、肟、苯腙、Girard 腙、亚硫酸氢钠加成物等进行分离。最常用的是亚硫酸氢钠和 Girard 试剂,它们能使亲脂性的羰基化合物转化成亲水性的加成物而加以分离。

1) 亚硫酸氢钠法:亚硫酸氢钠只能与醛或部分酮形成加成物。除去酚、酸成分的挥发油母液,经水洗至中性,以无水硫酸钠干燥后,加亚硫酸氢钠饱和溶液振摇,分出水层或加成物结晶,加酸或碱液处理,使加成物水解,以乙醚萃取,可得醛或酮类化合物。

---

1) $1mmHg = 0.133kPa$

2）Girard 试剂法：Girard 试剂是分子内带有酰肼和季铵基团试剂的总称，常用的有 Girard 试剂 T 和 Girard 试剂 P，它们的酰肼基团能与羰基反应，生成 Girard 腙，Girard 试剂与所有的羰基化合物都能形成加成物。除去酚、酸成分的挥发油母液，加入 Girard 试剂的乙醇液和 10% 乙酸，加热回流 1 小时，使生成水溶性的缩合物，用乙醚除去不具羰基的组分，再以酸处理，又可获得羰基化合物。

（3）其他成分的分离：挥发油中的酯类成分，多使用精馏或色谱分离；醚萜成分可利用醚类与浓酸形成盐，有时还能形成结晶析出；不饱和萜烃利用与 Br_2、HCl、HBr、$NOCl_2$ 试剂与双键加成。

用化学法系统分离挥发油中各种单一成分，可用图 10-8 流程图表示。

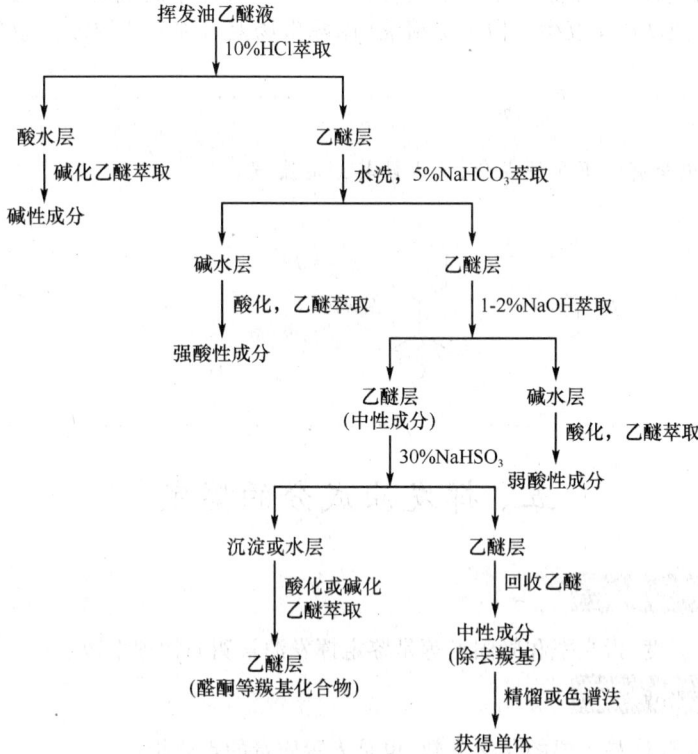

挥发油乙醚液
｜ 10%HCl 萃取

酸水层　　　　　乙醚层
｜ 碱化乙醚萃取　　｜ 水洗，5%NaHCO₃ 萃取
碱性成分

碱水层　　　　　乙醚层
｜ 酸化，乙醚萃取　｜ 1-2%NaOH 萃取
强酸性成分

乙醚层（中性成分）　　碱水层
　　　　　　　　｜ 酸化，乙醚萃取
　　　　　　　　弱酸性成分
｜ 30%NaHSO₃

沉淀或水层　　　　乙醚层
｜ 酸化或碱化乙醚萃取　｜ 回收乙醚

乙醚层（醛酮等羰基化合物）

中性成分（除去羰基）
｜ 精馏或色谱法
获得单体

图 10-8　挥发油化学法系统分离流程图

（四）色谱分离法

色谱法中以硅胶和氧化铝吸附柱色谱应用最广泛。由于挥发油的组成分多而复杂，分离多采用分馏法与吸附色谱法相结合，往往能得到较好效果。一般将分馏的馏分溶于石油醚或己烷等极性小的溶剂，使其通过硅胶或氧化铝吸附柱，依次用石油醚、己烷、乙酸乙酯等，按一定比例组成的混合溶剂进行洗脱。洗脱液分别以 TLC 进行检查，这样使每一馏分中的各成分又得到了分离。

除采用一般色谱法之外，还可采用硝酸银柱色谱或硝酸银 TLC 进行分离。这是根据挥发油成分中双键的多少和位置不同，与硝酸银形成 π 络合物难易程度和稳定性的差别，而得到色谱分离。一般硝酸银浓度 2%～2.5% 较为适宜。例如 α-细辛醚（α-asarone）、β-细辛醚（β-asarone）和欧细辛醚（euasarone）的混合物，通过用 2% $AgNO_3$ 处理的硅胶柱，用苯-乙醚（5∶1）洗脱，分别收集，并用 TLC 检查。α-细辛醚苯环外双键为反式，与 $AgNO_3$ 络合不牢固，先被洗下来。β-细辛醚为顺式，与 $AgNO_3$ 络合的能力，虽然大于 α-细辛醚，但小于欧细辛醚，因欧细辛醚的双键为末端双键，与 $AgNO_3$ 结合能力最强，故 β-细辛醚第二个被洗下来，欧细辛醚则最后被洗下来。

气相色谱是研究挥发油组成成分的好方法,有些研究应用制备性气-液色谱,成功地将挥发油成分分开,使所得纯品能进一步应用四大波谱加以确切鉴定。制备性薄层色谱结合波谱鉴定,也是常用的方法。

(五) 分子蒸馏技术

分子蒸馏技术是近几十年发展起来的液-液分离技术,它是依据液体分子受热后变成气体分子从液面逸出,而不同种类的分子逸出后,其运动的平均自由程的差异而实现物质分离的。它与常规蒸馏法相比,具有操作温度低、受热时间短、蒸馏压力低等特点,尤其适合于分离高沸点和热敏性物质。目前,分子蒸馏技术在中药有效成分分离纯化中的应用主要集中在挥发油的提取和精制方面,已成功用于互生叶白千层精油(国际市场上习称为茶树油)、玫瑰精油、香附油、山苍籽油的精制和富集。

案例 10-3

某挥发油中含有以下 5 种成分,试设计其分离流程。

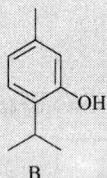

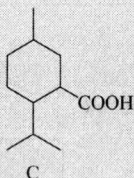

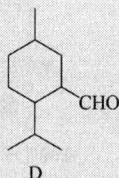

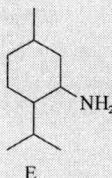

A   B   C   D   E

五、挥发油成分的鉴定

(一) 物理常数的测定

相对密度、比旋度、折光率和凝固点等是鉴定挥发油常测的物理常数。

(二) 化学常数的测定

酸值、皂化值、酯值是重要的化学常数,也是表示质量的重要指标。

1. 酸值 酸值是代表挥发油中游离羧酸和酚类成分的含量。以中和 1g 挥发油中含有游离的羧酸和酚类所需要氢氧化钾毫克数来表示。

2. 酯值 代表挥发油中酯类成分含量,以水解 1g 挥发油所需氢氧化钾毫克数来表示。

3. 皂化值 以皂化 1g 挥发油所需氢氧化钾毫克数来表示。事实上,皂化值等于酸值和酯值之和。

测定挥发油的 pH,如呈酸性反应,表示挥发油中含有游离酸或酚类化合物,如呈碱性反应,则表示挥发油中含有碱性化合物,如挥发性碱类等。

(三) 官能团的鉴定

1. 酚类 将挥发油少许溶于乙醇中,加入三氯化铁的乙醇溶液,如产生蓝色,蓝紫或绿色反应,表示挥发油中有酚类物质存在。

2. 羰基化合物 用硝酸银的氨溶液检查挥发油,如发生银镜反应,表示有醛类等还原性物质存在,挥发油的乙醇溶液加 2,4-二硝基苯肼,氨基脲,羟胺等试剂,如产生结晶形衍生物沉淀,表明有醛或酮类化合物存在。

3. 不饱和化合物和薁类衍生物 于挥发油的氯仿溶液中滴加溴的氯仿溶液,如红色褪去表示油中含有不饱和化合物,继续滴加溴的氯仿溶液,如产生蓝色、紫色或绿色反应,则表明油中含有薁类化合物。此外,在挥发油的无水甲醇溶液中加入浓硫酸时,如有薁类衍生物应产生蓝色或紫色反应。

4. 内酯类化合物　于挥发油的吡啶溶液中,加入亚硝酰氰化钠试剂及氢氧化钠溶液,如出现红色并逐渐消失,表示油中含有 α、β 不饱和内酯类化合物。

(四) 色谱法在鉴定中的应用

1. 薄层色谱　在挥发油的分离鉴定中 TLC 应用较为普遍。吸附剂:多采用硅胶 G 或 Ⅱ ~ Ⅲ 级中性氧化铝。展开剂:采用石油醚(或正己烷)作展开剂,可使不含氧的烃类成分展开,而含氧化合物一般留在原点;采用石油醚-乙酸乙酯为展开剂,则不含氧的烃类到达前沿,含氧化合物可较好的展开。在实际操作中要同时测定这两种展开剂的薄层色谱图谱。显示剂:①1% 香草醛浓硫酸:可与挥发油产生多种鲜艳的颜色反应;②2% 高锰酸钾水溶液:在粉红色背景上产生黄色斑点时表明含有不饱和化合物;③0.05% 荧光素-溴试剂:在紫外灯下产生蓝或红色的荧光斑点时表明含氧乙烯基化合物;④碘化钾-冰乙酸-淀粉试剂:斑点显蓝色表示含有过氧化物;⑤对二甲胺基苯甲醛试剂:薁类化合物在室温显深蓝色;⑥2,4-二硝基苯肼试剂:产生蓝色斑点表明含有醛或酮化合物;⑦硝酸铈试剂:在黄色背景上显示棕色斑点表明含有醇类化合物。

2. 气相色谱法　气相色谱法现已广泛用于挥发油的定性和定量分析。用于定性分析主要解决挥发油中已知成分的鉴定,即利用已知成分的标准品与挥发油在同一条件下,相对保留值所出现的色谱峰,以确定挥发油中某一成分。对于挥发油中许多未知成分,同时又无标准品作对照时,则应选用气相色谱-质谱(GC/MS)联用技术进行分析鉴定。

3. 气相色谱-质谱(GC/MS)联用法　该法已成为对化学组成极其复杂的挥发油进行定性分析的一种有力手段。现多采用气相色谱-质谱-数据系统联用(GC/MS/DS)技术,大大提高了挥发油分析鉴定的速度和研究水平。分析时,首先将样品注入气相色谱仪内,经分离后得到的各个组分依次进入分离器,浓缩后的各组分又依次进入质谱仪。质谱仪对每个组分进行检测和结构分析,得到每个组分的质谱,通过计算机与数据库的标准谱对照的组分,则可根据质谱碎片规律进行解析,并参考有关文献数据加以确认。

六、挥发油的成分分析与含量测定

中药挥发油成分复杂,因此测定一种或几种挥发油成分的结果不能代表整个挥发油的质量优劣。同时选用何种挥发油质控方法,选择何种挥发油化学成分作为质量控制指标将直接影响挥发油质量评价结果。从事中草药的精油成分研究之前,往往要测定该植物中具有的含量,主要原理是用中草药中所含挥发油能随水蒸气共同蒸馏出来收集在标准测定器中的量计算其百分含量。常用的方法与仪器在中国药典中均有规定。

色谱分离方法是挥发油质量控制及其成分分析的常用手段。香料和精油工业是应用气相色谱(GC)技术的先驱,气相色谱至今仍是这个领域中分析化学家的"左右臂"。几乎所有现今流行的香味成分都用 GC 的某种应用形式进行分析。GC 除了可以广泛应用之外,它还是快速、灵敏的分离方法,并且具有令人满意的定量准确度和高分辨能力。

气相色谱-质谱法(GC-MS)是越来越普遍采用的分析技术,高分辨毛细管 GC、保留指数和与计算机资料数据相匹配的质谱图的联合使用,在精油化学及许多其他有机分析领域已成为广泛采用的鉴定标准。由于人们广泛应用计算机控制仪表并对所能获得的非常大量的资料数据进行处理,从而决定了 GC-MS 的成功。此外,还有气相色谱-FT 红外(GC-FTIR)技术,1979 年报道过第一次成功地应用高分辨 GC 柱于 GC-FTIR 进行香料分析。有人发展了红外光谱图书馆检索程序,并且证明 GC-FTIR 联用对快速鉴定有机化合物是很有效的。关于 GC-MS、GC-FTIR 的分析方法已有人进行过综述。

七、挥发油研究实例

薄荷挥发油

　　中药薄荷为唇形科植物薄荷 *Mentha haplocalyx* 的地上部分,具有疏散风热、清利头目、利咽和透疹等功效,全草含挥发油 1% 以上,其油(薄荷素油,Oleum menthae)和脑(薄荷醇)为芳香药、调味品及祛风药。我国是薄荷生产大国,薄荷制品在国际上享有盛誉。

　　薄荷挥发油为无色或淡黄色液体,有强烈的薄荷香气,可溶于乙醇、乙醚、氯仿等有机溶剂,相对比重为 0.89~0.91,比旋度为 -18~24,折光率为 1.458~1.471,沸点 204~211℃。

　　薄荷油化学成分复杂,主要含单萜类及其含氧衍生物,还有非萜类芳香族、脂肪族化合物等几十种,如薄荷醇(menthol)、薄荷酮(menihone)、新薄荷醇(neomenthol)、乙酸薄荷酯(menthyl acetate)、胡椒酮(piperitone)、芳樟醇(linalool)、乙酸芳樟酯(linalyl acetate)、桉叶素(1,8-cineole)、香芹酮(carvone)、柠檬烯(limonene)和烯醇-3(octanol-3)等。

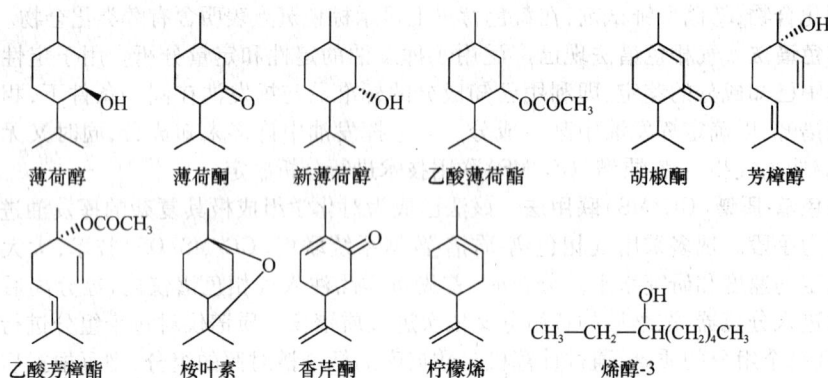

薄荷醇　　薄荷酮　　新薄荷醇　　乙酸薄荷酯　　胡椒酮　　芳樟醇

乙酸芳樟酯　　桉叶素　　香芹酮　　柠檬烯　　烯醇-3

　　挥发油的质量优劣主要依据其中薄荷醇(薄荷脑)含量的高低而定,一般含量占 50% 以上,最高可达 85%。薄荷醇的分离精制一般多采用冷冻分离或水蒸气蒸馏法。

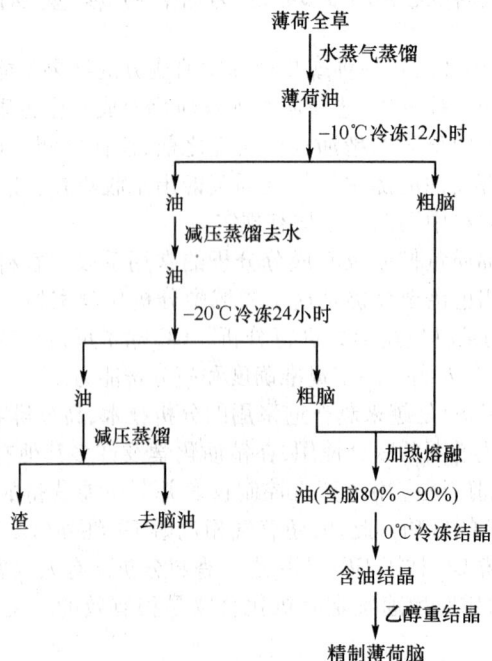

也有用分馏法提取分离薄荷醇。

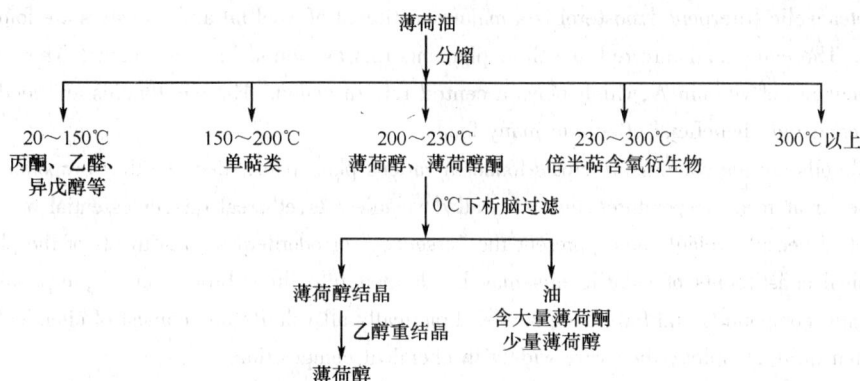

```
                              薄荷油
                              │ 分馏
   ┌──────────┬──────────┬──────────┬──────────┐
   ↓          ↓          ↓          ↓          ↓
20～150℃   150～200℃   200～230℃   230～300℃   300℃以上
丙酮、乙醛、  单萜类    薄荷醇、薄荷醇酮  倍半萜含氧衍生物
异戊醇等
                              │ 0℃下析脑过滤
                   ┌──────────┴──────────┐
                   ↓                      ↓
                薄荷醇结晶                 油
                   │ 乙醇重结晶        含大量薄荷酮
                   ↓                  少量薄荷醇
                薄荷醇
```

进一步结合色谱、GC、GC/MS 等手段进行分离、纯化、鉴定和测定含量。

英文小结 Summary

The terpenoids form a large and structurally diverse family of natural products derived from C_5 isoprene units joined in a head-to-tail fashion. Typical structures contain carbon skeletons represented by $(C_5)_n$, and are classified as hemiterpenes (C_5), monoterpenes (C_{10}), sesquiterpenes (C_{15}), diterpenes (C_{20}), sesterterpenes (C_{25}), triterpenes (C_{30}) and tetraterpenes (C_{40}). Isoprene itself had been characterized as a decomposition product from various natural cyclic hydrocarbons, and was suggested as the fundamental building block for these compounds, also referred to as 'isoprenoids'. Isoprene is produced naturally but is not involved in the formation of these compounds, and the biochemically active isoprene units were identified as the diphosphate (pyrophosphate) esters dimethylallyl diphosphate (DMAPP) and isopentenyl diphosphate (IPP). Relatively few of the natural terpenoids conform exactly to the simple concept of a linear head-to-tail combination of isoprene units as seen with geraniol (C_{10}), farnesol (C_{15}), and geranylgeraniol (C_{20}). Squalene (C_{30}) and phytoene (C_{40}), although formed entirely of isoprene units, display a tail-to-tail linkage at the centre of the molecules. Most terpenoids are modified further by cyclization reactions, but the head-to-tail arrangement of the units can usually still be recognized, e. g. menthol, bisabolene, and taxadiene. The biochemical isoprene units may be derived by two pathways, by way of intermediates mevalonic acid (MVA) or 1-deoxy-Dxylulose 5-phosphate (deoxyxylulose phosphate; DXP).

Monoterpenoids are major components of the aromas of plants. For example, menthol is found in the essential oil of the field mint and possesses useful physiological properties including local anaesthetic and refreshing effects. Camphor isolated from the camphor tree is used to protect clothes from moths. Amongst the more highly oxygenated monoterpenoids are a family of cyclopentanes known as the iridoids. Some compounds of this series such as gardenoside are found in *Gardenia jasminoides*. Sesquiterpene structures demonstrate the diversity of the carbon skeletons. Artemisinin, obtained from *Arteminia annua* (Chinese drug qinghao) contains an unusual peroxide which is associated with its anti-malaria activity. A number of diterpenoids possess antitumour activity. One of these, taxol (or paclitaxel), was originally obtained from the bark of the Pacific yew, *Taxus brevisolia*, it is used in the treatment of breast and ovarian cancer. The dried leaves of the *Ginkgo biloba* contain 0. 1% ~ 0. 25% terpene lactones (diterpenoid), comprising five ginkgolides (A, B, C, J, and M) and bilobalide. Standardized extracts of the leaves are marketed against cerebral vascular disease and senile dementia. The active constituents have been characterized as mixtures of terpenoids and flavonoids. The simplest triterpene, squalene, was first isolated from fish liver oils. Subsequently, it has been found in plant oils and mammalian fats. The common teteacyclic triterpene lanosterol is a major constituent of wool fat and its esters are found in lanolin cream. The carotenoids are red or yellow pigments that are found in many plants. They are important as precursors of vitamin A, which plays a central role in vision. The carotenoids are good anti-oxidants and contribute beneficial effects to many foods.

Volatile oils are the odorous principals found in various plant parts. Because they evaporate when exposed to the air at room temperatures, they are called volatile oils, ethereal oils, or essential oils. The last term is applied because volatile oils represent the "essences" or odoriferous constituents of the plants.

Chemical constituents of volatile oils may be divided into three broad classes, terpenoid derivatives, aromatic compounds and fatty compounds. Practically all volatile oils consist of chemical mixtures that are often quite complex; they vary widely in chemical composition.

Volatile oils possess characteristic odors, they are characterized by high refractive indices, most of them are optically active, and their specific rotation is often a valuable diagnostic property. As a rule, volatile oils are immiscible with water; however, they are soluble in ether, alcohol, and most organic solvents. Volatile oils can be distilled from their natural sources; they do not consist of glyceryl ester of fatty acids. Hence, they do not leave a permanent grease spot on paper and cannot be saponified with alkalies. Volatile oils do not become rancid as do the fixed oils, but instead, on exposure to light and air, they oxidize and resinify.

参 考 文 献

陈千良,孙文基.2003. 裂环环烯醚萜类化合物研究进展. 国外医药・植物药分册,18(2):58

戴良富,吴娇.2009. 黎药鸡屎藤的化学成分及药理活性研究进展. 亚太传统医药,5(2):117

刘纪云,张保南,李瑞禧.1980. 肿瘤化学治疗的研究——斑蝥素衍生物的合成. 药学学报,15(5):271~277

马丽娜,田成旺,张铁军,等.2008. 獐牙菜属植物中环烯醚萜类成分及其药理作用研究进展. 中草药,39(5):790

青蒿素结构研究协作组.1977. 一种新型的倍半萜内酯——青蒿素. 科学通报,22(3):142

青蒿素结构研究协作组.1979. 抗疟新药青蒿素的研究. 药学通报,14(2):49

王怀安.2003. 新疆鼠尾草有效活性物质对血小板聚集作用的影响. 新疆医科大学

Buckingham,J. 2004. Dictionary of natural products, web version. London: Chapman and Hall

Connolly J. D. ,Hill R. A. 1991. Dictionary of terpenoids. vol. 1,2,3. London: Chapman & Hall

Croteau R. , Kutchan T. M. , Lewis N. G. 2000. Natural products (secondary metabolites) , in: B. Buchanan, W. Gruissem, R. Jones (Eds.), Biochemistry and molecular biologyof plants. american society of plant physiologists, Rockville, MD. 1250~1318

Robinson T. 1991. The organic constituents of higher plants. Luxembourg: Cordus Press

进一步阅读文献书籍

1. 师彦平.2008. 单萜和倍半萜化学. 北京:化学工业出版社

2. Gershenzon J,Dudareva N. 2007. The function of terpene natural products in the natural world. Nature Chemical Biology, 3(7): 408~414

3. Mahadevan S,Park Y. 2008. Multifaceted therapeutic benefits of *Ginkgo biloba* L.: chemistry, efficacy, safety, and uses. Journal of Food Science,73(1): R14~19

4. Tholl D. 2006. Terpene synthases and the regulation, diversity and biological roles of terpene metabolism. Current Opinion in Plant Biology,9(3): 297~304

5. Patel T,Ishiuji Y,Yosipovitch G. 2007. Menthol: a refreshing look at this ancient compound. Journal of the American Academy of Dermatology,57(5): 873~878

6. Lockwood GB. 2001. Techniques for gas chromatography of volatile terpenoids from a range of matrices. Journal of Chromatography A,30; 936(1~2): 23~31

7. Hanson JR. 2001. The development of strategies for terpenoid structure determination. Nat. Prod. Rep. ,18(6): 607~617

8. Bohlmann J, Keeling CI. 2008. Terpenoid biomaterials. The Plant Journal for Cell and Molecular Biology, 54(4): 656~669

9. Degenhardt J, Kolner TG, Gershenzon J. 2009. Monoterpene and sesquiterpene synthases and the origin of terpene skeletal diversity in plants. Phytochemistry 70: 1621~1637

思 考 题

1. 解释什么是生源的异戊二烯法则和经验的异戊二烯法则。

2. 萜类化合物的分类依据是什么? 各种类型的萜在植物体内主要以何种形式存在?

3. 讨论加成反应在萜类化合物的鉴定和分离提纯上的意义。

4. 挥发油的通性有哪些? 应如何保存? 为什么?

5. 采用水蒸气蒸馏法获得的某中药挥发油中含有下列成分,请根据其性质设计分离各单体化合物的实验方案。

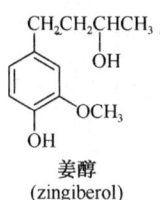

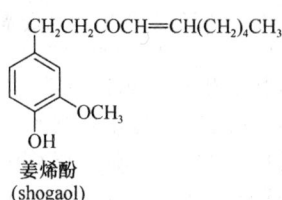

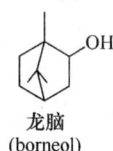

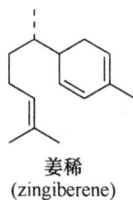

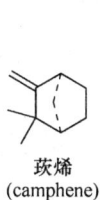

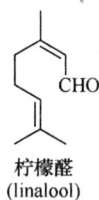

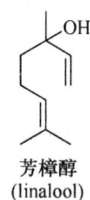

姜醇
(zingiberol)

姜烯酚
(shogaol)

龙脑
(borneol)

姜稀
(zingiberene)

莰烯
(camphene)

柠檬醛
(linalool)

芳樟醇
(linalool)

6. 由某挥发油中提取一种倍半萜类成分,初步推测其结构可能为 I 或 II,而 UV λ_{max}^{EtOH} 为 295nm(log ε 4.05),请推测该成分可能为哪一结构,并简要说明理由。

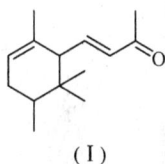

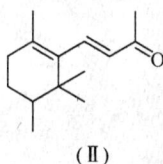

(I)   (II)

7. 从龙胆科植物金沙青叶胆中分离出一解痉活性成分——獐牙菜苦苷(I),部分结构数据鉴定如下,试归属各项信号。

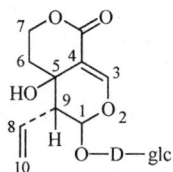

IR ν_{max}^{KBr} cm^{-1}: 3440, 1710, 1290, 1090, 1630; ^{1}H-NMR (DMSO-d$_6$, TMS内标)δ: 0.86(s, 1H), 0.93(s, 1H), 1.30(s, 1H), 1.36(s, 1H), 以上四峰乙酰化后消失; 5.3 (m, 3H), 5.58(d, 1H), 7.51(s, 1H)

8. 从马辛挥发油中提取一淡蓝色结晶,分子式 $C_{10}H_{10}O_4$,相对分子量 194,Labat 反应阳性,三氯化铁反应阳性,Gibb 试剂负反应,UV λ_{max}^{EtOH} (nm):238,275,346,IR ν_{max}^{KBr} cm^{-1}: 1624,1602,1500,1035,1230,^{1}H-NMR(CDCl$_3$,60MHz)δ:1.19(3H,t,J = 7Hz,CH$_2$—CH$_3$),2.85(2H,q,J = 7Hz),5.91(2H,s),6.35(1H,s),6.99(1H,s),13.0(1H,s,加 D$_2$O 后消失)。MS m/z(%):194 (M$^+$,89),175(7.1),166(36.3),165(100),137(6.1),107(44),100(8.2),97(20.4),53(24.5) 试推测该成分的结构并解释质谱裂解过程。

第 11 章　三萜及其苷类

> **学习目标**
>
> 1. 掌握三萜及三萜皂苷类化合物的结构特征、分类、理化性质以及常用的物理化学检测方法
> 2. 掌握三萜皂苷类化合物的常用提取分离方法
> 3. 熟悉三萜皂苷类化合物结构解析常用化学方法及波谱学特征
> 4. 了解三萜类化合物的生物活性以及研究进展

在上一章学习了萜类化合物的生物来源以及结构较简单的单萜、倍半萜和二萜等类化合物的基础上,本章主要介绍三萜及三萜皂苷类化合物的结构特征,分类,提取分离的方式方法及其理化性质和能够发生的化学反应,并介绍三萜皂苷类化合物结构解析常用的方法以及该类化合物的生物活性,在本章末将对其研究进展进行简要概述。

第 1 节　概　述

> **案例 11-1**
>
> 早在古代时期,人们就知道利用皂荚树(*Gleditsia sinensis*)的果实皂角在水中揉搓产生泡沫从而达到去污的目的。
>
>
>
> **问题:**
> 为什么皂角具有产生泡沫的性质? 其中含有哪类天然化合物? 这类化合物具有表面活性的结构特征是什么? 这类化合物具有什么样的生理活性?

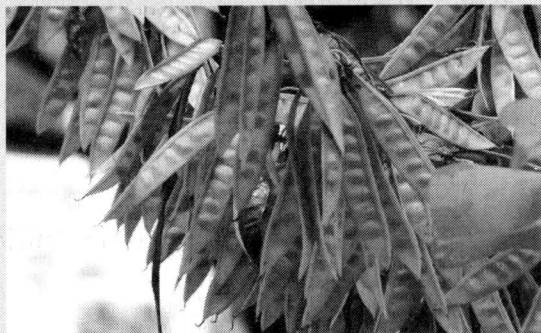

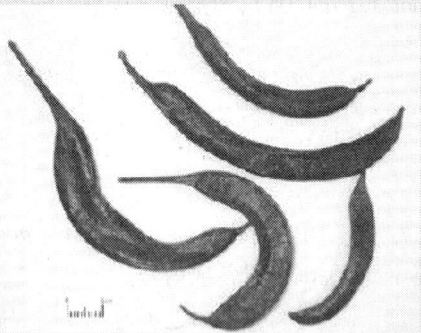

三萜是一类由 30 个碳原子构成的萜类化合物,在生源上都是由鲨烯(squalene)衍生而来,符合异戊二烯规则。三萜类化合物在生物体中以游离、醚、酯或糖苷的形式存在。三萜皂苷是一类由三萜苷元和糖链缩合而成的结构复杂的天然产物。由于苷元具有不同程度的亲脂性,而糖链具有较强的亲水性,使皂苷成为一种表面活性剂,其水溶液经振摇能够产生大量持久性泡沫。一些富含皂苷的植物提取物被用于制造乳化剂、洗洁剂以及发泡剂等。一些皂苷对细胞膜具有破坏作用,表现出溶血、毒鱼、灭螺、杀精等活性。三萜类化合物在自然界分布广泛,五加

科、豆科、桔梗科、玄参科等植物中三萜含量较高,动物体中也有三萜的存在,如羊毛中分离得到的羊毛脂醇。在真菌以及海洋生物中也有多种类型的三萜类化合物。三萜皂苷多为药用植物中的有效成分,如人参皂苷、柴胡皂苷等。现代药理研究表明人参皂苷能够促进 RNA 蛋白质的生物合成,调节机体代谢,增强免疫功能;柴胡皂苷能抑制中枢神经系统,有明显的抗炎作用,并且能够降低血浆中胆固醇和三酰甘油的水平。一些游离三萜皂苷元已经作为药物应用于临床,如甘草次酸具有促肾上皮质激素(ACTH)样活性,临床作为抗炎药用于胃溃疡的治疗;齐墩果酸具有降低转氨酶的功效,临床用于治疗急性黄疸型肝炎等。

　　根据水解后苷元的结构,三萜皂苷主要分为四环三萜和五环三萜两大类,之后将详细介绍。组成三萜皂苷的糖有葡萄糖、鼠李糖、阿拉伯糖、半乳糖、木糖、芹糖以及葡萄糖醛酸、半乳糖醛酸等。糖链的数量多见单糖链、双糖链和三糖链。苷键类型多为与 C-3 位或其他位置羟基形成的醚苷和与 C-28 位—COOH 形成的酯苷。

　　由于皂苷结构复杂,水溶性大,同种植物中的皂苷大都结构相近,曾经使皂苷的分离提纯和结构鉴定成为天然产物化学的研究难点,但随着现代色谱、波谱技术的飞速发展和完善,皂苷的研究工作有了很大进展,至今已有 3000 多种皂苷被发现。近年来,三萜皂苷的研究工作更是突飞猛进,近 10 年来,利用现代分离纯化技术和波谱分析方法从天然资源中发现了 700 多种新的三萜皂苷,其中主要为五环三萜皂苷,在苷元的结构、糖的类型、糖的数量、成苷位置等方面均有新的发现,极大地丰富了三萜皂苷类化合物的种类。

第 2 节　三萜类化合物的生物合成

　　三萜化合物由 30 个碳原子组成,生源上由鲨烯(squalene)(2)经不同途径环合而成,而鲨烯是由倍半萜金合欢醇(farnesol)的焦磷酸脂(farnesyl pyrophosphate,FPP,1)尾尾缩合而成。这样就沟通了三萜和其他萜类之间的生源关系。三萜可以为直链、单环、双环、三环、四环、五环甚至多环,常见的三萜在结构上主要分为四环三萜和五环三萜。

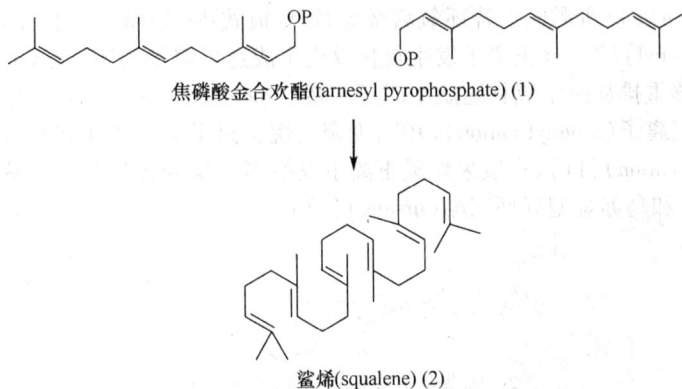

焦磷酸金合欢酯(farnesyl pyrophosphate)(1)

鲨烯(squalene)(2)

案例 11-2

　　从菊科蓍属植物(Achillea odorata)中分离得到一单环三萜类化合物蓍醇 A(achilleol A),这是 2,3-环氧鲨烯(squalene-2,3-epoxide)在生物合成三萜类化合物时环化反应停留在第一步的首例。蓍醇 B(achilleol B)是从同一植物中获得的具有三环骨架结构的三萜,从生源途径上讲,蓍醇 B 由蓍醇 A 转化而来。

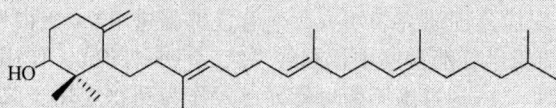

薯醇A(achilleol A)　　薯醇B(achilleol B)

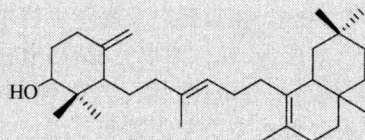

问题：

根据你所掌握的合成反应知识，能否推测由薯醇 A 转化到薯醇 B 所经历的反应途径？

三萜类化合物的生物合成途径一般分为 3 个阶段：①活性异戊二烯单位焦磷酸 Δ^3-异戊烯酯(IPP)和焦磷酸二甲基烯丙酯(DMAPP)的生物合成；②三萜骨架碳环系统的生物合成；③环上复杂的官能化反应过程，最终生成完整的三萜类化合物。

对三萜类化合物生物合成过程的研究表明，三萜是由鲨烯经过甲戊二羟酸(MVA)途径合成的。2,3-环氧鲨烯(squalene-2,3-epoxide)(3)是鲨烯转化为三萜类化合物的一个非常重要的中间体，其在环化酶或弱酸性环境下很容易被环化，从而形成各种三萜类化合物。

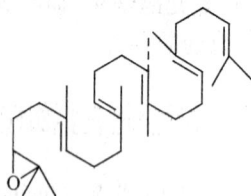

2，3环氧鲨烯(squalene-2,3-epoxide)(3)

现在普遍认为在动物和真菌中存在的羊毛脂醇(lanosterol)(5)和植物体内的环阿屯醇(cycloartenol)(6)是由 3S-环氧鲨烯通过椅式-船式-椅式-船式的构象折叠环化而成的原萜正离子(protosterol cation)(4)所形成。若环氧鲨烯以椅式-椅式-椅式-船式构象环化，则形成达玛烷型正离子(dammarenyl)(7)，该正离子发生氢化反应生成达玛烷型四环三萜(dammarane)(8)；发生甲基和氢的迁移重排从而生成甘遂烷型四环三萜(tirucallane)(9)；或者发生 D 环的扩环反应生成羽扇豆烷碳正离子(lupenyl cation)(10)，羽扇豆烷正离子 E 环发生扩环反应生成齐墩果烷碳正离子(oleanyl cation)(11)，齐墩果烷碳正离子发生多步氢的迁移和重排从而形成齐墩果烷型(oleanane)(12)和乌苏烷型五环三萜(ursane)(13)。

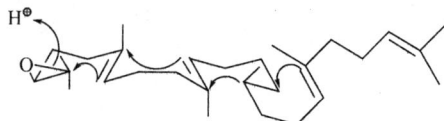

2，3环氧鲨烯(squalene-2,3-epoxide)(3)

椅式-船式-椅式-船式

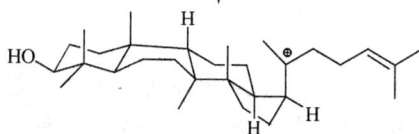

原萜正离子(protosterol cation)(4)

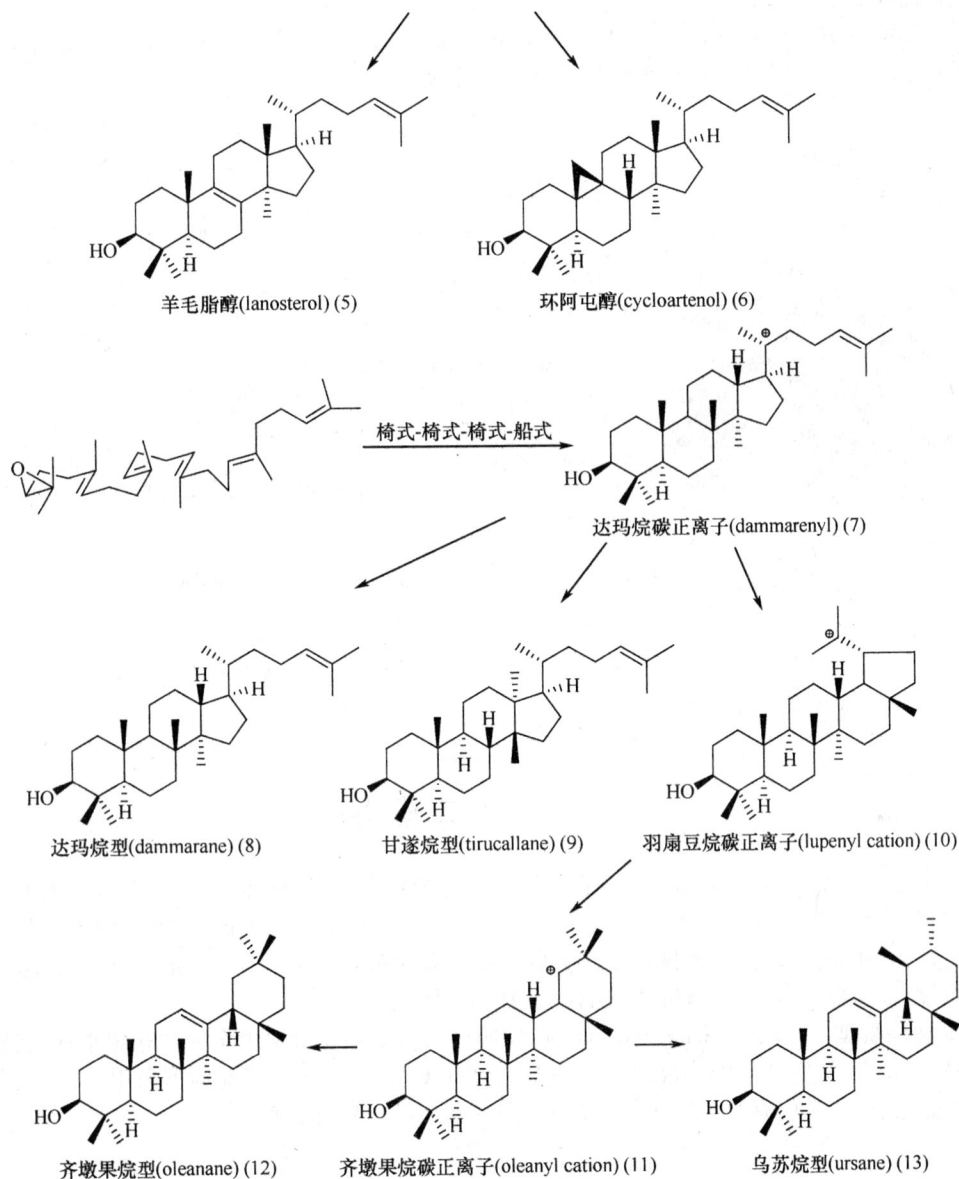

羊毛脂醇(lanosterol) (5)　　　　环阿屯醇(cycloartenol) (6)

椅式-椅式-椅式-船式

达玛烷碳正离子(dammarenyl) (7)

达玛烷型(dammarane) (8)　　甘遂烷型(tirucallane) (9)　　羽扇豆烷碳正离子(lupenyl cation) (10)

齐墩果烷型(oleanane) (12)　　齐墩果烷碳正离子(oleanyl cation) (11)　　乌苏烷型(ursane) (13)

第 3 节　三萜的结构分类

　　三萜类化合物结构多样,文献报道的三萜骨架超过了100多种。多数三萜化合物为四环或五环三萜,也有少数链状、单环、双环和三环结构类型的三萜,近年来还发现了许多由于氧化、环裂解、甲基移位、骨架重排等产生的结构复杂的新骨架三萜化合物。本节将主要介绍四环三萜和五环三萜中几种比较常见的结构类型,其中四环三萜主要有:达玛烷型、羊毛脂烷型、甘遂烷型、环阿屯烷型等;五环三萜主要包括:齐墩果烷型、乌苏烷型、羽扇豆烷型等。

案例 11-3

人参(*Panax ginseng*)为五加科人参属植物,是我国传统的名贵药材。人参中含有多种化学成分,以下 3 种结构的化合物均来自于该药材。

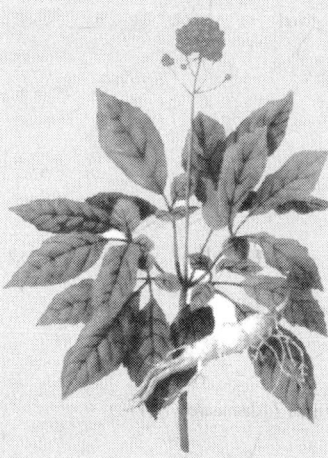

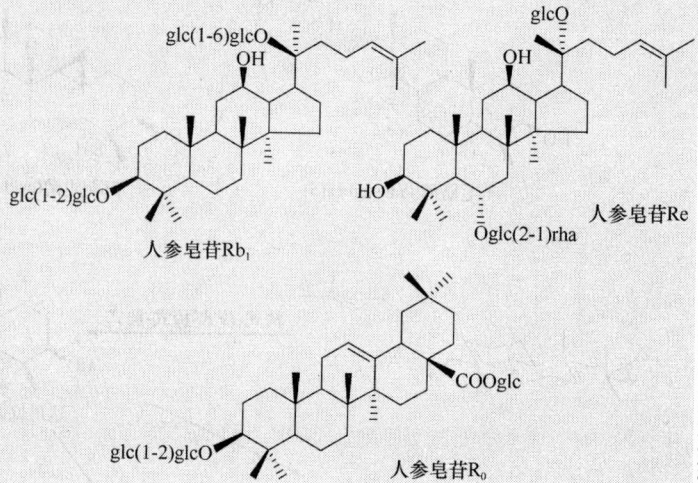

人参皂苷Rb₁

人参皂苷Re

人参皂苷R₀

问题:

以上化合物属于三萜中的何种结构类型?其结构特点是什么?有哪些代表性化合物?这些化合物有什么生理活性?

一、四环三萜类

四环三萜(tetracyclic triterpenoids)在生源上可视为由鲨烯变为甾体的中间体,大多数结构和甾醇很相似,亦具有环戊烷骈多氢菲的四环甾核。在 4α、4β、14α 位上比甾醇多 3 个甲基,也被认为是植物甾醇的三甲基衍生物。存在于自然界较多的四环三萜及其皂苷苷元主要有达玛烷、羊毛脂烷、甘遂烷、环阿屯烷(环阿尔廷烷)、葫芦烷、楝烷型三萜类。

1. 达玛烷型　达玛烷(dammarane)(14)型四环三萜是环氧鲨烯由全椅式构象形成,其结构特点是:A/B、B/C、C/D 环均为反式。C-13 位为 β-H,C-8 和 C-10 位有 β 构型角甲基,C-14 位有 α 构型角甲基,C-17 位有 β 侧链,C-20 位的构型有 R 或 S 两种可能性。

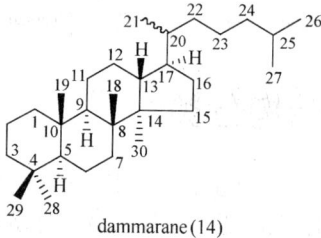

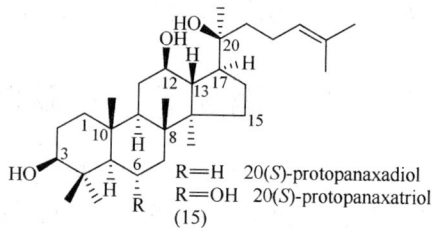

dammarane(14)

R=H 　20(*S*)-protopanaxadiol
R=OH 　20(*S*)-protopanaxatriol

五加科名贵中药材人参(*Panax ginseng*)和三七(*P. notoginseng*)中含有多种人参皂苷(ginsenosides)(16,17),为药材中重要的活性成分,目前已经报道发现的人参皂苷有 40 余种,绝大部分苷元为达玛烷型四环三萜,在达玛烷骨架的 3 位、12 位和 20 位均有羟基取代,C-20 位多为 S 构型,近来也分离得到 C-20 位为 R 构型的人参皂苷,其中 6 位没有羟基取代的称为原人参二醇(protopanaxadiol)(15),6 位有 α 羟基取代的称为原人参三醇(protopanaxatriol)(15)。由原人参二醇衍生的皂苷糖链接于 3 位和 20 位羟基;由原人参三醇衍生的皂苷糖链多接于 6 位和 20 位羟基。人参皂苷结构上的微小差异会造成生物活性上的显著不同,如 20(*S*)-原人参三醇衍生的皂苷具有溶血性质,而 20(*S*)-原人参二醇衍生的皂苷则具有抗溶血作用,因此人参总皂苷不能表现出溶血现象;人参皂苷 Rg₁ 有轻度的中枢神经兴奋作用,而人参皂苷 Rb₁ 则有中枢神经抑制和镇静作用;人参皂苷 Rb₁ 还有增强核糖核酸聚合酶的活性,而人参皂苷 Rc 则会抑制核糖核酸聚合酶。

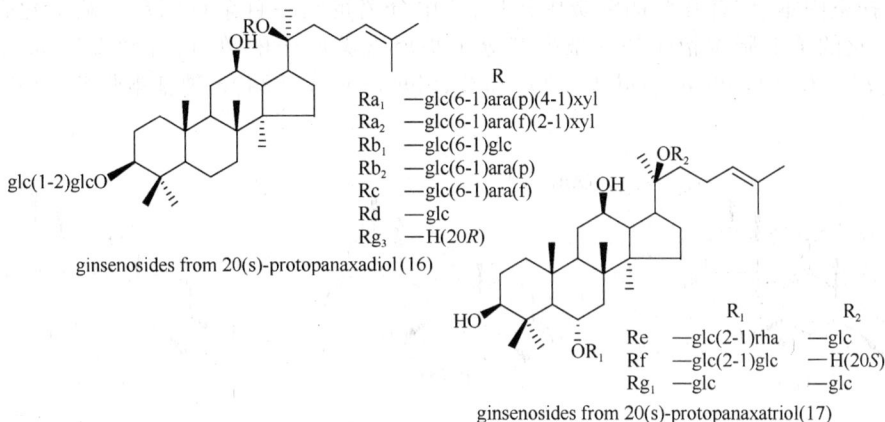

	R
Ra₁	—glc(6-1)ara(p)(4-1)xyl
Ra₂	—glc(6-1)ara(f)(2-1)xyl
Rb₁	—glc(6-1)glc
Rb₂	—glc(6-1)ara(p)
Rc	—glc(6-1)ara(f)
Rd	—glc
Rg₃	—H(20R)

ginsenosides from 20(s)-protopanaxadiol (16)

	R₁	R₂
Re	—glc(2-1)rha	—glc
Rf	—glc(2-1)glc	—H(20S)
Rg₁	—glc	—glc

ginsenosides from 20(s)-protopanaxatriol (17)

达玛烷型三萜在不同位置被氧化、环合可以衍生出结构多样的达玛烷型三萜类化合物。鼠李科植物枣树的成熟种子具有镇定、安神的作用,其中含有的酸枣仁皂苷 A 和 B(jujuboside A and B)(18),以及同属植物大枣中含有的枣皂苷Ⅰ、Ⅱ和Ⅲ(zizyphus saponin Ⅰ,Ⅱ and Ⅲ)(19)都是以 jujubogenin 作为苷元的 30 位氧化达玛烷型三萜皂苷。

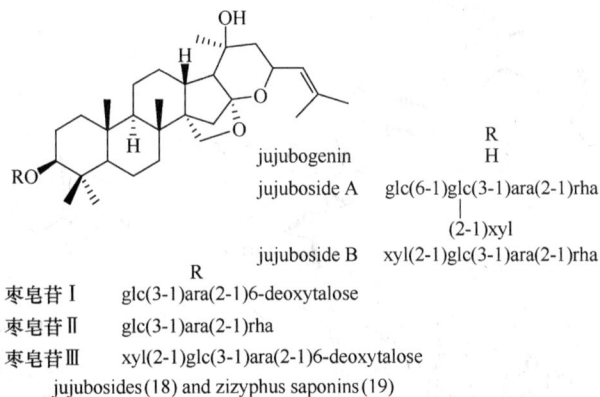

	R
jujubogenin	H
jujuboside A	glc(6-1)glc(3-1)ara(2-1)rha
	(2-1)xyl
jujuboside B	xyl(2-1)glc(3-1)ara(2-1)rha

	R
枣皂苷Ⅰ	glc(3-1)ara(2-1)6-deoxytalose
枣皂苷Ⅱ	glc(3-1)ara(2-1)rha
枣皂苷Ⅲ	xyl(2-1)glc(3-1)ara(2-1)6-deoxytalose

jujubosides(18) and zizyphus saponins(19)

还有一些达玛烷型三萜发生开环,骨架重排等结构变形,但基本骨架特征依然存在,这里不再一一详述,可参阅相关参考文献。

2. 羊毛脂烷型　羊毛脂烷(lanostane)(20)型四环三萜是环氧鲨烯经椅式-船式-椅式构象环合而成,其结构特点是:A/B、B/C、C/D 环均为反式,C-10,C-13 位均有 *β*-甲基,C-14 位有 *α*-甲基,C-17 位为 *β* 侧链,C-20 位为 *R* 构型。它与达玛烷型的区别就在于 8 位为 *β*-H 而 13 位为 *β*-CH₃,如下图中所示:

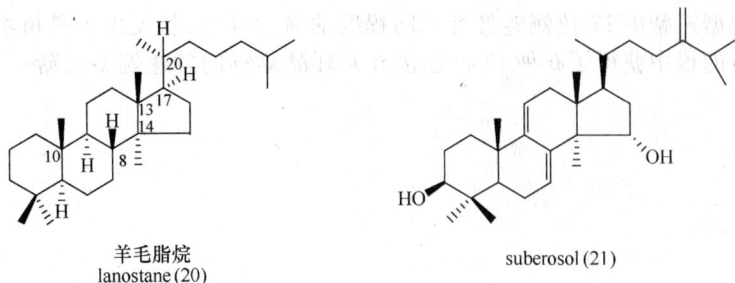

羊毛脂烷
lanostane (20)

suberosol (21)

该类型皂苷广泛分布于植物、微生物和海洋生物界。从番荔枝科暗罗属的植物暗罗(*Polyalthia suberosa*)的茎叶中得到的化合物 suberosol(21)是一种羊毛脂烷型的三十一碳三萜,具有抗 HIV 活性,可以抑制 HIV 病毒在 H9 淋巴细胞中的复制,EC_{50} 为 3 μg/ml。

灵芝为多孔菌科真菌灵芝(*Ganoderma lucidum*)和紫芝(*G. sinense*)的干燥子实体,是补中益气、扶正固本、滋补强壮的名贵中药材,从中分离得到一百余种四环三萜类化合物,属于高度氧化的羊毛脂烷衍生物。根据其分子中所含碳原子的数目,分为 C_{30}(如 ganoderic acid C)(22)、C_{27}(lucidenic acid A)(23)和 C_{24}(lucidone A)(24)3 种基本骨架,结构如下图所示:

C_{30}(22) C_{27}(23) C_{24}(24)

从 *Crella* 属海绵中发现了一类降羊毛脂烷型三萜的二聚体(25)。从海参(*Holothuria scabra*)中分离得到了多种侧链不同程度氧化环合的羊毛脂烷型三萜(26),(27)。从茯苓(*Poria cocos*)中分离获得的化合物(28)是 A 环开裂的羊毛脂烷型三萜。

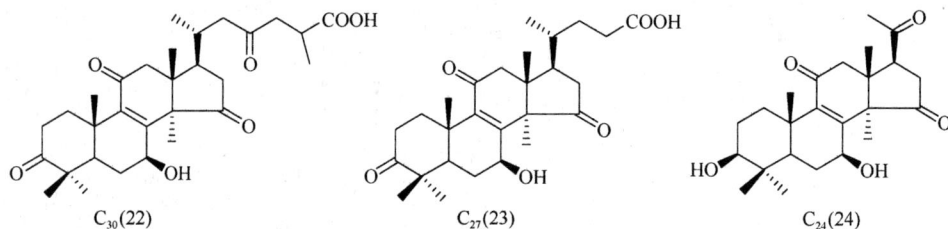

(25)   (26)

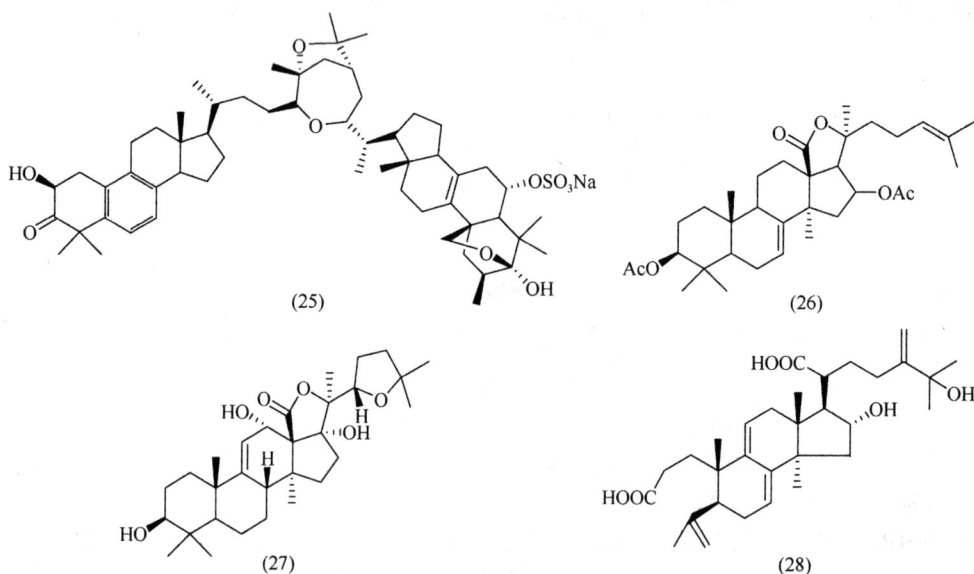

(27)   (28)

3. 甘遂烷型 甘遂烷型(tirucallane)(29)四环三萜的结构与羊毛脂烷型相似,A/B,B/C,C/D 环均为反式,只是 13,14 位 CH_3 与羊毛脂烷型相反,分别为 α,β-CH3,C-17 位连有 α-侧链(20S)。甘遂烷型三萜中 17 位侧链常有不同程度的氧化环合,从无患子科植物无患子(*Sapindus mukurossi*)的根中获得了 6 种 17 位连接五元环醚侧链的甘遂烷型三萜——sapimukoside E ~ J(30)。

	R_1	R_2
E	—glc(2-1)rha(3-1)ara (3-1)ara	Et
F	—glc(2-1)rha(3-1)xyl (3-1)ara	Et
G	—glc(2-1)rha(3-1)xyl (3-1)ara	Me
H	—glc(2-1)rha(3-1)ara (3-1)rha	Et
I	—glc(2-1)rha(3-1)ara (3-1)rha	Me
J	—glc(6-1)rha	Et

甘遂烷型(29)　　　甘遂烷型E~J(30)

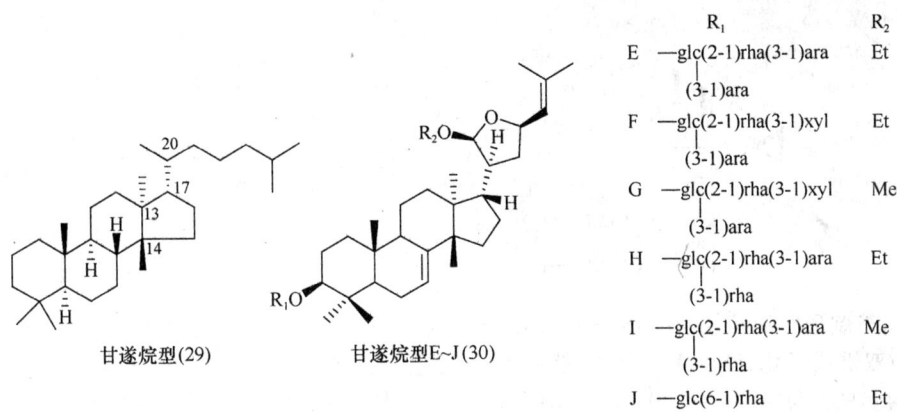

香椿(*Toona ciliata*)中获得的化合物 toonaciliatin L(31)是 17 位侧链氧化的二十九碳甘遂烷型三萜;苦木(*Picrasma qusaaioides*)中的化合物(32)结构中的 A 环裂环后又环合成内酯环。

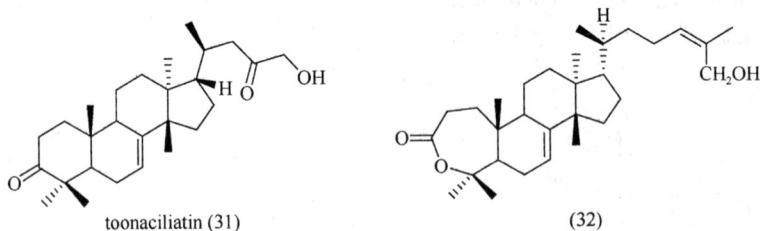

toonaciliatin (31)　　　(32)

4. 环阿屯烷型　环阿屯烷型(cycloartane)(33)三萜基本骨架与羊毛甾烷型四环三萜的差别仅在于环阿屯烷 19 位甲基与 9 位脱氢形成三元环。膜荚黄芪(*Astragalus membranaceus*)为中国药典所收载,具有补气、强壮、利尿作用,从中分离出 20 多种三萜皂苷,绝大多数皂苷元为环阿屯烷型三萜皂苷——环黄芪醇(cycloastragenol)(34),化学命名为(20*R*,24*S*)-3β,6α,16β,25-tetrahydroxy-20,24-epoxy-9,19-cyclolanostane,它与糖结合形成单糖链苷、双糖链苷以及三糖链苷。黄芪苷Ⅳ(astragaloside Ⅳ)(35)是黄芪中非常重要的皂苷,皂苷元 3 位羟基与糖相连。黄芪苷Ⅰ(36)皂苷元分子上的 3 位和 6 位羟基分别与一分子糖相连,糖分子上还有乙酰基取代,文献报道该化合物具有免疫促进作用。黄芪苷Ⅴ(37)皂苷元上的 3 位和 25位羟基分别与糖相连。黄芪苷Ⅶ(38)是自然界中发现的第一个三糖链三萜皂苷,在 3 位、6位和 25 位羟基与糖相连。

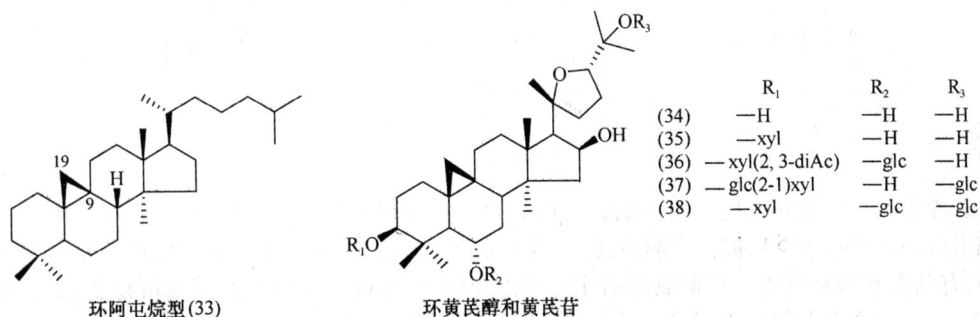

	R_1	R_2	R_3
(34)	—H	—H	—H
(35)	—xyl	—H	—H
(36)	—xyl(2,3-diAc)	—glc	—H
(37)	—glc(2-1)xyl	—H	—glc
(38)	—xyl	—glc	—glc

环阿屯烷型(33)　　　环黄芪醇和黄芪苷

中药五味子为收敛固涩药,上敛肺气而止咳喘,下固肾气而涩精止遗。五味子科(Schisandraceae)含五味子属(*Schisandra*)和南五味子属(*Kadsura*)两个属约 60 余种。从南五味子属植物异型南五味子(*Kadsura heteroclita*)中分离得到的 heteroclic acid(39),环阿屯烯酮(40),schisandronic acid(41),heteroclitalactones A~C(42~44)等化合物均属于环阿屯烷型三萜。

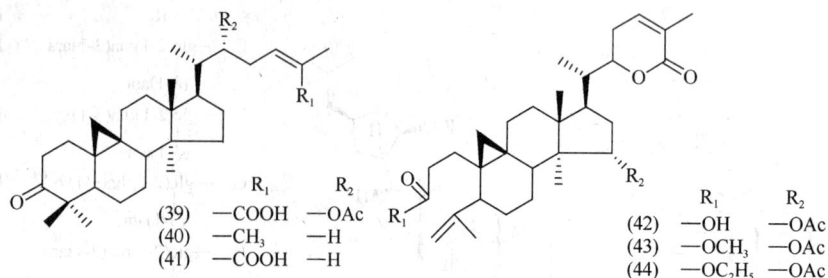

	R_1	R_2
(39)	—COOH	—OAc
(40)	—CH_3	—H
(41)	—COOH	—H

	R_1	R_2
(42)	—OH	—OAc
(43)	—OCH_3	—OAc
(44)	—OC_2H_5	—OAc

5. 葫芦烷型 葫芦烷(cucurbitane)(45)型三萜的基本骨架可以认为是由羊毛甾烯(lanostene)8位双键质子化,产生正碳离子,然后19位甲基转移到9位,9位氢转移到8位而形成的。它在结构上具有5β-H、8β-H、10α-H和9β-CH_3,其余均与羊毛甾烷型相同。葫芦科许多属植物中含有此类成分,总称为葫芦苦素类(cucurbitacin)。这类三萜具有广泛的生物活性,主要包括细胞毒、抗肿瘤、保肝及抗炎等。葫芦科雪胆属植物丽江雪胆(*Hemsleya lijiangensis*)中分离得到的雪胆甲素(46)和雪胆乙素(47)(cucurbitacin Ⅰa and Ⅱb)以及雪胆甲素苷(48)均属于葫芦烷型三萜。前两者在临床上试用于治疗急性痢疾、肺结核、慢性支气管炎等疾病,具有良好的疗效。

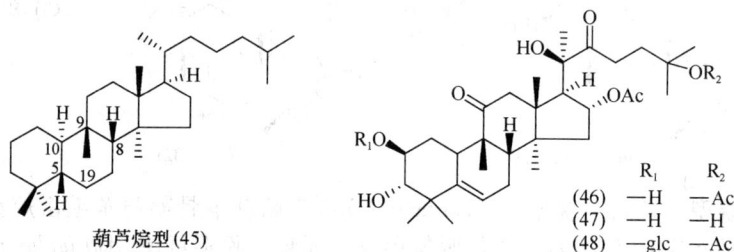

葫芦烷型(45)

	R_1	R_2
(46)	—H	—Ac
(47)	—H	—H
(48)	—glc	—Ac

6. 楝烷型 楝烷型三萜(meliacane)(49)的结构骨架由26个碳原子构成,因此又称四去甲三萜(tetranortriterpenoid),大量存在于楝科楝属植物中,很多具有苦味及昆虫拒食作用。研究认为该类三萜以甘遂烷或大戟烷为生物前体,Δ^{7,8}双键被氧化成7,8氧环,然后氧环键断裂,发生Wagner-Meerwein重排,14位甲基移位到8位,形成7-OH,Δ^{14,15}位双键,而后侧链失去4个碳原子,形成17-呋喃环。

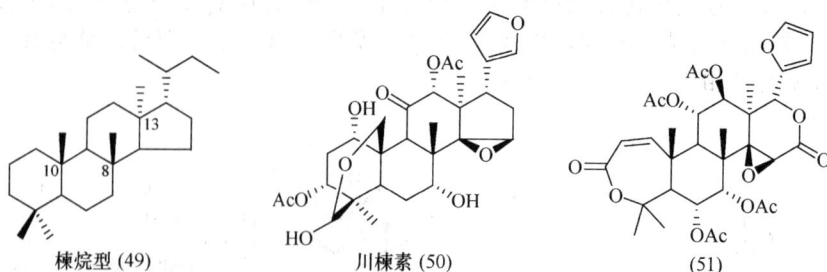

楝烷型(49)　　　　川楝素(50)　　　　(51)

苦楝果实提取物作为昆虫拒食剂已经商品化。从楝科植物川楝(*Melia toosendan*)中获得的川楝素(*toosendanin*)(50)被作为驱虫药,有效率在90%以上。楝烷型三萜的母核经常发生裂解开环,有的会在裂环后进一步形成内酯环。如化合物51是从苦木科牛筋果属植物牛筋果(*Harrisonia perforata*)中得到的A环、D环同时裂环后又缩合成内酯环的衍生物。

二、五环三萜类

在植物界中,五环三萜(pentacyclic triterpenoids)皂苷分布很广。基本碳架是多氢蒎的五环母核,主要包括齐墩果烷型、乌苏烷型、羽扇豆烷型、木栓烷型等结构类型。

1. 齐墩果烷型 齐墩果烷(oleanane)(52)型三萜又称 β-香树脂烷(β-amyrane)型三萜,是植物界中存在最为广泛的一类三萜骨架类型。结构中具有 5 个六元环,A/B、B/C 和 C/D 环为反式排列,D/E 环多为顺式排列,也有反式排列的情况。八个甲基分别取代在 C-4(×2)、C-8、C-10、C-14、C-17 和 C-20(×2)。这类三萜多具有 C-3 位—OH,C-28 位—COOH,以及 $\Delta^{12,13}$ 双键,皂苷中的糖链多连于 3 位羟基和 28 位羧基上。齐墩果烷型三萜皂苷是最常见的一类三萜皂苷,在中药甘草、柴胡、远志、牛膝等大量植物中都有发现。齐墩果酸(oleanolic acid)(53)是齐墩果烷型三萜中的代表性化合物,最初发现于木樨科植物油橄榄(*Olea europaea*,俗称齐墩果)的叶中,具有降低转氨酶作用,对四氯化碳引起的大鼠急性肝损伤有明显的保护作用,临床上用于治疗急性黄疸型肝炎,对慢性肝炎也有一定疗效。我国传统中药甘草为豆科植物乌拉尔甘草(*Glycyrrhiza uralensis*)、光果甘草(*G. glabra*)以及胀果甘草(*G. inflata*)的根和根茎,具有解毒、镇痛、解痉、矫味、镇咳祛痰、补脾益气、调和诸药等功效。甘草中的主要成分甘草酸(glycyrrhizic acid(55)又称甘草甜素,glycyrrhizin)及其苷元甘草次酸(glycyrrhetinic acid)(54)均以齐墩果烷为骨架,已经成为天然抗癌启动因子的代表,此外还具有抗炎、免疫调节、保肝、抗病毒等多种生物活性。

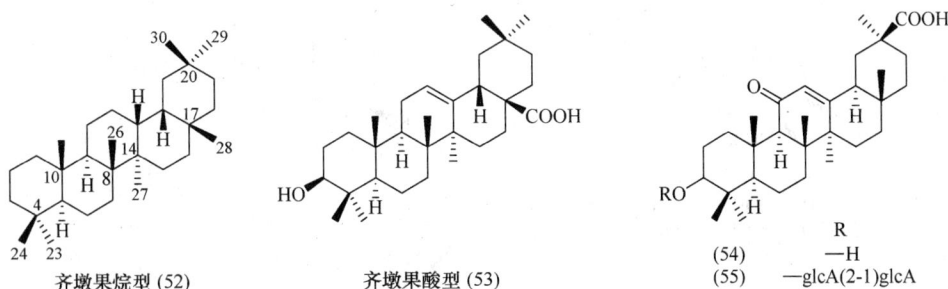

齐墩果烷型 (52)　　　齐墩果酸型 (53)

(54)　—H
(55)　—glcA(2-1)glcA

日本学者从菊花(*Chrysanthemum morifolium*)中分离得到了 5 种齐墩果烷型三萜:maniladiol(56)、erythrodiol(57)、longispinogenin(58)、coflodiol(59)、heliantriol A₁(60),这些化合物与甘草次酸有着相当或更强的抑制 EB 病毒早期抗体(EBV-EA)的活性,显示了菊花的抗癌药用价值。

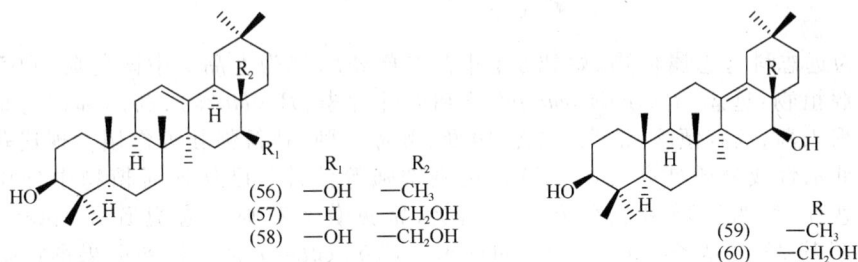

	R₁	R₂
(56)	—OH	—CH₃
(57)	—H	—CH₂OH
(58)	—OH	—CH₂OH

(59)　—CH₃
(60)　—CH₂OH

柴胡为伞形科柴胡属植物的干燥根,具和解退热,疏肝解郁,升举阳气的功能,我国药典规定北柴胡(*Bupleurum chinense*)和狭叶柴胡(*Bupleurum scorzonerifolium*,又称南柴胡)为中药柴胡的正品原植物。国内外对柴胡皂苷进行了大量研究,迄今为止,柴胡属植物中已经分离出 100 多种三萜皂苷,绝大多数为齐墩果烷型骨架。根据双键的数量和位置主要有以下五种结构类型:①Δ^{11}-13,28-环氧-齐墩果烯型,如柴胡属植物中广泛存在的柴胡皂苷(saikosaponin)a(61)、c(62)、d(63)以及它们的苷元(saikogenin)F(64)、E(65)、G(66);②$\Delta^{11,13(18)}$-齐墩果二烯型(异环双烯),如来源于黑柴胡(*B. smithii*)的柴胡皂苷 m(67)、n(68)和来源于南柴胡的柴胡皂苷 r(69)和 s(70);③$\Delta^{9(11),12}$-齐墩果二烯型(同环双烯),如黑柴胡和小叶黑柴胡(*B. smithii var. parvifolium*)中的柴胡皂苷 g(71)和前柴胡皂苷元 H(72);④Δ^{12}-齐墩果烯型,如来源于北柴胡的柴胡皂苷 f(73);⑤Δ^{18}-齐墩果烯型,如来源于三岛柴胡(*B. falcatum*)的 bupleuroside ⅩⅢ(74)。

	R_1	R_2	R_3	R_4
(67)	—OH	β-H	—fuc(3-1)glc	—H
(68)	—OH	β-OH	—glc(4-1)rha(6-1)glc	—H
(69)	—OH	α-OH	—fuc(3-1)glc(2-1)glc	—CH$_2$OH
(70)	—OH	α-OH	—glc(4-1)rha(6-1)glc	—H

	R_1	R_2	R_3
(61)	—OH	β-OH	—fuc(3-1)glc
(62)	—H	β-OH	—fuc(3-1)glc(4-1)rha
(63)	—OH	α-OH	—fuc(3-1)glc
(64)	—OH	β-OH	—H
(65)	—H	β-OH	—H
(66)	—OH	α-OH	—H

	R_1	R_2	R_3
(71)	—OH	β-OH	—fuc(3-1)glc
(72)	—OH	α-OH	—fuc

	R
(73)	—glc(6-1)glc
	(4-1)rha

	R
(74)	—fuc(3-1)glc

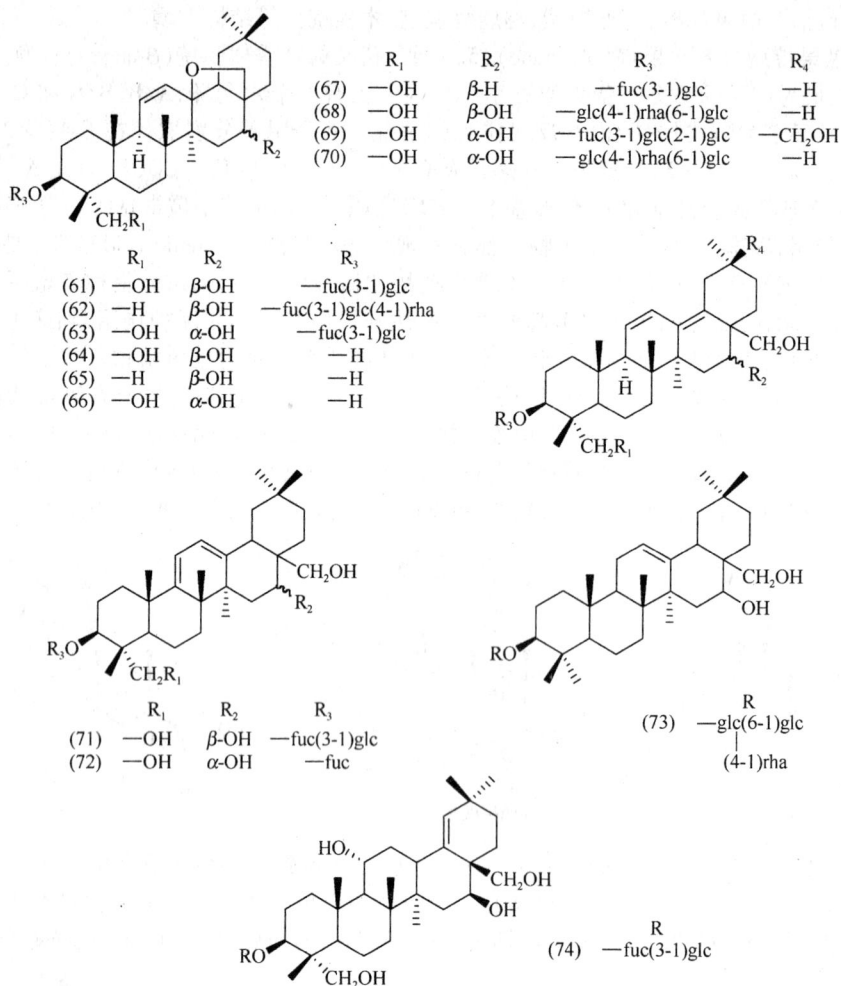

远志为远志科远志属植物,始载于《神农本草经》,视为上品。中国药典 2005 年版收载两种基源植物:远志(*Polygala tenuifolia*)和卵叶远志(*P. sibirica*),药用部位为根。民间以全草或根入药,具有镇咳、祛痰、益智、镇静、解毒消肿、补益强壮等作用。现代药理研究表明其某些活性成分还具有抗菌、降糖、免疫增强等活性。已从该属植物中分离鉴定了 130 多个皂苷,均为齐墩果烷型五环三萜类,常见苷元有原远志皂苷元(presenegenin)(75)、2β-羟基-23-醛基齐墩果酸(polygalagenin)(76)、2β-23-二羟基齐墩果酸(bayogenin)(77)等,苷元的区别在于 2 位碳取代基不同(羟基或酮基),23 位碳氧化度不同(甲基、醛基、羟甲基、羧基或亚甲基),双键的数量和位置的差异[有的在 12(13)位,有的在 11(2)、13(18)位存在 2 个双键]。皂苷多为 3-O 苷和 28 位酯苷,其中 3 位连接的糖为葡萄糖,28 位连接的糖地下部分以岩藻糖为主,地上部分以葡萄糖为主。

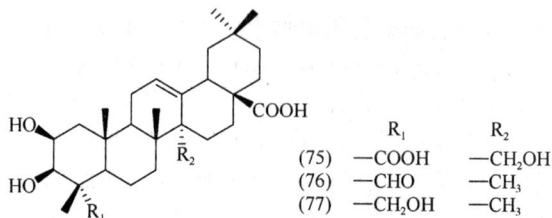

	R_1	R_2
(75)	—COOH	—CH$_2$OH
(76)	—CHO	—CH$_3$
(77)	—CH$_2$OH	—CH$_3$

中药牛膝(*Achyranthes bidentata*)为苋科植物牛膝的根,又名百倍、怀牛膝、鸡胶骨,在我国有悠久的药用历史,具有补肝肾、强筋骨、逐淤通经、引血下行等功效。齐墩果烷型三萜皂苷是牛膝中主要有效成分,药理研究表明,牛膝皂苷(achyranthoside)具有保肝降酶、降血脂、强心的作用,能明显降低血清中三酰甘油、胆固醇和脂蛋白的含量。在对牛膝中三萜皂苷的系统研究中,分离得到了 4 种三萜皂苷——牛膝皂苷 Ⅰ ~ Ⅳ(78 ~ 81),均为首次从牛膝中获得。

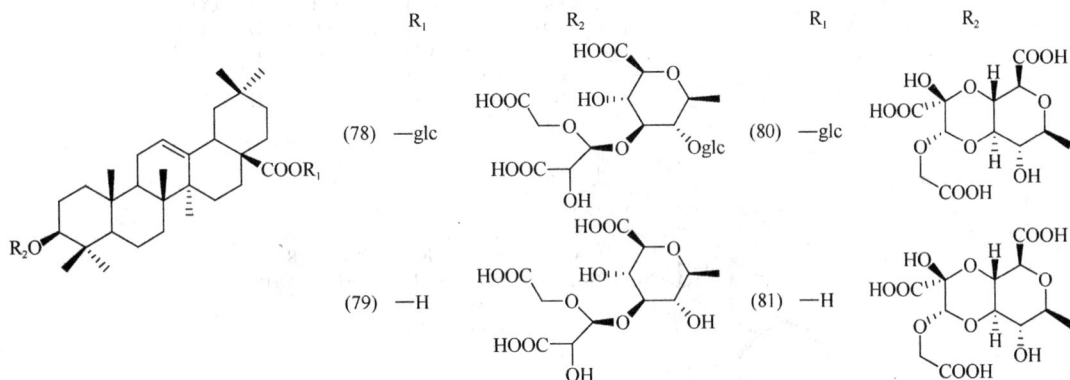

2. 乌苏烷型 乌苏烷(ursane)(82)型三萜又称为 α-香树脂烷(α-amyrane)型三萜,也称作熊果烷型,其结构与齐墩果烷型三萜非常类似,仅 C-20 位的甲基取代不同,乌苏烷在 C-19、C-20位各有一个甲基取代。C-3 位—OH,C-28 位—COOH,以及 $\Delta^{12,13}$ 双键在该类三萜中也很常见,代表化合物为乌苏酸(ursolic acid),又称熊果酸(83)。其皂苷糖链的常见连接位置也与齐墩果烷型三萜皂苷相同。这类三萜化合物及其皂苷在自然界中存在非常普遍,在熊果叶、栀子果实、女贞叶、车前草、白花蛇舌草等植物中均有存在。熊果酸在体外试验中表现出很好的抗菌活性,对革兰阳性菌和阴性菌以及酵母菌均有抑制活性的作用,并能够降低正常大鼠体温,具有镇静作用。

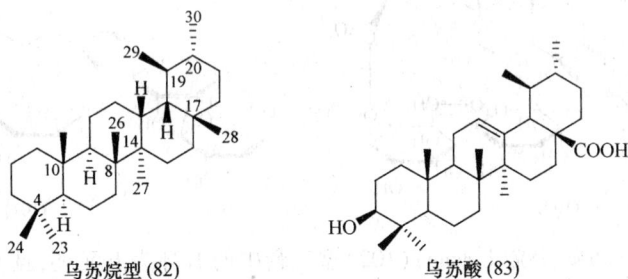

乌苏烷型 (82)   乌苏酸 (83)

猕猴桃科(Acitinidaceae)猕猴桃属(*Actinidia Lindl*)植物为落叶、半落叶至常绿藤本。在我国民间曾有用其根作为治疗某些癌症疾病的单方使用记载。该属多种植物具有抗炎、抗突变、抗损伤、抗肿瘤和增强免疫力作用,已逐渐引起国内外学者的重视,有望从中发掘出用于预防及治疗肿瘤的天然药物。从该属植物中分离获得了 13(84 ~ 96)种具有乌苏烷骨架的五环三萜,这些化合物大都是在乌苏酸的结构基础上产生的一系列的羟基衍生物,羟基多取代于 2 位、19 位以及 23 和 24 位,也有在 23、24 位发生醛基化或形成乙酸酯。

鹅不食草为菊科植物石胡荽的带花全草,具有祛风散寒、胜湿、去翳、通鼻塞的功效,民间用于治疗感冒、哮喘、鼻塞、痢疾等病症,药理研究表明其提取物具有良好的抗菌活性。从该植物的乙醇提取物中获得了 3 种乌苏烷型三萜97 ~ 99,其结构中的 29 位甲基均为 α 取向,30 位形成环外双键。对它们的抗菌活性的测试结果表明化合物 84 和 85 具有较强的抗菌活性。

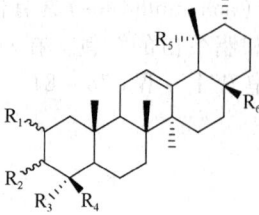

	R_1	R_2	R_3	R_4	R_5	R_6
(84)	β-OH	β-OH	CH_2OH	CH_2OH	OH	COOH
(85)	β-OH	β-OH	CH_3	CH_2OH	OH	COOH
(86)	α-OH	β-OH	CH_2OH	CH_3	H	COOH
(87)	β-OH	β-OH	CH_2OH	CH_3	H	COOH
(88)	β-OH	β-OH	CH_2OH	CH_3	H	COOH
(89)	β-OH	α-OH	CH_3	CH_2OH	H	COOH
(90)	α-OH	α-OH	CH_3	CH_2OH	H	COOH
(91)	α-OH	β-OH	CH_3	CH_2OH	H	COOH
(92)	β-OH	β-OH	CHO	CH_3	H	COOH
(93)	α-OH	α-OH	CH_3	CH_2OAc	H	COOH
(94)	α-OH	β-OH	CH_3	CH_3	H	COOH
(95)	H	β-OH	CH_3	CH_3	H	COOH
(96)	H	β-OH	CH_3	CH_3	H	CH_3

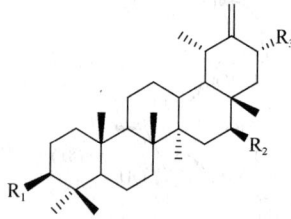

	R_1	R_2	R_3
(97)	—OH	—OH	—OH
(98)	—OAc	—H	—H
(99)	—OH	—H	—H

川续断科(Dipsacaceae)刺参属(*Morina*)植物共约 10 余种,其中多种植物是著名的传统藏药,白花刺参(*Morina nepalensis var. alba*)是国家卫生部藏药药品标准中收载的三种刺参藏药材中的第一种,具有催吐,健胃等功能;可用于关节痛、小便失禁、腰痛、眩晕及口眼歪斜等病症,外用治疗化脓性创伤,并对肿瘤具有抑制作用。从白花刺参中分离获得了两种新的三萜皂苷类化合物——刺参皂苷 A 和 B(monepaloside A and B)100(101),其苷元均以乌苏酸为骨架。

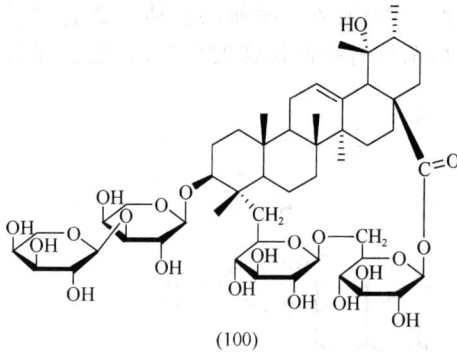

(100)

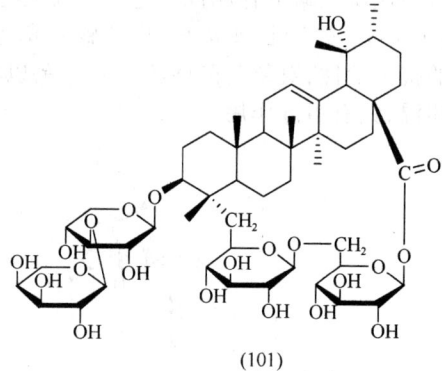

(101)

3. 羽扇豆烷型 羽扇豆烷(lupane)(102)型三萜中的 E 环为五元环,且 E 环的 C-19 位有 α 取代的异丙基,A/B、B/C、C/D 和 D/E 各环均以反式构型排列。这类骨架的三萜为数不多,主要有黄羽扇豆(*Lupinus luteus*)种子中存在的羽扇豆醇(lupeol)(103),酸枣仁(*Ziziphus jujuba*)中的白桦醇(betulin)(104)和白桦酸(betulinic acid)(105)等。

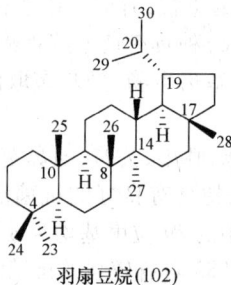

羽扇豆烷(102)

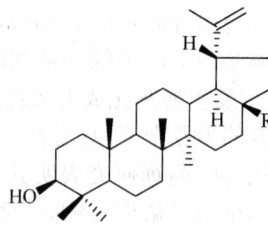

	R
(103)	—CH_3
(104)	—CH_2OH
(105)	—COOH

　　卫矛科约有 100 多个属 1300 多种植物,广泛分布于北非、南美和东亚许多地区,该科属植物具有多种生理活性,主要包括:止痛、平喘、抗炎、抗菌、抗 HIV、防腐、解痉、抗辐射、细胞毒、杀虫等。从该属的两种植物:佩罗特木(*Microtropis fokienensis*)和福建塞卫矛(*Perrottetia arisanensis*)中得到了 11 种羽扇豆烷型三萜化合物,它们的结构主要有以下 4 组:①以白桦酸为基本骨架的结构类型(106～109);②A 环高度氧化开环,形成二羧酸的结构类型(110);③E 环 19 位和 17 位形成内酯环(111～114);④以白桦醇为基本骨架的结构类型(115,116)。

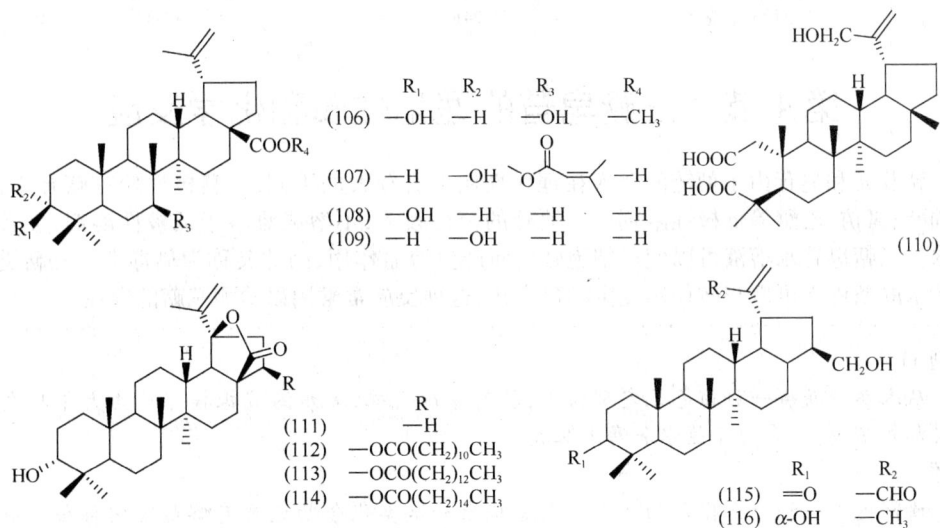

	R$_1$	R$_2$	R$_3$	R$_4$
(106)	—OH	—H	—OH	—CH$_3$
(108)	—OH	—H	—H	—H
(109)	—H	—OH	—H	—H

	R
(111)	—H
(112)	—OCO(CH$_2$)$_{10}$CH$_3$
(113)	—OCO(CH$_2$)$_{12}$CH$_3$
(114)	—OCO(CH$_2$)$_{14}$CH$_3$

	R$_1$	R$_2$
(115)	=O	—CHO
(116)	α-OH	—CH$_3$

　　具有清热解毒之功的忍冬花(Flos lonicerae,又称金银花)为忍冬科忍冬属植物。从西南忍冬(*Lonicera bournei*)的花蕾中获得了 3 种羽扇豆烷型三萜皂苷(117～119),其结构中 12 位甲基与 29 位形成了一个六元环。

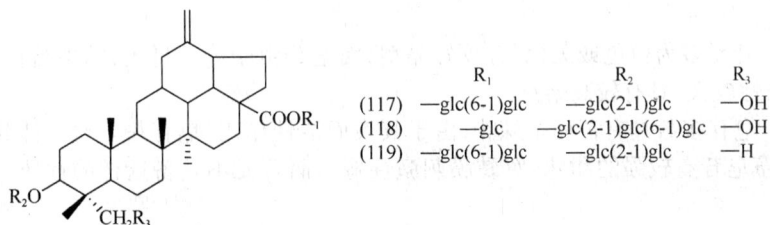

	R$_1$	R$_2$	R$_3$
(117)	—glc(6-1)glc	—glc(2-1)glc	—OH
(118)	—glc	—glc(2-1)glc(6-1)glc	—OH
(119)	—glc(6-1)glc	—glc(2-1)glc	—H

　　4. 木栓烷型　　木栓烷(friedelane)(120)从生源途径推断应该是由齐墩果烯甲基移位演变而来的。文献对此类结构的化合物报道较少,曾经在卫矛科植物雷公藤(*Tripterygium wilfordii*)中发现较多,如分离自雷公藤去皮根中的雷公酮(triptergone)(121),为 25 降木栓烷型三萜。从狭叶余甘子(*Phyllanthus oxyphyllus*)的根中分离获得了一种裂环-降-木栓烷,命名为:29-降-3,4-裂环-木栓烷-4(23),20(30)-二烯-3-酸[29-*nor*-3,4-*seco*- friedelan-4(23),20(30)-dien-3-oic acid(122)]。从克拉花(Clarkia)中获得了 3 种木栓烷型三萜(123～125),其中有两种为裂环衍生物,一种为木栓酮。

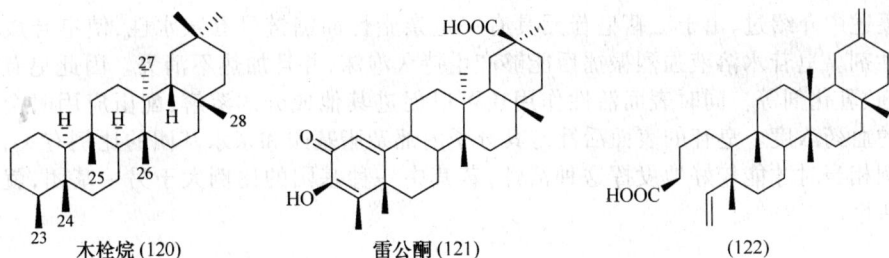

木栓烷 (120)　　　　雷公酮 (121)　　　　(122)

(123)　　　　　　　(124)　　　　　　　(125)

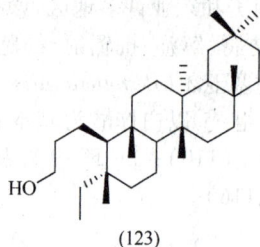

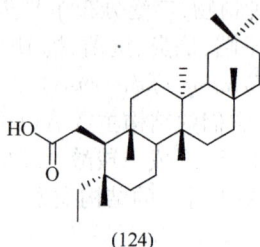

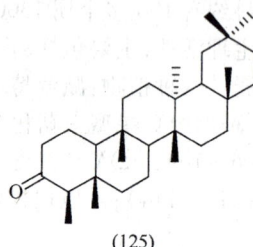

第4节　三萜皂苷的理化性质和化学反应

三萜苷元和皂苷由于糖链的介入在理化性质上有较大的不同,三萜极性较三萜苷小,能溶于石油醚、氯仿、乙醚等低极性溶剂中。而苷的极性较大,不溶或难溶于低极性溶剂,多数可以溶于水。三萜皂苷水溶液可以使红细胞破裂而产生溶血作用,因此又称为皂毒类。三萜类化合物在无水的条件下可以与酸作用发生颜色变化,这种反应常常用以检测三萜的存在。

案例 11-4

　　从人参中获得一种白色无定型粉末,具有辛辣气味,其水溶液振摇可产生大量持久泡沫且加热不消失,易溶于热水和醇水溶液。

问题:

　　请问这是一种什么化合物?除了上述特性外这类化合物还具有哪些理化特征?有哪些化学反应可以鉴别这类化合物?

一、基 本 性 质

1. 性状　苷元多为白色或无色,有较好晶型,而皂苷由于分子量大,结构疏松,多为无定形粉末。皂苷极性较大,具有较高熔点。

2. 气味　皂苷多数具有苦而辛辣味,由于其表面活性作用,皂苷粉末对人体黏膜具有强烈刺激性,但甘草皂苷有较强的甜味,对黏膜刺激性弱。而苷元不具备这样的性质。另外皂苷还具有吸湿性。

3. 溶解度　皂苷可溶于水,易溶于热水,可溶于含水醇(甲醇、乙醇、丁醇、戊醇等),易溶于热甲醇、乙醇,几不溶于乙醚、苯、丙酮等有机溶剂。皂苷在提取的过程中会产生次级苷,使水溶性下降,使之易溶于中等极性有机溶剂(醇、乙酸乙酯)。而皂苷元则不溶于水,而易溶于石油醚、苯、氯仿和乙醚等。

二、表 面 活 性

在概述中介绍过,由于三萜皂苷元具有一定亲脂性而糖链具有亲水性,使皂苷成为一种表面活性剂。皂苷水溶液强烈振摇后能够产生持久泡沫,并且加热不消失。因此皂苷可以用作清洁剂、乳化剂等。同时表面活性作用还可以促进其他成分的溶解,配伍应用时会提高其他药物的血药浓度。皂苷的表面活性与其分子内部亲脂基团和亲水基团的比例有关,只有当二者比例相当时才能较好地发挥这种活性,若其中一种基团的比例大于另一基团,就不能呈现这种活性。

三、溶 血 作 用

皂苷在水溶液中能与红细胞壁上的胆甾醇结合,生成不溶于水的分子复合物,破坏红细胞的正常渗透,使细胞内渗透压增加而发生崩解,从而导致溶血现象,故皂苷又称为皂毒素(saptoxin)。常用溶血指数来表示各类三萜皂苷溶血作用的强弱,所谓溶血指数是指皂苷对同一动物来源的红细胞稀悬液,在相同的等渗条件下能使血液中红细胞完全溶解的最低皂苷浓度。如甘草皂苷,溶血指数 1:4000,溶血性能较强。但并不是所有的皂苷都具有溶血作用,如以原人参三醇和齐墩果酸为苷元的人参皂苷有显著的溶血作用,而以原人参二醇为苷元的皂苷却有抗溶血作用,因此人参总皂苷并不表现出溶血现象。皂苷的溶血活性还和糖链部分有关,单糖链皂苷溶血作用明显,某些双糖链皂苷无溶血作用,但经过部分水解成为单糖链皂苷后就具有溶血作用。因此,不能单独以是否具有溶血作用来判断皂苷的存在,需要结合其他性质和化学反应才能进行判断。

四、沉 淀 反 应

皂苷的水溶液可以和一些金属盐类如铅盐、钡盐、铜盐等产生沉淀。此性质可用于皂苷的分离:先用金属盐使皂苷沉淀下来,分离出来之后再对其分解脱盐。但是铅盐吸附力强,容易带入杂质,并且在脱铅时铅盐还会带走一些皂苷,脱铅也难以脱干净,使得该提取方法的使用受到了限制。在这里需要注意的是三萜皂苷多为酸性皂苷,可用硫酸铵、中性 $PbAc_2$ 等中性盐类沉淀,而下一章将要学习的甾体皂苷则为中性皂苷,须用碱性醋酸铅($PbAc_2$)或氢氧化钡等碱性盐类进行沉淀。

五、颜 色 反 应

三萜化合物产生颜色变化的具体作用原理目前还不是很清楚,主要是使羟基脱水,增加双键结构,再发生双键移位、双分子缩合等反应生成共轭双烯系统,又在酸的作用下形成正碳离子而呈现颜色。因此,全饱和的、3 位无羟基或羰基的三萜在上述条件下呈阴性反应。分子结构中本身就具有共轭双键的化合物显色快,孤立双键的化合物显色较慢。常见的颜色反应有以下几种:

1. Liebermann-Burchard(浓 H_2SO_4-乙酸)**反应**　样品溶于冰乙酸,加浓硫酸-乙酸(1:20),产生黄→红→紫→蓝等颜色变化,最后褪色。该反应是检验三萜皂苷最常用的一个显色反应,值得注意的是甾体皂苷也有类似反应,但是颜色变化快,在颜色变化的最后呈现污绿色;而三萜皂苷颜色变化稍慢,且不出现污绿色。

2. Rosen-Heimer(三氯乙酸)**反应**　将样品的氯仿溶液滴加于滤纸上,加 25% 三氯乙酸的乙醇溶液一滴,加热至 100℃ 以上,发生红色渐变为紫色的颜色反应。甾体皂苷也可以发生这样的反应,但是较三萜皂苷更加灵敏,加热至 60°C 即可。三氯乙酸较浓硫酸温和,可以用于纸色谱的显色。

3. Kahlenberg(三氯化锑或五氯化锑)**反应**　将样品醇溶液点于滤纸上,喷以 20% 三氯化锑(或五氯化锑)氯仿溶液(不应含乙醇和水)干燥后,60~70℃ 加热,显黄色、灰蓝色、灰紫色斑点,在紫外灯下显蓝紫色荧光(甾体皂苷则显黄色荧光)。由于五氯化锑腐蚀性很强,应少量配制,用后倒掉。

4. Salkawski（氯仿-浓硫酸）**反应**   将样品溶于氯仿,加入浓硫酸后,在氯仿层呈现红色或蓝色,硫酸层有绿色荧光出现。此反应适用于含有共轭双键或含有在一定条件下能生成共轭系统的不饱和双键的三萜皂苷类化合物。

5. Tschugaeff（冰乙酸-乙酰氯）**反应**   样品溶于冰乙酸中,加入数滴乙酰氯以及数粒氯化锌结晶,略加热,可呈现淡红色或紫红色。

第5节　三萜皂苷的提取分离

皂苷化合物通常分子量较大,极性也较大,属于水溶性化合物,需用醇、水或其混合物进行提取;而苷元分子量较小,极性弱、易溶于石油醚等非极性有机溶剂,通常使用醇提取,有机溶剂萃取或酸水解有机溶剂萃取。总皂苷为结构相似的类似物,常常只是糖链的连接位置或次序不同,因此传统溶剂提取和普通柱色谱很难获得皂苷单体化合物,一般使用分配色谱法比吸附色谱法效果好。多种现代色谱技术,如离心薄层色谱(CTLC, centrifugal thin-layer chromatograph)、闪柱色谱(flash chromatography)、中低压液相色谱(medium/low pressure liquid chromatography)以及高压液相色谱(HPLC, high pressure liquid chromatography)等被广泛的应用于皂苷的分离纯化,取得了很大的进步。

> **案例 11-5**
>
>   人参皂苷为人参中的主要成分,含量约为4%,目前已经从人参属植物中获得皂苷成分30余种。人参皂苷的提取方法较多,有用醇提取,除去醇后溶于水中,再用有机溶剂分步萃取,也有用水提取,醇沉后取上清液,除醇后上树脂柱初步分离。
>
> **问题:**
>   能否利用现有的知识设计提取分离人参总皂苷的技术路线？并简要说明该路线利用了人参皂苷的哪些性质及基本原理。

一、三萜皂苷元的提取分离

三萜类化合物的提取方法主要有以下4种:

（1）醇提取,提取物直接分离:一般使用乙醇、甲醇或醇水溶液进行提取,提取物直接进行分离。

（2）醇提取,有机溶剂萃取:醇提物经浓缩除醇后加水稀释,再使用石油醚、氯仿、乙酸乙酯等有机溶剂依次进行萃取,三萜化合物一般集中于氯仿层。

·（3）制备衍生物:即将提取物用乙醚提取,然后用重氮甲烷甲基化,制成甲酯衍生物,或对提取物进行乙酰化制成乙酰衍生物,然后再进行分离。

（4）对于以皂苷形式存在的三萜化合物,需要对皂苷进行水解,水解产物用氯仿等有机溶剂萃取后进行分离。需要注意的是酸水解反应比较剧烈,有些三萜化合物会发生结构变异而产生次生产物,则无法获得原生苷元,可以采用比较温和的水解方法,如两相酸水解、酶水解、Smith降解等,来获得原生苷元。

三萜类化合物的分离:通常使用反复硅胶柱色谱对三萜化合物进行分离,待样品达到一定纯度后可使用中压柱色谱、制备薄层、高效液相色谱等方法获得纯品。硅胶柱色谱常用的溶剂系统有石油醚-氯仿、苯-乙酸乙酯、氯仿-乙酸乙酯、氯仿-丙酮、氯仿-甲醇、乙酸乙酯-丙酮等。

二、三萜皂苷的提取分离

(一) 提取

三萜皂苷根据其含羟基、羧基基团的多寡，常用醇或稀醇进行提取，提取液浓缩除醇后，用石油醚、乙醚、苯等亲脂性溶剂萃取除去色素、油脂等脂溶性成分，然后用正丁醇萃取，浓缩萃取液获得总皂苷的粗品。

(二) 分离

1. 初步分离　沉淀法常常作为一种初步的分离方法对皂苷进行分离，主要有以下几种方式。

(1) 溶剂沉淀法：利用皂苷难溶于丙酮、乙醚等有机溶剂的性质，将粗皂苷溶于乙醇或甲醇中，再逐滴加入乙醚、丙酮或乙醚-丙酮(1∶1)的混合溶剂，直至皂苷析出为止，获得的皂苷沉淀可反复利用此方法进行进一步的纯化。

(2) 铅盐沉淀法：在上一节中提到了可以利用皂苷与一些金属盐类如铅盐、钡盐、铜盐等产生沉淀的性质对其进行分离。通常向水提或醇提液中加入过量的20% ~30% 中性乙酸铅溶液，搅拌，使酸性皂苷完全沉淀，滤出沉淀后向滤液中加入过量的20% ~30% 碱性乙酸铅溶液，使中性皂苷沉淀析出。获得的铅盐沉淀溶于水或稀乙醇中，通以硫化氢气体，产生硫化铅沉淀从而脱铅，含铅盐的母液也需要进行脱铅处理后再进一步精制。硫化氢脱铅比较彻底，但溶液中残存的硫化氢气体需要通入空气或二氧化碳产生气泡将其带出，以免其在之后的处理中参与反应。新生的硫化铅多为胶体沉淀，容易吸附有效成分而造成损失。也可用阳离子交换树脂进行脱铅，但一些有效成分也可能被交换除去，此外脱铅树脂很难再生。

(3) 胆甾醇沉淀法：利用皂苷可以与胆甾醇形成分子复合物的性质达到分离纯化的目的。将粗皂苷溶于少量乙醇，再加入胆甾醇饱和水溶液，析出的沉淀依次用水、乙醇、乙醚进行洗涤从而除去糖类、色素、油脂和游离态的胆甾醇，待沉淀干燥后放入乙醚连续回流提取器中回流提取，残留物即为总皂苷。

2. 纯品的获得　若要获得较纯的皂苷或皂苷单体化合物，则常用以下的方法对总皂苷进行进一步的分离：

(1) 乙酰化法：皂苷大多亲水性较强，容易夹带杂质，若将水溶性大的粗皂苷制成乙酰化衍生物，增强其亲脂性，就可以溶于弱极性溶剂中，这样脱色、层析或重结晶就比较容易进行了。纯化后再用氢氧化钡水解除去乙酰基，用二氧化碳除去多余的碱，即可得到较纯的皂苷。

(2) 层析分离法：前面介绍的几种方法多用于获得总皂苷，而层析分离则可以获得皂苷单体化合物。前面也提到过分配柱色谱对皂苷的分离效果优于吸附柱色谱，常用硅胶为支持剂，以 $CHCl_3$-MeOH-H_2O 或 CH_2Cl_2-MeOH-H_2O 或 EtOAc-EtOH-H_2O 等溶剂系统作为洗脱剂进行梯度洗脱。反相色谱也得到了广泛的应用，常用的填充剂有 Rp-18，Rp-8，Rp-2等，洗脱剂多为甲醇-水或乙腈-水。此外 Sephadex LH-20 也被用以对皂苷进行纯化，可以获得满意的效果。皂苷的分离纯化比较困难，往往需要多种分离方法结合使用才能最终获得单体化合物。

三、提取分离实例

1. 人参总皂苷的提取分离 针对案例 11-5 中所提出的问题,举例来说明人参皂苷的提取方法。

(1)采用热水保温提取,提取液上大孔吸附树脂柱,水洗后用不同浓度乙醇梯度洗脱,50% 乙醇洗脱部分获得纯度达到 78% 的人参总皂苷。

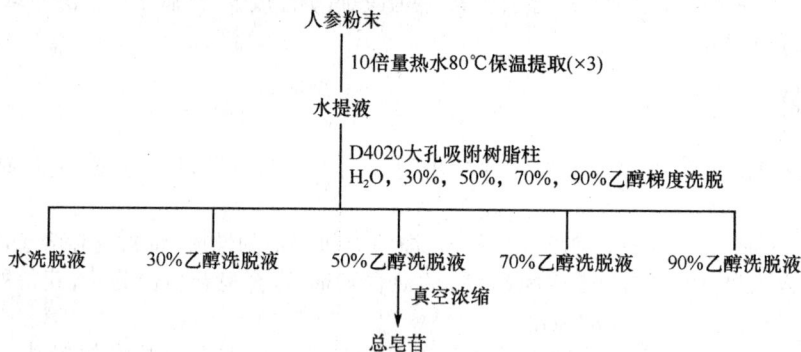

```
                    人参粉末
                      │ 10倍量热水80℃保温提取(×3)
                    水提液
                      │ D4020大孔吸附树脂柱
                      │ H₂O,30%,50%,70%,90%乙醇梯度洗脱
      ┌───────┬───────┼───────┬───────┐
    水洗脱液  30%乙醇  50%乙醇  70%乙醇  90%乙醇
            洗脱液    洗脱液    洗脱液    洗脱液
                      │ 真空浓缩
                    总皂苷
```

(2)采用甲醇提取,浓缩除醇后将浸膏溶于水,用乙醚脱脂,而后正丁醇萃取获得总皂苷。具体流程图如下:

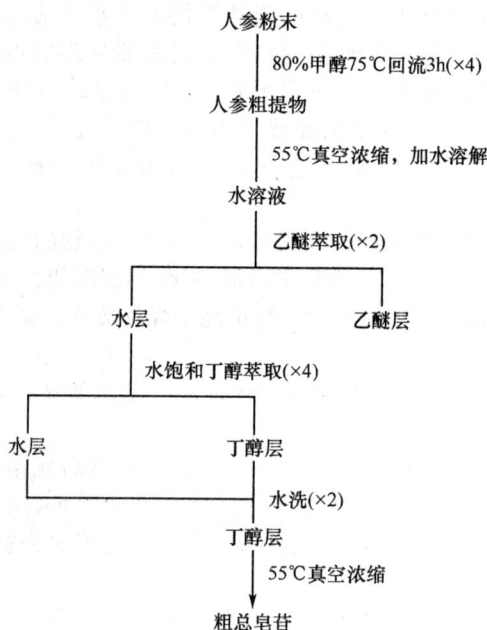

```
                  人参粉末
                    │ 80%甲醇75℃回流3h(×4)
                 人参粗提物
                    │ 55℃真空浓缩,加水溶解
                  水溶液
                    │ 乙醚萃取(×2)
            ┌───────┴───────┐
           水层            乙醚层
            │ 水饱和丁醇萃取(×4)
      ┌─────┴─────┐
     水层        丁醇层
                   │ 水洗(×2)
                 丁醇层
                   │ 55℃真空浓缩
                粗总皂苷
```

2. 同种植物中的三萜皂苷类成分分离 这些成分往往结构十分相近,普通分离方法很难获得单一的纯品,高效液相色谱法是目前分离皂苷化合物最常用且分离效能较高的一种方法,下面举一例来说明其应用方法:豆科(Leguminosae)猴耳环属(*Pithecellobium*)植物亮叶围涎树(*Pithecellobium lucidum*)的根中含有大量齐墩果烷型三萜皂苷。在经过聚酰胺柱色谱、大孔吸附树脂柱色谱、正反相硅胶柱色谱等经典色谱方法分离纯化的基础上,最终通过 HPLC 分离得到 5 个含有 7 ~ 8 个糖残基的三萜苷类化合物——pithelucosides A ~ C(126 ~ 128),prosapogenin-10 (129),julibroside J$_{29}$(130)。提取分离流程见下页。

这些化合物的结构如图所示:

	R₁	R₂	R₃
(126)	—OH	—S-1	api
(127)	—OH	—S-2	glc
(128)	—OH	—S-3	glc
(129)	—OH	—S-1	glc
(130)	—NHAc	—S-1	api

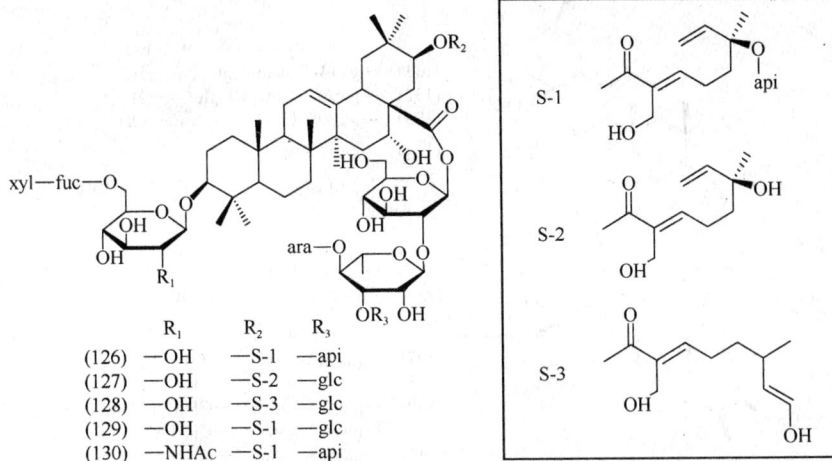

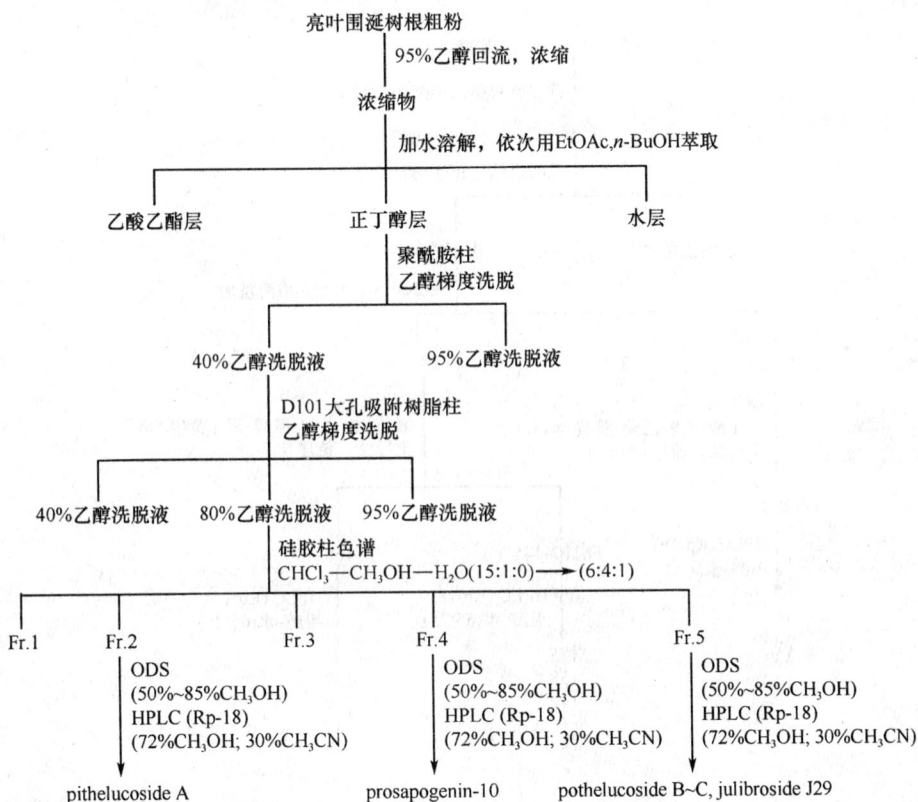

3. 逆流色谱　作为一种无需吸附剂的液液分配色谱,具有诸多优越性,如利于样品的回收、缓解拖尾现象、减少溶剂的用量等,尤其是对于极性强的皂苷类化合物不会造成不可逆吸附。逆流色谱主要包括液滴逆流分配色谱(DCCC)、旋转式逆流色谱(RLCCC)以及高速逆流色谱(HSCCC),在总论中已有介绍,这里不再详述,以一例来说明其在皂苷成分分离中的应用。利用葡聚糖凝胶色谱(Sephadex LH-20)、液滴逆流色谱(DCCC)和高效液相色谱(HPLC)从鹅掌柴属植物(*Schefflera divaricata*)中分离获得了 12 种三萜皂苷类化合物,其中 4 种为齐墩果烷型三萜(131 ~ 134),8 种为羽扇豆烷型三萜(135 ~ 142)。

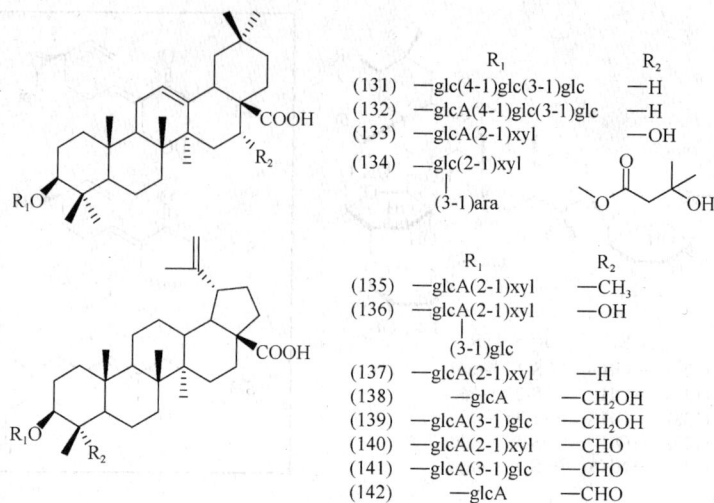

	R_1	R_2
(131)	—glc(4-1)glc(3-1)glc	—H
(132)	—glcA(4-1)glc(3-1)glc	—H
(133)	—glcA(2-1)xyl	—OH
(134)	—glc(2-1)xyl	
(3-1)ara		

	R_1	R_2
(135)	—glcA(2-1)xyl	—CH$_3$
(136)	—glcA(2-1)xyl	—OH
(3-1)glc		
(137)	—glcA(2-1)xyl	—H
(138)	—glcA	—CH$_2$OH
(139)	—glcA(3-1)glc	—CH$_2$OH
(140)	—glcA(2-1)xyl	—CHO
(141)	—glcA(3-1)glc	—CHO
(142)	—glcA	—CHO

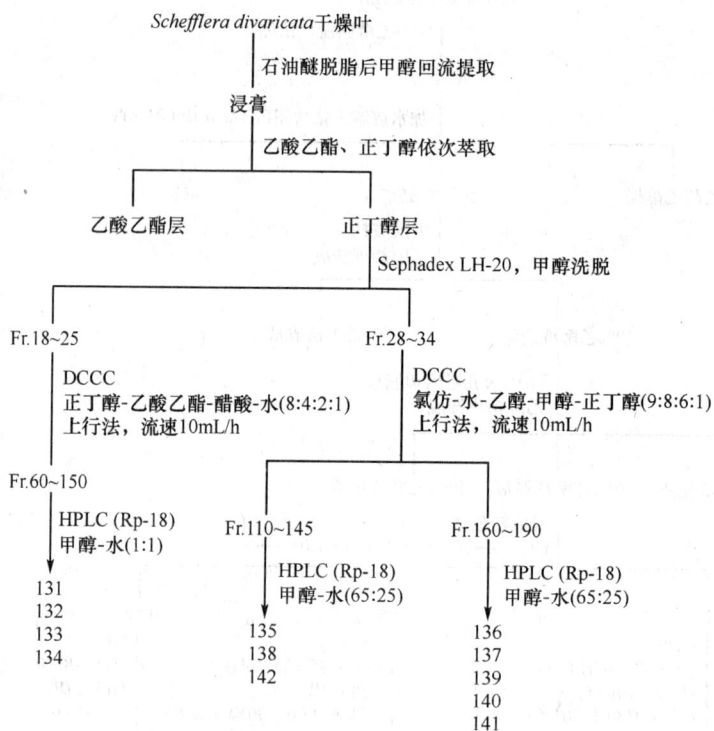

第6节 三萜及其皂苷的结构解析

过去,由于皂苷结构的复杂性和多样性,皂苷的结构鉴定工作曾经是天然产物化学家们的巨大挑战。近年来,二维核磁共振技术的应用极大的改变了以往皂苷结构的研究方法,使其结构鉴定更加快速且微量化。皂苷的结构解析主要包括以下几个方面:①苷元结构类型;②糖链中糖的种类、数量、连接位置以及连接顺序,还有糖的端基构型及其与苷元的连接位置;③其他取代基团的结构和连接位置。

案例 11-6

从人参果实中分离获得了一单体化合物,白色结晶,mp:175.5～177℃,元素分析结果为:$C_{42}H_{72}O_{13} \cdot 3H_2O$。该化合物经稀酸水解后可以检识到原人参三醇、葡萄糖和鼠李糖。在其 FD-MS 谱中可以见到 m/z 823 $[M+K]^+$,807 $[M+Na]^+$,677 $[M+K-146]^+$,661 $[M+Na-146]^+$,515 $[M+K-146-162]^+$ 等信号。在 ^{13}C-NMR 中,C-6 的化学位移出现在 δ 77.8,比之与原人参三醇 C-6 之化学位移(δ 67.6),向低场位移了 10.2 个化学位移单位;C-17、C-21、C-22 的化学位移分别为:54.6、26.7、35.7。

问题:

根据酸水解的结果推断该化合物是由何种苷元和糖组成的皂苷?根据质谱数据推断其相对分子量、含糖的数目以及糖的连接顺序?根据该化合物与苷元 ^{13}C-NMR 中化学位移的变化判断成苷位置?根据 C-17、C-21、C-22 的化学位移推断 C-20 位的取向为 R 还是 S?综合以上结构信息,推断该化合物的最终结构?

一、苷键的水解

在传统研究皂苷结构的方法中,将皂苷降解成次级皂苷以及苷元和糖的碎片,再分别对它们进行结构分析鉴定,最后将所有碎片信息集中归纳从而推断皂苷的结构是很重要的一种研究手段。目前,为了节约时间并不损失样品,多采用核磁共振直接测定皂苷结构。但是,苷键裂解对研究新皂苷结构中糖的绝对构型仍是一种不可或缺的手段。下面将简要地介绍几种常用的苷键裂解方法。

1. 酸水解 由于苷键是缩醛结构的一部分,容易被酸所水解,因此该方法是很常用的一种苷键裂解方法。将皂苷溶于 HCl 或 H_2SO_4 水或醇的溶液中加热,而后减压除去有机溶剂,再用弱极性有机溶剂对水溶液进行萃取以获得苷元,或直接将水溶液中的苷元沉淀过滤出来。母液通过碱或阴离子交换树脂中和后再通过薄层色谱或气相色谱鉴定水解所生成的单糖。

2. 二相酸水解 酸水解反应剧烈时会造成苷元结构的变化,因此在进行酸水解的同时向反应液中加入有机相,如苯或甲苯等,可以将反应生成的苷元在第一时间萃取至有机溶剂中,从而避免了苷元副产物的产生。

3. Smith 降解 皂苷分子中的含有邻二羟基的糖可以在过碘酸钠的氧化下生成二醛中间体,中间体用硼氢化钠还原,而后在室温下酸处理即可得到失去含邻二羟基糖片段的苷元或次级苷,该方法被称为 Smith 降解,其反应条件非常温和,适合于酸水解条件下不稳定的皂苷。

4. 碱水解 针对含有酯苷键的皂苷,可以使用碱水解的方法对酯键进行裂解而不影响醚苷键。但该方法反应条件较剧烈时会破坏苷元结构并导致水解掉的糖分解,需要特别注意。

5. 酶水解 糖苷酶(glycosidase)在适合的条件下可以选择性的裂解某一类苷键,具有较高的专属性,并且反应条件温和,不会破坏苷元和糖的结构。

6. 微生物水解 一些土壤微生物可以在一定条件下水解苷键。

二、波谱方法在皂苷结构研究中的应用

波谱方法不需要制备衍生物,除质谱外均不会造成样品损失,随着近代波谱技术的快速发展,单独使用波谱技术(主要是质谱和核磁共振)对皂苷的结构进行研究已经成为大势所趋。三萜皂苷结构鉴定中常用的波谱学方法主要有:IR、UV、MS、NMR、X 射线等。其中 X 射线单晶衍射主要针对可以形成良好晶形的苷元,而对多数皂苷应用并不广泛。下面将较详细地介绍其他几种波谱方法的应用。

1. 紫外光谱 大多数三萜化合物不具有共轭结构,因此紫外光谱中不显示强的特征吸收峰;对于齐墩果烷型三萜化合物而言,紫外光谱可以判断其结构中双键的类型。若结构中只有一个孤立双键,则仅在 205~250nm 有微弱吸收;若有 α、β-不饱和羰基,则最大吸收位于 242~250nm;同环共轭双烯的最大吸收在 285nm,而异环共轭双烯的最大吸收在 240、250、260nm。对于 11-oxo,Δ^{12}-齐墩果烯型化合物,18-H 的构型可以通过紫外光谱来判断。α 构型的 18-H 在紫外光谱中的最大吸收为 242~243nm,β 构型的最大吸收为 248~249nm。

2. 红外光谱 IR 光谱主要用来推断羟基、羰基以及双键的存在与否以及某些苷元的结构。根据三萜类化合物在红外光谱区域 A(1355~1392cm^{-1})和区域 B(1245~1330cm^{-1})的碳氢吸收可区别齐墩果烷型、乌苏烷型和四环三萜。齐墩果烷型在 A 区域有两个峰、B 区域有 3 个峰;乌苏烷型在 A、B 区域均有 3 个峰;四环三萜在 A、B 区域均有一个峰。

3. 质谱 早期的质谱技术,如电子轰击质谱(EI-MS)、化学电离质谱(CI-MS)等,虽然可以提供苷元的结构信息,但对于极性大、热不稳定且难挥发的皂苷类化合物却存在很多局限性。常常需要先将其衍生化(常用的有甲基化、乙酰化和三甲硅醚化)后才能获得准分子离子峰。随着各种软电离技术(ESI、FD、FAB 等)的发展以及串联质谱、色谱-质谱联用技术的出现和改进,使得极性大、糖链长、结构复杂的皂苷类化合物的结构研究取得了飞速发展。在皂苷的软电离质谱中,除了可以观测到[M+H]$^+$、[M+Na]$^+$ 或[M-H]$^-$ 等准分子离子信号外,一般还可以观察到一组连续失去糖单元的碎片离子信号,根据这些碎片间的质量差可以推测失去的是五碳糖(-132)、六碳糖(-162)、6-去氧糖(-146)还是己糖醛酸(-176),由此可以推断糖的连接顺序。高分辨 ESIMS 和 FABMS 还可以直接获得皂苷的分子式,非常有助于皂苷结构的确定。下面将介绍几种主要类型三萜在 EI-MS 中的裂解规律。

(1)达玛烷型三萜的裂解规律:在 EI-MS 中,达玛烷型三萜通常产生 C 环裂解以及侧链的断裂,主要有以下两种类型。

1)在具有一般侧链的达玛烷型三萜的 EI-MS 中可以见到 C 环裂解后产生的含有 A 环、B 环并失去一个氢的碎片离子峰,同时还可能有侧链碎片离子峰,如:

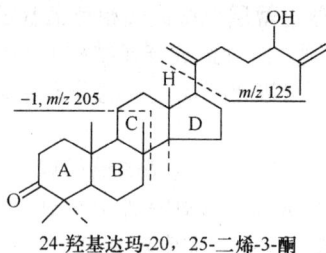

24-羟基达玛-20,25-二烯-3-酮

2)在具有四氢呋喃环侧链的达玛烷型三萜 EI-MS 中,主要的碎片离子峰为侧链碎片离子峰(m/z 143),并且也有侧链脱水后的离子峰(m/z 125),与上一类情况相同,这类化合物都具有 C 环裂解的碎片离子峰,如:

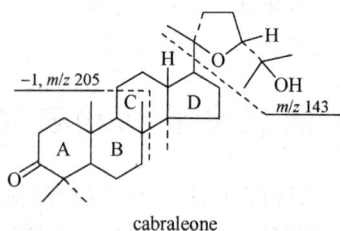

cabraleone

(2)齐墩果烯型三萜的裂解规律:齐墩果烯型三萜在三萜中占有很大比例,其中又以 Δ^{12}-齐墩果烯类居多,在该类化合物的 EI-MS 中可以见到分子离子峰以及失去 CH$_3$、OH 或 COOH 等碎片峰,主要

特征是双键在电子轰击的作用下,C 环发生 RDA 裂解,产生含 A、B 环和 C、D 环的离子碎片。

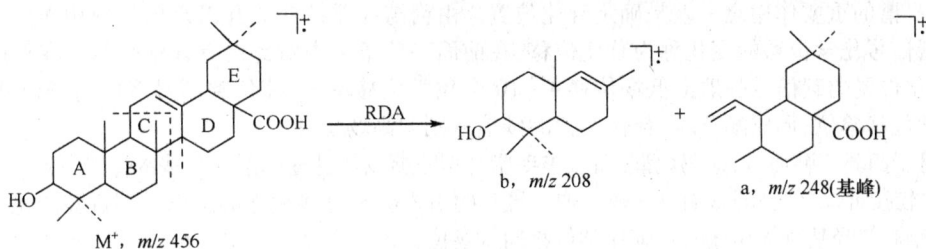

具有 11-oxo,Δ^{12} 结构的齐墩果烯型三萜,除发生 RDA 裂解外,还会发生麦氏重排:

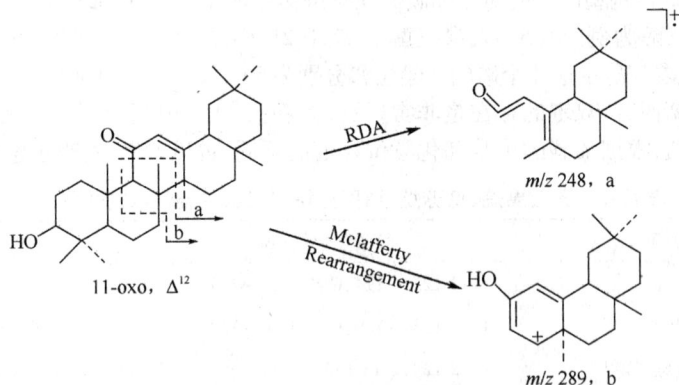

4. 核磁共振谱 对于皂苷的结构研究来说,核磁共振谱是波谱分析中最为有力的工具,特别是近年来发展起来的具有高分辨能力的超导核磁分析技术和二维核磁共振技术,不仅提高了图谱的质量,还给出了更多的结构信息。下面将较详细地介绍三萜皂苷的核磁图谱特征和一些特殊结构及位置的判定方法。

(1) ^{1}H-NMR:氢谱可以提供三萜及其皂苷中甲基质子、连氧碳上的质子、烯氢质子和糖的端基质子信号等重要结构信息。在氢谱高场出现多个甲基质子信号是三萜类化合物的重要特征,多出现在 δ 0.625 ~ 1.50 之间。齐墩果烷型三萜的氢谱中甲基信号多为单峰;乌苏烷、四环三萜氢谱中常出现双峰的甲基信号;羽扇豆烷型三萜的 C-30 烯丙位甲基以宽单峰形式出现在 δ 1.63 ~ 1.80 处。烯氢质子信号一般为 δ 4.3 ~ 6.0,环内双键质子的化学位移值一般大于 5.0,环外双键小于 5.0。三萜化合物常有—OH 取代,连—OH 碳上的质子信号多出现在 δ 3.2 ~ 4.0,连—OAc 碳上的质子信号位于 δ 4.0 ~ 5.5。多数三萜类化合物 C-3 位都有—OH 取代,因 C-4 为季碳,当 C-2 位没有取代基团的时候,H-3 则呈现 dd 峰,并且根据其偶合常数可以判断 C-3 羟基的相对构型。糖的端基质子信号也是三萜化合物氢谱所提供的一个重要信息,多出现于 δ 4.3 ~ 6.0,如果是酯苷键则出现在 6.0 以上。糖的端基质子较糖上其他质子信号出现在较低场,可以根据其数目推断皂苷中糖的单元数。对于葡萄糖、半乳糖这样的吡喃糖而言,其 H-2 处于竖键,端基质子若为 α 构型,H-1 与 H-2 的两面角约为 60°,则端基质子的偶合常数为 2 ~ 4Hz;端基质子若为 β 构型,H-1 与 H-2 的两面角约为 180°,则端基质子的偶合常数为 6 ~ 8Hz,以此可以判定糖的连接构型。但对于 H-2 处于横键的甘露糖和鼠李糖,无论端基质子为何种构型,H-1 与 H-2 间的偶合常数都很小(0 ~ 5Hz),不能作为糖连接构型的推测依据。

(2) ^{13}C-NMR:相对于氢谱而言,碳谱的信号分布在 δ 0 ~ 200 之间,重叠的概率较小,三萜及其皂苷中的每个碳都可以归属到相应的碳信号,因此碳谱是确定三萜及皂苷结构的一个重要波谱技术。三萜苷元的碳信号的化学位移值主要分为以下几组:角甲基信号一般出现在 δ 8 ~ 33 左右;除连氧碳、烯碳等,其他碳原子信号多出现在 δ 60 以下;与糖相连的碳在 δ 60 ~ 90;烯碳在 δ 110 ~ 160;羰基碳在 δ 170 ~ 220。皂苷中糖的碳信号除端基碳外多出现于 δ 60 ~ 80,糖的端基碳信号出现于 δ

$90 \sim 112$,其中醚苷键处于较低场,一般大于 $\delta 98$,而酯苷键在较高场,位于 $\delta 95$ 左右。

^{13}C 谱的重要作用之一就是确定苷化位置。由糖与苷元结合成苷以及糖与糖相连而产生的相应碳信号化学位移的变化称为苷化位移,在前面一些章节中对此已有详细介绍。在形成醚苷时,苷化位置的碳信号一般向低场位移 $4 \sim 10$ 个化学位移单位,邻位碳信号多向高场位移 $1 \sim 5$ 个化学位移单位;形成酯苷时,苷化位置的碳信号则向高场位移。

对于四环三萜而言,达玛烷型三萜、羊毛脂烷型三萜以及甘遂烷型三萜基本骨架中各碳的化学位移比较接近,取代基的影响也比较类似。羟基的引入会对直接相连的碳以及邻近碳的化学位移产生影响,与羟基直接相连的 α 碳化学位移向低场位移 $\delta 34 \sim 50$,一般在 $\delta 60.9 \sim 77.9$ 之间,β 位受到去屏蔽作用向低场位移 $2.1 \sim 10.2$ 个化学位移单位,γ 位则向高场位移 $\delta 0 \sim 9$。值得注意的是达玛烷型三萜中 C-20 位构型的不同对相邻碳的化学位移影响较大,特别是对于 C-17、C-21 和 C-22 影响显著。以人参三醇为例,$20(S)$-人参三醇 C-17、C-21、C-22 的化学位移值分别为 54.7、26.8 和 35.5;而 $20(R)$-人参三醇中这几个碳的化学位移分别为 50.7、22.8 和 43.4。

对于五环三萜而言,双键的存在是非常广泛的,在表 11-1 中列出了几种五环三萜化合物中烯碳的化学位移值,根据烯碳的个数和化学位移值的不同,可以判断双键的类型。

表 11-1　齐墩果烷、乌苏烷、羽扇豆烷型三萜主要烯碳的化学位移

双键类型	烯碳化学位移值	相关特征碳化学位移值
Δ^{12}-齐墩果烯	C-12 122 ~124,C-13 143 ~144	
11-oxo,Δ^{12}-齐墩果烯	C-12 128 ~129,C-13 155 ~167	11-C=O 199 ~ 200
3,11-dioxo,Δ^{12}-齐墩果烯	C-12 128,C-13 169	11-C=O 199 ~ 200,3-C=O 216
$\Delta^{9(11),12}$-齐墩果烯(同环双烯)	C-9 154 ~155,C-11 116 ~117,C-12 121 ~ 122,C-13 143 ~ 147	
$\Delta^{11,13(18)}$-齐墩果烯(异环双烯)	C-11 126 ~ 127,C-12 126 C-13 136 ~ 137,C-18 133	
Δ^{11}-13,28-环氧齐墩果烯	C-11 132 ~ 133,C-12 131 ~ 132	C-13 84 ~ 85.5
13β,28-内酯-Δ^{11}-齐墩果烯	C-11 136.8,C-12 127.8	28-COOR 180
Δ^{12}-乌苏烯	C-12 124 ~ 129,C-13 139 ~ 140	
3,11-dioxo,Δ^{12}-乌苏烯	C-12 130,C-13 164	11-C=O 199,3-C=O 216
3α-OH,11-oxo,Δ^{12}-乌苏烯	C-12 131,C-13 164	C-4 48,C-23 22
3β-OH,11-oxo,Δ^{12}-乌苏烯	C-12 128,C-13 171	C-4 55,C-23 18
$\Delta^{12(29)}$-羽扇豆烯	C-29 109,C-20 150	

(3) 2D-NMR:随着高兆周核磁共振技术的发展,二维核磁共振波谱越来越多的被应用于天然产物特别是结构较复杂的天然化合物的结构研究中。常用的几种二维核磁波谱包括氢-氢相关谱(^1H,^1H correlation spectroscopy,^1H,^1H-COSY)、氢检测异核多量子相关谱(heteronuclear multiple-quantum coherence,HMQC)、氢检测的异核多键相关谱(heteronuclear multiple bond coherence,HMBC)、二维核奥弗豪泽增强谱(nuclear overhauser effect spectroscopy,NOESY)以及全相关谱(total correlation spectroscopy,TOCSY)等。^1H,^1H-COSY 主要给出两个相邻碳上的氢之间的偶合关系,从而可以推测除季碳外其他碳原子的连接顺序;HMQC 主要用于碳连接质子的归属;HMBC 谱则给出了质子与相邻或空间相邻碳原子之间的偶合关系,对于结构片段的骈合以及苷化位置的确定具有重要作用;NOE 效应可以用来观测相邻或空间相邻质子间的增益效应,有助于判定化合物的相对构型以及糖的连接位置。TOCSY 谱被称为"全相关谱",当皂苷中含有较多的糖而产生氢信号的重叠时,可以通过对某一个较独立的氢信号(如端基氢)进行照射,就可以得到所有该信号偶合体系中的其他质子信号,这对于糖环中连续相关的氢的归属非常有帮助。

三、研究实例

(一) 赤芝酸 LM₁(lucidenic acid LM₁)

赤芝(*Ganoderma lucidum*)系担子菌纲多孔菌科灵芝属真菌,主要分布于我国云、黔、冀、吉、苏、浙、闽等省。传统中医视其为名贵滋补类药材,有扶正固本、延年益寿之功效。从赤芝醇提物中分离到多种三萜类化合物。体外实验表明,部分三萜类化合物有抗 HIV-1 病毒及抗 HIV-1 蛋白酶活性、抑制 ACE 活性和抑制肿瘤细胞增殖等作用。从赤芝子实体的乙醇提取物中分离得到了化合物 I。I 为白色针状结晶,mp 130 ～ 131℃。Liberman-Burchard 反应呈阳性。紫外光谱显示有 α、β 不饱和酮基(λ_{max} 254 nm) 吸收。红外光谱给出羟基特征吸收峰($3443cm^{-1}$、$1071cm^{-1}$、$1041cm^{-1}$)、五元环酮吸收峰($1705cm^{-1}$) 和 α、β 不饱和酮基吸收峰($1646cm^{-1}$)。EI-MS 在 *m/z* 460 处给出分子离子峰,另有 *m/z* 432(M^+ – CO),359(M^+ – 侧链),331(M^+ – 侧链 – C_2H_3 – H),320(M^+ – $C_9H_{16}O$),305(M^+ – 侧链 – C_3H_3O + H)。经 HRMS 确定其分子式为 $C_{27}H_{40}O_6$(M^+ 460. 2828,计算值为 460. 2825)。¹H-NMR 给出 5 个角甲基质子的单峰[δ 1. 08(6 H),1. 25,1. 37,1. 43]和 1 个角甲基质子的双峰(δ 0. 90,d,*J* = 6. 0 Hz);2 个连氧碳上的偕氢信号(δ 5. 14,t,*J* = 8. 5 Hz 和 δ 3. 47,dd,*J* = 4. 0,11. 5 Hz)。其¹³C-NMR 与已知化合物 Lucidenic acid A 的¹³C-NMR 数据相似,显示有 27 个碳信号,其中 6 个甲基碳信号,2 个羰基碳信号(δ 216. 97,198. 41),1 个羧基碳信号(δ 176. 14),2 个烯碳信号(δ 158. 68 和 142. 69)以及 2 个与连氧碳信号(δ 77. 52 和 66. 79)。从 EI-MS 和¹³C-NMR 数据推测该化合物为 27 碳的羊毛甾烷型四环三萜化合物。与已知化合物 Lucidenic acid A 的¹³C-NMR 数据比较,推测有 1 个羟基连在 C-3 位上。在化合物 I 的¹³C-NMR 中,δ 216. 7 的信号(C-3 羰基)消失,而 δ 77. 52 出现 1 个连氧碳信号,同时 C-2 和 C-26 分别向高场位移 5. 7 和 4. 4 个化学位移单位,C-25 向低场位移 1. 7 个化学位移单位,表明 C-3 的羰基被羟基取代。质谱中 B 环裂解形成的 *m/z* 320 和 140 特征碎片峰亦提示有 1 个羟基位于 A 环上。用¹H,¹H-COSY 和 HMQC 谱对化合物 I 的¹H-NMR 和¹³C-NMR 谱中其余信号进行了归属,用 HMBC 谱推断其化学结构。¹H,¹H-COSY 谱给出有 4 组相关的质子信号,第 1 组:H-1α-H-1β-H-2(2H)-H-3α;第 2 组:H-5-H-6α-H-6β-H-7α;第 3 组:H-12α-H-12β-H-6(2H);第 4 组:H-6(2H)-H-17-H-20-H-21(3H)-H-22(2H)-H-23(2H)。表明 C-3 连有 1 个羟基,该羟基偕氢(δ_H 3. 47)只与 H-2(2H)相关,另 1 个羟基连在 C-7 位上,其偕氢(δ_H 5. 14)只与 H-6(2H)相关。HMBC 谱给出角甲基 H-25(δ_H 1. 25,s)和 H-26(δ_H 1. 09,s)与 C-3(δ_C 77. 52)的相关信号,3 位的羟基偕氢(δ_H 3. 47,dd,*J* = 4. 0,11. 5Hz)与角甲基 C-25(δ_C 28. 70)和 C-26(δ_C 16. 42)的相关信号;而 7 位的羟基偕氢(δ_H 5. 14,t,*J* = 8. 5Hz)则与 C-6(δ_C 28. 03),C-8(δ_C 158. 68)和 C-9(δ_C 142. 69)有相关信号,表明 2 个羟基分别取代在 C-3 和 C-7 位上。此外,HMBC 谱还给出角甲基 H-19(δ_H 1. 43,s)与双键的 C-9(δ_C 142. 69)以及 H-27(δ_H 1. 37,s)与双键的 C-8(δ_C 158. 68)和 C-15 羰基(δ_C 216. 97)的相关信号;12-H(δ_H 2. 95,d,*J* = 17. 0 Hz;2. 80,d,*J* = 17. 0 Hz)与 C-11 羰基(δ_C 198. 41)的相关信号;23-H(δ_H 2. 48,m;2. 59,m)与 C-24 羧基(δ_C 176. 14)的相关信号。综上分析确定了化合物 I 的结构为 3β,7β-dihydroxy-4,4,14α-trimethyl-11,15-dioxo-5α-cho-8-en-24-oic acid,该化合物为一新化合物,命名为赤芝酸 LM₁(Lucidenic acid LM₁),其结构如下所示

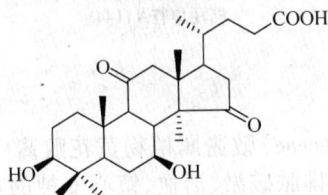

赤芝酸LM (143)

(二) 桔梗皂苷 A (platycoside A)

桔梗 (*Platycodon grandiflorum*) 为桔梗科多年生草本植物,药用其根。性味苦、辛、平,归肺经,有开宣肺气,祛痰排脓之功效。用于治疗外感咳嗽,咽喉肿痛,肺痈吐痰,胸满肋病,痢疾腹痛等病症。桔梗中含有大量的皂苷类成分,被认为是其主要药效成分之一。从桔梗乙醇提取物中分离获得化合物 Ⅱ。Ⅱ 为白色无定形粉末,Molish 反应阳性,Liberman-Burchard 反应阳性。HR-FAB-MS 谱给出[M + Na]$^+$ *m/z* 1277.5848,确定化合物的分子式为 $C_{57}H_{94}O_{25}$。酸水解后检出葡萄糖、阿拉伯糖、鼠李糖、木糖和桔梗皂苷元,碱水解物薄层色谱法检出阿拉伯糖、鼠李糖和木糖。IR 谱给出 3426cm^{-1} 的羟基吸收峰,1642cm^{-1} 的羰基吸收峰和 1046cm^{-1} 的 C—O—C 吸收。^{1}H-NMR(C_5D_5N)谱中,高场区 δ_H 1.00 ~ 1.75 有 5 个甲基单峰信号,1 个甲基双峰信号出现在 δ_H 1.75(3H,d,*J* =6.0 Hz,C-6 of Rha);低场区有烯碳上的质子信号 δ_H 5.66(1H,br s,H-12)和连氧碳上的质子信号 δ_H 5.26(1H,br s,H-16)。^{13}C-NMR(C_5D_5N)谱中,δ_C 123.5 和 δ_C 144.3 为C-12 和 C-13 位的双键碳信号,进一步将 ^{1}H 和 ^{13}C-NMR 数据与桔梗皂苷元数据对照,确定苷元为桔梗皂苷元。C-3、C-28 位的化学位移分别为 δ_C 86.4 和 δ_C 175.9,显示 C-3 和 C-28 位已被苷化,为双糖链皂苷。在 ^{1}H-NMR 谱中,δ_H 5.04(1H,d,*J* =8.0 Hz),δ_H 5.19(2H,d,*J* =7.5 Hz),δ_H 5.23(1H,d,*J* =8.0 Hz),δ_H 5.80(1H,br s)和 δ_H 6.47(1H,d,*J* =2.5 Hz)信号;以及 ^{13}C-NMR 谱端基碳区 δ_C:93.6、101.1、105.7 × 2、106.8 信号都表明该化合物连有 5 个糖。其中有 2 个 *D*-吡喃葡萄糖、1 个 *L*-吡喃阿拉伯糖、1 个 L-吡喃鼠李糖和 1 个 *D*-吡喃木糖。糖的构型由糖的端基质子偶合常数确定为 β 型(*J* =7.0 ~ 8.0 Hz)葡萄糖和木糖、α 型阿拉伯糖和鼠李糖。在 HMBC 谱中,外侧葡萄糖的端基质子 δ_H 5.23(1H,d,*J* =8.0 Hz)与内侧葡萄糖的 C-3(δ_C 88.6)有远程相关,内侧葡萄糖的端基质子 δ_H 5.04(1H,d,*J* =8.0 Hz)与苷元 C-3(δ_C 86.4)有远程相关,木糖的端基质子 δ_H 5.19(1H,d,*J* =7.5 Hz)与鼠李糖的 C-4(δ_C 83.6)有远程相关,鼠李糖的端基质子 δ_H 5.80(1H,br s)与阿拉伯糖的 C-2(δ_C 75.2)有远程相关,阿拉伯糖的端基质子 δ_H 6.47(1H,d,*J* =3.0 Hz)与苷元 C-28(δ_H 175.9)有远程相关。因此确定化合物 Ⅱ 为 3-*O*-β-*D*-glucopyranosyl-(1-3)-β-*D*-glucopyranosyl-2β,3β,16α,23,24- pentahydroxyolean-12-ene-28-oic acid 28-*O*-β-*D*-xylopyranosyl-(1-4)-α-*L*- rhamnopyranosyl-(1-2)-α-*L*-arabinopyranoside(桔梗皂苷 A,platycoside A),其结构如下所示:

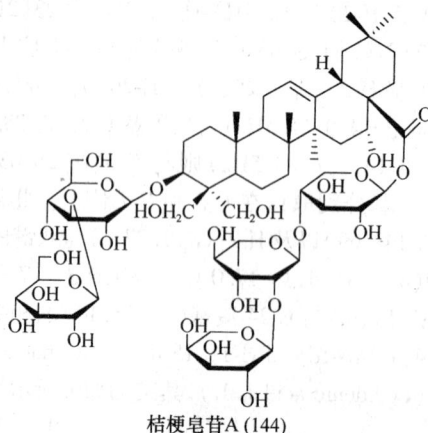

桔梗皂苷A (144)

(三) 化合物Ⅲ

黄花败酱为败酱科(Valerianaceae)败酱属植物黄花败酱(*Patrinia scabiosaefolia*)的干燥根、根茎或带根全草,具有清热解毒、排脓破淤、活血、镇心安神的功效。从该植物全草的乙醇提取物中分离获得化合物Ⅲ。Ⅲ为白色粉末,熔点(mp)为208～209℃(MeOH)。Molish 反应和 Liberman-Burchard 反应均呈阳性。紫外光谱在217 nm处给出最大吸收峰。红外光谱给出羟基吸收峰($3430cm^{-1}$),羰基吸收峰($1697cm^{-1}$)和醚的吸收峰($1042cm^{-1}$)。电喷雾质谱负离子模式给出 m/z 1063.6 的$[M+Cl]^-$峰,正离子模式给出 m/z 1051.6 的$[M+Na]^+$峰,推断其分子量为1028,与分子式 $C_{52}H_{84}O_{20}$ 的计算值(1028.5557)基本一致。^1H-NMR($400MHz,C_5D_5N$)在 δ 0.57、0.69、0.73、0.84、0.85、0.95 和 1.07 处给出了 7 个三萜皂苷的特征甲基质子信号。^{13}C-NMR 谱中给出 122.9 和 144.2 两个烯碳信号,说明苷元为 Δ^{12}-齐墩果烯型三萜。^{13}C-NMR 谱中给出 4 个糖的端基碳信号:δ 106.1、101.5、107.6 和 95.8。相应的 ^1H-NMR 谱给出 4 个糖的端基质子信号:δ 6.58(1H,s)、4.77(1H,d,J=7.8 Hz)、5.34(1H,d,J=7.6 Hz)、6.34(1H,d,J=7.8 Hz),说明该化合物中含有 4 个糖。原位薄层酸水解反应经检出葡萄糖、鼠李糖、木糖、阿拉伯糖和齐墩果酸,根据端基质子信号的偶合常数推断葡萄糖和木糖为 β 构型,鼠李糖和阿拉伯糖为 α 构型。与齐墩果酸相比其 C-3 和 C-28 的信号都有明显的苷化位移,说明苷化位置在 3 位和 28 位。HMBC 谱中可以见到 δ 86.34 葡萄糖 H-1 与 δ 176.5 的苷元 C-28 的相关信号,δ 4.77 的阿拉伯糖 H-1 与 δ 88.5 的苷元 C-3 的相关信号,δ 4.28 的鼠李糖 H-1 与 δ 76.9 的阿拉伯糖的 C-2 的相关信号,δ 5.30 的木糖 H-1 与 δ 83.0 的鼠李糖 C-3 的相关信号。证明木糖是末端糖,以 C-1 与鼠李糖 C-3 相连;鼠李糖 C-1 与阿拉伯糖的 C-2 相连;阿拉伯糖的 C-1 与苷元的 C-3 相连;葡萄糖的 C-1 与苷元的 C-28 相连。因此,化合物Ⅲ的结构为 3-O-β-D-xylopyranosyl-(1-3)-α-L- rhamnopyranosyl-(1-2)-α-L- arabino pyranosyl oleanolic acid -28-O-β-D-glucopyranosyl ester。该化合物唯一新的天然产物,其结构如下所示:

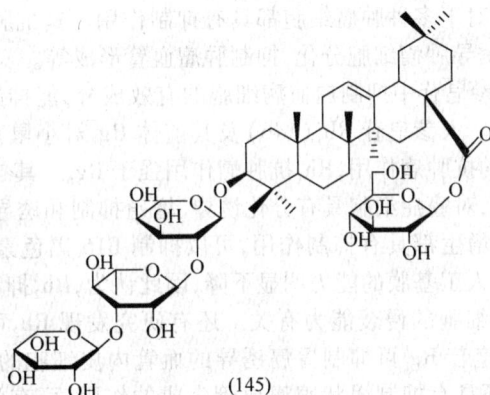

(145)

第7节 三萜及其皂苷的生物活性

在本章概述中曾简要介绍过三萜及其皂苷类化合物是许多药用天然物的有效成分,具有多种生物活性,如抗炎、抗肿瘤、祛痰、镇咳、增强免疫力、保肝等。三萜皂苷的生物活性除与三萜的结构有关外,与糖链的多寡、连接位置等也有密切关系。在天然药物日益受到重视的今天,人们对三萜皂苷的生理活性研究也越来越广泛和深入,下面将对其主要的生理活性分别进行介绍。

案例 11-7

2001 年,我国批准 20(R)-人参皂苷 Rg₃ 上市(商品名:参一胶囊),作为化疗配合用药,有助于提高原发性肺癌、肝癌的治疗效果,可以改善肿瘤患者的气虚症状,提高机体免疫功能。其主要作用于肿瘤细胞增殖的 G₂期,可抑制细胞有丝分裂前期蛋白质的合成,使细胞增殖速度减缓,下调血管内皮细胞 bFGFR 基因表达,明显抑制肿瘤新生血管的生成。人参

皂苷 Rg_1 作为治疗气虚血瘀所致的头昏无力、健忘等症的治疗药物被应用于临床(商品名：七生力片)。研究表明其能够上调脑内 Ach 水平和 M2 胆碱受体数,提高突触效能和结构可塑性,抑制细胞凋亡和坏死,促进海马的神经发生,因而具有促智和抗衰老等作用。

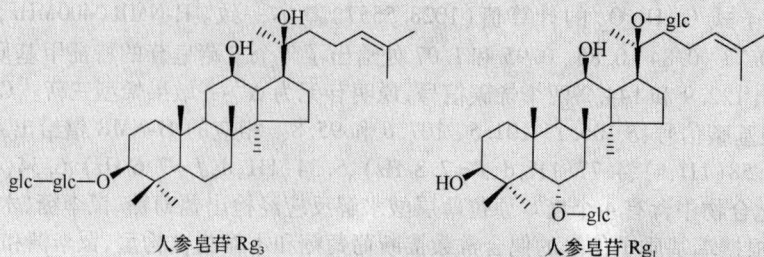

人参皂苷 Rg_3 人参皂苷 Rg_1

问题：

据你所知还有哪些三萜、三萜皂苷类化合物或是含有三萜皂苷成分的植物提取物被应用于临床? 主要用于何种疾病的治疗? 它们的作用机制是什么?

一、抗肿瘤活性

抗肿瘤活性是三萜皂苷的一个主要生理活性,近 10 年来报道的具有抗肿瘤作用的三萜皂苷类化合物就有 50 多种,对于多种肿瘤细胞都具有抑制作用。其抗肿瘤作用机制多样,如对肿瘤细胞具有细胞毒作用,诱导肿瘤细胞分化,抑制肿瘤血管形成等。

人参三醇(PTS)是人参皂苷中抑制白血病细胞的有效成分,能抑制 HL260 细胞的生长并增强其对化疗药物的敏感性。人参皂苷 Rh_1(146)及其前体 Rg_1 对小鼠宫颈癌(U14)和 EAC 有明显的抑制作用,具有很强的抗肿瘤作用,Rh_1 抗肿瘤作用强于 Rg_1。其二醇总皂苷 Rh_2(147)经研究具有很高的抗肿瘤活性,对癌症细胞具有分化诱导、增殖抑制和诱导细胞凋亡等作用,其对人源性和鼠源性肿瘤细胞的增生都具有抑制作用,可以抑制 B16 黑色素瘤的肺转移。Rh_2 作用后的 B16 黑色素瘤细胞侵袭人工基膜的能力明显下降,因此认为,Rh_2 抑制 B16 黑色素瘤的肺转移可能与降低 B16 黑色素瘤细胞的侵袭能力有关。还有研究发现 Rh_2 可诱导体外培养的人肝癌 Bel-7404 细胞凋亡。人参皂苷 Rg_3 可抑制胃癌诱导的血管内皮细胞的增殖,明显抑制 B16 黑色素瘤的生长及生殖活性,还具有抑制甲状腺癌血管生成的作用,可有效抑制其生长和转移。此外人参皂苷通过阻止细胞增殖周期的 G_0/G_1 期或促使细胞死亡两种方式抑制肿瘤细胞 U_2OS 的增殖。人参皂苷 Rb_1(148)和 Rgl 可增强荷瘤小鼠免疫功能,其中,人参皂苷 Rb_1 能显著提高 NK 细胞功能和 TNF-α 含量,拮抗氟尿嘧啶的抑制作用;人参皂苷 Rg_1 能显著提高 T 淋巴细胞增殖功能和 TNF-α 含量,也可拮抗氟尿嘧啶的抑制作用。

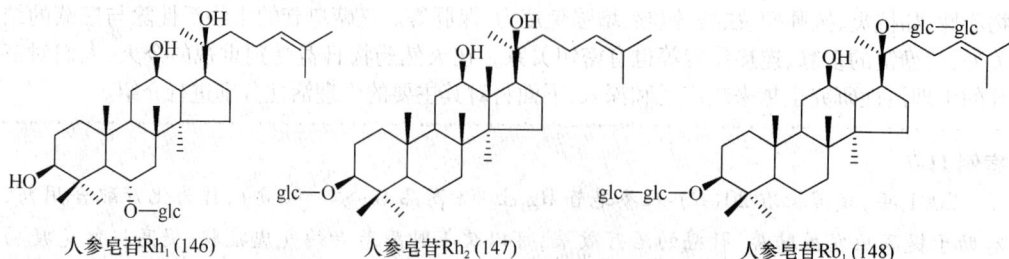

人参皂苷 Rh_1(146)   人参皂苷 Rh_2(147)   人参皂苷 Rb_1(148)

中药土贝母(*Bolbostemma paniculatum*)中分离获得的具有酯环双糖链结构的土贝母皂苷甲(tubeimoside Ⅰ,149),可抑制肿瘤细胞中的 DNA 合成,并可诱导肿瘤细胞表型逆转,同时可使

HL-60 白血病细胞的细胞增殖率及粒性白细胞的功能性表达降低,引起粒性白细胞的细胞化学和酶功能障碍,这些研究结果提示 tubeimoside I 可望成为治疗白血病的候选药物;它还可以诱导 SW480 肿瘤细胞凋亡。研究表明,土贝母皂苷是通过抑制 Bcl-2,p53 基因和上调 Fas 基因表达诱导细胞凋亡的。土贝母苷甲对 HeLa 细胞的生长也有强抑制作用,可使细胞阻滞在 G_2/M 期,蛋白免疫印迹结果揭示 Bcl-2 下调、Bax 过度表达。

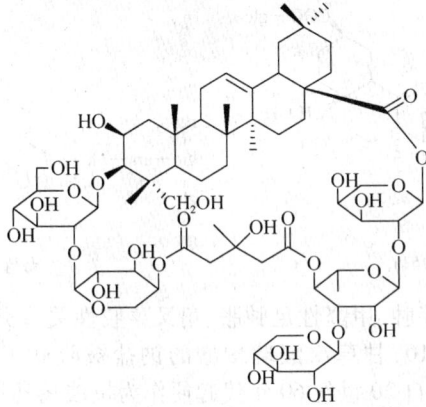

土贝母皂苷甲 I (149)

　　紫金牛科紫金牛属植物九节龙(*Ardisea pusilla*)中的九节龙皂苷 I (ardipusilloside I)(150)可增强 CTX 所致免疫低下小鼠巨噬细胞吞噬功能和迟发性超敏反应,促进血清溶血素形成,可显著改善环磷酰胺小鼠模型的免疫功能,增加血清细胞因子 IL-2,TNF-α 和 IFN-γ 的含量。

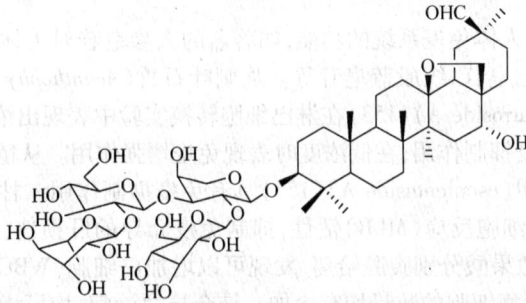

九节龙皂苷 I (150)

二、抗 炎 活 性

　　许多三萜及其皂苷类化学成分均具有抗炎活性,其作用机制也是多方面的,如通过抑制磷脂酶 A_2 而产生抗炎作用;或通过抑制环氧化酶 COX_2 的活性从而减少前列腺素 PGE_2 的合成而产生抗炎作用;或通过抑制白介素-1(IL-1)产生抗炎作用等。

　　三七是五加科人参属植物,传统用于止血化瘀、消肿镇痛。近年来研究表明,三七总皂苷对多种实验性炎症模型具有良好的抗炎活性。三七总皂苷及三七叶皂苷,对于角叉菜胶诱发的大鼠气囊膜炎具有明显的抗炎作用,能升高中性粒细胞(Neu)内环磷酸腺苷(cAMP)含量,抑制炎症介质肿瘤坏死因子(TNF)及 NO 水平的升高,显著降低灌洗液中白细胞数量和蛋白质含量,其抗炎机制与升高 Neu 内 cAMP 水平,抑制 NO 及 TNF 含量升高,减轻脂质过氧化损伤有密切关系。

　　从紫金牛科紫金牛属灌木朱砂根(*Ardisia crenata*)中分离得到的朱砂根皂苷 C (ardisicrenoside C,151)和从 *Chionodoxa gigantea* 中分离获得的海葱皂苷 C (scillasa ponin C,152)均具有抑制

cAMP 磷酸二酯酶的活性。七叶树科植物欧马粟树（*Aesculus hippocastanum*）中得到七叶皂苷 I a，I b，II a，II b 可明显抑制大鼠因乙酸引起的血管渗透压升高，减少小鼠因角叉菜胶引起的急性脚爪肿胀。在结构上，酰基是保持活性的必需基团。目前七叶皂苷的衍生物七叶皂苷钠在临床上广泛用于脊椎综合征治疗，以及指（趾）水肿，血肿，血管疾病的治疗等。

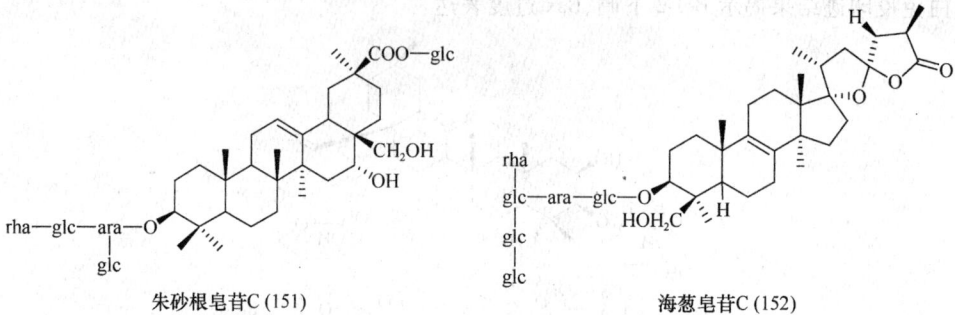

朱砂根皂苷C (151)　　　　　海葱皂苷C (152)

甘草次酸对大鼠棉球肉芽肿、甲醛性足肿胀、角叉菜胶性关节炎等都有一定抑制作用，其抗炎效价约为氢化可的松的 1/10；甘草次酸琥珀酸的钠盐被收载于中国药典，称为"甘珀酸钠（biogastrone，carbenoxolone）"，自 20 世纪 60 年代起便作为抗溃疡药用于临床。甘草酸则可以降低细胞对前列腺素和巨噬细胞移动抑制因子等活性因子的反应性，拮抗组胺、乙酰胆碱和慢反应物质引起的兔离体回肠和豚鼠离体气管平滑肌的收缩。

三、免疫调节作用

许多皂苷都具有调节人体免疫系统的功能，如著名的人参皂苷对人体免疫系统具有浓度依赖的双向调节作用，还有三七皂苷、绞股蓝皂苷等。从刺叶石竹（*Acanthophy llum squarrosum*）中分离得到的刺叶石竹苷 A（squarroside A）(153) 在淋巴细胞转换实验中表现出浓度依赖的免疫双向调节作用，在高浓度时表现免疫抑制作用，在低浓度时表现免疫增强作用。从植物商陆（*Phytolacca esculenta*）中得到的商陆皂苷甲（esculentoside A）(154) 具有免疫抑制作用。甘草酸、大豆皂醇 A 和 B、熊果醇能够增加混合淋巴细胞反应（MLR）活性，抑制免疫介导的肝损伤，延缓自身免疫疾病的发展。甘草酸、熊果酸和齐墩果酸分别腹腔给药，发现可以增加白细胞（WBC）的数量，并使实验动物体内骨髓细胞和阳性 α-酯酶细胞的数量均有增加。结合抗原治疗，均可增加特异性抗体的滴定率和脾脏中空斑形成细胞的数量，表明这几种三萜均具有免疫调节活性。

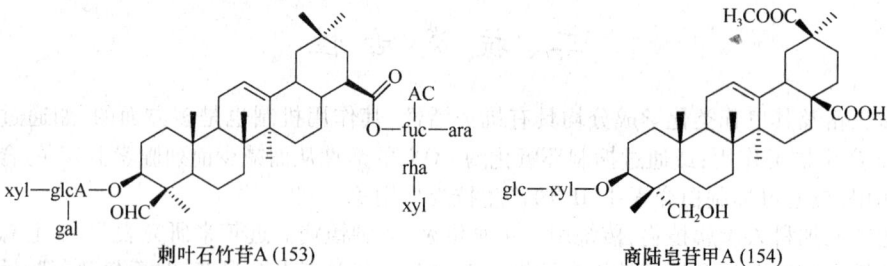

刺叶石竹苷A (153)　　　　　商陆皂苷甲A (154)

四、抗菌和抗病毒活性

关于三萜皂苷抗菌作用的报道较多，一种观点认为其抗菌机制是由于能与细胞膜中的甾醇形成分子复合物，破坏了细胞膜的通透性而造成菌体死亡。如从革叶常春藤（*Hedera colchica*）中分离得到的革叶常春藤皂苷 E（hederacolchiside E，155）对蜡状芽孢杆菌（*Bacillus cereus*）和白色假丝酵母(*Candida albicans*)具有生长抑制作用。三萜皂苷的抗病毒活性也比较显著,从人参和西洋参茎叶中分离得到的 Rb 系列人参皂苷,特别是人参皂苷 Rb2,对 HSV-1 病毒感染的细胞有保护作用。豆科植物甘草中的甘草甜素(glycyrrhizin),能显著抑制 UV 导致的 HIV-1 基因表达,并呈现剂量相关性。有研究指出,甘草甜素是通过抑制 HIV 蛋白酶而发挥抗 HIV 作用的。黄芪总皂苷在 Hep-2 细胞中,能够阻断 HSV-2333 的感染,并抑制其增殖,对 HSV-1 和 HSV-2 均有很好的抑制作用。另外苦瓜茎叶总皂苷也表现有一定的抗 HSV-2 病毒活性。

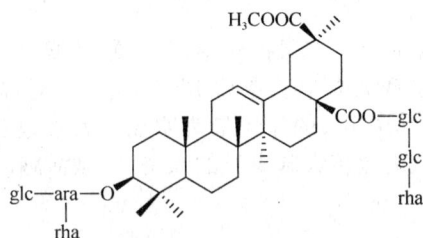

革叶常春藤皂苷E (155)

五、保肝作用

五环三萜齐墩果酸类化合物的保肝作用历来为人们所重视,从构效关系看,天然及合成的齐墩果酸及常春藤双糖链皂苷均有显著的护肝作用,但单糖苷则无活性,只有在苷元的 C-3、C-28位均接有糖时,才会产生活性。C_{24}的取代基的变换(CH_3 或 CH_2OH)不影响活性。合成的甘草酸双糖苷,有 $\beta(1\text{-}2)$ 连接,末端有葡萄糖醛酸吡喃糖时,作用较甘草酸更强。另外一项研究表明合成的齐墩果酸,11-去氧甘草酸的 β-双糖苷活性很强,而 α-双糖苷则无明显活性。11 位上羰基还原后,活性稍强于甘草酸,但苷元上的羰基替换为羟甲基时,活性急剧下降。将多种人参皂苷作用于 CCl_4 诱导的肝损伤模型时,通过分析受损肝组织及检测血清中谷草转氨酶及谷丙转氨酶活性,结果显示人参皂苷可减低肝损伤,作用机制可能是皂苷与肝微粒体中的细胞色素 P450 酶相互作用,降低了此酶的活性。七叶皂苷钠能显著降低 CCl_4 肝损伤所致的小鼠血清谷丙转氨酶升高,对小鼠实验性肝损伤具有明显的保护作用。三七皂苷和绞股蓝皂苷对酒精引起的肝损伤具有干预、保护作用,能减轻肝脏组织脂肪变性程度。甘草甜素具有抑制 CCl_4 所致的肝损伤作用,还具有保护肝细胞膜的作用,研究表明其护肝作用机制是通过抑制磷脂酶 A_2 的活性而实现的。在临床上,甘草甜素在日本已广泛用于治疗慢性病毒性肝炎。早在 20 世纪 70 年代,人们就开始对齐墩果酸的保肝作用机制进行研究,可能主要与其抗氧化、抗炎效应以及对药物代谢酶的作用有关。熊果酸能明显抑制由 CCl_4 诱导的小鼠血清丙氨酸氨基转移酶(ALT)和天冬氨酸氨基转移酶(AST)的升高,并能够逆转过氧化物歧化酶、过氧化氢酶、谷胱甘肽还原酶以及谷胱甘肽过氧化物酶的活性,同时保持体内谷胱甘肽的水平。

六、对心血管系统的作用

许多皂苷化合物都具有降低胆固醇、抗低压缺氧、抗心律失常、正性肌力作用及毛细血管保护等作用。人参皂苷 Re、Rb_1、Rg_1,三七皂苷,西洋参总皂苷在局部及体外均能防止动物心肌细胞局部缺血和再灌注引起的心肌损伤,其主要机制是降低血清磷酸肌酸激酶(CPK)的释放,减少心肌 Ca^{2+} 的累积,防止过氧化歧化酶(SOD)的活性降低,缩小心肌梗死面积,降低乳酸脱氢酶(LDH)活性,降低血清游离脂肪酸(FFA)及过氧化脂质(LPO)的含量,纠正心肌缺血时 FFA 代谢紊乱和防止脂质过氧化。西洋参叶总皂苷不仅能降低血糖,还能够降低总胆固醇、三酰甘油、低密度脂蛋白,升高高密度脂蛋白,对冠心病和血脂异常有治疗作用,实验证实西洋参叶总皂苷和人参总皂苷都对胰脂肪酶活性有抑制作用。聚合草(*Symphytum officinale*)的乙醇提取物及其一个常春藤型结构的三萜皂苷能以剂量依赖方式引起麻醉小鼠收缩压和舒张压的降低。绞股蓝总皂苷对以高分子右旋糖苷所引起的血栓形成时间缩短具有较强的对抗作用,对高分子右旋糖苷引起的凝血时间及凝血酶原时间的缩短亦具有较强对抗作用。

七、对中枢神经系统作用

刺五加皂苷对缺血性神经元凋亡有保护作用,其机制可能是抑制 NO 的释放及稳定细胞膜并拮抗神经元凋亡。研究发现人参皂苷单体 Rb_1、Rb_3、Rg_1 对局灶性脑缺血再灌注大鼠的神经有不同程度的保护作用,其中 Rb_3 的作用最为明显。人参皂苷 Rg_2 可调节单胺类递质的代谢,增加单胺类递质含量,从而改善大脑皮质的兴奋性,激活脑缺血再灌损伤后的学习记忆过程。

八、其 他 作 用

除以上列举的生理活性外,三萜皂苷的其他多种生物活性也被广泛研究报道。如具有胰岛素样作用的长柄七叶树皂苷Ⅰ和Ⅱ(assamicin Ⅰ and Ⅱ)(156,157),能完全抑制肾上腺素处理的大鼠脂肪细胞中游离脂肪酸的释放;在胰岛素剂量下能增强 3T3-L1 脂肪细胞葡萄糖的纳入。黄芪总皂苷具有显著抗实验性血栓形成作用,并能抑制血小板聚集,提高前列腺素水平和氧化氮含量。从麦蓝菜(*Vaccaria segtalis*)的种子中分离得到一个新的三萜皂苷 segetoside F(158),这种皂苷具有抑制黄体细胞活性,浓度在 20 μg/ml 时,抑制活性可达到 100% ,IC_{50} 值为 12.6 μg/ml。此外,三萜皂苷还具有杀软体动物活性、抗生育作用等。甘草皂苷和罗汉果皂苷具有甜味,被用作甜味剂添加于食品;皂苷还由于其降低表面张力的活性被用于作为乳化稳定剂、洗涤剂和起泡剂等。

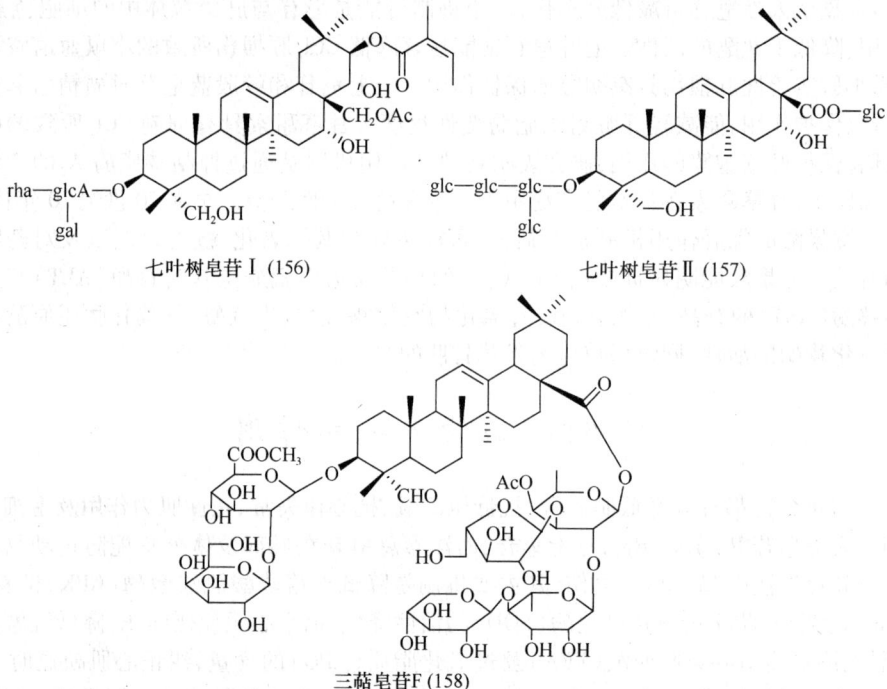

七叶树皂苷Ⅰ (156)

七叶树皂苷Ⅱ (157)

三萜皂苷F (158)

第8节 三萜皂苷的研究进展

随着现代分离纯化技术和波谱分析方法的飞速发展,许多20世纪无法解决的问题都得到了很大程度的进展,近10年来,利用现代分离纯化技术和波谱分析方法从天然资源中发现了700多个新的三萜皂苷,其中约300多种显示出多种生物活性,皂苷类化合物的种类更加丰富,结构更加新颖,极大地丰富了皂苷类天然产物库。

案例11-8

从人参中分离得到的 ginsenoside La 具有下图所示的结构,是一种罕见的人参皂苷。

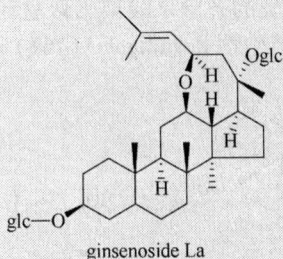

ginsenoside La

问题:

根据前面所学的知识,判断该化合物属于何种类型三萜皂苷?与该结构类型相比其结构上发生了什么样的变化?

一、苷元部分

苷元部分的一些新发现主要包括以下几方面。

(1) 苷元发生了成环或开环反应,如从菊科向日葵属植物向日葵中(*Helianthus annuus*)获得化合物(159)和(160),为 A 环发生开环并重排变形的达玛烷型三萜;化合物(161)和(162)是从松科金钱松属植物金钱松(*Pseudolarix kaempferi*)中获得的 A 环开环(或开环后形成内酯),并且侧链缩合形成醚环和内酯环螺环的环阿屯烷型三萜;苦丁茶(*Ilex kudincha*)中获得的齐墩果酸型皂苷 llekudinoside G(163)的苷元部分在 28 位和 30 位形成内酯环;从麦蓝菜(*Vaccaria segtalis*)中分离得到的齐墩果烷型皂苷 vaccaroside D(164)在 3 位和 4 位处发生了开环反应。

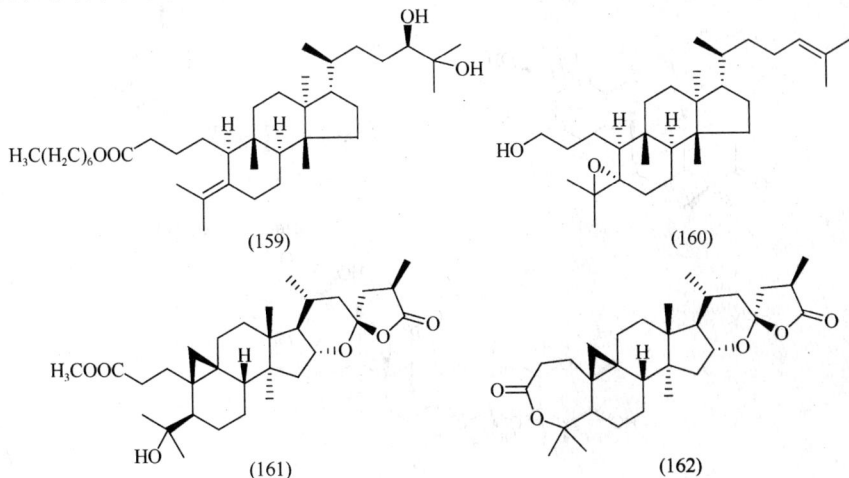

(159)

(160)

(161)

(162)

ilekudinoside G (163)　　　　　vaccaroside D (164)

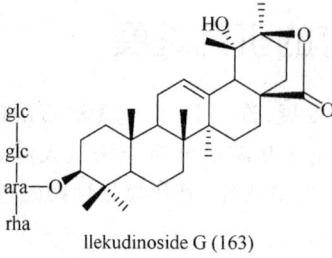

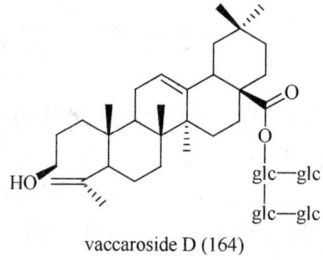

（2）苷元发生降解反应，形成了碳数少于 30 的苷元，如从木通科木通属植物三叶木通（*Akebia trifoliate*）中分离得到 29 位缺失的齐墩果酸型三萜（165）；从籽粒苋（*Amaramthus cruentus*）中分离获得的化合物（166）为 29 位缺失的齐墩果酸型三萜皂苷；从冬青科冬青属植物苦丁茶（*Ilex kudincha*）中分离得到 24-降乌苏烷衍生物 ilekudinol A（167）和 ilekudinol B（168）；

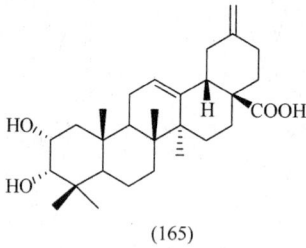

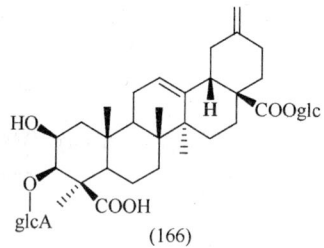

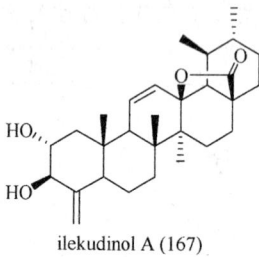

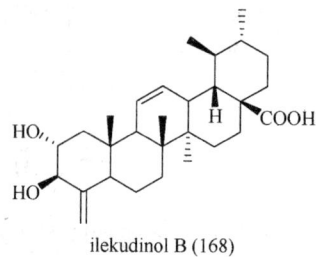

(165)　　　　　(166)

ilekudinol A (167)　　　　　ilekudinol B (168)

（3）含有较罕见苷元的皂苷，如何伯烷、木栓烷、葫芦烷等。从粟米草科假繁缕属植物假繁缕（*Glinus oppositifolius*）中获得的化合物（169）具有何伯烷型的苷元；从翅子藤科五层龙属植物五层龙（*Salacia chinensis*）中分离得到一个 29-降木栓烷型三萜 sala quinone A（170）。从具盖丝瓜（*Luffa operculata*）中得到一葫芦烷型三萜皂苷（171），其母核通过 2,3 位羟基与葡萄糖缩合成环。

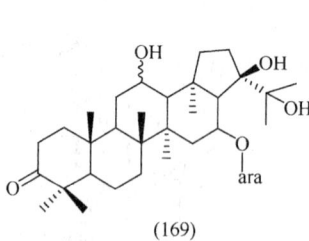

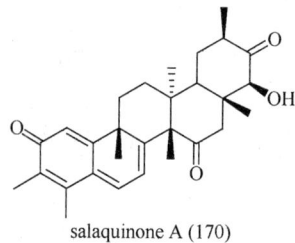

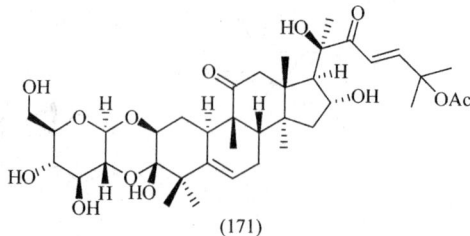

(169)　　　　　salaquinone A (170)

(171)

二、糖和侧链部分

三萜皂苷糖链部分的一些新发现主要有以下几个方面。

（1）糖链中含有更多的糖，如从圆锥铁线莲（*Clematis terniflora*）中得到的化合物（172）和（173），含有多达 11 和 12 个糖的糖链。

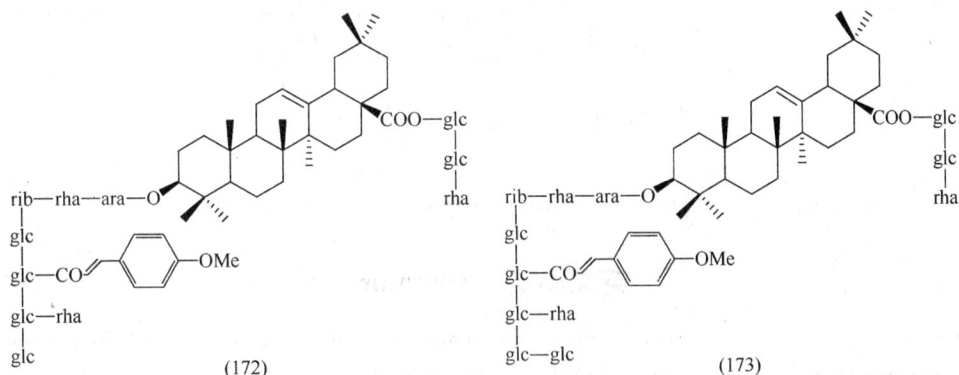

(172)　　　　(173)

（2）除糖数量上的新发现以外，糖的种类上也有新的发现，如打破碗花花（*Anemone hupehensis*）中得到的化合物（174）的糖链不仅含有 10 个糖而且其中含有核糖。从豆科（Leguminosae）猴耳环属（*Pithecellobium*）植物亮叶围涎树（*Pithecellobium lucidum*）的根中三萜皂苷 pithelucosides A（175）中含有鸡纳糖。

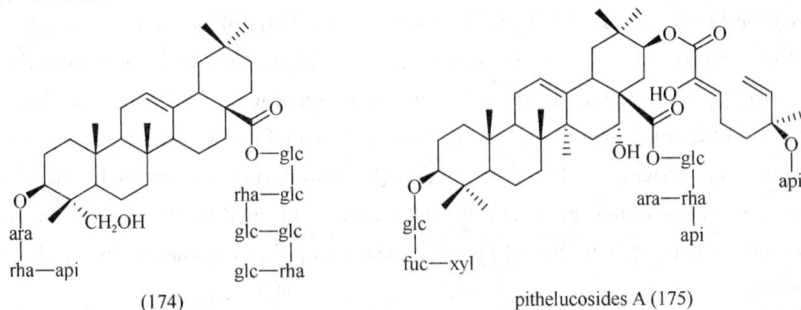

(174)　　　pithelucosides A (175)

（3）有些三萜皂苷在苷元或糖链上连有更多的侧链，使三萜皂苷的结构更加复杂，如从豆科植物皂角（*Gledistsia sinensis*）中分离得到的化合物 gleditsioside P（176），在 28 位酯苷糖链的葡萄糖上连有两个复杂侧链，实属罕见。

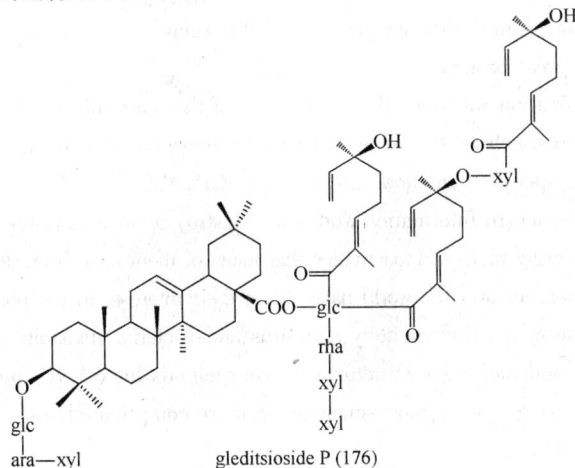

gleditsioside P (176)

（4）有一些皂苷的成苷位置不在常见的 3 位和 28 位，而在其他的位置，如柴胡中获得的化合物 saikosaponins U(177) 的成苷位置在 30 位。

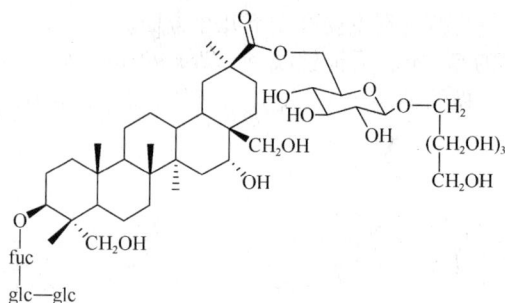

saikosaponins U (177)

英文小结　Summary

Triterpenoid is a kind of terpenoid compound composed with 30 carbon atoms. Triterpenoids and their saponins are such important natural products which distribute very widely in the world. They could be found in fungus, ferns, endogens, dicotyledons, even animals and halobios, while dicotyledon is the main source of these kinds of compounds. Triterpenoids are mostly been found in Celastraceae family, Leguminosae family, Compositae family, Rubiaceae family, Labiatae family, etc. and their saponins are in Araliaceae family, Campanulaceae family, Umbelliferae family, Polygalaceae family, Cucurbitaceae family, Rhamnaceae family, etc. In 1927, Kofler have already listed 472 kinds of plants which contain triterpenoids. Most triterpenoids and their saponins, such as ginsenosides, astragaloside, jujuboside, saikosaponin and glycyrrhinic acid, are the main bioactive constituents in kinds of medical herbs.

The chemical structures of triterpenoids are varies. Non-ring system, single ring system, double ring system and triplet ring system are found in nature. But tetrad ring system including the dammarane group, lanostane group, triucallane group, cycloartane group and cucurbitane group and quintuplet ring system such as the oleanane group, ursane group, lupane group and hopane group are the most common structure skeletons.

Triterpenoids saponins are of high polarity, high molecular weight and uncrystallization-able. So it's very hard for the normal separation methods to isolate and purify these kinds of compounds. Modern chromatograph technologies, such as flash chromatography, droplet counter current chromatography (DCCC), low pressure liquid chromatography (LPLC), medium pressure liquid chromatography (MPLC) and high pressure liquid chromatography (HPLC) have been widely used in the separation of saponins and have made great progress.

The structure identification was once the bottle neck of the study of triterpenoids and saponins. But the development of modern spectroscopy makes it easier to figure out the chemical structure of a triterpenoid. The frequently-used spectrum methods are IR, UV, CD, MS and NMR, etc. While 1D-NMR and 2D-NMR can give more structure information and won't destroy or lose samples.

Triterpenoids have so many kinds of bioactivities that many of them have been developed as clinical drugs in recent years. Scientists from all over the world have shown their interests in the pharmacological activities of triterpenoids such as anti-tumor, anti-inflammatory, anti-virus, anti-bacterial, immunity adjust and so on.

There are also more and more new structures of triterpenoids have been found in recent years. The broken or formation of the ring system, more sugar units, more complicated side chains and seldom aglucons have been reported.

参 考 文 献

陈若云,于德泉.1990.灵芝三萜化学成分研究进展.药学学报,25(12):940~953

丛浦珠,李笋玉.2003.天然有机质谱学.北京:中国医药科技出版社

方琴,黄初升,陈希慧等.2007.几种猕猴桃属植物中乌苏烷型三萜化合物的谱学研究.广西师范学院学报(自然科学版),24(4):53~60

黄宝山,宋纯清.1982.皂苷的化学与生物活性.国外医学・药学分册,9(4):204~211

梁之桃,秦民坚,王峥涛等.2001.柴胡属植物皂苷成分研究进展.天然产物研究与开发,13(6):67~72

腾荣伟,谢鸿妍,李海等.2002.白花刺参中两个新三萜皂苷.有机化学,22(8):560~564

吴立军.2008.天然药物化学.第5版.北京:人民卫生出版社

徐任生.2006.天然产物化学.第2版.北京:科学出版社

姚新生.1997.天然药物化学.第2版.北京:人民卫生出版社

Champagne D E,Koul O,Isman M B,et al.1992.Biological activity of limonoids from the Rutales.Phytochemistry,31(2):377~394

Chen I H,Du Y C,Lu M C,et al.2008.Lupane-type triterpenoids from *Microtropis fokienensis* and *Perrottetia arisanensis* and the apoptotic effect of 28-hydroxy-3-oxo-lup-20(29)-en-30-al.J.Nat.Prod.,71(8):1352~1357

Paul M Dewick.2002.Medicinal Natural Products-A Biosynthetic Approach(Second edition),John Wiley and Sons.LTD.,214

Ran X,Gia C F,Seiichi P T M.2004.On the origins of triterpenoid skeletal diversity.Phytochem.,65(3):261~291

Wei N,Yan H,Liu H Y,et al.2006.Tirucallane-Type Triterpenoid Saponins from the Roots of *Sapindus mukorossi*.Chem.Pharm.Bull.,54:1443~1446

进一步阅读文献书籍

1. 庾石山.2008.天然产物化学丛书//三萜化学.北京:化学工业出版社

2. 吴立军.2007.实用天然有机产物化学.北京:人民卫生出版社

3. Connolly,Joseph D.,Hill,et al.2001.Triterpenoids(1998).Natural Product Reports,18(2):131~147

4. Mahato S B,Nandy A K,Roy G.1992.Triterpenoid.Phytochemistry,31(7):2199~2249

5. Mahato S B,Sucharita S.1997.Advances in triterpenoid research,1990-1994.Phytochemistry,44(7):1185~1236

6. Yu Biao,Zhang Yichun,Tang Pingping.2007.Carbohydrate chemistry in the total synthesis of saponins.European Journal of Organic Chemistry,(31):5145~5161

思 考 题

1. 皂角的水溶液振摇为什么能产生泡沫? 其主要含有哪类化合物? 这类化合物的结构特征是什么?

2. 三萜类化合物具何种结构类型? 其结构类型的特点是什么? 有哪些代表化合物?

3. 三萜类化合物具有哪些理化性质? 哪些化学反应可用于鉴别这类化合物?

4. 利用所学知识设计提取分离人参总皂苷的工艺路线? 并简要说明该路线利用了人参皂苷的哪些性质及基本原理。

5. 简要介绍几种三萜皂苷提取分离的新技术及原理。

6. 举例说明三萜类化合物的主要生理活性及主要临床应用。

7. 据你所知,目前临床应用的三萜、三萜皂苷类化合物或含有三萜皂苷成分的植物提取物有哪些? 主要用于治疗何种疾病? 它们的作用机制是什么?

第 ⑫ 章　甾体及其苷类

学习目标

1. 掌握甾体的定义、基本结构特征、分类和显色反应
2. 掌握 C_{21} 甾类化合物的定义、结构特点和类型
3. 掌握强心苷的结构特征及分类、理化性质、紫外和红外光谱特征；熟悉强心苷的提取分离方法和生理活性；了解强心苷的 MS 和 NMR 特征
4. 掌握甾体皂苷的结构特点和类型、理化性质及典型的代表化合物；了解甾体皂苷的提取分离方法

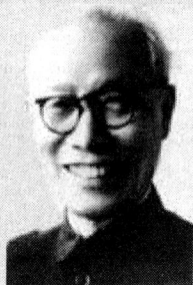

视窗：我国甾体化学的奠基人——黄鸣龙教授

黄鸣龙（1898.8.6～1979.7.1）教授是我国著名的有机化学家，江苏扬州人。黄鸣龙教授长期从事甾体和天然产物化学研究。在甾体化学研究中，发现了双烯酮酚反应，在 20 世纪 40 年代改良了 Kishner Wolff 还原法，被称为"Huang-Minlon 改良还原法"，已编入各国有机化学教科书中。他利用薯蓣皂素为原料，七步合成了可的松，并很快投入了生产，是我国甾体激素药物工业的奠基人。

案例 12-1

从 20 世纪 30 年代后期，各国对甾体激素的分离、提纯、人工合成和药理活性进行了深入研究，到 1950 年有 3 名学者获诺贝尔奖。Reichstaim 等从动物的肾上腺获得可的松，以后纯化、精制确定分子结构并可人工合成；Kendell 分离出皮质激素纯品并获 4 种甾类成分，并用人工合成方法大量生产；Hench 将皮质素用于重症风湿病妇女，发现各种病症奇迹般的消失并认为皮质素对变态反应和感染等多种病有奇效。甾类成分涉及生理、保健、节育、医药、农业、畜牧业等多方面，对动植物的生命活动起着重要的作用。如胆固醇是细胞膜的重要组成部分，中药牛黄具有清心开窍，定惊，解毒的功效，其主要活性成分为胆酸类化合物，植物中所含强心苷是临床上治疗心衰不可缺少的一线药物。这些甾体类成分在结构上有何共同点？这些甾体激素类药物工业上如何制备得到？

第 1 节　概　述

甾体类化学成分是天然广泛存在的一类化学成分，种类很多，包括动植物甾醇（也称固醇）、胆酸、维生素 D、动物激素、肾上腺皮质激素、植物强心苷、蟾酥毒素、甾体生物碱、甾体药物、昆虫激素等。虽然这些成分来源不同、生理活性不同，但它们的化学结构中都具有甾体母核——环戊烷骈多氢菲。这类成分涉及生理、保健、节育、医药、农业、畜牧业等多方面，对动植物的生命活动起着重要的作用。

甾体又名类固醇化合物（steroid），因其结构中都具有环戊烷骈多氢菲的甾核，1936 年给这类化合物提出一个总称"甾体化合物"，"甾"字很形象化地表示了这类化合物的骨架。C_{10}、C_{13} 上各有一个甲基，称为角甲基，C_{17} 位有侧链。C_3 位常有羟基取代，可与糖结合成苷存在。

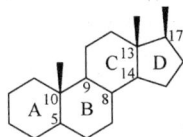

根据 4 个环稠合方式及 C_{17} 位上侧链结构的不同，天然甾类成分可分为许多结构类型（见表 12-1）。如 C_{17} 位侧链为羰甲基衍生物的 C_{21} 甾类化合物；C_{17} 位侧链为戊酸的胆酸类；C_{17} 位侧链为不饱和内酯环的强心苷和蟾酥强心成分及醉茄内酯类成分；C_{17} 位侧链为 8~10 个碳原子组成的脂肪烃衍生物的甾醇类和昆虫变态激素；C_{17} 位侧链形成含氧螺杂环的甾体皂苷和甾体生物碱。本章主要介绍 C_{21} 甾、强心苷及甾体皂苷 3 类成分。

表 12-1　天然甾类成分 C_{17} 位侧链的构成及其甾核的稠合方式

结构类型	C_{17} 侧链	A/B	B/C	C/D
C_{21} 甾类	羰甲基衍生物	反	反	顺
强心苷类	不饱和内酯环	顺、反	反	顺
甾体皂苷类	含氧螺杂环	顺、反	反	反
植物甾醇	脂肪烃	顺、反	反	反
昆虫变态激素	脂肪烃	顺	反	反
胆酸类	戊酸	顺	反	反
六元环		顺	反	反

天然甾类成分的 C_{10}、C_{13}、C_{17} 位侧链大多为 β-构型。根据 C_3 位羟基的空间排列，具有两种异构体；C_3 位羟基和 C_{10} 位甲基为顺式，称 β-构型（以实线表示）；C_3 位羟基和 C_{10} 位甲基为反式，称 α-构型或 epi-（表）型（以虚线表示）。甾体母核上还可以存在羟基、羰基、双键环氧醚键等功能基取代。

从生源观点看，甾体类成分都是通过甲戊二羟酸的生物合成途径转化而来，如图 12-1 所示。

甾类成分在无水条件下，遇强酸也能产生一系列各种颜色反应，与三萜类化合物相似。

1. Liebermann-Burchard 反应　将样品溶于冰乙酸，加浓硫酸-乙酸酐（1:20），产生红→紫→蓝→绿→污绿等颜色变化，最后褪色。

2. Salkowski 反应　将样品溶于氯仿，沿管壁滴加浓硫酸，氯仿层显血红色或青色，硫酸层显绿色荧光。

3. Rosenheim 反应　样品和 25% 三氯乙酸的乙醇溶液反应可显红色至紫色。将 25% 三氯乙酸的乙醇溶液和 3% 氯胺 T（chloramine T）以 4:1 混合，喷于滤纸上遇强心苷反应，干后 90℃加热数分钟，于紫外光下观察，可显黄绿色、蓝色、灰蓝色荧光，反应稳定，且可用于洋地黄强心苷类的区别。如洋地黄毒苷系显黄色荧光，羟基洋地黄毒苷系显蓝色荧光，异羟基洋地黄毒苷系显灰蓝色荧光。

4. 五氯化锑（三氯化锑）反应　将样品醇溶液点于滤纸上，喷以 20% 三氯化锑（或五氯化锑）氯仿溶液（不含醇和水），干燥后，60~70℃加热，显蓝、灰蓝、灰紫色斑点。以胆甾醇（cholesterol）和三氯化锑的反应为例，自其中分离得到两个反应产物 I 和 II。二者在三氯化锑或浓硫酸作用下，生成阳碳离子盐而显色，反应如下：

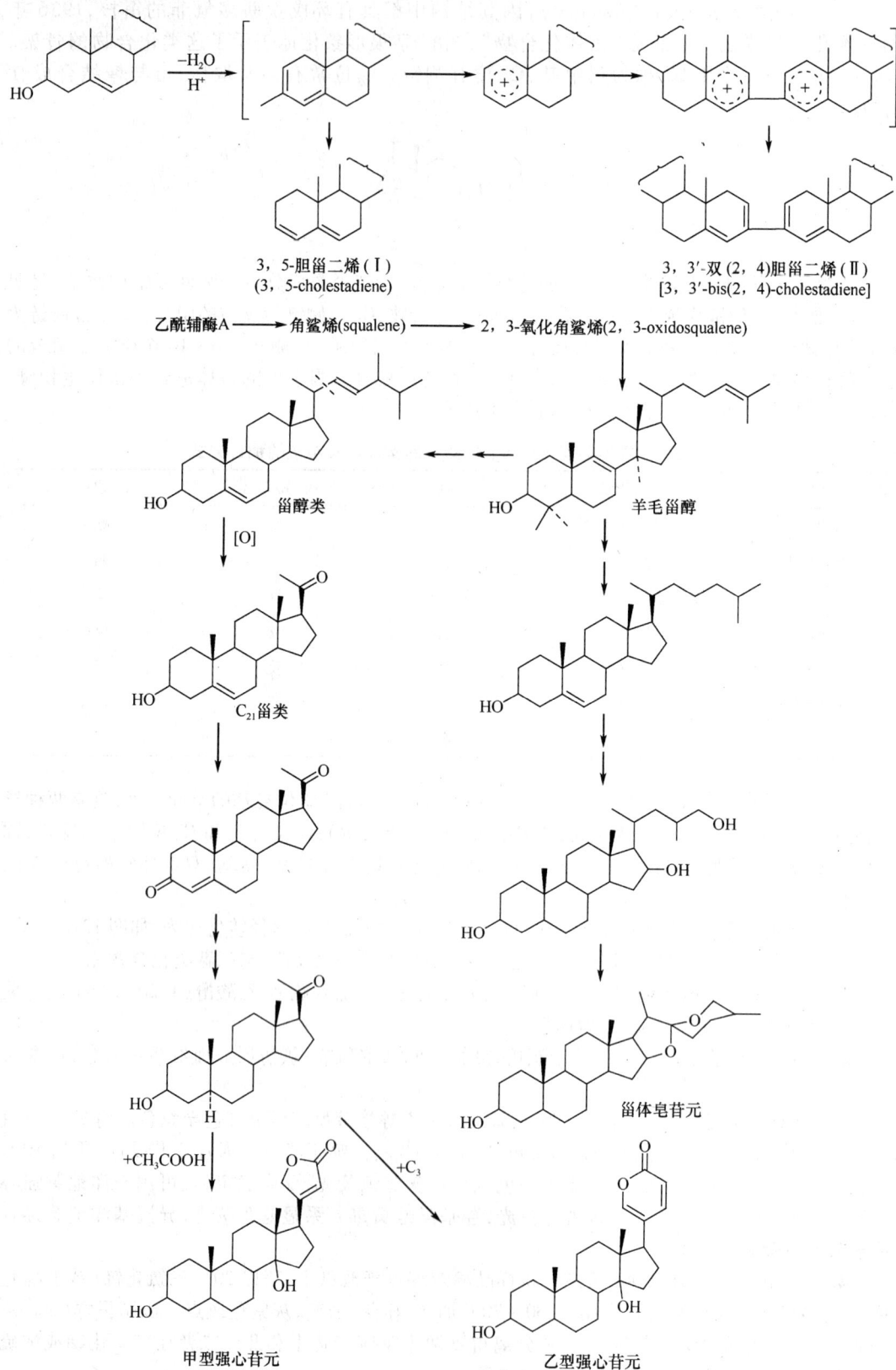

3，5-胆甾二烯（Ⅰ）
(3，5-cholestadiene)

3，3′-双(2，4)胆甾二烯（Ⅱ）
[3，3′-bis(2，4)-cholestadiene]

乙酰辅酶A ───→ 角鲨烯(squalene) ───→ 2，3-氧化角鲨烯(2，3-oxidosqualene)

甾醇类

羊毛甾醇

[O]

C$_{21}$甾类

甾体皂苷元

+CH$_3$COOH

+C$_3$

甲型强心苷元

乙型强心苷元

图 12-1　甾体类化合物生源合成路径

第2节 甾体化合物

案例 12-2

　　甾体类成分在自然界中广泛存在。动物中所含的甾体激素类成分有很多种,大部分含量甚微,但具有非常强的生理活性,如肾上腺皮质激素在人体中含量很低,却对体液和基础代谢具有十分重要的调节作用,如肾上腺完全失去其分泌肾上腺皮质激素的功能,将会使体液和基础代谢降低,不经治疗数日即可死亡。近年来从一些海洋生物中陆续发现了一些具有很强生物活性及良好应用前景的甾体类化合物。如从白斑角鲨(*Squalus acanthias*)肝中分离得到一种甾体生物碱 squalamine,最初发现其具有抗细菌、抗真菌作用,随着研究的进展发现其还具有抗病毒、抗肿瘤作用。它能抑制淋病病毒、单纯疱疹病毒以及 HIV;最为重要的是角鲨多胺能选择性抑制肿瘤诱导的新血管及新毛细血管的形成,而对正常细胞无影响,目前作为新生血管抑制剂类抗癌药物已进入 II 期临床试验。

问题:

　　在植物中是否含有甾体类化学成分? 它们可能具有哪些重要的生物活性?

一、C_{21} 甾类化合物

　　C_{21} 甾(C_{21}-steroide)是一类含有 21 个碳原子的甾体衍生物。目前由植物中分离出的 C_{21} 甾类成分的种类有多种,它们均是以孕甾烷(pregnane)或其异构体为基本骨架,A/B 环为反式排列,C/D 环为顺式排列。B/C 环在天然甾族中绝大多数以反式排列,但萝藦科植物通光藤(*Marsdenia tenacissima*)中分离得到的通光素(tenacissigenin)是首次发现的 B/C 为顺式排列的 C_{21} 甾类化合物。在 C_5、C_6 位大多有双键,C_{20} 位可能有羰基,C17 位上的侧链多为 α-构型,但也有为 β-构型。C_3、C_6、C_{12}、C_{14}、C_{17}、C_{20} 等位置上都可能有 β—OH,C_{11} 位可能有 α-OH,其中 C_{11}、C_{12} 羟基还可能与乙酸、苯甲酸、桂皮酸等结合成酯存在。

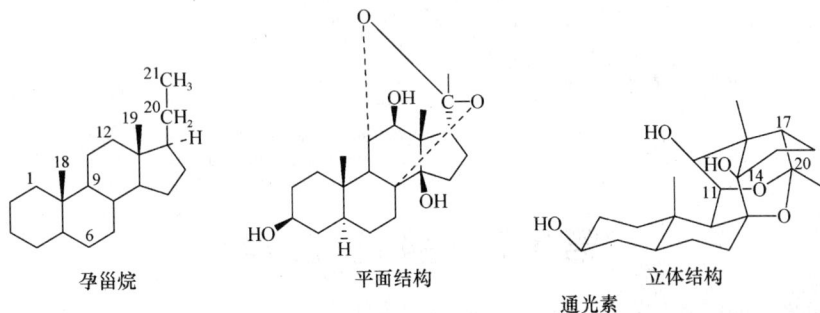

孕甾烷　　　　　平面结构　　　　　立体结构

通光素

　　C_{21} 甾类成分在植物体中除游离存在外,也可和糖缩合成 C_{21} 甾苷类存在。糖链多和 C_{21} 的 C_3-OH 相连,但也发现有连在 C_{20} 位的羟基上。C_{21} 甾苷类化合物也具有甾类皂苷的性质,但由于分子中可能有 2-去氧糖的存在,因而呈 keller-kiliani 颜色反应,由于分子中往往有酯键存在,所以一般亲脂性较强。

　　对 C_{21} 甾苷类成分的研究,近年来已渐成热点。除从玄参科、夹竹桃科、毛茛科等植物中有 C_{21} 甾苷类成分发现外,在萝藦科植物中发现有 C_{21} 甾苷类成分更为普遍。例如萝藦科鹅绒藤属植物断节参(*Cynanchum wallichii*),又名昆明杯冠藤,民间用其根治风湿性关节炎及跌打损伤,从其根中分离得到的断节参苷(wallicoside),是告达庭(caudatin)的五糖苷。从其同属植物青阳参

（*C. otophyllum*）的根茎中分离得到青阳参苷 I（otophylloside A）和青阳参苷 II（otophylloside B）。前者为青阳参苷元（otophyllin）的三糖苷，后者为告达庭的三糖苷，糖的组成完全相同，二者均具有较好抗惊厥的作用，是青阳参治疗癫痫的有效成分。

二、海洋甾类化合物

海洋甾体化合物与陆生植物甾体类成分相比，具有更为丰富多样的骨架和支链，许多独特的结构是陆生植物中所未发现的，现已发现不少海洋甾体化合物具有显著的生理和药理活性，有可能为治疗人类重大疾病提供新的研究思路。如从白斑角鲨（*Squalus acanthias*）肝中分离得到一种甾体生物碱 squalamine，为有效的内皮细胞增殖抑制剂，目前作为新生血管抑制剂类抗癌药物已进入 II 期临床试验。

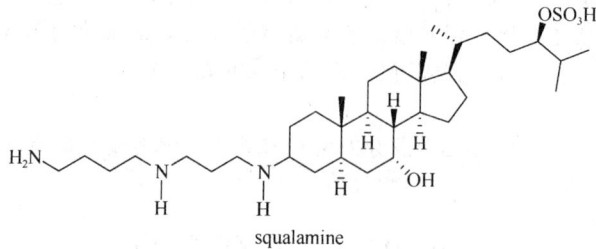

squalamine

从南非一种海洋蠕虫（*Cephalodiscus gilchristi*）中提取的一系列甾体生物碱 cephalostatins，对多种肿瘤细胞株具有很强的细胞毒性，由 NCI 进行的 60 种人肿瘤细胞株体外试验表明，平均半数抑制浓度（IC_{50}）分别为 cephalostatin 1：$(2.20 \pm 1.21) \times 10^{-9}$ mol/L，cephalostatin 18：$(21.7 \pm 9.9) \times 10^{-9}$ mol/L，cephalostatin 19：$(16.6 \pm 9.5) \times 10^{-9}$ mol/L。目前正在进行深入的抗肿瘤活性评价。

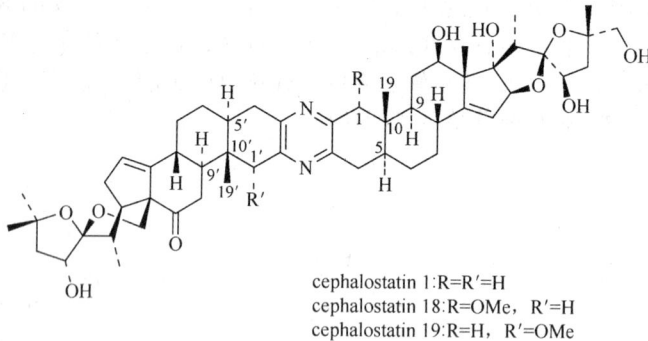

cephalostatin 1：R=R′=H
cephalostatin 18：R=OMe，R′=H
cephalostatin 19：R=H，R′=OMe

第3节　强心苷类

视窗：富含强心苷的传统中药——葶苈子

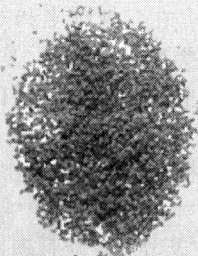

祖国医学早就在运用含有强心苷的葶苈子利尿，消水肿和治疗呼吸困难了。《金匮要略》中记载用泄肺汤（葶苈子加大枣），治"肺壅喘急不得卧"。《外台秘要》用葶苈子加汉防己的复方治阳水暴肿（面赤、烦渴、喘急、小便涩等症状）。中国的化学家陈毓群先生已从葶苈子中提取得到 5 个强心苷类化合物，其中的葶苈子苷（Helveticoside）经曾繁典和胡德耀两位教授的药理分析，发现其具有强大的正性肌力作用。

葶苈子（*Semen Lepidii*）

案例12-3

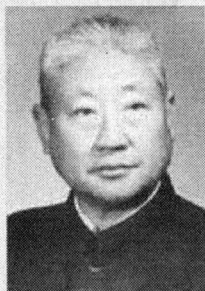

从1955年起,吕富华教授对羊角拗进行了深入的研究。他在朱任宏、黄鸣龙、黄维垣及陈毓群等及北京医学院等的密切配合下,对羊角拗有效成分羊角拗苷(divaricoside)进行了实验研究,肯定了羊角拗苷的强心作用在于其含有强心苷而非皂苷,并进一步对羊角拗苷的生物效价、吸收、蓄积、消除及其毒性进行了深入的研究。他的研究为临床用于静脉注射治疗心力衰竭打下了实验基础,并为羊角拗的临床应用提供了药理实验资料。羊角拗苷的临床应用证明,该药疗效好,毒性较毒毛旋花子苷K低,完全可取代进口的毒毛旋花子苷K。该药是我国植物资源中第一个被发现并应用于临床的强心苷,被1963年版中国药典所收载。

一、概述及强心苷的生物合成

强心苷(cardiac glycoside)是由强心苷元和糖缩合所产生的一类苷,主要分布在玄参科(Scrophulariaceae)、夹竹桃科(Apocynaceae)、萝藦科(Asclepiadaceae)、百合科(Liliaceae)等植物的根、茎、叶、种子中,并以种子中含量最高。有毒中草药万年青的根、羊角拗种子中也含有强心苷。

迄今为止,动物中尚未发现有强心苷类存在,而蟾蜍皮下腺分泌物中所含的为蟾毒配基(bufogenins)及其酯类(称蟾酥毒类 bufotoxins),并非苷类成分。哥伦比亚箭毒蛙中所含的 batrachotoxin A 则系一生物碱。

临床上常用的强心苷有毛花苷 C(cedilanid,deacetyllanatoside C)、地高辛(digoxine)、毒毛旋花素 K(K-strophanthin)、洋地黄毒苷(digitoxin)等。主要用于治疗充血性心力衰竭及节律障碍等心脏疾患,用得最多的是洋地黄类强心药物毛花苷 C 与地高辛。

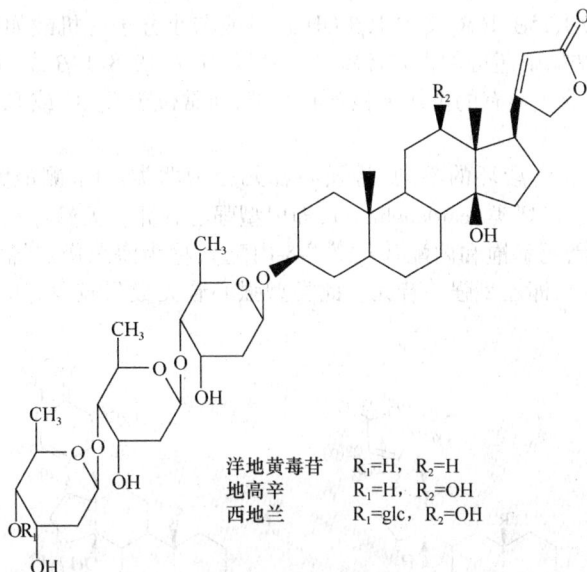

洋地黄毒苷	R_1=H, R_2=H
地高辛	R_1=H, R_2=OH
西地兰	R_1=glc, R_2=OH

强心苷的生物合成是以甾醇为母体经20多种酶的作用,如还原酶、氧化还原酶、苷化酶、乙酰化酶等,多次转化而逐渐生成,以洋地黄中的强心苷元形成过程为例,主要有以下步骤(图12-2):

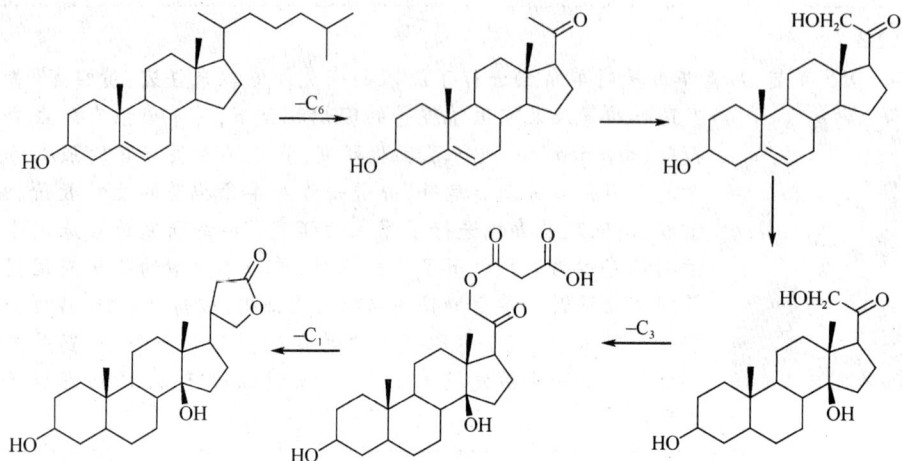

图 12-2　强心苷生物合成途径

二、强心苷的化学结构和实例

　　强心苷的结构复杂,是由强心苷元(cardiac aglyxone)与糖两部分构成的。天然存在的强心苷元的甾体母核 A、B、C、D 4 个环的稠合方式为 B/C 环都为反式;C/D 环多为顺式;A/B 环有顺、反两种形式,但多为顺式,如洋地黄毒苷元(digitoxigenin),反式稠合的较少,如乌沙苷元(uzarigenin)。

　　强心苷元甾核中 C_{10}、C_{13}、C_{17} 的取代基均为 β 构型。C_{10} 大多为甲基、醛基、羟甲基、羧基等含氧基团取代。C_{13} 均为甲基取代,C_{17} 侧链均为不饱和内酯环。C_3 和 C_{14} 都有羟基取代,C_3-OH 大多是 β-构型,少数为 α-构型,如 3-表洋地黄毒苷元(3-epidigitoxigenin),是洋地黄毒苷元的 C_3-异构体。由于 C/D 环是顺式,所以 C_{14}-OH 都是 β-构型。甾核其他位置还可能有羟基取代,一般位于 1β、2α、5β、11α、12α、12β、15β、16β,其中 16β-OH 还可能与小分子有机酸如甲酸、乙酸、异戊酸等结合成酯。甾体母核结构中还可能含有环氧基,一般位于 7、8β,8、14β 或 11、12β 位。在 C_{11}、C_{12} 和 C_{19} 位上可能有羧基取代。有的甾体母核含有双键,通常位于 C_4、C_5 或 C_5、C_6 位,也可能在 C_9、C_{11} 或 C_{16}、C_{17} 位。

　　根据 C_{17} 侧链不饱和内酯环的不同,将强心苷元分为两类。C_{17} 侧链为五元不饱和内酯环($\Delta^{\alpha\beta}$-γ-内酯),称为强心甾烯类(cardenolides),即甲型强心苷元。天然存在的强心苷元大多属于此种类型。C_{17} 侧链为六元不饱和内酯环($\Delta^{\alpha\beta,\gamma\delta}$-$\delta$-内酯),称为海葱甾二烯类(scillanolides)或蟾蜍甾二烯类(bufanolide),即乙型强心苷元。此类型强心苷元数目较少,如中药蟾酥中的强心成分蟾毒配基类。

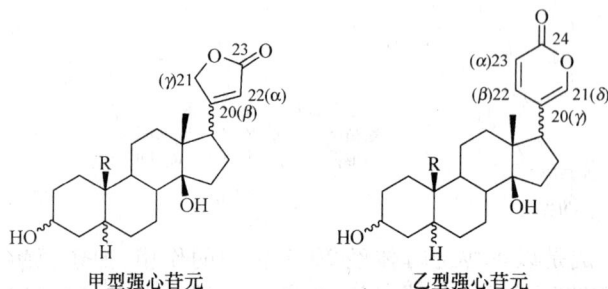

甲型强心苷元　　　　　　　　　乙型强心苷元

　　天然存在的一些强心苷元,如洋地黄毒苷元(digitoxigenin)、3-表洋地黄毒苷元(3-epidigitoxigenin)、乌沙苷元(uzarigenin)、夹竹桃苷元(oleandrigenin)、绿海葱苷元(scilliglaucosidin)、蟾毒素(bufotalin)的结构如下：

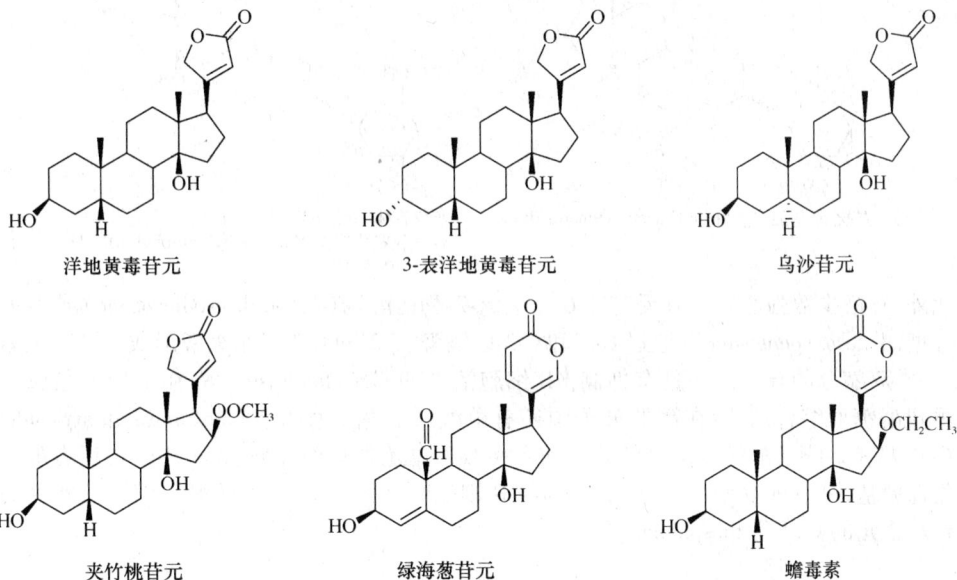

洋地黄毒苷元　　　　　　3-表洋地黄毒苷元　　　　　　乌沙苷元

夹竹桃苷元　　　　　　绿海葱苷元　　　　　　蟾毒素

按甾类化合物的命名，甲型强心苷元以强心甾为母核命名，如洋地黄毒苷元的化学名为 3β，14-二羟基-5β-强心甾-20(22)-烯[3β,14-dihydroxy-5β-card-20(22)-enolide]。乙型强心苷元则以海葱甾或蟾酥甾为母核，如海葱苷元的化学名为 3β,14-二羟基海葱甾 4,20,22-三烯（3β,14-di-hydroxy-scilla-4,20,22-trienolide）。

强心苷中糖均与苷元 C-3 位羟基结合成苷，可多至 5 个糖单元，以直链连接。除有六碳醛糖、6-去氧糖、6-去氧糖甲醚和五碳醛糖外，还有仅存在于强心苷或 C_{21} 甾苷中特有的 2,6-二去氧糖、2,6-二去氧糖甲醚。如图 12-3 所示：

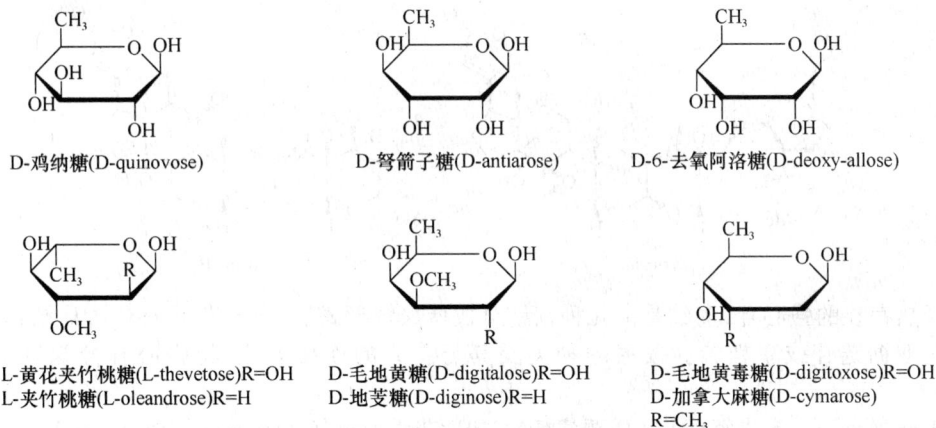

D-鸡纳糖(D-quinovose)　　　　D-弩箭子糖(D-antiarose)　　　　D-6-去氧阿洛糖(D-deoxy-allose)

L-黄花夹竹桃糖(L-thevetose)R=OH　　D-毛地黄糖(D-digitalose)R=OH　　D-毛地黄毒糖(D-digitoxose)R=OH
L-夹竹桃糖(L-oleandrose)R=H　　　D-地芰糖(D-diginose)R=H　　　D-加拿大麻糖(D-cymarose)
　　　　　　　　　　　　　　　　　　　　　　　　　　　　　　　R=CH₃

图 12-3　强心苷中常见去氧糖

强心苷糖基上还可能有乙酰基，如毛花洋地黄强心苷类和 4'-乙酰基加拿大麻苷（4'-acetyl cymaroside）。个别强心苷元还和氨基糖相结合，例如米替菲林（mitiphyllin）和 N-去甲米替菲林（N-desmethyl mitiphyllin）。

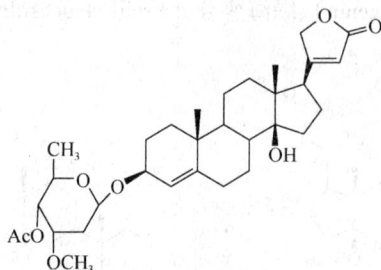

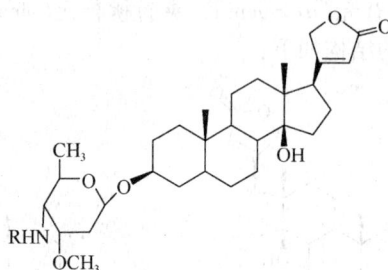

4′-乙酰基加拿大麻苷(4′-acetyl cymaroside)

米替菲林(mitiphyllin)R=CH₃
N-去甲米替菲林(N-desmethyl mitiphyllin)R=H

此外,有极少数强心苷是苷元与4,6-二去氧-2-酮己醛糖(4,6-didesoxyhexosone)或4-去氧-2-酮戊醛糖(4-desoxypentosone),通过C-1′和C-3以缩醛,C-2′和C-2以半缩醛形成一个二氧六环结构,是一类双缩合的苷。例如具有抑制 KB 细胞活性的 elaeodendroside A,在结构上是属于4-去氧-2-酮戊醛糖双缩合的苷,在糖的分子中还有甲醛二氧基的存在。labriformin 和 syrioside 则属于4,6-二去氧-2-酮己醛糖双缩合的苷。前者在C-3′位还含有噻唑环(thiazoline),后者的C-3′位连有葡萄糖基,是一种双糖苷;又如 affinoside B 则是苷元与4,6-二去氧酮-3-甲氧己醛糖的双缩合的苷。苷元的 C 环呈 diosphenol。

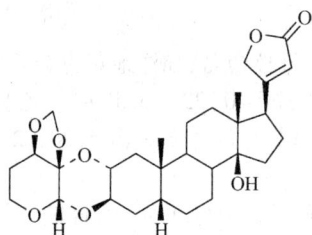

elacodendroside A

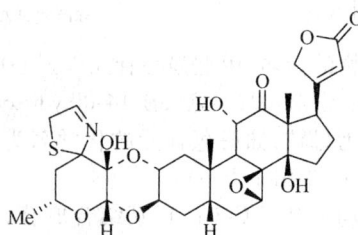

labriformin

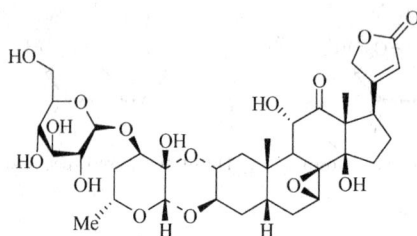

syrioside

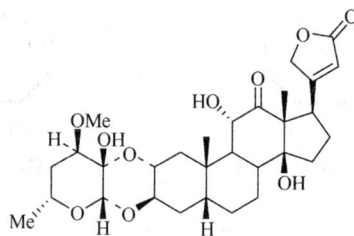

affinoside B

天然存在的强心苷,多数是由几种糖结合成低聚糖形式后,再与苷元的 C₃-OH 结合成苷,少数为双糖链苷或单糖苷。按糖的种类及其与苷元的连接方式,将强心苷分为以下 3 种类型:

Ⅰ型:苷元-(2,6-去氧糖)ₓ-(D-葡萄糖)ᵧ,如紫花洋地黄苷 A(purpurea glycoside A)。

Ⅱ型:苷元-(6-去氧糖)ₓ-(D-葡萄糖)ᵧ,如黄夹苷甲(thevetin A)。

Ⅲ型:苷元-(D-葡萄糖)ᵧ,如红海葱苷(scilliroside)。

植物中的强心苷,以Ⅰ、Ⅱ型多见,Ⅲ型较少。

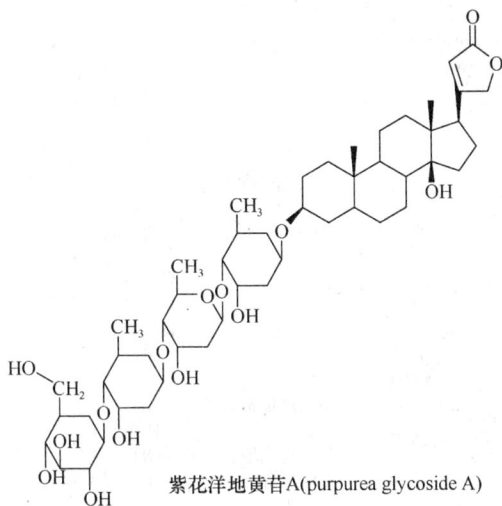

紫花洋地黄苷A(purpurea glycoside A)

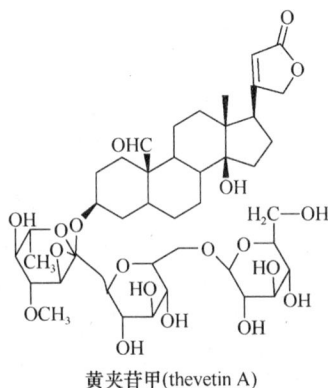

黄夹苷甲(thevetin A)

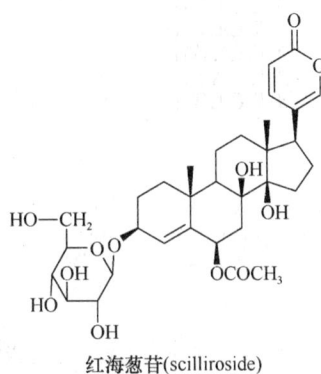

红海葱苷(scilliroside)

(一) 五元内酯环强心苷类

1. 洋地黄强心苷　洋地黄品种很多,主要有毛花洋地黄(*Digitalis lanata*)和紫花洋地黄(*D. purpurea*)。从毛花洋地黄叶中分离出的强心苷,已达 30 多种,其苷元结构主要有五种——洋地黄毒苷元,羟基洋地黄毒苷元(gitoxigenin)、异羟基洋地黄毒苷元(digoxigenin)、双羟基洋地黄毒苷元(diginatigenin)和吉他洛苷元(gitaloxigenin),与不同糖缩合而成,大多是次级苷。属于原生苷存在的有毛花洋地黄苷 A、B、C、D 和 E(lanatoside A、B、C、D、E),糖链上都有乙酰基取代。紫花洋地黄叶中分离出强心苷有 20 多种,其苷元结构主要有 3 种——洋地黄毒苷元、羟基洋地黄毒苷元和吉他洛苷元,与不同糖缩合而成,大多数亦为次级苷,属于原生苷的有紫花洋地黄苷 A、B(purpurea glycosides A、B)和葡萄糖吉他洛苷(glucogitatoxin)等。这些成分中供临床应用的原生苷只有洋地黄苷 C,亲水性强,适于注射外,其余均为次级苷。如洋地黄毒苷(digitoxin)亲脂性较强,口服吸收完全,作用持久而缓慢,多口服用于慢性病例的治疗。羟基洋地黄毒苷(gitoxin)由于 C_{16} 位有羟基取代,亲脂性降低,口服难以吸收,长期不被利用,经乙酰化后,脂溶性提高,易于吸收,在吸收过程中脱去乙酰基,脂溶性降低,易经肾排泄,故蓄积性小,治疗指数较高,易于控制。异羟基洋地黄毒苷(地高辛,digoxin),C_{12} 位引入羟基,亲脂性降低,口服不易吸收,但可制成注射液用于急性病例,作用迅速,蓄积性小。去乙酰毛花洋地黄苷 C(deslanoside,西地兰),比原生苷毛花洋地黄苷 C 少一个乙酰基,亲水性更强,口服吸收不好,适于注射,作用基本与地高辛相似,毒性小,安全性大,为一速效强心药。

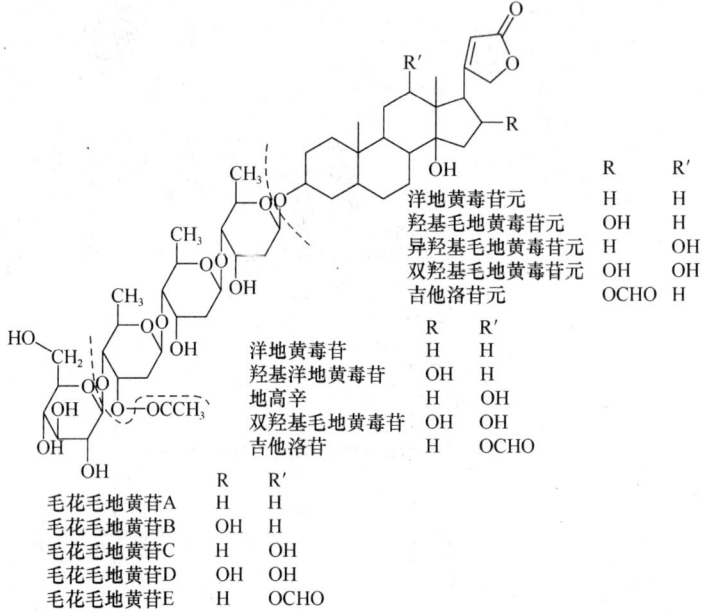

	R	R′
洋地黄毒苷元	H	H
羟基毛地黄毒苷元	OH	H
异羟基毛地黄毒苷元	H	OH
双羟基毛地黄毒苷元	OH	OH
吉他洛苷元	OCHO	H

	R	R′
洋地黄毒苷	H	H
羟基洋地黄毒苷	OH	H
地高辛	H	OH
双羟基毛地黄毒苷	OH	OH
吉他洛苷	H	OCHO

	R	R′
毛花毛地黄苷A	H	H
毛花毛地黄苷B	OH	H
毛花毛地黄苷C	H	OH
毛花毛地黄苷D	OH	OH
毛花毛地黄苷E	H	OCHO

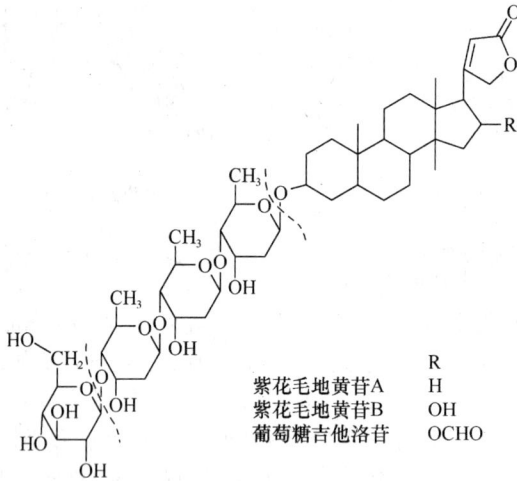

	R
紫花毛地黄苷A	H
紫花毛地黄苷B	OH
葡萄糖吉他洛苷	OCHO

2. 毒毛旋花子强心苷　从非洲康毗毒毛旋花(*Strophanthus kombe*)的种子中已分离出多种强心苷,如 K-毒毛旋花苷(K-strphanthoside)、K-毒毛旋花子次苷-β(K-srophanthin-β)、加拿大麻苷(cymarin)和葡萄糖加拿大麻醇苷(glucocymarol)等。前三者是由毒毛旋花子苷元(strophanthidin)衍生而来,后者苷元为毒毛旋花子醇(strophantidol)。临床主要用 K-毒毛旋花子次苷-β,其强心作用与洋地黄毒苷相似,但起效速度快而不持久,毒性亦较大,吸收不规则,适于注射,主用于危重病例急救。

3. G-毒毛旋花子苷(G-strophanthin)　亦称乌本苷(ouabain),从 *Strophanthus gratus* 成熟种子中分别得到,为乌本苷元(ouabagenin)的 L-鼠李糖苷为速效强心苷,常用作测定强心苷生物效价的标准品。

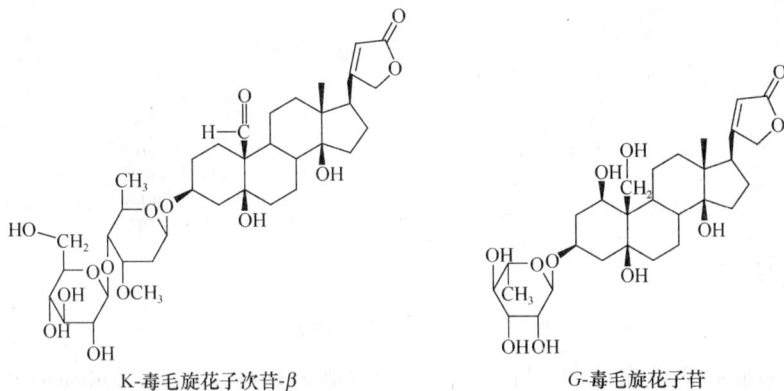

K-毒毛旋花子次苷-β   G-毒毛旋花子苷

(二) 六元内酯环强心苷

目前,此类强心苷成分仅在百合科、景天科、鸢尾科、毛茛科、檀香科、楝科等 6 个科中发现,尤以百合科植物中分布最多,已发现的超过 100 多种,如海葱(*Seilla maritima*)中含有的原海葱苷 A(proscillaridin A)、海葱苷 A(scillaren A)与葡萄糖海葱苷 A(glucoscillaren A)等,都由海葱苷元(scillarenin)衍生而来。原海葱苷 A 是海葱苷元与 *L*-鼠李糖的单糖苷,但苷键构型不是 α-构型。海葱苷 A 是原海葱苷 A 的 β-*D*-葡萄糖苷。葡萄糖海葱苷 A 是海葱苷 A 的 β-*D*-葡萄糖苷,是三糖苷。绿海葱苷(scilliglaucoside)是绿海葱苷元(scilliglaucogenin)的 5-*O*-β-*D*-葡萄糖苷,存在于海葱中。红海葱(海葱的变种)中的主要成分——红海葱苷(scilliroside)是红海葱苷元(scillirosidin,海葱罗西定)的 5-*O*-β-*D*-葡萄糖苷,毒性为海葱苷 A 的 300~500 倍,作为杀鼠剂应用。

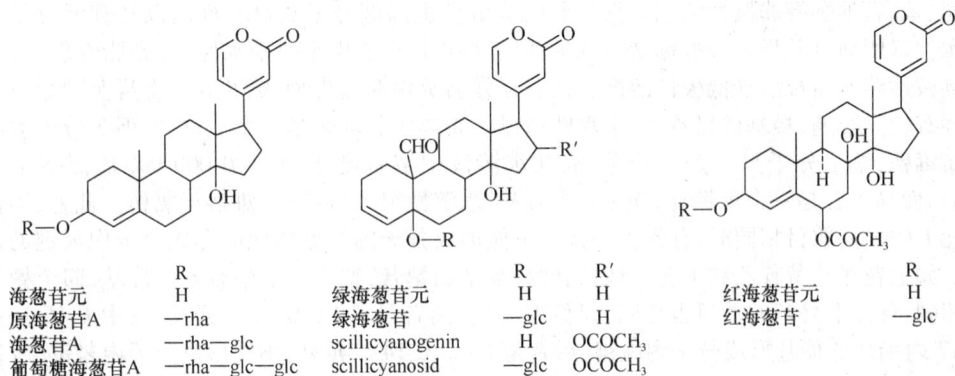

	R			R	R′		R
海葱苷元	H		绿海葱苷元	H	H	红海葱苷元	H
原海葱苷A	—rha		绿海葱苷	—glc	H	红海葱苷	—glc
海葱苷A	—rha—glc		scillicyanogenin	H	OCOCH₃		
葡萄糖海葱苷A	—rha—glc—glc		scillicyanosid	—glc	OCOCH₃		

蟾酥由蟾蜍(*Bufobufo gargarizans*)耳后腺、皮下腺分泌的白色浆液加工制成。有攻毒散肿、通窍止痛之功效。经药理试验证明其有强心利尿、升压抗炎、镇咳、祛痰、抗癌、升高白细胞等多方面活性。蟾酥所含成分较复杂,它的毒性成分是蟾毒配基(bufogenin)及其酯类和蟾毒类(bufotoxins)。它们都属于乙型强心苷元的衍生物。目前由蟾酥中分离出的蟾毒配基有 10 多种。蟾毒配基在蟾酥中不是以苷形式存在,而是与辛二酰精氨酸(suberoyl arginine)等结合成酯。如由日蟾酥它灵与辛二酰、庚二酰、己二酰和丁二酰精氨酸形成的酯类,称为日蟾酥它灵毒类(gamabufotalitoxins)。

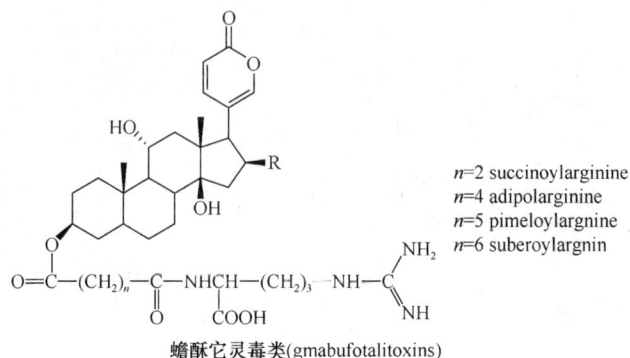

蟾酥它灵毒类（gmabufotalitoxins）

这类成分有较强强心作用，但毒性也大，其中以来西蟾酥毒配基（resibufogenin）的毒性最小，具强心、升压、呼吸兴奋作用，临床用作心律衰竭、呼吸抑制的急救药。

植物界存在的强心苷种类很多，至今已达1000多种，但用于临床和曾用于临床的不过20～30种，常用的不过6、7种。

三、强心苷的理化性质

（一）理化性质

（1）强心苷多为无定形粉末或无色结晶，强心苷 C_{17} 侧链上 β-内酯，在二甲基甲酰胺（DMF）中，与 sodium sosylate（NaOTs）和乙酸钠加热110 ℃反应24小时，即可异构化为 17α-内酯构型。C_{17} 位侧链为 β 构型者味苦，α 构型者味不苦。两者对黏膜均具有刺激性。

（2）强心苷一般可溶于水、丙酮及醇类等极性溶剂，微溶于乙酸乙酯、含醇氯仿，几乎不溶于乙醚、苯、石油醚等非极性溶剂。强心苷的溶解性也因糖分子数目和性质以及苷元分子中有无亲水性基团而有差异。一般糖基多的原生苷比次生苷或苷元的亲水性强、亲脂性弱，可溶于水等高极性溶剂而难溶于低极性溶剂。强心苷分子所含糖的类型、糖和苷元上羟基的数目对其溶解性有较大影响，羟基数目越多，亲水性越强。如洋地黄毒苷是一个三糖苷，但3分子糖都是洋地黄毒糖，整个分子只有5个羟基，故在水溶液中溶解度小（1:100 000 000），而溶于氯仿（1:40）；而乌本苷是一个单糖苷，却有8个羟基，水溶性很大（1:75），难溶于氯仿。此外，当糖基与苷元上的羟基数目相同时，苷元上的羟基不能形成分子内氢键的比能形成分子内氢键的水溶性大。如毛花洋地黄苷乙和毛花洋地黄苷丙，都是四糖苷，整个分子中有8个羟基，四个糖的种类也相同，苷元上羟基的数目也相同，仅位置不同，前者是 C-14，C-16 二羟基，其中 C-16 羟基能和 C-17 内酯环的羰基形成分子内氢键，后者是 C-12，C-14 二羟基，不能形成分子内氢键，所以毛花洋地黄苷丙在水中的溶解度（1:18 500）比毛花洋地黄苷乙大。在氯仿中的溶解度，毛花洋地黄苷丙（1:1750）小于毛花洋地黄苷乙（1:550）。

（3）强心苷中 5β-羟基和 14β-羟基均系叔羟基，极易脱水，故此类强心苷在酸水解时，常得脱水苷元。如 C-3 位-OH 被氧化为酮基，则更使 C-5 叔羟基活化，在温热下即可脱水而形成烯酮。同时 C-16 位-OH 被氧化为酮基，也能促使 C-14-叔羟基脱水而形成烯酮。

（4）强心苷内酯环上双键经臭氧氧化后，形成酮醛化合物，$KHCO_3$ 水解后，得酮醇化合物，经过碘酸氧化，生成17-羧基化合物。内酯环也可直接用 $KMnO_4/CH_3COOH$ 氧化得17-羧基化合物（图12-4）。

（5）强心苷分子中如果有邻-二羟基取代，被 $NaIO_4$ 氧化，可生成双甲酰化合物，再经 $NaBH_4$ 还原，可得二醇衍生物。如果 C-2、C-3 位存在邻-二羟基取代，且 C-11 有羰基取代，将会发生如下反应，形成半缩醛结构。常法乙酰化，可恢复羰基结构，得到二乙酰衍生物（图12-5）。

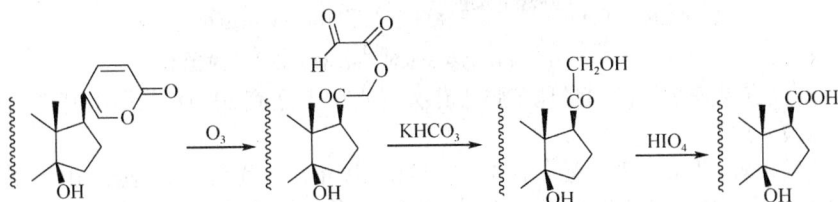

图 12-4　甲型强心苷内酯环氧化开裂过程

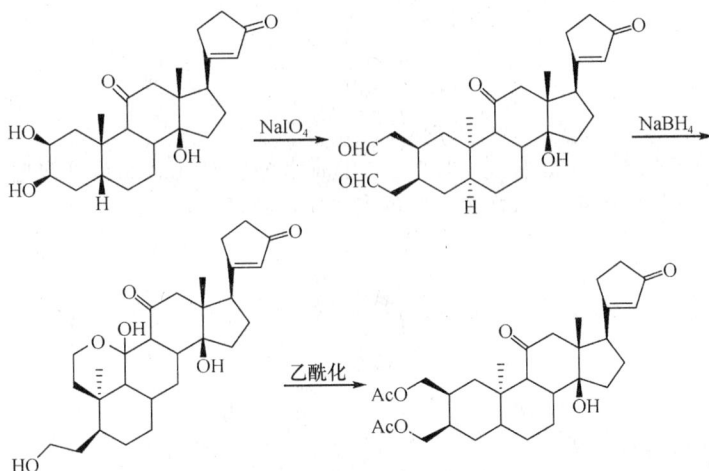

图 12-5　强心苷元上邻二羟基氧化开裂过程

（6）强心苷如果 C-19 位有醛基取代,在冷甲醇中用盐酸处理,C-3 位-OH 能与 C-19 位-醛基形成半缩醛的结构。

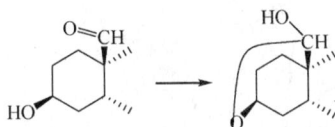

（二）苷键的水解

强心苷和其他苷类成分相似,其苷键亦能被酸、酶催化水解,分子中内酯环和其他酯键可被碱水解。水解反应是研究强心苷组成、改造强心苷结构的重要方法,可分为化学方法和生物方法。化学方法主要有酸水解、碱水解;生物方法有酶水解。但强心苷中苷键由于糖的种类不同,水解难易有区别,水解产物也有差异。

1. 酸催化水解

（1）温和酸水解:用稀酸(0.02～0.05 mol/L 的 HCl 或 H_2SO_4)在含水醇中经短时间(半小时至数小时)加热回流,可使 I 型强心苷水解为苷元和糖。由于苷元和 α-去氧糖之间、α-去氧糖(2-去氧糖)与 α-去氧糖之间的糖苷键极易被酸水解,在此条件下即可断裂。而 α-去氧糖与 α-羟基糖(2-羟基糖)、α-羟基糖与 α-羟基糖之间的糖苷键在此条件下不易断裂,因此水解后除得到单糖外,还常常得到二糖或三糖。温和酸水解条件较温和,对苷元结构影响较小,不致引起脱水反应,对不稳定的 α-去氧糖亦不致分解。如:

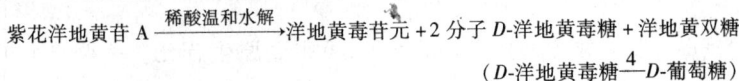

$$紫花洋地黄苷 A \xrightarrow{稀酸温和水解} 洋地黄毒苷元 + 2 分子 D\text{-}洋地黄毒糖 + 洋地黄双糖$$

$$(D\text{-}洋地黄毒糖 \xleftarrow{4} D\text{-}葡萄糖)$$

$$\text{K-毒毛旋花子苷} \xrightarrow{\text{稀酸温和水解}} \text{毒毛旋花子苷元} + \text{毒毛施花子三糖}$$

$$(D\text{-加拿大麻糖} \xleftarrow{4} D\text{-葡萄糖} \xleftarrow{4} D\text{-葡萄糖})$$

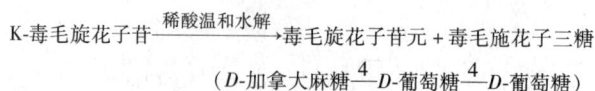

此法对 16 位有甲酰基取代的洋地黄强心苷类的水解不适宜,因 16 位甲酰基即使在这种温和条件下也能被水解。

(2) 强烈酸水解:Ⅱ型和Ⅲ型强心苷中,与苷元直接相连的均为 α-羟基糖,由于 2-位羟基的存在,产生下式互变,阻碍了苷键的质子化,使温和酸水解反应难以进行,必须增高酸的浓度(3% ~ 5%),延长水解时间,或同时加压。才能使 α-羟基糖定量地水解下来。

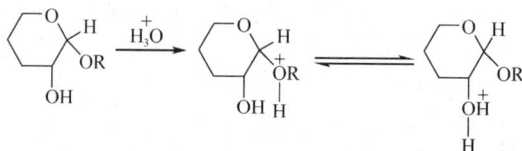

但由于反应比较强烈常引起苷元的脱水,产生脱水缩合苷元。如羟基洋地黄毒苷,用盐酸水解,不能得到羟基洋地黄毒苷元,而得到它的叁脱水产物。

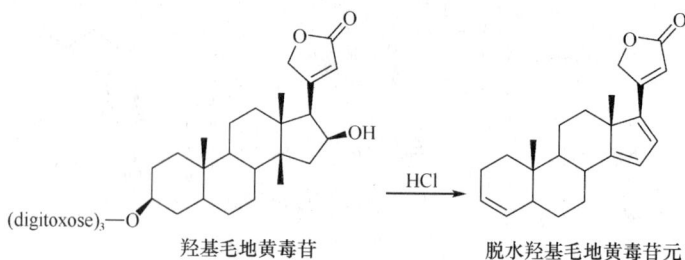

羟基毛地黄毒苷　　　　　　　　脱水羟基毛地黄毒苷元

(3) 氯化氢-丙酮法(Mannich 水解):将强心苷置于含 1 % HCl 的丙酮溶液中,室温条件下放置 2 周,糖分子中 C_2—OH 和 C_3—OH 与丙酮反应,生成丙酮化物,进而水解,可得到原生苷元及糖的衍生物。以铃兰毒苷为例,其反应如下(图 12-6):

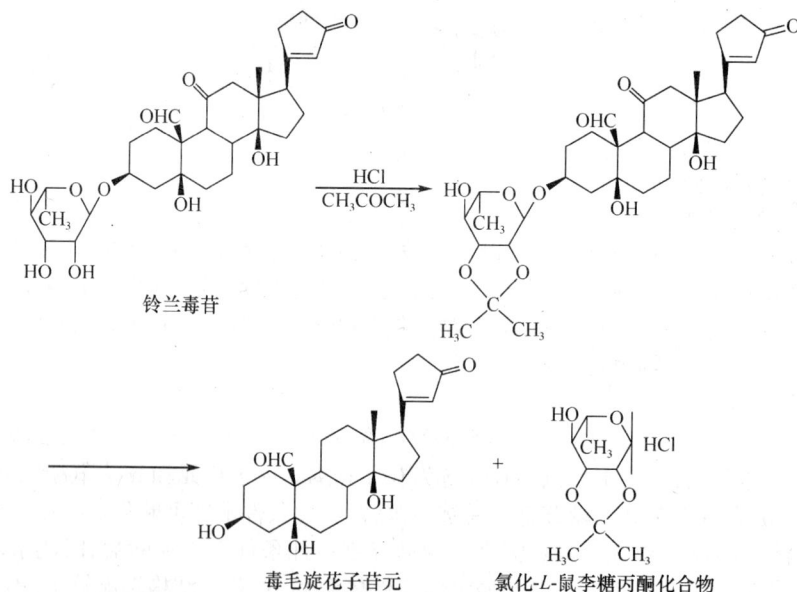

铃兰毒苷

毒毛旋花子苷元　　　　氯化-L-鼠李糖丙酮化合物

图 12-6　盐酸丙酮法水解过程

此法适于铃蓝毒苷及多数Ⅱ型强心苷的水解,可得到原生苷元。多糖苷由于极性太大,难溶于丙酮,故本法多用于能溶于丙酮的单糖苷。此外,某些Ⅱ型苷如黄夹次苷乙用此法得不到原生苷而是缩水苷元。

2. 酶催化水解 酶的水解有一定选择性(专属性),不同性质的酶作用于不同性质的苷键。在含有强心苷的植物中,有水解葡萄糖的酶,但无水解 α-去氧糖的酶,所以能水解除去分子中的葡萄糖,保留 α-去氧糖而生成次级苷。如紫花洋地黄叶中存在的酶,称紫花苷酶(digipurpidase),只能使紫花洋地黄苷 A 和 B 脱去一分子葡萄糖,依次生成洋地黄毒苷和羟基洋地黄毒苷。又如毒毛旋花子中含有的 β-D-葡萄糖苷酶(β-D-glucosidase)和毒毛旋花子双糖酶(strophanthobiase)。用前者酶解,可使 K-毒毛旋花子苷生成 K-毒毛旋花子次苷 β,用后者酶解则得到加拿大麻苷。

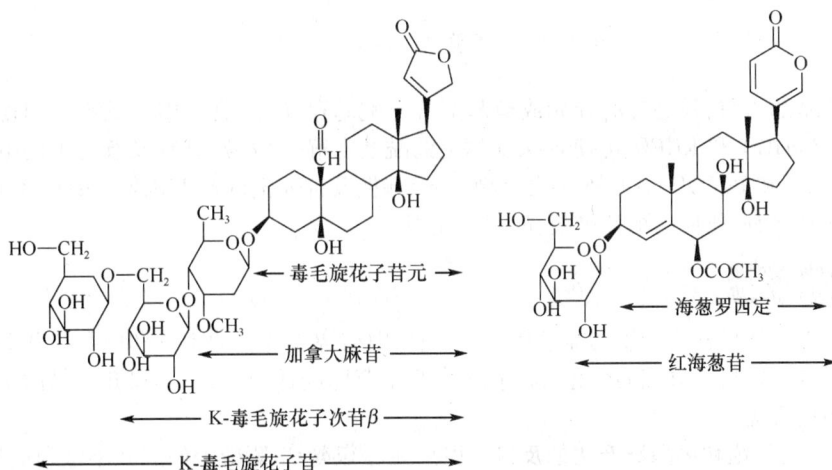

除了植物中与强心苷共存的酶外,其他生物中的水解酶亦能使某些强心苷水解。尤其是蜗牛消化酶(snail enzyme,蜗牛肠管消化液经处理而得),是一种混合酶,几乎能水解所有苷键。能将强心苷分子中糖链逐步水解,直至获得苷元,常用来研究强心苷的结构。

从粉绿小冠花(coronilla glauca)中所得到的酶,能将红海葱苷(scilliroside)水解,得到用化学方法不能得到的苷元海葱罗西定(scillirosidin)。

毛花洋地黄苷和紫花洋地黄苷,用紫花苷酶酶解,酶解速率不同,前者糖基上有乙酰基,对酶作用阻力大故水解慢,后者水解快。紫花苷酶和毛花苷酶对紫花洋地黄苷的水解速率相同。苷元类型不同,被酶解难易也有区别。一般以乙型强心苷较甲型强心苷易为酶水解。

3. 碱水解 强心苷的苷键为缩醛结构,可被酸或酶水解,而不被碱水解。碱试剂主要使分子中的酰基水解、内酯环裂开、$\Delta^{20(22)}$ 转位及苷元异构化等。

(1) 内酯环的水解:强心苷分子中有内酯环结构,当用 KOH 或 NaOH 的水溶液处理,内酯环开裂,但酸化后又环合。如用醇性苛性碱溶液处理,内酯环异构化,这种变化是不可逆的,遇酸亦不能复原(图 12-7)。

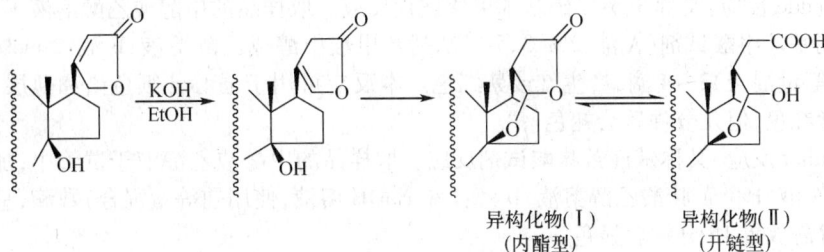

图 12-7 甲型强心苷内酯环开裂过程

　　甲型强心苷元是通过内酯环的质子转移,双键转位,然后 C_{14}—OH 质子对 C_{20} 亲电加成,形成内酯型异构化物(Ⅰ),再因碱的作用,丙酯环开裂,形成开链型异构化物(Ⅱ),如有 C_{16}—OH,则可形成16,22-环氧衍生物。乙型强心苷在醇性苛性碱溶液中,内酯环开裂生成酯,再脱水生成异构化物(图12-8)。

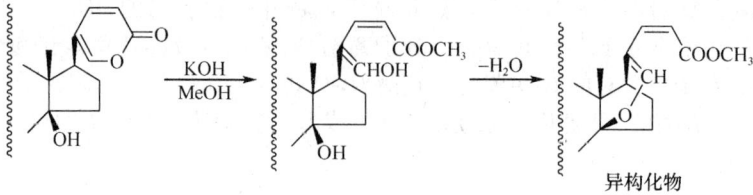

图12-8　乙型强心苷内酯环开裂过程

　　(2)酰基的水解:强心苷的苷元或糖基上常有酰基存在,一般可用碱试剂处理使酯键水解脱去酰基。$NaHCO_3$ 和 $KHCO_3$ 可使 α-去氧糖上的酰基水解,而 α-羟基糖及苷元上的酰基多不被水解;$Ca(OH)_2$ 和 $Ba(OH)_2$ 可使 α-去氧糖、α-羟基糖及苷元上的酰基水解;NaOH 碱性太强,不但使所有酰基水解,还使内酯环破裂,故很少使用。

(三) 显色反应

　　强心苷除甾体母核所产生的显色反应外,还可因结构中含有的不饱和内酯环和2-去氧糖而产生显色反应。因甾体母核的颜色反应在本章第1节已经述及,故以下仅介绍另两个结构部分所产生的颜色反应。

　　1. C_{17} 位上不饱和内酯环产生的反应　甲型强心苷类 C_{17} 侧链上的五元不饱和内酯环,在碱性溶液中,双键转位能形成活性次甲基,能与活性亚甲基试剂反应而显色。反应物在可见光区往往具有特殊最大吸收,故亦用于定量。乙型强心苷在碱性溶液中不能产生活性次甲基,故无此类反应产生。

　　(1)Legal 反应:又称亚硝酰铁氰化钠试剂反应。取样品 1~2 mg,溶于 2~3 滴吡啶中,加 3% 亚硝酰铁氰化钠溶液和 2mol/L NaOH 溶液各一滴,反应液呈深红色并渐渐褪去。

　　反应机制可能是由于亚硝酰铁氰化钠试剂中的亚硝基和活性次甲基反应生成肟基衍生物而留在络合阴离子内,Fe^{3+} 被还原为 Fe^{2+}。

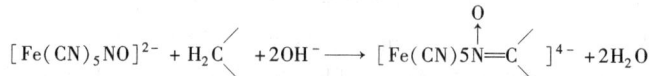

$$[Fe(CN)_5NO]^{2-} + H_2C \diagdown + 2OH^- \longrightarrow [Fe(CN)5N{=}C \diagup]^{4-} + 2H_2O$$

　　(2)Raymond 反应:又称间二硝基苯试剂反应。取样品约 1mg,以少量的 50% 乙醇溶解后加入 1% 间二硝基苯乙醇溶液 0.1ml,摇匀后再加入 20% NaOH 溶液 0.2ml,呈紫红色。

　　本法反应机理是先由间二硝基苯与活性亚甲基缩合,缩合产物再经过量的间二硝基苯氧化生成醌式结构而显色,部分间二硝基苯被还原为间硝基苯胺。

　　(3)Kedde 反应:又称3,5-二硝基苯甲酸试剂反应。取样品的甲醇或乙醇溶液于试管中,加入3,5-二硝基苯甲酸试剂(A 液:2% 3,5-二硝基苯甲酸甲醇或乙醇溶液;B 液:2 mol/L KOH 溶液,使用前等量混合)3~4 滴,产生红或紫红色。本反应可用于强心苷纸色谱和薄层色谱显色,喷雾后呈紫红色,但几分钟后会褪色。

　　(4)Baljet 反应:又称碱性苦味酸试剂反应。取样品的甲醇或乙醇液于试管中,加入碱性苦味酸试剂(A 液:1% 苦味酸乙醇溶液;B 液:1% NaOH 溶液,使用前等量混合)数滴,呈现橙或橙红色。有时需放置15分钟后显色。

　　2. α-去氧糖产生的反应

　　(1)Keller-Kiliani(K-K)反应:此反应是 α-去氧糖的特征反应,对游离的 α-去氧糖或在反应

条件下能水解出 α-去氧糖的强心苷都可显色。取样品 1mg 溶于 5 ml 冰乙酸中,加 20% 三氯化铁水溶液 1 滴,混匀后倾斜试管,沿试管壁缓慢加入浓硫酸 5 ml,观察界面和乙酸层的颜色变化。若有 α-去氧糖存在,乙酸层渐呈蓝或蓝绿色。界面的呈色,是由于浓硫酸对苷元所起的氧化作用向下层扩散,其显色随苷元羟基、双键的位置和数目不同而异,可显红色、绿色、黄色等,如洋地黄毒苷呈草绿色,羟基洋地黄毒苷呈洋红色,异羟基洋地黄毒苷呈黄棕色。但久置后因炭化,均转为暗色。

该反应对 α-去氧糖与葡萄糖或其他羟基糖连接的二糖、三糖及乙酰化的 α-去氧糖均不显色,因为它们在此条件下不能水解产生游离的 α-去氧糖。故此反应阳性可肯定 α-去氧糖的存在,但若不显色,不能说明分子结构中无 α-去氧糖。例如紫花洋地黄苷 A 和洋地黄毒苷,在它们分子结构中虽然都有三分子洋地黄毒糖,但前者的呈色深度为后者的 2/3。这可能是由于前者在此条件下只能水解出二分子的洋地黄毒糖。另一分子洋地黄毒糖与葡萄糖相连,较难水解而不能呈色。又如 K-毒毛旋花子苷和 K-毒毛旋花子次苷-β,它们结构中虽都有一分子加拿大麻糖,但因与葡萄糖相连,均呈阴性反应,对乙酰化的 2-去氧糖也不呈色。

(2) 呫吨氢醇(xanthydrol)反应:取强心苷固体样品少许,加入呫吨氢醇试剂(10 mg 呫吨氢醇溶于 100 ml 冰乙酸,加入 1 ml 浓硫酸)中,置水浴上加热 3 分钟,只要分子结构中有 α-去氧糖都能显红色。该反应极其灵敏,分子中的 α-去氧糖可发生定量反应,故还可用于定量分析。

(3) 对二甲氨基苯甲醛反应:将强心苷的醇溶液滴在滤纸上,干后,喷对二甲氨基苯甲醛试剂(1% 对二甲氨基苯甲醛乙醇溶液 4 ml,加入浓盐酸 1 ml),于 90℃加热 30 秒钟,分子中如有 α-去氧糖可显灰红色斑点。反应机制可能是 α-去氧糖经盐酸催化,产生分子重排,再与对二甲氨基苯甲醛缩合而呈色。

(4) 过碘酸-对硝基苯胺反应:将样品的醇溶液点于滤纸或薄层板上,先喷过碘酸钠水溶液(过碘酸钠饱和水溶液 5 ml,加蒸馏水 10 ml)。室温下放置 10 分钟,再喷对硝基苯胺试液(1% 对硝基苯胺乙醇溶液 4 ml,加浓盐酸 1 ml),立即在灰黄色背底上出现深黄色斑点,在紫外光下观察则为棕色背底上现黄色荧光斑点。如再喷以 5% NaOH 甲醇溶液,斑点变为绿色。本反应机制为过碘酸能使强心苷分子中的 α-去氧糖氧化生成丙二醛,再与对硝基苯胺缩合而呈黄色。

四、强心苷的波谱特征

(一) 紫外光谱(UV)

具有 $\Delta^{\alpha\beta}$-γ-内酯环的甲型强心苷元,于 217 ~ 220 nm(lgε 4.20 ~ 4.34)处呈现最大吸收。具有 $\Delta^{\alpha\beta,\gamma\delta}$-δ-内酯的乙型强心苷元在 295 ~ 300 nm(lgε 3.93)处有最大吸收,借此可区别二类强心苷。

分子中如引入非共轭双键,在紫外区无吸收。若引入 $\Delta^{16(17)}$ 与 $\Delta^{\alpha\beta}$-γ-内酯共轭,则另外在约 270 nm 处产生强的共轭吸收。若引入 $\Delta^{8(9),14(15)}$ 双烯和内酯环不共轭,一般在 244 nm 左右有最大吸收。引入 $\Delta^{14(15),16(17)}$ 双烯和内酯环共轭,则在 330 nm 左右出现强吸收。苷元中的孤立羰基在 300 nm 附近有低吸收(lgε 约 1.8),若为苷时,该吸收更弱,几乎看不到。强心苷在 C_{11} 或 C_{12} 位有羰基,因受空间阻碍影响,不易为化学反应所检出,但在紫外光谱中可示 290 nm(lgε 约 1.90)的低峰。C_{11}、C_{12} 均为羰基的双酮,吸收峰向长波方向移动。

(二) 红外光谱(IR)

强心苷所有官能团在红外光谱中都有相应吸收,其中最特征的吸收峰来自于不饱和内酯环上的羰基。根据羰基吸收峰的位置和强度,可以区分强心苷元是甲型或乙型。具有 $\Delta^{\alpha\beta}$-γ-内酯环的甲型强心苷元,一般在 1800 ~ 1700 cm^{-1} 处有两个羰基吸收峰,较低波数的是 α、β 不饱和羰基产生的正常吸收,而较高波数的吸收峰是其不正常吸收,随溶剂性质改变,在极性大的溶剂中,吸收强度减弱甚至消失。如用溴化钾压片测定,此较高波数的吸收峰消失。而正常吸收在极性溶剂中,吸收强度基本不变或略加强。如3-乙酰洋地黄毒苷元在二硫化碳溶液中,红外光谱有 3 个羰基峰,即 1738 cm^{-1}、1756 cm^{-1}、1783 cm^{-1}。其中 1738 cm^{-1} 是乙酰基上羰基吸收,1756 cm^{-1} 和 1783 cm^{-1} 都来自于 $\Delta^{\alpha\beta}$-γ-内酯环的羰基。1756 cm^{-1} 是正常吸收,因羰基与 α、β 不饱和双键共轭而向低波数位移 20~30 cm^{-1}(二氢洋地黄毒苷元羰基在 1786 cm^{-1} 有吸收)。1783 cm^{-1} 是非正常吸收,溶剂极性增大,吸收强度显著减弱,但峰位不变。

　　具 $\Delta^{\alpha\beta,\gamma\delta}$-$\delta$-六元不饱和内酯环的乙型强心苷,在 1800~1700 cm^{-1} 区域内虽也有两个羰基吸收峰,但由于环内共轭程度增高,故两峰较甲型强心苷元中相应的羰基峰均向低波数位移约 40 cm^{-1} 左右。如嚏根草苷元(hellebrigenin),在氯仿溶液中出现 1718 cm^{-1} 和 1740 cm^{-1} 两个吸收峰。前者为正常峰,后者为非正常峰,亦因溶剂极性增大而吸收强度减弱。

　　根据红外光谱不但可区分甲型和乙型强心苷,而且还可根据其中非正常峰因溶剂的极性增强而吸收强度削弱或甚至消失的现象,用来指示不饱和内酯环的存在与否。

【三】质谱(MS)

　　强心苷的主要裂解方式是苷键的 α-断裂,而苷元的质谱裂解方式较多,也较复杂,除 RDA(逆 Diels-Alder)裂解、羟基的脱水、脱甲基、脱 17 位侧链和醛基脱 CO 外,还可出现一些由较复杂的裂解方式产生的特征碎片。

　　甲型强心苷元 C$_{17}$ 侧链为 $\Delta^{\alpha\beta}$-γ-内酯,质谱裂解产生 m/z 111、124、163 和 164 等含有 γ-内酯环或内酯环加 D 环的碎片离子。

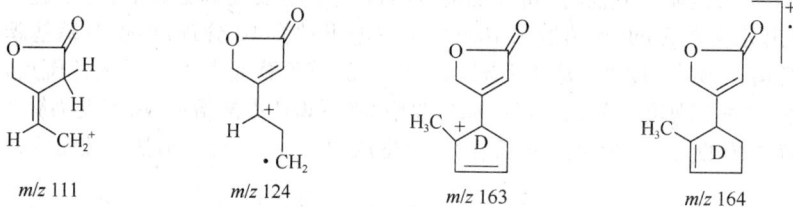

m/z 111　　　　m/z 124　　　　m/z 163　　　　m/z 164

　　乙型强心苷元 C$_{17}$ 侧链为 $\Delta^{\alpha\beta,\gamma\delta}$-$\delta$-内酯,质谱裂解产生 m/z 109、123、135 及 136 等含有 δ-内酯环的碎片。由于取代基性质不同,还可能产生更为复杂的裂解碎片。

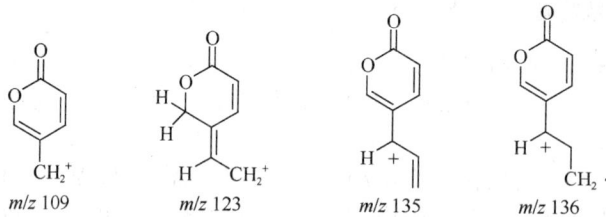

m/z 109　　　　m/z 123　　　　m/z 135　　　　m/z 136

　　来自甾体母核的离子,如由 D 环 C$_{13}$—C$_{17}$ 键和 C$_{15}$—C$_{16}$ 键断裂的 m/z 264,由 C$_{13}$—C$_{17}$ 键和 C$_{14}$—C$_{15}$ 键断裂的 m/z 249,D 环 C$_{13}$—C$_{17}$ 键断裂后还可和 C$_{14}$—OH 引起复杂的重排,产生 C 环缩为五元环的 m/z 221 和 m/z 203 离子。如果甾核上有羟基或羰基取代,这些离子的质荷比会产生相应的质量位移。

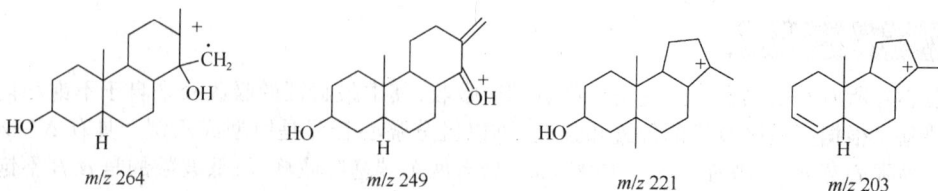

m/z 264　　　　　　　m/z 249　　　　　　　m/z 221　　　　　　　m/z 203

质谱也可用于强心苷类的结构研究,可用来推测糖的链接顺序。通常可将强心苷进行乙酰化或全甲基化,乙酰化需样品量少,方法简便易行,全甲基化需样品较多操作较困难,如条件控制得当,可得出分子离子峰。

强心苷中常见有 2,6-二去氧的甲醚,其质谱裂解,可用加拿大麻糖为例(图 12-9)。

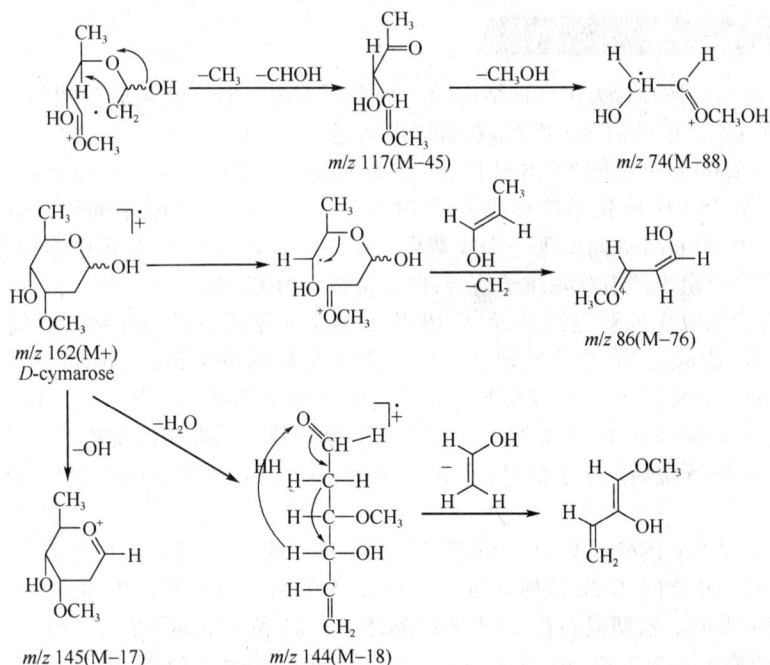

图 12-9 2,6-去氧糖甲醚质谱裂解过程

在强心苷的 EI-MS 图谱中,一般难以观察到分子离子峰,有时只能出现丰度极低的分子离子峰。但可较清楚地看到分子离子连续失水或失糖基后再失水而产生的碎片离子,以及来自苷元部分和糖基部分的碎片离子。以洋地黄毒苷为例:

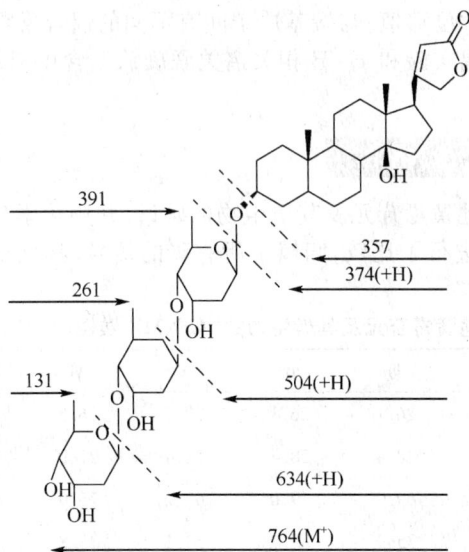

在其 EI-MS 图谱中,m/z 764 为分子离子峰,相对丰度仅 0.05%。较强的碎片离子有 m/z

634、504、374 和基峰 357。m/z 634 是 $[M+H-$ 洋地黄毒糖$]^+$ 碎片离子；m/z 504 为 $[M+H-($ 洋地黄毒糖$)_2]^+$；m/z 374 是苷元离子峰；m/z 357 为基峰离子，来自于苷元脱羟基形成的离子。

FAB-MS 及 ESI-MS^n 常用于强心苷相对分子量和糖连接顺序的测定，为强心苷结构测定的常用技术。

（四）核磁共振氢谱（^{1}H-NMR）

^{1}H-NMR 是测定强心苷类化合物结构的一种重要方法。同三萜类成分相似，在高场区有很多饱和的亚甲基及次甲基信号重叠严重，难以准确地一一归属。

在 $\delta 0.80 \sim 1.00$ ppm 之间，可出现 18、19 位两个叔甲基单峰。由于强心苷 C/D 环都是顺式稠合（14β-H），故 18-CH$_3$ 的化学位移要高于 19-CH$_3$。若 C-10 位被醛基取代，则该甲基信号消失，在 $\delta 9.50 \sim 10.00$ 区间出现一个醛基质子的单峰。若 C-10 位为羟甲基取代，在 $\delta 3.50 \sim 4.20$ ppm 区间内可出现两组双峰质子信号，偶合常数约为 12 Hz。

16 位没有含氧取代或双键的苷元，C-16 位上两个质子应在 $\delta 2.00 \sim 2.50$ 间呈多重峰，而 C-17 位上质子在 $\delta 2.80$ 左右，为多重峰或 dd 峰，偶合常数约为 9.5Hz。16 位有含氧取代时，在 $\delta 5.00 \sim 5.40$ ppm 之间多出一个双峰质子信号，偶合常数约为 $8 \sim 10$ Hz。16 位有双键取代时，^{1}H-NMR 谱中内酯环上 21 位及 22 位质子信号化学位移与前者相比变化不大；但在低场区 δ_H 6.2 ppm 多出一个 16 位烯氢质子信号；受 16 位双键影响，18-CH$_3$ 质子的化学位移向低场位移到 $\delta 1.25$ ppm。

甲型强心苷 $\Delta^{\alpha\beta}$-γ-内酯环 C-21 上的两个质子以宽单峰、三重峰或 AB 型四重峰（$J=18$ Hz）出现在 $\delta 4.50 \sim 5.00$ 之间，C-22 位烯氢质子与 C-21 上的两个质子有远程偶合，在 $\delta 5.60 \sim 6.00$ ppm 范围呈宽的单峰。乙型强心苷 $\Delta^{\alpha\beta,\gamma\delta}$-$\delta$-内酯环上 C-21 位烯氢质子在 $\delta 7.20$ 左右，为一单峰，C-22 和 C-23 位质子分别在 $\delta 7.80$ 和 $\delta 6.30$ 左右，各出现一个烯氢双峰。C-3 位质子一般为多重峰在 $\delta 3.90$ 左右，成苷后向低场位移。

强心苷的糖部分质子信号，同其他苷类化合物的糖部分一样，均有相同的特征信号。例如葡萄糖 C-5 位羟甲基，被乙酰化后常为三重峰或 AB 双重峰出现在 $\delta 4.00 \sim 4.50$ 之间；6-去氧糖的 C-5 位甲基，呈一个二重峰（$J=6.5$Hz）或多重峰，出现在 $1.0 \sim 1.5$ 之间。强心苷中除常见的糖外，还有一些特殊的糖，如 α-去氧糖 C-2 位上两个质子，处于高场区，它们在化学上不等价，具有不同的化学位移值，与端基质子间有不同的偶合常数，所以端基质子以双二重峰出现在较低场，可用去偶实验和 ^{1}H-^{1}H 相关谱关联确认。含甲氧基的糖分子应出现甲氧基的单峰，位于 $\delta 3.50$ 左右。

（五）核磁共振碳谱（^{13}C-NMR）

张琳等报道了 9 种洋地黄毒苷元及其衍生物的碳谱，并用化学位移理论，二维核磁共振技术以及与结构相关化合物进行了比较，归属了所有碳的信号，其化学位移值列于表 12-2，可供参考。

表 12-2　洋地黄毒苷元及其衍生物的 ^{13}C NMR 数据（150MHz, in CDCl$_3$）

序号	I	II	III	IV	V	VI	VII	VIII	IX
1	26.1	30.7	26.1	26.1	27.7	26.5	27.2	26.5	27.9
2	28.6	28.5	28.4	28.4	28.4	27.9	30.9	26.9	26.9
3	68.9	67.5	69.0	69.0	67.6	75.0	74.2	78.3	75.1
4	35.6	34.1	35.9	35.9	34.1	35.8	38.4	34.6	36.2
5	76.0	36.4	76.1	75.8	41.4	77.2	76.3	75.1	75.1

序号	I	II	III	IV	V	VI	VII	VIII	IX
6	37.7	27.8	37.7	37.7	36.3	35.5	33.3	36.0	34.6
7	21.5	22.3	22.7	22.3	22.1	24.7	22.3	21.4	24.9
8	40.9	42.6	40.1	40.0	42.6	41.7	42.7	40.8	41.6
9	41.0	36.6	41.7	41.7	36.5	40.1	40.4	41.1	40.1
10	41.8	37.3	41.9	41.8	40.0	41.6	41.2	41.7	41.8
11	24.5	22.4	24.7	24.3	21.9	22.6	22.1	24.7	22.6
12	39.6	40.5	40.9	40.0	37.3	40.8	40.7	39.3	40.9
13	53.2	51.0	50.9	51.2	51.3	50.8	50.8	53.1	50.8
14	86.6	86.3	86.2	84.8	84.9	86.3	86.2	86.6	86.3
15	41.2	33.3	33.3	41.3	41.4	33.3	32.1	41.2	33.3
16	134.6	28.0	28.0	77.5	77.5	26.7	28.0	134.8	26.5
17	144.9	52.0	51.9	57.2	57.4	51.9	52.0	144.9	51.9
18	17.1	16.4	16.3	16.3	16.4	16.3	16.3	16.8	16.2
19	17.6	24.2	17.2	17.2	24.2	17.2	19.1	17.4	17.2
20	161.7	177.1	177.1	171.4	171.5	177.1	177.2	161.9	177.2
21	73.5	75.2	75.3	76.0	75.9	75.6	75.3	73.5	75.9
22	112.2	117.7	117.8	121.7	121.3	117.8	117.8	112.0	117.8
23	177.2	178.3	178.3	176.6	176.6	178.2	178.3	177.2	178.3
1'						98.0	97.4	101.9	101.9
2'						38.8	39.9	75.9	75.3
3'						68.3	69.1	78.2	78.3
4'						83.9	74.0	71.6	71.6
5'						69.7	70.9	78.1	78.1
6'						18.5	18.5	62.7	62.7
1''						105.7			
2''						75.2			
3''						77.8			
4''						71.1			
5''						77.6			
6''						62.2			
CO				172.1	172.0				
CH_3				20.9	20.7				

一般来说,强心苷元结构中引入羟基或其他含氧取代,可使含氧取代基的 α-位及 β-位碳向低场位移。如化合物 V 同化合物 II 比较,前者 C-16 位上有乙酰氧基取代,所以其 C-15、C-16、C-17 的化学位移值(δ 41.4、77.5、57.4)均比化合物 II 相应碳原子的化学位移值大(δ33.3、28.0、52.0)。如 C-5 位引入 β-OH,C-4、C-5、C-6 的化学位移值均向低场移动,例如化合物 III 中 C-4、C-5、C-6 的化学位移值均比化合物 II 相应碳原子的化学位移值大。另外,当羟基被乙酰化后,与乙酰氧基相连的碳信号向低场位移,而其 C-β 信号向高场位移。如化合物 V 中 C-15、C-16、C-17 的化学位移值分

别为 $\delta 41.4$、77.5、57.4，而羟基洋地黄毒苷元中 C-15、C-16、C-17 的化学位移值分别为 $\delta 42.6$、72.8、58.8，见图 12-10。

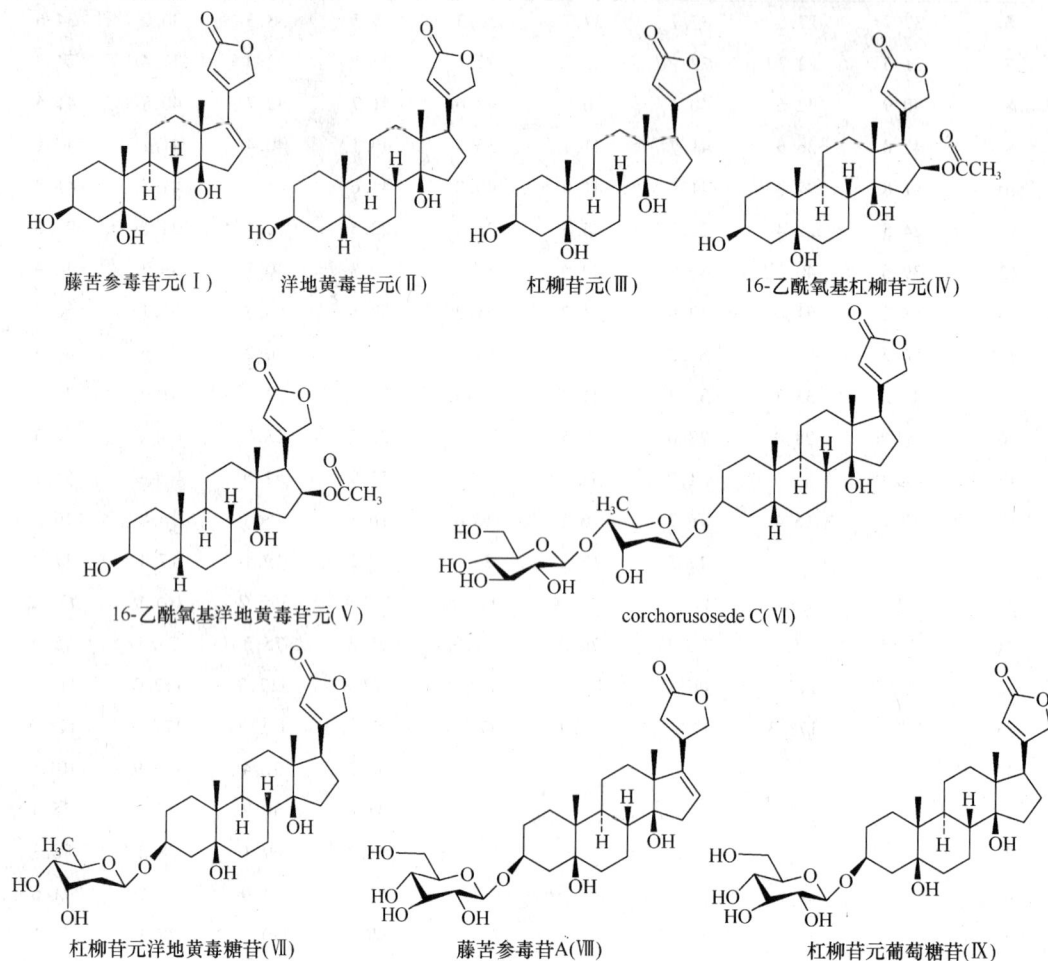

图 12-10　化合物 I ~ IX 的化学结构

在 5α-甾体(如乌沙苷元)的 A/B 环中大多数碳的 δ 值比 5β-甾体(如洋地黄毒苷元)高越 $2 \sim 8$，且前者 19-CH₃ 的 δ 值约为 12.0，后者(5β-甾体)的 δ 值约为 24.0，两者间相差 $11 \sim 12$，易于辨认。因此，利用这一规律有助于判断 A/B 环的构象。

^{13}C-NMR 谱在鉴定强心苷分子中糖链的结构以及糖链与苷元的连接位置等，同样具有重要作用，其作用规律可参考第 5 章有关部分。强心苷分子中，常含有 2,6-二去氧糖和 6-去氧糖以及它们的甲氧基糖。这些糖也与普通糖一样，在其 ^{13}C-NMR 谱中各碳原子也都有各自的化学位移值(表 12-3)。因此可根据这些信号，采用对比分析方法，解决强心苷中有关糖的种类、数目及其连接位置。

表 12-3　2,6-二去氧糖和 6-去氧糖的 ^{13}C-NMR 数据（150 MHz，in CD₃OD）

化合物	序号 1′	2′	3′	4′	5′	6′	OCH₃
L-夹竹桃糖	95.9	35.8	79.3	77.1	69.1	18.6	56.9
D-加拿大麻糖	97.6	36.4	78.8	74.0	71.1	18.9	58.1

续表

序号 化合物	1′	2′	3′	4′	5′	6′	OCH₃
D-地芰糖	98.2	33.1	79.1	67.0	71.2	17.6	55.1
D-沙门糖	97.3	33.6	80.3	67.9	69.9	17.5	56.7
L-黄花夹竹桃糖	98.9	73.8	84.8	76.6	68.9	18.5	60.6
D-洋地黄糖	103.6	70.9	85.1	68.7	71.0	17.4	57.2
D-6-去氧-3-甲氧基阿洛糖	104.3	71.6	85.2	74.6	68.5	18.4	60.7

五、强心苷的提取分离

植物体中所含强心苷种类复杂,大多含量较低。多数强心苷为寡糖苷,常与糖类、皂苷、色素、鞣质等共存,这些成分的存在能影响或改变强心苷类成分在许多溶剂中的溶解度。同时植物中还含有能使强心苷类水解的酶,植物原料在保存或提取过程中,要注意酶的活性问题。如要提取原生苷,必须抑制酶的活性,新鲜原料采集后要低温快速干燥。如要提取次生苷,应利用植物中酶的活性,进行酶解(25～40℃)获得次生苷。此外,还要注意酸、碱对强心苷结构的影响。

(一) 提取

一般原生苷易溶于水、醇等极性溶剂,而难溶于石油醚、乙醚等亲脂性溶剂,次生苷则相反,易溶于亲脂性溶剂而难溶于水等极性溶剂。提取时应根据强心苷的性质选择不同溶剂,例如乙醚、氯仿、氯仿-甲醇混合溶剂、甲醇、乙醇等。但常用的为甲醇或70%乙醇,提取效率高,且能破坏酶的活性。

(二) 纯化

1. 溶剂法 原料如为种子或含油脂类杂质较多时,一般宜先脱脂,然后用醇或稀醇提取。另外,也可先用醇或稀醇提取,提取液浓缩除去醇,残留水提液用石油醚、苯等萃取,除去亲脂性杂质。水液再用氯仿-甲醇混合溶剂提取,提取出强心苷,亲水性杂质留在水层而弃去。若原料为地上部分,而叶绿素含量较高,可将醇提液浓缩,使醇的浓度维持在10%～20%,放置使叶绿素等脂溶性杂质呈胶状沉淀析出,过滤除去。

2. 铅盐法 铅盐法是一种比较有效的纯化方法,但铅盐与杂质生成的沉淀能吸附强心苷而导致较大损失。这种吸附与溶剂中醇浓度有关。当溶液中醇浓度增加,能降低沉淀对强心苷的吸附现象,但纯化效果也随之下降。例如提取洋地黄强心苷时,水提取液用 Pb(Ac)₂ 试剂处理,强心苷损失达14%,若增加醇含量至40%,则基本没有损失,醇的含量超过50%时,则纯化效果差。过量的铅试剂还能引起一些强心苷的脱酰基反应,例如在稀甲醇液中用 Pb(Ac)₂ 长时间处理,能使葡萄糖吉他洛苷(glucoggitaloxin)脱去甲酰基而变成紫花洋地黄苷 B。

3. 吸附法 向强心苷的稀醇提取液中加入适量活性碳,可使提取液中的叶绿素等脂溶性杂质可被吸附而除去。当提取液中加入中性 Al_2O_3,则溶液中糖类、水溶性色素、皂苷等可被吸附,从而达到纯化目的。但强心苷也可能被吸附而带来一定程度的损失,而且吸附量与溶液中乙醇的浓度有关。

(三) 分离

1. 两相溶剂萃取法 主要利用强心苷在两种互不相溶的溶剂中分配系数的差异而达到分

离。例如,毛花洋地黄总苷中苷甲、乙、丙的分离,在氯仿中苷丙的溶解度(1:2000)比苷甲(1:225)和苷乙(1:550)小,而三者在甲醇(1:20)和水(几不溶)中溶解度均相似。可用氯仿-甲醇-水(5:1:5)为溶剂系统进行二相溶剂萃取,溶剂用量为总苷的1000倍,苷甲和苷乙容易分配到氯仿层,而苷丙主要留在水层,分出水层,浓缩到原体积的1/50,放置析出结晶,收集结晶,用相同溶剂再行两相溶剂萃取,可得到纯的苷丙。

2. 逆流分配法　同样依据分配系数的不同,实现混合苷的分离。例如,黄花夹竹桃苷A和B(thevetins A and B)的分离,以750 ml氯仿-乙醇(2:1)和150ml和水为二相溶剂,氯仿为流动相,水为固定相,经九次逆流分配(0~8管),最后由氯仿层6~7管中获得苷B,水层2~5管中获得苷A。

3. 层析分离　分离亲脂性的单糖苷、次生苷和苷元,一般选用吸附层析的方法,常以硅胶作为吸附剂,以正己烷-乙酸乙酯、苯-丙酮、氯仿-甲醇、乙酸乙酯-甲醇等混合溶剂为洗脱剂,梯度洗脱。弱亲脂性的强心苷类成分常选用分配层析方法分离,硅胶、硅藻土、纤维素等作支持剂,以乙酸乙酯-甲醇-水或氯仿-甲醇-水进行梯度洗脱。液滴逆流分配色谱法(DCCC)和高速逆流色谱法(HSCCC)也是分离强心苷的有效方法。当组分复杂时,往往须几种方法包括半制备HPLC等配合应用反复分离,方能满意地达到分离效果。

(四) 提取实例

1. 毛花苷C(去乙酰毛花洋地黄苷丙)的提取

(1)提取:取毛花毛地黄叶磨粉后加5倍量70%乙醇于60℃温浸2小时,过滤,滤渣再用3倍量70%乙醇提取2次,合并提取液,减压浓缩至含醇量15%~20%,15℃静置过夜,析胶完全后吸取上清液,减压浓缩至相当于生药量,用1/3容量$CHCl_3$洗涤一次除去亲脂性杂质和部分毛花洋地黄苷甲和乙。水层加入乙醇使含醇量达22%左右,$CHCl_3$提取3次($CHCl_3$每次用量为混液量的1/3),合并$CHCl_3$提取液,减压蒸干即为粗制总苷,甲醇重结晶,加丙酮-乙醚(1:1)混合溶液后过滤、洗涤、烘干,得精制总苷。

(2)分离:按精制总苷:甲醇:氯仿:水(1:100:500:500)的比例,使精制总苷先溶于甲醇,过滤,按上述比例向滤液中加氯仿与水,振摇,氯仿层主要含苷甲、苷乙,水层主要为苷丙和少量苷乙。取水层减压浓缩至少量,放冷,可析出苷乙和苷丙的混合苷粉末,过滤后,按上述比例重复操作一次,所得水层浓缩放冷后,析出的粉末中苷丙的纯度可超过95%。

(3)脱乙酰基:将苷丙溶于5倍量的热甲醇中,加入等量新鲜配制的0.15% Ca(OH)$_2$水溶液,放置室温过夜,混液应呈中性,如果pH大于7或小于7,应用HCl或Ca(OH)$_2$调到pH=7,减压浓缩至少量,放置过夜,滤集析出的沉淀或结晶,于甲醇中重结晶一次即得毛花苷C纯品。毛花苷C提取分离流程如下:

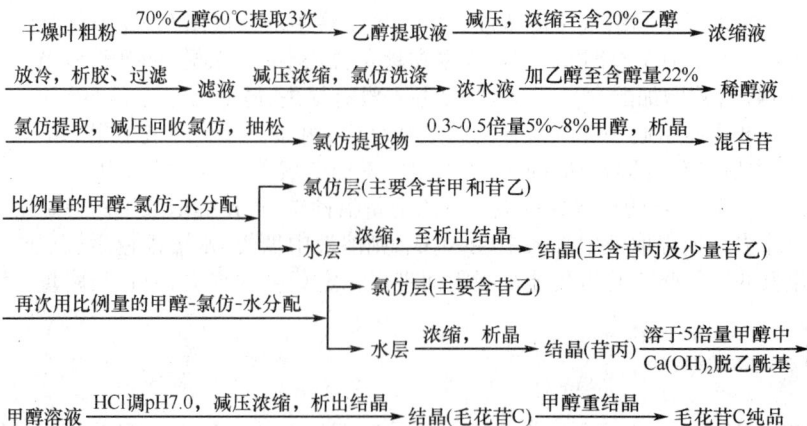

干燥叶粗粉 —70%乙醇60℃提取3次→ 乙醇提取液 —减压,浓缩至含20%乙醇→ 浓缩液

放冷,析胶、过滤 → 滤液 —减压浓缩,氯仿洗涤→ 浓水液 —加乙醇至含醇量22%→ 稀醇液

氯仿提取,减压回收氯仿,抽松 → 氯仿提取物 —0.3~0.5倍量5%~8%甲醇,析晶→ 混合苷

比例量的甲醇-氯仿-水分配 → 氯仿层(主要含苷甲和苷乙)

　　　　　　　　　　　　　　　→ 水层 —浓缩,至析出结晶→ 结晶(主含苷丙及少量苷乙)

再次用比例量的甲醇-氯仿-水分配 → 氯仿层(主要含苷乙)

　　　　　　　　　　　　　　　→ 水层 —浓缩,析晶→ 结晶(苷丙) —溶于5倍量甲醇中 Ca(OH)$_2$脱乙酰基→

甲醇溶液 —HCl调pH7.0,减压浓缩,析出结晶→ 结晶(毛花苷C) —甲醇重结晶→ 毛花苷C纯品

2. 地高辛(异羟基洋地黄毒苷)的提取　取毛花洋地黄干燥叶粉加等量水,保持 40 ~ 50℃ 发酵酶解 20 小时左右,每 2 ~ 50 小时翻动一次,然后分别用 4 倍及 3 倍量 80% 乙醇加热回流提取 2 次,每次 2 小时,冷却,过滤,合并提取液,减压浓缩至含醇量 20% 左右,低温静置过夜,析出叶绿素等胶质后,布袋滤取上清液,用 CHCl₃ 提取 3 次,每次用量为滤液的 1/5。合并氯仿提取液,减压浓缩至生药量的 1/5 左右,用 10% NaOH 溶液洗涤 5 次,每次用量为氯仿浓缩液的 1/10,以脱去乙酰基,并去除残留的叶绿素等杂质。再用 1% NaOH 溶液洗涤一次后,水洗至中性,氯仿液减压蒸干,所得残留物少量丙酮溶解,静置过夜,析出地高辛结晶,80% 乙醇溶解,少量活性炭脱色后,重结晶二次,即得地高辛纯品。地高辛提取制备流程如下:

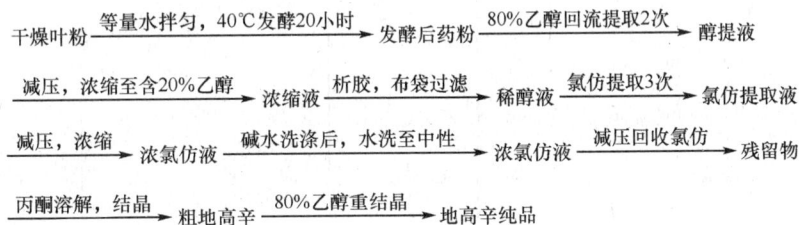

干燥叶粉 —等量水拌匀,40℃发酵20小时→ 发酵后药粉 —80%乙醇回流提取2次→ 醇提液

—减压,浓缩至含20%乙醇→ 浓缩液 —析胶,布袋过滤→ 稀醇液 —氯仿提取3次→ 氯仿提取液

—减压,浓缩→ 浓氯仿液 —碱水洗涤后,水洗至中性→ 浓氯仿液 —减压回收氯仿→ 残留物

—丙酮溶解,结晶→ 粗地高辛 —80%乙醇重结晶→ 地高辛纯品

六、强心苷结构鉴定实例

藤苦参毒苷元 (griffithigenin) 的提取和结构鉴定:藤苦参根 10.3 kg,粉碎成粗粉,依次采用 95% 及 50% 乙醇提取,提取液浓缩得湿浸膏 1.9 kg。将此浸膏悬浮在水中,以石油醚、氯仿、正丁醇梯度萃取,得石油醚部分(190g)、氯仿部分(530 g)、正丁醇部分(131g)。正丁醇部分经常压硅胶柱层析(200 ~ 300 目),油醚:乙酸乙酯:甲醇(9:1:0.1 ~ 6:3:1)梯度洗脱,共得 4 份(Fr. 1 ~ Fr. 4),Fr. 3 部分经反复的硅胶 H 中压柱层析,氯仿-甲醇梯度洗脱,再经 Sephadex LH-20 纯化,得化合物 1 (11 mg)。白色粉末,mp 277 ~ 278℃ (MeOH);$[\alpha]_D^{20} - 6.25$ (c 0.02,MeOH),Legal 及 Liebermann-Burchard 反应阳性,高分辨 EI-MS 显示 m/z 388.2224 [M]⁺,分子式为 $C_{23}H_{32}O_5$,不饱和度为 8。

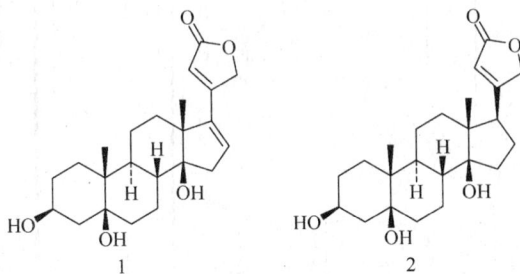

1　　　2

化合物 1 的紫外光谱有两个最大吸收峰波长:221 nm,274 nm,其中 221 nm 为 α,β-不饱和内酯环的特征吸收峰;红外光谱显示出 OH (3438)、C=O (1782,1745)、C=C (1618) 的吸收峰;EI-MS 给出碎片离子 m/z:247 [M – 123 – H₂O]⁺,229 [M – 123 – H₂O×2]⁺,201,124,111;以上数据说明化合物为强心苷类化合物。

化合物 1 的 ¹H NMR 谱显示出了强心苷五元内酯环的特征质子信号:一个宽单峰的烯氢信号 δH 5.94 (H-22),一对 dd 峰的连氧质子信号 5.08 及 4.98 (2H,$J = 16.8, 1.8$Hz,H-21a, H-21b);此外,δ_H 4.11 (1H,m) 为 3 位质子信号,δ_H 1.25,0.95 的两个单峰信号则分别为 18,19 位甲基信号;化合物的 ¹H-NMR 还显示出另外一个双键的质子信号 δ_H 6.19 (1H,d,$J = 3.0$Hz);其紫外光谱在 274 nm 处的最大吸收提示该双键可能位于 16 位。

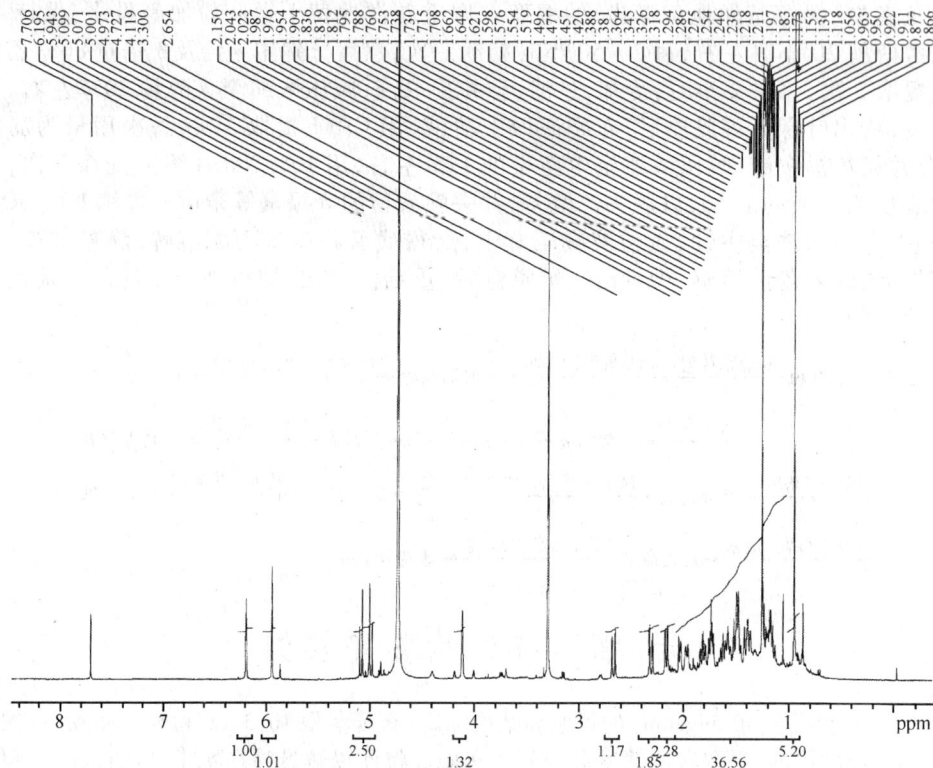

图 12-11　化合物 1 的 ^{1}H-NMR

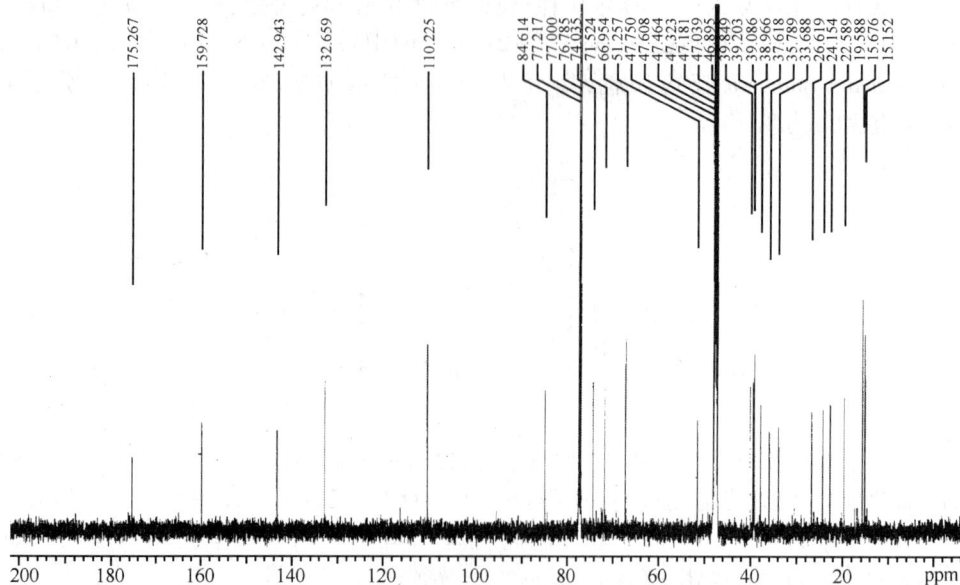

图 12-12　化合物 1 的 ^{13}C-NMR

化合物 1 的 ^{13}C NMR 谱显示出 3 个连氧碳信号 δ_C 84.6（C-14），74.0（C-5），66.9（C-3），及 α,β-不饱和内酯环的碳信号 δ_C 175.2（C-23），159.7（C-20），110.2（C-22），71.5（C-21），通过与已知化合物杠柳苷元［periplogenin（$3\beta,5\beta,14\beta$-trihydroxy-card-20（22）-enolide）］（2）（见表12-5）

进行比较,二者的^{13}C NMR 数据基本一致,仅是化合物 1 的 16,17 位的碳信号被一对双键所取代,以及 C-15,C-20,C-22 的化学位移发生了相应的变化。

化合物 1 的 HMBC 谱中,δ_H 6.19(H-16)与 δ_C 161.7(C-20)的相关,δ_H 5.94(H-22)与 δ_C 144.9(C-17)相关,证实了我们对 16 位双键位置的推测;δ_H2.16(H-4),1.52(H-4),0.95(H-19)与 δ_C76.0(C-5)的相关,确证了 C-5 位有连氧取代(图 12-13)。

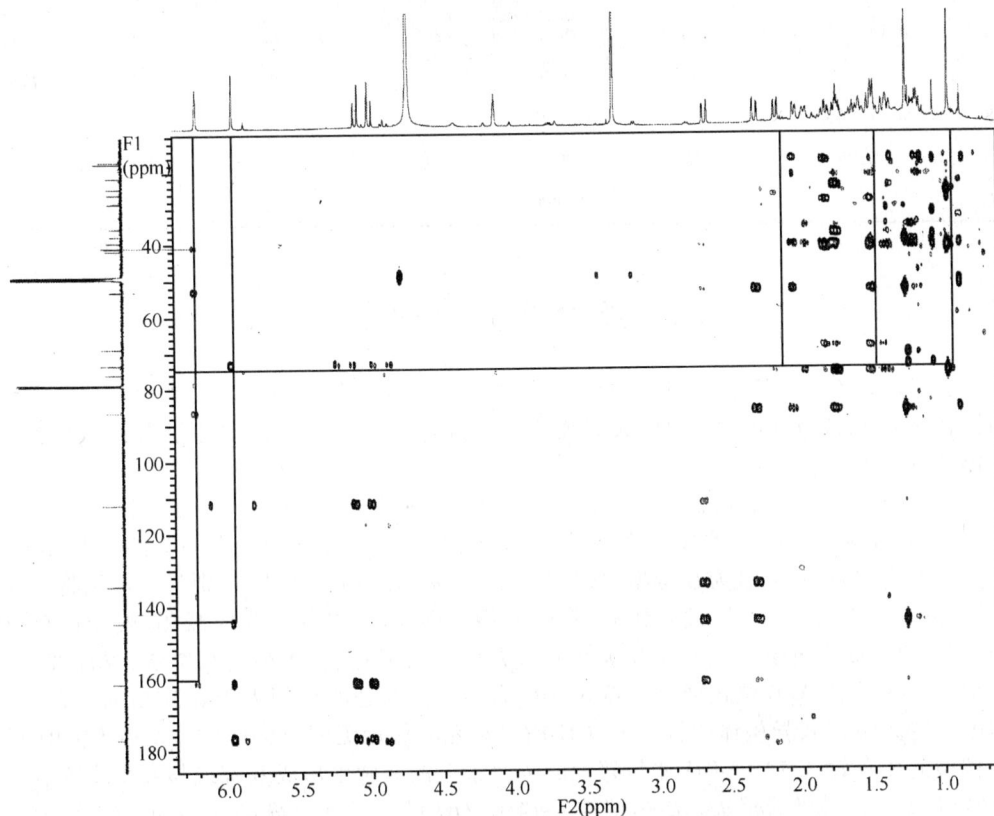

图 12-13 化合物 1 的 HMBC 图谱及主要相关信号

综合以上分析,推断化合物 1 的结构为 3β,5β,14β- trihydroxy-card-16,20(22)-dienolide,为新的强心苷元,命名为藤苦参毒苷元(griffithigenin)。结合^{1}H,^{1}H-COSY,HMQC 和 HMBC 光谱,所有的碳氢信号得以归属(表 12-4)。

表 12-4 化合物 1,2 的^{1}H NMR(600 MHz),^{13}C NMR(150 MHz)数据

position	1		2	position	1		2
	δ_H	δ_C	δ_C		δ_H	δ_C	δ_C
1	1.80,1.42m	26.1	26.1	8	1.48m	40.9	40.1
2	1.62,1.58m	28.6	28.4	9	1.72m	41.0	41.7
3	4.11m	68.9	69.0	10		41.8	41.9
4	2.16,1.52m	35.6	35.9	11	1.96,1.21m	24.5	24.7
5		76.0	76.1	12	2.01,1.18m	39.6	40.9
6	1.74,1.39m	37.7	37.7	13		53.2	50.9
7	1.50,1.17m	21.5	22.7	14		86.6	86.2

续表

position	1		2	position	1		2
	δ_H	δ_c	δ_c		δ_H	δ_c	δ_c
15	2.67 d (17.4) 2.30dd(3.0/17.4)	41.2	33.3	21	4.98, 5.08dd (1.8/16.8)	73.5	75.3
16	6.19 d (3.0)	134.6	28.0	22	5.94 br s	112.2	117.8
17		144.9	51.9	23		177.2	178.3
18	1.25 s	17.1	16.3	CH₃ * CO			
19	0.95 s	17.6	17.2	* CH₃CO			
20		161.7	177.1				

七、强心苷的生理活性

强心苷是治疗心力衰竭不可缺少的重要药物,但在临床应用中发现它们治疗指数小和剂量不易控制等缺点,故目前仍有必要继续寻找和研究新的强心苷,为开发治疗指数更高的强心类药物提供研究基础。

强心苷的化学结构与其强心作用和毒性之间有着密切的关系。其苷元甾核需有一定立体结构,A/B 环顺式或反式,C/D 必须是顺式稠合,否则无强心作用。强心苷的 C-17 位侧链必须为一不饱和内酯环,且为 β-构型,如异构化为 α-构型或内酯环开环,则强心作用将变得很弱,甚至消失。内酯环中双键被氢饱和后,强心活性会减弱,毒性亦相应减弱,安全性有所提高,具有一定的研究价值。C_{10} 位的甲基氧化成羟甲基或醛基后,作用稍有增强,毒性亦加大。在甲型强心苷元中,A/B 顺式稠合,C-3 位-OH 为 β-构型时强心作用大于 α-构型的 C-3 位-OH 异构体。在 A/B 反式异构体中,C-3 位-OH 构型对强心作用无明显的影响。C-14 位-OH 只有是 β-构型的才有效,C-14 位-OH 如与邻近的碳原子上的氢脱水形成双键或与 C-8 位脱氢成氧桥,均使强心作用减低或消失。β-构型的 C-14 位-OH 可能是保持氧的功能和 C/D 环为顺式构象的重要因素。其他位置引入取代基,对强心作用的影响不尽相同。例如引入 5β、11α、12β-OH 有增强活性作用,而引入 1β、6β、16β-OH 有降低活性作用。在母核上引入双键,对强心作用的影响不一致,引入 $\Delta^{4(5)}$ 与引入 5β-OH 的影响相似,能增强活性,而引入 $\Delta^{16(17)}$ 则活性消失或显著下降。假设洋地黄毒苷元的强心作用为 1。当其 C-2 位引入 α-OH,同时在 C-4、C-5 间引入双键,强心作用降为 0.09~0.06。

糖部分不具备强心作用,但在强心苷中,糖的性质及数目对强心作用有影响。例如表 12-6 中,洋地黄毒苷元和不同长度的葡萄糖链结合成苷(如化合物 Ⅱ、Ⅲ、Ⅳ),它们的强心活性和毒性均随分子中糖的数目增加而减弱。但与不同长度的洋地黄毒糖链结合成苷(如化合物 Ⅴ、Ⅵ、Ⅶ),糖分子数目增加,对活性无明显的影响,而毒性却随之增大。比较双糖苷(Ⅲ和Ⅵ)或叁糖苷(Ⅵ和Ⅶ),洋地黄毒糖的苷均比相应的葡萄糖苷的水/油分配系数小,显示有较强的作用和毒性。比较化合物 Ⅱ 和 Ⅴ2 两个单糖苷,前者为葡萄糖的苷,后者为 2,6-二去氧糖的苷。它们水/油分配系数近似,所显示强心作用的有效浓度和毒性亦比较接近。这些结果可以说明强心苷中糖的性质和数目,很可能是影响到强心苷的水/油分配系数,从而影响到强心苷的活性和毒性。

有文献报道,2,6-二去氧糖衍生的苷,对心肌和中枢神经系统的亲和力比葡萄糖苷强,这类苷的强心活性、毒性和亲脂性成平行关系。而葡萄糖苷虽然强心活性不及 2,6-二去氧糖的苷类强,但毒性较弱,被认为有可能发展为一类更为安全的药物。

表 12-5　洋地黄毒苷元及其苷类强心活性及毒性与分配系数之间关系

化合物	强心活性* 浓度(mol/L)				LD$_{50}$ nmol/10g 体重	分配系数# (H$_2$O/n-BuOH)
	2×10^{-8}	2×10^{-7}	2×10^{-6}	2×10^{-5}		
Ⅰ　洋地黄毒苷元(ROH)	−	+	+	+	36	0
Ⅱ　R—O—glc	−	+	+	+	>310	4.65×10^{-2}
Ⅲ　R—O—glc^6—O—^{1}glc	−	+	±	+	>780	25.2×10^{-2}
Ⅳ　R—O—glc^6—O—^{1}glc^6—O—^{1}glc	−	−	+	+	>730	128×10^{-2}
Ⅴ　R—O—dig	−	+	+	+	203	2.61×10^{-2}
Ⅵ　R—O—dig^4—O—^{1}dig	−	+	+	+	126	1.82×10^{-2}
Ⅶ　R—O—dig^4—O—^{1}dig^4—O—^{1}dig	−	+	+	+	85	1.37×10^{-2}

注:glc = glucose, dig = digitoxose, * 心肌收缩效应, # 测定温度:37℃

为寻找安全范围大,治疗治疗指数高的强心药,许多药物化学家进行了不少的研究。例如化合物Ⅰ是一种半合成的 4-氨基糖强心苷,与天然的 β-D-半乳糖类似物(Ⅱ)和洋地黄毒苷元(Ⅲ)相比,(Ⅰ)的强心活性(对狗心肺增加左心室心搏作用)要比(Ⅱ)大 3 倍多,比(Ⅲ)大 2 倍多,并且延长了作用时间。

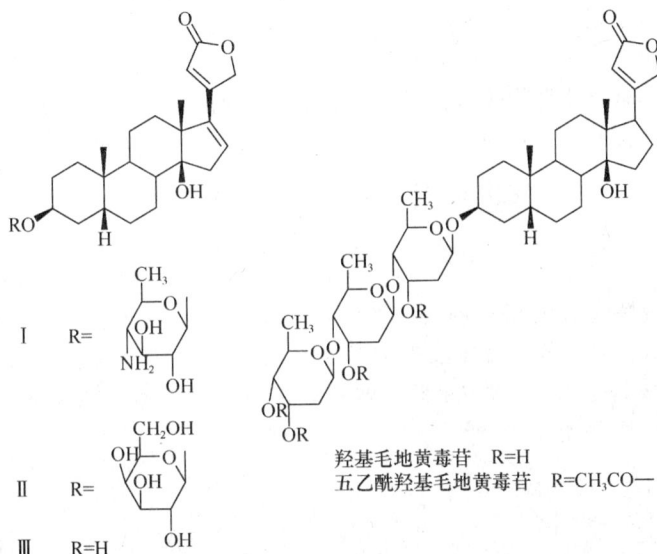

羟基毛地黄毒苷　　R=H
五乙酰羟基毛地黄毒苷　R=CH$_3$CO—

Ⅰ　R=
Ⅱ　R=
Ⅲ　R=H

羟基洋地黄毒苷对离体心脏的强心作用虽与洋地黄毒苷相当,但由于前者比后者多一个 C-16 位-OH,导致溶解度下降,使它几乎不溶于水和注射用溶剂,不适于作静脉注射,也不易被肠道所吸收。另一方面,C-16 位-OH 的存在使它的中枢神经系统的毒性要比洋地黄毒苷小得多(这正是这类强心苷治疗心力衰竭的一种主要副作用),因此利用药物潜伏化(drug latentiation)原理,制成五乙酰羟基衍生物(仲羟基都酯化)作为前体药物供临床上应用。

通过临床(2700 例以上)对心力衰竭患者的治疗,证实五乙酰羟基洋地黄毒苷具适应性好,副作用小,生物活性迅速而安全等优点。

强心苷作为治疗心力衰竭的重要药物在临床上应用已有 200 多年的历史,近年来发现某些强心苷也有抗肿瘤活性。文献报道乌沙苷元及其单葡萄糖苷、双葡萄糖苷对小鼠 P$_{388}$ 有明显活性。洋地黄毒苷对多种体外培养的人癌细胞株(HL-60,K562,SMMC-7721,SGC-7901)有显著的杀伤作用,并存在剂量依赖性,而对正常成纤维细胞株 HLF 的 IC$_{50}$ 值远远高于对癌细胞。结果表明强心苷类药物对肿瘤细胞的杀伤作用跟抑制了肿瘤细胞膜上较高的 Na$^+$-K$^+$-ATP 酶水平有关。洋地黄毒苷或地高辛对长春新碱的抗肿瘤活性还存在协同作用,能增强其活性。

张琳等对藤苦参中分离得到的 9 种强心苷(结构见图 12-10)进行体外抗肿瘤活性的研究。研究结果表明,藤苦参中的 9 种强心苷对 4 种试验的人癌细胞株均显示出抑制作用,其中 7 种强心苷抑制作用显著。对食管癌细胞株 Eca-109 的杀伤作用尤为明显,化合物Ⅶ的 IC_{50} 值仅为 $0.014\mu g/ml$,见表 12-6。

表 12-6　藤苦参中强心苷对 4 种瘤株生长的抑制作用

瘤株　　　　　　　强心苷	抑制率(%,72 h)			
	BGC-823 (1.0 μg/ml)	SGC-7901 (1.0 μg/ml)	Eca-109 (0.5 μg/ml)	BEL-7402 (0.01 μg/ml)
洋地黄毒苷元(Ⅰ)	75	50	90	50
16-O-乙酰氧基洋地黄毒苷元(Ⅱ)	70	60	90	40
杠柳苷元(Ⅲ)	70	65	90	10
16-O-乙酰氧基杠柳苷元(Ⅳ)	75	60	90	10
杠柳苷元洋地黄毒糖苷(Ⅴ)	80	70	90	50
杠柳苷元葡萄糖苷(Ⅵ)	65	50	90	20
corchorusosede C(Ⅶ)	75	55	90	40
藤苦参毒苷元(Ⅷ)	30	50	65	30
藤苦参毒苷 A(Ⅸ)	0	20	45	40

强心苷类药对 Na^+-K^+-ATP 酶有很强的抑制作用,国外已有应用 Na^+-K^+-ATP 酶抑制剂防治肿瘤的研究。上述试验中的 9 种强心苷类化合物在体外也显示出对几种肿瘤细胞有很强的抑制作用。应用强心苷类化合物防治肿瘤是一个值得探讨的方向。对 Eca-109 的抑制作用试验数据初步表明,化合物的结构与对肿瘤细胞的抑制作用之间存在一定的构效关系。

第4节　甾体皂苷

案例 12-4

肾上腺皮质激素及其他甾类化合物,其结构复杂,且生理活性对立体结构有特定要求。因而人工全合成方法所需步骤往往很多,收率极低,无法满足临床用药需求。所以,绝大部分甾体激素类药物都是采用薯蓣皂苷元为起始原料,通过半合成方法制备。如可的松人工半合成路线见下图所示。

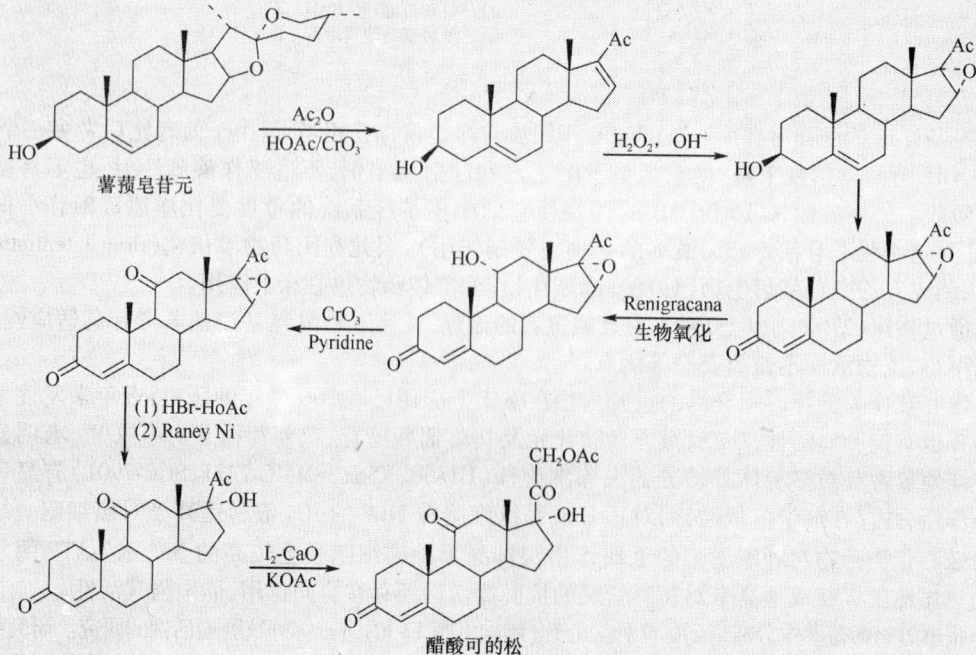

一、甾体皂苷的概述

甾体皂苷(steroidal saponin)是一类由螺甾烷(spirostane)类化合物和糖结合的寡糖苷,其水溶液经振摇后多能产生大量肥皂水溶液样的泡沫,故称为甾体皂苷。

甾体皂苷在植物界分布较广泛,迄今为止发现的甾体皂苷类化学成分已超过一万多种,尤以薯蓣科、百合科、玄参科、菝葜科、龙舌兰科等植物中含量较高。此外,由多种海洋生物中也分离得到了一系列结构特殊的甾体皂苷。

甾体皂苷主要作为合成甾体激素及相关药物的原料,少数作为药物直接用于临床。自20世纪80年代以来,分离技术和结构鉴定方法的飞速发展,使一些极性较大、糖链较长的甾体皂苷类成分相继被分离得到,一些新的该类活性化合物逐渐被发现,尤其是防治心脑血管疾病、抗肿瘤、降血糖、抗病原微生物和免疫调节等生理活性引起了国际上的广泛关注,一些新的甾体皂苷类药物也相继在临床中开始使用,并取得了满意的疗效。如从黄山药(*Dioscorea panthaica*)中提取的甾体皂苷制成的地奥心血康胶囊,对冠心病及心绞痛发作有很好的疗效。心脑舒通为蒺藜(*Tribulus terrestris*)果实中提取的总甾体皂苷制剂,临床用于心脑血管疾病的防治,具有扩冠、改善冠脉循环作用,对缓解心绞痛、改善心肌缺血有较好疗效。有些甾体皂苷类还具有降低胆固醇、降血糖、抗真菌、杀灭钉螺、细胞毒等生物活性。由于甾体皂苷能与细菌细胞膜中胆甾醇形成复合物而具抗菌活性,如欧铃兰次皂苷有显著的抗霉菌作用,对细菌的生长也有抑制作用;知母中所含的伪原知母皂苷 A Ⅲ 和原知母皂苷 A Ⅲ 较强的降血糖活性;蜘蛛抱蛋皂苷(aspidistrin)具有较强杀螺活性;由云南白药原料药重楼中分得的两个有细胞毒活性的化合物,称皂苷 Ⅰ 和皂苷 Ⅳ,对 P_{388}、L-1210、KB 细胞均有抑制作用;从中药薤白(*Allium macrostemon* Bunge)中分离得到的薤白皂苷经体外试验显示具有较强的抑制 ADP 诱导的家兔血小板凝集作用;而大蒜中的甾体皂苷是其降血脂和抗血栓形成的活性成分。

糖链对甾体皂苷的生物活性也有一定的影响。如地奥心血康中的甾体皂苷具有显著的扩张血管作用,而它们的水解产物——薯蓣皂苷元却无此药理作用,反而具有明显的细胞毒作用。甾体皂苷具有与三萜皂苷相似的表面活性和溶血作用,但 F 环开裂的皂苷没有溶血作用,也无抗菌活性。

二、甾体皂苷的化学结构和实例

甾体皂苷的苷元由 27 个碳原子组成,基本骨架属于螺甾烷(spirostane)的衍生物。

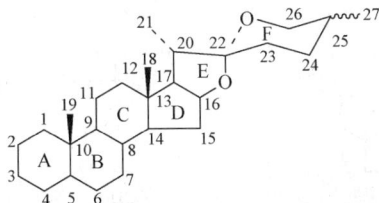

甾体皂苷元结构中含有 6 个环,A、B、C 和 D 环构成甾体母核,E 环和 F 环以螺缩酮(spiroketal)形式连接,构成螺旋甾烷结构。天然存在的甾体皂苷元,具有植物甾醇类相似的甾核构型,A/B 环有顺式和反式(5β 或 5α)稠合,B/C 和 C/D 环均为反式稠合(即 8β,9α,13β,14α)。

A/B环反式(5α-H)　　　　A/B环顺式(5β-H)

在甾体皂苷元的 E、F 环中有 3 个手性碳原子,分别为 C-20、C-22 和 C-25。其中 21-CH$_3$ 位于 E 环的平面后,为 α 型,但对 F 环来说是 β 型,即 20$_{αE}$ 或 20$_{βF}$,故 C-20 的绝对构型为 S 型。C-22 上含氧侧链位于 F 环的平面后,也为 α 型,故 C-22 的绝对构型为 R 型。C-25 位上甲基有两种构型,当 27-CH-3 位于 F 环平面上的直立键时,为 β 型,C-25 的绝对构型为 S 型,为螺旋甾烷;当 27-CH-3 位于 F 环平面下的平伏键时,为 α 型,C-25 的绝对构型为 R 型,即为异螺旋甾烷。两者互为异构体,它们的衍生物常共存于植物体内,由于 25R 型较稳定,所以 25S 型衍生物容易转化为 25R 型。

皂苷元分子中多常含有羟基,大多在 C-3 位有羟基取代,且多数为 β-型,少数为 α-型。除 C-9 和季碳外,其他位置均可有羟基或其他含氧取代。羰基和双键也是常见取代基,羰基大多在 C-12 位,为肾上腺皮质激素合成原料的必需结构;双键多在 Δ^5 和 Δ$^{9(11)}$ 位,少数在 Δ$^{25(27)}$。

依照螺旋甾烷结构中 C-25 的构型和 F 环的环合状态,可将其分为 4 种类型。

1. 螺甾烷醇(spirostanol)类　C-25 为 S 构型。如从中药知母(*Anemarrhena asphodeloides*)中分得的知母皂苷 A-Ⅲ(timosaponin A-Ⅲ),其皂苷元为菝葜皂苷元(sarsasapogenin),为螺甾烷的衍生物,化学名为 5β,20β$_F$,22α$_F$,25β$_F$螺旋甾-3β-醇,简称螺旋甾-3β-醇。从剑麻中获得的剑麻皂苷元(sisalagenin)也是螺旋甾烷的衍生物,具有 C-12 位羰基取代,化学名为 3β-羟基-5α,20β$_F$,22α$_F$,25β$_F$-螺旋甾-12-酮,或简称 3β-羟基-5α-螺旋甾-12-酮,是有价值的合成激素类药物的原料。

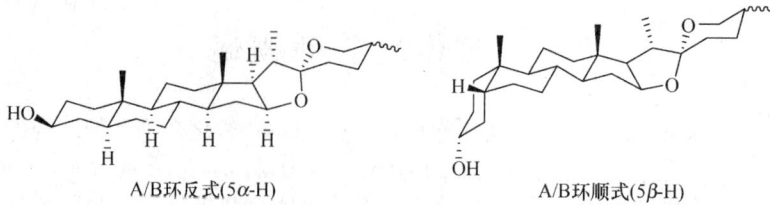

螺甾烷醇　　　　　　　　菝葜皂苷元

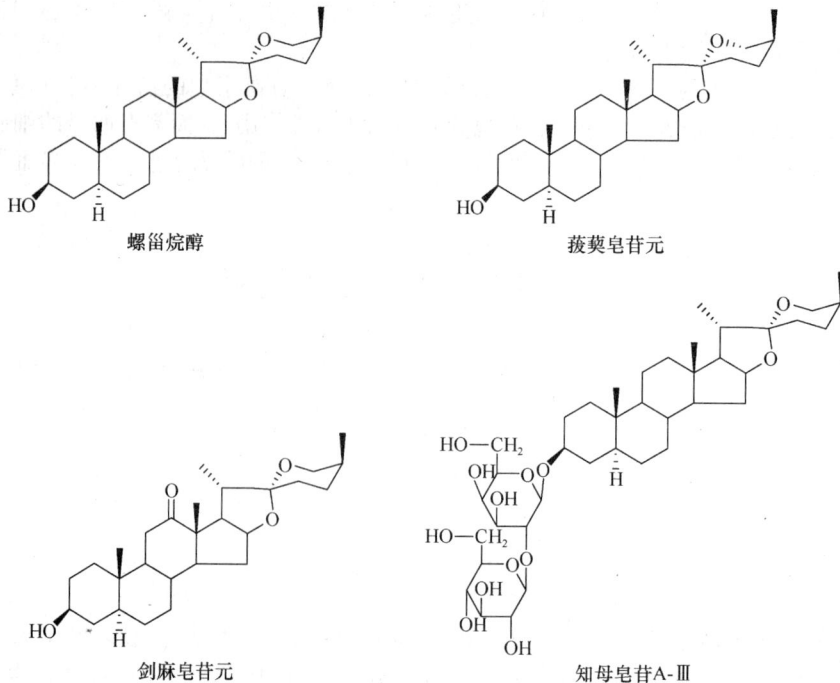

剑麻皂苷元　　　　　　　　知母皂苷A-Ⅲ

2. 异螺甾烷醇(isospirostanol)类　C-25 为 R 构型。如从薯蓣科薯蓣属植物根茎中分得的薯蓣皂苷(dioscin),其水解产物为薯蓣皂苷元(diosgenin),为异螺甾烷的衍生物,化学名为 Δ^5-20β$_F$,22α$_F$,25α$_F$-螺旋甾烯-3β-醇,简称 Δ^5-异螺旋甾烯-3β-醇,是制药工业中重要原料。

异螺甾烷醇　　　　　　　薯蓣皂苷元

薯蓣皂苷

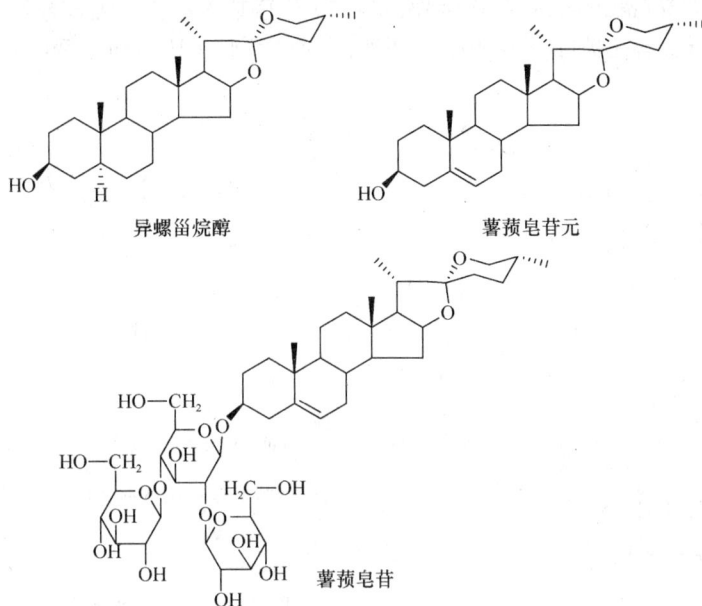

3. 呋甾烷醇（furostanol）**类**　F 环为开链衍生物。在新鲜的植物中,上述的(异)螺甾烷醇型皂苷中有些原本不存在,它们是在植物的干燥、储存过程中产生的。例如从菝葜(*smilax aristolochiaefolia*)根中分离得到的菝葜皂苷(parillin)属于螺甾烷醇型的单糖链苷,其糖基和皂苷元中 C-3 位-OH 相连。在新鲜植物中本不存在,而与之共存的原菝葜皂苷(sarsaparilloside),是 F 环开裂的呋甾烷醇型双糖链苷,除与 C-3 位-OH 相连的糖链外,另一糖链位于 C-26 位上。原菝葜皂苷易被 β-葡萄糖苷酶水解,失去 C-26 位上葡萄糖,通过 C-26 位-OH 和 C-22 位-OH 间脱水缩合,F 环重新环合,转化为螺甾烷醇型的菝葜皂苷。F 环开裂的呋甾烷醇型双糖链皂苷没有抗菌活性,而螺旋甾烷衍生的单糖链皂苷却有明显的抗霉菌作用,或兼有抗细菌作用。例如原菝葜皂苷既没有皂苷的溶血作用,也不能与胆甾醇结合生成不溶性的复合物,更没有抗菌活性。而菝葜皂苷则具有强抗霉菌活性,也与一定程度的抗细菌作用。

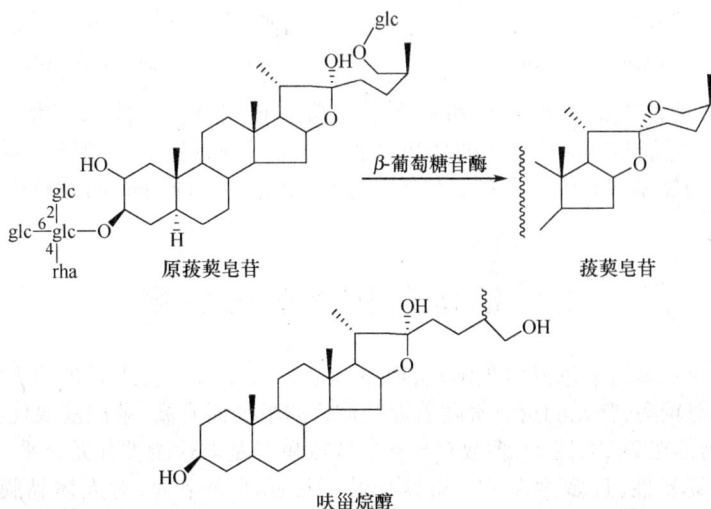

原菝葜皂苷　　β-葡萄糖苷酶　　菝葜皂苷

呋甾烷醇

4. 变形螺甾烷醇（pseudo-spirostanol）**类**　F 环为五元四氢呋喃环。其与螺旋甾烷类皂苷的不同之处是其苷元的 F 环是呋喃环,而不是吡喃环,该类皂苷的数量很少。如从新鲜茄属植物颠茄(*Solanum aculeatissimum*)中分离得到的颠茄皂苷 A 和 B(aculeatiside A,B)为此类皂苷的例子。都是纽替皂苷元(nuatigenin)的衍生物,其 C-26 位羟基均和 β-D-葡萄糖结合成苷键。而前者 C-3 位-OH 与马铃薯三糖(β-chacotriose)相连,后者 C-3 位-OH 与茄三糖(β-solatriose)结合成苷键。

变形螺甾烷醇　　　　　　　　纽替皂苷元

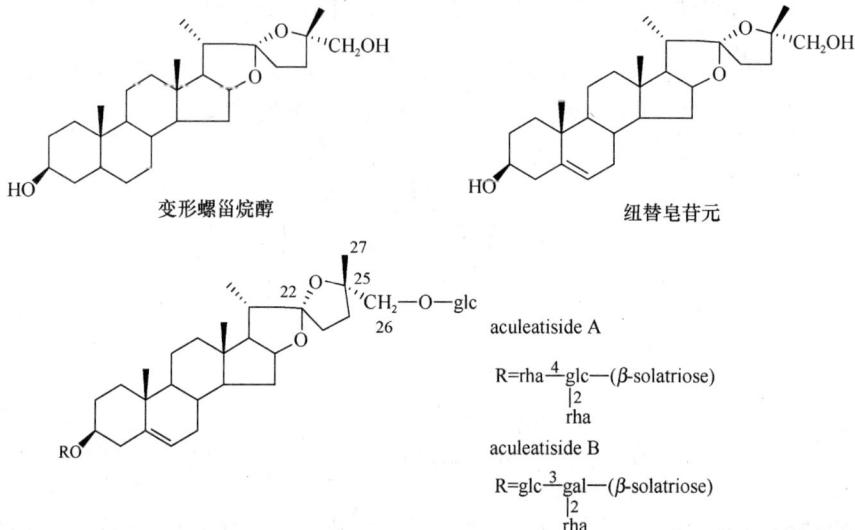

aculeatiside A

R=rha —4→ glc —(β-solatriose)
　　　　|2
　　　rha

aculeatiside B

R=glc —3→ gal —(β-solatriose)
　　　　|2
　　　rha

近年来,随着甾体类化学研究的不断发展,一些结构新颖的甾体皂苷被分离得到,其苷元的骨架也超出了传统的概念,如 l-dehydrotrillenogenin,其 C-1 和 C-15 位各有一个羰基取代,C-21、C-23 和 C-24 位均有羟基取代,C-18 甲基失去,而在 C-13、C-14 间引入一个双键,为 18-去甲异螺甾烷醇(18-nor-isospirostanol)的衍生物。

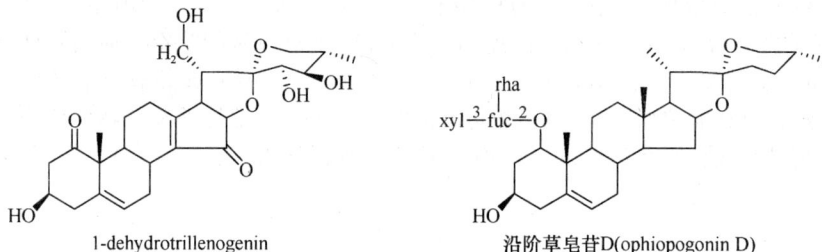

1-dehydrotrillenogenin　　　　　　沿阶草皂苷D(ophiopogonin D)

甾体皂苷中,糖链上的单糖种类和长度与三萜皂苷相类似。糖基除大多数与皂苷元中 C-3 位-OH 相连外,还能与其他位置上的羟基脱水缩合形成双糖链或三糖链苷除。少数情况下,C-3 位-OH 游离,而糖基和其他位置羟基相连,沿阶草皂苷 D(ophiopogonin D)中,糖和皂苷元中 C-1 位-OH 相连。

三、甾体皂苷的理化性质

(1)甾体皂苷元多为无色或白色结晶,而甾体皂苷大多为白色或无色的无定形粉末,不易结晶。它们熔点都较高,苷元的熔点常随着羟基数目的增加而升高,单羟基取代物都在 208℃ 以下,三羟基取代物都在 242℃ 以上,多数双羟基取代或单羟基取代酮类苷元介乎二者之间。甾体皂苷和苷元多具旋光性,且多为左旋。甾体皂苷一般味苦而辛辣,对人体黏膜有较强烈的刺激性。

(2)甾体皂苷元能溶于石油醚、氯仿、乙醇、乙醚等有机溶剂中,而难溶或不溶于水。甾体皂苷元若与糖结合成为苷类,尤其是与寡糖结合成皂苷后,则一般可溶于水,易溶于热水、稀醇,几不溶于或难溶于石油醚、苯、乙醇等亲脂性溶剂。

(3) 甾体皂苷与甾醇形成分子复合物：甾体皂苷的乙醇溶液可被甾醇（常用胆甾醇）沉淀。生成的分子复合物用乙醚回流提取时，胆甾醇可溶于醚，而皂苷不溶，从而用于纯化皂苷和检查是否有皂苷类成苷存在。除胆甾醇外，其他凡是含有 C-3 位 β-OH 的甾醇（如 β-谷甾醇、豆甾醇、麦角甾醇等）均可与皂苷结合生成难溶性分子复合物。若 C-3-OH 为 α-构型，或者是当 C-3-OH 被酯化或者生成苷键，就不能与皂苷生成难溶性的分子复合物。而且，与 A/B 环为反式相连或具有 Δ^5 结构的甾醇所形成的分子复合物溶度积最小。因此，此沉淀反应还可用于判断、分离甾体类化合物中的 C-3 差向异构体和 A/B 环顺反异构体。此外，三萜皂苷与甾醇形成的分子复合物不及甾体皂苷稳定。

(4) 同三萜皂苷类似，甾体皂苷多具有发泡性，其水溶液振荡后产生持久性泡沫，甾体皂苷也具有溶血作用。甾体皂苷能与碱式铅盐或钡盐形成沉淀，而不能与中性铅盐或钡盐形成沉淀。

(5) 甾体皂苷在无水条件下，遇某些酸类亦可产生与三萜皂苷相类似的显色反应。只是甾体皂苷与乙酸酐-硫酸反应，在颜色变化中最后出现绿色，三萜皂苷不出现绿色反应。与三氯乙酸反应时，三萜皂苷须加热到100℃才能显色，而甾体皂苷加热到60℃即可发生颜色变化。

(6) F 环裂解的双糖链皂苷不具有某些皂苷的通性，如没有溶血作用，不能和胆甾醇形成复合物。F 环裂解的双糖链皂苷对盐酸二甲氨基苯甲醛试剂（Ehrlish 试剂，简称 E 试剂）能显红色反应，对茴香醛（anisaldehyde）试剂（简称 A 试剂）则显黄色。而 F 环闭环的单糖链皂苷和螺旋甾烷衍生皂苷元，只对 A 试剂显黄色，对 E 试剂不显色。

四、甾体皂苷元的波谱特征

（一）紫外光谱（UV）

饱和的甾体皂苷元，在 200～400 nm 间没有吸收，如果结构中引入孤立双键、羰基、α, β-不饱和酮基或共轭双键，则可产生紫外吸收。含孤立双键的甾体皂苷元在 205～225nm 区间有吸收（ε 900 左右），含羰基的甾体皂苷在285nm 有一弱吸收（ε 500）。具有 α, β-不饱和酮基的甾体在240nm 有特征吸收（ε 11000），共轭双键在235 nm 有强的紫外吸收。但不含共轭体系的甾体皂苷元，如先用化学方法，制备成具有共轭体系的反应产物，然后测定产物的紫外光谱，可以为结构鉴定提供线索。如将甾体皂苷元溶于浓硫酸中，40℃加热1小时，则可在220～600 nm 间有吸收峰，同时甾体皂苷元中的 E 环和 F 环还可能引起在 270～275nm 处的吸收峰。测定其吸收峰 ε 值，并和标准品光谱进行对照，可鉴别不同的甾体皂苷元。此外，此法还可用于甾体皂苷元的定量测定。

（二）红外光谱（IR）

甾体皂苷及苷元分子中均含有螺缩酮结构片段，在红外光谱中都能显示出 980 cm^{-1}（A）、920 cm^{-1}（B）、900 cm^{-1}（C）和 860 cm^{-1}（D）附近的四个特征吸收谱带，其中 A 带最强。B 带和 C 带的相对强度与 F 环上 C-25 的构型有关。在 25S 型化合物中，921cm^{-1}（B）吸收强度大于897cm^{-1}（C）的吸收强度，而 25R 型化合物中正好相反，920cm^{-1}（B）强度小于 900cm^{-1}。如果是2种差向异构体的混合物，则 B 带 C 带的强度应相近。因此能借以区别 C-25 位的两种立体异构体。甾体皂苷元若存在 $\Delta^{25(27)}$ 双键，在 920cm^{-1} 附近应有强吸收峰，同时还存在 C=CH$_2$ 引起的 1658,878cm^{-1} 的吸收峰。当皂苷元 F 环上 C-25 上有羟基取代时，IR 吸收情况有较大改变，25S 型苷元在 995 cm^{-1} 处有强吸收，25R 苷元在 1010 cm^{-1} 处有强吸收。F 环开裂后亦无这种螺缩酮（spiroketal）结构的特征吸收。

甾体皂苷元中羟基的红外伸缩振动频率约为 3625 cm^{-1},弯曲振动频率在 1030 ~ 1080 cm^{-1} 之间。C-3 位-OH 的红外振动频率与 A/B 环的构型有一定关系,当 C-3 位-OH 构型已知时,可利用 C-3 位-OH 红外光谱中的特征峰来推测 A/B 环的构型(表 12-7)。所有甾体衍生物(包括甾体皂苷元)中 C-3 位-OH 在 1000 ~ 1050 cm^{-1} 左右均有吸收。

表 12-7　C$_3$—OH 甾体衍生物的红外光谱特征

A/B	C-3 位-OH	ν_{OH} cm^{-1}	C-3 位-OH	ν_{OH} cm^{-1}
顺(5β-H)	α(e)	1044 ~ 1037	β(a)	1036 ~ 1032
反(5α-H)	β(e)	1040 ~ 1037	α(a)	1002 ~ 996
Δ^5	β(e)	1052 ~ 1050	α(a)	1034*

*　石蜡糊,其余为 CS$_2$ 溶液,e:横键,a:竖键

甾体皂苷元的 C-11 或 C-12 位有孤立羰基时,在 1705 ~ 1715 cm^{-1} 之间有一个强吸收峰,C-11 位羰基的振动频率比 C-12 位羰基稍高。如果 C-12 位羰基与 $\Delta^{9(11)}$ 构成 α,β-不饱和酮体系,则有 1600 ~ 1605 cm^{-1}($\nu_{C=C}$)及 1673 ~ 1679 cm^{-1}($\nu_{C=O}$)两个吸收峰。

【三】质谱(MS)

甾体皂苷元由于分子中有螺甾烷侧链,在 EI 质谱中出现很强的 m/z 139 的基峰,中等强度的 m/z 115 的碎片离子峰和弱的 m/z 126 的辅助离子峰。这些峰的裂解途径可解释如下:

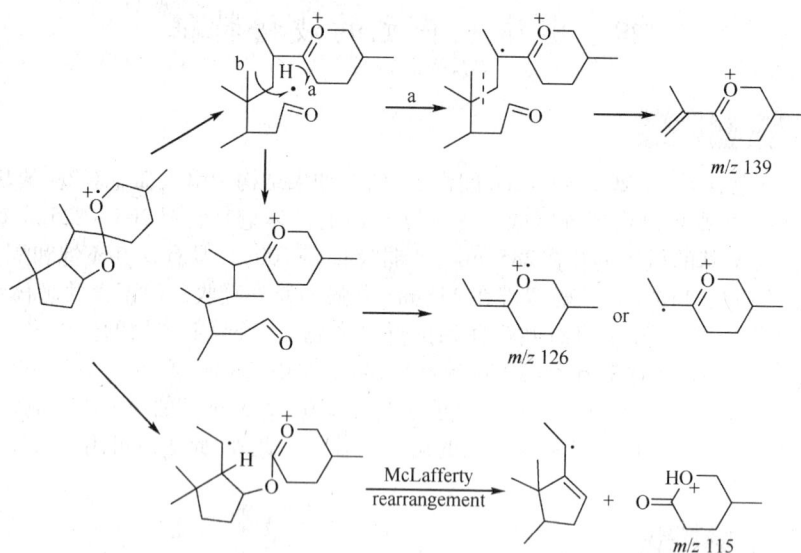

若 C-25 或 C-27 位有羟基取代,这 3 个峰质量均上移 16 amu,分别为 m/z 155、m/z 131 及 m/z 142。如分子结构中含有 $\Delta^{25(27)}$ 双键时,这 3 个峰均下移 2 amu,分别位于 m/z 137、m/z 113 及 m/z 124。含 C-23 位-OH 的皂苷元,其位于 m/z 139 的基峰消失,也不出现质量位移的相应峰,若 C-17 位有 α-OH 取代,m/z 139 峰减弱,而 m/z 126 成为基峰,并出现 m/z 155(72%),m/z 153(33%)的两个峰。

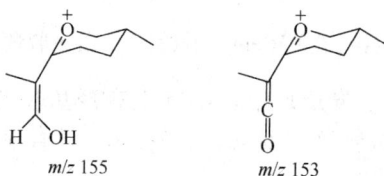

此外甾体皂苷的 EI-MS 中尚有甾体母核或甾核加 E 环的系列碎片离子,主要有 m/z 386、m/z 357、m/z 347、m/z 344、m/z 302、m/z 287、m/z 273 及 m/z 122,这些碎片离子可解释为下列各式:

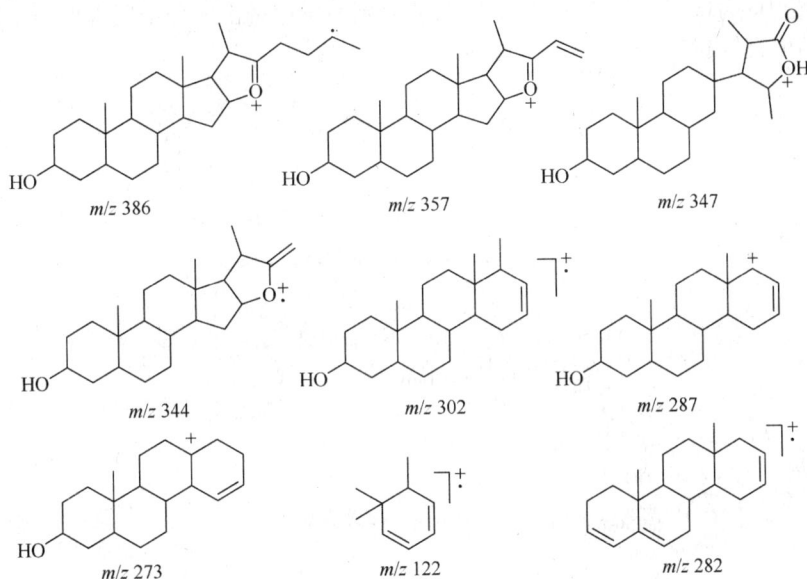

m/z 386 *m/z 357* *m/z 347*

m/z 344 *m/z 302* *m/z 287*

m/z 273 *m/z 122* *m/z 282*

这些碎片离子的质荷比可因取代基的性质和数目发生相应的质量位移,同时还可能产生一些失水或失 CO 的离子,例如含 $\Delta^{5(6)}$ 的皂苷元,C-3 位-OH 易失水产生 m/z 282 的强峰,可能是失水后形成共轭体系,较为稳定。

ESI-MS 可用于甾体皂苷相对分子量和糖连接顺序的测定。甾体皂苷的负离子扫描 ESI-MS 中常见负离子分子离子峰[M－H]⁻,同时还有[M－H－糖基]⁻等特征碎片负离子峰。根据相对分子量,可帮助确定皂苷分子中糖的数目,继之,通过解析逐渐失去糖基的系列碎片峰,可推测糖的连接顺序。如化合物重楼新皂苷 A 的负离子扫描 ESI-MS 谱提供了如下负离子信息:m/z 1223(基峰)、1091、945 和 783。其中 m/z 1223 为分子离子峰[M－H]⁻,推测其相对分子量为 1224;m/z 1091[M－H－132]⁻应为分子离子丢失一个戊糖单元(xyl);m/z 945[M－H－132－146]⁻应为分子离子丢失一个戊糖单元(xyl)后再失去一个甲基五碳糖单元(rha);m/z 945[M－H－132－146－162]⁻应为 m/z 945 碎片离子再丢失一个己糖单元(glc);苷元部分的结构信息和其他两个糖的组成信息在负离子扫描 ESI-MS 谱未反映出来。

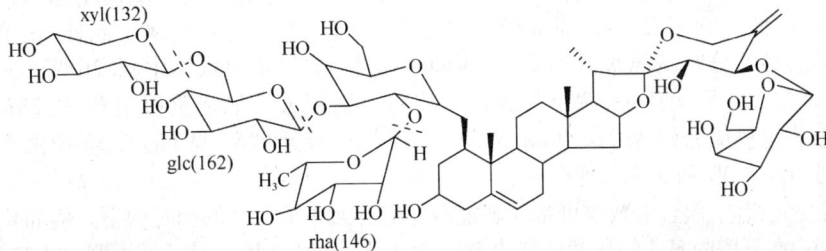

xyl(132)
glc(162)
rha(146)

重楼新皂苷A

都述虎等较系统地研究了穿龙薯蓣中的新甾体皂苷——穿龙薯蓣皂苷 Dc 的正离子扫描模式下的 ESI-MS 裂解规律,为该化合物的结构鉴定提供了相关依据。在正离子扫描 ESI-MS 谱提供了如下正离子信息:m/z 1016.8(基峰)、870.6、724.2、577.9 和 415.5。其中 m/z 1016.8 为分子离子峰[M＋2H]⁺,推测其分子式为 $C_{51}H_{82}O_{20}$(MW1014.6);m/z 870.6[M＋2H－146]⁺应为分子离子丢失 1 个甲基五碳糖单元(rha);m/z 724.2 [M＋2H－146－146]⁺应为分子离子丢失 2

个甲基五碳糖单元(rha);m/z 577.9 [M+2H－146－146－146]$^+$应为分子离子丢失 3 个甲基五碳糖单元(rha);而 m/z 415.5 [M+2H－146－146－146－162]$^+$应为分子离子丢失 3 个甲基五碳糖单元(rha)后再失去 1 个己糖单元(glc)而获得皂苷元结构碎片离子。结合核磁数据,判断穿龙薯蓣皂苷 Dc 为单糖链苷,连接在 C-3 位,从而判断出糖链由 3 分子鼠李糖和 1 分子葡萄糖构成,且葡萄糖直接和苷元的 C-3 位相连接。

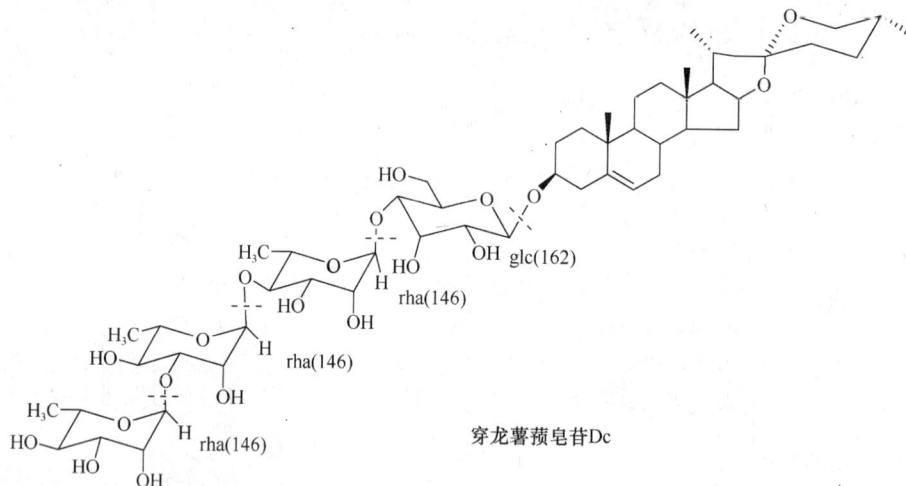

穿龙薯蓣皂苷Dc

普通 ESI-MS 在高质量区提供的信息比较详尽,但却不能提供有关苷元部分的结构碎片信息。而 MS/MS 串联质谱如负离子模式的电喷雾傅立叶变换离子回旋共振质谱(ESI-FTICR-MS)除了能给出相对分子量、糖碎片信息外,再利用碰撞诱导解离(CID)技术获得化合物的典型结构特征离子碎片,是甾体皂苷结构测定的有效方法。

(四) 核磁共振氢谱(¹H-NMR)

甾体皂苷元在核磁共振氢谱的高场区有四个甲基(即 18、19、21、27 位甲基)质子的特征峰。其中 CH$_3$-18 和 CH$_3$-19 均为单峰,且前者处于较高场。CH$_3$-21 和 CH$_3$-27 均为双峰,且后者处于较高场,容易辨认。如果 C-25 位有 OH 取代,则 CH$_3$-27 成为单峰,并向低场位移。C-16 和 C-26 位上的氢为连氧碳上质子,处于较低场,亦比较容易辨认。而其他碳原子上质子的化学位移相近,彼此重叠,难于识别。

CH$_3$-27 的化学位移值,还因 C-25 的构型不同而有区别。C-25 上甲基为 α-取向(25R 构型)时,甲基质子的化学位移值约为 δ 0.70,比 β-取向(25S 构型)的甲基质子信号(约 δ 1.10)处于较高场,因此可利用 CH$_3$-27 的 δ 值来区别 25R 和 25S 两种异构体。此外,还可根据 C-26 上两个质子信号的分布情况来区别 C-25 两种异构体,在 25R 异构体中,C-26 两个质子的化学位移相近,而在 25S 异构体中,两个氢的化学位移差别较大。如南重楼皂苷 A(25R),C-26 位两个氢的化学位移值分别为 δ 3.40 和 3.51,而菝葜皂苷元(25S 型)的 C-26 位两个氢的化学位移值分别为 δ 3.30 和 3.95。

同三萜苷元相似,偶合常数也可帮助确定甾体皂苷元中取代基的相对构型。例如化合物 A,已知 C-5 位 β-H,在氢谱中 H-4 的化学位移为 δ 5.63(d,$J_{4,5}$=12.0 Hz),该 J 值说明 H-4 与 H-5 为反式双直立关系,因此可判断 C-4-OAc 为 β-取向,位于平伏键上。H-2 的化学位移为 δ 5.35(q,J=6.0、14.0 Hz),提示 H-2 为 α-取向,位于竖键上。与 C-1 上直立氢(H-1a)间偶合常数为 14.0Hz 为 Jaa 偶合;与 C-1 上平伏氢(H-1e)间偶合常数为 6.0Hz,为 Jae 偶合。因此 C-2 位 α-OAc 为 β-取向,位于平伏键上。在化合物 B 的氢谱中,H-3 的化学位移为 δ 3.52(q,J=9.0 和 9.5Hz),说明 H-3/H-2 和 H-3/H-4 均为反式双直立关系。从而推断化合物 B 中 3 个羟基的构型是 2β、3α、4β。

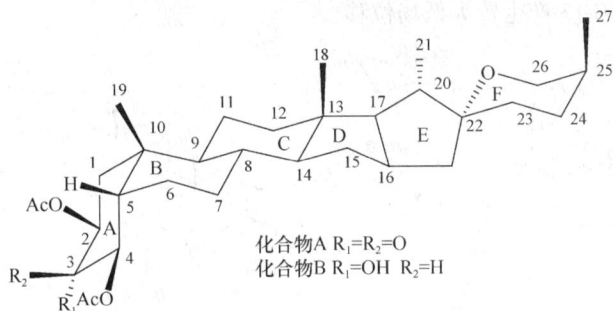

化合物A R₁=R₂=O
化合物B R₁=OH R₂=H

（五）核磁共振碳谱（^{13}C-NMR）

由于碳谱总宽度比氢谱约大30倍，分子中微小差异就能引起碳谱化学位移值的变化，结合二维核磁共振谱，几乎可以将皂苷元分子中27个碳（包括季碳和羰基碳）的特征峰都能辨认出来。皂苷元上如有羟基取代，化学位移值将增加40～45。羟基与糖缩合成苷后，与糖链直接相连接的碳原子受苷化位移作用的影响，将向低场位移6～10；皂苷元中双键碳原子的化学位移值一般位于δ115～150范围内；羰基碳原子的化学位移值约为δ200左右。C-16和C-20由于连氧，它们的化学位移值分别位于δ80和δ109左右，这两个碳信号极具特征性，易于辨别。尤其是C-20，在甾体皂苷中，其化学位移基本不受C-5、C-22和C-25构型的影响。CH₃-18、CH₃-19、CH₃-21和CH₃-27的化学位移均低于δ20。此外，^{13}C-NMR谱还可为甾体皂苷元A/B环的稠合方式及C-5位构型的鉴别提供重要信息。在A/B环反式稠合（5位氢为α构型）的甾体皂苷元中，C-5、C-9和C-19的化学位移值分别为δ44.9、54.4和12.3左右；而A/B环顺式稠合（5位氢为β构型）的甾体皂苷元，C-5、C-9和C-19的化学位移值分别为δ36.5、42.2和23.9左右。C-25构型对甾体皂苷F环中各碳原子及CH₃-27的化学位移有一定影响。在异螺甾烷醇型甾体皂苷（25R）中，CH₃-27信号出现在δ17.1±0.1处，而F环中C-23、C-24、C-25和C-26信号分别位于δ31.3±0.3、28.8±0.3、30.3±0.3和66.9±0.2；在螺甾烷醇型甾体皂苷（25S）中，CH₃-27信号出现在δ16.2±0.2处，而F环中C-23、C-24、C-25和C-26信号通常分别位于δ27.3±0.3、25.8±0.3、26.1±0.3和65.1±0.1。

呋甾烷醇型甾体皂苷E环和F环上碳原子的化学位移与（异）螺甾烷醇型甾体皂苷相应位置碳信号有显著差异，其C-22信号一般出现在δ90.3附近；当C-22位-OH未被取代时，C-22信号出现在δ110.8处；当C-22被甲氧基取代时，C-22信号出现在δ113.5处（其甲氧基碳在较高场，一般位于δ47.2±0.2）。

变形螺甾烷醇型皂苷元，F环为五元呋喃环，C-22信号常位于δ120.9处，C-25信号出现在δ85.6，可与其他类型甾体皂苷相区别。

根据已知皂苷元的^{13}C-NMR谱化学位移数据，参考取代基对化学位移的影响，采用分析比较的方法，有可能确定各种甾体皂苷元各个碳的化学位移，推定皂苷元可能的结构。

表12-8列举了4种甾体皂苷元的^{13}C-NMR数据，它们分别为（25R）-5α-12-氧代-螺甾-3β-醇（Ⅰ）、（25R）-5α-螺甾-3β-醇（Ⅱ）、（25R）-5β-螺甾-3β-醇（Ⅲ）和（25S）-5β-螺甾-3β-醇（Ⅳ）。比较A环和B环上各碳原子的化学位移，化合物Ⅰ和化合物Ⅱ十分相近，而化合物Ⅲ和化合物Ⅳ基本相同。通过与已知化合物化学位移值进行比对分析，可以帮助确定甾体皂苷元中C-5的构型，如其A环和B环上各碳原子化学位移值同化合物Ⅰ和化合物Ⅱ中A环和B环上各碳原子的相近，说明A环与B环为反式稠合（H-5α）；反之同化合物Ⅲ和化合物Ⅳ中A环和B环上各碳原子的相近，说明A环与B环为顺式稠合（H-5β）。C-25构型主要影响F环上各碳原子的化学位移，如化合物Ⅰ、Ⅱ及Ⅲ的F环上各碳原子的化学位移值基本相同，说明它们均为异螺甾烷醇型皂苷元，而化合物ⅣF环上各碳原子化学位移值与它们均有一定差异，说明其可能为螺甾烷醇型皂苷元。另外，取代基一般只对邻近碳原子的化学位移值产生影响，如化合物Ⅰ中C-12位羰基

主要使 C-11、C-12 和 C-13 产生较大低场位移。

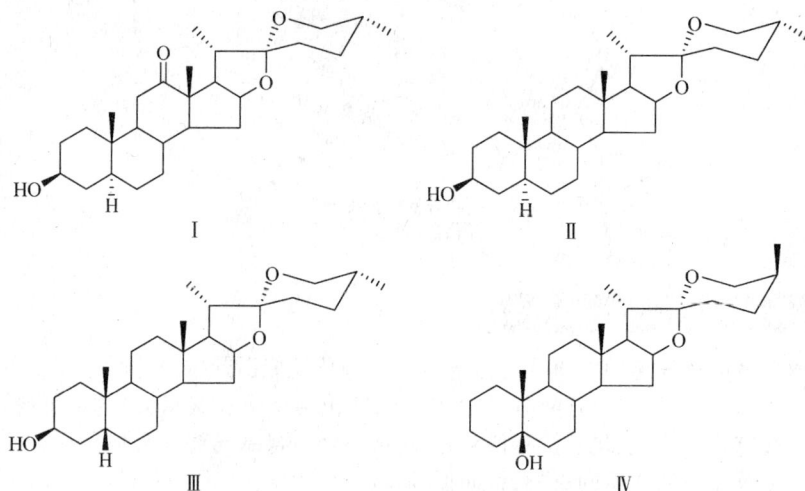

表 12-8　四种甾体皂苷元的^{13}C-NMR 数据

序号	化合物				序号	化合物			
	I	II	III	IV		I	II	III	IV
1	36.9	37.0	29.9	29.9	15	31.9	31.8	31.8	31.7
2	31.5	31.5	27.8	27.8	16	80.0	80.7	80.9	80.9
3	71.2	71.2	67.0	67.0	17	53.8	62.2	62.4	62.1
4	38.2	38.2	33.6	33.6	18	16.4	16.5	16.4	16.5
5	45.0	44.9	36.6	36.5	19	12.4	12.4	23.8	23.9
6	28.6	28.6	26.5	26.6	20	42.6	41.6	41.6	42.1
7	31.7	32.3	26.5	26.6	21	13.5	14.5	14.4	14.3
8	34.9	35.2	35.3	35.3	22	109.2	109.0	109.1	109.5
9	56.0	54.4	40.3	40.3	23	31.5	31.4	31.4	27.1
10	36.5	35.6	35.3	35.3	24	28.6	28.8	28.8	25.8
11	38.3	21.1	20.9	20.9	25	30.2	30.3	30.3	26.0
12	211.8	40.1	39.9	39.9	26	66.8	66.7	66.8	65.0
13	55.7	40.6	40.7	40.6	27	17.1	17.1	17.1	16.1
14	55.5	56.3	56.5	56.4					

五、甾体皂苷的提取与分离

　　甾体皂苷的提取与分离方法和原则,基本与三萜皂苷相似。只是甾体皂苷一般不含羧基,呈中性(因此甾体皂苷俗称中性皂苷),亲水性较弱,提取分离时应考虑到这一点。甾体皂苷元如薯蓣皂苷元、剑麻皂苷元、海可皂苷元等为合成甾体激素和甾体避孕药物的重要原料。因此将甾体皂苷进行水解,提取其皂苷元较为有实用价值。现介绍薯蓣皂苷元的提取方法如下:

　　我国薯蓣科薯蓣属植物资源丰富,种类多,分布南北各地。其根茎中常含有大量的薯蓣皂苷。作为薯蓣皂苷元生产原料的植物主要有盾叶薯蓣(*Dioscorea zingiberensis*)和穿龙薯蓣(*D. hipponica*)的根茎。生产上多采用酸水解法,具体提取流程如下:

穿龙薯蓣饮片或干燥根 —水浸透后，3.5倍量3% H_2SO_4，蒸汽加压水解8小时→ 水解物

—水洗至中性，干燥使含水量≤6%，粉碎→ 干燥粉 —活性炭脱色，6倍量汽油回流提取20小时→

汽油提取物 —回收汽油，浓缩至1/40体积，室温放置，析晶完全，离心→ 粗薯蓣皂苷元

—乙醇或丙酮重结晶→ 精制薯蓣皂苷元(mp.204~~207℃)

此法收率比较低,只有2%左右,如果将植物原料在酸水解前,经过预发酵或自然发酵,既可缩短水解时间,又能提高薯蓣皂苷元的收率。有文献报道带水提取薯蓣皂苷元的工艺,即水解物含水50%,即用汽油进行提取。

此外也可根据甾体皂苷元难溶于或不溶于水,而易溶于多数常见的有机溶剂的性质。先自原料中提取粗皂苷,将粗皂苷加热酸水解,然后用苯、氯仿等有机溶剂自水解液中提取皂苷元。

甾体皂苷的提取多利用其溶解性,采用溶剂提取。常用甲醇或稀乙醇作溶剂,提取液回收溶剂后,用丙酮、乙醚沉淀或加水后用水饱和正丁醇萃取,或用大孔吸附树脂法纯化,获得粗皂苷。

分离混合甾体皂苷的方法同三萜皂苷类似,常采用溶剂沉淀法(乙醚、丙酮)、胆甾醇沉淀法、吉拉德试剂法(含羰基的甾体皂苷元)、硅胶柱色谱法(洗脱剂常用氯仿-甲醇-水梯度系统)、大孔吸附树脂法、葡聚糖凝胶 Sephadex LH-20 柱色谱法及液滴逆流色谱法(DCCC)等方法进行分离。有时对正丁醇萃取部位(含极性较大的甾体皂苷)在上述分离方法的基础上,采用反相中低压柱液相色谱、反相半制备 HPLC 或制备 TLC 等手段分离。

六、甾体皂苷的提取分离与结构测定实例

大蒜(garlic),属百合科葱属植物蒜(*Allium sativum* L.)的鳞茎,其栽培史至少已有多年。1988 年从大蒜中发现第一个呋甾烷醇皂苷以来,现已陆续从大蒜中提取分离鉴定了 20 多种甾体皂苷类化合物,其中有些具有较强的生物活性。如从新鲜大蒜鳞茎的水溶性部位中分得的呋甾皂苷 protoisoeruboside B(Ⅰ)和螺甾皂苷 eruboside B(Ⅱ)、isoeruboside B(Ⅲ),其中 protoisoeruboside B 有显著的提高纤溶活性;而 isoeruboside B 可明显延长血液凝固时间,提高纤溶活性。分离流程如下图所示:

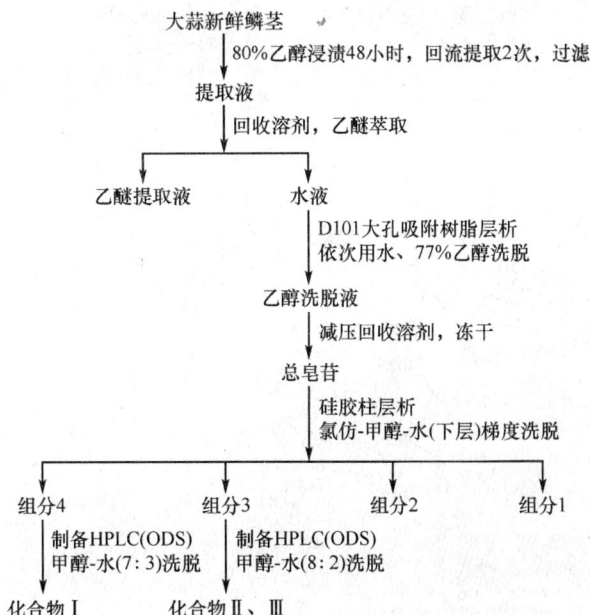

大蒜新鲜鳞茎
—80%乙醇浸渍48小时,回流提取2次,过滤→
提取液
—回收溶剂,乙醚萃取→
乙醚提取液 | 水液
—D101大孔吸附树脂层析 依次用水、77%乙醇洗脱→
乙醇洗脱液
—减压回收溶剂,冻干→
总皂苷
—硅胶柱层析 氯仿-甲醇-水(下层)梯度洗脱→
组分4 | 组分3 | 组分2 | 组分1
组分4:制备HPLC(ODS) 甲醇-水(7:3)洗脱 → 化合物Ⅰ
组分3:制备HPLC(ODS) 甲醇-水(8:2)洗脱 → 化合物Ⅱ、Ⅲ

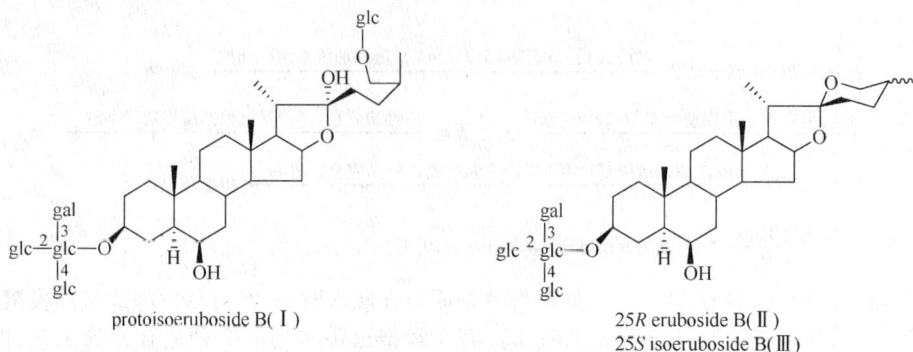

protoisoeruboside B(I)

25R eruboside B(II)
25S isoeruboside B(III)

结构测定:protoisoeruboside B,白色粉末,mp 218～220℃,$[\alpha]_D^{20}$ – 20.6°(c 0.1,C_5H_5N),
Ehrlich反应、Liebermann-Burchard 反应和 Molish 反应阳性,说明该化合物为 F 环开环的甾体皂
苷。元素分析结合 FAB-MS 确定分子式为 $C_{57}H_{96}O_{30}$。根据[13]C-NMR 谱中 C-5(48.0)、C-9(54.7)
和 CH_3-19(16.5)的化学位移,推测其为 5α-呋甾烷醇型皂苷。FAB-MS 显示 m/z 1243[M + H –
H_2O]$^+$、1081[M + H – H_2O – glc]$^+$、919[M + H – H_2O – glc×2]$^+$、757[M + H – H_2O – glc×2 –
gal]$^+$、595[M + H – H_2O – glc×3 – gal]$^+$、577[M + H – H_2O×2 – glc×3 – gal]$^+$、433[aglycone
+ H]$^+$,说明苷元部分除 C-22 位-OH 外,另外还存在一个游离羟基,同时还说明分子中含有五分
子己糖。酸水解检出葡萄糖和半乳糖,且比例为 4:1,该化合物经植物中酶解可生成一分子葡萄
糖及 isoeruboside B,说明 C-26 位-OH 与葡萄糖成苷,C-3 上所连接的糖链由三分子葡萄糖和一分
子半乳糖组成。isoeruboside B 的 NMR 及 MS 数据除 F-环外与文献报道的 eruboside B 的化学位
移完全一致,F-环部分化学位移呈现 C-25 为 S-构型特征。根据以上分析确证 protoisoeruboside B
的化学结构为(25S)-26-O-β-D-吡喃葡萄糖基-22α-羟基-5α-呋甾-6β,3β,26β-三醇-3-O-β-D-吡喃
葡萄糖基(1→2)-[β-D-吡喃葡萄糖基(1→3)]-β-D-吡喃葡萄糖基(1→4)-β-D-吡喃半乳糖
苷。^{1}H-NMR 谱中 δ 0.90 和 1.23 分别为 CH_3-18 和 CH_3-19 信号,而 δ1.03 及 1.33 分别为 CH_3-21
和 CH_3-27 信号;δ 4.82、4.95、5.16、5.31 及 5.58 则分别为 5 个糖的端基氢,根据偶合常数可确
定它们均为 β-构型。^{13}C-NMR 谱见下图。根据与 C-3 位-OH 直接相连的葡萄糖各碳化学位移值
的变化,可推断在该糖的 2,3,4 位各有一分子糖取代,每一位置所取代的糖的种类一般需要二
维核磁共振技术加以确证。

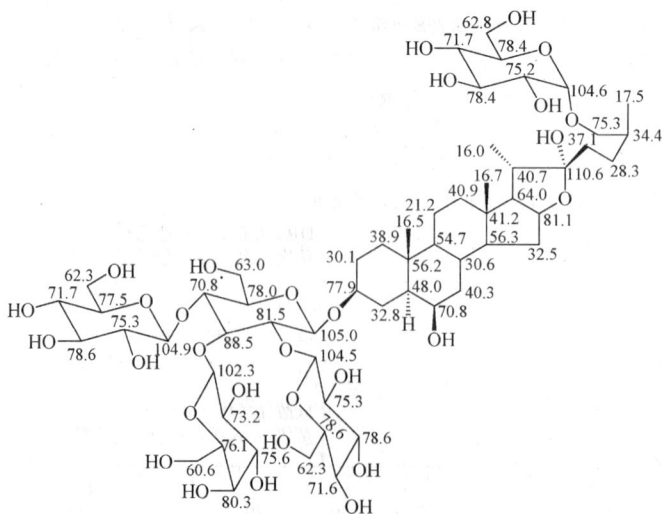

英文小结 Summary

The steroids were widespread in living nature, and they had a common mother nucleus, which is cyclopentano-perhydrophenanthrene. Based upon the different ways of the four rings fusing and the different structures of C_{17} side-chain, natural steroids were divided into many structure types. For example, C_{21} steroids, carbonylmethyl derivatives on C_{17} side-chain; cardiac glycosides and the bufanolide, which have unsaturated lactone ring in C_{17} side-chain; Steroid saponins, the C_{17} side-chain was spiro-heterocycle.

Cardiac glycosides are a class of glycosides produced by condensation reaction with cardiac aglycone and oligosaccharide, mainly for the treatment of congestive heart failure and arrhythmia, cedilanid and digoxin served as the most frequent roles as digitalis type of cardiac drugs in clinic. According to cardiac aglycone, cardiac glycosides were divided into two categories: type A and type B. According to the connection way of sugar part, they can be classified into type Ⅰ, Ⅱ and type Ⅲ. Contents in this chapter focus on the components of cardiac glycosides of the physical and chemical properties, color reactions, extraction and separation methods, spectral characteristics and physiological activityies, etc.

Steroid saponins were made up of spirostanol analogs and oligosaccharide, and their aqueous solution could generate soap-like foam after shaking. Steroidal saponins were mainly used as raw materials for the industrial synthesis of steroid hormones, and a few of them were used as a drugs in clinic. Since the 80s of the last century, with the rapid devdopment of separation techniques and structure identification methods, some hydrophilic steroid saponins with long chain of sugars were obtained and some of them have conspicuous physiological activities, such as prevention and treatment of cardiovascular and cerebrovascular diseases, anti-tumor, reduce blood sugar, antimicrobial, immunoloregulation, and so on. The physiological activities of steroid saponins aroused interests of many people, and some new steroid saponins have been used as drugs in clinic.

参 考 文 献

徐暾海，毛晓霞，徐雅娟等. 云南重楼中的新甾体皂苷. 高等学校化学学报,2007,28(7): 2303～2306

杨世林，杨学东，刘江云. 2009. 天然产物化学研究. 北京:科学出版社

于德泉，杨峻山. 1989. 分析化学手册(第五分册)-核磁共振波谱分析. 北京:化工工业出版社

Bristol J A, Evans D B. Cardiotonic agents for the treatment of heart failure. Annu Rep Med Chem,1981,16: 93～102

Brown P, Bruschweiler F, Pettit G R. Massenspektrometrische untersuchungen von naturpeodukten: cardennolide. Helv Chim Acta,1972,55(2): 531～543

Brown P, Kamano Y, Pettit G R. High resolution mass spectrometry. Bufadienolides I. Org Mass Spectrom,1972,6(1): 47～74

Debieu D, Gall C, Gredt M, et al. Ergosterol biosynthesis and its inhibition by fenpropimorph in Fusrarium species. Phytochemistry,1992,31(4): 1223～1233

Du S H, Liu W Y, Fu T J, et al. Isolation and identification of steroidal sapogenins from total sapogenin of Dioscorea nipponica Makino. J. Chin. Pharm Sci,2002,11(3): 59～63

Mahato S B, Ganguly A N, Sahu N P. Steroid saponins. Phytochemistry,1982,24(5): 959～978

Matauura H. Saponines from garlic as modifiers of the risk of cardiovascular disease. J Nutr,2001,131: 1000～1005

Megges R, Portius H J, Repke K R. Penta-acetyl-gitoxin: the prototype of a prourug in the cardiac glycoside series, Die Pharmazie,1977,32(11): 665～667

Mu QZ, Lu JR, Zhou QL. Two new antiepilepsy compounds-otophyllosides A and B. Scientia Inica (series B),1986,29(3): 295～301

Nakashima N, Kimura I, KimuraM1 Isolation of pseudo-prototimosaponin A Ⅲ from rhizomes of Anemarrhena as phodeloides and its hypoglycemic activity in strep tozotocin-induced diabetic mice1. J Nat Prod,1993,56(3): 345～350

Pettit GR, Tan R, Xu JP, et al. Antineoplastic Agents. 398. Isolation and structure elucidation of cephalostats 18 and 19. J Nat

Prod,1998,61(7):955~958

Proksch P,Edrada R,Ebel R. Drugs from the seas-current status and microbeologica implications. Appl Microbiol Biotechnol, 2002,59(2):125~134

Ravikumar P R,Hammesfahr P,Sih C J. Cytotoxic saponins from the Chinese herbal drug yunman Bai Yao,J Pharm Sic,1979,68 (7):900~903

Takiura K,Yuki H,Okamoto Y. Studies of oligsaccharides XIV. structure activity relationship of variations in the sugar moiety of digitoxin. Chem Pharm Bull,1974,22(10):2263~2269

进一步阅读文献书籍

1. 谭仁祥. 2009. 甾体化学. 北京:化学工业出版社

2. 雷勇胜,李占林,杨珅珅等. 2008. 通光散藤茎的 C_{21} 甾体成分. 药学学报,43(5):509~512

3. Shimada K,Kyuno T,Nambara T,et al. 1985. Structures of elaeodendrosides B,C,F,G,K and L, a series of cardiac glycosides isolated from *Elaeodendron glaucum*. *Phytochemistry*,24:1345~1350

4. Erdmann E,Werdan K,Brown L. 1985. Multiplicity of cardiac glycoside receptors in the heart. *Trends in Pharmacological Sciences*,6:293~295

5. Zhang Y,Zhang Y J,Melissa R. 2008. Steroidal saponins from the stem of *Yucca elephantipes*. *Phytochemistry*,69:264~270

思 考 题

1. 甾体类化学成分有何结构特点?
2. 常见的甾体类化学成分有哪些? 各有何生理活性?
3. 哪些中草药或天然药物中含有 C_{21} 甾类化合物? 有何生理活性?
4. 海洋甾类化学成分在结构上有何特点? 在新药开发中的作用?
5. 强心苷的结构与活性间的关系怎样? 临床常用的强心苷类药物有哪些?
6. 强心苷类药物如何制备? 理化性质与结构间有何关系?
7. 简述强心苷的分类及颜色反应。
8. 简述甾体皂苷的结构特点与分类。
9. 如何区分甾体皂苷和三萜皂苷?
10. 甾体皂苷类成分有何药用价值? 如何获得甾体激素类药物的生产原料?

第 13 章　生物碱类化合物

学习目标

1. 掌握生物碱的结构特征、分类
2. 熟悉生物碱的理化性质,掌握碱性大小影响因素并会应用
3. 掌握生物碱的鉴别方法、离子交换色谱原理、生物碱的提取分离原理与方法
4. 了解生物碱的结构鉴定方法

生物碱类化合物是天然药物化学重要研究内容之一。前面所讲述的各类化合物中由碳、氢、氧 3 种元素组成。生物碱类化合物的一个显著特征是结构中除含有碳、氢、氧外,尚含有氮原子。氮原子的存在使得这类化合物在理化性质、提取分离方法、波谱特征、生物活性以及生物合成上,均有较大差别。在众多的药用天然化合物中,生物碱占有重要地位。本章介绍天然生物碱的来源、存在形式、生物碱的结构分类及生理活性、碱性大小影响因素、生物碱的鉴别方法、生物碱的提取分离原理与方法以及生物碱类化合物的波谱特征。

第 1 节　概　　述

视窗:罂粟

　　几千年前人类就发现罂粟果有镇痛和迷幻作用。苏美尔人早在公元前 4000 年就把鸦片(罂粟果的汁烘干制成)用作麻醉药。到公元前 3400 年,在两河流域的古巴比伦,这种植物已经被广泛种植了,而且被冠以"joy plant"的美名。公元前两世纪,鸦片被古希腊名医盖仑(音译)描述为包治百病的良药。在《圣经》与荷马的《奥德赛》里,鸦片被称之为"忘忧药",上帝也使用它。有关鸦片的使用和上瘾在罗马时代就已经很普遍了。16 世纪的瑞士医生和炼金师帕拉塞尔苏斯(1493—1541)发明了鸦片的酒精制剂——鸦片酊,从而鸦片开始在欧洲广泛使用。

案例 13-1

　　鸦片,俗称大烟,医学上作为麻醉性镇痛药,长期或过量使用有依赖性;吸食鸦片后,可以初致欣快感,产生梦幻现象,出现高度心理及生理依赖性,长期使用后停止则会发生渴求药物、不安、流泪、易怒、发抖、冷颤、厌食、便秘、腹泻、身体蜷曲、抽筋等戒断症状;过量使用造成急性中毒,症状包括昏迷、呼吸抑制、低血压、瞳孔变小等,严重的引起呼吸抑止致人死亡。

问题:

　　鸦片显著的生理活性与其含有的化学成分有关,其主要含有哪类化学成分? 鸦片来源于何种植物?

　　生物碱(alkaloid)是一类重要的天然有机化合物。1803 年 Derosne 首先从阿片(鸦片)中分离得到生物碱那可丁(narcotine);1806 年德国学者 F. W. Sertürner 又从阿片中分出吗啡碱(morphine)。此后,随着天然产物分离与结构研究新方法、新技术的出现,尤其以现代色谱分离和波

谱技术的应用,大大加速了生物碱的研究进程,相继发现一些新的生物碱,到2001年,从天然界(植物、动物、霉菌、细菌、海洋生物和微生物等)中分离得到26 900多种生物碱,其广泛分布于植物界,其中很多重要的植物药如麻黄、罂粟、黄连、莨菪、乌头、金鸡纳、番木鳖、汉防己、萝芙木、延胡索、苦参、喜树、长春花、三尖杉、洋金花、秋水仙等都主要含有生物碱类成分。生物碱具有多种生物活性,目前已有百余种作为药物用于临床,如长春花中的长春新碱(vinblastine)、三尖杉中的高三尖杉酯碱(homoharringtonine)、喜树中的喜树碱(camptothecine)等均具有很好抗肿瘤作用;黄连、黄柏中的小檗碱(bcrberine)具有抗菌消炎作用;千层塔中的石杉碱甲(huperzine A)具有抗老年痴呆作用等。在临床用药中,生物碱类成分占有重要地位。

生物碱作为一类重要的天然产物,已经有较为系统的评述性专著对其研究进展进行了综述。生物碱作为天然药物化学的重要研究领域之一,每年以大约1500个新结构的速度递增,这对天然药物化学的发展起着重要的促进作用。

一、生物碱的定义

生物碱传统的定义是存在于生物体内的一类分子中含有氮原子的有机化合物。生物碱多具有较复杂的氮杂环结构,通常具有碱性,能和酸成盐,并具有显著的生理活性。生物碱是许多药用植物与中草药的有效成分。随着研究的深入,一些新的结构不断出现,传统的定义产生了局限性,在传统的生物碱定义中将低分子胺类如甲胺、乙胺等,非环甜菜因类(betaines)、氨基酸、氨基糖、肽类(除肽类生物碱如麦角克碱,ergocistine 等)、蛋白质、核酸、核苷酸、卟啉类(porphyrines)和维生素类等排除在外。

随着天然产物研究的深入,新的含有氮原子的天然有机化合物不断出现。1983 年,派勒蒂埃重新对生物碱类化合物进行了描述:生物碱是含负氧化态氮原子、存在于生物有机体中的环状化合物。环状结构排除了小分子的胺类、非环的多胺和酰胺。负氧化态氮则包括胺(−3)、氮氧化物(−1)、酰胺(−3)化合物,但排除含硝基(+3)和亚硝基(+1)的化合物如马兜铃酸(aristolochic acid)等。生物有机体是从实用考虑将其范围限于植物、动物和其他生物有机体,排除上述简单定义中所限制的所有化合物,但同时包括经典定义中例外的大多数化合物如秋水仙碱、胡椒碱(piperine)、苯丙胺类(如麻黄碱)和嘌呤类(如咖啡因)等。

此外,三桥博、田中治等人将天然产的吡唑类(pyranzoles)、咪唑类(imidozoles)、异噁唑类(isoxazoles)、噻唑类(thiazoles)、吡啶类(pyridines),嘧啶类(pyrimidines)、吡嗪类(pyrazines)、喋啶类(pteridines)和嘌呤类(purines)都排除于生物碱范畴之外,称之为含氮非生物碱类化合物。

目前,人们共识的生物碱至少应具备以下几个特点:①结构中含有一个或多个氮原子;②一般不包括相对分子量大于1500的肽类化合物;③具有碱性、中性;④氮原子源于氨基酸或嘌呤母核或甾体与萜类的氨基化;⑤排除上述简单定义中所有例外的化合物。

二、生物碱的来源与分布

(一) 来源于植物的生物碱

天然生物碱主要来源于植物界,在植物界的分布具有如下规律。

(1) 在系统发育较低级的类群中,生物碱分布较少。①藻类、水生植物(除伸出水面部分如睡莲科植物外)、异养(腐生、寄生)植物中未发现生物碱。②菌类植物如麦角菌类等少数植物中含有生物碱。③地衣、苔藓类植物中仅发现少数简单的吲哚类生物碱。④蕨类植物中除简单类型的生物碱如烟碱外,结构复杂的生物碱则集中地分布于小叶型的真蕨如木贼科、卷柏科、石松科等植物中。

(2) 生物碱集中分布在系统发育较高级的植物类群(裸子植物,被子植物)中。表现在:

①裸子植物中,仅紫杉科红豆杉属(*Taxus*)、松柏科松属(*Pinus*)、云杉属(*Picea*)、油杉属(*Ketelearia*)、麻黄科麻黄属(*Ephedra*)、三尖杉科三尖杉属(*Cephalotaxus*)等植物含有生物碱。②少数被子植物的单子叶植物中,生物碱主要分布于百合科、石蒜科和百部科等植物中。③在被子植物古生花被类双子叶植物中,生物碱主要分布于毛茛科、木兰科、小檗科、防己科、马兜铃科、罂粟科、番荔枝科、芸香科等植物中。④在被子植物后生花被类双子叶植物中,生物碱主要分布在龙胆科、夹竹桃科、马钱科、茜草科、茄科、紫草科、菊科等植物中。

（3）富含萜类和挥发油的植物类群中基本不含生物碱。

（4）越是特殊类型的生物碱,其分布的植物类群就越窄。如莲花烷(hasubanane)型异喹啉生物碱类,仅分布在毛茛科千金藤属(*Stephania*)植物中。环孕甾烷(C_{24})生物碱类只分布于黄杨木科植物中。又如二萜生物碱主要分布于毛茛科乌头属(*Aconitum*)和翠雀属(*Delphinium*)植物中,而三萜类生物碱主要分布在交让木科交让木属(*Daphniphyllum*)中。这对植物化学分类学具有重要意义。

（5）含生物碱的植物中,一般会有数种或数十种生物碱。同一植物中的生物碱多来源于同一个前体,因而化学结构多具有相似性,同科同属植物中生物碱也多属于同一结构类型。这对于化合物的结构解析和寻找新的药用资源有着巨大意义。

（二）生物碱的其他来源

生物碱除了主要在植物界分布外,在动物、霉菌、细菌、海洋生物和微生物中也有一定量的分布。其中生物碱在动物界主要分布在低等动物如蟾蜍、苔藓虫、蚂蚁中,从中分到各种类型的生物碱;在高等动物中主要是脏器中含有的去甲肾上腺素(noradrenaline,NAD);近年来,随着海洋天然产物的发展,在海洋动物如海绵、珊瑚、海鞘等中也分离得到相当数量的生物碱。

生物碱是海绵中含量较为丰富的天然产物,每年都有很多关于从海绵中发现新的生物碱的报道,其中许多生物碱具有抗菌、抗肿瘤、抗病毒的活性。如从海绵 *Smenospongia aurea* 中分离到的 ethyaplysinopsin,是一类特殊结构的吲哚生物碱,其对人的 5-羟色胺 2(5-HT 2)受体具有高度的亲和性;从海绵 *Zyzzya fuliginosa* 中分离得到的 isobatzelline C 具有显著的抗肿瘤和抗病毒活性。

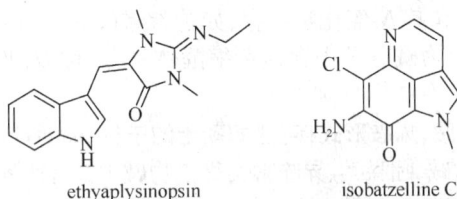

ethyaplysinopsin　　　　isobatzelline C

柳珊瑚化学成分的研究是近年研究的一个热门领域,柳珊瑚中的生物碱均为含氮二萜类生物碱。如从 Gorgoniidae 科珊瑚 *Pseudopterogorgia elisabethae* 中分离得到的 pseudopteroxazole 对人肺癌细胞 LnCap 及前列腺癌细胞 Calu 表现出较好的抑制活性。从柳珊瑚 *Erythropodium caribaeorum* 中分离的含有咪唑环的 demethyleleutherobin,具有抗有丝分裂活性。

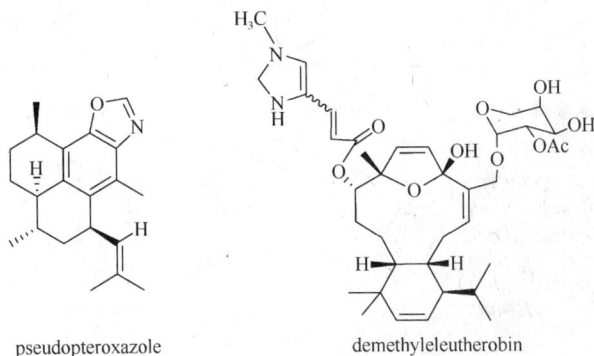

pseudopteroxazole　　　　demethyleleutherobin

从海鞘 *Trididemnum solidum* 中分离得到的 Didemnin B,是第一个进入临床的海洋天然产物,作为广谱抗肿瘤药物进入Ⅰ期临床,Ⅱ期临床发现具有较大毒性后停止临床试验。从海鞘 *Ecteinascidia turbinana* 中分离到的 Ecteinascidin 743 对多种肿瘤细胞具有显著细胞毒活性,目前在美国和欧洲进入Ⅱ期临床治疗恶性肿瘤,并开始进入Ⅲ期临床。

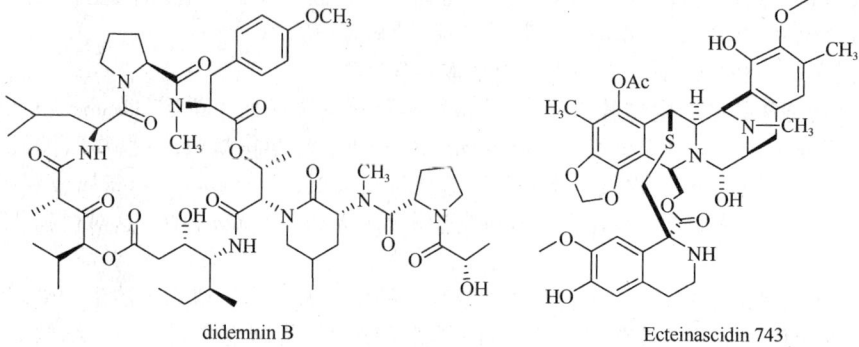

didemnin B　　　　　　　　　　　　　　　Ecteinascidin 743

三、生物碱的存在形式

根据分子中氮原子所处的状态主要分为六类:①游离碱;②盐类;③酰胺类;④*N*-氧化物;⑤氮杂缩醛类;⑥其他如亚胺(C ═N)、烯胺(—N—C ═C)、苷、季铵碱、酯等。

1. 游离碱　在植物体内,游离碱大多以酰胺形式存在,仅少数碱性极弱的生物碱如那碎因(narceine)、那可丁(narcotine)等以游离形式存在。

2. 盐类　植物体内,绝大多数生物碱是以盐的形式存在的。形成盐的酸有柠檬酸、酒石酸、乌头酸、绿原酸、硫酸、盐酸等。

3. 酰胺类　以酰胺形式存在的生物碱如 geneserine、秋水仙碱、喜树碱(camptothecine)等。

4. *N*-氧化物　在植物体中,已发现的 *N*-氧化物逾 120 种。主要是吡咯里西丁类如野百合碱 *N*-氧化物等。有的生物碱常和其 *N*-氧化物共存,如苦参碱(matrine)和氧化苦参碱(oxymatrine)。

5. 氮杂缩醛类　有些生物碱分子中含氮杂缩醛体系,又称 *O*,*N*-混合缩醛(*O*,*N*-mixed acetals),如阿马林(ajmaline)等。

6. 极少数生物碱是以亚胺、烯胺形式存在[如新士的宁(neostrychnine)等]　生物碱和糖缩合生成苷类化合物,在甾类生物碱、吲哚类、异喹啉类等生物碱中都有所发现,如 xylostostidine;一些生物碱以季铵碱形式存在,如小檗碱;托品类生物碱则多以酯的形式存在,如古柯碱(cocaine)。

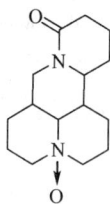

氧化苦参碱

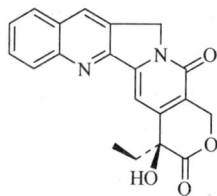

喜树碱

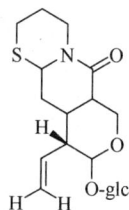

xylostostidine

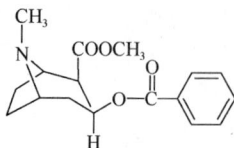

古柯碱

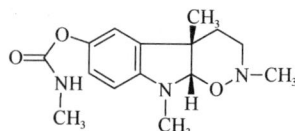

geneserine

生物碱多具有显著而特殊的生理活性,是天然产物中药用最多的一类化合物。目前临床应用的药用生物碱有100多种。鉴于许多生物碱都是重要的药物,许多合成药物的研究开发也与生物碱有关,因此生物碱是天然有机化学的重要研究领域之一,在生物碱的研究中创立和发现了不少新的方法、技术和反应,对天然有机化学的发展起着重要的促进作用。

第2节 生物碱的化学结构及分类

视窗:天然抗疟药——奎宁

　　金鸡纳树皮是人类发现的第一种有效治疗疟疾的药物。金鸡纳树广泛分布在南美洲从委内瑞拉到玻利维亚的安第斯山脉以东地区,生活在那里的印第安人很早就发现了金鸡纳树皮可以治疗疟疾。大约在1640年左右,西方人在秘鲁学到了金鸡纳树皮的抗疟功能。到了1681年,金鸡纳树皮在欧洲就被广泛接受作为治疗疟疾的药物了。18世纪中叶,欧洲的一些化学家们开始对金鸡纳树等药用植物感兴趣。他们相信金鸡纳树皮里含有一种化学物质具有抗疟功能。直到1820年,这种神奇的化合物才被两名法国化学家分离出来,他们把这种生物碱命名为奎宁(quinine)。"奎宁"这个词在秘鲁文字中是树皮的意思。这种化合物被其他的药学家通过实验证明确实就是金鸡纳树皮里的抗疟疾活性成分。从此奎宁就取代了金鸡纳树皮被用来治疗疟疾。19世纪末,奎宁由欧洲传入我国,被称为"金鸡纳霜",当时是非常罕见的药。

　　生物碱的分类方法主要有3种,第一种分类方法是按植物来源分类,分类依据仅是天然的来源,这种分类多应用于生物碱研究的早期阶段,如黄连生物碱、乌头生物碱、三尖杉生物碱等。但有的植物含有的生物碱可能不是同一基本母核,如乌头中含的生物碱是二萜类生物碱,而乌头的强心成分去甲乌药碱却是异喹啉类生物碱。第二种分类方法是按生物碱结构中氮原子存在的主要基本母核类型进行分类即化学分类,如异喹啉类生物碱、吲哚类生物碱、萜类生物碱等。第三种分类方法是生源结合化学分类方法,生物碱的生源途径主要有两方面:一方面是来源于氨基酸途径,另一方面是来源于甲戊二羟酸途径。

　　生物碱的种类繁多,分类依据不同,各有利弊。本章将以化学结构分类为主,结合生源分类,对主要类型的生物碱的结构特征、生源关系及其在植物界的分布作简要介绍。

视窗:马钱子

　　马钱子,为马钱科植物马钱的种子。性寒,味苦,有剧毒。功效通络散结,消肿止痛。马钱子临床应用近千年不衰,说明它具有确切的疗效。研究表明生物碱(士的宁、马钱子碱)既是其主要活性成分,也是其毒性成分。为了降低毒性,中医历来用其炮制品。传统炮制方法较多,明代有豆腐制、牛油炸等法,清代有香油炸、泡去毛、水浸油炸后土粉反复制等。目前,应用马钱子主要为其炮制品,炮制方法主要有两种,即砂烫法和油炸法。通过炮制,其含有的士的宁、马钱子碱含量均降低。

一、杂环衍生物类生物碱

　　这类生物碱的氮原子处于杂环上。杂环衍生物主要包括:吡咯类、哌啶类、托品类、喹啉类、吖啶酮类、异喹啉类、吲哚类等。

(一) 吡咯类生物碱(Pyrrolidine)

这种类型是由吡咯或四氢吡咯衍生的生物碱。此类化合物可分为:简单的吡咯类生物碱、百部碱类生物碱和吡咯里西啶类生物碱。

吡咯 四氢吡咯

1. 简单的吡咯类生物碱 这种类型生物碱结构简单,数目较少,活性较弱,其生物合成的关键中间体是 N-甲基吡咯亚胺盐及其衍生物。如从古柯科植物古柯(*Erythroxylon coca* Lam.)叶中分出的液体生物碱红古豆碱(cuscohygrine),从新疆党参[*Codonopsis clematidea*(Schrenk)Clarke]中分离的党参碱(codonopsine),从细叶益母草(*Leonurus sibiricus* Linn.)中分离到的水苏碱(stachydrine)等。

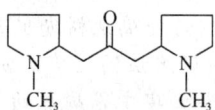
红古豆碱
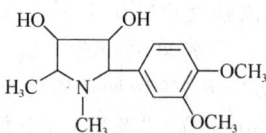
党参碱
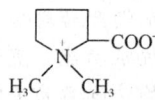
水苏碱

2. 百部碱类生物碱(stemona) 百部碱类生物碱全部来自百部科植物,目前已经从14个品种的百部科植物中分离到了110多个百部碱类生物碱。其结构中大多含有吡咯环,因此也归入吡咯类生物碱。但是其生源并不清楚。百部碱类生物碱以氮杂薁环(azzazulene)为基本母核,异辛烷侧链以不同方式成环,大部分生物碱在吡咯烷的 α 位有一个 α-甲基-γ-内酯环。一般按异辛烷侧链的成环方式将其分为 8 个骨架类型,即原百部碱型(protostemonine)、对叶百部碱型(tuberostemonine)、狭叶百部型(maistemonine)、细花百部型(parvistemonine)、百部新碱型(stemonine)、百部叶碱型(stemofoline)、金刚大碱型(croomine)和越南百部碱型(stemokerrin)。

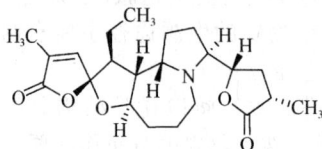
百部新碱
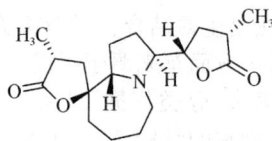
金刚大碱

3. 吡咯里西啶类生物碱(pyrrolizidine alkaloid,PA) 此类生物碱是两个吡咯烷共用一个氮原子的稠环衍生物,大多由氨基醇和有机酸缩合形成,结构中多以双内酯形式存在,少数以单内酯形式存在。一般将酯的氨基醇结构片段称为次碱部分,有机酸片段称为次酸部分。如果在次碱部分的1,2 位存在双键,这类生物碱多具有很强的毒性,能够导致肝中毒。迄今已发现约370个以上的吡咯里西啶类生物碱,其主要分布在紫草科天芥菜属(*Heliotropium*)、紫草属(*Lithospermum*)、鹤虱属(*Lappula*),菊科的千里光属(*Senecio*)、泽兰属(*Eupatorium*)和橐吾属(*Ligularia*)以及豆科的野百合属和猪屎豆属(*Crotalaria*)等植物中,如迷迭香裂碱(rosmarinecine)、天芥菜次碱(heliotridine)、野百合碱(monocrotaline)等。

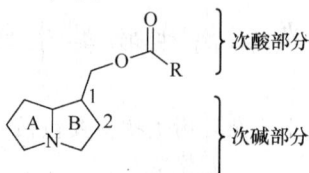
PA的基本骨架

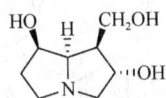
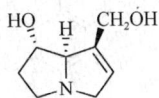
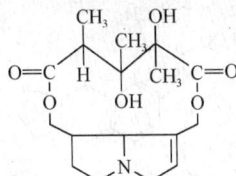

迷迭香裂碱　　　　　　　天芥菜次碱　　　　　　　　野百合碱

（二）哌啶类生物碱（piperidine）

主要包括哌啶、吲哚里西啶和喹诺里西啶3类。

哌啶　　　　　　吲哚里西啶　　　　　喹诺里西啶

1. 哌啶类生物碱（piperidine）　该类生物碱以哌啶环为母核，从生源上来源于赖氨酸。其分布广泛，在胡椒科、菊科、桔梗科、豆科、百合科、茜草科、茄科等植物中都有分布。此外在动物和微生物中也有发现，结构相对简单。如具有抗惊厥和镇静作用的胡椒碱（piperine）、具有抗菌活性的山扁豆碱（cassine）等，具有肝肾损伤的蓖麻碱（ricinine）以及刺茉莉碱（azimine）等。

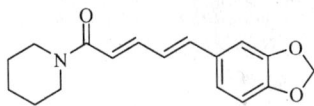
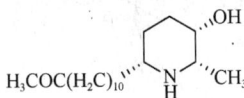
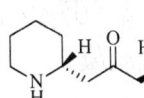
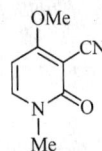

胡椒碱　　　　　　　　山扁豆碱　　　　　　　　刺茉莉碱　　　　　　蓖麻碱

2. 吲哚里西啶类生物碱（indolizidine）　该类生物碱是由哌啶和吡咯共用一个氮原子的稠环衍生物，结构复杂多变，手性中心多，活性较强。羟化的吲哚里西啶类生物碱主要分布在有毒植物如紫云英属（*Astragalus*）、番薯属（*Ipomoea*）、棘豆属（*Oxytropis*）、*Castranospermum*属等，如（+）-lengtiginosine为强选择性淀粉糖苷酶抑制剂，（−）-swainsonine具有α-甘露糖苷酶抑制活性。

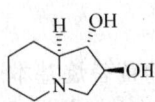
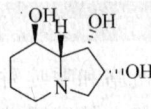

吲哚里西啶　　　　（+）-lengtiginosine　　　　　（−）-swainsonine

烷化吲哚里西啶类生物碱主要存在于蚂蚁类 *Monomorium* 属、*Melanophryniscu* 属、*Solenopsis* 属和蛙类 *Epipedobates* 属、*Minyobates* 属、*Mantella* 属中，如（−）-indolizidine 223 A，（−）-indolizidine 209D。

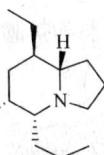
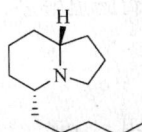

（−）-indolizidine 223 A　　　　　（−）-indolizidine 209 D

芳化吲哚里西啶类生物碱（包括萘并吲哚里西啶类生物碱和菲并吲哚里西啶类生物碱）主要存在于萝摩科娃儿藤属（*Tylophora*）、鹅绒藤属（*Cynanchun*）、夜来香属（*Telosma*）等，如从娃儿藤分离到的娃儿藤碱（tylphoridicine E）、鹅绒藤 *Cynanchun komarovii* 中分离的 vincetene、从大戟科一叶萩属（*Securinega*）植物中得到的具有中枢兴奋作用的一叶萩碱（securinine）等。

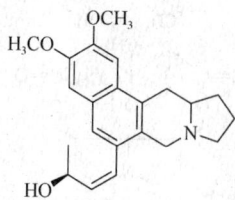 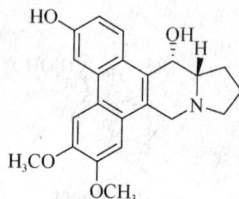 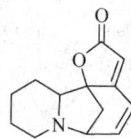

vincetene　　　　　　　tylpphoridicine E　　　　一叶萩碱

3. 喹诺里西啶类生物碱(quinolizidine)　　该类生物碱是由两个哌啶共用一个氮原子的稠环衍生物,其在高等植物中广泛分布,近年来还从动物和海洋生物中得到此类生物碱,该类生物碱以苦参碱为代表已经开发成药用于临床,此外其广谱杀菌的作用在农业病虫害防治上也发挥着重要作用。主要分布于豆科、石松科和千屈菜科等植物。代表化合物有羽扇豆碱(lupinine)、金雀花碱(sparteine)、苦参碱(matrine)、苦豆碱(aloperine)、石松碱(lycopodine)等。

近年从昆虫体内分离得到一种特殊的三环骈合结构骨架的喹诺里西啶类生物碱。如precoccinelline。

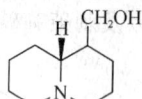 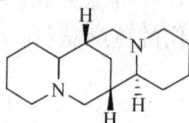 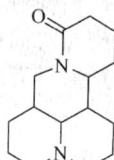

羽扇豆碱　　　　　　　金雀花碱　　　　　　　苦参碱

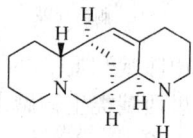 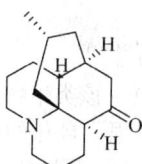 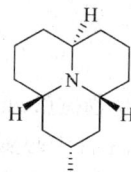

苦豆碱　　　　　　　石松碱　　　　　　precoccinelline

（三）托品类生物碱(tropine)

该类生物碱具有吡咯和哌啶骈合而成的莨菪烷基本骨架,常以有机酸酯的形式存在,有一元酯和二元酯。莨菪烷上的醇羟基多在3位,有平伏羟基和直立羟基之分,前者为莨菪醇,后者为伪莨菪醇。这类生物碱主要分布于茄科、旋花科、古柯科、高根科、红树科等植物中,尤其以茄科曼陀罗属(*Datura*)和曼陀罗木属(*Brugmansia*)中含量作为丰富。如从颠茄(*Atropa belladonna*)中分离到的莨菪碱(hyoscyamine)、阿托品(atropine)、东莨菪碱(scopolamine),以及从唐古特山莨菪(*Anisodus tanguticus*)中分离到的山莨菪碱(anisodamine)和樟柳碱(anisodine)等,均为 M 胆碱受体拮抗剂,临床上用于胃肠道解痉、抑制分泌、镇静和扩瞳等。

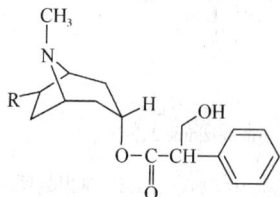 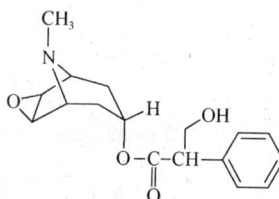

阿托品　　　　　　R=H(*DL*-)　　　　　东莨菪碱
莨菪碱　　　　　　R=H(*L*-)
山莨菪碱　　　　　R=OH

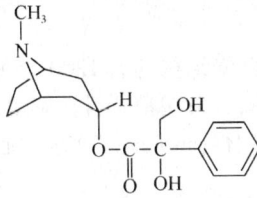

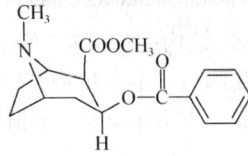

樟柳碱　　　　　　　　　　　　　　古柯碱

（四）喹啉类生物碱（quinoline）

该类生物碱以喹啉环为基本母核，最简单的如茵芋碱（skimmianine）、白鲜碱（dictamnine）等。主要分布在芸香科、茜草科金鸡纳属（Cinchona）植物中。喹啉类生物碱具有多种生物活性，主要包括具有抗疟活性的奎宁类生物碱和具有抗肿瘤活性的喜树碱类生物碱。奎宁类生物碱最初从茜草科金鸡纳属植物中分离得到，又称为金鸡纳生物碱（Cinchona alkaloids），如奎宁（quinine）及其衍生物；喜树碱类生物碱是从喜树（Camptotheca acuminate Decne.）中分离到的抗癌活性成分，如喜树碱（camptothecine），10-羟喜树碱。

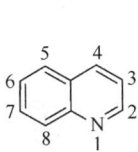

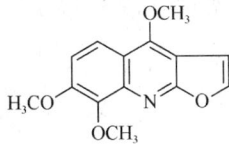

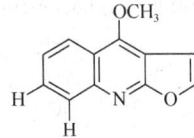

喹啉　　　　　　　　茵芋碱　　　　　　　　白鲜碱

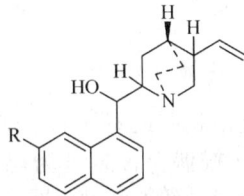

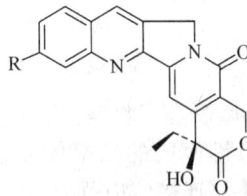

奎宁　　　R=H(3R, 2S)　　　　　　　喜树碱　　　　　R=H
奎宁啶　　R=OCH₃(3R, 2S)　　　　　10-羟基喜树碱　　R=OH

（五）吖啶酮类生物碱（acridone）

该类生物碱以9（10H）-吖啶酮为基本母核，主要分布于芸香科35个属的植物以及苦木科和胡椒科植物中，其在抗肿瘤、抗病毒、抗疟疾和抗菌方面有一定活性。如从芸香科植物山油柑（Acronychia baueri）树皮中分到的具有抗肿瘤活性的山油柑碱（acronycine），从吴茱萸 [Evodia rutaecarpa（Juss.）Benth.] 分离到的吴茱萸宁（evoprenine），从芸香科酒饼勒属（Atalantia）分离的酒饼勒碱（atalaphylline）。

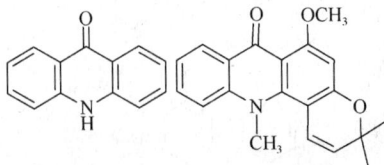

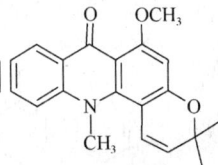

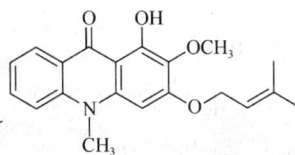

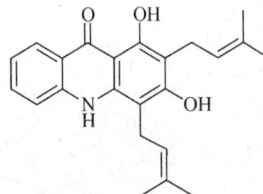

吖啶　　　　　山油柑碱　　　　　　吴茱萸宁　　　　　酒饼勒碱

〔六〕异喹啉类生物碱（isoquinoline）

该类生物碱数量多、结构类型复杂、分布较为广泛,已知结构约有 1200 余种。

1. 简单异喹啉类生物碱　本类生物碱较少,结构简单,分布在罂粟科罂粟属（*Papaver*）、紫堇属（*Corydalis*）、毛茛科唐松草属（*Thalictrum*）等植物中。如萨苏林（salsoline）、萨苏里啶（salsolidine）等。

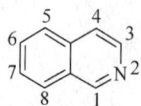
异喹啉

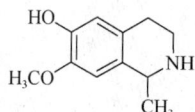
萨苏林

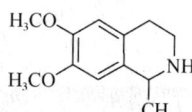
萨苏里啶

2. 苄基异喹啉类生物碱　本类生物碱数量多、结构类型复杂,按照骨架类型分主要有 7 类:苄基四氢异喹啉类、双苄基四氢异喹啉类、吗啡类、原小檗碱和小檗碱类、阿朴啡类、普罗托品类和菲啶类生物碱。主要分布于木兰科、防己科、大戟科、樟科、马钱科、番荔枝科、马兜铃科、小檗科、罂粟科、芸香科、毛茛科等植物中。

（1）苄基四氢异喹啉类生物碱:代表化合物有 *DL*-去甲乌药碱（*DL*-demethylcoclaurine）、那碎因（narceine）、厚朴碱（magnocurarine）、罂粟碱（papaverine）等。

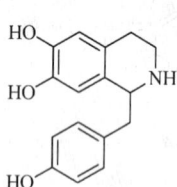
去甲乌药碱

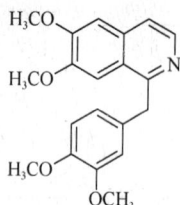
罂粟碱

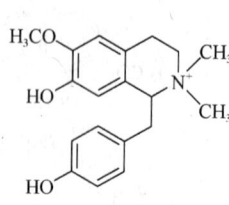
厚朴碱

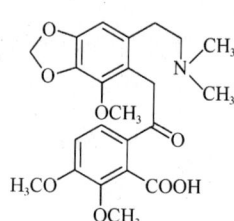
那碎因

（2）双苄基四氢异喹啉类生物碱:该类生物碱是由相同或不同的苄基四氢异喹啉类生物碱经酚氧化偶联产生醚氧键而成的二聚体或多聚体。按偶合位置分为尾-尾连接（如木兰胺碱 magnolamine）,头-头/尾-尾连接（如汉防己甲素 tetrandrine 等）,头-尾/尾-头连接（如筒箭毒碱 tubocurarine,异谷树碱 isochondodendrine 等）。

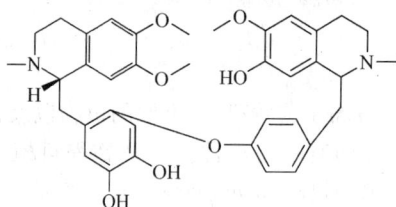
木兰胺碱

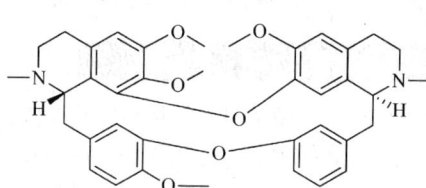
汉防己甲素

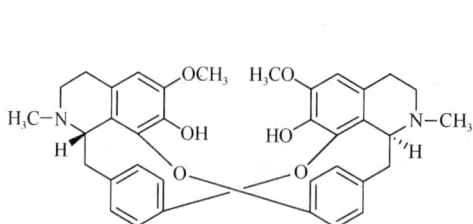
异谷树碱

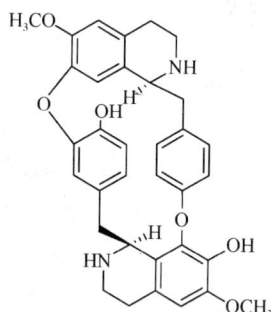
筒箭毒碱

（3）吗啡类生物碱：主要分布在罂粟科和防己科植物中。代表化合物有吗啡（morphine）、可待因（codeine）、青藤碱（sinomenine）等。

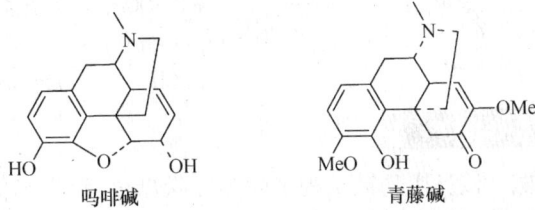

吗啡碱　　　　　　　　　　　青藤碱

（4）原小檗碱和小檗碱类生物碱：原小檗碱和小檗碱类生物碱，两类生物碱的区别在于 D 环氢化程度不同。前者如四氢黄连碱（tetrahydrocoptisine）、延胡索乙素（corydalis B），后者如小檗碱（berberine）、药根碱（jatrorrhizine）等。

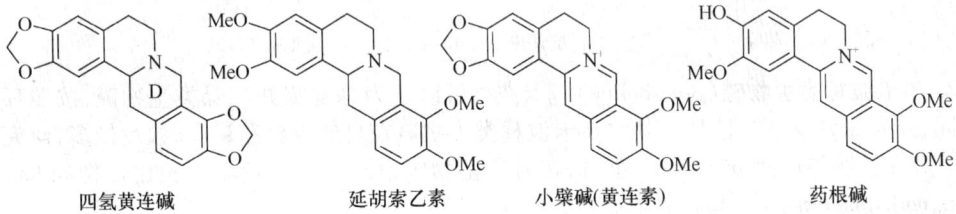

四氢黄连碱　　　　　延胡索乙素　　　　小檗碱（黄连素）　　　　药根碱

（5）阿朴啡类生物碱：该类化合物如千斤藤碱（stephanine）、土藤碱（tuduranine）、紫堇啶（corydine）等。

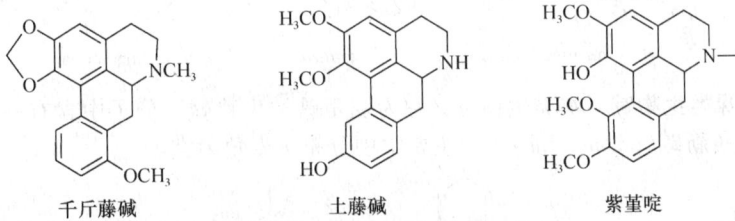

千斤藤碱　　　　　　　　土藤碱　　　　　　　　紫堇啶

（6）普罗托品类生物碱：该类生物碱与原小檗碱和小檗碱类生物碱类生物碱的区别是 C—N 键裂解成三环体系，大多具有 14-酮基。如普罗托品碱（protopine）。

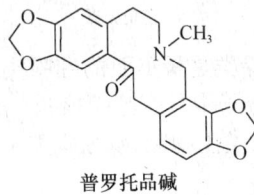

普罗托品碱

（7）菲啶类生物碱：该类生物碱重要的类型有：苯骈菲啶类（如白屈菜碱 chelidonine、血根碱 sauguinarine 等）和吡咯骈菲啶类（石蒜碱，lycorine）。

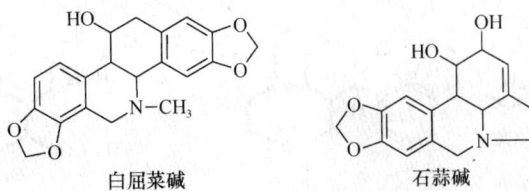

白屈菜碱　　　　　　　　　　石蒜碱

3. 苯乙基异喹啉类生物碱　该类生物碱主要分布于百合科、罂粟科和三尖杉科 *Caphalotaxus* 属植物中。如对白血病有较好疗效的三尖杉碱（cephalotaxine）、三尖杉碱（harringtonine）和高三尖杉酯碱（homoharringtonine）。

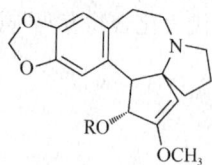

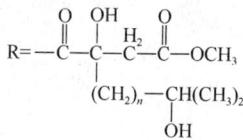

R=H	三尖杉碱
R=─C─C─C─C─OCH₃	三尖杉酯碱(n=2)
	高三尖杉酯碱(n=3)

（七）吲哚类生物碱（indole）

1. 简单吲哚类生物碱　该类生物碱结构中除了吲哚母核，没有其他杂环结构。分布于25科植物，较为广泛，主要分布在豆科和禾本科植物中。

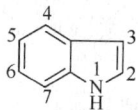

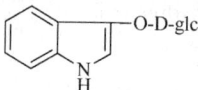

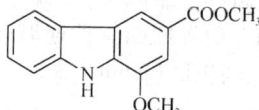

吲哚　　　　　靛青苷　　　　　九里考林碱

2. β-卡波林类生物碱（β-carboline）　卡波林可以认为是吡啶并吲哚类生物碱，按照环合方式不同，分为 α、β、γ、δ-卡波林。其中 β-卡波林类生物碱在自然界分布最广，数量最多，研究最为深入。其在植物界广泛分布于27个科，在海洋生物中也有分布报道。代表化合物如 harmine、jarman、norharman 等。

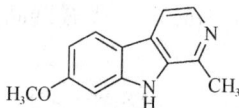

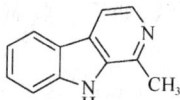

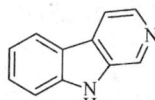

harmine　　　　　jarman　　　　　norharman

3. 半萜吲哚类生物碱　本类生物碱又称为麦角碱类生物碱。分子中含有一个四环的麦角碱核体系，如麦角新碱（ergometrine）等。主要集中分布于麦角菌类。

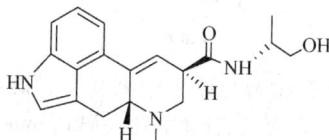

麦角新碱

4. 单萜吲哚类生物碱　单萜吲哚类是最重要的吲哚类生物碱，数目较多，目前已知的超过1100 个。该类生物碱的结构特点是分子中具有吲哚核和 C_9 或 C_{10} 的裂环番木鳖萜及其衍生物的结构单元。该类生物碱分为单萜吲哚类生物碱、双吲哚类生物碱。

（1）单萜吲哚类生物碱分为三类

1）柯南因-士的宁碱类：此类代表化合物为柯南因（corynantheine）、利舍平（reserpine）、士的宁（strychnine）等。

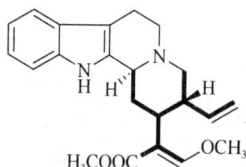

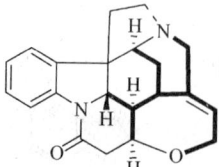

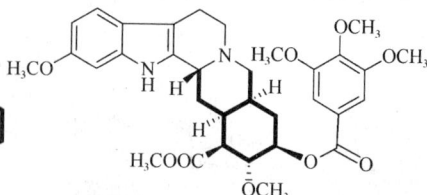

柯南因　　　　　士的宁　　　　　利血平

2）白坚木碱类：此类是最大的一类吲哚类生物碱。代表化合物为长春胺（vincamine）。

3）依波加明碱类：此类结构复杂，代表化合物为依波加明（ibogaminge）。

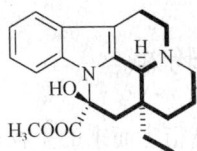 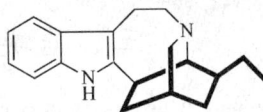

长春胺　　　　　　　　　　　依波加明

（2）双吲哚类生物碱：此类由不同单萜吲哚类生物碱经分子间缩合而成。代表化合物长春碱（vinblastine，VLB），长春新碱（vincristine，VCR），是从长春花中分离到的抗肿瘤药物。

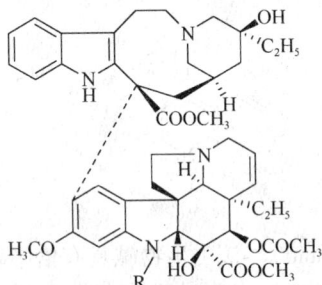

长春碱　　　R=CH₃
长春新碱　　R=CHO

案例 13-2

香烟是烟草制品的一种。在市售香烟的包装上，一般都印有"吸烟有害健康"的字样。其中含有的生物碱尼古丁（也称烟碱）是有害健康的成分之一，同时，尼古丁会使人上瘾或产生依赖性，从而使吸烟者难以戒除。尼古丁进入人体后，会导致血管收缩、心跳加快、血压上升、精神兴奋等，其化学结构见本章第3节。

问题：

结合本节知识，尼古丁（nicotine）在化学分类上可归为哪一类生物碱？其来源植物烟草（*Nicotiana tabacum*）的药用价值？

二、有机胺类

有机胺类生物碱指氮原子不结合在环内的一类生物碱。如麻黄碱（ephedrine），其左旋结构具有平喘作用，其氮原子处于脂肪链上，具有有机胺的性质，其对应异构体为伪麻黄碱（pseudephedrine）；秋水仙碱（colchicine）具有抗癌作用，其氮原子在侧链以酰胺形式存在；如能够增加子宫紧张性和节律性的益母草碱（leonurine）。

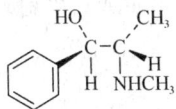 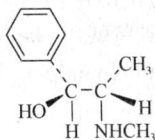 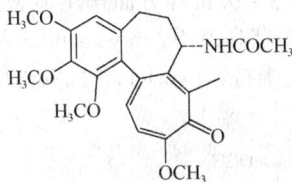 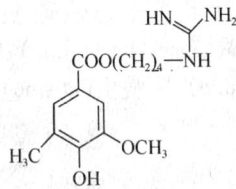

1R, 2S-麻黄碱　　　　1S, 2S-伪麻黄碱　　　　秋水仙碱　　　　　　益母草碱

案例 13-3

冰毒，即甲基苯丙胺，纯白色晶体，晶莹剔透，外观似冰，对中枢神经系统具有极强的刺激作用，且毒性剧烈，因而得名"冰毒"。

问题：

结合本节生物碱的结构类型相关知识，试分析冰毒与麻黄中含有的麻黄碱、伪麻黄碱在结构上有何异同？

三、萜类生物碱

1. 单萜类生物碱   该类生物碱是主要由环烯醚萜衍生而来的生物碱,其生源不涉及氨基酸途径。常与单萜吲哚类生物碱共存,多分布于龙胆科、猕猴桃科、玄参科及夹竹桃科植物中。代表化合物如具有用于老年人保健降压作用的猕猴桃碱(actinidine)、抗炎镇痛的龙胆碱(gentianine)、秦艽碱甲(gentianol)、治疗糖尿病的黄钟花碱(tecomanine)等。

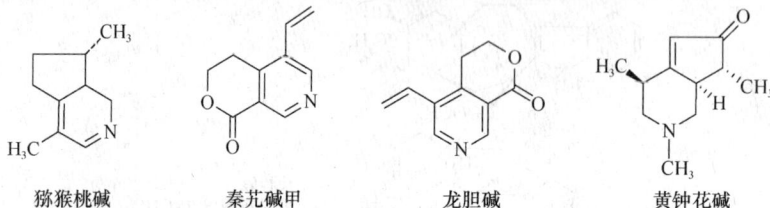

猕猴桃碱   秦艽碱甲   龙胆碱   黄钟花碱

2. 倍半萜类生物碱(sesquiterpene alkaloid)   该类生物碱具有倍半萜骨架,根据骨架差异分为石斛碱类(dendrobine)、萍蓬草碱类(nupharidine)和吲哚倍半萜碱类(indole sesquiterpene alkaloid)。倍半萜类生物碱在植物界分布很窄,石斛碱类和萍蓬草碱类主要分布于兰科石斛属(*Dendrabium*)和睡莲科萍蓬草属(*Nuphar*)植物中。代表化合物有石斛碱(dendrobine)和萍蓬定(nupharidine)等。吲哚倍半萜碱类仅从非洲产的卫矛科两种植物 *Greenwaydendrum olireri* 和 *G. suavelens* 中分离得到。如 polyalthenol 等。

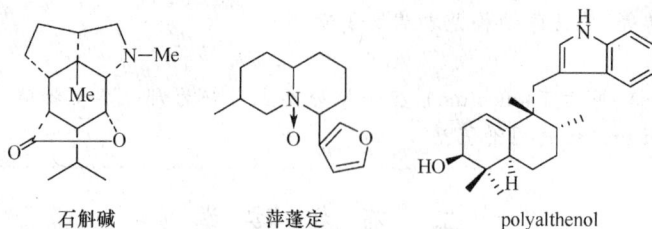

石斛碱   萍蓬定   polyalthenol

3. 二萜生物碱   该类生物碱主要分为两类,一类是去甲二萜类,含有 19 个碳原子,另一类是二萜类含有 20 个碳原子。主要分布于毛茛科乌头属(*Aconitum*)和翠雀属(*Delphinium*)以及蔷薇科绣线菊属(*Spirea*)植物中。其结构特点主要为四环二萜(对映-贝壳杉烷)或五环二萜(乌头烷,aconane),分子中具有 β-氨基乙醇、甲胺或乙胺的形成的杂环。二萜生物碱具有广泛的生物活性,尤其在抗炎、镇痛、抗心律失常等方面作用显著。代表化合物有乌头碱(aconitine)、3-乙酰乌头碱(3-acetylaconitine)、粗茎乌碱甲(crassicauline A)、高乌碱甲(lappaconitine A)、牛扁碱(lycoctonine)、阿替生(atisine)、维特钦(veatchine)、关附甲素(delphinium)等。

乌头碱   R₁=R₃=OH   R₂=Bz
3-乙酰乌头碱   R₁=OAc   R₂=Bz   R₃=OH
粗茎乌碱甲   R₁=R₃=H   R₂=OCC₆H₄-OCH₃(*p*)

高乌碱   R₁=OOCC₆H₄NHCOCH₃(*o*)
         R₂=R₃=H   R₄=OH

牛扁碱   R₁=CH₂OH   R₂=OCH₃
         R₃=OH   R₄=H

4. 三萜类生物碱　该类生物碱主要分布于交让木科交让木属(*Daphniphyllum*)植物中。代表化合物如交让木碱(daphniphylline)等。

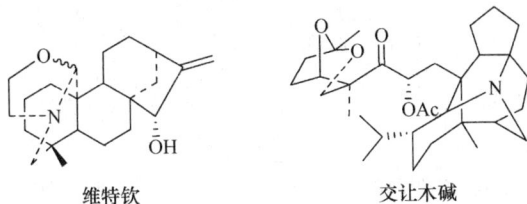

维特钦　　　　　　　　　交让木碱

四、甾体生物碱

甾体生物碱是天然甾体的含氮衍生物,与萜类生物碱同属于非氨基酸来源生物碱,统称为伪生物碱。根据甾体的骨架分为孕甾烷(C_{21})生物碱、环孕甾烷(C_{24})生物碱和胆甾烷(C_{27})生物碱。

1. 孕甾烷(C_{21})生物碱(pregnane alkaloid)　该类生物碱主要分布于夹竹桃科,少数在黄杨木科植物中。代表化合物如具有降压作用的康斯生(conssine),从南美的箭毒蛙科叶毒蛙属(*Phyllobates*)毒蛙皮中发现的箭毒蛙毒素(batrachotoxinin)具有神经剧毒,引起了广泛关注。

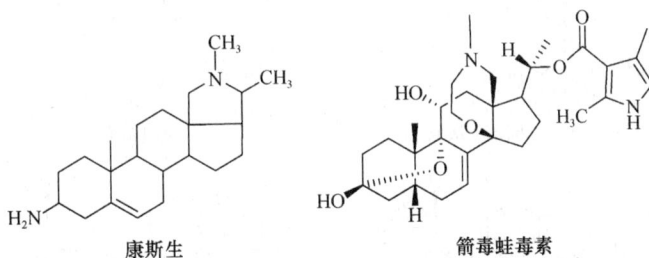

康斯生　　　　　　　　　箭毒蛙毒素

2. 环孕甾烷(C_{24})生物碱(cyclopregnane alkaloid)　该类生物碱具有19-环-4,4,14α-三甲基孕甾烷型结构,一般母核具有24个碳原子。只分布在黄杨木科 *Buxus*、*Pachysandra* 和 *Sarcococca* 属植物中。如环氧黄杨木己碱(cycloxobuxidine-F)、buxamine E 等。

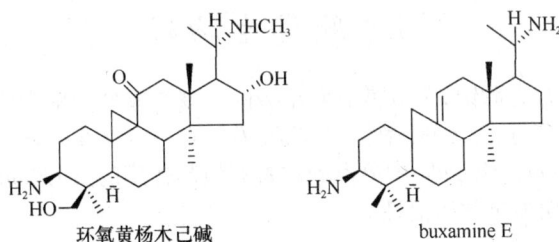

环氧黄杨木己碱　　　　　　　　　buxamine E

3. 胆甾烷(C_{27})生物碱　该类生物碱分为胆甾烷生物碱和异胆甾烷生物碱。前者主要是天然胆甾醇为母体氨基化的衍生物,多以苷的形式存在。主要分布于茄科植物茄属(*Solanum*)和百合科植物中。代表化合物如澳洲茄胺(solasodine)、维藜芦胺(veralkamine)、茄次碱(solanidine)、辣茄碱(solanocapsine)、圆锥茄次碱(jurubidine)等。后者与前者的根本区别在于五元环(C 环)与六元环(D 环)异位,后者主要分布于百合科藜芦属(*Veratrum*)和贝母属(*Fritillaria*)植物中,藜芦属的生物碱常以酯的形式存在,贝母属生物碱大多以游离碱存在,少数以苷、极少数以酯的形式存在。如湖贝甲素(hupehenine)、介藜芦胺(jervine)、藜芦胺(veratramine)等。

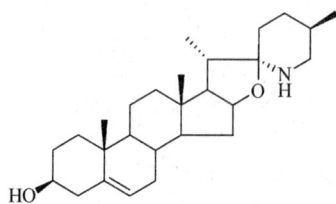

澳洲茄胺

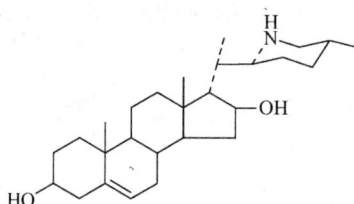

维藜芦胺

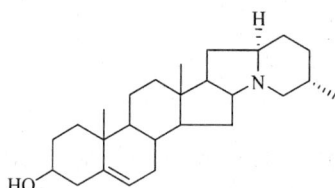

茄次碱

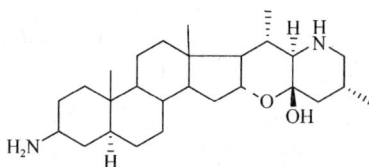

辣茄碱

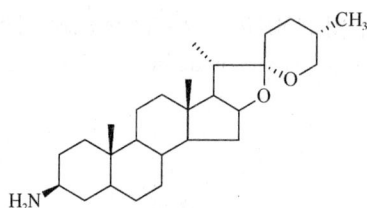

圆锥茄次碱

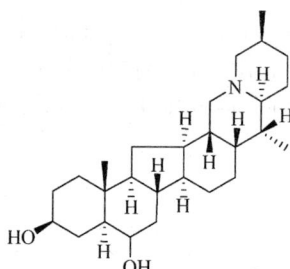

湖贝甲素

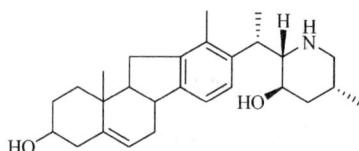

藜芦胺

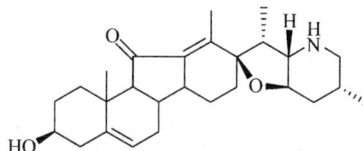

介藜芦胺

五、肽类生物碱

此类生物碱结构中含有肽键,大多属于大环结构。该类成分在鼠李科和石竹科植物中较为普遍,此外在梧桐科、茜草科、卫矛科、菊科、荨蔴科等也有一定存在。近年来在海绵中也发现了肽类生物碱。如从 *Rhamnus frangula* 中分离到的具有镇静作用的 sanjoinine A,从 *Rubia cordifolia* 中分离到的 RA-Ⅶ具有明显抗肿瘤活性。

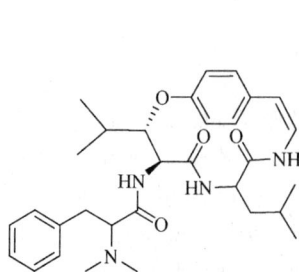

sanjoinine A

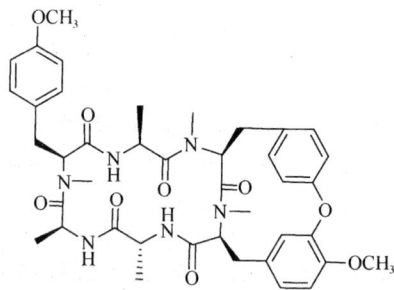

RA-Ⅶ

目前从植物中已经分离到万余种生物碱,但生源途径主要有两方面:一方面是来源于氨基酸途径,另一方面是来源于甲戊二羟酸途径。对上述各类生物碱就其生源进行归类如下。具体生物合成途径可参考有关专著,本文不再详细介绍。

1. 来源于氨基酸途径

(1)来源于鸟氨酸:吡咯类生物碱(简单的吡咯类生物碱、吡咯里西啶类生物碱)、托品类生物碱。

(2)来源于赖氨酸:哌啶类生物碱(哌啶、吲哚里西啶和喹诺里西啶)。

(3)来源于邻氨基苯甲酸:喹啉类生物碱、吖啶酮类生物碱。

(4)来源于苯丙氨酸/酪氨酸:异喹啉类生物碱(简单异喹啉类生物碱、苄基异喹啉类生物碱、苯乙基异喹啉类生物碱)。

(5)来源于色氨酸:吲哚类生物碱(简单吲哚类生物碱、色胺吲哚类生物碱、半萜吲哚类生物碱、单萜吲哚类生物碱)。

2. 来源于甲戊二羟酸途径

(1)萜类生物碱:单萜生物碱、倍半萜生物碱、二萜生物碱、三萜生物碱。

(2)甾体生物碱:孕甾烷(C_{21})生物碱、环孕甾烷(C_{24})生物碱、胆甾烷(C_{27})生物碱。

第3节 生物碱的理化性质

一、性 状

生物碱类化合物绝大多数含有 C、H、O、N 元素,极少数分子还含有 Cl、S 等元素。大多数生物碱为结晶形固体,少数为无定形粉末。固体生物碱多数具有确定的熔点,极个别有双熔点如防己诺林碱(fangchinoline)、浙贝乙素(verticinone)等。有的生物碱具有升华性,如咖啡因(caffeine)等。

少数生物碱为液态,如烟碱(nicotine)、毒藜碱(anabasine)、槟榔碱(arecoline)等。液态生物碱的分子中一般不含有氧原子或氧原子以酯键形式存在。除个别生物碱如槟榔碱等外,液体生物碱以及某些生物碱如麻黄碱等,常压下能够随水蒸气蒸馏而逸出。

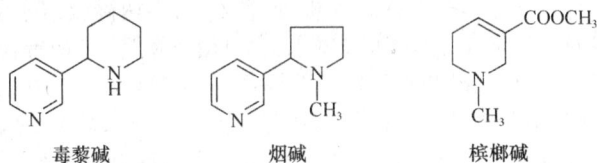

毒藜碱　　　　　烟碱　　　　　槟榔碱

生物碱多数具有苦味,有些味极苦,如盐酸小檗碱(berberine),其他味道如胡椒碱(piperine)具辣味、甜菜碱(betaine)具有甜味等。

生物碱一般为无色或白色,少数具有较长共轭体系的生物碱表现出各种颜色。如小檗碱(黄色)、利舍平(蛇根碱,serpentine)(黄色)、小檗红碱(berberubine)(红色)、一叶萩碱(securinine)(淡黄色)等。当结构中共轭系统发生变化,颜色也会随之发生改变。如四氢小檗碱因共轭系统减小而变为无色,一叶萩碱成盐后,因跨环共轭系统消失而变为无色。

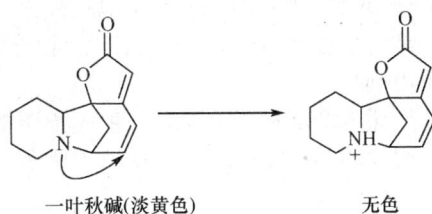

一叶秋碱(淡黄色)　　　　　无色

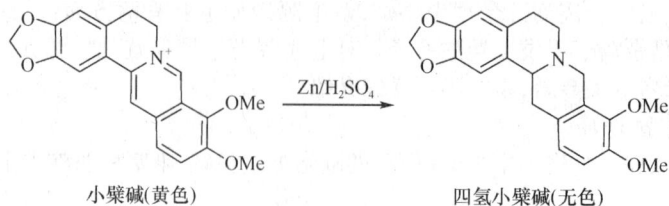

小檗碱(黄色) → Zn/H₂SO₄ → 四氢小檗碱(无色)

二、旋 光 性

生物碱结构中如有手性碳原子或其本身为手性分子,则具有旋光性。旋光性与手性碳原子的构型有关,并具有加和性。生物碱的旋光性除了受手性碳原子的构型影响外,还易受 pH、溶剂、浓度、温度等因素影响而产生变旋现象。如麻黄碱在氯仿中呈左旋光性,在水中,则为右旋光性;烟碱在中性条件下呈左旋光性,在酸性条件下而呈右旋光性。北美黄连碱(hydrastine)在95% 以上高浓度乙醇中为左旋光性,但在低浓度乙醇中则为右旋光性;此外,游离碱与其相应盐类有时旋光性也不一致。如土根碱在氯仿中为左旋光性,其盐酸盐则为右旋光性。

生物碱的生理活性与其旋光性密切相关。通常左旋体活性强,而右旋体活性很弱或没有活性。如 L-莨菪碱的散瞳作用比 D-莨菪碱强 100 倍,L-去甲乌药碱具有强心作用,而右旋体则没有强心作用。但也有少数例外,其右旋体活性强于左旋体,如 D-古柯碱的局部麻醉作用强于 L-古柯碱。

三、溶 解 性

生物碱在不同溶剂中的溶解度和结构中氮原子的存在状态、分子的大小、结构中功能团的种类和数目以及溶剂等密切相关。

生物碱根据溶解性分为亲脂性生物碱和水溶性生物碱。大多数叔胺碱和仲胺碱属于亲脂性生物碱,其易溶于亲脂性有机溶剂如苯、乙醚、卤代烷烃等,特别是在氯仿中溶解度大;也溶于亲水性有机溶剂如甲醇、乙醇、丙酮等,但在水中或碱水中溶解度较小或几乎不溶。但也有例外,如伪石蒜碱(pseudolycorine)不溶于有机溶剂,而溶于水;喜树碱仅溶于氯仿中等。水溶性生物碱主要指季铵型生物碱,易溶于水、酸水和碱水,也可溶于甲醇、乙醇等极性大的有机溶剂,不溶于极性小的有机溶剂。如小檗碱和益母草碱甲等。

有些分子量较小叔胺碱和液体生物碱如麻黄碱、苦参碱、秋水仙碱、烟碱等的溶解性既类似亲脂性生物碱,又类似水溶性生物碱,既可以溶于低极性和极性有机溶剂,也可溶于碱水溶液。

有些含 N-氧化物的生物碱结构中具有半极性的 N→O 配位键,极性大于相应的叔胺碱,在水中的溶解度增大,而在低极性的有机溶剂中的溶解度降低。如氧化苦参碱水溶性大于苦参碱,苦参碱溶于乙醚,而氧化苦参碱则不溶。

有些生物碱的结构中既具有碱性氮原子,又具有酸性基团(如酚羟基、羧基等),这类生物碱称为两性生物碱。含酚羟基的两性生物碱的性质类似于亲脂性生物碱,一般可溶于碱水溶液,如含酚羟基的药根碱易溶于稀碱水中。含羧基的两性生物碱常形成分子内盐,其溶解性类似于水溶性生物碱,如槟榔次碱(arecaidine)、那碎因(narceine)等。

具有碱性的生物碱能和酸结合生成生物碱盐,溶于水。生物碱成盐后,加碱至碱性,生物碱又以游离碱形式析出溶于有机溶剂。

生物碱盐的水溶性与成盐所用的酸的种类有关。一般生物碱的无机酸盐的无机酸水溶性大于有机酸盐。各种生物碱溶解度的一般规律总结如表 13-1 所示。

表 13-1　各类生物碱在不同的溶剂中的溶解度

类别	极性	溶解性	H_2O	$CHCl_3$	H^+	OH^-
非酚性	较弱	脂溶性	−	+	+	−
季铵碱	强	水溶性	+	−	+	+
氮氧化物	半极性	中等水溶	+	±	+	+
两性 Ar—OH	较弱	脂溶性	−	+	+	+
—COOH	强	水溶性	+	−	+	+

案例 13-4

毛茛科植物黄连(*Coptis chinensis* Franch.)三角叶黄连(*Coptis deltoidea* C. Y. Chenget Hsiao)为我国名产药材之一,抗菌力很强,对急性结膜炎、口疮、急性细菌性痢疾、急性肠胃炎等均有很好的疗效,其主要有效成分为黄连中含有的小檗碱(俗称黄连素 berberine)。

问题:

制剂盐酸黄连素片剂在临床上效果较好,而盐酸黄连素注射液疗效较差,结合本节生物碱的理化性质(溶解性),试分析其可能原因。

四、生物碱的检识

判断植物中是否含有生物碱,以及对生物碱类成分的提取分离和结构鉴定中,常常需要一些简便快捷的定性方法,最常用的是生物碱的显色反应和沉淀反应。

(一) 显色反应

某些生物碱能与一些浓无机酸为主的试剂反应,呈现不同的颜色,这些显色剂常可以用于检识和鉴别个别生物碱,称为生物碱的显色试剂。

(1) Mandelin 试剂:1% 钒酸铵的浓硫酸溶液。可与阿托品显红色,奎宁显淡橙色,吗啡显蓝紫色,可待因显蓝色,士的宁显蓝紫色到红色。

(2) Fröhde 试剂:1% 钼酸钠或 5% 钼酸铵的浓硫酸溶液。可与乌头碱显黄棕色,秋水仙碱显黄色,小檗碱显棕绿色,吗啡显紫色转棕色,阿托品和士的宁等不显色。

(3) Marquis 试剂:0.2ml 的 30% 甲醛溶液与 10ml 浓硫酸混合。可与吗啡显橙色至紫色,可待因显蓝色,古柯碱和咖啡因不显色。

(4) 浓硝酸与吗啡碱显蓝色至黄色,可待因显黄色,士的宁显黄色,阿托品、咖啡因、古柯碱不显色。

(5) 浓盐酸与藜芦碱显红色,小檗碱在氨水中显红色,其他大部分生物碱不显色。

(二) 沉淀反应

生物碱在酸性条件下,与某些试剂反应生成不溶性复盐或络合物沉淀等,这些试剂称为生物碱沉淀试剂。沉淀反应可以用于分离纯化生物碱,某些生物碱和沉淀试剂反应产生的沉淀具有很好的结晶和一定的熔点,可以用于生物碱的鉴定。

1. 沉淀试剂　生物碱的沉淀试剂很多,常用的生物碱试剂可以分为金属盐、重金属盐、大分子酸类等 3 类。

(1) 金属盐类:

碘-碘化钾(Wagner):KI-I_2,形成棕褐色沉淀;

碘化铋钾(Dragendoff):$BiI_3 \cdot KI$,形成红棕色沉淀;

碘化汞钾(Mayer 试剂):$HgI_2 \cdot 2KI$,形成类白色沉淀,若加过量试剂,沉淀又被溶解;

雷氏铵盐(Ammoniumreineckate)硫氰酸铬铵试剂:生成难溶性紫红色复盐。

改良碘化铋钾试剂(Dragendorff 试剂):配制方法:溶液Ⅰ取次硝酸铋0.85克,加入10ml冰乙酸和40ml水,混合溶解即得;溶液Ⅱ取碘化钾8克,加20ml水溶解即得;储存液:取溶液Ⅰ和溶液Ⅱ等量混合即得(置棕色瓶中可长期保存);显色剂:取储存液1ml,加入2ml冰乙酸和10ml水,混合即得(需临用前配制)。生物碱显橙色斑点。

(2) 重金属盐类:氯化金(3%)(Suric chloride)$HAuCl_4$,形成黄色晶形沉淀。

(3) 大分子酸类:

硅钨酸(Bertrand 试剂):$SiO_2 \cdot 12WO_3 \cdot nH_2O$,形成淡黄色或灰白色无定形沉淀。

磷钼酸试剂:$H_3PO_4 \cdot 12MoO_3 \cdot H_2O$,形成白色或黄褐色无定形沉淀。

磷钨酸试剂:$H_3PO_4 \cdot 12WO_3 \cdot 2H_2O$,形成白色或黄褐色无定形沉淀。

苦味酸(Hager 试剂):2,4,6-三硝基苯酚,显黄色。

2. 反应原理　生物碱能够与沉淀试剂生成更大多分子复盐和络盐。

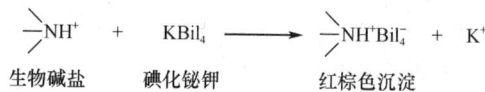

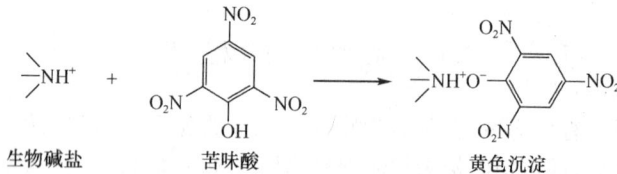

3. 沉淀反应条件　通常在酸性水溶液中生物碱成盐状态下进行,若在碱性条件下则试剂本身将产生沉淀;苦味酸试剂和三硝基间苯二酚试剂也可在中性条件下进行。在稀醇或脂溶性溶液中时,含水量需要 >50%,否则当醇含量 >50% 时,可使沉淀溶解;沉淀试剂不易加入多量,如:过量的碘化汞钾可使产生的沉淀溶解。

4. 结果的判断

(1) 因沉淀试剂对各种生物碱的灵敏度不同,且个别生物碱与某些生物碱沉淀试剂不产生沉淀,如麻黄碱、咖啡因和碘化铋钾试剂不反应,鉴别时每种生物碱需采用三种以上沉淀试剂进行判别。

(2) 直接对中药酸提取液进行沉淀反应,则:阴性结果可以判断无生物碱存在,而阳性结果并不能判定生物碱的存在,需要排除氨基酸、蛋白质、多糖、鞣质等干扰反应的成分出现的假阳性结果。

五、生物碱的碱性

(一) 生物碱碱性的来源

大多数生物碱结构中氮原子上的孤电子对,能够接受质子,通常显碱性。

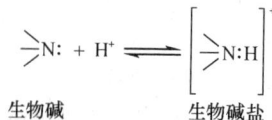

(二) 生物碱碱性强弱的表示方法

酸碱强度的测定,多在水(作为酸)中进行。其强度的定量尺度是分别用酸式离解指数 pK_a 和碱式离解指数 pK_b 表示。pK_b 值越小,酸性越小;相反,pK_a 值越大,碱性越强。为统一强度标准,碱性强度也用 pK_a 值表示。

$$pK_a = pK_w - pK_b = 14 - pK_b$$

碱性强度与 pK_a 值关系: $pK_a < 2$ (极弱碱)、$pK_a 2 \sim 7$ (弱碱)、$pK_a 7 \sim 12$ (中强碱)、$pK_a > 12$ (强碱)。碱性基团的 pK_a 值大小顺序一般是: 胍基 $[—NH(C \rightleftharpoons NH)NH_2]$ > 季铵碱 > 脂肪胺基 > 芳杂环 (吡啶) > 酰胺基。

〔三〕生物碱碱性强弱和分子结构的关系

生物碱的碱性强弱和氮原子上孤电子对的杂化方式、氮原子的电子云密度及分子的空间效应等有关。

1. 氮原子的杂化方式　生物碱中氮原子的孤电子对处于杂化轨道中, 有三种杂化形式, 即 sp、sp^2 和 sp^3。在三种杂化方式中, s 电子成分逐渐减少, p 电子成分逐渐增加, p 电子比例越大, 则活动性越大, 越容易供给电子, 因此碱性增强, 即碱性强度随杂化程度升高而增强。即:

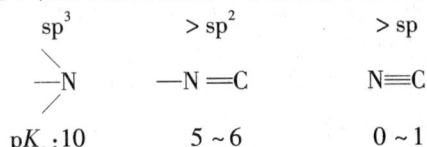

$$sp^3 \qquad > sp^2 \qquad > sp$$

$$—N \qquad —N \rightleftharpoons C \qquad N \rightequiv C$$

$$pK_a : 10 \qquad 5 \sim 6 \qquad 0 \sim 1$$

如氰基 (—CN) 为 sp 杂化的氮, 为中性; 吡啶 (sp^2 杂化的氮) 碱性弱于六氢吡啶 (sp^3 杂化的氮), 异喹啉 (sp^2) 氢化成四氢异喹啉 (sp^3) 后, 碱性增强; 2-甲基-甲基吡咯 (sp^3) 碱性较强; 季铵碱如小檗碱因其羟基以负离子形式存在而显强碱性。

吡啶
$pK_a = 5.19$

六氢吡啶
$pK_a = 5.17$

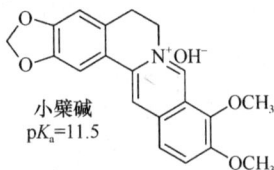

小檗碱
$pK_a = 11.5$

异喹啉
$pK_a = 5.4$

四氢异喹啉
$pK_a = 9.5$

2-甲基-甲基吡咯
$pK_a = 10.26$

2. 诱导效应　生物碱分子中氮原子上电子云密度受到分子中供电基团和吸电基团的诱导效应影响。吸电子基团使氮原子电子云密度降低, 使碱性降低, 如苯环、羟基、双键、酰基、酯酰基等。供电子基团使氮原子电子云密度增强, 使碱性增强, 如烷基。如二甲胺 > 甲胺 > 氨, 由于氮上引入供电基团甲基, 使碱性增强, 引入的甲基越多, 碱性越强。

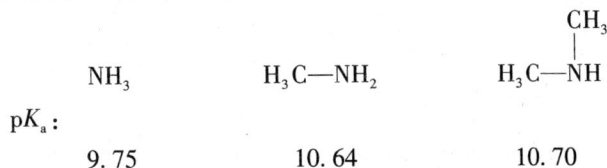

$$NH_3 \qquad H_3C—NH_2 \qquad H_3C—\overset{\displaystyle CH_3}{NH}$$

pK_a :

$$9.75 \qquad\qquad 10.64 \qquad\qquad 10.70$$

又如托哌可卡因 (tropococaine) 碱性 ($pK_a = 9.88$) 强于可卡因 (cocaine) ($pK_a = 8.31$), 因为可卡因氮原子 β 位上酯酰基的吸电作用使氮原子的碱性降低所至。石蒜碱 (lycorine) 的碱性 ($pK_a = 6.4$) 由于其氮原子附近的双键的吸电作用, 使其碱性弱于二氢石蒜碱 ($pK_a = 8.4$)。

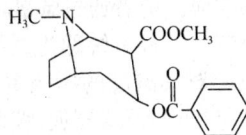

可卡因 ($pK_a = 8.31$)

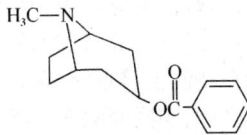

托哌可卡因 ($pK_a = 9.88$)

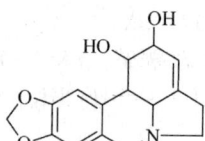

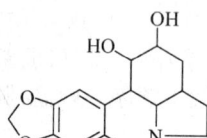

(石蒜碱)(pK_a=6.4)　　　　　二氢石蒜碱(pK_a=8.4)

　　值得注意的是具有氮杂缩醛(酮)结构的生物碱,容易质子化形成季铵碱,表现出强碱性。如阿替生(atisine)(pK_a=12.9)、醇式小檗碱(pK_a=11.5)为强碱性。但是由于 Bredt's 规则表示在稠环系统中,如果有原子桥,则在桥头位置不能存在 C ═C 或 C ═N 双键,除非环是六元以上的大环和中环。因为双键上4个取代基必须处于同一平面,因而不可能形成五元环或六元环。当氮杂缩醛(酮)结构中氮原子处于稠环桥头时,不能发生质子化,反而因为 OR 基团(如羟基)的吸电诱导效应使碱性降低。如阿马林(ajmaline)为中等碱性(pK_a=8.15),其结构中虽然有 α-羟胺结构,但是氮原子处于稠环桥头,不能转位,不易质子化。当阿马林酰化成二乙酰阿马林时,由于酯酰基的吸电作用强于羟基,碱性更弱(pK_a=4.9);又如伪士的宁(pseudostrychnine)碱性(pK_a=5.6)弱于士的宁碱(pK_a=8.2)。

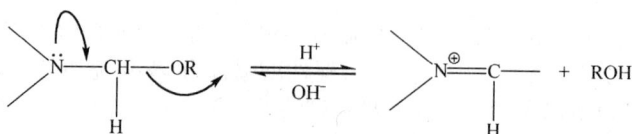

氮杂缩醛形式存在的生物碱质子化

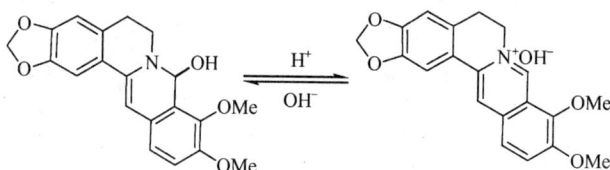

醇式小檗碱 (pK_a=11.5)

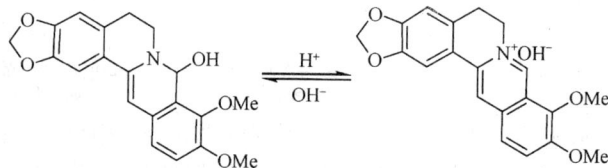

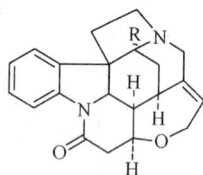

醇式小檗碱 (pK_a=11.5)

伪士的宁　R=OH (pK_a=5.6)
士的宁　　R=H (pK_a=8.2)

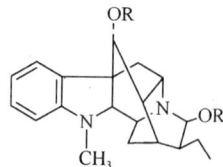

阿马林　　　　R=H (pK_a=8.15)
二乙酰阿马林　R=Ac (pK_a=4.9)

　　3. 诱导-场效应　生物碱分子中如果同时含有2个氮原子时,即使其处境完全相同,碱度总是有所差异。当分子中一个氮原子质子化后,就产生一个强的吸电基团—N$^+$HR$_2$。此时,它对另一个氮原子产生两种碱性降低的效应:诱导效应和静电场效应。前者通过碳链传递,且随碳链增长而降低。后者则是通过空间直接作用的,故又称为直接效应。二者可统称为诱导-场效应。若此时强的吸电基团和第二个氮原子在空间上接近时,则直接效应对其碱度的影响更显著。如依米丁分子中两个氮原子都在脂杂环体系中,中间间隔5个碳原子,空间上距离较远,彼此受诱导-场效应的影响较小,故 ΔpK_a=0.89;而金雀花碱分子中两个氮原子碱度差别很大 ΔpK_a 为8.1,是由于两个氮原子中间间隔仅 3 个碳原子,空间上距离很近,彼此受诱导-场效应得影响较大,故相差显著。

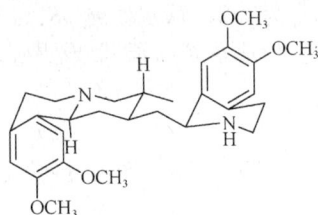

吐根碱 (ΔpK_a=0.89)　　　　金雀花碱 (ΔpK_a=8.1)

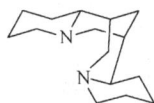

4. 共轭效应　氮原子孤电子对处于 p-π 共轭体系时,碱性减弱。生物碱中,常见的 p-π 共轭效应主要有三种类型:苯胺型、烯胺型和酰胺型。

（1）苯胺型:苯胺氮原子上孤电子对与苯环上 π-电子形成 p-π 共轭体系,碱性（pK_a = 4.58）减弱,比相应的环己胺（pK_a = 10.14）弱得多。例如毒扁豆碱（physostigmine）分子中,N_2 氮原子由于与苯环形成 p-π 共轭体系,碱性很弱,pK_a 仅为 1.76,而 N_1 氮原子未处于 p-π 共轭体系中,pK_a 为 7.88,二者相差悬殊。

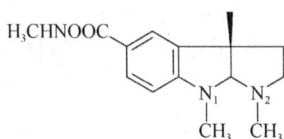

毒扁豆碱 pK_{a1}=7.88; pK_{a2}=1.76

（2）烯胺型:通常烯胺化合物存在下列平衡。

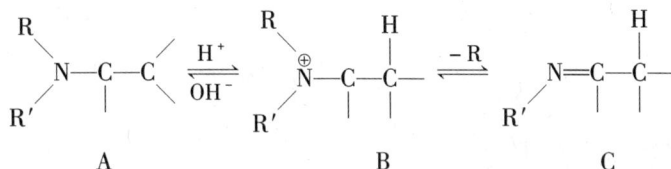

A　　　　　　　　B　　　　　　　　C

仲烯胺（R 或 R′ = H）A 的共轭酸 B 极不稳定,平衡向 C 进行,碱性减弱。但是叔烯胺（R,R′为烷基）A 的共轭酸 B 比较稳定,平衡易向 B 进行,形成季铵,碱性较强。如 N-甲基-2-甲基二氢吡咯的 pK_a 为 11.94。值得注意的是,具有叔烯胺结构的生物碱氮原子处在桥头位置,受 Bredt's 规则的影响,不能形成季铵盐,而双键起吸电子诱导效应,碱性降低。如新士的宁（neostrychnine, pK_a = 3.8）的碱性小于士的宁（strychnine, pK_a = 8.2）。

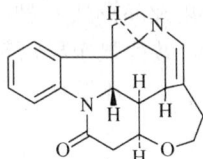

N-甲基-2-甲基二氢　　　新士的宁 (pK_a=3.8)　　　士的宁 (pK_a=8.2)
吡咯 (pK_a=11.94)

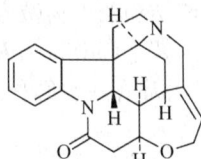

吡咯具有烯胺基,但其为 π-N-芳杂环,氮原子的孤电子对参与芳香 6π 电子的 p-π 共轭体系,吸引质子的能力很弱,碱性很弱,pK_a 仅有 0.4。吲哚的情况与吡咯类似,为中性。相反,吡啶因是缺 π-N-芳杂环,氮原子的孤电子对不参与共轭,碱性较强,pK_a 为 5.25。

吡咯 (pK_a=0.4)　　　　吲哚　　　　吡啶 (pK_a=5.25)

（3）酰胺型：当氮原子处于酰胺结构中,氮原子上孤电子对与酰胺羰基形成 p-π 共轭体系,其碱性很弱。如胡椒碱 pK_a 为 1.42,咖啡因 pK_a 为 1.22,秋水仙碱 pK_a 为 1.84;但是并不是所有的 p-π 共轭效应都使碱性减弱,如胍接受质子后形成季铵离子,形成更强的 p-π 共轭,体系稳定性增大,碱性最大 pK_a 为 13.6。

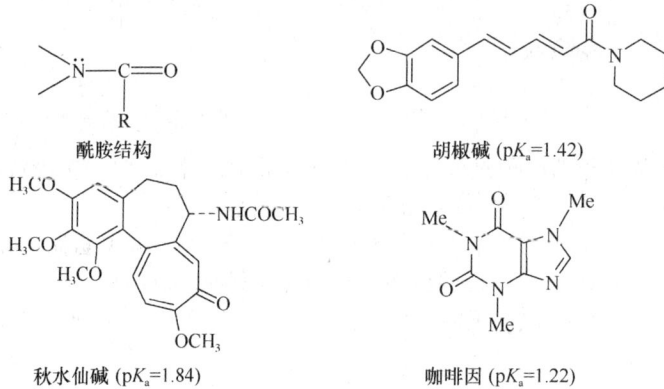

酰胺结构　　　　　　　　　　　胡椒碱 (pK_a=1.42)

秋水仙碱 (pK_a=1.84)　　　　　咖啡因 (pK_a=1.22)

需要指出的是氮上孤电子对的 p 电子轴只有与共轭体系中形成的 p-π 共轭的 π 电子共平面才能体现出共轭效应,否则共轭效应将减弱或消失,使碱性增强。如 N,N-二甲基苯胺(pK_a = 4.39),在其氨基邻位引入一个甲基(pK_a = 5.15),在其氨基邻位再引入一个甲基(pK_a = 4.81),则由于邻位的甲基妨碍了 p-π 共轭,使碱性增强。但是若将其中的一个邻甲基换成大的基团如叔丁基(pK_a = 2.39),氮原子因为受到空间位阻影响,使碱性更弱。

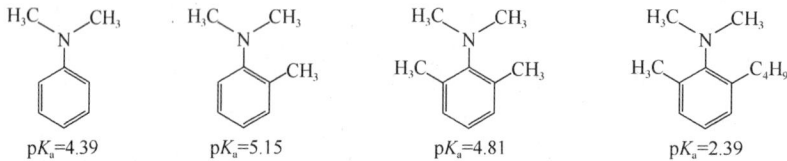

pK_a=4.39　　　　pK_a=5.15　　　　pK_a=4.81　　　　pK_a=2.39

5. 空间效应　生物碱的分子构象及氮原子附近取代基的种类等立体因素也影响氮原子是否易于接受质子。当氮原子附近有立体障碍时,阻止质子接受电子,使碱性降低。如上述取代苯胺类化合物存在两种效应:p-π 共轭效应和空间效应。前者使碱性减弱,后者使碱性增强。如在东莨菪碱(scopolamine)的碱性(pK_a = 7.50)比莨菪碱(hyoscyamine)的碱性(pK_a = 9.65)弱,由于三元氧环的存在,对氮原子上的孤电子对产生显著的立体效应,使 N 原子不容易给出电子,所以碱性减弱。

含氮杂缩醛结构的生物碱容易质子化开环形成一种季铵碱,故一般碱性较强。但是,同样含噁唑啉环的阿替生(atisine) pK_a 为 12.9,碱性强于异阿替生(pK_a = 10.0),其原因为阿替生分子中 14-H 与唑啉环存在空间位阻,导致噁唑啉环不稳定,更易于质子化开环,故而碱性增强。

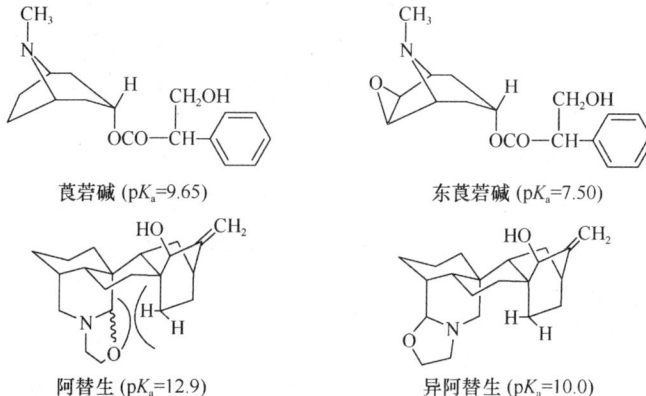

莨菪碱 (pK_a=9.65)　　　　　　东莨菪碱 (pK_a=7.50)

阿替生 (pK_a=12.9)　　　　　　异阿替生 (pK_u=10.0)

6. 分子内氢键形成　生物碱的氮原子上的孤电子对能够接受质子形成共轭酸,如果在形成的共轭酸附近存在羟基、羧基等取代基团,这些基团与生物碱的共轭酸分子中的质子处于有利于形成氢键的位置时,若能形成稳定的分子内氢键,可增加共轭酸的稳定性,从而使生物碱碱性增强。如麻黄碱(ephedrine)和伪麻黄碱(pseudoephedrine)的共轭酸都能与邻碳上羟基形成分子内氢键,但是麻黄碱分子内氢键因为苯环和甲基两个大基团处在同一平面而不稳定,而伪麻黄碱中苯环和甲基两个大基团处在不同平面,故而稳定性较好,所以伪麻黄碱($pK_a = 9.74$)碱性强于麻黄碱($pK_a = 9.58$)。又如和钩藤碱(rhynchophylline)盐的质子化氮上氢可与酮基形成分子内氢键,使其更稳定,碱性相对较强($pK_a = 6.32$),而异和钩藤碱(isorhynchophylline)的盐没有形成类似的氢键,碱性相对较弱($pK_a = 5.20$)。

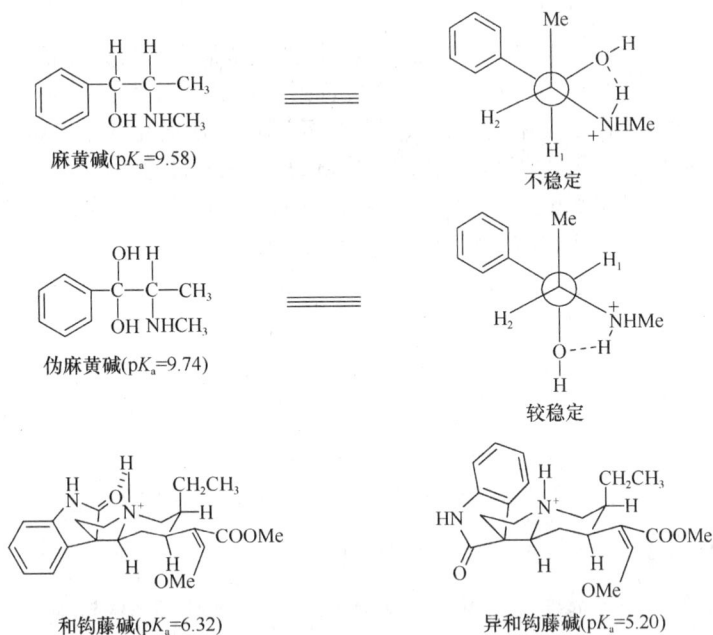

麻黄碱($pK_a = 9.58$)　　不稳定

伪麻黄碱($pK_a = 9.74$)　　较稳定

和钩藤碱($pK_a = 6.32$)　　异和钩藤碱($pK_a = 5.20$)

　　在比较生物碱碱性强弱的时候,对于具体化合物,要综合考虑上述几种影响碱性强度的因素,往往是多因素协同作用。一般来说,当空间效应和诱导效应共存时,前者影响较大;当诱导效应和共轭效应共存时,共轭效应居于主导地位。此外,溶剂、温度等外界因素对生物碱的碱性也有一定的影响。

第 4 节　生物碱的提取分离

视窗:分子印迹

　　在漫长的生物进化过程中,分子识别发挥着特殊重要的作用。分子印迹技术(moleeular imprinting technique,MIT)又称分子烙印技术,是在模拟生物体内抗原与抗体相互作用原理的基础上,通过制备空间结构和结合位点与模板分子完全匹配的聚合物发展起来的一种新分子识别技术。著名的诺贝尔奖获得者 Pauling 在 20 世纪 40 年代提出的以抗原为模板合成抗体的设想,为分子印迹的发展奠定了思想基础。但由于可供选择的材料十分有限,故在 20 世纪 70 年代以前研究进展缓慢。1993 年 Mosbach 等在 *Nature* 发表了有关茶碱分子印迹聚合物的报道后,分子印迹技术开始蓬勃发展,成为化学和生物学交叉的新兴领域之一,吸引了各国学者和研究机构的广泛兴趣。这种基于分子印迹的分子识别新型材料在手性分离、环境分析和催化科学等领域中的潜在应用价值引起了许多学者的关注,成为国内外研究的热点。

　　生物碱的提取分离一般考虑以下 3 种因素:①生物碱在植物体内的存在状态一般以生物碱盐的形式存在;②药材中所含杂质的情况;③根据生物碱本身的碱性控制提取时的 pH。要使生物碱充分游离,$pH - pK_a > 2$ 个单位;反之成盐 $pH - pK_a < 2$。综合考虑这些因素,绝大多数生物碱可以用溶剂提取出总生物碱,再进行进一步分离。

一、总生物碱的提取

(一)酸水提取法

　　1. 提取原理　生物碱能够和酸生成盐,生物碱盐类易溶于水,难溶于有机溶剂,因而用酸水提取,使生物碱以盐的形式被提取出来。

　　2. 提取的方法　一般用 0.5% ~ 1% 乙酸、硫酸、盐酸或酒石酸等矿酸稀酸水溶液提取。多采用渗漉法、浸渍法等冷提法,尽量少用煎煮法,否则生物碱的苷类在酸性条件下加热容易水解,使苷键断裂。提取液浓缩后用碱(氨水、石灰乳等)碱化,使成盐的生物碱重新游离出来,然后用有机溶剂如氯仿、乙酸乙酯等萃取,浓缩萃取液,得到亲脂性总生物碱。酸水提取法简单易行,但是其缺点是提取液体积较大,浓缩困难,并且提取出来的水溶性杂质多,回收后处理比较麻烦,对于含有大量淀粉或蛋白质的植物不适宜用此法提取。

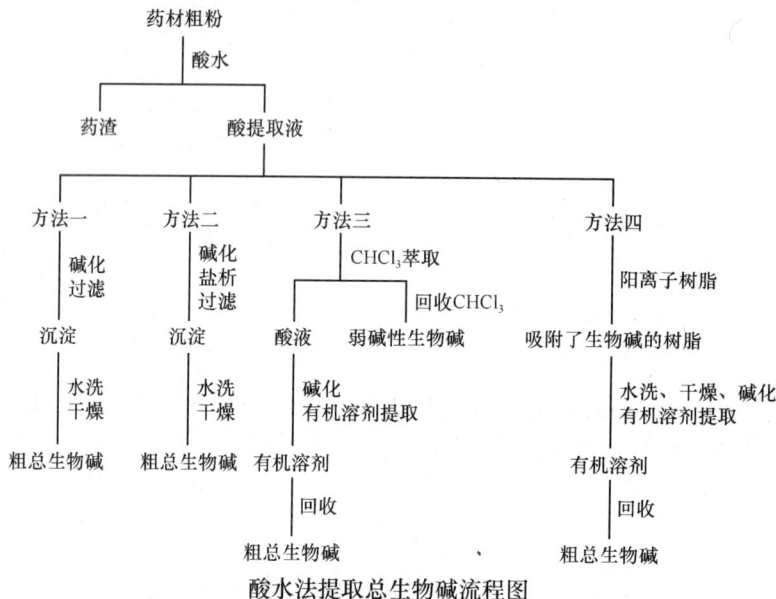

酸水法提取总生物碱流程图

(二)醇类溶剂提取法

　　1. 提取原理　生物碱及其盐一般易溶于甲醇和乙醇,因而用醇代替酸水提取生物碱。甲醇极性较大,对生物碱盐类溶解性好,但其对视神经的毒性较大,实验室用乙醇提取较多。

　　2. 提取的方法　一般采用渗漉、浸渍、加热回流等方法。醇类溶剂除将生物碱及其盐类提取出来,提取物中含有大量脂溶性杂质,用稀醇提取还含一些水溶性杂质,需要进一步纯化。常采用酸水使生物碱成盐溶出,过滤,滤液碱化,再用亲脂性溶剂萃取的方法,反复进行。

(三)亲脂性有机溶剂提取法

　　1. 提取原理　大多数游离生物碱都是脂溶性生物碱,可以用亲脂性有机溶剂如氯仿、二氯甲烷、乙酸乙酯等提取。生物碱一般以盐的形式存在于植物细胞中,故采用亲脂性有机溶剂提取时,应先使生物碱盐转化为游离的生物碱。

　　2. 提取的方法　药材先用碱水(石灰乳、碳酸钠或稀氨水)润湿,使生物碱充分游离,再用氯仿、乙醚、甲苯等有机溶剂提取。该法一般采用冷浸法、回流提取法等。亲脂性有机溶剂提取得总生物碱一般只含有亲脂性生物碱,不含水溶性生物碱,杂质较少,容易进一步纯化。必要时可以将提取液浓缩到一定体积,用酸水萃取,萃取液碱化后再用亲脂性有机溶剂萃取,这样可以得到较纯的亲脂性总生物碱。对于含油脂较多的药材,应先用石油醚等溶剂脱脂后在进行提取。

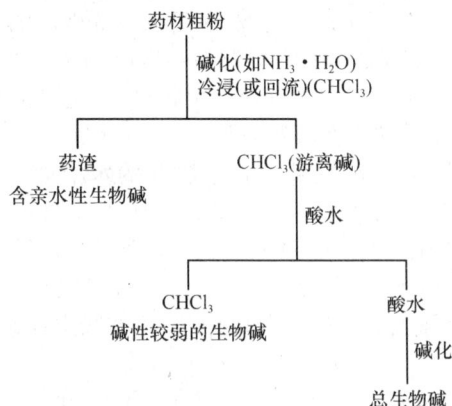

(四) 离子交换树脂法

将酸水液与阳离子交换树脂(多用磺酸型)进行交换,用柱色谱进行分离,交换后的树脂,用碱液(多用氨水)进行碱化,再用有机溶剂(如乙醚、氯仿等)进行洗脱,回收溶剂得到总生物碱。此法实用性很强,如提取奎宁、麦角碱类、东莨菪碱、一叶萩碱、咖啡因等都应用此方法,取得很好的效果。如氧化苦参碱的提取。

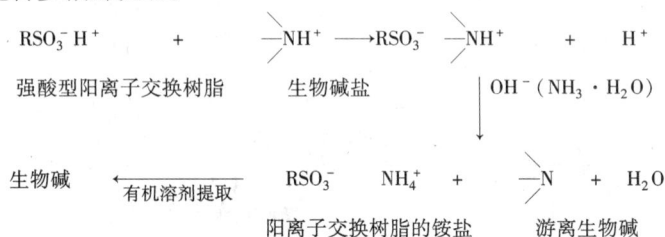

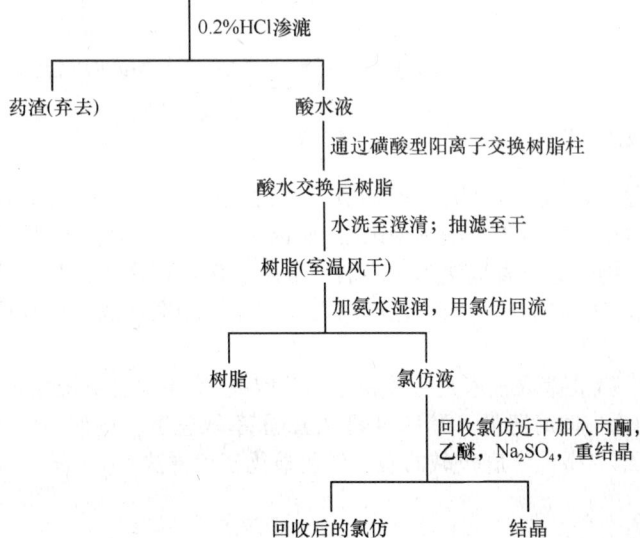

氧化苦参碱的提取流程图

（五）沉淀法

1. 酸提碱沉法 利用游离的生物碱难溶于水而产生沉淀进行提取,适用于碱性弱的生物碱。

2. 盐析法 利用盐析而沉淀析出进行提取,多用于中等极性的生物碱。如黄藤的 1% 的酸水提取液,碱化至 pH = 9,加入 NaCl 使溶液达到饱和,静置,析出掌叶防己碱的沉淀。

3. 沉淀生物碱 利用生物碱沉淀试剂而沉淀生物碱,多应用于水溶性生物碱。实验室多应用雷氏铵盐沉淀法。主要用于季铵生物碱的提取。

以雷氏铵盐为例,一般操作如下:①将季铵生物碱的水溶液,用酸水调到弱酸性,pH 在 2 左右,加入新鲜配置的雷氏铵盐饱和水溶液至不再生成沉淀为止。滤取沉淀,用少量水洗涤 1 ~ 2 次,抽干,将沉淀溶于丙酮（或乙醇）中,过滤,滤液即为雷氏生物碱复盐丙酮（或乙醇）溶液。②于此溶液中,加入 Ag_2SO_4 饱和水液,形成雷氏铵盐沉淀,滤除,滤液备用。③于滤液中加入计算量 $BaCl_2$ 溶液,滤除沉淀,最后所得滤液即为季胺生物碱的盐酸盐。整个反应过程如下:

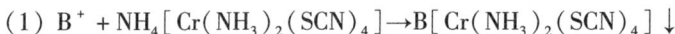

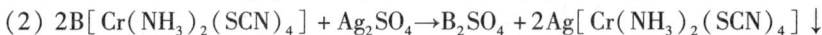

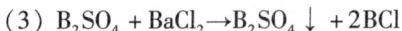

（1） $B^+ + NH_4[Cr(NH_3)_2(SCN)_4] \rightarrow B[Cr(NH_3)_2(SCN)_4] \downarrow$

（2） $2B[Cr(NH_3)_2(SCN)_4] + Ag_2SO_4 \rightarrow B_2SO_4 + 2Ag[Cr(NH_3)_2(SCN)_4] \downarrow$

（3） $B_2SO_4 + BaCl_2 \rightarrow B_2SO_4 \downarrow + 2BCl$

    B = 季铵生物碱阳离子

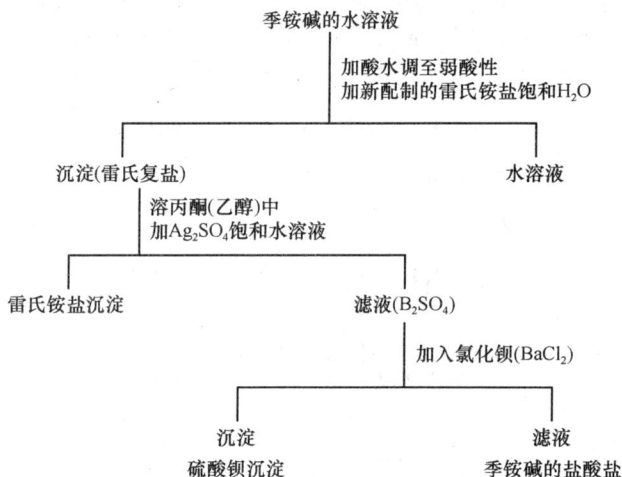

```
                        季铵碱的水溶液
                            │
                   加酸水调至弱酸性
                   加新配制的雷氏铵盐饱和H2O
            ┌───────────────┴───────────────┐
      沉淀(雷氏复盐)                        水溶液
            │
       溶丙酮(乙醇)中
       加Ag2SO4饱和水溶液
      ┌─────┴──────────────┐
  雷氏铵盐沉淀            滤液(B2SO4)
                            │
                      加入氯化钡(BaCl2)
                  ┌─────────┴─────────┐
                沉淀                  滤液
             硫酸钡沉淀           季铵碱的盐酸盐
```

（六）其他提取方法

1. 超声波提取法 浸泡在溶剂中的药材在超声波振动时产生的空化效应的作用下,空化泡瞬间崩溃所产生的力量使药材粉末细胞壁破裂,加速了溶剂进入细胞内部,在超声振动作用下,受损伤的细胞中的生物碱成分直接快速向溶剂中溶解。例如用超声波提取药材中的小檗碱,与常规的煎煮、浸泡提取法相比,超声的空化作用大大加速了小檗碱成分的提取速度,还很好地保持了生物碱的特性和品质。

2. 微波萃取法 微波萃取技术是一种新型的萃取技术,主要是对极性分子能够选择性加热从而对其选择性的溶出,同时降低了萃取时间,提高了萃取速度。例如,有的学者比较了微波提取与常规煎煮方法,结果微波法麻黄碱的浸出量明显优于煎煮法。

案例 13-5

某药厂采用酸水渗滤加减沉淀法,从防己科植物蝙蝠葛(北山豆根,*Menispermum dauricum* DC.)的藤茎中提取山豆根总碱[主要含北山豆根碱(dauricine),北豆根苏林碱(daurisoline),蝙蝠葛林碱(menisperine),青藤碱(sinumenine)等]。

问题:

当用氢氧化钠溶液中和是生物碱沉淀析出时,在 pH8~9 时有大量沉淀生成;当继续加碱时,发现生成的大部分沉淀消失,结合生物碱的理化性质及本节相关知识,试分析其原因。

二、生物碱的分离

生物碱的分离主要包括系统分离和特定生物碱分离两类。前者带有基础研究的性质;后者则侧重于生产实用。系统分离通常采用总碱→类别或部位→单位生物碱的分离程序。类别是指按碱性强弱或酚性、非酚性粗分的生物碱类别。部位主要指最初层析中洗脱的极性不同的生物碱。许多药用生物碱的生产都属于特定生物碱的分离,主要基于特定生物碱的结构、理化特性等特征进行分离。

(一) 利用生物碱的碱性差异进行分离

同一植物中提取出来的总生物碱中各个单体生物碱的碱性常存在一定差异,可以采用 pH 梯度萃取法进行分类。pH 梯度萃取法是根据在一定 pH 下某成分可成盐或可以游离,从而改变该成分在溶剂系统中的分配系数而分离。采用一系列 pH 由大到小或由小到大的水溶液依次对待分离得有机溶液进行萃取,分别得到酸碱度不同的化合物。对于游离生物碱混合物可加酸萃取,pH 由高到低;对于生物碱盐混合物可加碱,pH 由低到高。

(二) 利用生物碱及其盐的溶解度不同进行分离

有些生物碱在有机溶剂中的溶解度不同,其与不同酸生成的盐在不同溶剂中的溶解度也有显著差异,可以利用这种差异进行分离。如麻黄碱和伪麻黄碱为一对光学异构体,其草酸盐对水的溶解度不同,应用这个性质,麻黄碱的草酸盐先从水中析出得到分离。又如金鸡纳(*Cinchona succirabra*)树皮中有四种生物碱:奎宁、奎尼丁、金鸡宁和金鸡宁丁。硫酸奎宁、酒石酸金鸡宁丁和氢溴酸奎尼丁在水中的溶解度都很小,而金鸡宁不溶于乙醚,应用这些性质,把这些生物碱分别制备成其相应的难溶盐类进行分离。

(三) 利用生物碱的特殊官能团性质分离

生物碱除了具有碱性基团外,尚含有其他的功能基团,可利用这些功能基团进行分离。如具有羧基,可溶于碳酸氢钠溶液;具有酚羟基,可溶于氢氧化钠的溶液;具有内酯或内酰胺结构的生物碱,可以先加碱(NaOH)加热开环,生成羧酸盐溶于水,再加酸环合从溶液中析出,如苦参碱和喜树碱的分离;也可制备官能团衍生物进行分离。

(四) 利用色谱法进行分离

上述分类方法各有特点,但又有一些局限性,在分离生物碱总碱时,常常不能达到完全分离目的,结构近似的成分更是难以用上述方法分离,此时需要采用色谱法进行分离,该法广泛地用于生物碱的分离。绝大多数采用吸附色谱,但应用分配色谱的实例亦不少。吸附剂多采用硅胶、氧化铝、ODS、Sephadex LH-20、大孔树脂等。其中,硅胶应用最广,但是硅胶显弱酸性,强碱能在色谱柱成盐,常在洗脱液中加入适量的二乙胺,使生物碱在游离的状态下分离。对苷类生物碱或极性较大的生物碱,可用反相色谱材料(如 RP-8、RP-18 等)或葡聚糖凝胶进行分离。HPLC

具有快速、高效的特点,广泛应用于生物碱的分离,但是分离量相对较少,对于较大量制备性分离,实际工作中,也可运用中压或低压柱色谱、制备薄层色谱进行分离。

> **案例 13-6**
>
> 长春碱、长春新碱作为抗肿瘤药物,从植物中提取是其来源之一。长春碱、长春新碱结构见本章第 2 节。
>
> **问题:**
>
> 1. 根据本章生物碱的理化性质(碱性强弱及其影响因素)分析其碱性强弱。
>
> 2. 根据本节生物碱提取分离相关知识,请设计一种提取分离两种生物碱的方法。
>
> 3. 结合本节视窗介绍的分子印迹,能否设计出一种分子模版,即利用分子印迹技术从长春花中分离得到生物碱? 这种新的分子印迹技术与传统方法相比,有何优势?

第 5 节　生物碱的结构测定

> **视窗:UPLC/Q-TOF-MS**
>
> 超高效液相色谱(ultra performance liquid chromatography,UPLC),是在传统的 HPLC 基础上发展起来的,与 HPLC 相比,具有超高分离度、超高速度和超高灵敏度的特点。UPLC/Q-TOF-MS(超高压液相色谱-飞行时间质谱)是高分辨质谱技术与液相色谱技术的强强结合,能给出化合物即联用的 UPLC 上每个色谱峰的精确分子量(即具有高分辨质谱的功能),同时给出丰富的离子碎片信息,在该质谱系统庞大的质谱数据库进行检索、分析,可以快捷的确定文献已报道的已知化合物的结构。对于未知的新化合物,给出丰富结构片段大大降低结构解析的难度。UPLC/Q-TOF-MS 技术的联用为复杂体系的分离分析及结构鉴定提供了一个良好的平台,虽然作为一项新技术,但其在代谢组学,中草药成分分析分离鉴定等领域的初步成功应用显示了巨大的优越性。

生物碱的结构鉴定与测定方法包括化学方法与波谱学方法。20 世纪 60 年代以前,结构测定以化学方法为主,通过经典的降解方法,如霍夫曼降解,Emde 降解,布朗降解等,将复杂的结构降解成几个稳定的片段,根据降解规律,推测其可能结构,或经脱氢反应转化为易于鉴别的芳香化合物,或经官能团分析、全合成等手段,推测其结构。传统的化学方法测定结构,需要的样品量大,反应的副产物多,准确率低,并且通过反应破坏了原来的样品,难以回收,现在已经很少应用,这里不再赘述。随着光谱法不断发展,光谱法能够快速、准确的测定结构,且用量很少,并且不破坏原来的样品,多数可以回收,迄今已取代经典化学方法而成为最重要的结构测定方法。

最常用的波谱法有 UV、IR、MS 和 NMR(^{1}H-、^{13}C-和 2D-NMR)谱。CD 或 ORD 和单晶 X 射线衍射,主要用于立体结构的分析,应用较少。

一、紫外光谱(UV)

生物碱的 UV 谱反映了其基本骨架或分子中生色团的结构特点,是结构测定的手段之一。此外,结构中助色团的种类、位置和数量对紫外-可见光谱都产生明显的影响,对结构母核的确定具有一定意义。

(一) 生物碱的结构分类与 UV 谱的关系

1. 生色团在分子的非主体部分　这类生物碱主要有吡咯里西啶、喹诺里西啶、莨菪类和甾类生物碱类等。由于其 UV 谱不能反映分子的骨架特征,对结构确定作用较小。

2. 生色团在分子的主体结构部分 可分为含一个生色团者(如托品类、苄基四氢异喹啉类、普罗托品类、二氢吲哚类)和含两个生色团者(如吗啡碱类、刺桐碱类)。由于不同类型的生物碱具有相同或相似的 UV 谱,因而不能通过其 UV 谱推断生物碱的骨架类型,UV 谱仅起到辅助作用。

3. 生色团在分子的整体结构部分 生色团组成分子的基本骨架与类型。如吡啶、喹啉、氧化阿朴菲、吲哚碱类等。此类生物碱 UV 谱受取代基的影响很小,能够反映生物碱的基本骨架与类型特征,对生物碱骨架的测定有重要作用。

(二) 生物碱 UV 谱与 pH 的关系

某些生物碱的 UV 谱受 pH 影响较大。主要有以下 3 种情况。

(1) 当碱性氮原子参与生色团或直接相连时,如喹啉类、吲哚碱类、吖啶酮类等其在酸性溶液和中性液中测定的 UV 谱不同。例如,喹啉 $UV\lambda_{max}^{EtOH}$ nm($lg\varepsilon$):227(4.56)、280(3.56)、314(3.56);$UV\lambda_{max}^{10\% HCl}$ nm($lg\varepsilon$):233(4.50)、236(4.45)、307(3.76)、313(3.79)。

(2) 当非碱性 N 原子与生色团直接相连时,酸性溶液和中性溶液测定的 UV 谱基本一致。例如,箭头毒 V(caracurine)$UV\lambda_{max}^{H_2O}$ nm($lg\varepsilon$):256(3.85)、292(3.70)。N_1 虽处于生色团取代苯胺中,但因其碱性甚弱,在 2mol/L HCl 液中其 UV 谱 [λ_{max} nm($lg\varepsilon$):256(3.80)、290(3.77)] 基本不变。反之,若 2 个氮原子间隔少于 3 个碳原子时,则因 N_2^+ 降低 N_1 的碱性(诱导-场效应),N_1 难于质子化,故酸性液中仍保持二氢吲哚的 UV 吸收带。如皮克尼宁(picrinine)$UV\lambda_{max}^{EtOH}$ nm($lg\varepsilon$):237(3.90)、287(3.51)和 $UV\lambda_{max}^{10\% HCl}$ nm($lg\varepsilon$):239(3.65)、244(3.64)、305(3.67)。仍基本保持 N_1 无取代基的二氢吲哚碱类的 UV 谱($\lambda_{max} \sim 240, \sim 295nm$)。

(3) 当 N 原子不与生色团相连,则虽与酸成盐,也不影响紫外吸收。

(4) 若生色团中含有羟基取代苯类结构,则遇碱成酚氧负离子,使吸收峰发生红移。

二、红外光谱(IR)

主要用于功能基的定性和与已知碱对照鉴定,利用特征吸收峰,鉴定结构中主要官能团。对于生物碱骨架的立体构型、功能基的位置及确定构型有一定帮助。

1. 酮基 $\nu_{C=O}$ 吸收 处于跨环效应时,$\nu_{C=O}$ 吸收在 $1660 \sim 1680cm^{-1}$ 区域,比正常酮基吸收移向低波数。例如,普罗托品中 $\nu_{C=O}$ 为 $1661 \sim 1658cm^{-1}$,紫乌定(episcopalidine)6-酮基吸收为 $1695cm^{-1}$。

2. Bohlmann 吸收带 具有喹诺里西丁环的生物碱,其六元环具有顺式和反式两种稠和方式,IR 光谱具有明显区别,在反式喹诺里西啶环中,凡氮原子邻碳上的氢有 2 个以上与氮孤电子对呈反式双直立关系,且氮孤电子对不参与共轭时,则在 $2800 \sim 2700cm^{-1}$ 区域有 2 个以上明显的吸收峰,称之为 Bohlmann 吸收带;顺式异构体氮原子邻碳上的氢只有一个与氮孤电子对呈反式双直立关系,在此区域没有峰或峰极弱。实际中,若采用氯仿溶液,则多两个峰,而溴化钾压片则为一簇峰。通常呈现 Bohlmann 吸收带的生物碱有喹诺里西丁类、依米丁类、吲哚碱类中柯南因-阿马利新组和育亨宾组等生物碱中,尤其对百合科植物具有 cevanine 基本骨架的异甾生物碱的结构鉴定有指导意义。

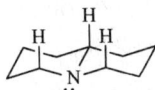

喹诺里西啶   双环反式(有Bohlmann带)   双环顺式(无Bohlmann带)

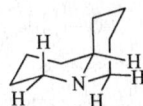

三、核磁共振谱

核磁共振谱是生物碱结构测定的最强力的工具之一。氢谱能够给出有关功能基(如 NMe、NEe、NH、OH、MeO、双键、芳氢等)和立体化学的许多信息。碳谱和各种二维核磁共振谱等,提供了大量的结构信息,其优势是任何光谱法所无法比拟的。由于生物碱的核磁共振谱内容非常庞杂,限于篇幅,难于做全面归纳总结。相关文献收集整理了大量的 NMR(^{1}H、^{13}C)数据,对生物碱的结构测定有重要参考价值。

四、质   谱

生物碱的质谱数据非常丰富。根据文献对各主要类型生物碱质谱的特征及裂解规律的总结,本书简要介绍几种生物碱的质谱规律。

1. 难于裂解或由取代基或侧链的裂解产生特征离子   该类生物碱的特点是[M]$^+$或[M − 1]$^+$多为基峰或强峰。一般观察不到由骨架裂解产生的特征离子。主要包括两大类结构不同的生物碱:①芳香体系组成分子的整体或主体结构。如喹啉类、4-喹酮类(A)、吖啶酮类、β-卡波林类(B)、去氢阿朴菲类、酮式阿朴菲类等。②具有环系多、分子结构紧密的生物碱。如马钱碱类、吗啡碱类(如吗啡碱[M]$^+$为基峰)、苦参碱类(如苦参碱[M]$^+$为基峰)、秋水仙碱类(C)、萜类生物碱、取代氨基甾体生物碱(如丰土那明丙素 fubtuphyllamineC 等)。

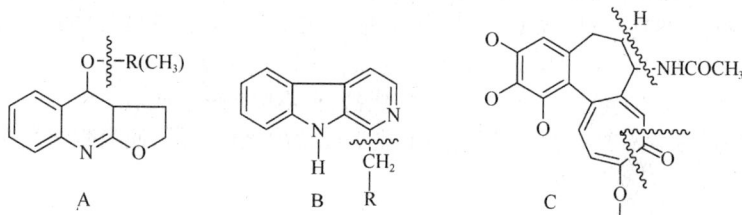

A   B   C

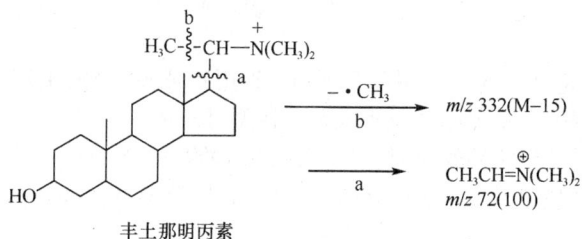

$$H_3C\text{-}C\text{-}CH\text{-}\overset{+}{N}(CH_3)_2$$

$-\cdot CH_3$ ， b → m/z 332(M−15)

a → $CH_3CH=\overset{\oplus}{N}(CH_3)_2$ m/z 72(100)

丰土那明丙素

2. 主要裂解受氮原子支配   此类生物碱主要裂解方式是以氮原子为中心的 α-裂解,且多涉及骨架的裂解,故对生物碱基本骨架的测定有重要意义。特征是基峰或强峰多是含氮的基团或部分,如杂氮环己烷及其衍生物、四氢异喹啉环、四氢 β-卡波林环等。具有这种裂解特征的生物碱类型很多。主要有金鸡宁类、托品类、石松碱类、甾体生物碱类等。现以金鸡宁碱类和甾体生物碱类为例加以说明。

(1) 金鸡宁碱类:以金鸡宁为例,其裂解特征是先 α-裂解,C$_2$—C$_3$ 键断开,形成一对互补离子 a 和 b,基峰离子 b 又经 α-裂解等产生其他离子。

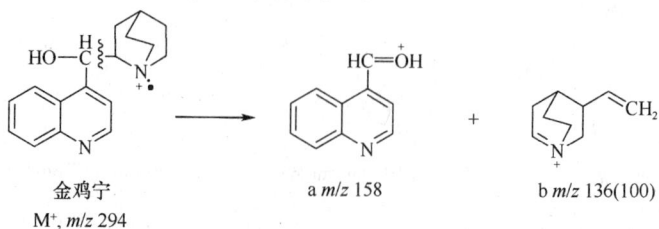

金鸡宁   a m/z 158   b m/z 136(100)
M$^+$, m/z 294

（2）甾体生物碱类：甾体母核没有特征性裂解,几乎所有的主要裂解均涉及氮原子,呈现非常经典的受氮支配的裂解规律。现以维藜芦胺和浙贝母甲素为例说明。

维藜芦胺　　　　　　　　　　　　　m/z 114(100)

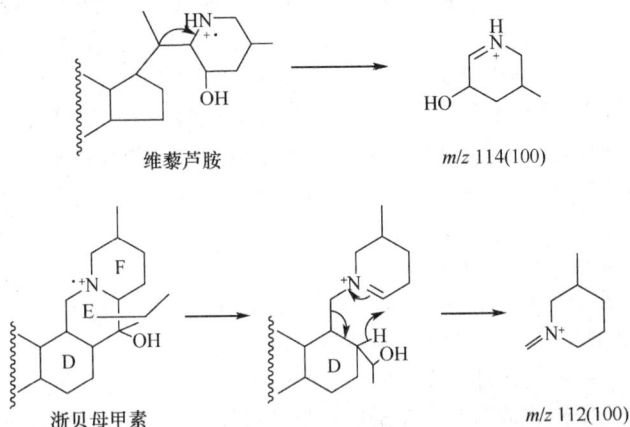

浙贝母甲素　　　　　　　　　　　　　　　　m/z 112(100)

3. 主要由 RDA 裂解产生特征离子　该类生物碱特点是裂解后产生一对强的互补离子,由此可确定环上取代基的性质和数目。属于这种裂解的生物碱主要有含四氢 β-卡波林结构的吲哚类碱、四氢原小檗碱类、普罗托品类以及无氮烷基取代的阿朴菲类等。

四氢原小檗碱类型的生物碱,主要从 C 环裂解,发生逆 Diels-Alder 反应(RDA 反应)。如:轮环藤酚碱(cyclanoline)的裂解过程表示如下:

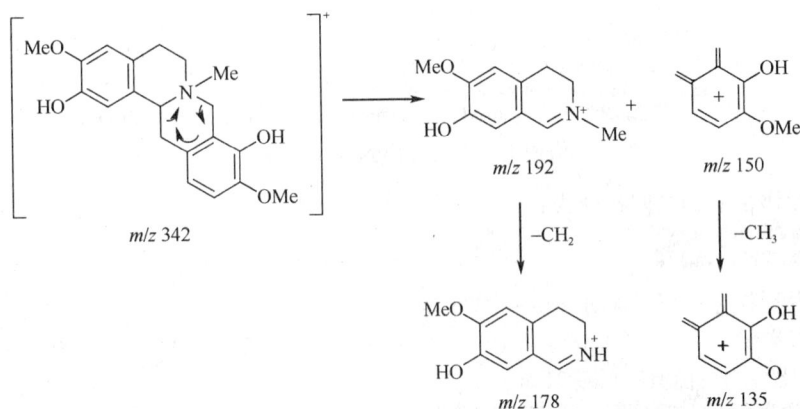

轮环藤酚碱的裂解过程

4. 主要由苄基裂解产生特征离子　苄基四氢异喹啉类、双苄基四氢异喹啉等是最经典的代表。裂解后得到一对强的互补离子。如异喹啉类型中的 1-苯甲基四氢异喹啉类型的生物碱,其在裂解过程中易失去苯甲基,得到以四氢异喹啉碎片为主的强谱线。

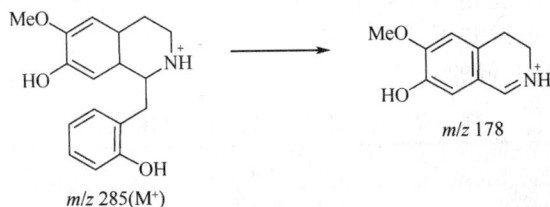

1-苯甲基四氢异喹啉类型的生物碱的裂解

五、生物碱结构测定的实例

海南狗牙花中生物碱的结构测定:

狗牙花属(*Ervatamia*)是夹竹桃科植物的第二大属,全球共约120种,具有植物生物资源丰富、临床作用确切、药理活性广泛的优点,其活性成分多为吲哚类生物碱,近年来从中分离纯化鉴定了近250种吲哚类生物碱,并在戒毒、抗肿瘤、降血压、抗病毒等多个方面进行了大量的药理活性研究。

海南狗牙花(*Ervatamia hainanensis* Tsiang)的根也叫单根木、独根木、山辣椒树、艾角青、鸡爪花等,分布于海南、广东、广西、云南等地。从中分离到的吲哚生物碱具有较好的戒毒活性。

海南狗牙花中的吲哚类生物碱大多为冠狗牙花碱的类似物,结构中吲哚环(A/B)和一个含氮七元环以[2,3,d]形式骈联,七元环的2、3位骈一个饱和六元环(D),六元环的C-14位和七元环的N-4位以C-3亚甲基桥相连,组成冠狗牙花碱的母核。母核的C-16位一般有甲氧甲羰基取代,C-20位有乙基取代,C-3位的变化较多,有羟基取代,或羧丙基取代,或羟乙基取代,或被氧化成羰基。

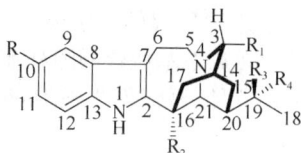

Ⅰ:伊波加明(ibogamine) R=R₁=R₂=R₃=R₄=H
Ⅱ:伏康京碱(voacangine) R=OCH₃, R₁=R₃=R₄=H, R₂=COOCH₃
Ⅲ:19-海尼山辣椒碱(19-heyneanine) R=R₁=H, R₂=COOCH₃, R₃=OH, R₄=H
Ⅳ:冠狗牙花碱(coronaridine) R=R₁=R₃=R₄=H, R₂=COOCH₃
Ⅴ:3-羟基冠狗牙花碱(3-hydroxyl coronaridine) R=R₃=R₄=H, R₁=OH, R₂=COOCH₃

海南狗牙花中分离到的生物碱

母核在光谱学上的共同特征为:

(一)紫外光谱特征

吲哚类生物碱生色团组成分子的基本骨架,其 UV 谱受取代基的影响较小,UV 谱对生物碱骨架的测定有重要作用。UV 光谱中一般在 220 ~ 228nm(vs),280 ~ 290(w),290 ~ 295(sh)处有吸收峰,提示化合物可能具有吲哚环母核。

(二)核磁共振氢谱(^{1}H-NMR,表 13-2)

氢谱中 NH 活泼氢信号一般出现在低场 $\delta 7.8 ~ 7.9$ 左右,吲哚环上的芳氢信号多出现在 $\delta 6.5 ~ 8.0$,当吲哚环的苯环未被取代时,4 个芳氢信号表现为 2 个 dd 或 d 峰和 2 个 dt 或 t 峰($J = 8.0, 2.0$Hz),当吲哚环的苯环被 1 个甲氧基取代时,芳氢区则出现 ABX 系统偶合的 3 个 d 峰信号;甲氧甲羰基的甲氧基信号一般出现在 $\delta 3.6 ~ 3.7$ 左右;18 位的甲基质子信号通常在 $\delta 0.8 ~ 0.9$ 左右,且为 t 峰,当 19 位有羟基取代时,该信号向低场移动,并由 t 峰变为 d 峰;H-21 一般在 $\delta 3.5 ~ 4.5$ 处以宽单峰的形式出现。

表 13-2   化合物 Ⅰ ~ Ⅲ的 ^{1}H-NMR 数据

序号	Ⅰ	Ⅱ	Ⅲ
1	7.65(1H,br. s)	7.76(1H,br. s)	7.81(1H,br. s)
3	3.35(2H,m)	2.80(1H,d,J=9.0)	2.80(1H,d,J=9.0)
		2.92(1H,m)	3.00(1H,m)

续表

序号	I	II	III
5	3.17(1H,m)	3.21(1H,m)	3.17(1H,m)
	3.28(1H,m)	3.39(1H,m)	3.42(1H,m)
6	3.00(1H,m)	3.00(1H,dd,J=16.0,1.0)	3.12(2H,m)
	3.19(1H,m)	3.15(1H,m)	
9	7.46(1H,d,J=8.0)	6.92(1H,d,J=2.0)	7.47(1H,d,J=8.0)
10	7.08(1H,t,J=8.0)		7.07(1H,t,J=8.0)
11	7.08(1H,t,J=8.0)	6.80(1H,dd,J=9.0,2.0)	7.17(1H,t,J=8.0)
12		7.14(1H,d,J=9.0)	7.26(1H,d,J=8.0)
14	1.80(1H,m)	1.88(1H,m)	1.96(1H,m)
15	1.41(1H,m)	1.12(1H,dd,J=10.0,7.0)	1.78(1H,m)
		1.73(1H,t,J=10.0)	1.83(1H,m)
16	1.98(1H,m)		
17	2.10(1H,dd,J=12.0,2.0)	1.90(1H,dd,J=12.0,2.0)	2.04(1H,dd,J=12.0,2.0)
	2.67(1H,dd,J=12.5,2.0)		2.60(1H,d,J=12.0)
18	0.89(3H,t,J=7.5)	0.91(3H,t,J=7.0)	1.26(3H,d,J=6.0)
19	1.49(1H,m)	1.44(1H,m)	3.90(1H,dq,J=6.0,3.0)
	1.57(1H,m)		1.42(1H,m)
20	1.25(1H,m)	1.32(1H,m)	4.10(1H,s)
21	2.03(1H,m)	3.55(1H,s)	

化合物 II：$COOCH_3$ 3.71(3H,s)，OCH_3 3.84(3H,s)；III：$COOCH_3$ 3.73(3H,s)。

（三）核磁共振碳谱（^{13}C-NMR，表 13-3）

碳谱中甲氧甲羰基的羰基信号一般出现在 δ 173~175 左右，低场区 δ 110~140 之间可见吲哚环上的 4 个叔碳和 4 个季碳信号，当吲哚环有连氧取代时，被取代的芳碳向低场方向移动，而与之相邻的 2 个芳碳则向高场方向移动；在 δ 11 和 δ 27 左右的信号分别为 18 和 19 位碳信号，当 19 位有羟基取代时，2 个信号分别向低场移动至 δ 20 和 δ 70 左右；21 位的叔碳信号一般出现在 δ 55~60 之间。

表 13-3　化合物 I ~ V 的 ^{13}C-NMR 数据

序号	I	II	III	IV	V
2	141.7s	137.6s	136.1s	136.7s	136.1s
3	49.9t	51.6t	51.0t	51.7t	86.1d
5	54.2t	53.2t	52.3t	53.2t	51.3t
6	20.6t	22.2t	22.0t	22.2t	21.8t
7	109.1s	110.1s	110.1s	110.4s	110.1s
8	129.6s	129.2s	128.9s	128.9s	128.4s
9	117.9d	100.8d	118.8d	118.5d	118.4d
10	119.1d	154.0s	119.8d	119.2d	119.4d

序号	I	II	III	IV	V
11	121.0d	111.1s	128.9d	121.9d	122.1d
12	110.1d	111.8d	110.8d	110.4d	110.5d
13	134.6s	130.6s	135.9s	135.6s	135.6s
14	26.4d	26.8d	27.4d	27.5d	34.6d
15	34.1t	32.0t	29.0t	32.1t	24.8t
16	41.9d	55.1s	54.3s	55.2s	54.3s
17	32.0t	36.6t	37.1t	36.6t	35.6t
18	11.9q	11.6q	22.6q	11.6q	11.7q
19	27.7t	27.4t	71.2d	26.8t	27.0t
20	41.3d	39.2d	40.1d	39.2d	37.8d
21	57.6d	52.6d	53.1d	57.5d	56.3d
* COOCH$_3$		175.7	175.3s	175.7s	174.9s
COO * CH$_3$		57.5q	54.6q	56.5q	52.7q
O * CH$_3$		56.1q			

案例 13-7

用现代科学技术方法阐明中药药效物质基础是中药现代化的内容之一。经过几十年的对中药化学成分的研究,中药主要成分已基本阐明。在中药研究开发"有效部位"新药过程中,药效确证已得到有效部位,如某植物中的总生物碱为有效部位。

问题:

结合本节视窗 UPLC-Q TOF-MS,如何利用 UPLC-Q TOF-MS 高效快速确定有效部位总生物碱中的主要化学成分? 与本章所讲经典的生物碱的分离鉴定方法相比较,UPLC-Q TOF-MS 的优势在哪里?

英文小结　Summary

Alkaloids are the important natural organic compounds. The discovery of narcotine and morphine at the beginning of 19 century raised the curtain of the study on alkaloids, while much attention of organic chemists was captured by the above organic compounds processing nitrogen element and unique structure. The word "alkaloid" was origin from its especial alkalinity. In another word, the majority of organic compounds are constituted of three elements, carbon, hydrogen and oxygen. The alkaloids contain nitrogen, besides carbon, hydrogen and oxygen elements. Because of the presence of nitrogen element, the nature of alkaloids was different from other type of natural products.

More and more alkaloids have been discovered from medicinal plants and other biologic organism with the development of modern science and technology since 20 century. 26900 alkaloids were reported up to 2001. Alkaloids were disclosed from many plants and showed various biologic activities. About 100 alkaloids were used for clinical treatment of diseases, such as vinblastine, camptothecine, huperzine A et al. Among populous natural products, alkaloids play an important role in clinical treatment of diseases because of their unique physiological activities. The study on alkaloids has been promoting the development of natural products chemistry.

In this chapter, the origin, structure types, alkalinity of alkaloids were described as well as the impact factors of alkalinity, and other general characters of alkaloids. After reading and studying this chapter on alkaloids, the definition, the characteristics and the structure types should be mastered. The alkalinity is the important character of alkaloids. By understanding of the general character of alkaloids, the methods of extract and isolation mainly dependent on the alkalinity are easy to master. As a practical subject, the application of the above theory in natural products chemistry is very important probably, so several classic examples on extract and isolation of alkaloids were introduced. More interest in alkaloids and modern natural products, some monographs could be referred.

参 考 文 献

丛浦珠. 1987. 质谱学在天然有机化学中的应用. 北京:科学出版社

范志刚,张玉萍,孙燕等. 2000. 微波技术对麻黄中麻黄碱的浸出量影响. 中成药,22(7):520~521

方起程,霍泽民. 1966. 利用离子交换树脂从植物中提取分离总生物碱的研究. 药学学报,13(8):577~588

冯若,赵逸云,李化茂等. 1994. 超声波在生物技术中应用的研究进展. 生物化学与生物物理进展,21(6):500~503

郭孝武. 1999. 一种提取中草药化学成分的方法—超声提取法. 天然产物研究与开发,11(3):37~40

黄亮,于德泉. 1988. 紫外光谱在有机化学中的应用. 下册. 北京:科学出版社

金丽. 2007. 中药射干和海南狗牙花活性成分研究. 第二军医大学博士学位论文,49~57

任友达. 1979. 酸碱理论及其在有机化学中的应用. 北京:人民教育出版社

三桥博,田中治,野副重男等. 1992. 天然物化学. 第4版. 东京:南江堂,305~329

谢晶曦. 1987. 红外光谱在有机化学和药物化学中的应用. 北京:科学出版社

于德泉,杨峻山. 1999. 分析化学手册(第2版)第7分册-核磁共振波谱分析. 北京:化学工业出版社

中国科学院上海药物所. 1983. 中草药有效成分提取与分离. 第2版. 上海:上海科学技术出版社

Chang LC, Otero-Quintero S, Hooper JNA, et al. 2002. Batzelline D and Isobatzelline E from the Indopacific Sponge *Zyzzya fuliginosa*. J. Nat. Prod. ,65(5),776~778

Cinel B, Roberge M, Behrisch H, et al. 2000. Antimitotic Diterpenes from *Erythropodium caribaeorum* Test Pharmacophore Models for Microtubule Stabilization. Org. Lett. ,2(3),257~260

Cordell GA, Quinn-Beattie ML, Farnsworth NR. 2001. The potential of alkaloids in drug discovery. Phytother Res. ,15(3): 183~205

Cordell GA. 1982. Introduction to Alkaloids. New York: John Wiley,80~924

Daly JW, Witkop B, Bommer P, et al. 1965. Batrachotoxin, the Active Principle of the Colombian Arrow Poison Frog, Phyllobates bicolor. J. Am. Chem. Soc. ,87(1),124~126

Garraffo HM, Jain P, Spande TF, et al. 1997. Alkaloid 223A: the First Trisubstituted Indolizidine from Dendrobatid Frogs. J. Nat. Prod. ,60(1): 2~5

Griffin NJ, Lin GD. 2000. Chemotaxonomy and geographical distribution of tropane alkaloids. Phytochemistry,53(6): 623~637

Han BH, Park M H, Park JH. 1989. Chemical and pharmacological studies on sedative cyclopeptide alkaloids in some Rhamnaceae plants. *Pure & Appl. Chem.* ,61,443~448

Hitotsuyanagi Y, Ishikawa H, Hasuda T, et al. 2004. Isolation, structural elucidation, and synthesis of RA-XVII, a novel bicyclic hexapeptide from Rubia cordifolia, and the effect of side chain at residue 1 upon the conformation and cytotoxic activity. Tetrahedron Lett. ,45(5): 935~938

Hu JF, Schetz JA, Kelly M, et al. 2002. New antiinfective and human 5-HT2 receptor binding natural and semisynthetic compounds from the jamaican sponge Smenospongia aurea. J. Nat. Prod. ,65(4): 476~480

Ishida J, Wang HK, Bastow KF, et al. 1999. Antitumor agents 201. 1 Cytotoxicity of harmine and β-carboline analogs. Bioorganic & Medicinal Chemistry Letters,9(23): 3319-3324

Itokawa H, Takeya K, Mihara K, et al. 1983. Studies on the antitumor cyclic hexapeptides obtained from Rubiae radix. Chem. Pharm. Bull. ,31(4),1424~1427

Jimeno JM. 2002. A clinical armamentarium of marine-derived anti-cancer compounds. Anti-Cancer Drugs,13(suppl 1): S15-S19

Jr KLR, Gloer JB, Jr RGH, et al. 1981. Didemnins: antiviral and antitumor depsipeptides from a caribbean tunicate. Science,212(4497): 933~935

Knox JR, Slobbe J. 1975. Indole Alkaloids from *Ervatamia orientalis*: Isolation of Alkaloids and Structrual Identification of Two Dimers. Austral. J. Chem. ,28(8): 1813~1823

Lee E, Li KS, Lim J. 1996. Radical cyclization of β-aminoacrylates: Stereoselective synthesis of indolizidines 167B and

209D. Tetrahedron Lett. ,37(9)：1445~1446

Manske RHF. 1950~1979. The Alkaloids：Chemistry and Physiology,Vols. 1~20,New York,Academic Press；Brossi A. 1981~ 1990. Vols. 21~39,New York：Academic Press；Cordell GA. 1991~2001. Vols. 40~45,New York：Acad-emic Press

Misra N,Luthra R,Kumar S,et al. 1999. In "Comprehensive natural products Chemistry"(Kelly JW,Ed.),Vol. 4. New York：Elsevier,25~59

Mothes K,Schiitte HR,Luckner M. 1985. Biochemistry of Alkaloids. Berlin：VEB Deutscher Verlag der Wissen Schaftan,88~348

Pastuszak I, Molyneux RJ, James LF, et al. 1990. Lentiginosine, a dihydroxyindolizidine alkaloid that inhibits amyloglucosidase. Biochemistry,29(7)：1886~1891

Pelletier SW. 1983. Alkaloids. chemical and biological perspectives,Vol. 1. New York：John Wiley & Sons,2~31

Robison B,Moorcroft D. 1970. Alkaloids of *Physostigma venenosum* Part IX. The absolute configuration of geneserine；an application of the nuclear overhauser effect. J. Chem. Soc. C,15：2077~2078

Rodriguez AD,Ramirez C,Rodriguez II,et al. 1999. Novel Antimycobacterial Benzoxazole Alkaloids,from the West Indian Sea Whip *Pseudopterogorgia elisabethae.* Org. Lett. ,1(3),527~530

Röder E. 1995. Medicinal plants in Europe containing pyrrolizidine alkaloids. Pharmazie,50(2)：83~98

Röder E. 2000. Medicinal plants in China containing pyrrolizidine alkaloids. Pharmazie,55(10)：711~726

Saxton JE. 1983. Indoles,Part 4. New York：John Wiley,1~882

Shamma M,Moniot JL. 1978. Isoquinoline Alkaloids Research. New York：Plenum press,1~394

The chemical Society. 1971~1983. The Alkaloids,Vols. 1~13,London：Burlington；Pelletier SW. 1983~2000. Alkaloids：Chemical and Biological Perspectives,Vols. 1~14,New York：John Wiley

Tolkachev ON, BV, NV. 1983. Isolation and purification of alkaloids. Chemistry of Natural Compounds,19(4)：387~400

进一步阅读文献书籍

1. 王锋鹏. 2008. 生物碱化学. 北京：化学工业出版社

2. 徐任生. 2004. 天然产物化学. 北京：科学出版社

3. Devkota KP,Lenta BN,Fokou PA,Sewald N. 2008. Terpenoid alkaloids of the Buxaceae family with potential biological importance. Nat. Prod. Rep. ,25(3)：612~630

4. Michael JP. 2008. Quinoline,quinazoline and acridone alkaloids. Nat. Prod. Rep. ,25(1)：166~187

思 考 题

1. 简述生物碱的定义及其结构特征。
2. 简述生物碱类化合物的分类。
3. 影响生物碱碱性强弱的因素有哪些？如何影响？
4. 相对于组成中仅含有 C、H、O 元素的天然化合物,生物碱有哪些特殊的理化性质？
5. 如何用简单的方法确定中草药中是否含有生物碱类化合物？
6. 简述生物碱类化合物的提取分离原理、方法。
7. 生物碱的结构研究常用的方法有哪些？
8. 生物碱类化合物的生理活性主要在哪些方面？
9. 举例说明临床上使用的来源于生物碱类化合物或其衍生物的药物。
10. 天然生物碱类化合物在新药研究开发中的意义何在？
11. 冰毒的结构与麻黄碱结构异同？除冰毒外,还有哪些毒品与含有生物碱类化合物的中药密切相关？

第 14 章　肽及氨基酸衍生物

学习目标

1. 掌握氨基酸、多肽和蛋白质的结构特点及多肽的分类、理化性质和结构测定方法
2. 掌握 Edman 降解反应原理与应用
3. 了解多肽分离原理及主要分离方法
4. 了解多肽药物与生物活性肽的作用机制

　　肽是重要的生命物质基础之一。其作用涉及生命过程的各个环节,不可替代。尤其与蛋白质一起,是人们认识生命现象的桥梁。在化学结构上,寡肽、多肽和蛋白质的构成和化学键本质是相同的,研究蛋白质时,需要将其还原成肽段;研究肽的生物功能问题时,又要考虑蛋白质整体结构;在功能研究方面,无论是肽还是蛋白质,随着分子量从小到大的改变,肽和蛋白质的结构及功能都会发生质的变化,研究方法、思路和重点都有很大的不同;从组成上看,肽和蛋白质都来源于氨基酸,这又为肽及氨基酸衍生物的研究带来了共性和个性问题。本章将从肽及氨基酸衍生物的结构、分类及理化性质及应用方面做简要介绍,为肽类药物的研发和应用拓宽思路和方法。

第 1 节　概　　述

　　肽在生物体内具有许多重要的生理功能。肽可参与许多生化过程,如代谢、凋亡和免疫反应等。肽是比蛋白质简单、分子量小、由氨基酸通过肽键相连的一类化合物,具有调节机体生理功能和为机体提供营养的双重功效,它几乎影响着人体的一切代谢合成。肽也可以作为神经递质、神经调节因子和激素参与受体介导的信号转导途径,也可通过与受体的相互作用影响细胞间的信息交流。到目前为止,有 100 多种活性肽在中枢和外周神经系统、心血管系统、免疫系统和肠中发挥重要的作用。例如,胰岛素用于治疗糖尿病;调钙素用于骨质疏松症;促甲状腺激素释放因子(thyrotropin releasing factor, TRF)调节生长发育治疗小儿呆小症等。

　　从 20 世纪初到现在,多肽的发展经历了缓慢到飞速的历程。尤其科学技术和现代分析仪器的快速发展,使蛋白质和多肽研究进入了一个崭新的时代。1902 年,伦敦大学医学院的两位生理学家 William Maddock Bayliss 和 Ernest Henry Starling 发现了胰泌素 secretin,将其命名为 hormone,这是人类第一次发现的多肽物质。1975 年,Hughes 和 Kosterlitz 从人和动物的神经组织中分离出内源性肽,这种细胞生长调节因子的研究成为生物制药研究的雏形。直到 1987 年,美国 FDA 批准了第一个基因药物人胰岛素进入临床。近百年的研究成果揭示多肽与蛋白质的研究将成为新世纪的主流和人类健康保障的基石。20 世纪 90 年代,随着人类基因组计划启动,多肽研究成为主要研究支撑。透过多肽既可以深入研究蛋白质的性质,又为改变和合成新的蛋白质提供了依据,蛋白质工程与多肽研究成为密不可分的部分。

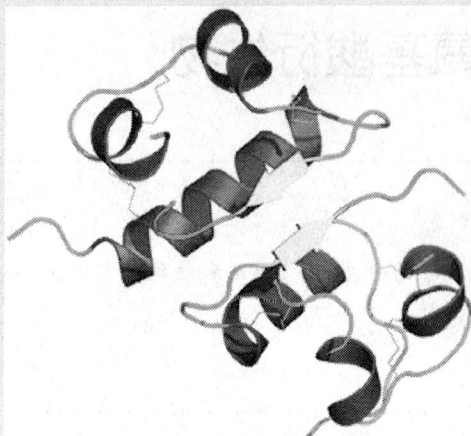

案例 14-1

胰岛素(insulin),是一个51肽的化合物,临床上用于治疗糖尿病和精神病。结构如图:

分子由 A,B 两个链构成,含有 3 个二硫键,构成化合物的主体。

问题:

1. 胰岛素的一级结构与高级结构的不同点是什么?

2. 二硫键是怎样形成的,生物功能是什么?

3. 该化合物三维结构的测定方法有哪些?

4. 我国学者在胰岛素研究方面的贡献是什么?

动物组织一直是生物活性多肽化合物的主要来源之一。水蛭(hirudo)俗称蚂蟥,唾液腺中含有一种多肽类生物活性物质—水蛭素(hirudin),水蛭素是一个 65 个氨基酸的单链多肽,分子量为 7000 左右,是迄今为止所发现最强的凝血酶天然特异抑制剂。水蛭素具有高效抗凝血、抗血栓形成,以及阻止凝血酶催化的凝血因子活化和血小板反应等进一步血淤现象。并与传统中药的消积散瘀、消肿解毒作用相似,用于抗血栓治疗。

蛙皮素(bombesin)来源于铃蟾(*Bombina bombina*)皮肤组织,是一个 14 肽化合物,分子量为 1618.9,具有抗菌、抗肿瘤作用。一级结构如下:

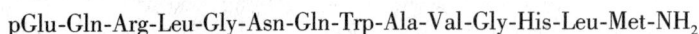

pGlu-Gln-Arg-Leu-Gly-Asn-Gln-Trp-Ala-Val-Gly-His-Leu-Met-NH$_2$

随着人们对生物活性肽功能和作用机制的认识,肽的应用会更加广泛,将会在疾病治疗、保健以及化工应用领域发挥更大的作用。因此,研究多肽和蛋白质化学对了解生命现象和医疗是非常重要的。

通常,鲜活组织中肽的浓度为 $10^{-15} \sim 10^{-12}$ mol/mg,并且肽化合物的理化性质接近,分离提纯肽这类极具潜在药用价值的内源性物质难度极大,不仅需要高灵敏的分析方法,还需要特殊的分离提取手段,这为天然肽的研究带来了困难。临床上能用于治疗的天然肽很少,许多肽和蛋白质通常是采用重组技术得到的,产生免疫排斥反应是重组肽的主要问题。故合成肽逐步成为人们获取肽的主要方法之一。

肽化学对生物医学研究领域贡献重大。早期的合成肽主要用于天然肽的结构确证。现可作为抗原产生抗体;可作为酶的底物研究酶的活性部位;也可作为抑制剂研究信号转导途径;还可固定在载体上分离纯化特定蛋白质;合成的小肽可以作为探针进行生物分子间相互作用研究和生理过程中信号转导的调控机制研究等。总之,随着基因技术的飞速发展,肽化学与基因技术之间的结合,将会为人类揭示生命现象提供基础和手段。

第2节　肽的结构与分类

一、肽 的 结 构

肽类化合物,广义地讲是指以酰胺键形成的一类化合物,狭义地讲是指氨基酸肽键形成的一类化合物。天然肽或蛋白质通常由 α-氨基酸组成,氨基酸的不同侧链 R 对氨基酸的生理和生化功能影响非常大,生命中的重要分子事件均与此有关。

肽可以看成为氨基酸的聚合物。由前一个氨基酸单元的羧基与后一个单元的氨基以酰胺键,也称肽键连接组成(图 14-1)。肽酰胺键的形成,阻碍了 C-N 单键的自由旋转,通常肽键存在两个旋转异构体,也是肽和蛋白质多级结构形成的原因之一(图 14-2,图 14-3)。

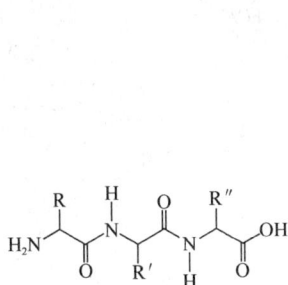

图 14-1　肽的结构

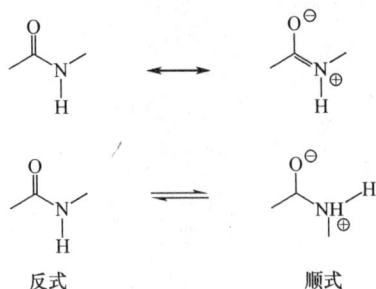

反式　　　　　顺式

图 14-2　肽键的共振式和顺反式

多肽和蛋白质多级结构形成的原因之二是二硫键,二硫键是两个半胱氨酸残基的侧链之间形成,在蛋白质结构中很常见,它对蛋白质构象的保持作用非常大,也与生物活性密切相关。

H-Tyr-Gly-Gly-Phe-Met-OH

a

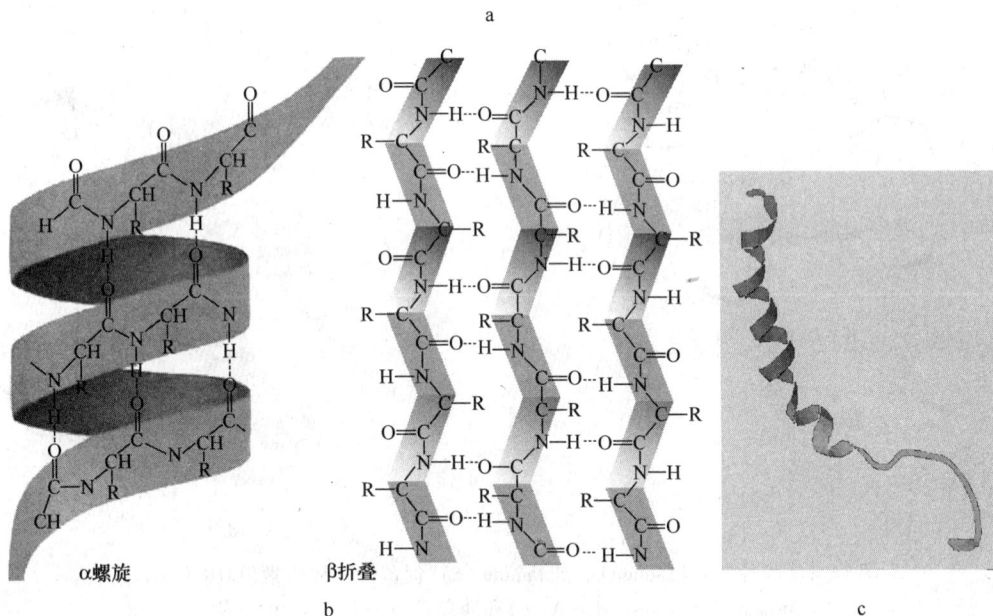

α螺旋　　　　β折叠

b　　　　　　　　　　　　c

图 14-3　肽的结构

a. 一级结构;b. 二级结构;c. 三级结构

多级结构形成的原因之三是分子间作用力,如范德华力等。在生物化学中,氢键、离子键、配位键和疏水键等分子间作用力称为次级键,在维持蛋白质的结构中起及其重要的作用。虽然分子间作用力比较弱,但它们相互作用的数量大,叠加在一起就成为维持和稳定蛋白质空间结构的主要作用力。图 14-3b 中的 α 螺旋和 β 折叠均与此有关。

图 14-4 是一些典型肽类化合物的结构。a 是由丙氨酸和谷氨酸组成的二肽;b 是具有十肽结构的促黄体释放激素(LHRH),它是一个直链肽化合物;c 是环孢素 A(cyclosporine A)的结构,环孢素 A 一种选择性作用于 T 淋巴细胞的免疫抑制剂,它是一个环肽类化合物,为环十一肽;d 是胰岛素(insulin)多级结构,胰岛素是含有 51 个氨基酸的多肽,分子量为 5808,胰岛素在临床上主要用于治疗糖尿病。胰岛素空间结构的形成中,氢键起主要作用。

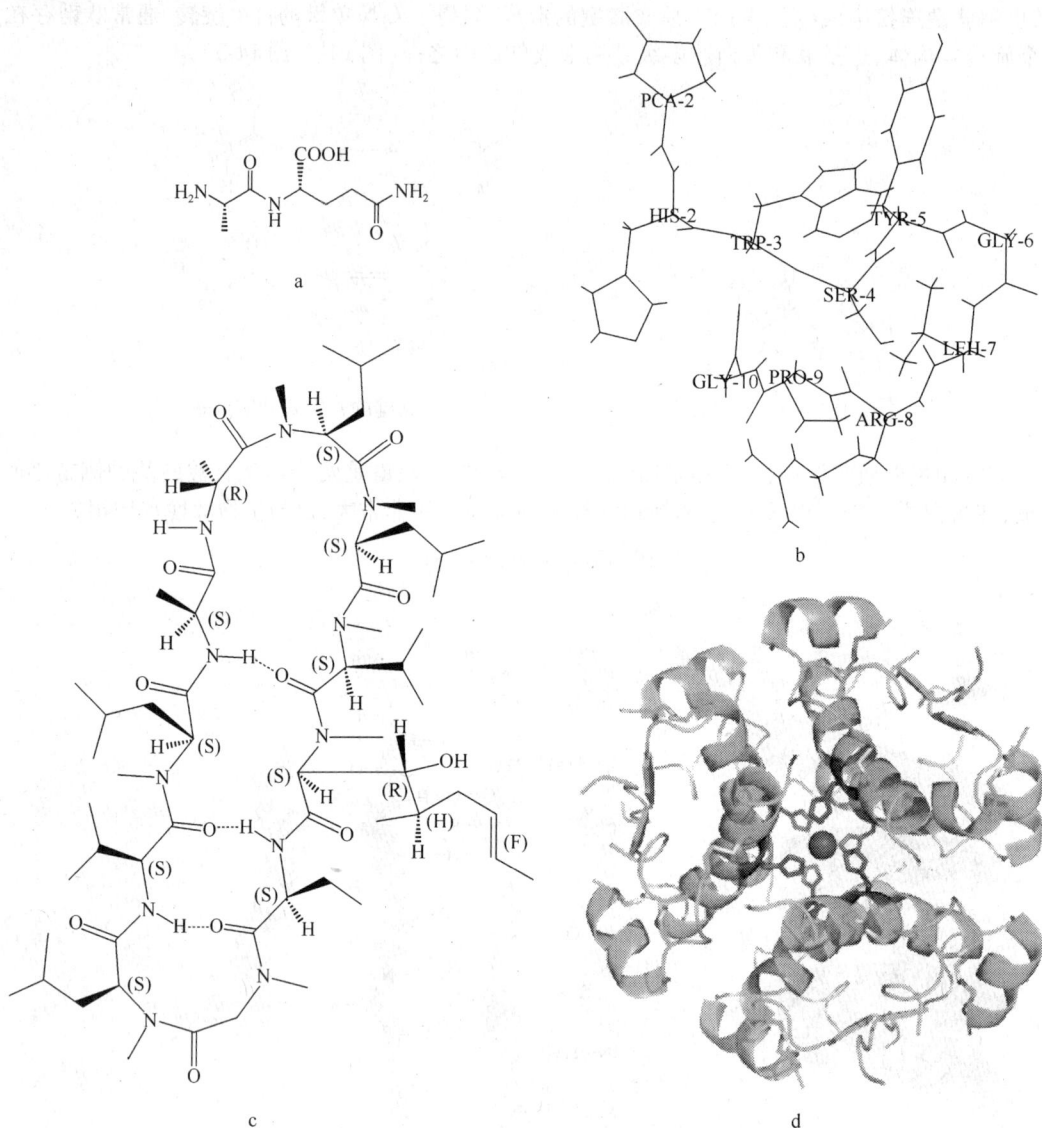

图 14-4　丙谷二肽（L-alanyl-L-glutamine，a）、促黄体释放激素（LHRH，b）、
环孢素 A（cyclosporine A，c）和胰岛素（insulin，d）的结构

肽由氨基酸组成，一级结构以氨基酸序列表示为主，如丙谷二肽和环孢素 A 等；多级结构多以空间构象表示，如胰岛素。可以预见，多肽构象不同，带来理化性质和生物学功能的不同，如研究胰岛素的生物学功能，不能仅用一级结构的氨基酸排列结构去考虑，必须研究其发挥生理作用的立体结构。因此，认识肽类化合物，不仅要考虑氨基酸组成，还要研究氨基酸的结构变化和空间构象，才能更接近了解该肽类化合物的作用机制，从结构上阐述其可能发挥的生物学作用。

二、肽的分类及命名

肽的种类很多，与蛋白质的研究密切相关、不同时期、不同领域对肽和蛋白质的分类也有所不同，出现了不同的分类方法。从早期关注肽和蛋白质的一级结构，到目前关注多肽和蛋白质结构与功能的相互关系，相应的分类也从分子的形状、氨基酸的组成、溶解度和功能上进行分类。各分类方法简要分述如下：

（一）根据氨基酸数目分类

根据肽化合物中氨基酸的数目进行分类,如寡肽、多肽、12 肽等。

1. 寡肽 通常将氨基酸残基数小于 10 的肽称为寡肽,命名用希腊字母作为前缀,表示 di-、tri-、octa-等,中文为二肽、三肽等,如丙谷二肽、丝组二肽等。

2. 多肽 通常将含 10 至 50 个氨基酸残基的肽称为多肽,命名用阿拉伯数字代替希腊字母前缀等,如 12 肽、15 肽等。

无论寡肽和多肽,在结构上与蛋白质的本质是相同的,从命名角度,通常将超过 50 个氨基酸的肽衍生物定义为蛋白质。命名法则在形式上将肽称为 N-酰基氨基酸,如丙氨酰-赖氨酰-谷氨酰-酪氨酰-亮氨酸,也可表示为:H-Ala-Lys-Glu-Tyr-Leu-OH。用三个字母表示氨基酸,为常选的方法,优点是简捷、清楚、便于记忆,也可用一个大写字母表示氨基酸,如 K 表示赖氨酸等。

（二）根据肽分子形状分类

根据肽分子形状可分为直链肽和环肽。

1. 直链肽 肽链是以直链的方式形成,氨基酸序列以水平方式从左边的 N 端开始依次写到右边的 C 端。通常肽和蛋白质的一级结构的表示和书写方式均按直链肽方式进行。例如,胸腺五肽(TP-5)是人工合成的五肽(Arg-Lys-Asp-Val-Tyr),对应胸腺生成素的 32 至 36 位氨基酸,具有天然胸腺生成素的全部生物活性。胸腺五肽是一个疗效显著的免疫抑制剂,在肝病、恶性肿瘤及免疫功能低下等疾病中有广泛的应用。它由一个由精氨酸、赖氨酸、天门冬氨酸、缬氨酸、酪氨酸 5 种氨基酸组成的五肽,表示为 Arg-Lys-Asp-Val-Tyr,还可简化为 RKDVY。

2. 环肽 环肽(cyclopeptide)是指由氨基酸肽键形成的一类环状结构,通常由细菌和真菌等低等生物合成 d 得到。环肽按来源可分为植物环肽和海洋环肽等;按化学结构又可分为杂环肽和均环肽等。

植物环肽(plant cyclopeptide)主要来源于高等植物,通常由 2 至 37 个 L-构型的编码或非编码氨基酸组成。根据结构骨架和分布又分为 8 个类型,分别为:环肽生物碱、缩酚酸环肽、茄科类型环肽、荨麻科类型环肽、菊科类型环肽、石竹科类型环肽、茜草科类型环肽和环蛋白,并且结构类型不同(图 14-5)。

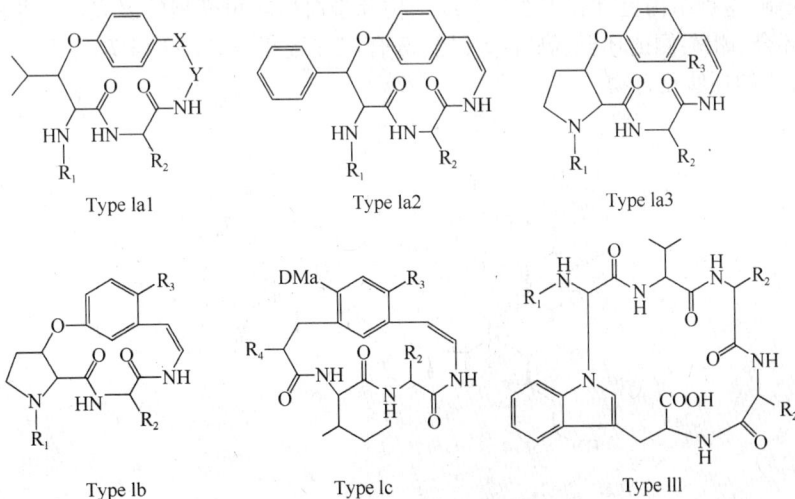

图 14-5 植物环肽类化合物的结构类型

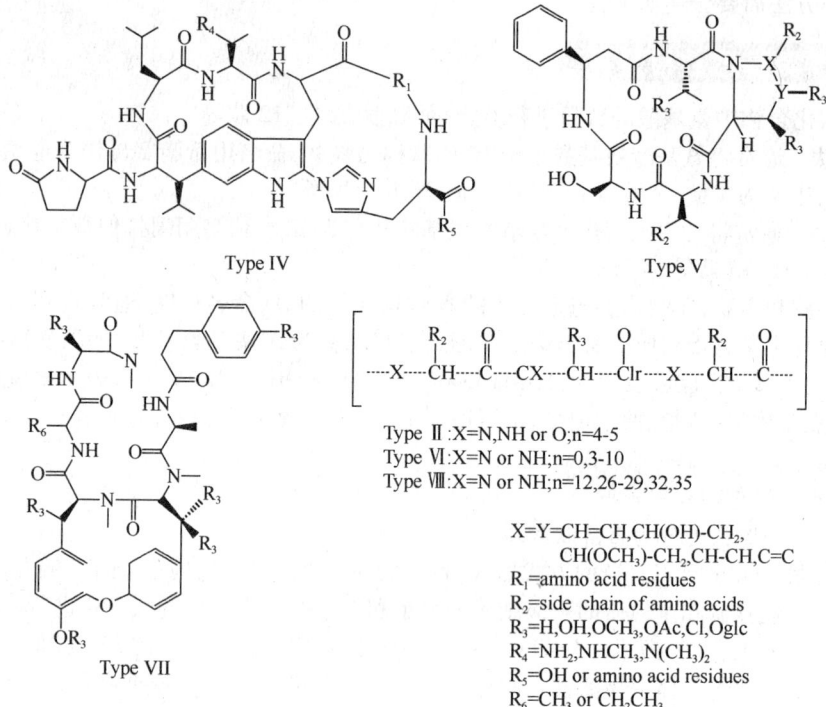

图 14-5 植物环肽类化合物的结构类型

海洋环肽广泛分布于海绵、海鞘、海兔、海葵以及各种海藻等生物体中。与植物环肽相比，海洋环肽在组成上常含有特异性氨基酸，连接方式也有所不同，氨基酸可由酯键连接，也可产生桥连，形成双环肽。分类上也有单环肽(cyclic peptide)、双环肽(dicyclic peptide)和缩羧酸环肽(cyclic depsipeptide)等。单环肽的数量最多，环内氨基酸都是由肽键环接而成。双环肽环中含有经桥键相连的两个氨基酸，形成双环形状。缩羧酸环肽化合物环中氨基酸之间常通过酯键相连(图 14-6)。

环肽自身结构的多样性和具有独特的生理活性引起天然产物学术界的极大关注。由于环状的几何限制，这种结构更有利于肽的二级结构及蛋白质转角模型的研究。环肽的环合方式通常有头-尾环合、侧链-侧链环合、侧链-头(尾)环合和支链环合等(图 14-7)。不同的环合方式构成了千变万化的环肽化合物。

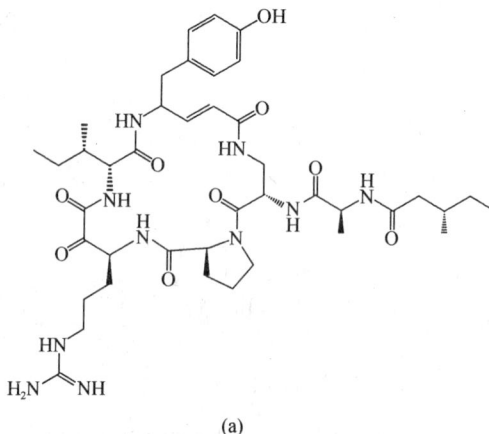

(a)

图 14-6 海洋环肽类化合物 cyclotheonamide E4(a)和 theonellamide F (b)

(b)

图 14-6　海洋环肽类化合物 cyclotheonamide E4(a) 和 theonellamide F（b）

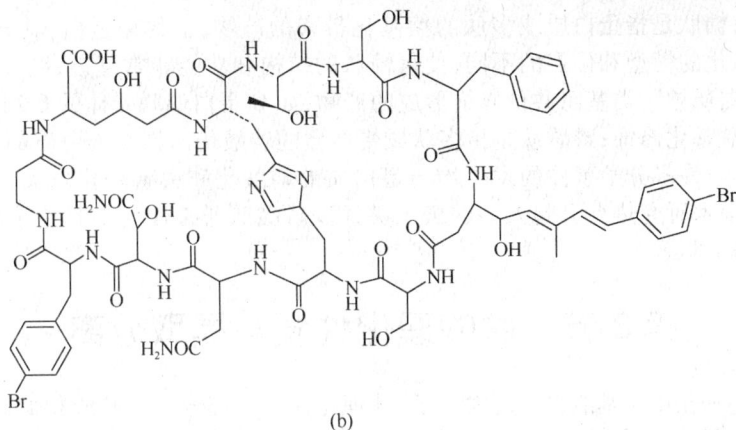

头-尾环合　　　　　　　　　　　侧链-侧链环合

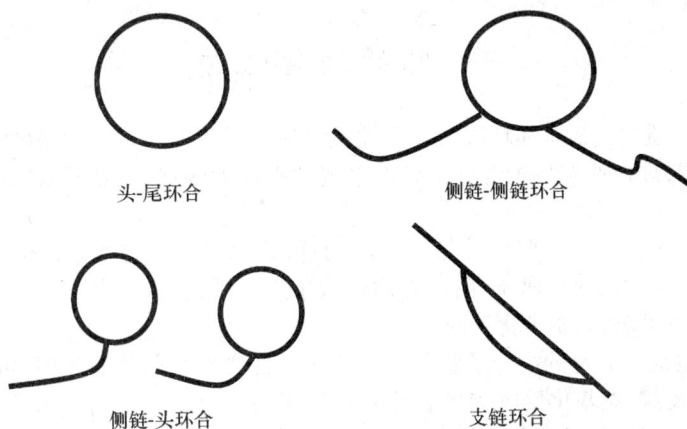

侧链-头环合　　　　　　　　　　　支链环合

图 14-7　肽环合作用的一般拓扑结构

（三）根据肽的来源分类

根据肽的来源方式可分为内源性肽（endogeneous peptide）和外源性肽（exogenous peptide）。

1. 内源性肽　内源性是指人体本身就存在的肽，这是天然活性肽存在的主要方式之一。内源性肽主要有胸腺肽（tymosin）、内啡肽（endorphin）和脑啡肽（enkephalin）等。例如，甲硫氨酸-脑啡肽（H-Try-Gly-Gly-Phe-Met-OH）和亮氨酸-脑啡肽（H-Tyr-Gly-Gly-Phe-Leu-OH）均是五肽。它们具有麻醉镇静作用，在大脑、脊髓带及身体其他部分发生作用。

2. 外源性肽　外源性肽是指来源于除人体外的植物、动物等组织。主要分植物肽和动物肽两种。植物肽（plant peptide）是指从天然植物中通过分离、纯化和结构鉴定等技术手段获得的具有特定生物活性和药用价值的肽类化合物，如环肽等；也包括通过降解植物蛋白质获得肽化合物。动物肽（plant peptide）是指从动物体通过分离、纯化和结构鉴定等技术手段获得的具有特定生物活性和药用价值的肽类化合物，如：蜂毒、蛇毒、蛙毒、芋螺毒素等。

（四）根据肽键键合方式分类

根据肽键键合方式可分为同肽、杂肽、胱氨酸肽、糖肽、脂肽和磷酸肽等。

同肽是指肽键以纯粹为酰胺键构成的肽化合物；杂肽是指除酰胺键之外，还含有酯键、二硫键、硫酯键等化学键；胱氨酸肽是指肽结构中含有由半胱氨酸残基的两个巯基氧化偶联形成的二硫键，这种结构在肽和蛋白质中很常见，对于蛋白质和多肽的三级结构的形成和稳定具有重要意义;糖肽是指蛋白质或多肽的糖基化带来的产物,也称糖蛋白,其含量较多,形式多样,由于糖基化的糖型和位点的不同,使得糖肽的结构和功能非常复杂;脂肽(lipopeptides)是指多肽和蛋白质被脂类基团共价修饰形成的产物,如 G 蛋白偶联受体的 C 端半胱氨酸残基的巯基被棕榈酰基化修饰;磷酸肽是指多肽或蛋白质的磷酸化产物。蛋白质的磷酸化作用意义重大,生物体内许多分子事件的发生均与蛋白质的磷酸化和去磷酸化有关,蛋白质磷酸化研究已经成为学术研究热点引起人们的极大关注。磷酸肽通常作为工具用于研究酶或激酶的功能、活性和机制等。

第3节　肽的理化性质与提取分离

多肽和蛋白质是由氨基酸组成的大分子,其理化性质一部分与氨基酸相似,例如,等电点、成盐、显色反应、呈两性游离性质等;另一部分与氨基酸完全不同,如高分子化合物具有的理化性质如分子量大、易沉淀和变性等。

一、肽的理化性质

1. 肽的物理性质　直链肽和环肽的理化性质有所不同,一些环肽化合物没有氨基和羧基,分子以酰胺键组成,理化性质与相近分子量的直链肽有很大区别,与氨基酸的物理性质和部分化学性质有明显不同。

直链小分子肽化合物的物理性质与氨基酸相近,均含有碱性基团(氨基)和酸性基团(羧基),在固体状态下通常以两性离子存在,在水溶液中形成平衡,有等电点、碱性氨基酸、酸性氨基酸的物理性质,如可离解、质子化等。

2. 肽的化学性质　直链的小分子肽化合物的化学性质也与氨基酸相似,可发生显色反应、酰化反应、希夫碱反应、烷基化反应及与金属离子作用等。

(1) 酰化反应:多肽与丹磺酰氯(dansyl chloride, DNS-Cl)在碱性条件下反应得到 DNS-肽化合物,这是保护氨基的主要方法之一,反应方程式如下:

(2) 烷基化反应:烷基化反应会降低肽类化合物的极性,有利于多肽的分离鉴定,也是制备衍生物增加分子多样性的方法之一。烷基化可发生在多肽的氨基、羧基及之内的羟基或巯基等。例如,在多肽的 N 端分析实验中,采用二硝基氟苯(DNFB)标记多肽 N 端氨基酸,生成二硝基氟苯肽衍生物(DNP 肽),水解后鉴定二硝基氟苯标记的 N 端氨基酸(DNP-氨基酸),反应式如下:

（3）颜色反应：直链肽含有 α 氨基酸，因此可以与茚三酮反应生成紫蓝色衍生物，这是鉴别直链肽的方法之一，方程式如下：

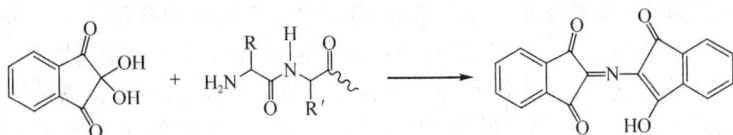

3. 肽的高分子性质 肽的分子量变化范围很大，最大的在 1 万左右，因此，一些多肽化合物具有高分子化合物的性质。

（1）扩散性：与蛋白质的性质相近，分子量大的多肽化合物具有扩散性，在水溶液中可以自由扩散，最后达到均匀分布。与蛋白质不同，多肽的分子相对较小，在水中的均匀分布速度相对较快。

（2）黏度：与蛋白质相比，多肽的黏度相对较小，从结构和组成上推测，多肽的黏度随着分子的不对称性增加而增加。

二、肽的提取、分离与纯化

科学仪器的迅猛发展带来了多肽和蛋白质分离手段和技术的提高，使得超微量多肽的分离、分析、鉴定成为肽化合物的主要研究对象，进而发现了许多极微量但活力很强的多肽化合物，如干扰素、脑啡肽、睡眠肽等。

> **案例 14-2**
> 　　1977 年，诺贝尔生理和医学奖获得者 Andrew V. Schally 从 160 000 头猪下丘脑中提取得到性腺激素释放激（gonadotropin‐releasing hormone，GnRH），这是一个直链十肽，并完成了该物质的结构鉴定。GnRH 的氨基酸顺序如下：
> 　　　　　　pyroGlu‐His‐Trp‐Ser‐Tyr‐Gly‐Leu‐Arg‐Pro‐Gly CONH₂
> **问题：**
> 　　1. 该物质的主要提取分离方法是什么？
> 　　2. 按目前的提取分离技术，要改进该化合物的分离方法，可以增加哪些操作？其优点是什么？

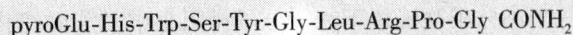

由于分离多肽的目的多种多样，对分离提纯的要求也各不相同。例如，研究多肽分子结构和组成等，需要纯的多肽，最好是结晶状态的多肽样品；研究具有生物活性的多肽，需要保持多肽的天然构象；制药工业需要的多肽，除对纯度有一定的要求外，还需除去干扰物质或拮抗成分。从用量上讲，测序或克隆仅需要微克级样品；工业生产则需要千克级产品。本节主要介绍肽化合物分离提纯的一般方法，实际工作中可根据具体要求进行选择和设计。

通常多肽化合物的获取主要分提取、粗分、纯化和分析四步进行。提取时应考虑原料的成本、来源，目标化合物的含量及稳定性等；粗分时对不同肽化合物应考虑分离手段对活性和天然构象的影响等因素；纯化时也要注意对生物活性的综合影响；分析主要以高灵敏、精确、方便的检测手段为主。

1. 提取 肽化合物常用的提取方法有机械破碎法、超声波破碎法、酶消化法、渗透破碎法和交替冻融法等。通常将组织或细胞用上述方法破碎，选择适当缓冲溶液溶解，离心提取。

2. 粗分 粗分的目的是富集目标化合物，需要具备方法简单、处理量大、适合工业化等优点，因此，常选择等电点法、盐析法和有机溶剂分级沉淀法等。

3. 纯化 多肽的纯化需根据多肽的理化性质选用不同的方法，如根据多肽分子量和溶解度差异等因素选择纯化方法。纯化方法主要采用凝胶过滤、透析、超滤、电泳和柱色谱等方法。

4. 分析　多肽的分析是指多肽一级结构的确定和三维结构的分析等。一级结构以氨基酸序列分析为主,可采用末端分析、二硫键的裂解、氨基酸组成分析和质谱分析等;三维结构可采用晶体衍射分析、多维核磁共振、质谱和圆二色谱等方法。与天然小化合物的结构分析方法相似,多肽的结构分析方法主要有圆二色谱、红外光谱、NMR 谱、X 射线晶体学、紫外荧光光谱和拉曼光谱等。

上述四步过程中,分离纯化十分关键,相应的研究手段和技术发展迅速,下面几种分离技术为多肽分离纯化的主要选择。相应的分离原理和方法如下:

(一) 分离原理

多肽分子量大,水溶性好,在水溶液中主要以离子形式存在,主要的分离分析方法为离子交换、电泳和基于分子大小的分离分析方法。多肽的分离原理主要采用尺寸排阻和吸附色谱等。

(二) 分离方法

多肽类化合物主要的分离纯化方法有:反相 HPLC、离子交换色谱、分子排阻色谱、亲和色谱、毛细管电泳、多维分离、超滤和蛋白质分离纯化的两相系统等。

1. 反相 HPLC　反相 HPLC 包括反相薄层色谱是通用的肽分离分析色谱技术,适用范围广,适合多组分、多体系分离,尤其对均一性较差的多肽分离效果更好。色谱柱常选用 C2、C4、C8 和 C18 键合的反相色谱柱。

2. 离子交换色谱　离子交换色谱的特点是高容量。随着色谱填料技术的发展,键合不同功能基团的载体种类越来越多,离子交换的应用与选择性越好,目前已经成为肽分离纯化的最常用方法之一。

3. 分子排阻色谱　分子排阻色谱(size-exclusion chromatography, SEC)是基于分子大小的分离,通常条件下大分子先于小分子被洗脱下来。分子排阻色谱对肽的纯化能力有限,适合于分子量差异较大肽的分离。对于水相分离系统,SEC 又称为凝胶过滤色谱(gel filtration chromatography, GFC),对于非水相分离体系,SEC 则称为凝胶渗透色谱(gel permission chromatography, GPC)。

4. 亲和色谱　亲和色谱(affinity chromatography)是指在载体上连接一个特异性的配体,增加被分离组分与特异性配体亲和的能力达到分离的目的。例如,固定相连接抗原,可以分离特异性的抗体,亲和色谱对肽组合库的生物识别、抗体的纯化分离等应用非常普遍,目前已成为多肽分离最有效的方法之一。

5. 多维分离　多维分离是采用 2D 凝胶电泳与多维色谱方法或质谱方法来分离分析样品方法的总称。该方法具有分析速度快、分析样本量大、准确度高、检出限低、简单方便等优点,可进行准确的定量分析。例如,2D 双向凝胶电泳结合 MALDI-TOF 质谱分析技术已经广泛应用于蛋白质和多肽的分析鉴定。2D 双向凝胶电泳是按照等电点(第一向)和分子量差异(第二向)进行高分辨率分离的分析方法,再进行脱色、酶解,最后样品进入检测,确定多肽结构。

(三) 分离方法的应用

实际工作中遇到的分离纯化主要分制备型分离和分析型分离两种,可根据需要进行选择。通常可根据多肽分子量大小、溶解度大小、电荷分布情况和吸附能力进行分离方法的选择。

1. 根据多肽分子量大小进行的分离纯化　多肽和蛋白质的分离主要依靠分子量差异

进行,透析、超滤和凝胶过滤是其主要分离方法。透析是通过选择合适的不同孔径的半透膜,进行多肽分离,主要用于蛋白质与多肽分离,也可用于除去一些小分子,包括无机盐等。超滤是利用压力或离心力,强行使水和无机盐通过半透膜,达到分离纯化的目的,原理与透析相似。凝胶过滤是最常用的分离方法。凝胶过滤具有分离条件温和、周期短、可连续操作、反复使用等优点,可适合不同分子量多肽的分离、纯化、脱盐和测定等。常用凝胶有三种:交联葡聚糖、聚丙烯酰胺和琼脂糖凝胶,如 Sephadex G25、Sephadex G50 和 Sephadex G75 等。

2. 根据多肽溶解度不同进行的分离纯化　根据溶解度不同进行分离纯化多肽是工业上常选择的方法。主要依据等电点沉淀和 pH 控制来实现,也可通过多肽的盐溶和盐析或有机溶剂沉淀法实现。

3. 根据多肽电荷不同进行的分离纯化　根据电荷不同的多肽分离主要有电泳和离子交换色谱。根据不同目的可选用区带电泳、不连续聚丙烯酰胺凝胶电泳和凝胶等电聚焦电泳等。

(四) 多肽分离纯化实例

除性腺激素释放激素(gonadotropin-releasing hormone, GnRH)也称作促黄体激素释放激素(luteinising-hormone releasing hormore, LH-RH)为一直链十肽,pyroGlu-His-Trp-Ser-Tyr-Gly-Leu-Arg-Pro-Gly $CONH_2$。该激素在哺乳动物的下丘脑中合成,是一种多肽激素,主要功能是释放卵泡刺激素(FSH)和黄体化激素(LH)。20 世纪 70 年代,A. V. Schally 与 R. Guillemin 完成了该肽的提取分离与鉴定工作,得到了毫克级的样品,并确定了其结构,因此而获得了 1977 年的诺贝尔奖。Schally 由 160 000 头猪下丘脑(2500g)经 12 步分离提纯(图 14-8),得到约 1mg 纯品,该物质生物活性显著,具有较强的刺激释放 LH 和 FSH 的活性。

可以看出,该物质的提取分离方法繁琐,工作量大,其主要原因是生物活性肽在动物组织中的含量极微量,当时分离纯化手段也相对落后。随着分离技术的进步,高效液相色谱和凝胶色谱的普及,上述步骤可以大大简化,提取分离效率成倍增长。

视窗:促黄体激素释放激素 LH-RH 的发现

Andrew V. Schally,美国科学院院士,内分泌肿瘤学家,是下丘脑多肽激素的发现者,于 1977 年获得诺贝尔生理与医学奖。Andrew V. Schally 博士发现了下丘脑多肽激素,基于此激素类似物而发展出来的肿瘤多肽激素治疗方法,并成功用于包括前列腺癌、乳腺癌在内的多种肿瘤的临床治疗。

1971 年,Andrew V. Schally 课题组从猪下丘脑中分离得到促黄体激素释放激素 LH-RH(也称为 Gn-RH),测定其氨基酸序列并且成功地进行了人工合成。由于 LH-RH 的医用价值,更多的研究者致力于其类似物的合成及活性研究。LH-RH 第 6 位或第 10 位被取代而生成的激动剂,包括 Decapeptyl、Leuprolide 和 Zoladex 等,都比 LH-RH 的活性更高,且在持续给药时可抑制垂体和性腺。目前,治疗前列腺癌和乳腺癌都要长期使用这些 LH-RH 激动剂药物。1980 年,建立的一种新的基于 LH-RH 激动剂治疗晚期前列腺癌的内分泌疗法,现在 70%~90% 的前列腺癌症患者在进行初期治疗时都使用这种方法。LH-RH 拮抗剂如 Cetrorelix Acetate 也可用于治疗良性前列腺增生。

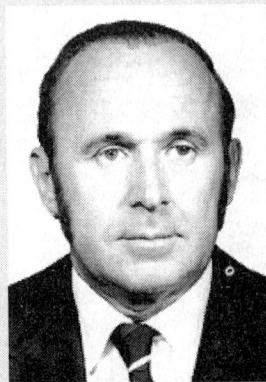

Andrew V. Schally

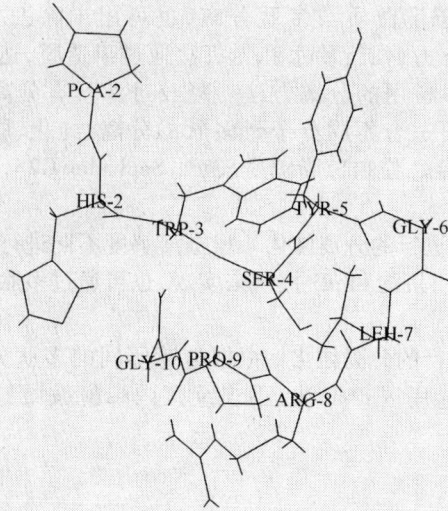

PyroGlu-His-Trp-Ser-Tyr-Gly-Leu-Arg-Pro-Gly CONH$_2$

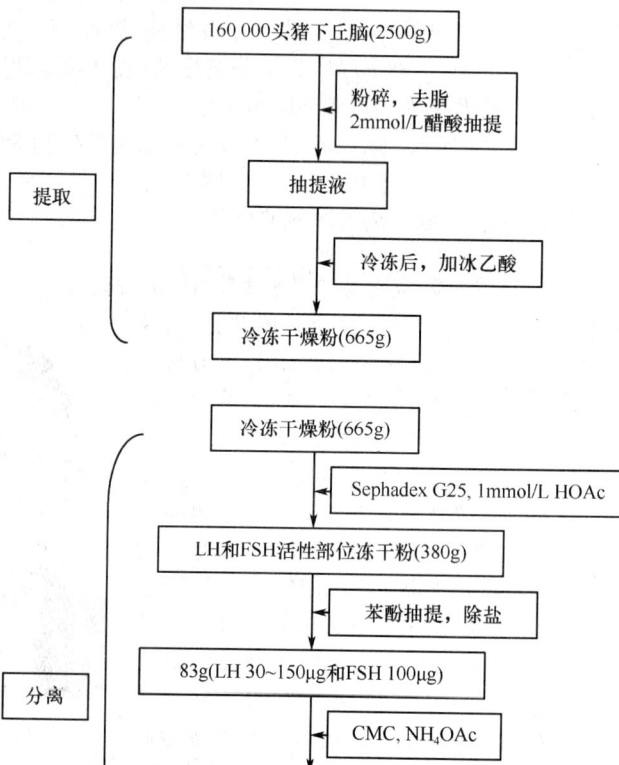

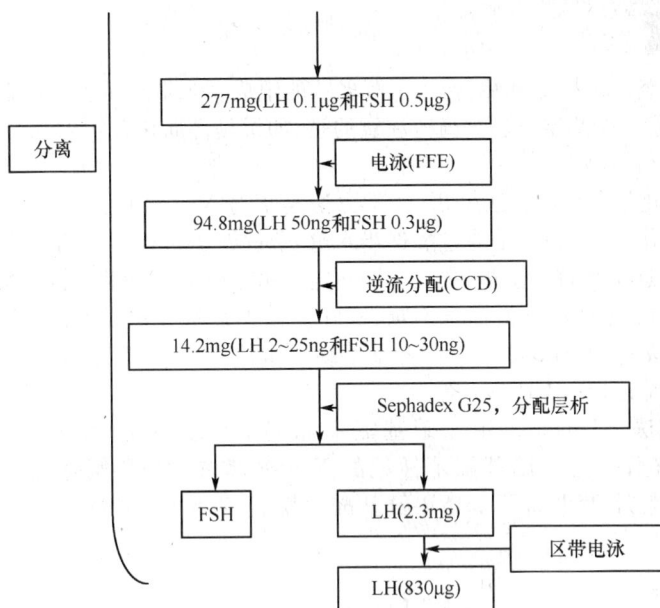

图 14-8　LH-RH 的分离纯化

第4节　肽的结构测定

　　多肽的结构特点与其他天然产物有所不同,结构分析方法侧重点也不相同。目前,应用最多的是化学分析结合色谱学和波谱学分析方法。色谱技术、电泳技术和质谱技术的发展极大地促进多肽结构分析技术的发展,液相和固相法多肽分析仪使得多肽结构测定变得简单化,并可在 10pmol 水平上进行多肽序列的分析。20 世纪 80 年代后发展起来的 DNA 快速测序技术,比多肽测序更简单,快捷,并且还可以确定还未分离出的蛋白质和多肽序列。实际工作中多肽和蛋白质的直接测序法仍是不可替代的工具。下面分别介绍多肽结构的测定方法。

一、多肽一级结构的测定

　　多肽结构测定的第一步要确定多肽的一级结构,氨基酸序列分析是其主要内容。分析方法主要有 Edman 降解法和质谱结合多维核磁共振方法。主要内容包括:末端分析、二硫键的裂解、氨基酸组成分析、氨基酸序列分析和质谱分析等。本节重点介绍 Edman 降解法。

> **案例 14-3**
> 　　Pehr Edman 发明 Edman 降解是氨基酸测序的主要方法之一,也是氨基酸测序仪的分析原理。目前仍应用于多肽和蛋白质的氨基酸测序研究。
> **问题:**
> 　　1. Edman 降解的原理是什么? 最低需要多少样品量? 可以对蛋白质进行测序吗?
> 　　2. 根据 Edma 降解原理,设计促黄体激素释放激素(LH-RH)一级结构鉴定的实验步骤。
> 　　3. 除了化学方法进行氨基酸测序外,还有哪些方法可以进行氨基酸测序?

（一）末端分析

末端分析主要确定末端氨基酸,初步了解多肽的组成。末端分析主要有 N 端测定和 C 端测定,应用比较多的是 N 端测定方法。值得注意的是,如果是环肽化合物末端分析更为复杂,本节主要介绍直链肽的结构测定。

N 端测定包括化学分析和酶法分析,化学方法是指对 N 端氨基官能团转化或保护,再经水解、分离、鉴定的操作方法;酶法是通过酶逐步水解氨基酸,再进行测定的方法,例如采用氨基肽酶从多肽链的 N 端逐个水解氨基酸,之后分别测定。由于酶对不同肽键的灵敏度不同,因此,水解氨基酸的速度不同,给酶法分析带来困难,实际工作中常选择化学方法。N 端测定的化学方法主要有二硝基氟苯法(DNFB 法)、二甲氨基萘磺酰氯法、异硫氰酸苯酯法(PITC 法)和对甲氨基偶氮苯异硫氰酸酯法(DABITC 法)等。

1. 二硝基氟苯法　Sanger 采用二硝基氟苯标记末端氨基酸,生成二硝基氟苯肽衍生物(DNP 肽),水解后鉴定二硝基氟苯标记的 N 端氨基酸(DNP-氨基酸)。反应方程式如图 14-9 所示。在紫外 254nm 下,DNP-氨基酸呈深色光点,该方法灵敏度高,可用于微量分析。

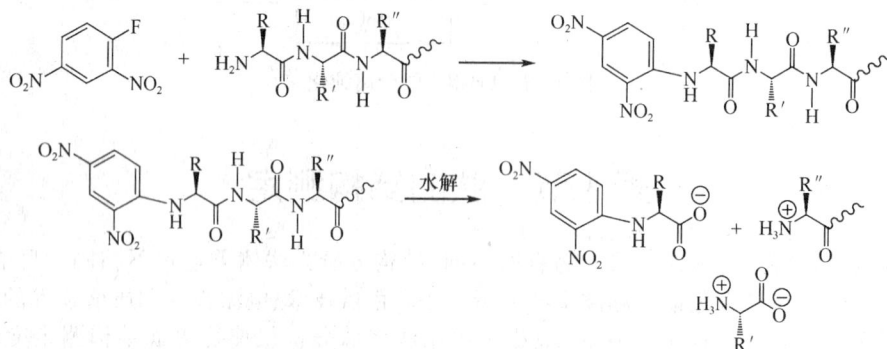

图 14-9　二硝基氟苯鉴定 N-末端残基

2. 异硫氰酸苯酯法　异硫氰酸苯酯法又称 Edman 降解法,是 P. Edman 于 1949 年发明的 N 端序列分析法。该方法是由偶联、降解和转化 3 个过程组成的循环。每一个循环均涉及 N-端氨基酸与异硫氰酸苯酯(PITC)反应,形成苯基硫代氨甲酰(PTC)加成物,在无水三氟乙酸条件下降解切去末端氨基酸,暴露的第二个氨基酸残基进入第二次循环,再与 PITC 反应,生成 PTC,再降解,以此类推完成 Edman 降解法。

（1）偶联:偶联是指多肽与异硫氰酸苯酯(PITC)反应,形成苯基硫代氨甲酰(PTC)加成物的反应,反应方程式如下:

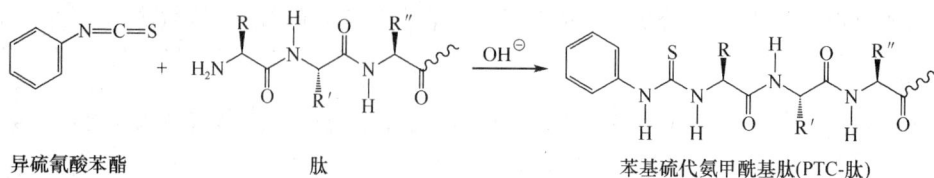

异硫氰酸苯酯　　　　　肽　　　　　　　　　　　苯基硫代氨甲酰基肽(PTC-肽)

（2）降解:偶联形成的 PTC 加成物,造成与第二个氨基酸残基键合力的减弱,使该键容易断裂,在无水条件下,经强酸催化,可在肽链的第一个氨基酸残基的 C 端处发生断裂,生成 2-苯胺基-5(4H)-噻唑酮,暴露出多肽第二个氨基酸残基的游离 N 端,再与 Edman 试剂偶联,进入下一次循环,反应方程式如下:

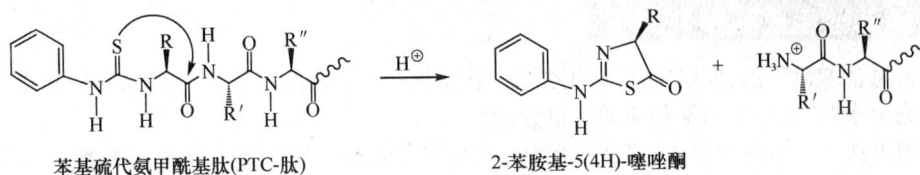

苯基硫代氨甲酰基肽(PTC-肽)　　2-苯胺基-5(4H)-噻唑酮

（3）转化：2-苯胺基-5（4H）-噻唑酮在水中发生转化，生成苯基硫代氨甲酰基氨基酸（PTC-氨基酸），又在酸性条件下转化成稳定的 3-苯基-2-乙内酰硫脲（PTH-氨基酸），反应方程式如下：

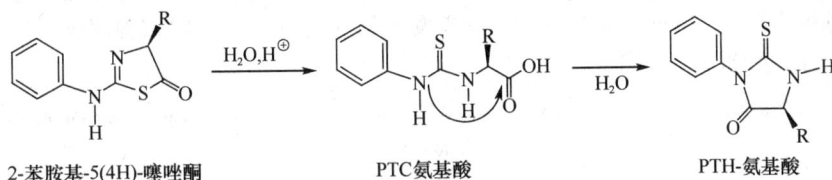

2-苯胺基-5(4H)-噻唑酮　　　　　PTC氨基酸　　　　　　　PTH-氨基酸

（4）PTH-氨基酸鉴定：PTH-氨基酸可用乙酸乙酯萃取，采用薄层色谱、气相色谱和液相色谱法鉴定氨基酸的结构等。通常采用反相 HPLC 进行分离鉴定。

值得注意的是，采用 Edman 降解法，既可以得到多肽的 N 端信息，又可测定氨基酸序列，该方法不仅适合于手工操作，又可应用于仪器分析，为目前氨基酸序列分析的主要方法。

（二）二硫键的裂解

含有二硫键多肽化合物的结构分析，需要对二硫键进行裂解。应该注意破坏了二硫键，也破坏了该多肽的稳定构象。二硫键是一种共价键，裂解条件较为苛刻。

1. 过氧酸氧化法　过氧酸能将胱氨酸或半胱氨酸残基氧化成磺基氨基酸，故常用该方法定量所有的 Cys 数量，反应方程式如下：

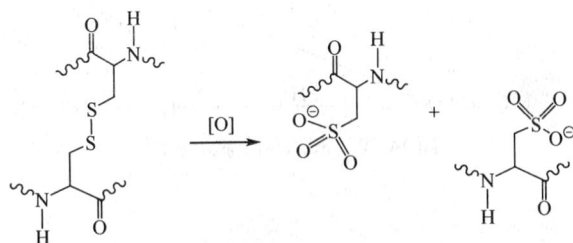

二硫键的氧化断裂

2. 巯基乙醇还原法　利用巯基乙醇的还原性将二硫键还原成-SH，再用碘乙酸保护生成的-SH，防止其重新被氧化。实验中通常采用过量的巯基乙醇，在室温和 pH8-9 条件下放置数小时即可完成该反应。

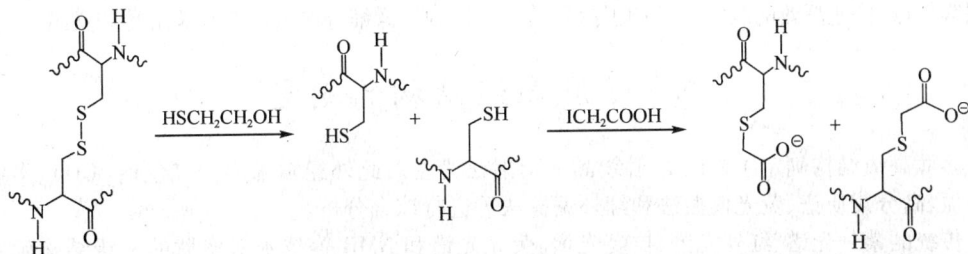

二硫键的还原断裂

(三) 氨基酸组成和序列分析

通常氨基酸测序前,要确定多肽的氨基酸组成及各种氨基酸的比例。组成分析是指将氨基酸多肽完全水解,进行游离氨基酸的定量分析。

水解方法主要有酸水解法、磺酸水解法、碱水解法和酶水解法等。游离氨基酸的分析通常采用氨基酸分析仪。

氨基酸序列分析主要采用 Edman 降解方法,这是从 N 端开始逐个降解氨基酸的方法,从而达到氨基酸测序的目的(图 14-10)。该方法主要适合于多肽分析,实际工作中常用于少于 30 个氨基酸残基的多肽,以 Edman 降解原理进一步发展的气态测序仪和固相测序仪,已经用于多肽和蛋白质的序列分析。

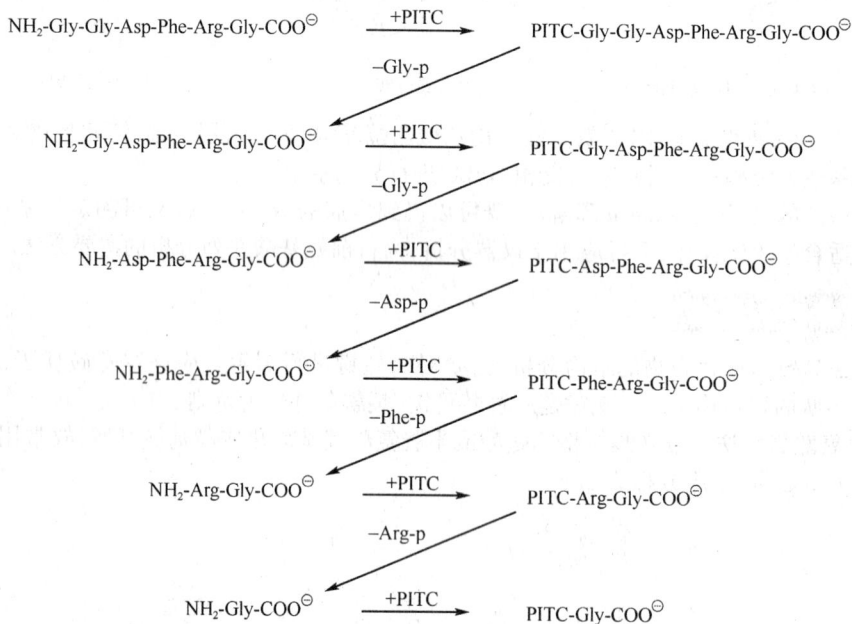

NH_2-Gly-Gly-Asp-Phe-Arg-Gly-$COO^{\ominus}$ $\xrightarrow{+PITC}$ PITC-Gly-Gly-Asp-Phe-Arg-Gly-$COO^{\ominus}$

$\xrightarrow{-Gly-p}$

NH_2-Gly-Asp-Phe-Arg-Gly-$COO^{\ominus}$ $\xrightarrow{+PITC}$ PITC-Gly-Asp-Phe-Arg-Gly-$COO^{\ominus}$

$\xrightarrow{-Gly-p}$

NH_2-Asp-Phe-Arg-Gly-$COO^{\ominus}$ $\xrightarrow{+PITC}$ PITC-Asp-Phe-Arg-Gly-$COO^{\ominus}$

$\xrightarrow{-Asp-p}$

NH_2-Phe-Arg-Gly-$COO^{\ominus}$ $\xrightarrow{+PITC}$ PITC-Phe-Arg-Gly-$COO^{\ominus}$

$\xrightarrow{-Phe-p}$

NH_2-Arg-Gly-$COO^{\ominus}$ $\xrightarrow{+PITC}$ PITC-Arg-Gly-$COO^{\ominus}$

$\xrightarrow{-Arg-p}$

NH_2-Gly-$COO^{\ominus}$ $\xrightarrow{+PITC}$ PITC-Gly-$COO^{\ominus}$

图 14-10 Edman 降解示意图

(四) 质谱分析

多肽质谱分析是经典 Edman 测序方法之外的另一个高效、快速的测序方法。目前,已经成为多肽和蛋白质一级结构的主要研究手段。MALDI-TOF/TOF 和 ESI-MS/MS 分析技术结合 2D 双向凝胶电泳使得多肽的一级结构测定变得简单快捷,这是蛋白质组学中最有意义的突破。质谱技术已取代了生物化学中经典的 Edman 降解技术,发挥其高通量分析,混合物分析,蛋白质序列数据库对照等优点,快速高效的测定多肽和蛋白质的一级结构。详细方法请参考有关书籍和文献。

二、多肽高级结构的测定

多肽高级结构确定主要以 X 射线晶体衍射法为主。此外经常采用圆二色谱(CD)、多维核磁共振、高分辨质谱、荧光偏振法和红外偏振法等进行综合分析。

传统的紫外光谱、红外光谱、拉曼光谱、荧光光谱和 NMR 等技术对多肽的一级结构确定帮助比较大,但对多肽高级结构的鉴定还远远不够,需要多种谱学综合分析,可给出多肽高级结构的部分信息。

多肽的二级结构中氢键与酰胺键之间的相互作用可部分给出二级结构信息,可采用红外光谱酰胺Ⅰ、Ⅱ、Ⅲ谱带分析法推测多肽的二级结构信息。

多肽分子具有手性,能产生 CD 谱,这是研究多肽二级结构的重要方法之一。不同的肽链,α-螺旋,β-折叠和无规则卷曲的 CD 谱常在不同位置出峰,依次推断出 α-螺旋,β-折叠和无规则卷曲构象所占的比例。

多维核磁共振 TOCSY 可以给出酰胺质子和氨基酸残基中质子的偶和关系;NOESY 可以给出氨基酸残基中 NH 与 α-H,β-H 与 $i + 1$ 上的 NH 之间的相关信息。还可采用重氢交换法测 α-螺旋等。

总之,多肽的高级结构研究的技术性很强,需要多学科更专业的知识为辅助,请参考相关文献和专著。

第 5 节 重要多肽及氨基酸衍生物

蛋白质、多肽及氨基酸衍生物已经成为当前天然药物化学、药物化学、有机化学和生物学研究领域的关注热点。多肽是分子结构介于氨基酸和蛋白质之间的一类化合物。与蛋白质的分子结构相比,多肽没有经过像蛋白质分子那样高度压缩、折叠,故更容易被身体吸收,具有一些蛋白质所没有的生理调节功能;与氨基酸的分子结构相比,多肽由氨基酸构成,从氨基酸营养学的角度来分析,两者是相近的。因此,多肽化合物的药用价值非常大。

多肽在生物体内的生理功能研究发展迅速,已经发现所有的细胞都能合成多肽,细胞也都受多肽调节,涉及激素、神经、细胞生长和生殖等各个领域。生命活动中的细胞分化、神经激素递质调节、肿瘤病变、免疫调节等均与活性多肽密切相关。本节将介绍一些重要的天然生物活性多肽、多肽药物及氨基酸衍生物。

一、天然的生物活性多肽

1921 年,F. G. Hopkins 从肝脏、酵母和肌肉组织中分离出由谷氨酸、半胱氨酸和甘氨酸组成的三肽,谷胱甘肽(glutathione)。结构如下图 14-11 所示。1935 年,Harington 和 Mead 化学合成了谷胱甘肽。谷胱甘肽的主要生理功能是抗自由基、抗衰老,抗氧化。机体代谢产生的过多自由基会损伤生物膜,侵袭生命大分子,促进机体衰老,并诱发肿瘤或动脉硬化的产生。谷胱甘肽可消除自由基,起到保护作用。

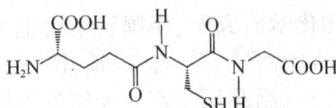

图 14-11 谷胱甘肽的结构

生物活性肽是 20 世纪 50 年代后快速发展起来的一个研究领域。天然的生物活性肽化合物增长迅速,除谷胱甘肽、促胃液素、缩宫素和降钙素等外,来自于天然的生物活性肽类物质仍是多肽研究的重点,表 14-1 是一些重要的肽类激素、来源及其所含的氨基酸残基数。

表 14-1 重要的肽类激素

肽类激素	来源	氨基酸残基数目	肽类激素	来源	氨基酸残基数目
胰岛素	胰腺	51	β-促黑素	腺垂体	14
高血糖素	胰腺	29	缩宫素	神经垂体	9
促肾上腺皮质激素	腺垂体	39	加压素	神经垂体	9
α-促黑素	腺垂体	14	血管紧张素	血浆	10/8

迄今为止,越来越多的多肽被发现、分离、鉴定,这些肽具有多样生物学和生理学效应,性质独特,大多数可用化学合成得到,并与天然多肽生物活性基本相同,这为多肽化合物的结构研究及生物功能性质研究奠定基础。

二、胰 岛 素

视窗:胰岛素的发现及结构研究

1921 年,年轻的 Frederick Grant Banting 和 Charles Herbert Best 在多伦多大学生理学教授 John Macleod 的实验室进行研究,从胰脏的萃取液中分离纯化出一种对高血糖有效成分,命名为胰岛素(insulin),他们与美国的礼来药厂（Eli Lilly and Co.）合作,短短两年的时间,胰岛素遍布世界各地的医院,取得空前的成效,并获得 1923 年的诺贝尔生理及医学奖。

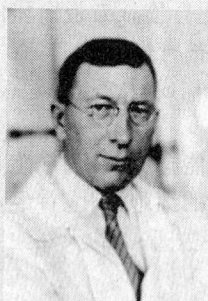

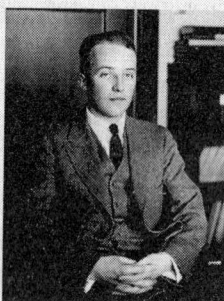

Frederick Grant Banting   Charles Herbert Best   Frederick Sanger   Dorothy Hodgkin

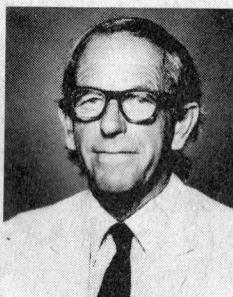

1948 年,Frederick Sanger 选择了一种分子量小,但具有蛋白质全部结构特征的牛胰岛素开展结构研究,于 1955 年阐明了胰岛素的一级结构,破译这个由 17 种 51 个氨基酸组成的两条多肽链牛胰岛素的全部结构。这是人类第一次阐明一种重要蛋白质分子的全部结构。开创性的工作使其荣获 1958 年诺贝尔化学奖;1980 年 Frederic Sanger 又因研究了 DNA 序列分析的末端终止法而再次获得诺贝尔奖。

1958 年,中国科学院上海生物化学研究所、中国科学院上海有机化学研究所和北京大学生物系 3 个单位联合,开展牛胰岛素的化学合成。于 1965 年 9 月完成了牛胰岛素的全合成。经过测定,它的结构、活性、物理化学性质、结晶形状都和天然的牛胰岛素完全一样。该工作获 1982 年获中国自然科学一等奖。

胰岛素由含有 21 氨基酸残基的 A 链(acidie chain)和含有 30 个氨基酸残基的 B 链(basic chain)组成,两条链由两个链间二硫键分别在 Cys7/A-Cys7/B 和 Cys20/A-Cys19/B 处连接,A 链内还有一个链内二硫键,位于 Cys6/A-Cys11/A。如图 14-12 所示。

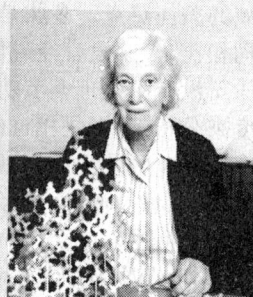

1969 年,Dorothy Hodgkin 采用晶体衍射技术完成了胰岛素高级结构鉴定工作,并获得诺贝尔化学奖(图 14-13)。

胰岛素分子量为 5808Da,它衍生于含有 84 个残基的单链前体胰岛素原。胰岛素原在形成 3 对二硫键后,被蛋白质水解除去内部的含 33 个残基的 C 链或 C 肽,转换成双链的活性形式。胰岛素通过作用胰岛素受体,通过结合激活受体 β 亚基胞内区域的酪氨酸激酶,催化 β 亚基自身和其他蛋白质酪氨酸磷酸化发挥作用。胰岛素临床上用于治疗糖尿病和精神病。

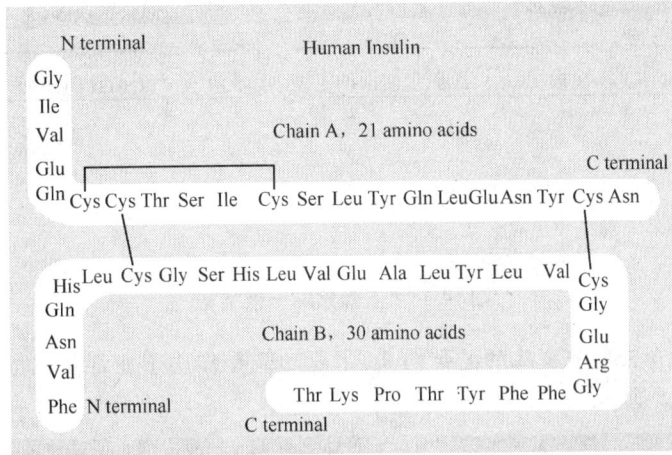

图 14-12　胰岛素的一级结构

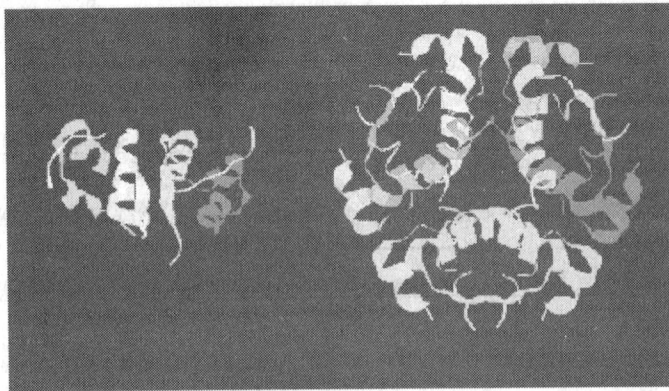

图 14-13　胰岛素的晶体结构

三、水　蛭　素

1884 年,英国生理学家 John Berry Haycraft 发现水蛭能分泌一种抗凝血物质,并将其命名为 hirudin(水蛭素),直到 20 世纪 50 年代,完成了水蛭素(hirudin)的提取分离工作。目前,天然水蛭素是从药用水蛭(*Hirudo medicinalis*)的唾液腺中分离出来的一种单链 65 肽。相对分子量约 7000,氨基酸顺序如下:

ITYTDCTESG-QNLCLCEGSN-VCGQGNKCIL-GSDGEKNQCV-TGEGTPKPQS-HNDGDFEEIP-EEY^{s}LQ。

其中 63 位 Y^s 为 Tyr(SO$_3$H),N 端包含 3 个二硫键分别在 Cys6-Cys14,Cys16-Cys28 和 Cys22-Cys39 位置,C 端为抗凝血主要功能区域。

1976 年完成了水蛭素 65 个氨基酸的测序工作,氨基酸一级结构如图 14-14 所示。

水蛭素的提取工艺成熟,通常采用 70% ~80% 的乙醇,50 ~60℃,提取 1 ~2 小时可完成一次提取操作。

水蛭素是对蛋白酶-凝血酶(thrombin)最有效的天然抑制剂,也是最有效的凝血酶抑制剂(Ki,20fmol/L)。目前,临床上水蛭素是非常有效的抗凝血剂,主要用于血栓的预防和治疗。药理学研究表明水蛭素是通过作用于凝血酶发挥抗凝血作用。

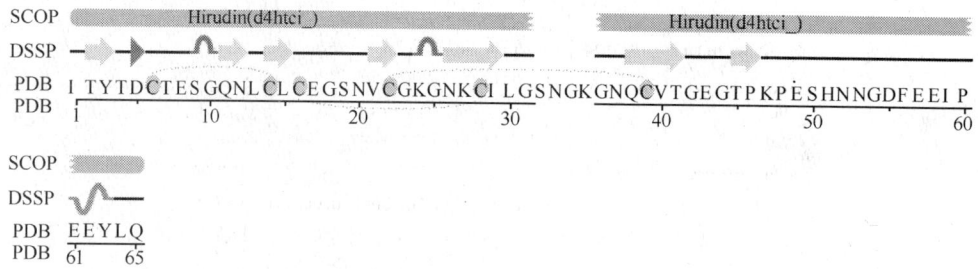

图 14-14　水蛭素的一级结构

凝血酶是一个含 258 个氨基酸的蛋白质, 主要功能是作用于血纤蛋白原, 刺激血液凝结。一级结构如图 14-15 所示。

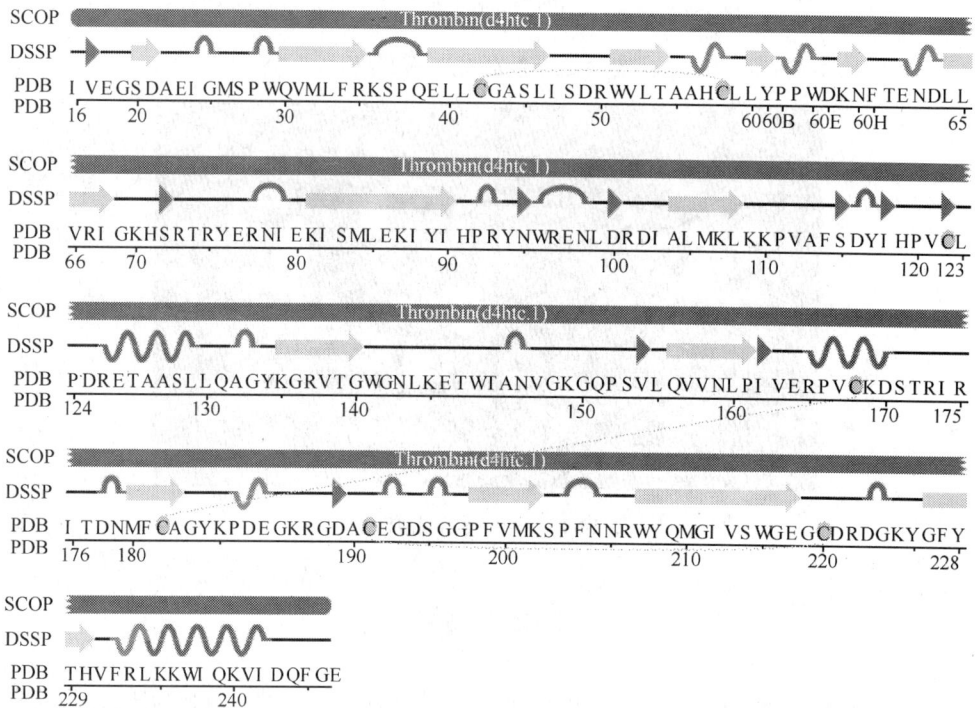

图 14-15　凝血酶的一级结构

水蛭素与凝血酶以分子间相互作用方式结合, 主要是水蛭素 56～65 氨基酸的结构域 (FEE-IPEEYLQ) 锚定在凝血酶的非活性部位形成复合物, 该复合物经过进一步重排形成结构更加紧密的复合物, 其中 47 位赖氨酸 (K, Lys) 周围的序列覆盖了凝血酶的活性中心, 影响凝血酶的作用。这是水蛭素主要的抗凝血机制 (图 14-16)。水蛭素 C 端的 10～12 个残基的片段也可作抗血栓剂。

水蛭素是一种多肽药物, 具有在体内代谢快, 半衰期短的缺点, 当以游离形式进入体内后, 被体内丰富的蛋白酶切割而失活。目前, 通过把水蛭素与辅助多肽融合表达, 就可以使水蛭素在人体内缓慢释放, 延长半衰期。近年来, 水蛭素与其他抗凝成分结合研究引起人们的关注, 将多种抗凝成分同时融合在一个分子中, 就会从多个途径阻断血栓的形成, 更高效的起到抗栓效果。这种嵌合分子代表了抗凝药物研制的一个新的方向。

四、氨基酸衍生物

氨基酸衍生物广泛存在于自然界中,尤其在植物、海洋生物和微生物中数目较多。氨基酸衍生物分子量较小,理化性质更接近于氨基酸。在结构上,主要以氨基酸结构为主,且衍生物具有多样性。与肽相比,氨基酸衍生物与寡肽类似。大多数氨基酸衍生物具有生物活性,已经广泛应用于医药领域,临床应用疗效显著。例如,4-羟基脯氨酸在治疗慢性肝炎、防止肝硬化方面都很有效。N-乙酰-L-谷酰胺铝、二羟基

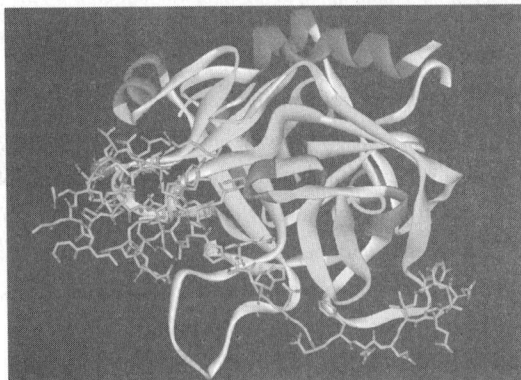

图 14-16　水蛭素与凝血酶(thrombin)的复合物

铝-L-组氨酸、N-乙酰色氨酸的铝、钛、铋均为抗溃疡病有效药物。赖氨酸阿司匹林,既保持了阿司匹林镇痛作用,又能降低副作用。N-乙酰半胱氨酸甲酯盐对支气管炎有很好疗效。氨基酸衍生物还可作为抗菌增效剂,例如,青霉素 G 和溶菌酶中加入氨基酸酯,其抗菌力和溶菌力显著增强。氨基酸衍生物已广泛用作抗肿瘤药物,N-磷酸乙酰-L-天门冬氨酸是一个天门冬氨酸转氨甲酰基酶的过渡状况抑制剂,可中断嘧啶核苷酸的合成途径达到抗肿瘤目的。

1. L-谷氨酰胺　L-谷氨酰胺(L-Glutamine)是 γ-羧基酰胺化物,约占人体全部游离氨基酸的 61%,是人体内含量最丰富的氨基酸。谷氨酰胺对胃肠黏膜损伤具有保护作用,可治疗胃溃疡、克罗恩病(节段性回肠炎)、过敏性肠炎、慢性胃炎等。谷氨酰胺还可促进生长激素的增长,增进脑神经功能,延长淋巴细胞寿命,促进细胞的生长。

谷氨酰胺的生产方法主要为发酵法,也可采用化学合成方法。两种方法工艺成熟,均应用于工业生产。

2. 腺苷蛋氨酸　腺苷蛋氨酸(ademetionine)为含硫氨基酸衍生物。是存在于人体所有组织和体液中的一种生理活性分子,作为甲基供体(转甲基作用)和生理性含硫化合物(如半胱氨酸,牛磺酸,谷胱甘肽和辅酶 A 等)的前体(转硫基作用)参与体内重要的生化反应,临床上作为抗忧郁药和肝病药。

3. 海人草酸　海人草酸(kainic acid)是从藻类红藻门海人草 Digenea simplex C. Ag. 分离得到的一个氨基酸衍生物。海人草酸具有很强的驱蛔虫作用,其驱蛔虫效果是山道年的 10 倍。海人草中另一个主要成分是异海人草酸(α-allokainic acid)。海人草酸和异海人草酸的结构式见图 14-17。

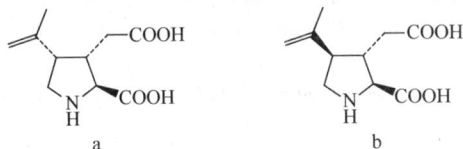

图 14-17　海人草酸的结构
a. 海人草酸;b. 异海人草酸

海人草酸分子式为 $C_{10}H_{15}O_4N$,熔点 253-254℃(d),$[\alpha]_D^{24}$ 为 -14.8°,与茚三酮反应呈黄色,三氯化铁试验呈黄棕色。海人草酸最初的结构确定是采用经典的化学方法,并经过全合成和 X 射线衍射证实。

综上所述,无论是氨基酸衍生物还是多肽,都是潜在的生物活性物质,尤其它们在结构上与蛋白质存在着许多共性,昭示着这类生物活性物质在生命过程中的调控作用非常重要,药用价值巨大,也为生命科学的基础研究奠定基础。多肽研究将成为今后天然药物化学学科发展新目标,为人类健康做出新贡献。

英文小结　Summary

Peptides are present in every living cell and possess a variety of biochemical activities. They appear as enzymes, hormones, antibiotics, receptors, etc. Peptides play a crucial role in fundamental physiological and biochemical functions of life. Peptides are used extensively for a variety of signaling functions in both unicellular and multicellular organisms including man.

In recent years peptide chemistry has emerged as a discipline in its own right, distinct from amino acid chemistry and protein chemistry. Recent developments in the determination and prediction of the three-dimensional structure of peptides, and in our understanding and control of their biosynthesis, have led to dramatic advances in the field. Medical drug discovery has exploited peptides as lead compounds. Peptide research on drug design and drug discovery is one of the most promising fields in the development of the new drugs.

In this chapter, we show that structure and function of peptides, physical and chemical property of peptides, extraction and separation of peptides, Peptide sequences analysis and some bioactive peptides. This concise account has been thoughtfully presented. Emphasis is placed on the principles of peptide chemistry, and how these relate to organic, biological, and medicnial chemistry.

参 考 文 献

徐仁生. 2004. 天然产物化学. 北京:科学出版社

Folkers PJM, Clore GM. 1989. Solution structure of recombinant hirudin and the Lys-47-Glumutant: a nuclear magnetic resonance and hybrid distance geometry-dynamical simulated annealing study. Biochemistry. 28 (6): 2601~2617

Harington CR, Mead TH. 1935. Synthesis of glutathione. Biochem J. 29: 1602~1611

Rydel TJ, Tulinsky A, Bode W, et al. 1991. Refined structure of the hirudin-thrombin complex. J Mol Biol. 221: 583~601

Schally AV et al. 1971. Isolation and properties of the fish and LH-Releasing hormone. Biochem biophycs reseach communication, 43: 393~399

Sewald N, Jakubke HD. 2002. Peptide: chemistry and biology. 38~39 WILEY-VCH Verlag CmbH & Co. KgaA.

Tan NH, Zhou J, 2006. Plant cyclopeptides. Chem Rev, 106: 840~895

进一步阅读文献书籍

1. 王德心. 2008. 活性多肽与药物开发. 北京:中国医药科技出版社

2. Dass CR., Choong PFM.. 2006, Biophysical delivery of peptides: Applicability for cancer therapy. Peptides. 27: 3479~3488

3. Sewald N, Jakubke HD. 2002, Peptides: chemistry and biology. Weinheim: Wiley-VCH

思 考 题

1. 多肽和蛋白质结构上的区别是什么？会影响生物功能吗？
2. 多肽的分类有哪些？
3. 根据多肽的结构,请说明多肽的提取方法与氨基酸和蛋白质有什么不同？为什么？
4. 以 LHRH 为例,说明 Edman 降解的原理,如何分析每步产物？
5. 多肽化合物主要分离方法有哪些,与蛋白质相比有什么特色？
6. 简述多肽的一级结构和高级结构主要的测定方法。

第15章 海洋天然产物

学习目标

1. 了解海洋天然产物化学的发展情况
2. 掌握海洋天然产物主要的结构类型、特点,了解其生物活性
3. 了解研究海洋天然产物化学的意义

视窗:海洋天然产物研究之父——Dr. P. J. Scheuer

　　Dr. Paul J. Scheuer(1915 ~ 2003)被尊称为世界海洋天然产物研究之父。1950 年在哈佛大学诺贝尔奖获得者 R. B. Woodward 的指导下获博士学位,20 世纪 60 年代初在夏威夷大学开始了海洋天然产物研究,发表论文 500 余篇,1973 年编著第一本《海洋天然产物化学》专著。培养了来自超过 25 个国家的 110 名博士后和研究学者以及 33 名博士,很多人成为世界著名的海洋天然产物专家,使默默无闻的夏威夷大学成了世界海洋天然产物研究中心之一。

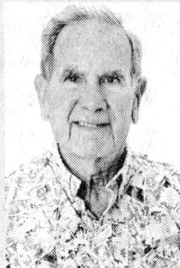

案例 15-1

　　一些漂亮的裸鳃软体动物为什么能够在弱肉强食的海洋生物世界安然无恙地生存下来? 这些裸鳃软体动物最初是靠坚硬的外壳来保护自己,在进化过程中逐渐失去笨重的外壳,依靠先进的生物武器保护自己。

问题:

　　这些生物武器是什么? 真正是它们自己制造出来的吗? 海洋生物的代谢产物与陆生植物的代谢产物相比有什么特点? 为什么越来越受到青睐?

　　前面的几章主要介绍了以陆地植物(terrestrial plant)为主体来源的天然产物。21 世纪被称为海洋的世纪,本章介绍来源于海洋生物的天然产物(marine natural product)。通过本章的学习了解世界海洋天然产物的研究情况,重点介绍大环内酯类、聚醚类、肽类、前列腺素类和一些重要的其他类型的海洋天然产物,如海洋生物碱类、C_{15} 乙酸原类、甾醇类化合物以及它们的生物活性,了解海洋天然产物的结构多样性(structural diversity)以及它们在新药开发中的作用。

第1节 概 述

案例 15-2

　　2008 年 10 月 8 日瑞典皇家科学院诺贝尔奖委员会宣布 2008 年度诺贝尔化学奖授予发现绿色荧光蛋白(GFP)的美籍日本科学家下村脩(Osamu Shimomura),绿色荧光蛋白来自

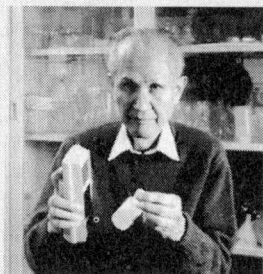

哪里？1962 年下村脩从水母 *Aequorea victoria* 身上分离出绿色荧光蛋白。这种神奇的蛋白质已成为了当代生物化学研究的最为重要的工具之一,使某些被研究对象由"死物"变成"生物"。可利用绿色荧光蛋白技术来跟踪器官内不可见的一些生理现象,为人类解决医学难题提供了宝贵的信息。

　　近 10 年来药物开发越来越困难,耐药性的产生致使每年新药上市的速度几乎等于老药被淘汰的速度。人类迫切需要结构新颖、生物活性和作用机制独特的新的天然产物作为新药开发的先导化合物,于是把目光投向了海洋。生命起源于海洋,从海洋中出现最原始的生命开始到现在已有 40 多亿年的历史。从最初的单细胞生物开始,在几十亿年的生命演化过程中创造出了丰富多彩的海洋生物世界,使海洋生物成为资源最丰富、保存最完整、最具有新药开发潜力的新领域。

　　海洋约占地球表面积的 71.2%,达 3.6 亿平方千米,占生物圈(biosphere)体积的 95%,是迄今所知最大的生命栖息地。生物总种类达 30 多门 1000 余万种,生物总量占地球总生物量(biomass)的 87%,与对陆生植物的研究相比,人们对海洋生物的认识还相当有限。海洋天然产物的研究可以追溯到 20 世纪 30 年代,少数科学家如 Emerson 和 Bergman 等注意到了海洋天然产物的潜力,但由于当时正值合成药物和抗生素的黄金时代,海洋天然药物的研究一直没有引起科学界的重视。随着 60 年代初河豚毒素(tetrodotoxin,TTX)结构鉴定的完成和合成药物暴露出来的问题,特别是"反应停事件"的出现,加之 60 年代以从海绵中分离的尿嘧啶核苷 spongothymidine 为模版合成的阿糖胞苷被批准在临床用于各种白血病的治疗,60 年代末从柳珊瑚中得到高含量前列腺素 15*R*-PGA2,在世界范围内掀起了回归自然的热潮,"从海洋中索取药物"的概念开始被人们接受。60 年代末至 70 年代初,出现了研究海洋天然药物的一个小高潮。70 年代以后众多天然的含卤化合物的发现改变了对卤代有机化合物的片面认识,特别是进入 80 年代对海洋天然产物的研究迅速发展起来。分离技术的进步和二维核磁技术、软离子质谱技术的应用,大大地加快了研究进程,一些结构比较复杂的海洋天然产物如 brevetoxin(1981)、okadaic acid(1981)、bryostatin-1(1982)、palytoxin(1982)、halichondrin B(1985)、norhalichondrin A(1985)和 cephalostatin 1(1988)等相继被分离并完成结构鉴定。进入 90 年代,代表着现代鉴定技术特别是各种 2D-NMR 和各种 MS 在天然产物化学结构研究最高应用水平的 Maitotoxin(1992)完成了结构鉴定。海洋天然产物的发展大致可分为 4 个阶段:1960 年以前这段时期称为孕育期;1960~1970 年为形成期;1980 年进入快速发展期;1990 年代以后为成熟期。

　　海洋生物的生存环境与陆生生物迥然不同,如高压、高盐度、寡营养、低温但相对恒温(火山口附近有高温、极地地区还有超低温)、有限的光照和有限的含氧量。生存环境的巨大差异决定了海洋生物在新陈代谢、生存方式、信息传递、适应机制等方面具有显著的特点,造成海洋生物次级代谢的途径和酶反应机制与陆地对应生物几乎完全不同,最重要的区别是结构和元素组成的多样性。由于海水富含卤素,因而导致海洋生物含有很多共价结合的含卤有机物,主要是溴和氯,少数含有碘。含有多卤素的天然产物是海洋天然产物中所特有的,特别是溴化物迄今尚未见于陆源生物中。另外,海洋生物次生代谢产物结构的多样性和复杂性远远超出了人们的想象,如聚醚类和大环内酯类化合物;有的海洋生物次生代谢产物含有一些特殊的取代基团,如二氯代亚胺基($C=NCl_2$)、异氰基、胍基和环硫醚等。这些结构独特的海洋生物次生代谢产物也常常具有很强的生物活性和独特的作用机制,它们不仅可以作为开发新药的先导化合物,还可作为生命科学和基础药物学研究的工具或分子探针,如 TTX 已广泛应用在 Na^+ 通道药理学研究;OA 对蛋白磷酸脂酶有高度的选择性抑制作用,用于探测细胞磷酸化过程;而从海绵中分得的大环内酯类化合物 manoalide 是第一个选择性抑制磷酸脂酶 A_2 活性的化合物。海洋特殊生态环境中的生物资源已成为拓展天然药用资源的新空间。

海洋天然产物的来源比较广泛,主要有:①藻类(algae,seaweeds):藻类是生长于海洋中的低等隐花植物,海洋中的初级生产者,承担着食物链的基础环节,海洋动物的许多活性物质都直接或间接地来源于藻类。藻类资源丰富,全世界藻类约有 30 000 余种,根据其光合色素的类型分为绿藻、褐藻和红藻。海藻的代谢产物相对其他海洋生物相对简单,以萜类为主,最大特点为富含卤素。②海绵(sponge):海绵是一种原始而奇特的最简单的多细胞生物。海绵种类繁多,资源极为丰富,约占海洋生物总量的 1/15,已知的已有 15 000 多种,分布极为广泛。与海藻、珊瑚及其他无脊椎动物(invertebrate)相比,海绵蕴藏着结构新颖的次生代谢产物,是发现新化合物的主要原料,其中萜类化合物约占 37%,含氮类化合物约占 41%。海绵与微生物在长期进化过程中形成了密切的共生关系(symbiosis),海绵中的微生物可占海绵本体干重的 30% ~ 70%,因此,许多从海绵中获得的天然产物可能是与其共生的微生物,如共生菌(symbiotic bacteria)的次生代谢产物。③腔肠动物(coelenterate):包括海葵、珊瑚和水母等,研究较多的是珊瑚。珊瑚(coral)是海洋低等无脊椎动物,全球约有 7000 多种,有“海洋中的热带雨林”之称。其代谢产物主要有脂类、萜类、甾体和前列腺素类化合物,其中萜类化合物约占 85%,且很多具有抗癌活性。④软体动物(molluscs):研究较多的是海兔(sea hare),它以海藻为食并可以储藏海藻中的化学成分。⑤被囊海鞘类动物(tunicate,ascidian):被囊动物在进化地位上十分特殊,位于脊椎动物和无脊椎动物之间,约有 2000 种。其中海鞘类占绝大多数,从中发现了许多功能独特的新结构化合物,特别是含氮化合物约占 89%,如从加勒比海被囊动物分离出来的 ecteinascidin 743(Et-743)是最有希望的抗癌药物之一。⑥棘皮动物(echinoderm):是具有特殊水管系统的一大类无脊椎动物,常见的有海参、海星、海胆等。棘皮动物产生的甾体皂苷是它们体内的常见毒素。⑦苔藓虫类(bryozoan):海洋苔藓动物俗称苔藓虫,约 4000 多种。从总合草苔虫中分得的 bryostani 类大环内酯类化合物有抗癌活性。⑧海洋微生物(marine microorganism):包括细菌、真菌、放线菌、微藻等,海洋微生物产生结构特殊的大环内酯类、肽类、聚醚类和生物碱类等。海洋中独特丰富的微生物近年来被认为是人类最可能开发利用海洋药物资源的一大明星,是海洋生物活性物质的研究热点之一。目前从海洋生物中发现的海洋天然产物超过 30 000 种,每年大概有 600 ~ 900 个新的海洋天然产物被发现,结构千差万别,按照化学结构分类主要有:烃类、萜类(包括含卤素的非挥发性单萜、倍半萜、二萜、二倍半萜、三萜)、C-15 乙酸原类、生物碱类、甾体类、肽类、聚醚类、大环内酯类、前列腺素类、多糖类等。已有超过 45 个海洋天然产物进入临床应用或临床试验,如以海绵尿苷为先导化合物研制开发的治疗白血病的阿糖胞苷、源于海绵的萜类抗炎物质 manolide 以及作用机制与紫杉醇类似的抗肿瘤物质 discodermolide 和源于海鞘的 didemins 等均已作为抗癌药进入 Ⅱ 期临床;另有一些海洋天然产物具有显著抗癌活性,开发前景乐观。镇痛药 Ziconotide(源于芋螺 Conus magus 的肽类毒素)已成功通过 Ⅲ 期临床,获得了美国 FDA 证书。显然,开展海洋天然产物的研究不仅具有重要的理论意义和实际应用价值,同时也极大地促进了有机合成化学和生命科学的发展。

海洋生物由于其自身的特点,在样品采集、前处理、提取与分离等方面都有别于陆生植物,一般用甲醇或乙醇提取,然后用有机溶剂萃取分成水溶性和水不溶性部位,在活性跟踪下进行分离。由于海洋次生代谢产物结构差异非常大,故分离和纯化方法各异。对于脂溶性成分可用一般分离方法分离,对于一些极性较大的水溶性化学成分需要脱盐处理,然后用不同的凝胶色谱、离子交换色谱、反相硅胶柱色谱以及特殊填料的 RP-HPLC 和 MPLC 等进行分离。在结构鉴定方面,由于海洋天然产物结构复杂,往往涉及各种二维甚至三维 NMR 技术、FAB/MS/MS、制备衍生物、化学降解甚至部分合成和全合成等手段完成立体结构的确定。本章对结构独特、生物活性显著的几大类海洋天然产物加以介绍,有关提取、分离和结构研究由于共性不强或超出了本教材的范围可参考相关文献。

第2节　大环内酯类化合物

视窗:草苔虫素的发现者——Dr. G. R. Petti

George Robert（Bob）Pettit:1929 年生于美国新泽西州,曾任亚利桑那州立大学癌症研究所所长,一生致力于天然来源特别是海洋生物来源抗癌药物的发现,对 16 000 多种动植物和微生物进行了筛选,发现了许多有抗癌活性的海洋天然产物,如大环内酯类 bryostatins 1-20 和 20 多个肽类化合物 dolastatins（其中 3 个衍生物 TZT-1027、LU-103793、ILX651 进入临床研究）,以及现在临床研究的 cephalostatin 1 和 spongiastatin。Pettit 已发表专著 14 本、论文 700 多篇,拥有 58 个专利。

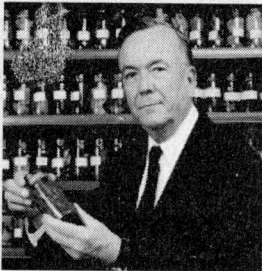

案例 15-3

从总合草苔虫（Bugula neritina）提取的抗癌活性成分草苔虫素（bryostatins）类大环内酯是从海洋生物中开发抗癌药物最典型的例子,代表着海洋药物研究的发展趋势。斯坦福大学的科学家合成了一系列草苔虫素的衍生物,有的结构比草苔虫素简单但活性增加 2 ~ 3 倍。加利福尼亚大学的 San Diego 和她的同事已经克隆出了与草苔虫素合成相关的基因,迈出了利用生物技术生产草苔虫素的关键一步。

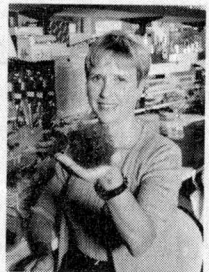

问题:

大环内酯类化合物作为最具开发前景的海洋天然产物之一,它们的主要生物活性是什么?

大环内酯类化合物（macrolide）是海洋生物特别是海洋微生物中常见的一大类化合物,它们是由长链脂肪酸形成的含有一个或多个内酯环的化合物,从八元环至六十二元环,大小差别较大,通常有抗肿瘤活性。根据结构类型不同通常可分为以下几类:

一、简单大环内酯类化合物

这类化合物尽管环的大小不同,但环上只有羟基或烷基取代,且多数只有一个内酯环,为长链脂肪酸形成的内酯。如从海绵 Spongia sp. 中分得的简单大环内酯 dictyostatin（dictyostatin-1）（1）为含有 22 元环的多不饱和脂肪酸内酯,对大鼠淋巴白血病 P388 细胞 ED_{50} 为 0.7nmol/L。Dictyostatin具有与紫杉醇相同的作用机制,对耐药性乳腺癌 MCF-7 细胞的抑制作用（IC_{50} 为 1.5nmol/L）强于紫杉醇（IC_{50} 为 2.5nmol/L）。从海绵 Ircinia sp. 中分离得到的十八元环内酯 tedanolide C（2）对 HCT-116 细胞有细胞毒性。从美国加州近海深 1000 米处的沉积物中分离出一种深海细菌 C-237,从其发酵液中分离出一系列有细胞毒性和抗病毒活性的简单大环内酯类化合物,macrolactins A～F（3～8）。从海兔 *Aplysia kurodai* 中分离得到的 aplyronine A（9）、B（10）和 C（11）,aplyronine A（9）具有很好的细胞毒性和抗肿瘤活性,对 HeLa-S3 细胞的 IC_{50} 为 0.48ng/ml,而 Aplyronine B（10）对 HeLa-S3 细胞的 IC_{50} 为 3.11ng/ml。大环内酯可以开环形成相应的大环内酯酸。

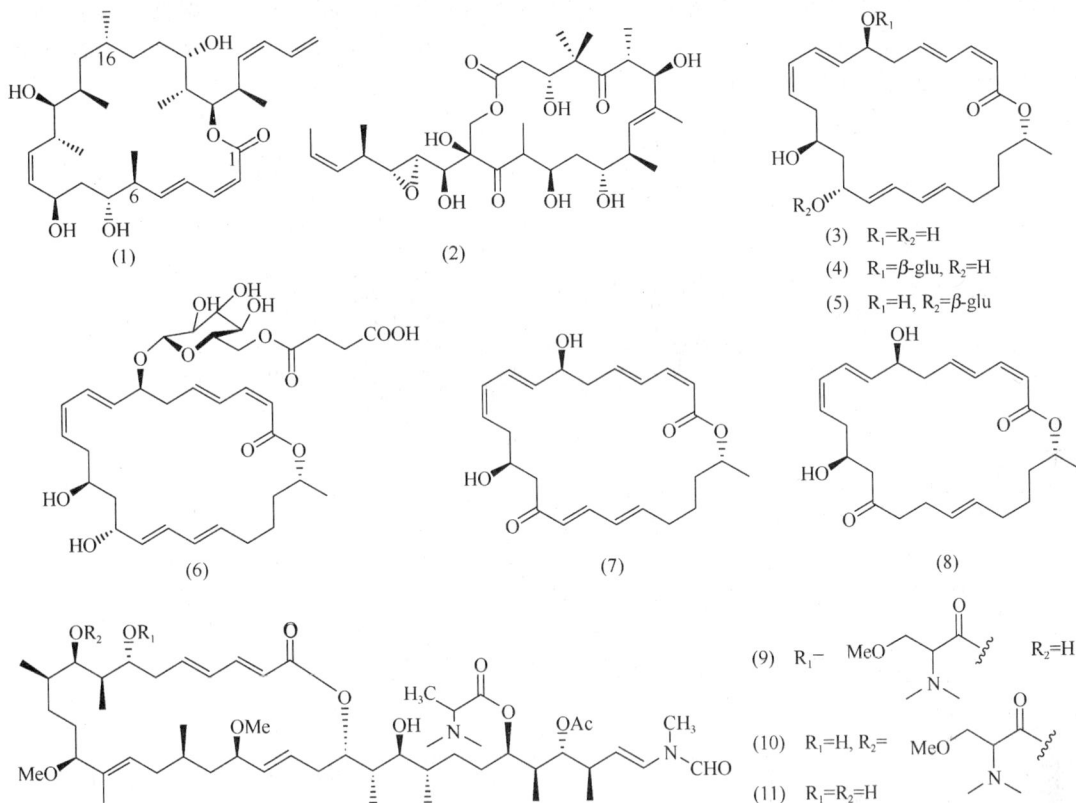

二、内酯环含有氧环的大环内酯类

大环内酯类化合物的前体是不饱和脂肪酸,在环结构上常含有双键、羟基等基团,在次生代谢过程中发生氧化、脱水等化学反应,形成含有各种氧环的大环内酯类化合物,其中氧环大小以 3 元氧环和 6 元氧环较为常见,其次是 5 元氧环。最具代表性的含有氧环的大环内酯类化合物是具有抗癌活性的草苔虫素（bryostatin）类化合物。1968 年发现总合草苔虫（*Bugula neritina*）的提取物有抗癌活性,1982 年从采集于加利福尼亚太平洋蒙特内海湾的总合草苔虫 *B. nertina* 中分得第一个具有抗癌活性的大环内酯类化合物 bryostatin-1。目前已从总合草苔虫中分离出了 20 个草苔虫素类化合物,其中 bryostatins 1、2、4～15（12～25）具有相同的母核,主要区别为 C-7 和 C-20 的取代基不同。该类化合物对白血病、乳腺癌、皮肤癌、肺癌、结肠癌、宫颈癌、卵巢癌及淋巴癌皆有明显的疗效,目前完成了 80 多例 II 期临床研究。Bryostatin-1 为特殊的抗肿瘤药物,作用于蛋白激酶 C（PKC）,对白血病细胞人血液中分离的急性白血病细胞、慢性淋巴细胞及 HL 260 白血病细胞均有明显的诱导分化作用,并抑制其生长。此类化合物不同于以前所有的化疗药物,它除了直接杀死癌细胞外还能促进造血功能,是一类极有希望的低毒抗癌药物。先后从海绵 *Spongia mycofijiensis*、*Hyattella sp.*、*Fasciospongia rimosa*、*Chromodoris lochi* 和 *Dactylospongia sp.* 得到了大环内酯类化合物 laulimalide（fijanolide B）

（26）和 isolaulimalide（fijanolide A）（27）。Laulimalide 对人卵巢癌细胞 SKOV-3 的抑制作用是紫杉醇的 $\frac{1}{6}$（IC_{50} 为 11.5nmol/L，紫杉醇 IC_{50} 为 1.7nmol/L），但对耐药性的 SKVLB 细胞株的抑制作用却是紫杉醇的 800 倍。从新西兰海绵 *Mycale sp.* 和 *M. hentscheli* 中分得的 peloruside A（28）也具有细胞毒性和与紫杉醇相似的作用机制。大环内酯类化合物还可以成苷。1991 年在关岛和 2002 年在菲律宾发生两起中毒事件，造成 11 人死亡，起因是由于误食了含有 polycavernoside 的红藻，后来从红藻 *Gracilaria edulis* 和 *Acanthophora specifera* 中分离出毒性成分 polycavernosides A（29）、B 和 C（30）。

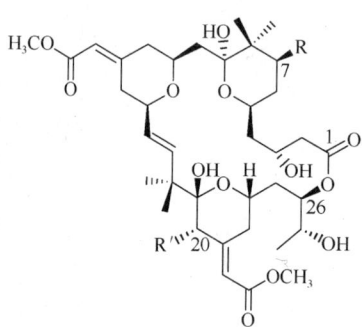

(12) R=OAc, R′=OCO(CH)$_{4n}$-Pr
(13) R=OH, R′=OCO(CH)$_{4n}$-Pr
(14) R=OCOC(CH$_3$)$_3$, R′=OCO$_n$-Pr
(15) R=OCOC(CH$_3$)$_3$, R′=OAc
(16) R=OCO$_n$-Pr, R′=OAc
(17) R=OAc, R′=OAc
(18) R=OCO$_n$-Pr, R′=OCO$_n$-Pr
(19) R=OAc, R′=OCO$_n$-Pr
(20) R=OCOC(CH$_3$)$_3$, R′=H
(21) R=OAc, R′=H
(22) R=OCO(CH)$_{4n}$-Pr, R′=OCO$_n$-Pr
(23) R=OCO$_n$-Pr, R′=H
(24) R=OCOC(CH$_3$)$_3$, R′=OH
(25) R=OAc, R′=OCO(CH)$_4$CH(OH)Et

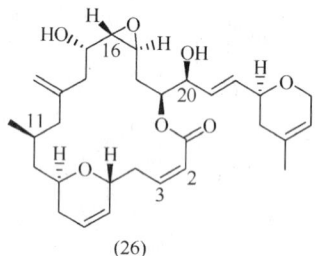

(26)

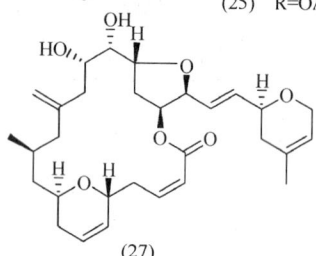

(27)

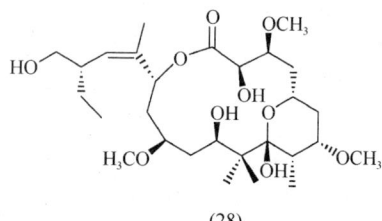

(28)

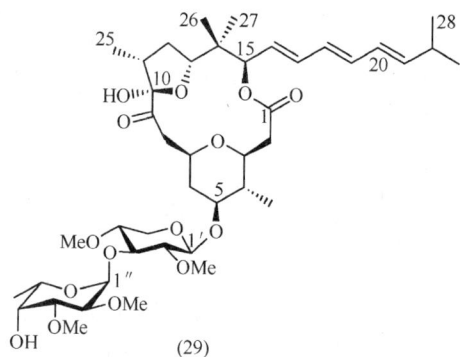

(29)

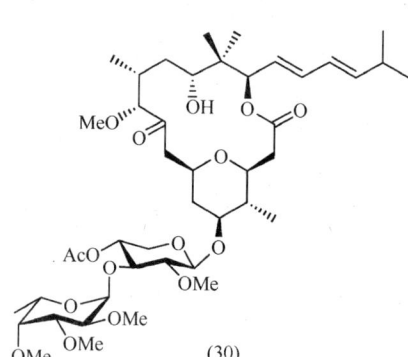

(30)

三、多聚内酯类

该类化合物含有两个或两个以上酯键，大多有抗真菌活性。如从海洋微生物 *Hypoxylon oceanicum*（LL-15G256）中分得的 15G256a-1（31）、15G256β（32）和 15G256ω（33）都具有一定的抗真菌活性。从海洋放线菌中分离出的 marinomycins A（34）和 B（35）具有很好的抗肿瘤活性（GI_{50} 分别为 18.6 和 12.6nmol/L），并且有一定的抗菌活性。从红海海绵 *Theonella swinhoei* 中分得的二聚内酯 swinholides A（36）和 B（37）对白血病 L1210 细胞和人表皮 KB 肿瘤细胞有细胞毒性，还有抗 HIV-1 活性，EC_{50} 值分别为 0.16μmol/L 和 0.52μmol/L。

(31)

(33)

(32)

(34)

(35)

(36) R=CH₃　(37) R=H

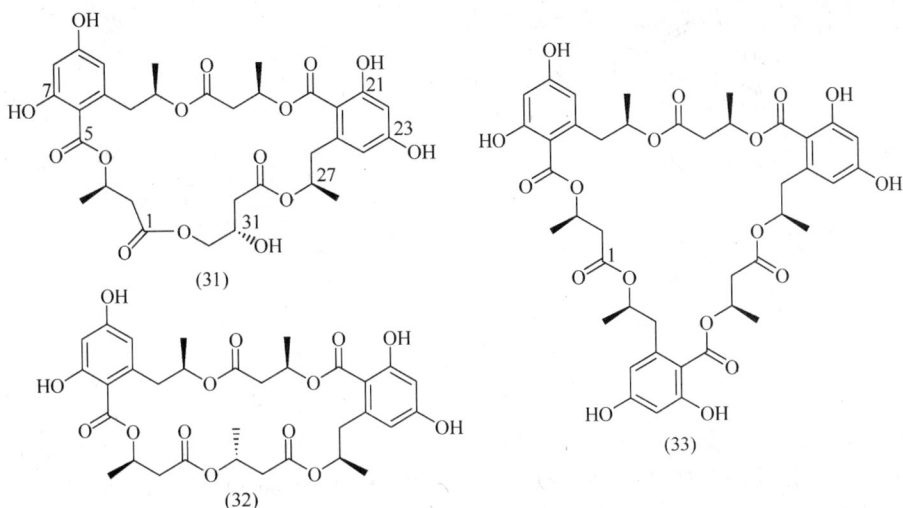

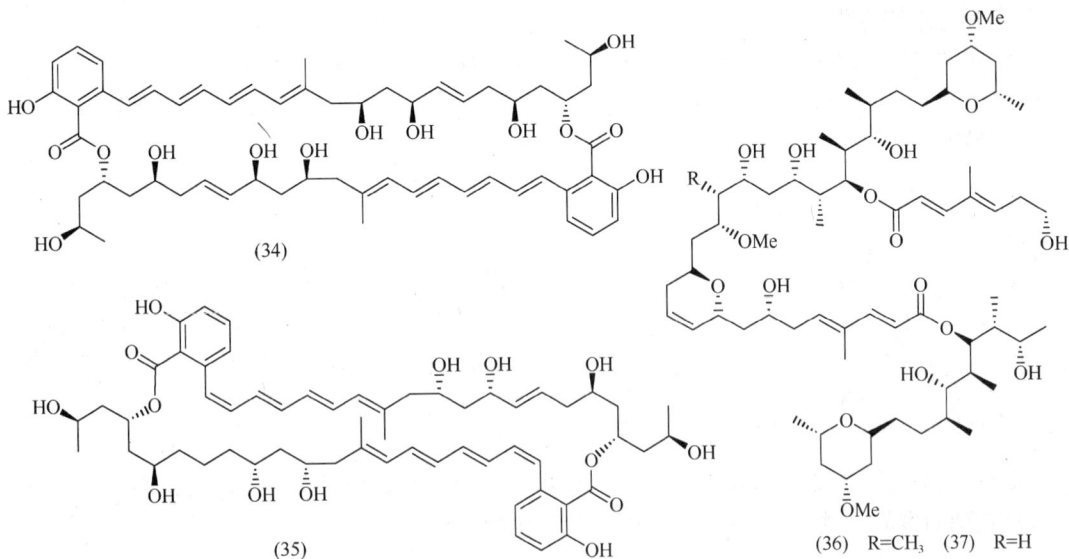

四、其他大环内酯类

海洋生物中的大环内酯类化合物是生物活性最广的一类化合物,结构类型复杂多变,常含有氢化吡喃螺环、噁唑环和噻唑环等。

1. 含有氢化吡喃螺环的大环内酯化合物　1993 年从东印度洋海绵 *Spongia sp.* 中分离得到了 spongistatin 1 (38),而后又从同种海绵中分得 spongistatins 2 (39) 和 3 (40)。spongistatins 4~9 则是从海绵 *Spirastrella spinispirullifera* 中发现的,其中 spongistatins 1~4 (38~41) 和 6 (42) 拥有相同的骨架。38 对多种肿瘤模型表现出很强的细胞毒性,其中对大鼠白血病细胞 L-1210 的 IC$_{50}$平均值为 20pmol/L,是目前已进入抗肿瘤临床 I 期试验的 dolastatin 10 活性的 12 倍。38 是一种高效抗有丝分裂剂,它对谷氨酸诱导的细胞微管蛋白的聚合具有抑制作用,IC$_{50}$为 3.6μmol/L,其活性稍小于 dolastatin 10,但强于 halchondrin B。此类化合物也属于大环内酯聚醚类。

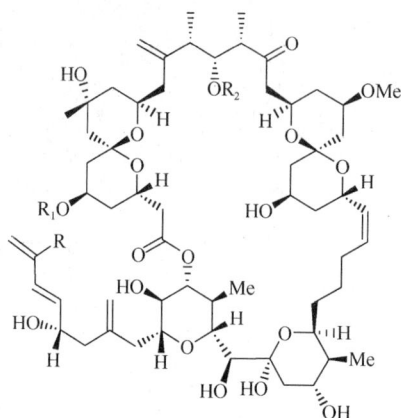

(38) R=Cl, R_1=COMe, R_2=COMe
(39) R=H, R_1=COMe, R_2=COMe
(40) R=Cl, R_1=H, R_2=COMe
(41) R=Cl, R_1=COMe, R_2=H
(42) R=H, R_1=COMe, R_2=H

2. 含噁唑环的内酯类 从海绵 *Halichondria sp.* 和 *Chondrosia corticata* 中分离得到的 halichondramide (43) 以及同系物 (19*Z*) halichondramide 和 neohalichondramide (Δ^4) 是含有三个连续噻唑环的 25 元环的大环内酯,具有一定的抗真菌活性 (43 的 EC_{50} 值为 0.058μM),对白血病 K562 细胞有细胞毒作用。

3. 含噻唑环的内酯类 从青蓝菌 *Lyngbya sp.* NIH309 分离得到的 lyngbyabellin A (44) 和 lyngbyabellin C (45) 对肿瘤细胞有毒性,45 对 KB 细胞和 LoVo 细胞的 IC_{50} 值分别是 2.1μmol/L 和 5.3μmol/L。

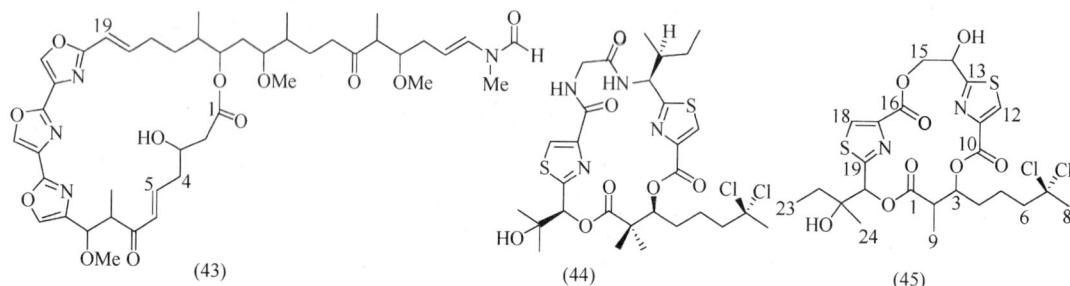

(43)　　　　　　　　　　(44)　　　　　　　　　　(45)

此外,从海洋微生物中还分离出一些含有硼原子、镁原子和镍原子的大环内酯,以及一些含有大环内酯的聚醚、生物碱、二萜、前列腺素、肽类等化合物。

第 3 节 聚醚类化合物

案例 15-4

在世界各地的不同海域,赤潮(red tide)时有发生。什么是赤潮?为什么赤潮发生时会有大批的鱼类死亡,甚至会发生海鲜食物中毒事件?主要毒性成分有哪些?从 1976 年开始日本东北部时有因食用扇贝导致的腹泻性中毒事件发生,中毒人数超过 1300 人,1981 年西班牙有 5000 人中毒,1983 年法国有 400 人中毒,1995 年荷兰也暴发类似的中毒事件,这些扇贝含有什么毒素?

视窗:著名海洋毒素专家安元健教授

安元健(Takeshi Yasumoto)1935 生于日本,毕业于日本东京大学并获博士学位,从 1977 年起在日本东北大学农学部任食品卫生学教授,致力于海洋毒素的研究,建立了一套分离鉴定微量聚醚类海洋毒素的方法,样品有的仅 5μg 甚至更少就可以完成平面结构的鉴定,主要依靠 2D-NMR 和 MS/MS。继西加毒素和刺尾鱼毒素后又分离鉴定了 16 个西加毒素同系物以及 pectenotoxins、dinophysistoxin-1、yessotoxins、polycavernoside-A、azaspiracid 和 prymnesins。安元健及其学生村田道雄(Michio Murata)、佐竹真幸(Masayuki Satake)和山下四津等都是研究海洋毒素的著名学者。

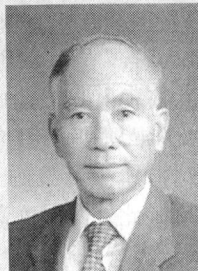

海洋生物毒素是海洋天然产物的重要组成部分,也是海洋生物活性物质中研究进展最迅速的领域,海洋生物毒素具有结构特异、活性广泛且活性强等特点。许多高毒性海洋毒素对生物神经系统或心血管系统具有高特异性作用,常作用于控制生命过程的关键靶位,如神经受体、离子通道、生物膜等,已成为新药开发的特殊模式结构,可发展成神经系统或心血管系统药物的重要先导化合物,很多海洋毒素已成为探索生理或药理现象非常有用的工具药。

聚醚类化合物(polyether)是海洋中一大类毒性成分,该类化合物的结构特点是杂原子对碳原子的比例很高;结构特殊、新颖、分子量大;活性强、剧毒;广谱药效、作用机制独特;多数对神经系统或心血管系统具有高特异性作用。根据其结构特点聚醚类化合物主要分为聚醚梯、线性聚醚、大环内酯聚醚和聚醚三萜等四大类,其中聚醚梯和线性聚醚因结构巨大,毒性强而著名。聚醚类毒素有望在研制新型心血管药和抗肿瘤药中发挥重要作用。

一、聚醚梯(ladder-like or ladder-shaped polyether)

聚醚梯(ladder-frame polyether)大多是脂溶性聚醚。目前已发现 80 余个聚醚梯,以短裸甲藻毒素、西加毒素和刺尾鱼毒素为代表。聚醚梯的化学结构极为特殊,其分子骨架是由一系列含氧五元至九元醚环邻接稠合而成,形成一种陡坡式的梯形线状分子;分子骨架具有相同的立体化学特征,稠醚环间以反式构型(trans-fused polycyclic ether)相连,相邻醚环上的氧原子交替位于环的上端或下端;分子两端大多为醛酮酯、硫酸酯、羟基等极性基团。

短裸甲藻毒素 brevetoxins B (BTX-B) (46)、A (BTX-A) (47)和 C (BTX-C) (48)是从在墨西哥海湾形成赤潮的涡鞭毛藻 Karenia brevis (以前认为是 Gymnodinium breve 和 Ptichodiscus brevis)中分到的聚醚类毒素成分,BTX-B 和 A 分别于 1981 和 1987 年用 X 射线衍射法确定了它们的结构。BTX-A 是佛罗里达赤潮最主要的毒素成分,而 BTX-B 是世界范围内赤潮的最主要毒素成分。短裸甲藻毒素属于神经性贝毒,可以诱导 Na^+ 内流,从而导致肌肉和神经细胞的去极化。

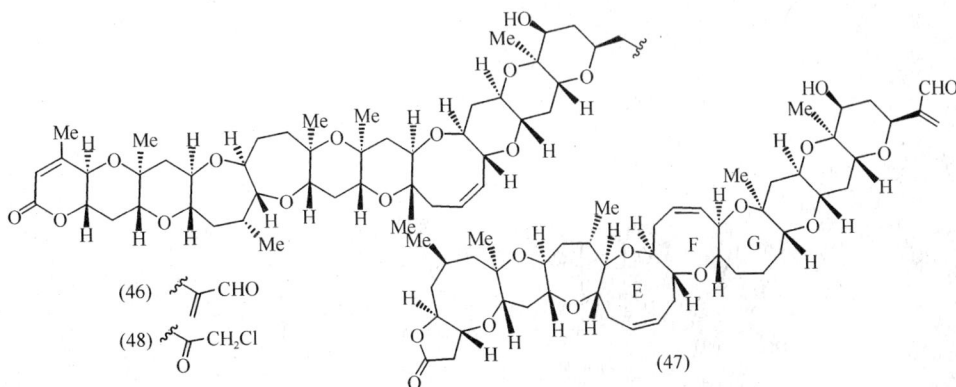

(46) ⌇CHO

(48) ⌇CH₂Cl

(47)

西加毒素(ciguatoxin,CTX) (49),主要来自鳗鱼 Gynnothorax jauanicus,1989 年利用其核磁

共振技术确定了它的结构。其同系物（CTX-4B,50）则来自有毒冈比藻（*Gambierdiscus toxicus*）。来自冈比藻的此类化合物极性较小毒性也小些,而来自鱼类的化合物含氧较多、极性较大、毒性也大。CTX 并不存在于冈比藻,CTX-4B 作为 CTX 的前体物可能是在鱼中被氧化酶氧化转化成 CTX,毒性较氧化前增加 10 倍。而后又从人工培养的 *G. toxicus* 和鳗鱼分离出 5 个 CTX 的同系物。CTX 的毒理和药理作用均十分特殊,分别对神经系统、消化系统、心血管系统和细胞膜有较高的选择性,属于新型的 Na^+ 通道激动剂,是引起人类中毒分布最广的一种毒素,其 LD_{50} 为 $0.45\mu g/kg$。此外西加毒素是电压依赖性 Na^+ 通道激动剂,可作为研究兴奋细胞膜结构与功能以及局麻药作用机制的分子探针。

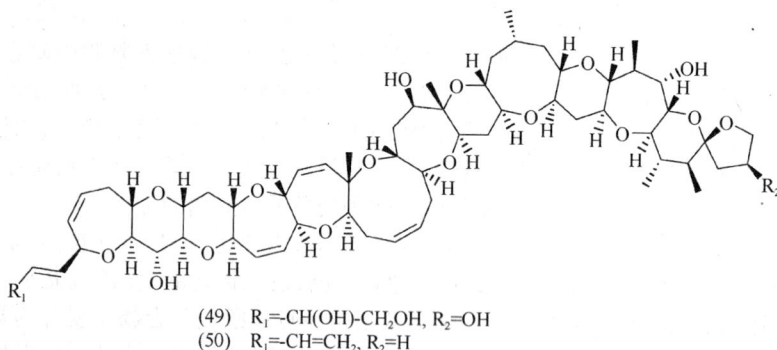

(49) R_1=-CH(OH)-CH$_2$OH, R_2=OH
(50) R_1=-CH=CH$_2$, R_2=H

刺尾鱼毒素（maitotoxin MTX）(51) 是从 *Gambierdiscus toxicus* 中分离得到,为西加鱼毒的一种,其毒性极为强烈,LD_{50} 仅为 $0.05\mu g/kg$。MTX 为非蛋白毒素中毒性最强的物质,属于典型的钙通道激动剂,可增加细胞膜对 Ca^{2+} 的通透性,是研究钙通道药理作用特异性工具药。CTX 和 MTX 是引起海洋食品中毒最广的毒素。MTX 是目前发现的最复杂的一个聚醚梯类化合物,它的结构鉴定是通过 2D 和 3D-NMR 技术、化学降解、与已知的合成小分子比较于 1993 年完成,代表着现代鉴定技术在天然产物化学结构研究中的应用水平。

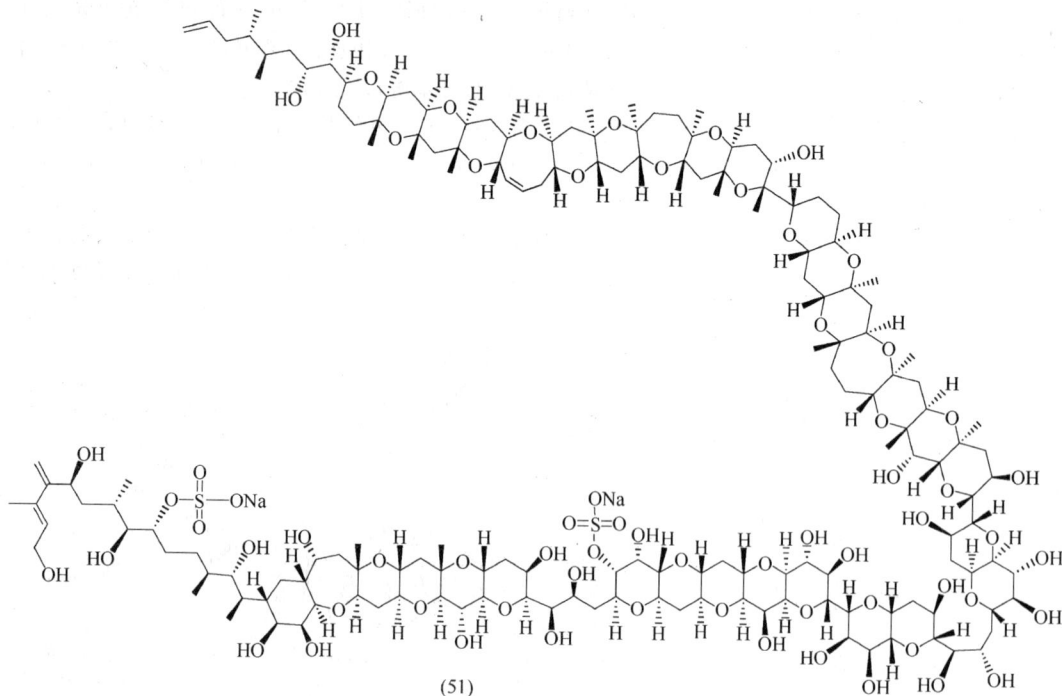

(51)

二、线性聚醚(linear polyether)

线性聚醚是另一类聚醚类化合物,其结构特点同样是含高度氧化的碳链,但仅部分形成醚环,多数羟基游离,大多属于水溶性聚醚。线性聚醚主要有两类,一类是以岩沙海葵毒素为代表的结构复杂的大分子化合物,另一类是以大田软海绵酸为代表的C38脂肪酸多醚结构的系列衍生物,多具有脂溶性。

岩沙海葵毒素(palytoxin, PTX, 52)是从岩沙海葵(*Palythora toxicus*)、*P. vestitus*、*P. mamillosa* 和 *P. caribaeorum* 中分离得到的毒性成分,它的毒性也极为强烈,LD_{50} 为 $0.15\mu g/kg$,比 TTX 高一个数量级,是非蛋白毒素中最毒的物质之一。PTX 是一个复杂的长链聚醚化合物,也是目前最强的冠脉收缩剂,作用强度比血管紧张素高100倍。研究表明 PTX 具有显著的抗肿瘤活性,当注射剂量为 $0.84ng/kg$ 时能抑制艾氏腹水瘤细胞的生长,增加剂量不但可使瘤体消失,而且可使动物存活。PTX 还是一种新型的溶细胞素。1985年上村等从 *P. tuberculosa* 中分离出 PTX 的同系物 homopalytoxin(53)、bishomopalytoxin(54)和 dideoxypalytoxin(55)。1995年安元等又从涡鞭毛藻分得5个 PTX 类似物。1994年岸义人完成了 PTX 的全合成。

案例 15-5

西加鱼(ciguatera)是一种味道鲜美的热带鱼,每年全球有2~5万人因食用这种新鲜的热带鱼而中毒,是造成中毒范围最广的海鲜食品中毒。中毒症状包括腹泻、呕吐、腹痛、肌肉痛、头痛、烦躁、出汗、过敏和神经错乱等,即所谓的 ciguatera 鱼中毒。

问题:

cigua 毒素是什么? 它由什么产生的?

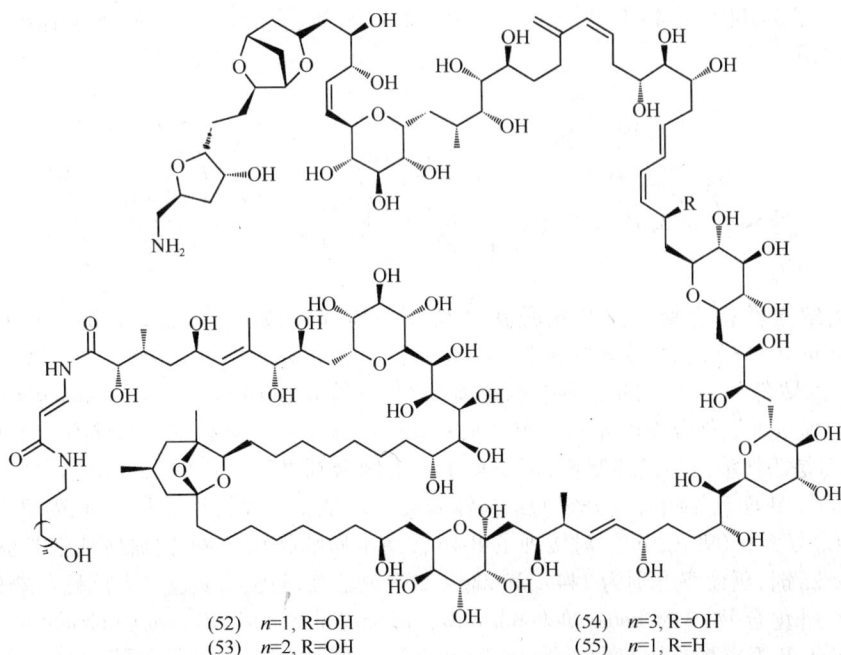

(52) *n*=1, R=OH
(53) *n*=2, R=OH
(54) *n*=3, R=OH
(55) *n*=1, R=H

大田软海绵酸(okadaic acid, OA, 56)是由38碳脂肪酸形成的聚醚,也属于线型聚醚,因最初来源于大田软海绵 *Halichondria okadai* 而得名,而后也从隐爪软海绵 *H. melonodocia* 中得到。后来证实 OA 是由与上述两种海绵共生的微藻（dinoflagellate）*Prorocentrum lima* 和 *Dinophysis acuminata* 产生的,海绵通过滤食微藻而将 OA 浓集于体内。OA 和其类似物 dinophysistoxins 1-3（DTXs 1-3,57-59）是引起人类食用水生贝壳类发生腹泻性中毒（DSP）的主要毒素,DTX4（60）则毒性较小。OA 是一种肿瘤促进剂,能抑制由钙激活的磷脂依赖的蛋白激酶,是一种特殊的蛋白质磷酸脂酶 1、2A 和 2B 的抑制剂,还可作为研究细胞调控的工具药。

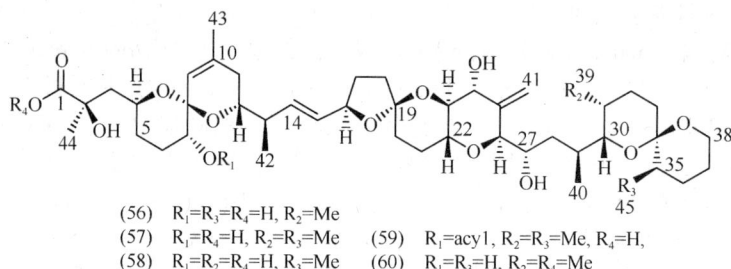

(56) $R_1=R_3=R_4=H, R_2=Me$
(57) $R_1=R_4=H, R_2=R_3=Me$ (59) $R_1=acyl, R_2=R_3=Me, R_4=H$,
(58) $R_1=R_2=R_4=H, R_3=Me$ (60) $R_1=R_3=H, R_2=R_4=Me$

三、大环内酯聚醚（macrolide polyether）

有的聚醚类化合物可以首尾相连或局部成环形成大环内酯。大环内酯聚醚大多来自扇贝、海绵、甲藻和苔藓虫,大多有肝脏毒性。

1. 扇贝毒素（pectenotoxin PTX） 主要从受毒化的扇贝（*Patinopecten yessoensis*）的消化腺和微藻（*Dinophysis acuta* 或 *Dinophysis fortii*）中分离得到,属于腹泻性贝毒,1976 年始日本东北部时有发生的因食用扇贝导致的腹泻性中毒事件就起因于这种毒素。PTX 是一个从海贝中分离出来的聚醚大环内酯家族成员,它是甲藻被贝类动物滤食后在体内积蓄而产生的,在这个家族中 PTX1（61）、PTX2（62）、PTX3（63）、PTX4（64）、PTX6（65）和 PTX7（66）具有相同的骨架,仅在 C-43 位上有区别。PTX2 对人肺、直肠和乳腺癌细胞有较强的选择性细胞毒作用。

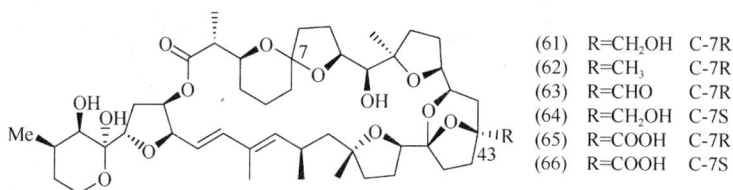

(61) $R=CH_2OH$ C-7R
(62) $R=CH_3$ C-7R
(63) $R=CHO$ C-7R
(64) $R=CH_2OH$ C-7S
(65) $R=COOH$ C-7R
(66) $R=COOH$ C-7S

2. 软海绵素类化合物 这类聚醚化合物仅在局部形成大环,如 halichondrin B（67）和 norhalichondrin B（68）,它们最早自日本海绵 *Halichondria okadai* 中分离得到。随后 67 及一些类似物从不同海域各种不相关的海绵中也分离得到,包括 *L. issodendoryx sp.*、*Phakellia ca rteri* 及 *Axinella sp.*,提示这类化合物可能是来源于某种共同的微生物。对软海绵素类化合物的活性研究发现,它们是微管蛋白的强抑制剂,可非竞争性的结合到微管蛋白的长春碱结合位点并导致细胞阻滞于 G_2-M 期且伴随有丝分裂的纺锤体断裂。67 的抗肿瘤活性非常显著,对 B-16 黑色素瘤细胞的 IC_{50} 仅为 0.095μg/ml。对接种了 B-16 黑色素瘤细胞和 P388 白血病细胞的小鼠,当 67 给药 3.0μg/kg 时,延命率分别为 244% 和 236%,67 现已被美国 NCI 选定为抗癌药物的先导化合物。该系列化合物中的 homohalchondrin B、isohomohalchondrin B、norhalichondrin B 和 neo-norhalichondrin B 等也都是从 *Lissodedoryxn. sp* 中分离出来,同样极具开发价值。

3. 含有氢化吡喃螺环的大环内酯聚醚 1993 年 3 个研究小组分别从海绵 *Spongia sp.* 和 *Spirastrella spinispirulifera* 以及 *Hyrtiosaltum sp* 中同时分得到了一组具有细胞毒性的大环内酯类

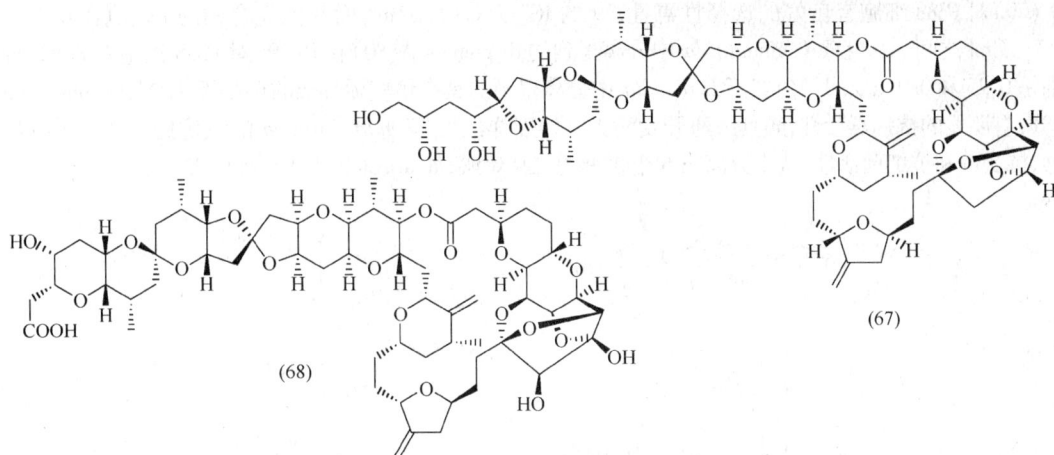

(67)

(68)

化合物spongistatins 1～9（见第 2 节）。从海绵 *Spirastrella coccinea* 分离得到的 spirastrellolides A（69）和 B（70）具有抗有丝分裂和抑制蛋白质磷酸脂酶的活性。

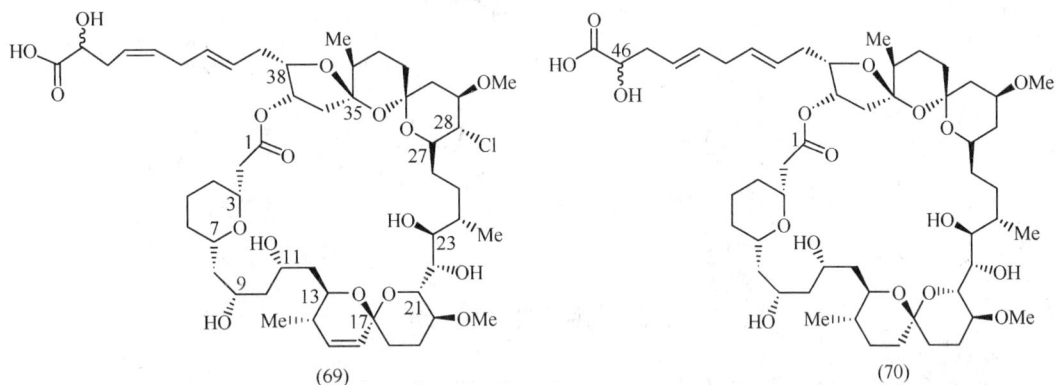

(69)

(70)

四、聚醚三萜（polyether triterpenoid）

聚醚三萜是由角鲨烯衍生的一类结构新颖，含有多个手性中心的海洋聚醚三萜，主要由红藻、海绵和软体动物所产生，约有 70 余个。聚醚三萜大多有较好的生物活性，特别是抗肿瘤和蛋白质磷酸脂酶抑制活性。来源于红藻的聚醚三萜主要呈链状，而来源于海绵的聚醚三萜主要是通过一个次乙基桥连接在一起的环己烷反式骈哌庚英。首例此类化合物为 raspacionin（71），于 1990 年首次从海绵 *Raspaciona aculeata* 中得到。从海绵 *Axinella weltneri* 中分得的 sodwanones 是一组结构类似的聚醚三萜，如 sodwanones E（72）、F（73）、M（74），其中 sodwanone M（74）对 P388 细胞有选择性细胞毒作用，IC_{50} 为 $1\mu g/ml$。

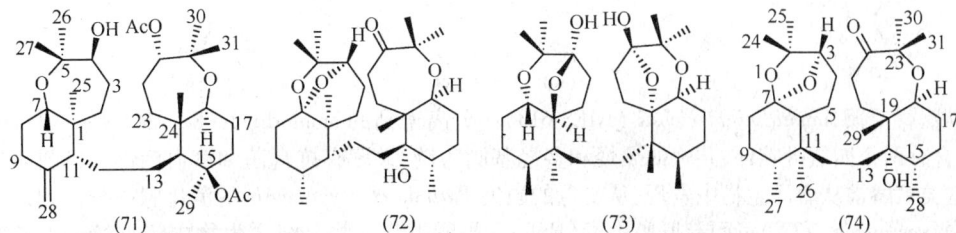

(71)　(72)　(73)　(74)

从加拿利群岛红藻 *Laurencia viridis sp.* 中分离得到的 12 个线性聚醚三萜在生物活性评价中显示，thysiferol（75）、dehydrothysiferol（76）、dehydrovenustatriol（77）、isodehydrothysiferol（78）和 thyrsenol

B (79)对 P388 细胞有良好的选择性毒性,79 的 IC_{50} 为 $0.01\mu g/ml$,而其他化合物的 IC_{50} 值在 $0.01 \sim 1.2\mu g/ml$ 之间。从红藻 *L. pinnatifida* 中分离得到的 thyrsenols A(80)和 B(79)对 P388 细胞株的 IC_{50} 分别是 0.25 和 $0.01\mu g/ml$。由红藻 *L. renuata* 中分离得到的具有角鲨烯骨架的环醚类化合物 venustatriol (81)有明显的抗病毒活性,颇具医药开发潜力。印度洋红藻 *Chondria armata* 的氯仿提取物显示抗病毒、抗真菌和抗细菌活性,从中分离出 6 个含溴的三萜聚醚,如 armatols A(82)和 F(83)。

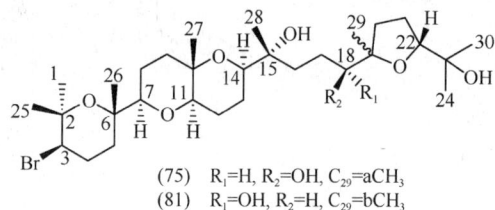

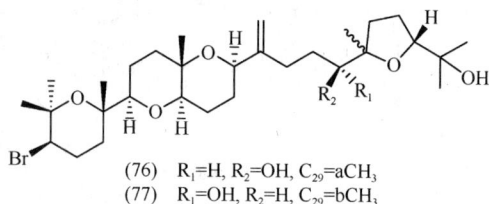

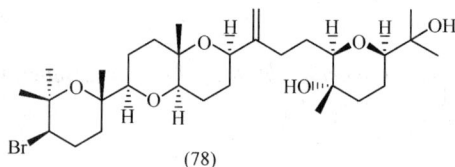

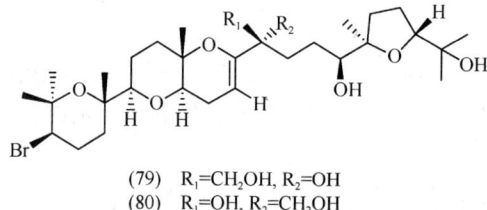

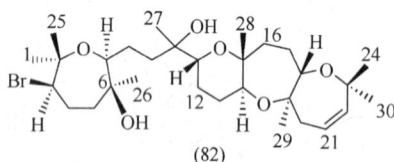

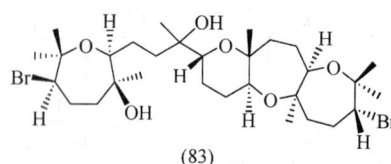

| (75) | R_1=H, R_2=OH, C_{29}=aCH$_3$ |
| (81) | R_1=OH, R_2=H, C_{29}=bCH$_3$ |

| (76) | R_1=H, R_2=OH, C_{29}=aCH$_3$ |
| (77) | R_1=OH, R_2=H, C_{29}=bCH$_3$ |

(78)

| (79) | R_1=CH$_2$OH, R_2=OH |
| (80) | R_1=OH, R_2=CH$_2$OH |

(82)

(83)

五、其 他 聚 醚

从引起食物中毒的牡蛎 *Pinna muricata* 中分离得到的毒性成分 pinnatoxins A (84)、B(85)、C (86)和 D(87)是一类含有氢化呋喃吡喃螺环的大环聚醚生物碱。84 属于神经性毒素,对小鼠的 LD_{99} 为 $180\mu g/kg(i. p.)$,还可激活 Ca^{2+} 通道。85 和 86 的毒性可以和 TTX 媲美(LD_{99} 为 $22\mu g/kg$),87 的毒性较弱,但有良好的细胞毒性,对小鼠白血病 P388 细胞的 IC_{50} 为 $2.5\mu g/ml$。

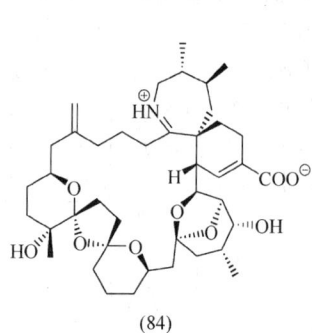

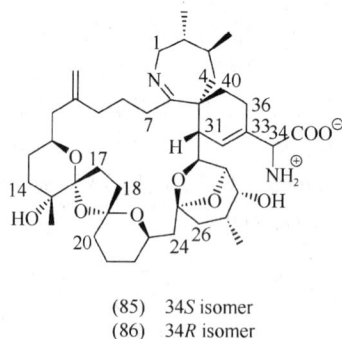

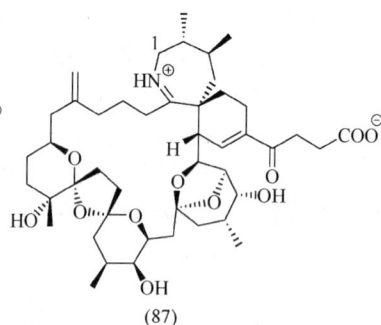

(84)

| (85) | 34S isomer |
| (86) | 34R isomer |

(87)

从涡鞭毛藻 *Amphidinium klebsii* (NIES 613)中分离得到的 amphidinols(88 ~ 90)是一组特殊的聚醚,含有两个四氢吡啶环、共轭的烯烃和多羟基脂肪链,大多有抗真菌和溶血活性。目前越来越多的这类聚醚被从海洋生物中发现,从受毒的扇贝 *Patinopecten yessoensis* 的消化腺中分得到虾夷扇贝毒素(yessotoxin,YTX)可引起肝脏中毒(HSP)。聚醚类化合物是海洋生物中特有的一大类毒性成分,属于超级碳链化合物,从生物合成的角度看,梯状和线性聚醚类化合物可能起源于不饱和脂肪烃,而三萜聚醚则起源于鲨烯(图 15-1)。聚醚类化合物超强的生物活性和复杂的化学结构已引起了生物科学家和化学家们的极大兴趣。但是,什么原因可引发赤潮还有待于进一步研究。

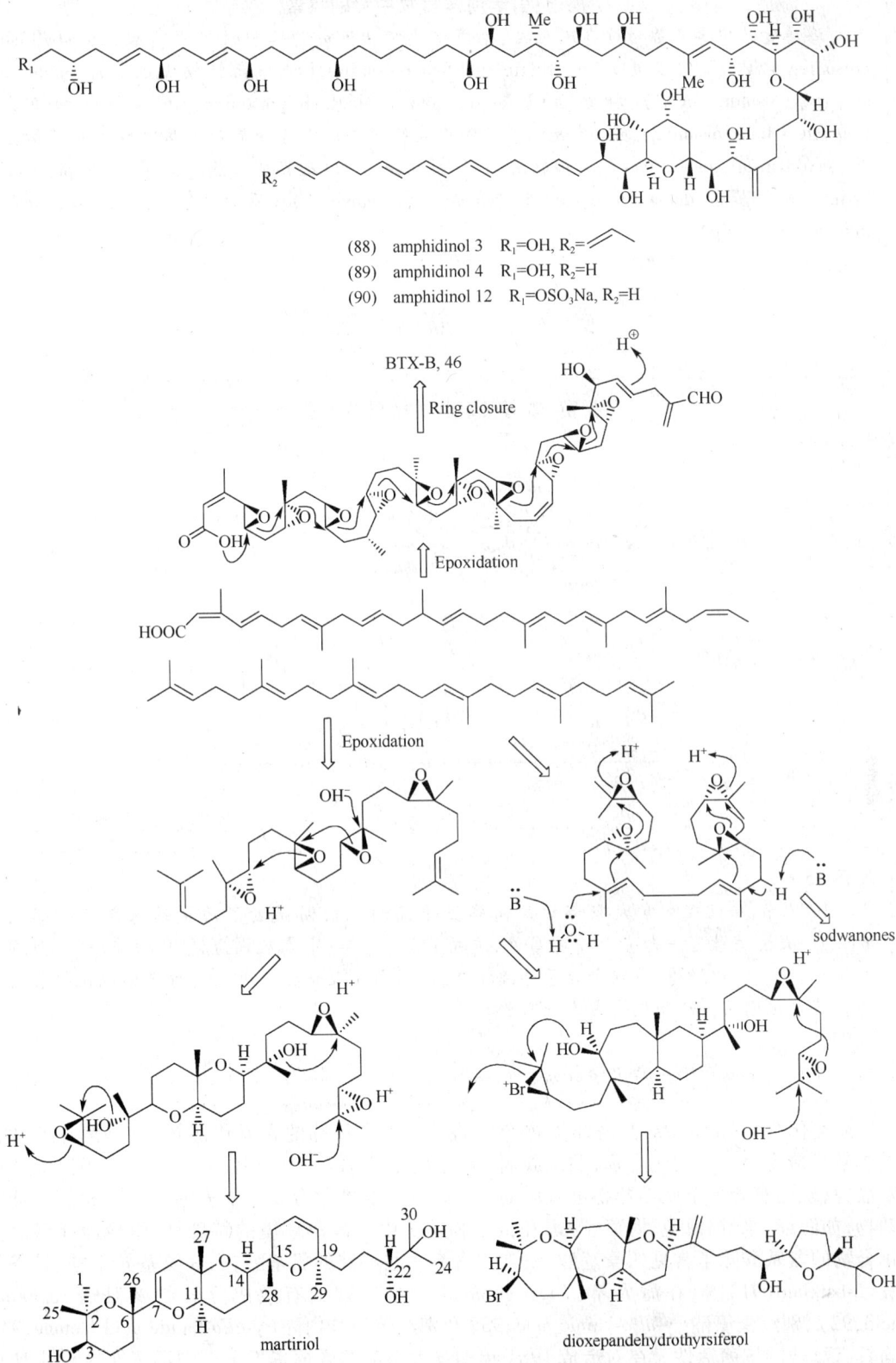

(88) amphidinol 3 　R₁=OH, R₂=〰
(89) amphidinol 4 　R₁=OH, R₂=H
(90) amphidinol 12 　R₁=OSO₃Na, R₂=H

BTX-B, 46

Ring closure

Epoxidation

Epoxidation

sodwanones

martiriol

dioxepandehydrothyrsiferol

图 15-1 聚醚的生合成途径

第4节　肽化合物

视窗:软骨藻草酸的核磁共振氢谱

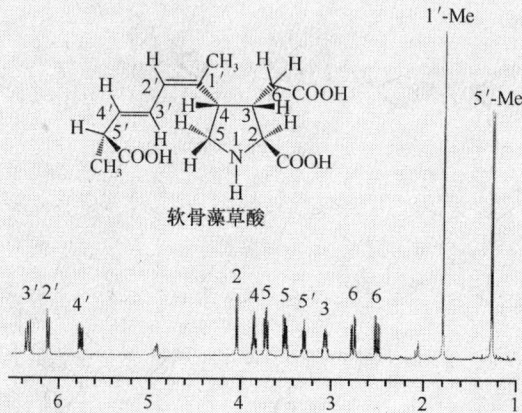

软骨藻草酸

案例 15-6

1987 年,居住在加拿大东部的爱德华王子岛的人们因误食了污染的海鲜食品贻贝 *Mytilus edulis* 发生了一起食品中毒事件,造成 153 人中毒,中毒症状为腹痛、拉痢、呕吐且同时记忆丧失、意识障碍,重症者处于昏睡状态,两周内 3 人死亡。由于这种中毒以记忆丧失为显著特征因而被称为记忆丧失性贝毒。

问题:

此种贝毒属于哪一类化学成分?

肽类化合物(peptides)是海洋生物产生的另一大类特殊的含氮代谢物,也是海洋活性物质中数量最庞大的一类化合物,在抗肿瘤、抗病毒、抗菌及酶抑制剂活性方面显示了巨大的开发潜力,现已有若干个肽类药物进入后期临床研究。肽类化合物主要来源于进化程度较低的动物,如海绵、水母、海兔、海葵、芋螺和微生物等。由于海洋环境的特殊性,组成海洋多肽类化合物的氨基酸除了常见的氨基酸外,常常含有一些特殊的氨基酸,如 β-氨基异丁酸、异谷氨酸、L-baikiain(91)等,在海人草(*Digenea simplex*)中发现的有效成分 α-红藻氨酸(α-kainic acid,92)、别红藻氨酸(γ-*allo*-kainic acid,93)和别红藻氨酸内酯(γ-*allo*-kainic acid lactone,94)均具有显著的抗菌活性。在对造成 1987 年加拿大东部的爱德华王子岛中毒事件的贻贝 *Mytilus edulis* 的调查研究中,Wright 等于 1989 年从贻贝中得到了毒素成分软骨藻草酸(又称多莫酸 domoic acid,DA)(95),接下来的调查表明软骨藻草酸来源于贻贝摄取的形成赤潮的拟菱形藻 *Pseudonitzschia multiseries*、*Nitzchia pungens*、*F. multiseries* 以及红藻 *Chondria armata*。软骨藻草酸(95)及其异构体(96～104)等属于记忆缺失性贝毒,可作为研究神经退化性疾病的一种工具。常见的海洋卤化过程也反映在氨基酸的合成中,目前已从海洋生物中发现了很多新奇的卤代氨基酸和含硫氨基酸,这些氨基酸除了以单体存在外,更多的是形成肽类化合物。海洋肽类化合物常见的有直链肽和环肽。

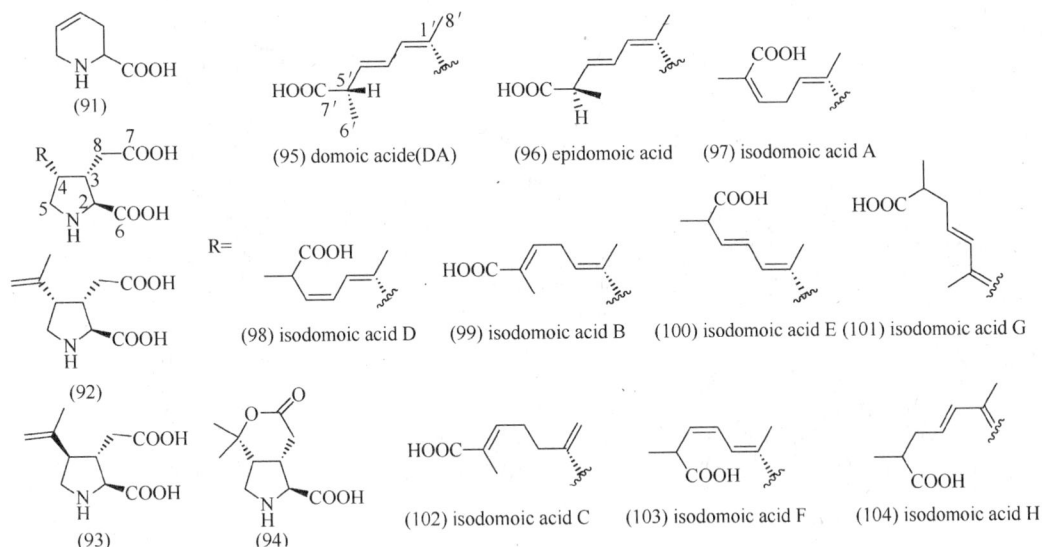

(91)

(95) domoic acide(DA)

(96) epidomoic acid

(97) isodomoic acid A

(92)

R=

(98) isodomoic acid D

(99) isodomoic acid B

(100) isodomoic acid E (101) isodomoic acid G

(93)

(94)

(102) isodomoic acid C

(103) isodomoic acid F

(104) isodomoic acid H

一、直链肽(linear peptide)

最早对印度洋海兔 *Dolabella auricularia* 中的抗肿瘤多肽展开研究的是 Pettit 小组,该小组从中分得 18 个含有特殊氨基酸的较短的链状肽类化合物:海兔毒肽 dolastatins 1～18,它们具有强烈抑制肿瘤细胞生长的作用,是目前已知来源的抗肿瘤剂中活性最强的一类。其中 dolastatins 10(105)和 15(106)的 IC_{50} 值分别为 0.059 和 2.9nmol/L。105 曾进入 Ⅱ 期临床研究用于治疗乳腺癌、肝癌、实体肿瘤和白血病。除抗肿瘤活性外,最近又发现 105 具有强烈的抗真菌活性。106 是另一个已经进入后期临床研究的多肽,对 P388 白血病细胞的 ED_{50} 为 0.0024μg/ml。Pettit 小组还对 105 和 106 进行了全合成、结构修饰及 SAR 研究。106 的衍生物 LU 103793(cematodin,107)和 XL651 已投入 Ⅱ 期临床试验,是一类新型强效的微管蛋白结合肽类化合物。从海兔 *Dolabella auricularia* 中分离得到的 dolastatin H (108)和 isodolastatin H (109)也具有很好的细胞毒性。由它们衍生的数个先导化合物作为抗胰腺癌、前列腺癌、肺癌、皮肤癌、结肠癌、肝癌、乳腺癌和淋巴系统肿瘤用药已被开发进入临床或临床前研究。

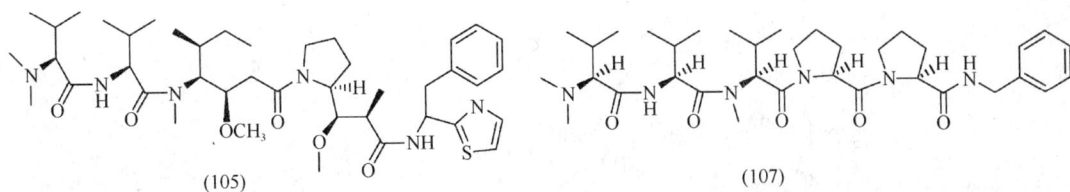

(105)

(107)

(106)

(108) R=

(109) R=

(110) R₁=R₂=CH₃
(111) R₁=H, R₂=CH₃
(112) R₁=R₂=H

(113)

(114)

(115)

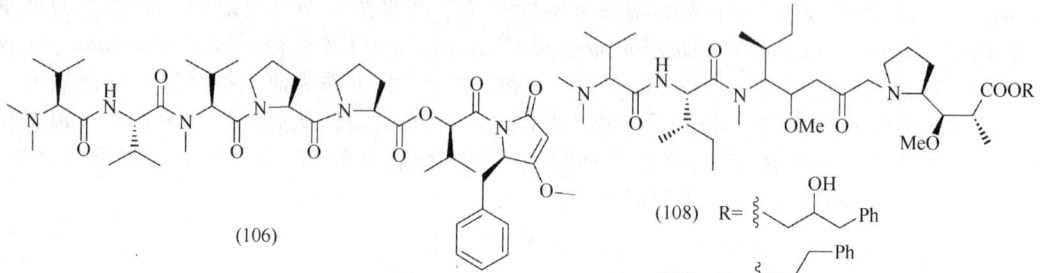

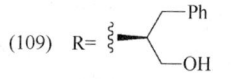

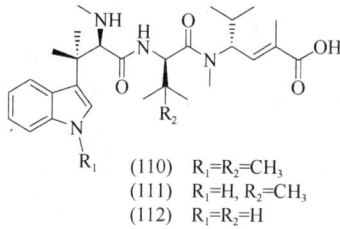

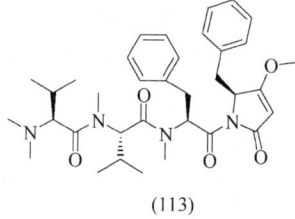

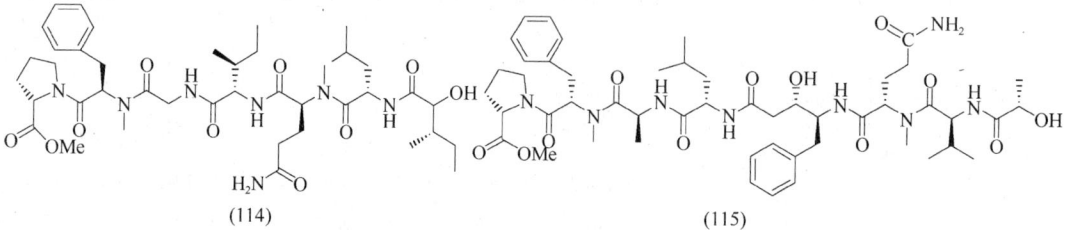

从南非海域海绵 *Hemiasterella minor* 中分离得到的 hemiasterlin（110）以及从西太平洋海域 *H. minor* 中分离得到的 hemiasterlins A（111）and B（112）具有与长春新碱相同的抗癌机制,并且已经能够人工合成。从巴拿马海域微生物 *Symploca sp.* 中分得的 belamide A（113）是一个多甲基化的直链肽,两端的取代基和 dolastatin 15 相同。belamide A 对乳腺癌 MCF7 和结肠癌 HCT-116 的 IC$_{50}$分别是 1.6μmol/L 和 0.74μmol/L,是一个重要的抗癌先导化合物。从 *Symploca sp.* 中分得的另外两个线型肽 tasiamide（114）和 tasiamide B（115）对 KB 细胞均有毒性,IC$_{50}$分别是 0.58 和 0.80μmol/L,对 LoVo 细胞的 IC$_{50}$为 3.47μg/ml。

二、环肽(cyclic peptide)

近年来在海洋药物研究中一个值得重视的新进展是海洋环肽的发现,这方面的研究已成为海洋天然药物研究最活跃的领域之一。目前已从海洋生物中分离出 300 多种环肽类化合物,环的大小差别较大,但连接方式主要有两种:一种是环中各氨基酸之间完全是由肽键环结而成;另一种是环中含有一个通过酯键连接的氨基酸。海洋环肽的结构特殊,常常具有较强的抗病毒、抗肿瘤、抗菌和酶抑制活性。环肽主要来源于海鞘、海兔以及海绵和微藻。

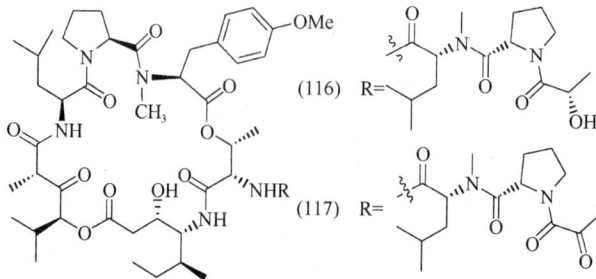

(116) R=

(117) R=

　　膜海鞘素(didemnin)是一组从加勒比海被囊动物 *Trididemnum solidum* 中分离出来的具有抗病毒和细胞毒活性的环状缩肽化合物。didemnin B (116)的体内筛选结果表明它具有强烈的抗 P388 白血病和 B16 黑色素瘤活性。116 可诱导 HL-60 肿瘤细胞的迅速完全凋亡以及许多转化细胞的凋亡,但对静息的正常外周血单核细胞不起作用,是第一个在美国进入临床研究的海洋天然产物,作为一种新型抗肿瘤尤其是抗乳腺癌药物即将推向市场。目前 116 已经完成人工全合成。脱氢膜海鞘素 dehydrodidemnin B(117),商品名 Aplidin™,是来自地中海海鞘 *Aplidium albicans* 的一种抗肿瘤环肽、为 116 的羰基被还原的二级代谢产物,但毒性和活性改变很大。117 在体内外试验均表现出广泛的抗肿瘤活性,如甲状腺癌、直肠癌、结肠癌、淋巴瘤、肾癌等。117 的活性是 116 的 20 倍,是紫杉醇的 80 倍且没有心脏毒性。1991 年 117 进入抗实体肿瘤和非霍奇金淋巴瘤的 I 期临床试验,目前正进行治疗前列腺癌和膀胱癌的 II 期临床试验。117 是第二个最有希望进入医药市场的海洋药物。

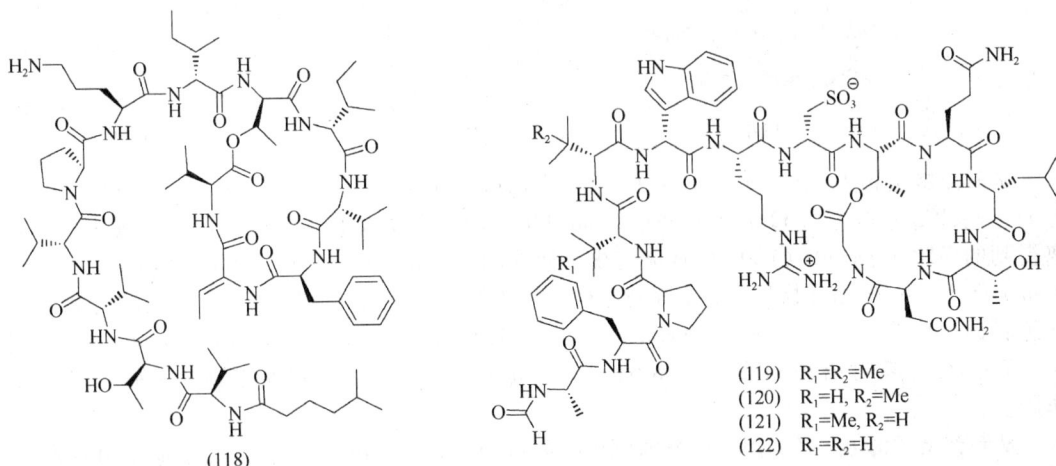

(118)

(119)　$R_1=R_2=Me$
(120)　$R_1=H, R_2=Me$
(121)　$R_1=Me, R_2=H$
(122)　$R_1=R_2=H$

　　Kahalalide 最初是从海洋软体动物 *Elysia rufesens* 中分离的一组肽类化合物,包括 7 个环肽和 3 个直链肽。后来发现软体动物 *Elysia rufesens* 食用的绿藻 *Bryopsis sp.* 中也含有微量的肽类化合物,如 kahalalide G 等。其中 kahalalide F (118) 于 2000 年在欧洲就已经投入了治疗 AIPC (非雄激素依赖型前列腺癌)的 I 期临床研究,目前正在进行治疗前列腺癌 II 期临床研究。118 具有与其他抗肿瘤药不同的作用机制,它选择性地改变肿瘤细胞的溶酶体膜,干扰前列腺、结直肠和肺癌细胞系的溶酶体功能,通过非凋亡机制的细胞死亡程序诱导细胞死亡,而不是阻滞细胞周期和降解 DNA,此外在动物模型中 118 对肺和乳腺癌亦显示抗肿瘤活性。治疗前列腺癌 II 期临床研究的试验结果表明一些患者的 PSA(前列腺特异性抗原)浓度有所降低。从海绵 *Discodermia kiiensis* 中分离得到的 discodermins A ~ D(119 ~ 122)是最早从海绵分离得到的活性肽类化合物,discodermin 是磷酸脂酶 A2 抑制剂[IC_{50} 为(3.5 ~ 7.0) × 10^{-7} mol/L]。其中 119 还具有抗炎和抑制肿瘤促进剂的活性。

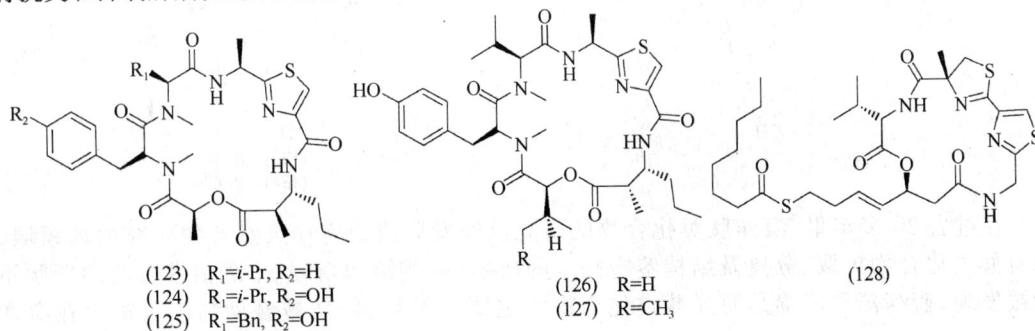

(123)　$R_1=i\text{-}Pr, R_2=H$
(124)　$R_1=i\text{-}Pr, R_2=OH$
(125)　$R_1=Bn, R_2=OH$

(126)　R=H
(127)　R=CH_3

(128)

　　从 *Lyngbya sp.* 中分离得到的 ulongamides A ~ E(123 ~ 127)是具有噻唑环的环状肽,在细胞毒性筛选实验中,它们对 KB 和 LoVo 细胞显示有中等强度的细胞毒性,IC_{50} 值在 1 ~ 5μmol/L 之间。从佛罗里达州采集到的蓝绿海藻 *Symploca sp.* 中分离得到的 largazole A(128)是具有两个噻唑环的环状肽,具有很好的抗肿瘤细胞活性,比抗肿瘤药物紫杉醇阻碍乳腺癌细胞的生长更加明显,对正常乳腺组织不会产生紫杉醇样的副作用,可能是一个用于治疗各种癌症的良好候选药物。

(129)　　　　　　　　　　(130)　　　　　　　　　　(131)

　　从海洋微生物 *Lyngbya majuscula* 中分得的 apratoxin A(129)对 KB 和 LoVo 细胞均有很好的毒性,IC_{50} 分别为 0.52nmol/L 和 0.35nmol/L。从印度洋太平洋海域 *Jaspis sp.* 属海绵中分离得到的环肽 jaspamide(130)具有杀伤线虫活性和抗病毒活性,其 EC_{50} 为 0.019nmol/L,可作为抗 HIV-1 的先导化合物。130 能抑制原白血病细胞的自我更新能力,可为严重的脊髓白血病患者提供有效的治疗方法。cyclodidemnamide(131)源自菲律宾岛海鞘 *Didemnum molle*,同时含有噻唑环、噻唑啉环和噁唑啉环,体外实验显示有细胞毒性,对人结肠癌细胞具有抑制作用。

　　从新苏格兰海域 *Callipelta sp.* 属海绵中分离得到的 callipeltin A(132)具有抑制 HIV 活性,其 ED_{50} 为 0.01μg/ml。从海绵 *Theonella mirabilis* 中分离得到 depsipeptide、papuamides A(133)和 B(134)是最有希望的抗-HIV 环肽,它们抑制 HIV-1 感染的人 T-细胞的 EC_{50} 值为 3.6ng/ml,且细胞毒性很低。

(132)　　　　　　　　　　　　　　　　(133)　R=H
　　　　　　　　　　　　　　　　　　　(134)　R=CH₃

　　在过去 20 多年里,海洋肽类化合物的研究已经发展成为海洋天然产物研究的新领域,随着肽类化合物提取、分离及结构鉴定技术的成熟,一些结构新颖、生理活性广泛的新肽不断被发现,蓝绿藻和海绵是海洋肽类化合物的主要来源材料,从被囊动物以及寄生在海洋生物体中的微生物中也发现了大量的肽类化合物。由于海洋生物的特定环境,海洋肽类化合物与陆生动植物肽有很大不同,多为小分子肽,含有丰富的 D-型氨基酸、羟基酸、新的 α-氨基酸、β-氨基酸以及噁唑环、噻唑环,这大大提高了肽的生物稳定性和生物利用度。生物活性环肽能形成限制性构象,与相应线性肽相比在生物体内具有更好的抗酶解和抗化学降解的能力,尤其是许多含噻唑环和噁唑环的海洋环肽,结构特殊,与迄今所有使用的抗癌药物结构类型都不相同,而它们的抗癌活性都更为强大,已构成了一类完全新型的有前途的抗癌物质。

第 5 节　前列腺素类化合物

视窗:诺贝尔奖获得者——科里教授

科里(Elias James Corey,1928~)于 1951 年获麻省理工学院博士学位,美国哈佛大学教授,合成了几百种天然产物,因在天然产物全合成领域的杰出成就荣获 1990 诺贝尔化学奖(创立了"逆合成分析法")。早在 1969 年 Corey 已经能在任何规模上合成前列腺素(PGs)及其类似物,其中从环戊二烯出发至后称为 Corey 醛的 PGs 通用合成路线不仅是有机化学学术上的杰作,也成为研究 PGs 的 SAR 和 PGs 药物的基础。1996 年 Corey 还完成了海洋药物 Et-743(Yondelis®)的全合成,并于 2000 年提高了全合成的收率(*Org. Lett.* 2000,2,2545~2548)。

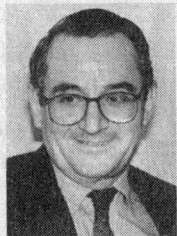

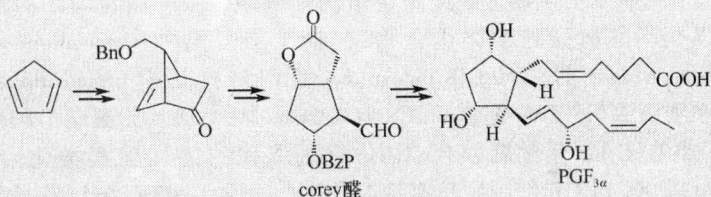

corey醛　PGF$_{3\alpha}$

案例 15-7

前列腺素是哺乳动物和人体中的一种激素,具有强烈生理活性和广谱药理效应,临床已将多种前列腺素试用于催产、人工流产、治疗溃疡病、缓解哮喘、治疗神经衰弱、抗高血压、抗血栓形成等方面。但前列腺素在哺乳动物和人体中含量甚微,结构虽然不复杂,但全合成也甚为困难,限制了对其深入研究。

问题:

1. 在哺乳动物以外可否寻找到前列腺素类化合物的新来源?
2. 结构上与凝血素类和茉莉酸类化合物有什么区别?

前列腺素(prostaglandine,PG)是一类具有 20 个碳的多不饱和脂肪酸(PUFA)衍生物,具有重要生理活性的化合物。前列腺素最初发现于哺乳动物的精囊中,含量甚微,致使这类生理活性物质的研究和应用遇到了极大的障碍。1969 年 Weinheimer 和 Aproggins 从佛罗里达附近柳珊瑚 *Plexaura homomalla* 中首次分离得到 15-*epi*-PGA2(135)和其甲酯的乙酰化物 136(含量分别达到 0.2% 和 1.3%)。从柳珊瑚中发现丰富的前列腺素是海洋天然产物最大的研究成果之一,不但改变了前列腺素研究的被动局面,也促进了海洋次生代谢产物的研究。所有前列腺素类化合物可以看做是前列酸的衍生物,由一个环戊烷与一个七碳侧链和一个八碳侧链组成的 20 个碳的非二萜类化合物,两个侧链可以以 α-或 β-取代基方式连接在五元环上。目前从珊瑚中分得的前列腺素类化合物约有 90 个,根据五元环上的取代类型可分为 9 组(PGA-PGI),每一组根据侧链上双键的数目还可进一步分类。哺乳动物中发现的前列腺素在 C-15 位均为 S 构型,而海洋动物中发现的前列腺素在 C-15 位绝大多数为 R 构型,只有少数为 S 构型,这主要是海洋生物中前列腺素类化合物的生物合成途径与哺乳动物中的生物合成途径不同所致。从日本海洋动物 *Palythoa kochii* 中分得的 PGA2 (136)具有和紫杉醇相同的作用机制即促进微管聚集,但细胞毒性较紫杉醇弱,IC$_{50}$ 为 70μg/ml。

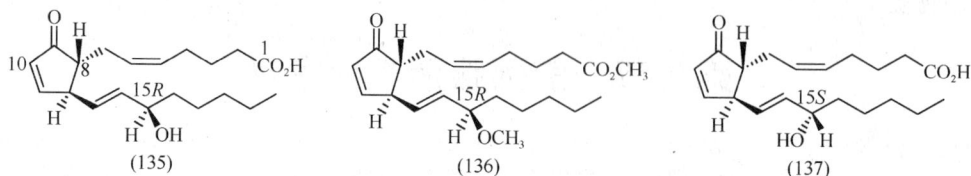

从日本软珊瑚 *Clavularia viridis* 中分离出约 50 种新型的前列腺素衍生物,如 clavulactones (Ⅰ~Ⅳ)(138~141),它们不但有抗炎活性,还有显著的肿瘤细胞选择性和抗有丝分裂活性。Clavulactone Ⅰ 对 HL-60 细胞的抗有丝分裂活性尤为突出,能抑制 DNA 的合成,ED$_{50}$ 为 0.4μmol/L。Clavulactone Ⅱ 对 L1210 细胞有良好的细胞毒作用,ED$_{50}$ 为 0.3μg/ml。而后又从同一软珊瑚中分离出 23 个 10 位含有氯、溴和碘的前列腺素衍生物,包括 chlorovulones Ⅰ~Ⅳ (142~145)、bromovulones Ⅰ、Ⅱ (146、147)、iodovulones Ⅰ~Ⅱ (148、149)以及它们的 10,11-环氧化的卤代物:10,11-epoxybromovulones Ⅰ 和 Ⅱ 和 10,11-epoxyiodovulone Ⅱ 等。10 位含有卤素取代的前列腺素衍生物抑制细胞增殖活性增强。从中国台湾产的八放珊瑚 *Clavularia viridis* 分得 7 个新的前列腺素类化合物,包括 4 个卤代物 bromovulone Ⅱ (147)、iodovulone Ⅱ (149)、bromovulone Ⅲ (150)和 iodovulone Ⅲ (151),其中 bromovulone Ⅲ (150)对前列腺癌(PC-3)和结肠癌(HT29)细胞的 IC$_{50}$ 为 0.5μmol/L。从八放珊瑚 *Telesto riisei* 分得的 punaglandins 是一类在 C-12 有含氧取代、C-10 有氯取代的前列腺素类化合物,其中 punaglandin-3 (152)对白血病 L1210 细胞增殖有抑制作用,IC$_{50}$ 为 0.02μg/ml,是 clavulone 的 15 倍,几乎与目前使用的最强抗癌药 vincristine、doxorubicin 的活性相当,所以该类抗癌药物有很好的发展潜力。

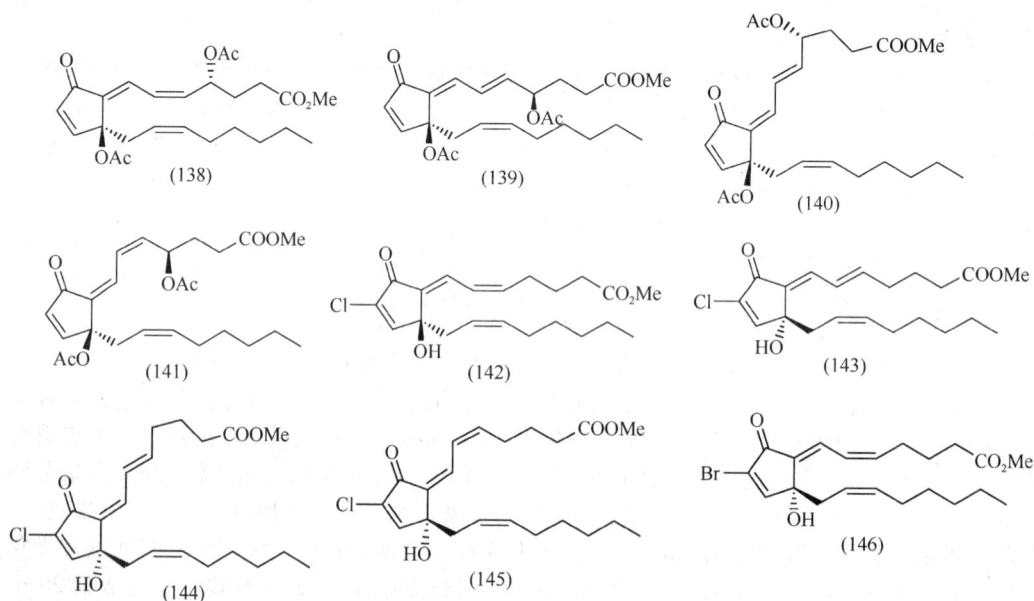

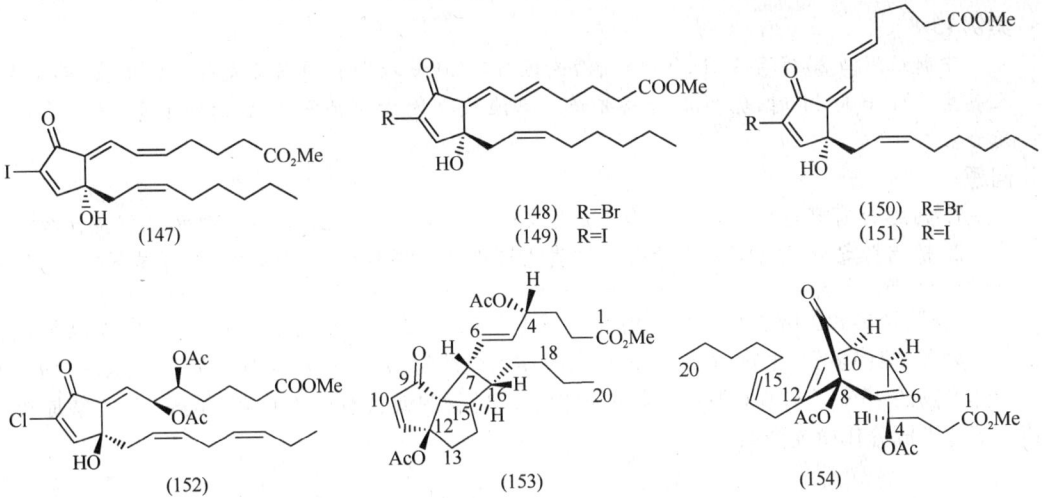

从日本软珊瑚 *Clavularia viridis* 中分得两个前列腺素化合物 tricycloclavulone（153）和 cla-vubicyclone（154），154 对乳腺癌 MCF-7（IC_{50} 为 2.7μg/ml）和卵巢癌 OVCAR-3（IC_{50} 为 4.5μg/ml）的细胞增殖有中等强度的抑制作用。*Tethys* 属软体动物是目前唯一含有前列腺素类化合物的软体动物,在地中海的该属动物中均发现了 1,15-内酯化的大环内酯型前列腺素类化合物,如从 *Tethys lmbria* 中分离得到的 PGE$_3$-1,15-lactone-11-acetate（155）、PGE$_2$-1,15-lactone（156）、PGE$_3$-1,15-lactone（157）和 PGE$_2$-1,15-lactone-11-acetate（158）。作为防御,软体动物在受到惊扰时会把体内储存的 1,15-内酯化的大环内酯型前列腺素类化合物转化为常规的前列腺素类化合物。

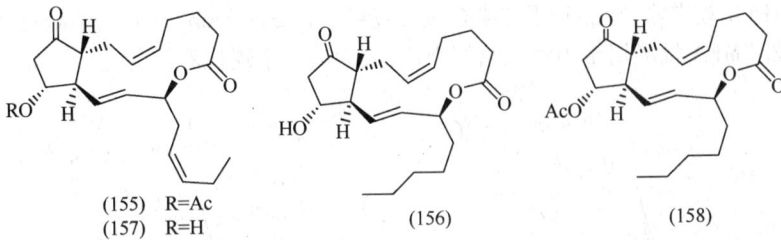

前列腺素类化合物主要来自珊瑚特别是软珊瑚、柳珊瑚、少数海藻（如红藻）以及个别的软体动物,它们除了有前列腺素样活性外,还表现出一定的抗肿瘤活性,特别是含卤素取代的前列腺素类化合物。

第 6 节　生物碱及其他类化合物

视窗：最美丽的天然水分子——河豚毒素

河豚毒素是研究最早的海洋天然产物。1909 年田原对河豚鱼卵的神经毒性进行了描述,命名其毒性成分为河豚毒素（Tetrodotoxin,TTX）,1938 年日本学者横尾晃首次从河豚中提取出较纯的 TTX 并于 1950 年分离到单体结晶。1964 年在京都召开的第三届 IUPAC 国际天然产物化学会议上日本的津田,平田和美国的 Woodward 3 个小组同时报道了 TTX 的正确结构,这也成为那次会议的美谈和天然产物研究的一段佳话。

　　中新社海口 2005 年 1 月 20 日电,海南近日有 30 多人因食用河豚发生食物中毒,其中 4 人丧生。21 日晚 11 时,儋州市白马井镇 8 名渔民也因食用河豚发生食物中毒,其中 2 人死亡。

问题:
　　1. 河豚含有哪类化学成分? 为什么这类化学成分有如此强的毒性,作用机制是什么?
　　2. 除河豚之外还有哪些生物含有这类毒性成分? 哪些成分可以作为化学武器?

　　生物碱、萜类和甾醇类化合物是海洋天然产物中 3 大类主要化学成分,其中生物碱类化合物种类繁多、结构多变、生物活性显著,约占海洋天然产物的 15%,萜类化合物数量最多,约占海洋天然产物的 45%。本节对海洋生物中生物活性显著的或特有的生物碱、甾醇、C_{15}乙酸原类和萜类等化学成分作简要介绍。

一、生物碱(alkaloid)

　　生物碱是构成海洋生物的第二大次生代谢产物,主要来自海绵,其次是海鞘和海洋微生物等,大多有抗肿瘤、抗菌、抗病毒、抗炎等活性;而且结构复杂多变,作用机制独特多样,具有广阔的开发前景。

　　从加勒比海红树海鞘(*Ecteinascidia turbinata*)中提取的 Et-743 (159),为复杂的四氢异喹啉大环内酯生物碱,这一家族还包括 Et 597 (160)、cyanosafracin (161) 和从蓝海绵 *Cribrochalina spp* 中发现的 cribrostatin 4 (162)。Et-743 对晚期软组织癌症如直肠癌、乳腺癌、肺癌、黑色素瘤和前列腺癌等有显著疗效。目前在美国进入了 III 期临床,它的全合成与半合成工作均已完成。cyanosafracin (161) 比较丰富,能够利用它半合成 Et-743。其商品 Trabectedin (Yondelis®,Et-743) 于 2007 年被欧洲 EMEA 批准用于治疗软组织肉瘤,成为第一个现代海洋药物。

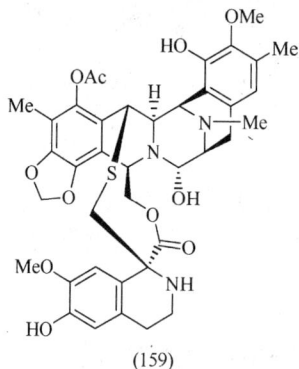

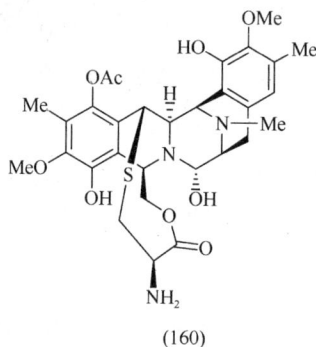

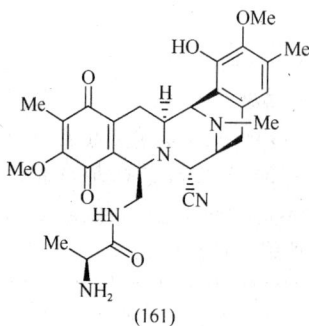

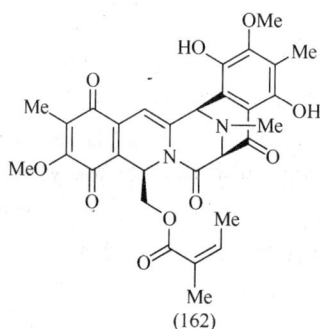

(159)　　　　　　(160)

(161)　　　　　　(162)

　　海洋生物中含有大量的含胍基的生物碱(guanidine alkaloid)，特殊的结构带来特殊的生物活性。最早在 1909 年把河豚鱼卵的神经毒性成分命名为河豚毒素(tetrodotoxin,TTX)(163)，1964 年才确定 TTX 的结构是一种复杂的笼形原酸酯类生物碱。河豚毒素结构新颖，在有机溶剂和水中都不溶解，仅溶于乙酸等酸性溶剂，并且在碱性和强酸性溶剂中不稳定，在溶液中以两种平衡体的形式存在(163a,163b)。TTX 可来源于多种海洋动物甚至陆生动物，近年从含有河豚毒素的珊藻、毒蟹、河豚、毛颚动物等的体内和体表分离出一些细菌、放线菌，从中检测到河豚毒素及类似物，推测河豚毒素可能最初合成于含毒生物体内共生的微生物，并可能与食物链有关。从日本蝾螈中也分离出了 TTX 的衍生物 4-*epi*-TTX、6-*epi*-TTX、11-deoxy-TTX 和 11-deoxy-4-*epi*-TTX 等。TTX 毒性极大，LD_{50} 为 8.7μg/kg，是氰化钠的 1000 倍。其局部麻醉作用是普鲁卡因的 4000 倍，可用作某些癌症后期的缓解药。TTX 在极低的浓度就能选择性地抑制 Na^+ 离子通过神经细胞膜，但允许 K^+ 离子通过，是神经生物学和药理学研究极为有用的标准工具药，临床上用于治疗各种神经肌肉痛、创伤及癌痛，肠胃及破伤风痉挛等。也用于局部麻醉药及神经性汉森(Hansen)型疾病等。石房蛤毒素(saxitoxin,STX,164)是由石房蛤(*Saxidomus giganteus*)滤食甲藻和蓝藻(*Alexandrium sp.* 和 *Gymnodinium sp.*)后在体内蓄积的一种毒素，因中毒后产生麻痹性中毒效应，又称麻痹性贝毒。它是海洋生物中毒性最强的麻痹性毒素之一，可引起死亡，目前该类化合物约有 28 个，主要分为 STX 和 neo-STX (165)两大类。淡水中的蓝绿藻 *A. flos-aquae* 也可产生 STX 和 neo-STX。石房蛤毒素也是作用于特殊 Na^+ 通道和膜通道，已成为一种显微外科手术的辅助物质。

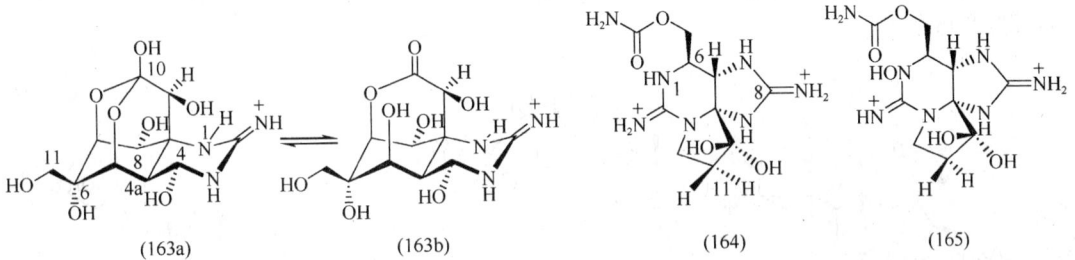

(163a)　　　　　　(163b)　　　　　　(164)　　　　　(165)

　　吲哚类生物碱是海洋生物碱的最大类群，约占¼，主要存在于海绵、被囊动物、红藻以及与它们共生的微生物中。1984 年以来陆续从被囊动物 *Eudistoma olivaceum*、*E. glaucus*、*E. fragrum* 和海鞘 *Pseudodistoma aureum*、*Ritterella sigillnoids* 中分离得到约 40 种 eudistomin 类生物碱，这类化合物具有抗肿瘤、抗菌、抗病毒和钙调节素抑制活性。从海鞘 *Lissoclimum fragile* 中分离的 eudistomin U (166)经初步生物试验表明其能与 DNA 结合并有很强的抗菌活性和抗肿瘤活性。从加勒比海被囊动物 *E. olivaceum* 中分离得到的 eudistomins K (167)和 L (168)分别在 0.25 和 0.10μg/disk 浓度下即可抑制 HSV-1 生长。eudistomin K 还可以作为抗肿瘤药物的先导化合物，对 P388 肿瘤细胞的 IC_{50} 值为 0.01μg/ml。从海洋放线菌 *Streptomyces staurosporeus* Awaya (AM-2282)分离得到的 staurosporine (169)对多种肿瘤细胞有抑制作用，对 KB 和 P388 肿瘤细胞的 ED_{50} 值分别为 0.0024 和 <0.08μg/ml。从十几种海绵中分离出的数十种 manzamine 类生物碱，大多有抗癌和抗疟活性，如从 *Halichona sp.* 属海绵中分离得到 manzamine A (170)对 P388 肿瘤细胞的 IC_{50} 值为 0.7μg/ml。从海绵、被囊动物、海葵和软体动物中分离出了 60 余个 pyridoacridine 类生物碱，如从深水海绵 *Dercitus sp.* 中得到的 dercitin (171)对多种肿瘤细胞有抑制作用，并且可以抑制 HSV-1。从海绵等海洋生物分离得到 140 余种含溴的吡咯生物碱(bromopyrrole)，如从多种 *Agelas* 属海绵中分离得到的 oroidin (172)，该类化合物多有细胞毒性，有些可作为药理学和生理学研究的工具药。

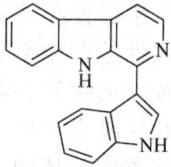

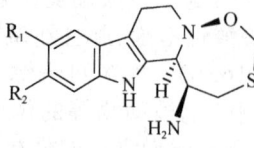

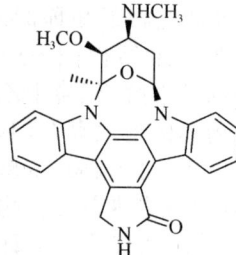

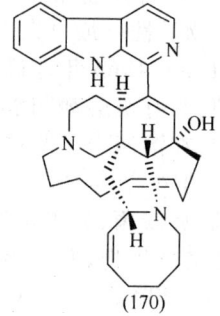

(166)　　　　(167) R$_1$=H, R$_2$=Br　　　　(169)　　　　(170)
　　　　　　(168) R$_1$=Br, R$_2$=H

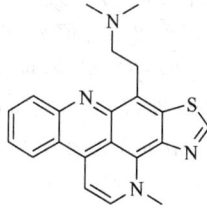

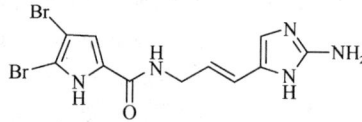

(171)　　　　　　　　　(172)

　　　从印度洋蠕虫 *Cephalodiscus gilchristi* 和海鞘 *Ritterella tokiokal* 中得到 30 余个甾醇二聚体生物碱,对多种肿瘤细胞株都具有很强的抑制活性,并且作用机制独特。其中 ritterazine A (173) 对 P388 肿瘤细胞的 IC$_{50}$ 值为 0.018ng/ml。而 cephalostatin 1 (174) 是 NCI 筛选的抗癌活性最强的天然产物之一。

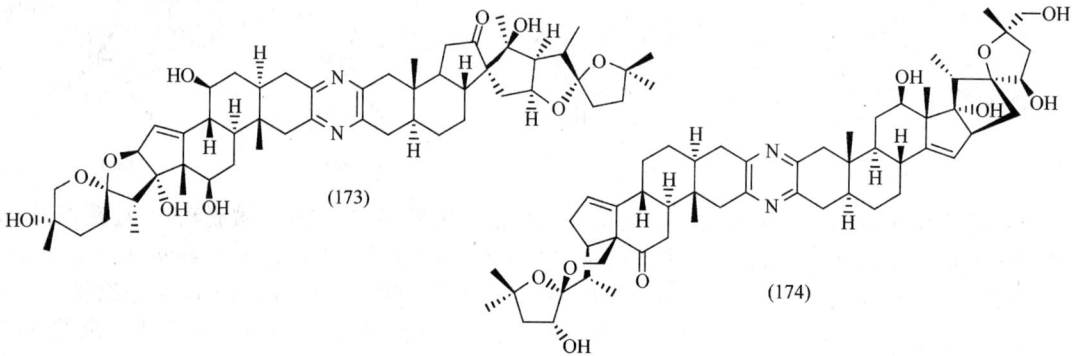

(173)　　　　　　　　　　　　(174)

　　　海洋生物中除含有很多结构独特的生物碱外,很多简单的含氮化合物也常常具有独特的生物活性。curacin A (175) 是从海洋微生物加勒比海鞘丝藻 *Lyngbya majuscula* 中得到的含有罕见噻唑啉环的代谢产物,该化合物对结肠、肾、乳腺肿瘤细胞有选择性抗增殖和细胞毒作用,并有类似紫杉醇的微管蛋白抑制作用(IC$_{50}$ 为 1μmol/L),现在已经以 curacin A 为先导化合物合成了一系列衍生物筛选新一代抗肿瘤药物。从海洋鞘丝藻 *Lyngbya majuscula* 中分得的 kalkitoxin (176) 对海虾的 LC$_{50}$ 为 170nmol/L,对人结肠癌 HCT-116 细胞的 IC$_{50}$ 为 1.0ng/ml。176 还是一个电压敏感性 Na$^+$ 通道阻滞剂,其 EC$_{50}$ 为 1nmol/L。

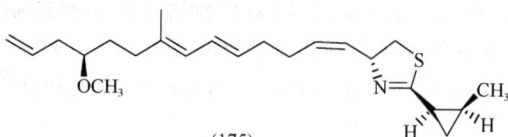

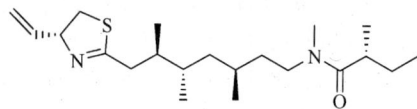

(175)　　　　　　　　　　(176)

二、甾醇类化合物(steroid)

甾醇是生物膜的重要成分,也是某些激素的前体,自1970年以来海洋甾醇的发展十分迅速。从陆生植物中分离得到的甾醇通常与β-谷甾醇密切相关,可以用一个基本骨架环戊烷骈多氢菲甾核来表示。海洋生物中除了常见的甾醇外还含有大量的异常甾醇,大多是在侧链不同位置上烷基化,如在C-22和C-23烷化和氧化是海洋甾醇的共同特点,母核也会发生缩环、开环等变化,母核和侧链的磺酸盐在海洋甾体化合物中也较常见。由于甾醇被认为在构成细胞膜和维持渗透性方面起到重要作用,这些异常甾醇提示了海洋生物细胞膜特殊功能的信息,也反映了海洋环境特点和海洋生物初级代谢与陆地生物间的差别。现已证明在所有生物体中,海绵动物中所含的甾体类化合物最具多样化,约有300多个,包括罕见的以C—C键结合的甾醇二聚体以及如上所述的甾醇二聚体生物碱。珊瑚类和棘皮动物也含有丰富的甾体类化合物。海洋甾醇及其皂苷的药理活性包括溶血活性、肿瘤细胞毒性、抗病毒作用、抗革兰阳性菌活性、阻断哺乳动物神经肌肉传导作用、ATP酶抑制作用、抗溃疡作用以及抗炎、麻醉和降血压等。

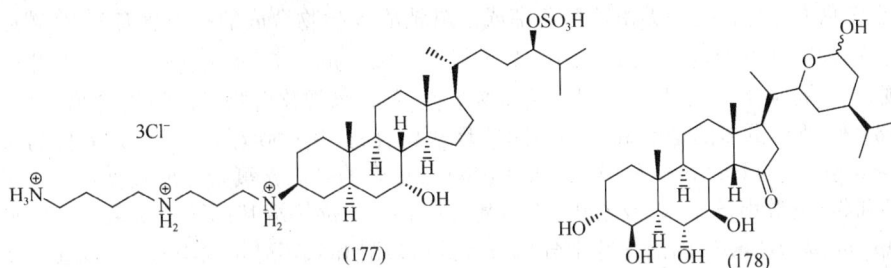

角鲨胺(squalamine)(177)是从白斑角鲨 Squalus acanthias(squalidae)的胃和肝脏中分离出的阳离子氨基甾醇类化合物,具有独特的抗肿瘤活性、抗血管生成和广谱抗微生物作用,可抗革兰阴性细菌、革兰阳性细菌、真菌以及浮游生物。177通过选择性地抑制 H$^+$/Na$^+$ 交换而发挥其抗血管生成作用,它可以降低肿瘤中的血管密度,增加细胞凋亡。I 期临床试验结果显示其耐受性良好。研究证实177能够阻滞 VEGF 导致的 MAP 酶激活和血管内皮细胞增生,并且提高顺铂的细胞毒作用,体外对肿瘤细胞无毒性,目前,squalamine 和铂类抗肿瘤药物联合用药治疗非小细胞肺癌、卵巢癌等的 II 期临床试验正在进行中。从海绵 Petrosia contignata(Thiele)中分离得到的 contignasterols(178)在动物实验中显示可抑制组胺的释放,以其为先导化合物的一系列衍生物正在美国 II 期临床实验中,用于治疗哮喘、皮肤和眼部感染。很多海洋甾醇的磺酸盐具有抗 HIV 病毒活性,如来源于不同种海绵的 halistanol sulfate(179)、26-methylhalistanol sulfate(180)和 25-demethylhalistanol sulfate(181)可以完全保护细胞免受 HIV-1 的感染,其 EC$_{50}$ 值分别为 6、3 和 6μmol/L。

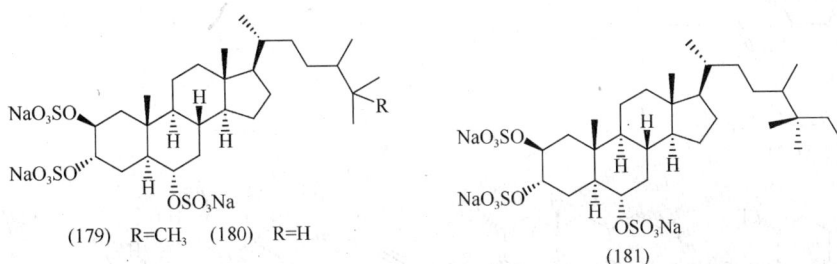

与其他海洋生物相比,海星是多羟基甾醇最丰富的来源,目前从海星中分离出 400 多种多羟基甾醇及其皂苷,它们主要以磺酸盐、葡萄糖或木糖苷的形式或游离的形式存在。海星中的

皂苷成分不但具有抗癌、抗菌及抗炎活性,而且还有持续的降压作用,是一大类有广泛应用前景的化学成分。如从海星 *Anasterias minuta*（Patagonia）中分离得到的 minutosides A（182）和 B（183）具有一定的抗真菌活性。

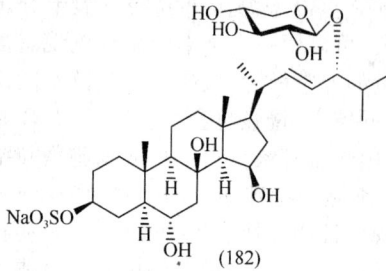

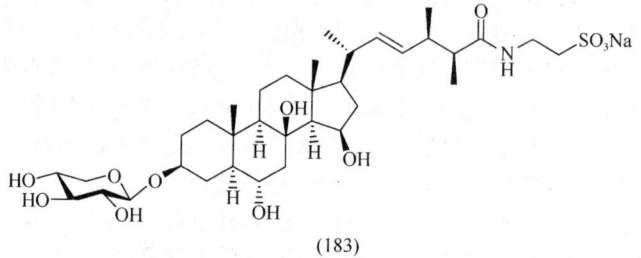

(182)

(183)

三、C₁₅ 乙酸原(聚乙酰)类代谢物(C₁₅ acetogenin)

C_{15} 乙酸原类化合物是一类由乙酸乙酯或乙酰辅酶 A 生物合成的一类含有 15 个碳原子的非倍半萜类化合物,主要存在于红藻中的松节藻科凹顶藻 *Laurencia* 属植物中,从其生源合成过程可以发现,它们是从十六碳-4,7,10,13-四烯酸衍生而来,该类化合物可以以直链型结构存在,如化合物 184 和 185,更多的是形成大小不同的环状化合物,包括碳环化合物,如来自马来西亚红藻 *Laurencia sp.* 中的 lembynes A（186）和 B（187）,更多的是以含氧杂环形式存在。分子中常常含有醚环和氯、溴等卤原子,以及乙炔、乙烯基乙炔和丙二烯等端基侧链。从采于不同海域的软体动物 *Aplysia dactylomela* 的消化腺中分离得到的单环醚和双环醚炔烯类 C_{15} 乙酸原化合物(−)dactylyne（188）、(3*E*)-dactylomelyne（189）和含有偕烯的 dactylallene（190）是生物自身的化学防御物质,具有鱼毒和拒食活性。从希腊海域红藻 *Laurencia obtusa* 中分得的 5 个卤代的 C_{15} 乙酸原类化合物 epilaurencienynes 191～195,具有很强的杀蚂蚁活性。从 *L. glandulifera* 中分得的(3*Z*,7*R**,9*R**,10*R**,13*R**)-9,10-diacetoxy-6-chlorolauthisa-3,11-dien-1-yne（196）对多种细菌如 SA-1199B（NorA）、RN4220（MsrA）、EMRSA-15（mecA）、XU212（TetK）/（mecA）和 ATCC 25923 具有抑制作用,MICs（minimum inhibitory concentration）在 8～16μg/ml 之间。从 *L. glandulifera* 和 *L. nipponica* 中分离得到了含溴原子的 C_{15} 乙酸原类化合物 laurencin（197）和 laureatin（198）,其中 laureatin（198）具有很好的杀蚊子幼虫活性(IC₅₀ = 0.06ppm)。从红藻 *L. obtusa* 中分离得到两种具有生物活性的溴代醚类微量成分 199 和 200,均具有较强的细胞活性。

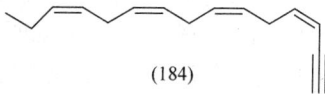

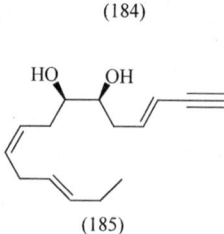

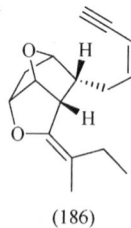

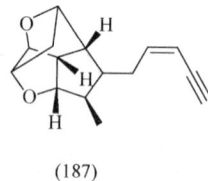

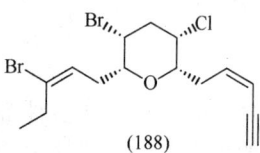

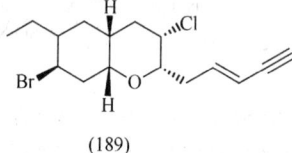

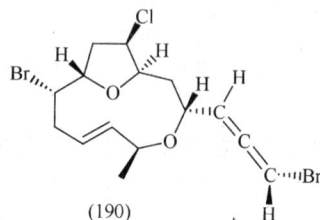

(184)

(185)

(186)

(187)

(188)

(189)

(190)

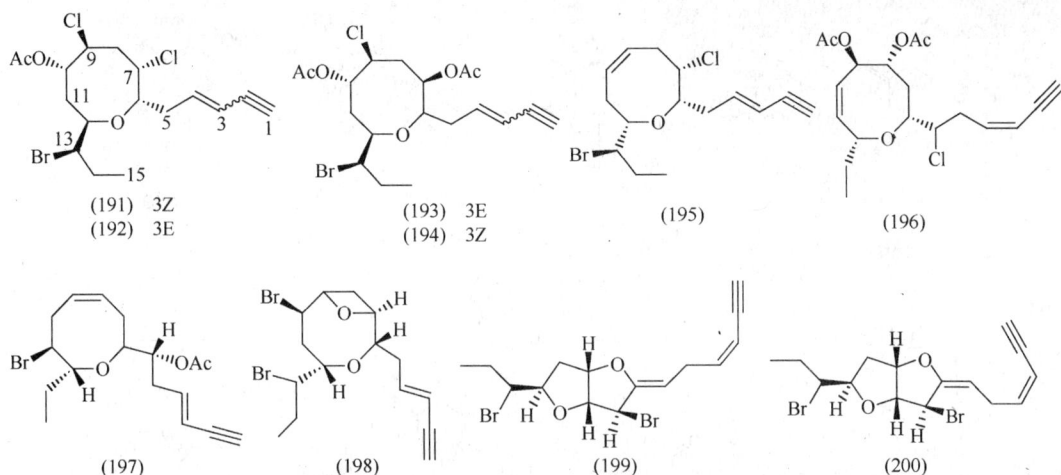

(191) 3Z　(192) 3E　(193) 3E　(194) 3Z　(195)　(196)　(197)　(198)　(199)　(200)

　　海洋生物中除了上述化学成分外,还含有萜类化合物,以倍半萜和二萜居多,非挥发性的卤代单萜和陆生植物中罕见的二倍半萜在海洋生物中也较常见。1996~2006 年仅从海绵中分离出的呋喃二倍半萜就有 260 多个。如从海绵(*Luffariella variabilis*)中分离得到的线型二倍半萜 manoalide(201),具有抗炎活性,是第一个有选择性作用于磷脂酶 A_2(PLA$_2$),对磷脂酶 C、鸟氨酸脱羧酶及醛糖还原酶等多种酶具有抑制作用的活性化合物,并对细胞膜上 Ca^{2+} 通道有阻滞作用,对环氧酶(COX)与脂氧酶有双重抑制作用,曾进入 II 期临床研究,已有商品出售作为研究阻断 PLA$_2$ 的常规工具药。从珊瑚 Eunicea fusca 和 Pseuodopterogorgia elisabethae 中分离得到的 Lobane 型二萜阿拉伯苷类化合物 fuscoside B(202)在局部炎症活性实验中发现可以选择性地抑制白三烯(LTs)的合成,具有与吲哚美辛(indomethacin)同等甚至更强的抗炎活性,是一个潜在的非甾体类抗炎药。Varicin(203)是从海藻 Lissoclinun vareau 中分离的环状多硫化合物,具有十分显著的抗肿瘤活性,人肠癌试管混合实验发现其活性比已知的治疗药物 5-氟尿嘧啶(5-fluorouracil,5-FU)的细胞毒性高 100 倍。Eleutherobin(204)最初从澳大利亚水域软珊瑚 Eleutherobia sp. 中得到,具有类似紫杉醇(Taxol)的抗癌机制,对乳腺癌、肾癌、卵巢癌及肺癌等细胞有极高的选择性,是未来几年有望发展成为抗癌药物的候选化合物,也是唯一进入临床抗肿瘤研究的珊瑚代谢产物。海洋生物中三萜化合物较少,另外还有少量的三倍半萜(heptaprenoid)和四萜化合物、多糖类、神经酰胺及其苷类、过氧化合物、酚类、烃类、核苷类、多烯类和多炔类化学成分,不少也具有很好的生物活性,如共轭烯二炔(enediyne)类的抗生素(shishijimicin),对 HeLa 癌细胞具有相当惊人细胞毒性,其 ED$_{50}$ 仅仅 1.8~6.9pM。海洋生物中的萜类化合物,很多还含有卤素和 —CN、—NCS、—NCO 等官能团,具有杀疟原虫和抗附着活性,从海绵 Acanthella klethra 中分离得到的含异氰基的化合物 axisonitrile-3(205)对疟原虫 Plasmodium falciparum 的 IC50 为 16.5ng/ml 并且没有毒性,可列为开发新型抗虐药物的先导化合物。从海绵中分离的 discodemolide(206)具有紫杉烷一样的抗癌机制,对 P388 细胞的 IC50 = 0.5μg/ml,对多种人肿瘤细胞有毒性,且有免疫抑制活性,已进入 I 期临床,是未来几年既有希望发展为抗癌剂的候选化合物。而 stylotellane D(207)是从海绵 Stylotella aurantium 中分离的含自然界罕见的二氯代碳酰亚胺基团的萜类化合物,扩大了天然成分中存在的基团的范围。

　　海洋天然产物新颖的化学结构赋予了它们强大而特异的生物活性,特别是对抗癌症、抗病毒和神经心血管等严重疾病的特殊作用更加令人振奋。随着科技的进步和对海洋生物研究与开发的不断深入,海洋生物世界将成为具有新颖作用机制的抗癌药物和新一代抗生素的最重要来源,同时也是促进了生命科学和有机合成化学等多学科发展的动力。

(201)

(202)

(203)

(204)

(205)

(206)

(207)

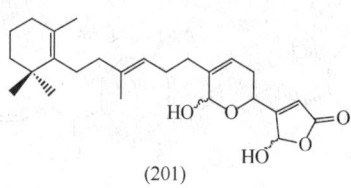

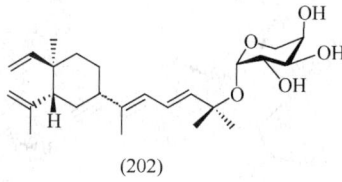

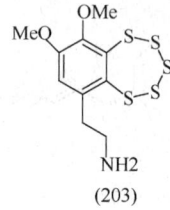

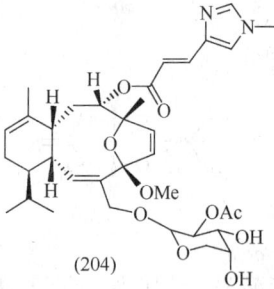

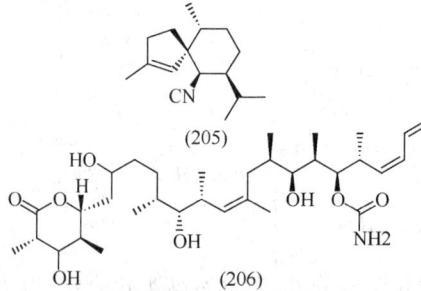

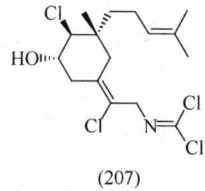

视窗:著名海洋天然产物化学家 Dr. D. John Faulkner

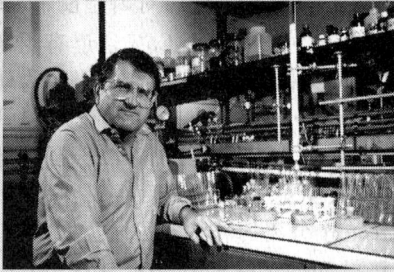

Dr. D. John Faulkner（1942～2002）:加利福尼亚大学 Scripps Institution of Oceanography 教授,Dr. Faulkner 出生在英格兰,1965 年在 Sir Derek Barton 的指导下从伦敦帝国学院获博士学位后去了哈佛大学,在 Robert B. Woodward 实验室作博士后,后来转到斯坦福大学 William S. Johnson 实验室,1968 年加入到 Scripps Institution of Oceanography。从海洋生物中发现了 300 多个化合物。从 1984 年 Nat. Prod. Rep. 创刊到 2002 年 John 去世,18 年连续写了 18 篇关于海洋天然产物的综述发表在该杂志。由于在海洋天然产物化学方面的突出成就,2000 年获得 Paul J. Scheuer 奖。

英文小结　Summary

Life on earth has its origin in the sea. Although the diversity of life in the terrestrial environment is extraordinary, the greatest unrivaled biodiversity is in the oceans. The oceans cover more than three-quarters of our planet's surface and represent a huge unexplored resource and harbor a tremendous variety of flora and fauna. Since the pioneering work on TTX and PGA in 1960s, marine natural products have continued to capture the attention of natural products chemists. It is increasingly recognized that a huge number and a wide array of fascinating natural products and novel chemical entities exist in the oceans. 4000 million years evolutionary development has equipped many marine organisms with the appropriate mechanisms to survive in a harsh living environment in terms of high salinity, low or zero light and limited oxygen, high pressure and unusually high or low but constant temperature, low nutrient availability, and bacteria and viral pathogens. Also, since many marine organisms are sessile they have evolved a wide variety of chemicals for defense, as well as communication and reproduction. So the ocean is a unique resource that provides a diverse array of natural products, primarily from invertebrates such as sponges, tunicates, bryozoans, molluscs, marine microorganisms, marine plant algae and many other benthic and pelagic organisms. In the past 50 years, a small number of marine organisms have already yielded more than 30000 novel chemicals with ca. 600-900 new compounds still being discovered every year and more being discovered daily. Divergent marine biosynthetic pathways lead to a wide variety of different structural classes, among which macrolides (bryostatins and lophotoxin), polyether (BTX, CTX, OA, MTX, PTX, and YTX), unusual amino acids/peptides, (domoic acid, kainic acid, kahalalide F, dolastatins and conotoxins), prostaglandins (clavulactone I), terpenoids (manoalide), alkaloids (Et-743, calyculin, eudistomin, neosurugatoxin, saxitoxin, and TTX), steroids (squalamine) are notable from the viewpoint of chemical structure and bioactivity. None of these important marine natural products with the exception of TTX and a STX analogue have been found in a non-marine organism. Their structural and biological diversity is useful in the quest for finding drugs with greater efficacy and specificity for the treatment of many human diseases. Currently, over 45 drugs harvested from the ocean have successfully advanced to the late stages of clinical trials, including dolastatin 10, ET-743, kahalalide F, and aplidine, and a growing number of biomedical important and structure diverse candidates have been selected as promising leads for extended preclinical assessment. Some of them such as tetrodotoxin and okadaic acid often serve as powerful probes to lead to breakthroughs in a variety of life-science fields. Fascinating and biologically unique marine natural products also stimulated the development of organic chemistry.

There are several phases in marine natural product research: specimen collection; establishing taxonomy; extracting possible active molecules; using screening techniques to evaluate therapeutic activity; identifying and isolating the structure responsible for the activity; and using organic synthesis and bio-techniques ensure a supply.

Much greater biodiversity marine natural products will play a dominant role in the discovery of useful leads for the development of pharmaceutical agents for the treatment of diverse diseases such as cancers, cardiovascular diseases, and central nervous system diseases and so on.

参 考 文 献

Blunder G. 2001. Biologically active compounds from marine organisms. Phytother. Res. ,15:89~94

Blunt JW, Copp BR, Hu WP, et al. 2009. Marine natural products. Nat. Prod. Rep. ,26:170~244. And references in this series

Delfourne E, Bastide J. 2003. Marine pyridoacridine alkaloids and synthetic analogues as antitumor agents. Med. Res. Rev. ,23: 234~252

Djerassi C, Silva CJ. 1991. Sponge sterols:origin and biosynthesis. Acc. Chem. Res. ,24:371~378

D'Auria MV, Minale L, Riccio R. 1993. Polyoxygenated steroids of marine origin. Chem. Rev. ,93:1839~1895

Faulkner DJ. 2000. Highlights of marine natural products chemistry (1972 –1999). Nat. Prod. Rep. ,17,1~6

Fenical W, Jensen PR. 2006. Developing a new resource for drug discovery:marine actinomycete bacteria. Nature-Chemical Biology,2:666~673

Fenical W. 1999. Chemical studies of marine bacteria:developing a new resource. Chem. Rew. ,93:1673~1683

Fernandez JJ, Souto ML, Norte M. 2000. Marine polyehter triterpenes. Nat. Prod. Rep. ,17:235~246

Fuseteni N. 1990. Research toward drugs from the sea. New J. Chem. ,14:721~728

Glaser KB, Mayer AMS, 2009, A renaissance in marine pharmacology: from preclinical curiosity to clinical reality. Biochem. Pharma. ,78:440~448

Gochfeld DJ, El Sayed KA, Yousaf M, et al. 2003. Marine natural products as lead anti-HIV agents. Mini Rev. Med. Chem. ,3: 401~424

Grossl H, Konig GM. 2006. Terpenoids from marine organisms:unique structures and their pharmacological potential. Phytochemistry Rev. ,5:115~141

Gul W, Hamann MT. 2005. Indole alkaloid marine natural products:An established source of cancer drug leads with considerable promise for the control of parasitic, neurological and other diseases. Life Sci. ,78:442~453

Haefner B. 2003. Drugs from the deep:marine natural products as drug candidates. Drug Discovery Today,8:536~544

Heckrodt TJ, Mulzer J. 2005. Marine natural products from Pseudopterogorgia elisabethae:structures, biosynthesis, pharmacology, and total synthesis. Top. Curr. Chem. ,244:1~41

Kerr RG,Baker B. 1991. Marine sterols. J. Nat. Prod. Rep. ,8:465~497

Kita M,Uemura D. 2006. Bioactive heterocyclic alkaloids of marine origin. Top Heterocycl. Chem. ,6:157~179

Liu YH,Zhang S,Jung JH,et al. 2007. Bioactive furanosesterterpenoids from marine sponges. *Top Heterocycl Chem*. 11:231~258

Mayer AMS, Gustafson KR. 2008. Marine pharmacology in 2005-2006:Antitumour and cytotoxic compounds. Eur. J. Can. 44: 2357~2387. And papers in this series

Molinski TF,Dalisay DS,Lievens SL,et al. 2009. Drug development from marine natural products. Nature Review-Drug Discovery, 8:69~85

Mutter R,Wills M. 2000. Chemistry and clinical biology of the bryostatins. Bioorg. Med. Chem. ,8:1841~1860

Newman DJ, Cragg GM. 2004. Advanced preclinical and clinical trials of natural products and related compounds from marine sources. Curr. Med. Chem. ,11:1693~1713

Pietruszka J. 1998. Spongistatins,cynachyrolides,or altohyrtins? marine macrolides in cancer therapy. Angew. Chem. Int. Ed. ,37: 2629~2636

Rinehart K,Holt TG,Fregeau NL,et al. 1990. Ecteinascidins 729,743,745,759A,759B,and 770:potent antitumor agents from the Caribbean tunicate Ecteinascidia turbinata. J. Org. Chem. ,55:4512~4515

Shimizu Y. 1985. Bioactive marine natural products,with emphasis on handling of water-soluble compounds. J. Nat. Prod. 48:223~235

Simt AJ. 2004. Medicinal and pharmaceutical uses of seaweed natural products. J. Appl. Phycol. ,16:245~262

Tan LT. 2007. Bioactive natural products from marine cyanobacteria for drug discovery. Phytochemistry,68:954~979

Yamada Y. 2002. Studies on discovery and synthesis of bioactive marine organic molecules. J. Pharma. Soc. Jap. ,122: 727~743

进一步阅读文献书籍

1. 史清文,霍长虹,李力更等.2009 海洋天然产物研究的历史回顾.中草药, 40 (11):1687~1695 http://202.206. 48.73/trywl/onews. asp? id=310

2. 谭仁祥,石建功,郭跃伟等. 2007. 功能海洋生物分子-发现与应用. 北京:科学出版社

3. 易杨华. 2004. 海洋药物导论. 上海:上海科学技术出版社

4. Glaser KB, Mayer AMS. 2009. A renaissance in marine pharmacology:From preclinical curiosity to clinical reality. Biochem. Pharma. , 78:440~448

5. Newman DJ, Cragg GM. 2004. Advanced preclinical and clinical trials of natural products and related compounds from marine sources. Curr. Med. Chem. , 11:1693~1713

思 考 题

1. 海洋天然产物化学研究的对象主要有哪些？海洋生物次生代谢产物的特点是什么？
2. 食用海鲜引起食物中毒的原因是什么？毒性成分主要有哪几类化合物？
3. 海洋生物次生代谢产物的生物活性主要表现在哪些方面？它们在新药开发中的作用。
4. 简述大环内酯类化合物的结构特点和主要的生物活性。
5. 简述聚醚类化合物的结构特点和生理活性。
6. 前列腺素类成分主要从哪种海洋生物中分离得到？其结构特点和生物活性有哪些？
7. 海洋毒素的毒性表现在哪些方面？
8. 如何解决海洋生物次生代谢产物的原料来源问题？

下篇　新药研发

第 16 章　天然药物研究开发的程序

🦅 学习目标

1. 熟悉我国中药、天然药物新药注册分类情况
2. 掌握天然药物研究开发的程序
3. 了解传统天然药物开发模式与化学合成药物开发模式的异同

第 1 节　天然药物研究开发概述

进入 21 世纪,一方面,随着社会的发展,人类疾病谱已悄然发生改变,医疗模式已由单纯的疾病治疗转变为预防、保健、治疗、康复相结合的模式,各种替代医学和传统医学正发挥着越来越重要的作用。另一方面,化学合成药物对人体有毒副作用,易产生抗药性和耐药性,并诱发越来越明显的药源性疾病。再加上人类生存环境的不断恶化,目前"回归自然"的呼声越来越高,天然药物备受青睐。事实上,据统计,1982～2002 年间全球上市 1000 多种小分子药品中,55%系来自天然产物或其衍生物,其中 6% 直接为天然产物。另有报道畅销世界的 25 种药品中,12种为天然产物或其衍生物。建国 60 年来研究成功的新药 90% 以上与天然产物有关,由此可见天然产物在药物研究开发中的重要地位。

天然药物研究开发(research and development of natural medicine)是制药工业生存和发展的基石和杠杆,同时也是一项、大投入、长周期、高风险多学科、艰巨复杂的高技术密集性系统工程(图 16-1)。

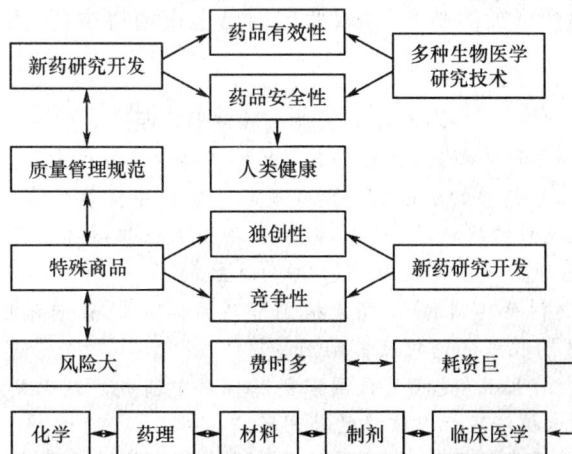

图 16-1　天然药物研究开发的系统工程

一、天然药物新药管理与注册分类

1. 美、欧、日等国对天然药物新药管理状况　为了对新药进行管理,许多国家都对其含义和范畴做出了明确的法律界定。欧盟各国除英国、荷兰两国外,德国、法国及意大利等国均将天然植物药列为处方药或 OTC 药物进行管制。德国在天然植物药物的管理方面走在了世界前列,其卫生部于 1978 年设立 E 委员会,由该委员会编制的各个植物药专论,这实际上构成了德国国家植物药药典。凡在德国出售的植物药,必须符合该专论的规定。长期以来,美国食品药品监督管理局(FDA)不承认包括中药在内的天然植物药是药品。但在医疗保健巨额开支的压力下,1994 年美国国会通过了《膳食补充剂健康教育法》,将包括中药在内的天然植物药列为膳食补充剂,可以说是介于食品与药品之间的一种特殊产品,虽然不能标明具体适应证,但可以注明其保健作用。2000 年美国政府决定成立“白宫补充和替代医学政策委员会”,以深入讨论补充替代医学的政策方针,发掘其潜在价值。2002 年该委员在会向总统和国会所递交的正式报告中,首次把“中国传统医学”明确地列入补充替代医学范畴。近年来,FDA 加强了天然植物药的法规管理,2003 年对膳食补充剂实行 GMP 管理,对膳食补充剂的生产和标签制定了严格的标准。不久前,美国 FDA 在网上颁布了《植物药研制指导原则》。对植物药的技术要求有别于化学药,这主要表现在:临床前研究技术标准的相对宽松;药代动力学试验的灵活性处理;植物药复方制剂的特殊性对待;药学技术要求的灵活性处理;药理毒理学技术要求标准的降低等。

日本中草药产品深受我国传统文化的影响,现在日本取消汉方医药的禁令并未废除,某种程度上除已批准的 210 方剂外,日本厚生省对新增汉方药的审批异常严格,以等同于化学合成药新药的方法对待汉方药,几乎等于关紧了大门。近年来,日本政府对健康食品的管制已明显趋于缓和,如取消了剂型的限制,放宽了可以用于健康食品的各类天然植物药的限制等。日本已于 2005 年推出新的《药事法》,基本的原则是“规制缓和”,实行“原卖责任制”,对药品生产、流通的管理办法进一步向欧美靠拢,放松以往过于严格的限制。

2. 我国天然药物新药注册分类　根据我国国家食品药品监督管理局《药品注册管理办法》(局令第 28 号),中药、天然药物的注册分为 9 类:①未在国内上市销售的从植物、动物、矿物等物质中提取的有效成分及其制剂;②新发现的药材及其制剂;③新的中药材代用品;④药材新的药用部位及其制剂;⑤未在国内上市销售的、从植物、动物、矿物等物质中提取的有效部位及其制剂;⑥未在国内上市销售的中药、天然药物复方制剂;⑦改变国内已上市销售中药、天然药物给药途径的制剂;⑧改变国内已上市销售中药、天然药物剂型的制剂;⑨仿制药。

视窗:中药天然药物注册说明

注册分类 1~6 的品种为新药,注册分类 7、8 按新药申请程序申报。

(1)“未在国内上市销售的从植物、动物、矿物等物质中提取的有效成分及其制剂”是指国家药品标准中未收载的从植物、动物、矿物等物质中提取得到的天然的单一成分及其制剂,其单一成分的含量应当占总提取物的 90% 以上。

(2)“新发现的药材及其制剂”是指未被国家药品标准或省、自治区、直辖市地方药材规范(统称“法定标准”)收载的药材及其制剂。

(3)“新的中药材代用品”是指替代国家药品标准中药成方制剂处方中的毒性药材或处于濒危状态药材的未被法定标准收载的药用物质。

(4)“药材新的药用部位及其制剂”是指具有法定标准药材的原动、植物新的药用部位及其制剂。

(5)"未在国内上市销售的从植物、动物、矿物等物质中提取的有效部位及其制剂"是指国家药品标准中未收载的从单一植物、动物、矿物等物质中提取的一类或数类成分组成的有效部位及其制剂,其有效部位含量应占提取物的50%以上。

(6)"未在国内上市销售的中药、天然药物复方制剂"包括:

1)中药复方制剂;

2)天然药物复方制剂;

3)中药、天然药物和化学药品组成的复方制剂。

中药复方制剂应在传统医药理论指导下组方。主要包括:来源于古代经典名方的中药复方制剂、主治为证候的中药复方制剂、主治为病证结合的中药复方制剂等。

天然药物复方制剂应在现代医药理论指导下组方,其适应证用现代医学术语表述。

中药、天然药物和化学药品组成的复方制剂包括中药和化学药品,天然药物和化学药品,以及中药、天然药物和化学药品三者组成的复方制剂。

(7)"改变国内已上市销售中药、天然药物给药途径的制剂"是指不同给药途径或吸收部位之间相互改变的制剂。

(8)"改变国内已上市销售中药、天然药物剂型的制剂"是指在给药途径不变的情况下改变剂型的制剂。

(9)"仿制药"是指注册申请我国已批准上市销售的中药或天然药物。

二、天然药物开发的形式

从天然药物或中药中开发新药一般有以下几种形式。

(1)通过对文献资料或民间用药的调研或现代药理学筛选的研究,发现某种动物植物、矿物或微生物具有药用价值,然后将其开发成新药。如从加拿大引种的具有免疫调节作用的松果菊,已研制成为国家一类新药。

(2)通过优选中药传统古方、民间单方、验方、祖传秘方、少数民族药或经药效学实验证实具有开发价值的中药及其复方,将其开发成新药。如我国目前中成药的开发多属此类。

(3)针对目前市场上畅销、疗效确定的一些中成药进行二次开发。如治疗冠心病的中药复方丹参滴丸的研制就是一个范例。

(4)在基本了解有效成分和有效部位的基础上,将其开发成新药。如目前临床上广泛使用的银杏制剂、地奥心血康等都是中药有效部位研究的成果。

(5)有些动植物具有药用价值,但有效成分含量少,或其资源有限,或价格昂贵,难以大量获取。可以根据动植物亲缘关系寻找具有该有效成分,且含量高,价格比较低廉,大量存在的动植物作替代品,将其开发成新药。如黄连、黄柏中的小檗碱具有抗菌、消炎作用,临床效果较好,但黄连、黄柏生长缓慢,价格较贵,不宜作为提取小檗碱的原料,经过研究发现三颗针中也含有小檗碱,现已作为生产小檗碱的原料。

(6)通过对天然药物或中药的有效成分或生物活性成分研究,从中发现具有药用价值的活性单体或先导化合物。有些活性单体的活性显著,毒副作用小,可以从天然药物中分离出来,直接开发为新药,如小檗碱、吗啡、利血平等;有的是由于较难人工合成,靠从自然界获取,如紫杉醇、长春碱和长春新碱等;有些活性单体,尤其是先导化合物,虽具有一定的生物活性,但其活性不够显著,或毒副作用较大、或结构过于复杂、或药物资源匮乏、或溶解度不好、或化学性质不够稳定等,无法直接将其开发成新药,若对其进行结构修饰或改造,以克服其缺点,也可开发成新药。如阿司匹林、蒿甲醚、普鲁卡因等。

三、天然药物研究开发的基本途径

1. 经验积累   中药的研究离不开祖国医学长期实践所积累的经验,是寻找新药的极为重要的源泉和基础。古代人类在寻找新药的漫长历史中,在亲身"尝试"中不断积累各种药物知识,即传说中神农尝百草的方法。在天然药物的研究过程中,尤其特别要注重经典文献的调研。据统计,我国现在临床常用药物中,大约20%是过去几千年人类靠经验积累下来的药物。

案例 16-1

20 世纪 70 年代初,"523"科研人员从古代医书关于青蒿治疗疟疾的记载(如东晋葛洪《肘后备急方·治寒热诸疟方》就有"青蒿一握,以水二升渍,绞取汁,尽服之"这样描述)中受到启发,提炼出具有全新化学结构和显著抗疟功效的新药——青蒿素。这是人类利用青蒿素抗疟迈出的第一步。

案例分析:

文献是前人积累的宝贵经验,通过查阅文献了解前人成功的经验和方法,这样,我们可以最大限度的借鉴和利用前人的经验开展新的研究,少走弯路,节省人力、物力和时间。

问题:

"青蒿一握,以水二升渍,绞取汁,尽服之"和中药常用的煎熬法有何不同?

2. 偶然发现   科学史上的许多科学发现似乎带有偶然性,偶然发现在新药研究中也是较常见的,最典型的例子是青霉素的发现。

案例 16-2

1928 年 9 月的一天,弗莱明在一间简陋的实验室里研究一种病菌——葡萄球菌。由于培养皿的盖子没有盖好,从窗口飘落进来一颗青霉孢子落到了培养细菌用的琼脂上。弗莱明惊讶地发现,青霉孢子周围的葡萄球菌消失了。他断定青霉会产生某种对葡萄球菌有害的物质,因此发明了神奇的抗菌药物青霉素。由于青霉素的问世,标志着抗生素时代的开始,意味着微生物感染疾病成为第一死因的局面将快结束。

案例分析:

通过偶然的机会发现新药,虽然成功的例子很多,但其过程一般是不可控的,因此不可能成为人们主动寻找药物的途径。

问题:

查阅有关文献,偶然发现新药的例子还有哪些?

3. 药物普筛   由于偶然发现药物的过程是不可控的,因而要发现新药必须依赖于主动寻找的过程,或称为药物普筛过程。

20 世纪初,特别是 30 年代以来,世界各国开展了在特定药理模型的基础上筛选药物的工作,对天然药物的筛选,导致了许多新药的发现。如在 1957 年至 1981 年期间,美国国家癌症研究所(NCI)从来自亚洲和拉丁美洲 12 000 种植物的 35 000 多个提取物中,系统筛选了它们的细胞毒性,其中紫杉醇和喜树碱便是那次大规模筛选的成果。

4. 代谢研究   新药评价工作中需要做药物代谢研究,药物的代谢研究结果又往往给新药研究提供信息。由于药物的体内过程不同,有些药物转化后,活性更高,有些转化后则活性降低甚至失活,从而可以帮助我们提供新药设计的重要信息。

5. 天然药物的化学修饰或结构改造   以天然药物为原料提取分离生物活性成分,无疑是开发新药的重要途径之一。不少天然活性化合物因为存在某些缺陷而难以直接开发利用:比如

①药效不理想;②存在一定的毒副作用;③含量太低,难以从天然原料中提取;④或因结构过于复杂,合成也十分困难;⑤水溶性差、生物利用度低等等。因此,我们只能以它们为先导化合物,在经过一系列的化学修饰或结构改造后,对得到的衍生物进行定量构-效关系的比较研究,才有可能发现比较理想的活性化合物,并开发成新药。如青蒿琥酯是为克服青蒿素治疗剂量大、复发率高、水油中溶解度小等缺点,对青蒿素进行结构改造后的水溶性青蒿素类抗疟药。

6. 其他领域的研究 在新药的研究中,还有①深入开展药物作用机制的研究,也能为新药的发现提供重要的线索;②利用药物的毒副作用发现新药;③海洋天然药物的开发受到越来越多的关注等等。

四、天然药物研究开发与药物经济学

1. 药物经济学定义 药物经济学是应用经济学等相关学科的知识,研究医药领域有关药物资源利用的经济问题和经济规律,研究如何提高药物资源的配置利用效率,以有限的药物资源实现健康状况的最大程度改善的科学。

药物经济学研究的假设前提是一定时期内,药物资源是有限的、稀缺的。药物经济学研究的主要目的不是片面地追求药物资源的最大节约,而是确保药物资源能够得到充分的利用,以实现健康状况的最大程度的改善。

2. 天然药物一类新药研发的经济学特点

(1)高成本:需要较高的人力、物力、资金及时间上的投入。

(2)高风险:通常,研究中的单体化合物(提取或半合成)能够进入市场的成功率非常低,平均需要筛选5000~10 000个化合物,最终才能有一个新化学实体获得批准上市。另外上市推广存在风险,因为新药获准上市后,研究开发过程并没有结束,还要进行Ⅳ期临床试验,评价新药在更广泛的使用条件下的风险和利益。

(3)高收益:新药研究开发成功就意味着垄断市场的形成,当一种新药被批准上市以后,由于专利法等知识产权法规的规定使生产企业垄断了该药品的销售,使得该药品获得高额利润,一旦专利期一过药品市场将从垄断变为竞争,这时高额利润将不复存在。

3. 国际制药企业在药物研发中应用药物经济学的现状 国际范围内控制成本的压力迫使药品研发人员向购买者证明其产品的价值,而且药品是否能获得报销往往依赖于药物的成本-效益。面对这些挑战,如美国制药公司对许多新药都进行了药物经济学分析。研究表明美国制药企业的药物经济学分析近年来在快速地增长,而且越来越多的研究在临床试验的早期就开始进行。在美国,新药研发阶段进行药物经济学研究主要有以下理由:①决定是否开发某种新药,药物经济学研究将引导被选化合物的最初的开发选择。②决定是否让内部开发的药物进入临床试验。③决定是否让已经进行临床试验的药物继续进行临床试验。④选择临床试验参数设计、样本含量、试验场所以及试验针对的适应证等。⑤为申请进入报销目录做好准备。⑥制定合理的上市价格或者报销价格。⑦更加理性的分配稀缺的研发资源。

目前,一方面从事药物经济学研究的专职人员正在迅速增加,1995年平均每个企业仅为5人,2001年达到26人。一些成立药物经济学部门较晚的企业具有一定的后发优势,他们的药物经济学研究人员可能增长的更快。据估计,小型企业的药物经济学人员增长率是中型企业的2倍,是大型企业的4倍。同时药物经济学分析在临床的应用越来越多,如美国有41%的化合物经过了经济学评价。另一方面企业进行药物经济学分析的必要性在将来还会进一步增加,管理保健提供者、医疗保险管理者、国外定价和保险机构必定越来越多的要求可靠的药物经济学信息。

4. 天然药物开发环节研究药物经济学的重要性和意义

(1)可以增加新药研发的成功率,节约资金和时间。制药企业面临的最大危机在于实验室内疲软的新药研发效率。如果在药物研究开发的早期阶段就开始对药物进行经济性研究,并在开发全过程中的每个阶段都进行药物经济性评价,则可以在考虑药物安全性、有效性的同时根据药物经济学研究与评价的结论做出是否继续下一个阶段研究的选择,从而避免不必要的追加投入,把新药研发失败的损失减至最小。

（2）有助于制定合理的上市价格。对于想要获得报销的药品来说,其报销资格的申请以及报销价格的确定都必须有充分的证据,对于制药企业来说价格当然越高越好,但是国家对报销药品价格的管制非常严厉,不允许随意定价,这时药物经济学便起到科学的标准的作用,为科学、合理地制定药品价格及其相关政策提供依据。

（3）为药物研究开发工作指明方向。药物经济学评价的引入赋予了药品研究开发新的涵义,扩大了药品开发的范围,使药品的研究开发不仅指研制具有新的治疗作用或更好的治疗效果或较低不良反应的新药,还可以从挖掘现有药物资源的利用率、降低治疗成本及提高治疗的成本-效果比值等方面寻找药物开发方向。

总之,在药物研究开发阶段引入药物经济学研究与评价的作用是多方面的。随着药物经济学研究与评价在药物研究开发领域应用的不断深入,其重要性与意义将随之越来越多的被人们发现和认识。

5. 天然药物开发中研究药物经济学的必要性和可行性　在经济全球化日益加剧的今天,药品的国际间流通很普遍,要想进行国际间流通必须保证我国的评价指标和国际标准保持一致。要想获得符合国际标准的药品,必须在研究阶段就严格控制药品的经济性,就像控制安全性和有效性一样。因此,当前我国在天然药物开发中研究药物经济性是非常必要的。与此同时借鉴一些国外的经济模型及各种药物经济学方法的成功应用例子,利用网络信息、强大的数据库和广泛的共享资源使我国能随时掌握药物经济学研究的前沿,不断关注国外的新进展,也为我国进行药物经济学研究提供了帮助。所有这些充分说明我国在天然药物开发中研究药物经济性也是可行性的。

第2节　天然药物研究开发程序

一、天然药物研究开发的一般程序

从天然药物或中药中寻找天然活性成分并开发成新药的途径虽然多种多样,但对具体情况要具体分析,不能拘泥于一种模式,应根据研究的具体特点而采用不同途径。无论采取何种途径和方法研究开发新药,大体都要经过以下几个阶段:①立题;②初筛活性;③临床前研究;④申请临床;⑤临床研究;⑥试生产。图16-2是国际上天然药物(一类新药)研究开发的一般程序。

案例16-3　　　治疗乳腺癌和卵巢癌的天然药物紫杉醇的研究开发历程

　　1856年:有人从欧洲红豆杉叶片中提取到粉末状碱性物质,即紫杉碱。

　　1963年:美国化学家Wall等首次从太平洋杉的树皮中分离到了紫杉醇的粗提取物。

　　1971年:紫杉醇提取分离,结构确定,活性确认。

　　1975～1976年:在多种瘤株上实验有效。

　　1977年:临床前研究。

　　1979年:作用机制探讨。

　　1982年:Ⅰ期临床实验。

　　1985～1986年:Ⅱ期临床实验(卵巢癌)。

　　1986年:紫杉醇侧链的全合成。

　　1988年:紫杉醇半合成。

　　1989年:美国农业部Christon等首次报道了细胞培养法生产紫杉醇。

　　1990～1993年:侧链合成方法的改进。

1992 年：美国 FDA 批准，将专利转让给施贵宝，紫杉醇面世。

1994 年：首次全合成。

案例分析：

由上可知，紫杉醇的发现与应用经历了一个漫长的过程。从目前来看构效关系研究还未达到大大简化紫杉醇结构的水平，绝大多数用于构效关系研究的化合物均是在紫杉醇结构上的某一部位进行改造，还需进一步综合数种最佳变化，并结合一些重要的新药信息，以合成出具有独立知识产权的新一代紫杉醇衍生物。

问题：

查阅有关文献，了解目前紫杉醇构效关系及其类似物的研究开发进展如何？

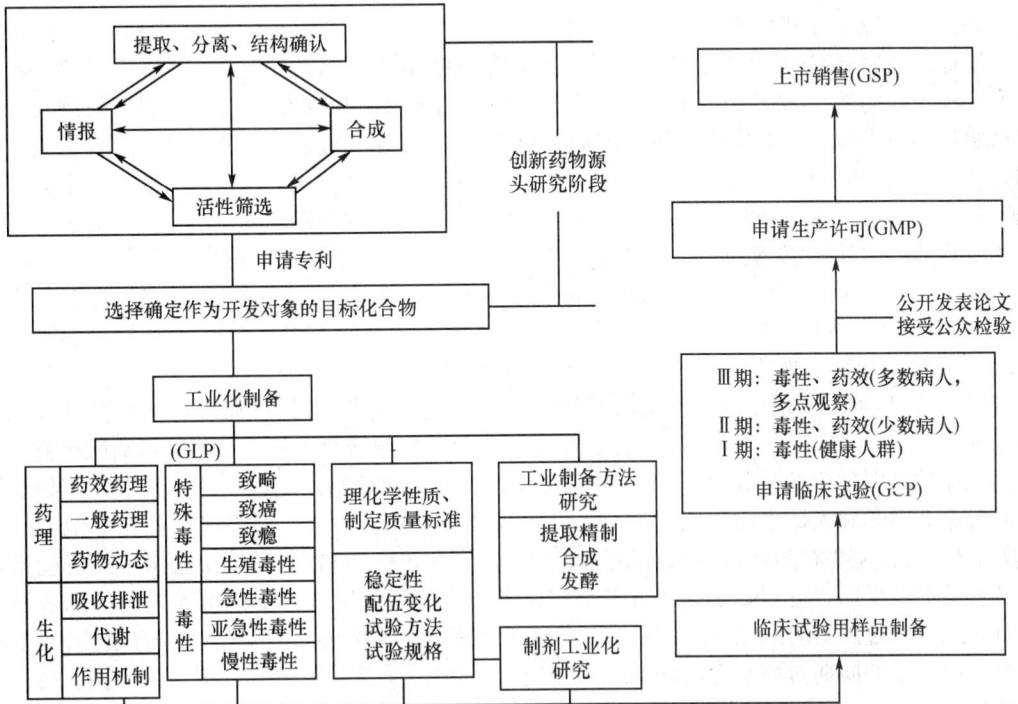

图 16-2　天然药物（一类新药）研究开发的一般程序

二、传统天然药物开发模式与化学合成药物开发模式异同

传统天然药物与化学药品开发模式的主要区别是二者研究的顺序正好相反，如图 16-3 所示。

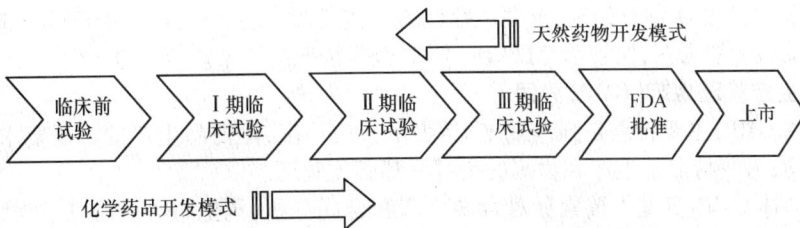

图 16-3　传统天然药物开发模式与化学合成药物开发模式比较

由于很多天然药物临床应用时间久,安全性高,可以直接进入Ⅱ期临床试验或Ⅲ期临床试验,然后,再研究其生理和药理效应、生物活性、作用机制和副作用。而化学合成药物开发一般先是由定向筛选或比较筛选或随机筛选或计算机模拟筛选或高通量筛选设计出一个目标化合物,然后进行化学合成,辅以活性试验以发现先导化合物,在此基础上合成一系列衍生物。通过研究它们的构-效关系,优化先导化合物,筛选出候选药物进行临床前研究。

三、我国与美、欧、日等国家在天然药物方面开发上的异同点

美国药品均按化学合成药新药标准审批,欧共体各国有使用草药的历史,但作为新药也要求按化学合成药新药申报。

1. 非临床安全性试验规范(GLP)异同　根据美国《联邦法典》GLP有关规定,只有具备GLP研究条件的单位才可进行动物实验,结果才被认为有效。欧共体GLP除人、畜用药品外,还包括化学工业品、农用化学品和杀虫剂、食品和食品添加剂,以及药品与安全性有关的毒理研究及药物依赖性试验均需在GLP条件下进行。我国只规定用于诊断和防治人体疾病的药品;欧共体规定试验机构须当地政府卫生管理部门认证批准,我国尚无明确规定;标准操作规程,对实验动物都有严格规定,必须遵守"动物保护法令";欧共体GLP对实验有一个原则性要求,中国GLP强调实验方案的重要性、强调专题负责人负责;监督检查,中国除专题负责人外,还有质量保证部门和主管部门;我国对实验动物未作限定;中国GLP规定"不符合GLP的安全性研究机构不得从事药品的非临床安全性工作;已从事的其实验结果不予承认;对违反GLP规定的有关工作人员,由其所在单位视情节轻重给予行政处分"。日本对GLP也都有具体的规定,以保证实施。

2. 临床试验管理规范(GCP)异同

(1)美国GCP:要用于临床试验的新药,均需向FDA提出申请(称研究中的新药investigational new drug,IND)。申请后30天,将通知主办者IND生效或要求补充资料推迟临床研究。药品的人体试验即临床试验分为4期:第一期主要进行人体对药物耐受程度的考察以及药物在体内的代谢动力学和人体生物利用度研究。一般为20~100人。第二期临床试验在小范围的患病人群中进行,主要初步评价药品对治疗相关疾病的有效性,同时也观察在短期用药可能带给受试者的不良反应或危害。受试者可多至数百人。第三期临床试验是在更大范围的患者身上进行研究。通过随机对照双盲法试验和长期治疗,进一步评价药品的安全性和有效性,并要求进行不同剂量的同期对照研究,以确定治疗的最佳剂量。受试例数由数百例至数千例。第四期临床试验是药品经FDA批准上市后,对药品的安全性的大人群社会考察,重点放在不良反应事件,尤其是严重的不良反应事件。有时候二期临床试验结果表明新药具有很强的有效性和安全性,可以免去三期临床试验。临床研究中常用的对照方法有:安慰剂同期对照;剂量比照同期对照;无治疗同期对照;有效治疗同期对照(阳性对照);历史对照。

(2)欧共体GCP:临床技术要求大致与美国相同,只是临床研究要经过学术委员会同意,但不需要政府批准。一般医疗机构是由主办者自由选择。监督员是主办者与研究者之间的连接,以对研究者所在医疗机构进行监督。

(3)日本GCP:由4部分组成:有关治疗试验实施所缔结的契约;设置治疗试验审查委员会;确实保护被试验者的人权;保管治疗试验时GCP遵守情况的记录。

3. 药品生产管理规范(GMP)异同

(1)美国GMP:主要特点是强调规定,是表示目前情况,是药品生产的最低要求,是动态的和不断改进的;另一特点是生产和物流的全过程都必须验证。

(2)欧共体GMP:其基本要素针对合同生产和合同分析,规定每方的责任。对植物药品生产企业的储存区、生产区、文件、加工指令、取样、质量控制都有相当具体的要求。

(3)日本GMP:从1986年正式实施以来,已修改几次,近几年主要围绕GMP,规定标准化已

成为其中的重要课题。针对药品的生产和检查,设计生产设备、方法、条件,以确保达到预期目标。

英文小结 Summary

Natural medicine is a major part of drug. It is very important in new drug research and development of our country. Meanwhile, research and development of natural medicine is a high risk, complicated system engineering. The developing process of natural medicine involves a number of different phases, including the defining subject, preliminary screening activity, preclinical study, clinical application, clinical research and trial production.

参 考 文 献

郭涛,程卯生,陈兴华等. 2007. 药物研究开发. 北京:人民卫生出版社
孔凡真. 2005. 欧美日天然植物药产品管理政策逐渐开口. 食品与药品,7(3):73~74
于德泉. 2005. 天然产物与创新药物研究开发. 中国天然药物,3(6):321
摘编. 1999. 我国与欧美日在中药、天然药物研究评价方面的异同. 世界科学技术-中药现代化,1(1):39~41

进一步阅读文献书籍

1. 邓世明,林强. 2008. 新药研究思路与方法. 北京:人民卫生出版社
2. 张淑秀,华玉琴. 2010. 中药、天然药物研究注册工作手册. 北京:中国医药科技出版社
3. David J N, Gordon M C, David G I K. 2008. Natural products as pharmaceuticals and sources for lead structures. The Practice of Medicinal Chemistry (Third Edition),159~186
4. Harvey A L. 2008. Natural products in drug discovery. Drug Discov. Today,13(19~20):894~901
5. Koneni V. Sashidhara,Kimberly N. et al. 2009. A selective account of effective paradigms and significant outcomes in the discovery of inspirational marine natural products. J. Nat. Prod. 72(3):588~603
6. Lam K S. 2007. New aspects of natural products in drug discovery. Trends Microbiol.,15(6):279~289

思 考 题

1. 天然药物新药发现的主要途径有哪些?
2. 试比较天然药物开发模式与化学药品开发模式异同点。
3. 天然药物、中药新药分为哪几类?
4. 简述天然药物新药研究开发的大致过程。
5. 假设中医古籍记载有一种治疗某种疾病非常有效的中药,欲将其研制开发成新药,应如何进行?
6. 现已上市的穿心莲内酯口服片剂,水溶性差,口服后药物崩解缓慢且溶出不好,不能完全发挥药物效用。将其研制成分散片后,其崩解和药物溶出迅速、生物利用度提高。如果要将穿心莲内酯分散片申报注册成新药,请根据《药品注册管理办法》(局令第28号),分析应将其注册为几类新药?

第 17 章　天然药物研究开发的策略

📖 学习目标

1. 了解天然药物研究开发的策略
2. 认识天然药物研究开发的策略在新药发现与开发领域中的重要性

第1节　概　　述

案例 17-1　　　　　　　　　　　**新药研究与开发——钓鱼**

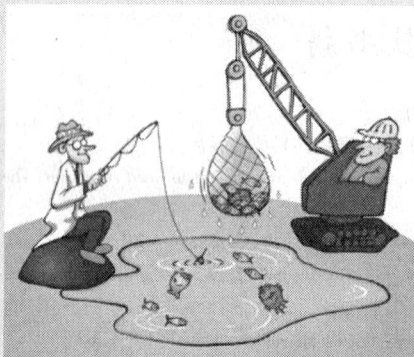

上海中药创新研究中心原主任惠永正曾经绘声绘色形象地把"新药研究与开发"比喻是一个"钓鱼"过程。

问题：

1. "鱼"在哪儿？
2. 为什么说天然药物/中药是一个最好的鱼塘？

案例分析：

过去只注意钓鱼工具，而不太注意鱼在哪里？目前，现代科学技术已经将"鱼钩"发展得很完善，但钓鱼要有所收获，关键还是要寻找到一个好鱼塘，天然药物/中药就是一个最好的鱼塘。如果将以前那种对上万个化合物进行随机高通量筛选比做是在太平洋钓鱼的话；那么如今，在核心、活性化合物数据库基础上有的放矢，就如同在优质鱼塘里捕捞。

从前一章可知，新药研发是一门新型的多学科交叉的边缘性学科，涉及化学、药理、毒理、制剂、临床医学等多个学科领域。一般创新药物的研究可分为发现和开发两个阶段，其中发现阶段的研究核心就是要发现先导化合物的分子结构并加以优化。根据经验，大约平均筛选 1 万个化合物才可能有希望研制成功一个一类新药上市，故成功率极低。周期至少 10～15 年，平均投资约为 10 亿美元。然而，天然药物/中药因有千百年临床实践经验积累，从中开发一类新药，成功率较高，可能会缩短一些过程。但其工作量、投资、风险性之大依然存在。针对这一情况，我们在天然药物新药研究开发上就应当采取一些新的策略，一方面新药研究机构应积极与药品生产企业相结合，企业或药厂应增加对新药研究的投入，研究机构的研究方向应与市场相适应；另一方面在创新药物研究选题上应与时俱进，在财力和人力允许的条件下多运用一些新思路、新技术和新方法（包括基于细胞、靶酶水平、亲和色谱技术、分子印记技术、生物芯片技术等新技术的高通量筛选；多维液相色谱-高通量筛选-LC-MS/NMR 联用技术；LC-MS-DS/HPLC/HTS 联合技术等）。一旦从天然药物/中药中筛选、分离得到新结构、新活性的化合物，并判断其可能有开发、应用前景时，首先申请专利，求得知识产权保护，然后才能做大量、长期、全面的战略投入，以求更快、更好地完成新药开发这一艰巨的任务。了解这些天然药物研究开发的策略，对于提高新药研究效率、降低风险大有裨益,同时也是涉入新药发现开发领域必不可少的基础知识。下面将分别介绍一些主要的天然药物研究开发的策略。

第 2 节　天然药物研究开发策略

一、重视天然药物微量活性成分研究

天然药物活性成分(active constituents)是指药材中代表其功效的化学成分,其特点是含量低,难于富集;另外体系复杂,大分子和小分子、生命和非生命物质共存,尤其是存在结构相近的异构体,分离纯化难度大。传统的提取分离方法,如溶剂粗提、大孔吸附树脂吸附和硅胶柱色谱等,都不具备分子结构的选择性,往往在分离过程中会造成一些活性成分的丢失,特别是高活性微量成分的丢失而被漏筛,这样就有可能错过发现新药的机会。因此,发展针对天然活性成分的高选择性和高亲和力的分离纯化技术,在天然药物研究与开发等方面具有紧迫的需求。

(一) 分子印迹技术为天然药物微量活性成分高选择性分离提供了可能

视窗:分子印迹技术起源与进展

分子印迹的概念是 1940 年诺贝尔奖获得者 Pauling L. 首次提出的。1949 年 Dickey F. H. 首次获得了初步研究成果。1972 年 Wulff G. 在高分子聚合物上成功地实现了印迹。20 世纪 90 年代初,Mosbach K. 首次提出表面分子印迹。2001 年徐筱杰在国内率先将分子印迹技术应用于天然药物活性成分分离的研究,加快了国内分子印迹技术在天然药物领域中应用的研究进程。

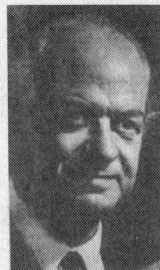

Pauling L

1. 分子印迹技术的原理　分子印迹技术(molecular imprinting technology, MIT)是模仿天然抗原-抗体反应原理,制备对模板分子(templates)具有预定选择性的分子印迹聚合物(molecularly imprinted polymer, MIP)的技术。其基本过程包括:①模板分子引导下的功能聚合单体的预组装,这种组装来自于模板分子与聚合单体的功能基团的共价、非共价键和配位键相互作用;②使用交联聚合反应将模板分子周围的预组装结合基团固定;③除去模板分子,留下与模板分子形状相匹配的空洞和相互作用的功能基团,从而保留了对原始模板分子的记忆,即提供了对模板分子的特定结合位点、结合匹配空间和选择性的摄取能力,如图 17-1 所示。当使用这种功能材料作为天然药物有效成分分离与纯化载体时,即可以对印迹的模板分子提供高度亲和力和高选择性的分离。因此,MIT 在新药研究开发中具有极为重要的应用价值。

2. 分子印迹技术在微量活性成分分离中的应用　以骆驼蓬种子中抗肿瘤活性化合物哈尔明及哈马灵的结构类似物哈尔满作为模板,用非共价键法制备了对哈尔明及哈马灵具有强亲和性的 MIP,此 MIP 作为液相色谱固定相与大气压电离飞行时间质谱联用,直接分离鉴定了草药骆驼蓬种子甲醇粗提物中所含的哈尔明及哈马灵两种微量抗肿瘤活性成分。以尼古丁为模板分子制备了 MIP 作固定相萃取材料,对尼古丁及其氧化产物进行了纯化,再用离线 HPLC 测定,对于检测的 3 种化合物:尼古丁、可替宁、β-烟碱烯,当用 MIP 除去干扰物后,三种检测物显示了高回收率;当用 C18 柱进行纯化时,仅检出了尼古丁;无纯化步骤时,一种化合物也检测不到。以中药活性成分为模板制备 MIP,并以此作为固相萃取填料,用于中草药以及大鼠血浆中目标化合物的分离提取。通过种子诱导、溶胶-凝胶和热裂解等方法,合成对薯蓣皂苷元分子具有高选择性、高分离能力的分子印迹纳米硅胶,填充到固相萃取柱中,从薯蓣总皂苷水解液中分离得到

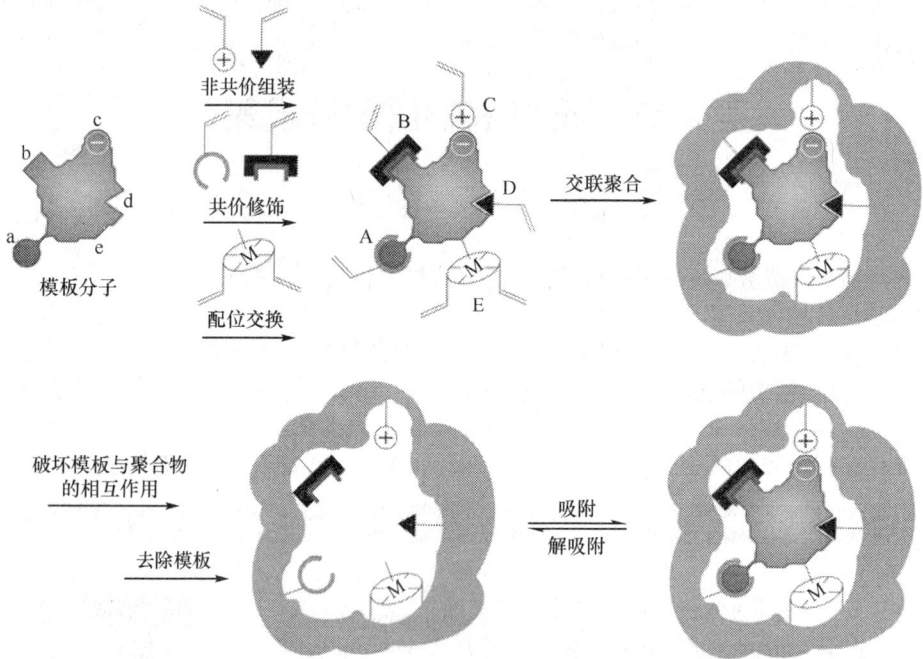

图 17-1　对目标分子具有高特异性识别的分子印迹聚合物合成原理示意图

高纯度薯蓣皂苷元等。

总之,MIP 具有高选择性、高分离效率,独特的化学、物理稳定性,制备简单,可重复使用等特点,因此,受到了众多研究人员的重视,相信 MIT 在天然药物微量活性成分分离等方面将发挥越来越重要的作用。

(二) 生物技术为天然药物微量活性成分的研究提供了新的技术平台

天然药物中微量高活性成分的研究开发一直是困扰医药产业界的核心问题。目前,随着生物学、生物化学和生物工程学的发展,利用现代生物技术促使天然药物中高含量成分转化成微量高活性成分的例子越来越多。

1. 微生物定向转化　喜树果中含有喜树碱等多种结构类似的生物碱,喜树碱和羟喜树碱为抗癌药物,其中以 10-羟喜树碱疗效好、毒性低较为常用,但在该植物中 10-羟喜树碱含量约为十万分之二,近期发现多种微生物能定向地将含量较高的喜树碱转化成 10-羟喜树碱。

2. 植物细胞组织培养　植物细胞组织培养是指从植物体上取下部分的组织或细胞,于无菌条件下利用人工培养基维持其生长,可以大量繁殖或生产某些天然药物活性成分。世界各国对此研究一直非常活跃,1991 年美国科研人员通过液体悬浮培养生产紫杉醇获得成功;日本海洋生物研究公司以单细胞杜氏盐生藻 *Dunaliella salina* 生产 β-胡萝卜素;日本三井石化公司利用紫草细胞生产红色萘醌类的染料紫草素(shikonin),可用作口红原料和治疗痔疮;1964 年上海植物生理研究所首先成功地进行了人参的组织培养,随后我国和其他国家的科研人员又将人参的组织培养过渡到工业化生产。目前,人参的 10 升体积的大规模培养在我国已实现,对其培养细胞进行化学成分和药理活性比较分析,表明与种植人参无明显差异;此外还有研究人员采用植物细胞组织培养生产出天麻素、小檗碱、红景天苷、穿心莲内酯、黄酮类和醌类等化合物。故通过植物细胞组织培养方式来大量生产天然药物活性成分,是一种可靠、有效的方法。

3. 生物合成　熊果苷是目前高档化妆品中常用的美白成分,其天然产品与人工合成品市场价值及人们信用度均有较大差异。目前利用人参毛状根已成功地实现了对羟基苯醌生物合成天然熊果苷。生物合成的最大优势是可以克服一些困难的合成步骤,像抗癌药物紫杉醇和喜树碱都可以用此法合成出来。此法不仅可行,而且作为一个新的方法可弥补现行有机合成的不足。

4. 微生物发酵和酶法　微生物及酶作为生物催化剂,具有很高的催化功能、底物特异性和反应特异性。近年来,微生物及酶催化反应越来越多地被有机化学家作为一种手段用于天然药物有效成分合成。如从葡萄糖经酵母发酵到化学转化制备 D(－)麻黄碱是酶法与化学法结合的第一个成功例子;另外人参中的主要皂苷成分可以利用酶转化成含量只有十万分之几的人参皂苷 Rh_2,并达到了月产 30kg 的生产规模。

5. 从细菌天然产物中发现新抗生素　大量的抗生素是从细菌中得到的。首先,新的靶标可被用于新型抗生素的筛选。过去的策略是阻断叶酸途径下游的蝶酸合成酶和二氢叶酸还原酶。最新的研究表明,此通路上游的催化脂肪酸合成的关键酶同样是很有效的靶标。新发现阻断脂肪酸合成的抗生素有平板霉素和 andrimid。其次,小分子与靶标相互作用的结构研究也能促进开发新型的高效抗生素,如天然产物黄色霉素和 enacyloxin Ⅱa 都能通过抑制延长因子 EF-Tu 的释放而阻断细菌的核糖体上蛋白质的翻译,通过 X 射线对 enacyloxin Ⅱa 与 EF-Tu-GDP 结合的结构研究表明,将黄色霉素和 enacyloxin 的特性杂交有可能得到抗菌效能更高的抗生素。

因此,正确利用现代生物技术不仅可以解决天然药物研究和产业开发中的重要难题,而且更重要的是可以降低成本,减少对自然资源和生态环境的破坏。

二、加强天然活性化合物及其类似物的有机合成新技术研究

显然,用传统的方法,单从自然界获取纯化的天然产物已远远不能满足今天人类医药产业对天然药物的需求。必须开发新的工业规模的有机合成技术,如基于组合化学的方法、多样性导向合成方法等。这些方法实际上是结合了天然生产和有机合成来获取新的化合物,它们都以天然产物为基础来得到新的高活性化合物。

1. 基于组合化学的方法　组合化学(combinatorial chemistry)是一种快速合成大量结构各异化合物的技术,它可将天然产物核心结构(已知具有生物活性)作为支架来合成新的化合物库(这些化合物比完全合成更有可能具有生物活性)。例如从万古霉素双体出发的组合化学库是筛选新一代对付万古霉素抗药性细菌株的新方法。

2. 多样性导向合成方法　获得天然产物类似物的另一方法是通过多样性导向(diversity-oriented)合成路线合成的化合物来拼接成天然药物类似物。紫杉醇和紫杉特尔化学半合成就是其中一个典型的例子。以提取的巴卡丁Ⅲ和10-去乙酰基巴卡丁Ⅲ分别作为二萜的骨架原料,选择性保护其中的部分羟基,与化学合成的侧链连接,然后水解掉保护基后进一步得到紫杉醇和紫杉特尔(图 17-2 和图 17-3)。

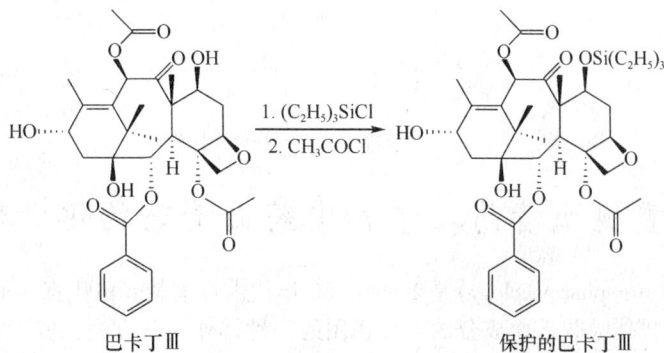

图 17-2　紫杉醇化学半合成路线

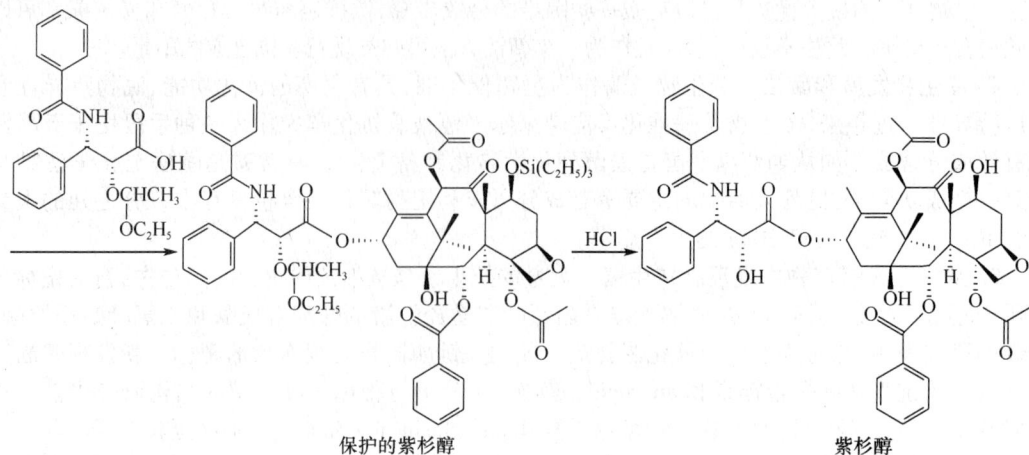

图 17-2 紫杉醇化学半合成路线

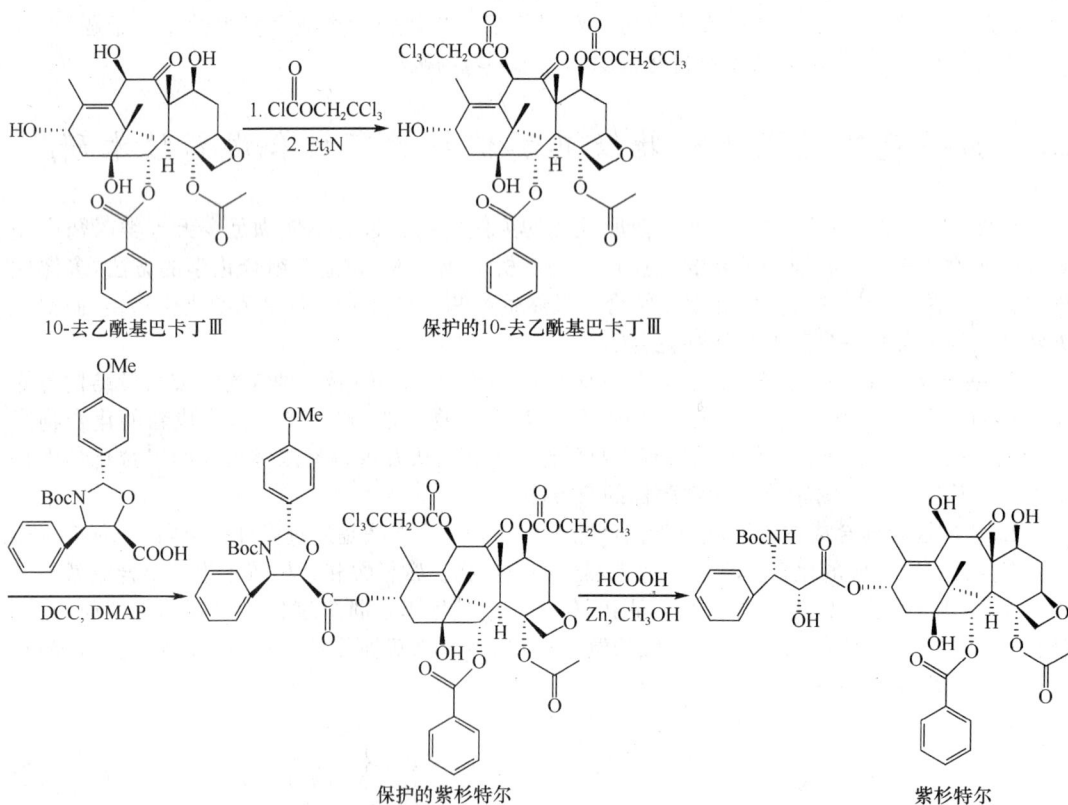

图 17-3 紫杉特尔化学半合成路线

三、重视血清药理学和中药血清药物化学研究

血清药理学(serum pharmacology)是 20 世纪 80 年代由日本学者田代真一提出的新概念。它是研究口服中药被机体吸收入血成分的药理作用的一种体外实验方法,是将受试中药经口给予实验动物,然后采集血液,分离含药血清并将其作为药源再加入离体反应系统中,研究其药理作用。在此基础上,王喜军等人在中药领域展开了深入研究,创立了中药血清药物化学。

中药血清药物化学(serum pharmacochemistry of TCM)是以中药口服给药后血清为样品,按传统药物化学相同的研究方法,综合应用多种现代技术,从血清中分离、鉴定移行成分,研究血清中移行成分与传统疗效的相关性,阐明体内直接作用物质代谢及体内动态的一门科学。

目前,中药及复方研究的困难在于药效物质基础不明,因此对于其作用机制、生物转化和代谢过程等研究也就成了无的放矢。那么如何确定中药及复方的体内直接作用物质,中药血清药物化学和血清药理学研究将成为快速、准确的研究确定中药药效物质基础的有效途径。

中药中虽含有很多成分,但只有被吸收入血的成分才能产生作用,否则就没有成为有效成分的可能。传统中药多为口服给药,口服给药后药物成分经过消化道直接吸收入血;或经消化液、消化酶及肠内菌群的作用分解成次生代谢产物被吸收入血;或经肝微粒体酶代谢成有活性的代谢产物。无论经过上述何种途径,其有效物质必须以血液为介质输送到靶点,从而产生作用。因而给药后的血清才是真正起作用的"制剂",血清中含有的成分才是中药的体内直接作用物质。

> **案例 17-2**
>
> 生姜所含的6-姜辣醇(6-gingerol,6-G)过去一直被认为是其主要有效成分,亦能被吸收入血。然而当血液中6-G已被完全清除时,生姜的药效尤在,说明生姜在体内有除6-G以外的活性物质存在。
>
> **问题:**
>
> 生姜的药效物质会不会是6-G的代谢产物?
>
> **案例分析:**
>
> 目前,中药药效物质基础研究仍然停留在分步提取、药效追踪的体外水平,所确定的成分是否就是药效的代表性成分有待商榷。多数中药现行质量标准中所测定的所谓"有效成分"多为主要成分或称其为指标成分,并无充分依据证明其为有效成分。很多成分即使体外有活性,体内却无明显的作用,或不能被吸收,或经代谢后才能产生活性物质。

中药血清药物化学主要是发现并观测血清中外源性生物活性物质以及这些物质的作用和代谢规律。它的主要研究手段就是药代动力学中对血清处理分析的方法,它的对象主要是生物体内外源性小分子物质和次生代谢产物。作为一门新兴学科,近年来,中药血清药物化学研究方兴未艾。最近又有人提出血清药物化学的色谱指纹图谱鉴定方法的设想,主要根据血清药物化学的方法分析血清中外源性小分子物质,同样是指导新药开发的一种思路。如果能够发现某种中药中并不存在的化学小分子物质在给药后出现在血清当中,鉴定出的这种小分子物质的结构就有望成为未来先导化合物的雏形;如果能够进一步阐明这种小分子的产生过程和机制,那么就有可能通过研究类似的转化过程而设计该类药物的生物合成路线。

四、瞄准国际临床重大疾病攻关

现代医学已发现世界上许多种疾病,在诊断和治疗上也已取得显著的成绩,但到目前为止仍有2/3的疾病缺乏有效的治疗手段。因此,天然药物研究应该充分发挥自身的特色和优势,瞄准世界医学的难点选题攻关,加强对治疗病毒性疾病如非典型肺炎(severe acute respiratory syndrome,SARS)、自身免疫性疾病、肿瘤、痴呆、糖尿病、抑郁症等中药的研究。

1. 从天然药物/中药中寻找 SARS 防治药物 中药疗法是中华民族防病治病的重要手段,以往研究证明约有250种中药具有抗病毒活性,其中许多对冠状病毒等有膜类病毒有效。中药具有抗病毒、抑制病毒复制、解热镇痛、免疫调节等功效,可在 SARS 的不同病理环节发挥作用。在过去 SARS 的临床治疗当中,中药已显示出良好的疗效,表明中药治疗 SARS 具有巨大的潜力。如德国科学家发现甘草甜素抗 SARS 病毒的作用也说明了这一点。此外,我国已有许多科研单位从中药中分离获得了具有抗 SARS 病毒的活性化合物,目前正在进一步深入研究当中。因此,充分发挥祖国传统医药学的优势,针对 SARS 病毒及 SARS 病毒所引起机体病理过程的不同阶段,研究与开发 SARS 防治药物,前景十分光明。

2. 从天然药物/中药中寻找抗肿瘤药物　大量的研究工作已经证明从天然动、植物药中筛选抗肿瘤药的命中率要比合成药高得多,故从天然动、植物中寻找毒性低、疗效高的抗癌活性成分仍是当今国内外科学工作者研究的热点之一。这种研究最早可以追溯到 20 世纪 50 年代,1958 ~ 1980 年美国国家癌症研究所(NCI)策划并实施了从 35 000 多种植物中筛选安全有效的抗癌新药计划;日本、韩国、德国等也进行了大量的研究,取得了令人鼓舞的成果;我国的中医药经过几千年的医疗实践证实,在世界上逐渐被更多的人们所认识和利用,正在发挥着自己的优势,近几年来,在中药抗癌有效成分及其制剂的研究方面也取得了长足的进步,如对 28 个科属,3000 种以上的中草药进行了抗肿瘤筛选,发现其中有效的在 200 种左右。迄今为止,世界上从高等植物中筛选出的抗癌活性成分已达 6.7 万种,同样,动物、海洋生物中也存在有大量的抗癌活性成分,另外,我国不但有丰富的中药资源,而且有中医理论作指导,因此从天然产物中寻找有效的抗癌新药前景广阔。

3. 从天然药物/中药中寻找抗老年性痴呆药物　随着人口老龄化进程的加快,老年性痴呆症(alzheimer dementia,AD)将成为 21 世纪威胁人类的最严重疾病之一。因此,寻求一种有效的 AD 治疗药物,减轻老年患者痛苦,提高其生活质量,已成为当今医药工作者的一项重任。AD 的形成过程相当复杂,涉及多系统、多靶点的异常。根据 AD 的发病机制,天然药物/中药中,无论是单味药、提取物还是复方,其作用大多为多靶点、多途径和多系统,与单纯的化合物相比天然药物/中药在 AD 的防治方面具有更大的潜力。

近年来,国内外学者在应用天然药物有效成分治疗 AD 方面做了大量的基础研究和应用研究工作,如三七总皂苷、人参皂苷、红景天素、石杉碱甲、金丝桃苷和银杏叶提取物等,有望从中开发出治疗 AD 的新药。

4. 从天然药物/中药中寻找抗抑郁药物　现代病理学研究表明:抑郁症(depression)发病机制甚为复杂,诱发原因较多,针对某单一环节的药物往往难以取得满意疗效。合成抗抑郁药大多存在抗抑郁谱窄、副作用大、药价高和易复发等缺陷。因此,国内外在抗抑郁药的研制与开发方面越来越注重传统药,特别是有两千多年历史的中药。

从现有的研究资料来看,一些脂溶性植物成分如 α-kessyl alcohol、kessanol、cyclokessyl acetate、β-香树醇棕榈酸酯、贯叶金丝桃素以及苄基和双苄基异喹啉等已经显示出很强或较理想的抗抑郁活性;另有一些极性大的成分如金丝桃素、伪金丝桃素、槲皮苷、芒果苷元等和水溶性成分如从巴戟天水溶性部分分得的 4 种低聚糖也能表现出显著的抗抑郁活性。从理论上讲,这些极性大的成分,特别是那些水溶性寡糖一般较难通过血脑屏障而进入神经系统发挥作用。这一现象提示抑郁症治疗应更多地立足于可通过多途径、多靶点、多层次发挥作用的传统药。事实上,就连以研制开发合成药见长的欧美国家也把一些确有疗效的传统药(如:贯叶连翘、卡瓦胡椒等)作为治疗抑郁症和焦虑症的“主力”药物。

由此可见,很有必要深入开展抗抑郁天然药物与复方的物质基础和作用特点方面的研究,有望从中发现新型抗抑郁药物。

5. 从天然药物/中药中寻找抗艾滋病药物　艾滋病(acquired immune deficiency syndrome,AIDS)是一种可怕的、到目前为止没有根本可行的办法来治愈的、具有很强传染性的疾病,由于它在全球范围内广泛传播,对其防治已成为一个国际性的重大课题。由于艾滋病病毒(human immunodeficiency virus,HIV)具有很强的易变性,加上缺乏适当的动物模型及在疫苗研制方面面临很大困难,且现有的抗病毒治疗药物会产生强烈的毒副作用及耐药性,无法治愈该病。天然产物常含有与现有药物迥然不同的结构式,因此,应是今后开发抗艾滋病新药的最佳来源和研发重点。

如国际上一些医学研究机构先后试用了一些我国的传统药物(其中有穿心莲、柴胡、贯叶连翘、人参、丹皮、半夏、桂皮、生姜、黄芩、甘草、姜黄、大枣、灵芝粉、香菇多糖、黄花)以及美洲地产药用植物(美洲黄柏、血根草、接骨木果、猫爪草、松果菊、槲寄生、野茶油、螺旋藻、美洲木蓝、芦荟等),用于治疗 HIV 患者免疫力低下、易感染和反复腹泻等症,其效果远优于化学合成药的拉米夫定或印地那韦。

我国自 1989 年以来对抗艾滋病的中草药进行了大量的研究工作。到目前为止,已从植物、海洋生物、微生物和动物来源的天然药物中发现了一些化合物或提取物,如肝素、多糖、天花粉蛋白、甘草甜素、大豆皂苷、罂粟碱和穿心莲提取物等对抑制 HIV 活性表现出良好的势头。

6. 从天然药物/中药中寻找防治糖尿病药物　近些年来,许多研究者都在寻找治疗糖尿病的有效药物,特别是在天然产物开发方面,研究人员不断从天然资源中寻找具有抗糖尿病及其并发症活性的新结构和新作用机制的天然产物,并且取得了很大的进展。大量研究证明,许多黄酮类化合物在治疗糖尿病及其并发症方面疗效显著,如葛根、淫羊藿、桑叶、芹菜、黄芩、番石榴等植物的黄酮提取物,但部分降血糖的机制还不明确,许多实验只证明其具有降血糖活性,而没有进一步实验分析其降血糖的机制,甚至有些仅仅是推测;另外,许多研究还停留在动物实验阶段,有的仅进行了体外实验,只有少数进行到人体实验,这些工作都亟待进一步深入研究。

五、从临床中药学研究中发现新药

1. 文献考证　据不完全统计,历代中医药书籍约有 2500 卷,早已形成了独特的学术体系,通过对中医药著作的研究,渴望找到更有效的新方新药,如现代人工合成的青蒿素就是通过查阅研究古代医学著作受到启示而提取出的新药。

2. 中医的用药经验和理论　中医药具有完整的理论体系和丰富的临床经验总结,这一理论体系是由各流派的医家共同组成的,如著名的金元四大医家著作代表了四大医学流派,丰富了中医的内容,在用药方面,各家又有不同的用药经验。如现代临床中药学研究癫痫的治疗方法是从不同方面进行探讨:活血化瘀法、涤痰开窍法、调和营卫法、单味及复方中药的研究等。以上几种方法均能得到良好的治疗效果,而在治疗的同时,也就发现了新药。

3. 从民间医药学、单方、验方、秘方中发现新药　中华民族之所以得以繁衍,除了中医药外,还有大量的民族及民间医药同时存在并起着作用,经现代研究,可以发现新药。现在国家已承认的四大民族医药:藏医药、傣医药、维医药和蒙医药,对四大民族医药的研究,是现代临床中药学寻找新药的一个重要方法。

4. 复方中药的研究　研究中药配伍之间的变化及作用,从复方中找到真正有效的药物,如"当归芦荟丸"由 10 多味药组成,传统认为此方具有清热、凉血、解毒作用,后临床用于治疗白血病效果较好,经过研究分析后,发现方中主要有效成分是青黛,青黛经化学提取后提出抗白血病有效成分靛玉红。

5. 取中西医各家之长　临床中药研究以中药理论为基础,同时吸取各家之长,补己之短。许多传统处方在使用中有不足的地方,采取用西药取长补短的方法改进处方,使之成为更有效的处方或新药。如"骨质增生丸"、"补肾宁"、"强力银翘片"等研究开发都是很好的例子。

6. 采用现代医学统计方法,借助计算机的研究　统计学和计算机的运用,给研究现代中药学提供了新的有力工具,统计学将多数人的经验用数学的方法进行处理,用于衡量药物或组方的疗效,它可消除人的主观判断因素,而计算机又为我们创造新药新方提供了最佳条件。

7. 利用现代临床中药学对 21 世纪药物进行研究探讨　21 世纪药物研究的发展趋势是:动物药的研究、治本根治药物的研究、疑难疾病的药物研究,这就给现代临床中药学提出了更新的课题和任务。

(1)开展对动物药的研究:中药是由动物、植物和矿物 3 大类组成,几千年来,中医药的发展从来就没有停止过对动物药的研究,许多科学家认为,动物的成分、构造更接近于人类,所产生的生物活性更强更持久,如激素类,中药也有这方面的药物,如虎鞭、海狗肾等。除现有中药外,全世界动物昆虫有几百万种,这些动物还未经过研究,因此,从海洋动物、昆虫、陆地动物发掘其新用途是我们发现新药的另一个重要途径。

　　(2)开展治本根治药物的研究:西药在治疗急症方面有着重要贡献,但对于治本根治药物则显不足,而中医在治疗慢性病、治本的方面有几千年的研究基础,许多用西药治疗无效的慢性病采用中药治疗取得良好效果。

　　(3)疑难病的药物研究:利用临床中药学对全球几大危害疾病进行研究,其中对冠心病、高血压、癌症的临床药物研究已取得很大进展,如"三七冠心宁"、"复方丹参片"等药物。艾滋病是由于自身免疫力低下造成的,而中药在扶正培本、滋补强壮方面有特殊的地位,日本对小柴胡汤、人参汤治疗艾滋病进行研究,希望能找到治疗艾滋病的新方法。

　　现代临床中药学紧密结合中医临床用药经验,研究中药的治疗作用、毒副作用、体内代谢,对于发现新药、老药新用、新方新药都是一个很好的方法,因此我们要重视现代临床中药学这个新学科的研究和发展,为祖国医药学事业做出贡献。

六、从海洋生物和极地微生物中获得新药

　　1. 从海洋生物中获得新药　当前人类社会正面临着"人口剧增、资源匮乏、环境恶化"三大问题,因此随着陆地资源的日益消耗、减少,开发海洋,向海洋要资源变得日益迫切,开发海洋药物已迫在眉睫。

　　目前,大约6000多种海洋天然产物已被发现,其中不少化学成分结构新颖、复杂,常具有很强的生物活性,例如从草苔虫 *Bugula neritina* 中分离得到的大环内酯苔藓虫素 bryostatin A,具有很强的抗肿瘤活性(对 P388 白血病细胞的 IC_{50} 为 $0.89 \mu g/ml$),现已进入临床研究。由于我国海域辽阔,海洋生物资源丰富,因此开发海洋药物具有广阔的前景。另外,海洋药物的开发研究是一个系统工程,涉及海洋生物学、生态学、化学、药理学、微生物学等领域,因此必须结合现代科学技术方法,综合各个学科的实力,联合各个专业的科学家,各司其职,各负其责,优势互补,积极开展海洋生物天然产物的开发研究,期望寻找并发现高效低毒的具有抗癌、抗艾滋病等活性的新型化合物。

　　2. 从极地微生物中获得新药　南、北两极存在着丰富、多样且绝大部分还是未知的微生物资源。微生物在极地自然生态环境中的物质循环与能量流动、生物地球化学过程中担负着重要作用,同时蕴藏着生命起源、生物进化甚至外太空生命探索等方面的宝贵信息,而且还是生物遗传、物种、生理类群多样性及新药开发的资源宝库。

　　自1929年发现青霉素以来,人们已经从微生物中开发了一百多种临床使用的抗生素、抗癌及抗病毒药物。具有新结构或新作用机制的天然化合物不但是化学合成新药的重要来源,同时也是新药开发的主要内容。天然药物的研究宜兼顾到4个因素:材料的稀有性(或研究相对比较薄弱)、结构的新颖性、功能的独特性以及药源的可供性。极地微生物因其特有的原始性、新颖性及多样性,较好地具备了这些因素,这为新型先导化合物及新药的筛选与研发提供了新的探索思路。

七、选择合理、先进的药理筛选模型从天然药物中发现新药

　　1. 选择合理、先进的药理筛选模型　根据天然药物(包括提取物和单体化合物)的特点,选择合理、先进的药理筛选模型是天然药物新药发现的关键。

　　天然药物与生物体的相互作用具有其特殊性和复杂性,主要有以下作用模式:①单一化合物以原形形式在体内直接作用于特定靶点(适合高通量筛选);②天然药物进入体内后经代谢为

其代谢产物,然后再作用于特定靶点;③不同的天然化合物作用于不同的靶点并发生协同作用,发挥有别于简单相加的生物学作用;④天然药物进入体内后,通过调控内源性物质间接地发挥药理活性。

　　一般化学合成药筛选所采用的体外细胞、分子筛选模型能够检测的仅限于第一种作用模式,若用于评价其他几种复杂模式则会产生信息偏倚,结果可信度较低。而研究天然药物的生物作用模式,可以根据研究对象的不同选用不同层次的模型。总体来说,体外筛选模型的特点是成本低、速度快,适合高通量筛选,可直接得出分子水平的作用靶点及机制,发现构效关系,药物用量少;缺点是缺少药物体内代谢的过程,靶点单一、容易漏筛。体内筛选模型的特点是能够准确反映药物对机体的作用及在体内的代谢过程;缺点是个体差异大、药物用量大、成本高、实验周期长。因此,在研究作用靶点不明确的样品时应尽量选择多个相关模型进行筛选;如果条件允许尽量采用体内和体外筛选模型相结合的方法;对提取物和部位而言,由于其对分子靶点模型干扰较大,应尽量采用整体动物模型或模式生物模型进行活性筛选。

　　2. 建立天然产物库,利用模式生物模型筛选活性先导化合物　我国有着丰富的天然药物资源,在临床应用等许多方面更具有丰富的经验积累,是一个亟待发掘整理提高的巨大宝库。作为天然产物的基础研究,科研人员应自主建立药用植物提取物和天然化合物样品库,同时建立完善的天然产物数据库管理系统,再根据需要按照植物来源、传统功效、临床应用、现代药理、化合物结构等信息快速查找感兴趣的植物和化合物,随时将其从样品库中调出进行深入研究,从而极大提高新药开发的成功率。

八、加强中药有效部位研究

　　有效部位(active extracts)是指从单味中药材或饮片中提取得到的具有生理活性的一类或几类化学成分(一组或几组结构相近的有效成分)的混合物。一般中药的有效部位要求标准是:提取物中某一类有效成分的可控量达 50% 以上(注射剂级别一般要求 80% 以上),其中至少一个有效成分或指标成分需进行含量测定,而且这一个或几个已知化学成分被认为是已知的有效成分。如某中药复方提取物中的黄酮类化学成分含量为总提取物的 56% ,其有效成分芦丁的含量为总提取物的 13% ,则该提取物可被认为是该中药复方的有效部位。

　　中药有效部位新药由于既能体现中药多成分、多靶点、多途径发挥药效的特点,又能使药物有效成分更加富集,药理作用和临床疗效增强,以及利于质量控制水平提高等优势,近年来成为中药、天然药物新药开发的重要方向之一。但从目前中药有效部位新药的申报资料来看,许多在有效部位"有效性"的筛选和确定方面做的工作仍然不足。因此,今后在筛选和确定有效部位方面应注意以下几个方面策略:

　　1. 加强主动探索研究和比较药理学研究的意识　以往很多有效部位新药的立项都是单纯地从植物化学方面方便分离、纯化及容易进行质量控制的角度出发,重视对有效部位的提取、精制和质控,而忽视其有效性和药效作用强弱的确定和判断依据。

> **案例 17-3**
> 　　某研究机构将麻仁中提取的脂肪酸类化合物有效部位开发成通便、降脂作用的新药。从分离角度来看,分离得到脂肪酸类化合物是可行的,但该品种在有效性筛选和确定工作方面做得十分有限,一是没有建立相关的实验模型和药效评价方法对脂肪酸是否就是有效部位进行确定;二是整体药效学试验存在通便作用起效剂量高、通便和降脂作用不确切等问题。
> **问题:**
> 　　查阅有关文献,麻仁中其他化学成分还有哪些?

案例分析：

文献报道脂肪油具有通便作用，不饱和脂肪酸具有降血脂作用，而且麻仁也是临床上常用的润肠通便药，但现在针对的是从麻仁中提取的脂肪酸类化合物，立题之初应该确定为什么麻仁中的其他化学组分就不是有效部位，更应该要确定麻仁中提取的脂肪酸类化合物作用强度是否足以开发成新药？

由上述案例可知，在立题之初就应该重视对药效有无的综合判定以及药效作用强弱的衡量比较。最后才能确定出真正"有效"的"有效部位"。

2. 注意中药有效部位新药安全有效与质量控制的关联性　中药药学质量控制的目的是为了保证其安全性和有效性的稳定，因此其控制的应该是与有效性和安全性密切相关的物质。目前中药有效部位新药已经有条件也有必要在其研发过程中将质控同其有效性和安全性挂钩，这便是中药有效部位新药有效性、安全性和质量可控性的逻辑关联之处。否则，中药有效部位新药的优势就无从体现，在其开发立题和研究思路上亦会有所偏颇，甚至会偏离方向而导致整个项目的失败。

案例 17-4

以椒目油为有效部位研制成平喘药为例。根据文献和某研制者提供的数据，虽说整个提取物有一定的药效，但其控制的部位是其中的不饱和脂肪酸（油酸不得少于15%，亚油酸不得少于20%，α-亚麻酸不得少于25%），没有说明其平喘作用与上述不饱和脂肪酸有较强的相关性，因此，缺乏对有效部位"有效性"的深入筛选和确定。

问题：

椒目油中可能存在不可知的其他强平喘活性的有效成分或有效部位吗？

案例分析：

该品种目前的研究工作并未找到确切起平喘作用的物质，其质量控制则成为游离于药品安全有效性之外的一张"皮"。如果允许其上市，即使每批所含不饱和脂肪酸都符合质量标准，但其平喘作用可能会有极大的差异。这显然不是我们的新药研发工作所希望的。

3. 重视天然药物/中药多成分的协同作用　天然药物/中药多成分间的协同作用是天然药物不同于单一化学合成药物的重要且独特作用模式，但目前用实验证明这一模式的报道很少。仅在研究土黄连抗肿瘤药效物质时发现，体内抗肿瘤（肝癌）和体外端粒酶抑制活性结果均显示土黄连总生物碱（有效部位）的抗肿瘤活性优于纯化的生物碱单体的活性。此实验也进一步说明天然药物/中药的生物学作用具有复杂性，其多个药效组分间存在相互协同作用，不能简单地采用"先分离单体、后筛选活性"的模式进行新药开发研究。

综上可见，对于中药有效部位"有效性"的筛选和确定，是涉及中药有效部位新药研发立题依据的根本性和原则性问题，直接关系着此类新药研发项目立项的必要性和可行性。希望引起有关研究人员对此项工作的足够重视，共同提高中药有效部位新药的研发质量。

九、加强中药二次开发研究

1. 中药二次开发的概念与内涵　中药二次开发（secondary development of TCM）是在有较好的临床基础和药学基础的前提下，吸收现代有关学科提供的新理论、新观念、新技术、临床研究和方剂研究的最新成果，对已有中成药产品内在的或外延的质量的再开发，以便得到更加安全有效并适合市场需求的新药。中药的二次开发可分为两种表现形式，一种为"外延型开发"，其主要是制药工艺和剂型标准的现代化。另外一种为"内涵型开发"，是以中医理论为基础，并在中医理论指导下的中药新药开发研究,通过药效物质基础研究、药理、药性和配伍研究等,对中药进行科学阐述。它通过对复方中药的药效物质的提取、分离、鉴定,分析这些药效物质的作用机制及其这些作用之间的关系,以及药效物质的最佳配伍和配比。

2. 中药二次开发的策略

(1) 开发对象的选择:目前,我国中药新产品开发同质化现象比较严重,这样开发没有多少实际意义,既造成了资源的浪费,又使产品不得不面临市场的激烈竞争。因此开发对象应选择那些疗效明显、有一定市场基础的产品,这样产品才能快速进入市场,达到抢占市场的目的。同时可从相对于化学合成药更有治疗优势的一些重大疾病、疑难疾病和慢性病入手,如恶性肿瘤、糖尿病、心脑血管病等。如清开灵注射液以往在治疗脑血管病、上呼吸道感染、肝病、小儿疾病以及其他多种疾病等皆取得了良好疗效,但其应用广而不精,且不良反应较严重。所以二次开发就针对这些特点,力图对其功能和运用进行细化,并把消除不良反应作为重点。

(2) 重视复方二类新药的开发:中医药防病治病的手段之一是中药复方,它是几千年来临床经验的积累和总结。中药复方的应用,是中医临床辨证论治用药的主要形式。其配伍的科学性和临床的有效性早已为世界所公认,很多疗效卓著的复方制剂被制成成方制剂而被广泛应用。而复方二类新药除具有安全、有效的优点之外,其有效成分明确,有利于质量标准的控制。应当注重并结合现代科学技术和手段揭示中药复方的复杂变化与药效变化之间的规律,在有效中药复方的基础上,以现代科学技术手段结合中医药理论,发现新的高效药物或新的用途。

(3) 中药基础的研究:长期以来,我国在中药基础研究方面相对落后,以致中药的科技含量过低,产品安全性和有效性缺乏科学规范的数据,致使难以得到发达国家医药界的认同,这对我国中药产业实现现代化和走向世界是很不利的。中药基础研究可以从本质上说明中药的特性和安全有效,它包括中药材资源的开发、保护及栽培,中药饮片的炮制加工,中药质量控制方法及中药药效物质基础的研究,中药药理作用和作用机制,中药药性理论以及中药方剂配伍规律的研究等基础性研究工作。如某制药公司就对其生产的桂枝茯苓胶囊从药材、半成品、成品的指纹图谱标准进行研究和工艺优选工作,完善了相关药理毒理等实验研究,已被美国 FDA 批准进入 II 期临床试验。

(4) 生产工艺的革新:目前由于中药生产工艺的落后,严重影响和制约中药的竞争力,所以对中药工艺进行革新是中药二次开发必不可少的一步。这其中包括中药提取、分离、浓缩、干燥技术的改革、新剂型的引用、新型辅料的研制以及质量控制等多方面。如在安宫牛黄丸基础上开发形成的清开灵注射液,经过 20 余年的临床应用,证明是非常成功的,目前仍是中医治疗临床急症的常用药品,成为这类研发的典型代表。

总之,中药二次开发是一项系统工程,其中涉及多个环节,如中药材资源的开发、保护及栽培、中药饮片的炮制加工、中成药的生产等。它既需要充分的基础研究工作的支持,又需要严格可行的标准规范的约束,还需要有符合标准规范条件的单位进行验证和评价。因此,中药二次开发的前景可谓任重道远。

十、重视专利的设计和知识产权保护

目前很多天然药物/中药研究人员包括企业决策者对《专利法》的了解不够,对于新药研究知识产权的保护,只依赖新药行政保护及中药品种保护。只有专利保护才是最根本的知识产权保护,新药行政保护及中药品种保护只在我国起作用,中药新药要想走向世界必须依靠专利的保护。

拿现在我们时常提起的 FDA 批准进行临床试验的复方丹参滴丸来说,即使真的通过临床检验可获准进入美国,因其在国外没有专利的有效保护,他人也可以随意仿制,得不到产品市场销售的独占权,到头来也只是为人作嫁衣。

　　在中国国内，随着新法规的出台，行政保护的取消及中药品种保护条例的即将修改，中药新药的知识产权保护重心将逐渐转移到专利保护中来。因此，我们在进行中药新药开发的同时就须考虑新药专利的设计。

　　当前中药发明的下列主题可以在中国申请专利保护：中药配方、组分的剂量配比、中药炮制技术、中药有效部位、中药制剂、中药的制备方法和新的医疗用途。

　　专利制度对中药新药的保护有很多技巧，只要设计得当，几乎所有的中药新药都可能获得有效的保护，保证开发者对所开发产品市场销售的独占权。为了很好地解决中药新药的保护问题，提出以下几点应对的策略。

　　1. 加强我国中药方剂的知识产权保护　　中药方剂是中医治病的主要手段。在我国现有12 807种中药资源中，许多中药的临床治疗经验和文献资料都被完整地保存下来。复方治病是传统中药的优势与特色，近十余年来，我国批准生产的中药新药中，复方或源于复方的比例在90% 以上。可以说，中药方剂是中华民族的无价之宝。

　　由于开发出的天然药物或传统药物不仅疗效好，毒副作用小，而且开发费用也大为减少。目前，世界上已有170 余家公司、40 多个研究团体在从事以中药为主的天然植物制品的研究开发工作，项目达500 多个，资产投入年均80 亿、甚至上百亿美元。

　　因此，必须切实保护中药方剂知识产权，充分发掘和合理利用现有中药的知识产权资源，抢占中药产业创新产品开发的源泉，保护我国的优秀中药遗产。

　　2. 加紧制定我国独立自主建立的中药质量标准化知识产权　　加入 WTO 以后，为中药走向世界带来新的契机，同时也对我国的中药现代化技术提出了更大的挑战。目前我国中药类产品多以饮食补充剂或食品名义进入国际市场，受到的是食品卫生标准检测。许多国家对传统药和草药保健食品增加了微生物、防腐、农药残留量和重金属甚至黄曲霉素检查，并分别制定了各自的标准。我国中成药因缺少与国际接轨的质量标准评价体系，在质量上与国外药品质量标准相差甚远，主要包括以下方面：①重金属含量标准问题；②农药残留量问题；③中成药中的有效成分问题；④药品包装和说明书问题；⑤动物入药问题；⑥有毒中药问题；⑦含有西药的中成药问题；⑧关于处方公开问题等，应引起足够重视。

　　因此，必须加紧制定我国独立自主建立的中药质量标准化知识产权。只有这样才能和国际医药知识产权保护接轨，为中药进入国际市场奠定良好的基础。

　　3. 增强中药科技人员对中药知识产权保护意识　　目前，我国中医药科技人员和科技管理者的知识产权和专利保护意识相当淡薄。应增强中药科技人员对知识产权保护的法律意识。中药企事业单位应聘请有关知识产权专家和法律工作者，对科技人员提供咨询，使他们熟悉和了解知识产权的法律法规，熟悉从技术开发、项目的选择以及新产品研发完成后应采用的保护策略，正确地利用专利法、著作权法、软件法、合同法来保护自己的权益，以避免科技成果因没有保护或保护不充分而流失。

　　4. 加强对中药企业知识产权的评估　　防止中药企业知识产权流失的一个主要途径就是加强中药企业知识产权的评估工作。中药企业知识产权在下列情况下必须评估：①贸易中的转让或许可，确定知识产权的价格；②企业合并或建立合资企业时，一方或双方以知识产权作为出资方式；③知识产权作为企业产权之一，将知识产权资本化，如在企业进行股份制改造、企业合并、破产清偿、涉及产权变更时；④以知识产权设质；⑤在侵权诉讼中涉及侵犯经济权利的赔偿中也需要对知识产权进行评估等。

　　5. 注意中药知识产权保护的整体性　　知识产权制度是由不同部门的法律组成的。例如中药将涉及《专利法》、《商标法》、《技术保密法》等。每部专门法律多有自己的立法宗旨和目标，而知识产权的客体在技术发展的不同阶段，又表现有不同的形式。作为天然药物/中药，在选题阶段其新思想、新方案等可受《技术保密法》的保护；在开发阶段其处方、工艺技术等受到《专利法》的保护；在市场推广阶段则受《商标法》、《药品注册管理办法》等保护。因此，首先应注意中药知识保护的整体性,做好不同法律部门的协调。要把不同形式的知识产权作为一个有机整体来对待。在出现交叉保护时,在几部法律之间的协调,显得尤其重要;其次应关注知识产权法与其他法律和政策法规的协调问题,如科技进步法、保密法、科技成果转化法等。从整体的角度来看,需要既有分工又有协调,只有这样才能加大中药知识产权保护的力度,形成一个完整的中药知识产权保护的技术壁垒。

综上,知识产权的保护不仅保护了我国几千年来的优秀中药遗产和既往研究成果,也是促进中药产业国际化健康发展的必要措施,是我国中药产业继续保持自我特色和优势,提高国际竞争力最有效、最直接的手段。

案例 17-5

原告 A 公司采用最新工艺独家研制生产的现代中药"养血清脑颗粒",1999 年获国家发明专利(专利号:ZL93100050.5)。2005 年 3 月,A 公司发现 B 公司上市了同名的"养血清脑颗粒"药。2005 年 5 月 A 公司先后向法院提起发明专利侵权诉讼,要求判 B 公司专利侵权并立即停止生产、销售"养血清脑颗粒"药。

被告以处方"头痛Ⅱ号"进行公知技术抗辩,根据专家就"养血清脑颗粒"与"头痛Ⅱ号"两个处方的差异性进行对比分析,结果表明:A 公司专利技术对压力所致疼痛的镇痛作用显著强于公知技术。

法院判决书采纳了专家的意见。判决指出由于当归和川芎用量的差异导致两种药物的功用或功效发生改变,治疗效果产生较大差别,本领域的普通技术人员不通过临床试验等测试无法从"头痛Ⅱ"公开的技术方案得到被控侵权产品"养血清脑颗粒"的技术方案。事实证明,B 公司主观上具有侵权的故意,客观上实施了侵犯他人专利权的行为,具有明显的恶意,应当承担相应的民事责任。

法院判决 A 公司胜诉,B 公司自判决生效日起停止制造、许诺销售专利号为ZL93100050.5 发明专利的行为,并且判决 B 公司按原告方要求赔偿 1 元钱人民币。

问题:

那是不是只要申请专利就能得到确实的保护呢?

案例分析:

这是我国中药行业领域知识产权侵权案首例由法院判决原告胜诉,它标志着我国中药知识产权保护从此翻开了新的一页。

在中药研发中,往往人们对新处方不愿申请专利,通常认为处方一旦公开就会被仿冒,担心其权利得不到保护。这样就造成一种局面,虽然没有申请专利,技术还是因各种原因被别人知晓或破解了,在国内是这样。在国际上就更严重了,因为更少有人会去国外申请专利。如我国研发的"六神丸",日本改头换面变成"救心丸",年销售额上亿美元;我国的"牛黄清心液",韩国将其弄成"牛黄清心丸",年产值也是近亿美元。因此,中药现代化的核心在于专利保护。A 公司的胜诉给所有的中药产业的权利人和侵权人一个启示:通过专利保护中药知识产权是切实可行的。

除上述策略之外,当今我国天然药物/中药还应加强国际化发展的策略。首先,应在世界各国特别是欧美强国大力推动中药单独立法。近几年,由于中药在全球范围内越来越受到欢迎,中药的需求也日益增加,一些国家对中医药的态度开始转变,有关立法也逐渐提到日程上来,中药的管理从整体而言正在逐渐从无序向有序迈进。我们应该抓住这一有利时机,进一步通过官方或民间的行为促进各国政府对中药进行立法,如通过在国外开设中医药学校和创建示范中医院,以医带药等形式,努力使国际社会更多地了解中医药,不断扩大中医药学的影响,将中药推向世界,使中药逐渐植根于国际社会。其次,要学习国外一切先进的管理办法和技术,要吸引华人科学家及留学人员回国创业,增强天然药物/中药产业的竞争力。可喜的是,现在国内不少研

发机构和生产经营企业,正在向上述方面努力。只有这样,才会有更多的天然药物或以天然化合物为基础的新药不断涌现。

视窗:天然药物渐成国际化潮流

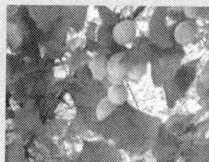

天然药物渐成国际化潮流 面对一些无法治疗的疾病和药物的毒副作用,现代医药的一些窘境使得天然药物被重新重视。据世界卫生组织估计,目前全球使用天然药物的人数约为40亿,使得世界各国不断放宽对中医药的限制,其销量也逐年攀升。2003年,中国中药出口突破7亿美元大关,出口总值达7.12亿美元。

德国是西欧国家使用中草药最多的国家,占了德国和欧盟70%的市场,服用中草药的德国人超过58%。在德国大部分药店都可以买到中草药,德国的银杏制剂年销售额已超过1亿美元。用甘草、穿山甲、知母、茯苓制成的中药和用大蒜、山楂、芦丁制成的青春活力片等在欧盟国家中的年销售额已达22亿美元。

澳大利亚每年至少有280万人次看中医,由于中医药的广泛应用,中草药的进口量自1992年以来以来已增长了4倍,并逐渐成为澳洲医药市场的重要组成部分。

在美国,中医逐步取得合法地位,被越来越多的保险公司纳入医疗保险的范畴。1992年美国国立卫生研究院(NIH)设立了替代医学研究办公室,对包括中药在内的传统药物进行评估,美国NIH和艾滋病防治中心分别对300余种中草药进行筛选和有效成分研究。美国FDA不再要求中草药是所谓纯而又纯的"单体纯品",而可以是"安全、有效、可控的混合物",为中药走进美国主流市场清除了法律障碍。

受国际化潮流的影响,很多国家从战略的角度来引导天然药物产业的发展,如日本的汉方药、韩国的韩药,都从国家角度提出发展战略、支持产业发展,并把中国作为竞争对手和战略上的赶超目标。

英文小结　Summary

The research and development of natural medicine is the new mult-discipline-crossing edge subject, which involves chemistry, pharmacology, toxicology, pharmacy, clinical medicine, etc. Its work load, investment and risk are very large. When natural medicine is researched and developed, some new strategies must be taken for above situations, for example, (1) paying great attention to studies on trace active constituents from natural medicine; (2) enhancing studies on organic synthesis of natural active compound and its analogs; (3) attaching importance to studies on serum pharmaco-chemistry of traditional Chinese medicine (TCM); (4) aiming at clinical serious diseases; (5) discovering new drugs from clinical TCM; (6) obtaining new drugs from halobios and polar microorganisms; (7) finding from natural medicine by rational and advanced screening model; (8) strengthening studies on TCM active extracts; (9) emphasizing studies on secondary development of TCM; (10) putting great emphasis on patent design and protection of intellectual property rights, and so on.

参 考 文 献

陈广耀,李先元. 2008. 中药的二次开发与相关政策探讨. 中国新药杂志,17(24):2083~2102

郭跃伟. 2001. 欧洲海洋药物的研究现状及对我国海洋药物研究的启示. 中国新药杂志,10(2):81~84

韩迎辰. 2005. 抑郁症及抗抑郁天然药物研究进展. 药学实践杂志,23(1):3~5

华鹰. 2008. 中药知识产权的流失与保护策略. 中国科技论坛,(1):67~70

焦晶晶,张英. 2006. 黄酮类化合物在防治糖尿病及其并发症方面的最新研究进展. 中国药学杂志,41(7):481~484

李其翔,张红. 2007. 新药发现开发技术平台. 北京:高等教育出版社

刘梅. 2003. 中药产业国际化进程中的知识产权保护策略研究. 30(增刊):246~248

刘战,全星. 2006. 抗艾滋病天然药物的研究进展. 中国医药导报,3(33):21~23

马明,马洁. 2006. 我国中药企业的中药二次开发策略探讨. 中草药,37(2):161~163

潘卫松,何希辉,张宏印等. 2002. 血清药理学、血清化学和中药药代动力学. 世界科学技术——中药现代化,4(3):53~56

史红,程丽艳,陶亮. 2008. 中药复方有效部位群研究现状. 中国药理学通报,24(2):156~159

汪秋安,刘吉开. 1998. 药用天然产物化学研究现状及发展. 大自然探索,17(2):63~67

肖诗鹰,刘铜华. 2004. 中药知识产权保护策略. 药品评价,1(5):321~322

谢建春,朱丽荔,徐筱杰. 2002. 分子烙印亲和色谱与质谱联用实现中草药活性成分分离鉴定一体化. 化学学报,60(3):385~388

谢静. 2007. 生物技术与药用植物次生代谢产物. 西南军医,9(3):89~90

熊丽娟. 2001. 试论从临床中药学研究中寻找新药的方法. 世界今日医学杂志,2(10):879~880

徐积恩. 1996. 从海洋寻探药物的现状和策略. 国外医药——合成药、生化药、制剂分册,17(4):208~211

余伯阳. 2002. 中药与天然药物生物技术研究进展与展望. 中国药科大学学报,33(5):359~363

曾胤新,陈波,邹扬等. 2008. 极地微生物——新天然药物的潜在来源. 微生物学报,48(5):695~700

张卫东. 2008. 中药现代化研究新思路——天然药物化学与生物学研究相结合. 中国天然药物,6(1):2~5

张玮瑀,吴咸中. 2007. 药物血清在中药复方药理研究中的应用及其发展. 中国中西医结合外科杂志,13(2):190~193

张晓东,张磊,潘国凤. 2007. 中药有效部位新药研发中有效部位筛选存在问题浅析. 中药药理与临床,23(4):58~59

张永祥,刘超,周文霞. 2003. SARS防治药物的现状及研究与开发策略. 中国天然药物,1(2):65~67

朱海升,刘鄂湖,鞠娟等. 2007. 抗老年性痴呆的天然药物研究进展. 中国药房,18(3):223~225

Cinatl J, Morgenstern B, Bauer G, et al. 2003. Glycyrrhizin, an active component of liquorice roots, and replication of SARS – associated coronavirus. The Lancet,361(9374):2045~2046

Xie J C, Chen L R, Li C X, et al. 2003. Selective extraction of functional components derived from herb in plasma by using a molecularly imprinted polymer based on 2,2 – bis (hydroxymethyl) butanol trimethacrylate. J. Chromatogr. B,788(2):233~242

Xie J C, Zhu L L, Luo H P, et al. 2001. Direct extraction of specific pharmacophoric flavonoids from gingko leaves using a molecularly imprinted polymer for quercetin. J. Chromatogr. A,934(1~2):1~11

Zai C X, Lu Q, Chen X M, et al. 2009. Molecularly imprinted layer – coated silica nanoparticles toward highly selective separation of active diosgenin from *Dioscorea nipponica Makino*. J. Chromatogr. A,1216(12):2254~2262

Zhu L L, Chen L R, Xu X J. 2003. Application of a molecularly imprinted polymer for the effective recognition of different anti – epidermal growth factor receptor inhibitors. Anal. Chem. ,75(23):6381~6387

进一步阅读文献书籍

1. 李鹏,李春香. 2009. 多西他赛的合成. 中国医药工业杂志,40(2):90~92

2. 秦祐鹏,胡豪,王一涛. 2008. 中药企业国际化策略案例比较. 中国医药工业杂志,39(11):874~876

3. 钟武,贾暖,周丹,等. 2001. 浅谈新药研究开发的过程和基本策略. 中国新药杂志,10(12):881~883

4. Alexander C, Andersson H S, Andersson L I, et al. 2006. Molecular imprinting science and technology: a survey of the literature for the years up to and including 2003. J. Mol. Recognit. ,19:106~180

思 考 题

1. 天然药物研究开发主要策略有哪些?

2. 为什么要重视天然药物微量活性成分研究?

3. 中药血清药物化学内涵是什么?

4. 天然药物针对哪些最大疾病治疗有自身的特色和优势?

5. 中药有效成分与有效部位主要区别在哪?

6. 如何理解中药二次开发的概念与内涵?

7. 简述如何加强中药新药研究开发人员的知识产权保护意识?

第 18 章　临床应用的天然药物

学习目标

1. 明确天然药物在临床疾病治疗上的地位和价值
2. 熟悉重要天然药物的类别及其临床治疗作用

本章在前面各章节学习的基础上,重点介绍一些目前正在临床应用的天然药物,包括具有明确有效成分的天然化学药物和主要成分基本清楚的有效部位药物,其中不乏我们耳熟能详的一些著名临床药物,如吗啡、麻黄碱、银杏叶制剂等。通过对这些天然药物实例的学习,希望能够使大家对天然药物在临床上的应用价值有更加明确、具体的认识。

第 1 节　萜 类 药 物

一、青蒿素(artemisinin)

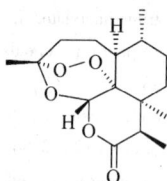

青蒿素

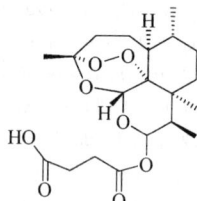

青蒿琥酯

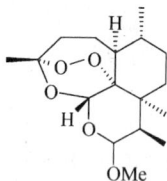

蒿甲醚

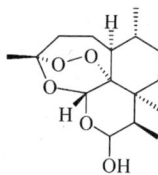

双氢青蒿素

青蒿素及其衍生物

(一)来源

从菊科植物黄花蒿(*Artemisia annua* L.)中提出的一种含双氧桥结构的抗疟萜类化合物。

(二)性状

为白色针状结晶,熔点 156～157℃。味苦,易溶于乙醇、丙酮等有机溶剂;几乎不溶于水。

(三)化学结构

青蒿素分子中的过氧桥是其抗疟作用的核心结构,以往的观点认为抗疟药必须具有氮原子才有抗疟活性,青蒿素的发现突破了 60 多年来西方学者对"抗疟药化学结构不含氮(原子)就无效"的传统医学观念。

我国科研工作者对青蒿素进行了一系列结构改造,以期寻找抗疟作用更强的药物,得到了双氢青蒿素(dihydroartemisinin)、青蒿琥酯(artesunate)、蒿甲醚(artemeter)等新化合物。

(四) 药理作用

青蒿素分子中的过氧桥,在被铁离子分解后会形成活跃的自由基,能够对一系列蛋白质及其他的生物分子展开攻击,这种攻击对寄生虫而言是致命的。另外一种观点是,与氯喹的工作原理类似,青蒿素能够阻断寄生虫消耗人体血红蛋白时产生的有毒副产品血红素在体内的传输。

主要作用于疟原虫的红内期,用于间日疟、恶性疟、特别是抢救脑型疟有良效。其退热时间及疟原虫转阴时间都较氯喹短,对氯喹有抗药性的疟原虫,使用青蒿素亦有效,但对间日疟原虫的近期复燃率比氯喹高 20% ~ 30% 。与氯喹合并应用,可使复燃率降至 10% 左右。

青蒿素除了具有抗疟作用外,又不断发现青蒿素具有抗肿瘤、抗血吸虫等新的药理作用。

(五) 适应证

主要用于间日疟、恶性疟的症状控制,以及耐氯喹虫株的治疗,也可用于治疗凶险型恶性疟,如脑型、黄疸型等。

(六) 临床制剂

目前临床上有青蒿素及其衍生物的针剂、片剂、胶囊剂、栓剂等剂型。

二、甘草酸(glycyrrhizic acid)

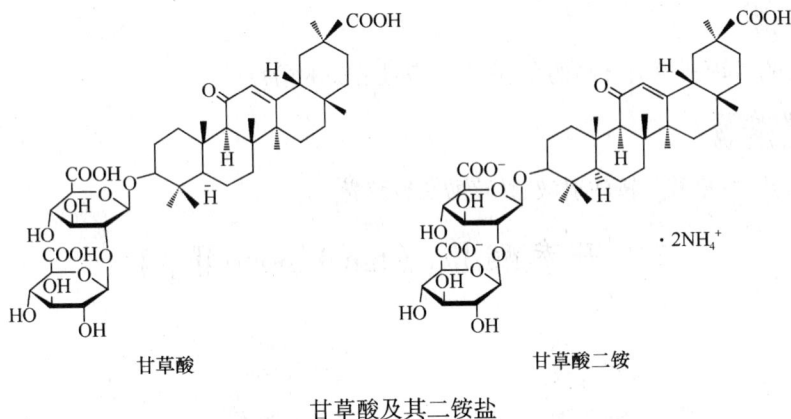

甘草酸及其二铵盐

(一) 来源

来源于豆科植物甘草(*Glycyrrhiza uralensis* Fisch.)或光果甘草(*G. glabra* L.)的根及根茎。

(二) 性状

无色或白色柱状结晶(冰乙酸),味极甜,易溶于热水、热稀乙醇,几乎不溶于乙醚或无水乙醇。在植物中常以钾、钙盐形式存在,是甘草甜味成分。

（三）药理作用

甘草酸具有抗炎、抗变态反应、抗肿瘤、降胆甾醇和促肾上皮质激素样作用。临床用于抗炎，治疗胃溃疡，防治链霉素毒性等。与其他药物组成复方用作高效止汗剂。作为天然甜味剂，可以克服应用蔗糖引起的发酵、酸败等缺陷，还有增强风味等作用。广泛用于各类食品。

甘草酸二铵是甘草的第三代提取物，具有较强的抗炎、保护肝细胞膜及改善肝功能的作用。在化学结构上与醛固酮的类固醇环相似，可阻碍可的松与醛固酮的灭活，从而发挥类固醇样作用，但无皮质激素的不良反应。

甘草酸二钾在医药行业，可用于眼药水、口腔炎的药膏；在化妆品行业，可用于护肤水、面霜；在日化行业，可用于牙膏；在食品行业，可用于运动饮料补钾剂、甜味剂、保鲜剂、增香调味剂。甘草酸苷具有抑制兔的局部过敏坏死反应（arthus phenomenon）及抑制施瓦茨曼现象（shwartzman phenomenon）等抗过敏反应。对皮质激素，有增强激素的抑制应激反应作用，拮抗激素的抗肉芽形成和胸腺萎缩作用。对激素的渗出作用无影响。

甘草酸苷可直接与花生四烯酸代谢途径的磷酯酶 A2（phospholipase）结合以及与作用于花生四烯酸使其产生炎性介质的脂氧合酶（lipoxygenase）结合，选择性地阻碍这些酶的磷酸化而抑制其活化。甘草酸苷在体外试验（in vitro）具有以下免疫调节作用：①对 T 细胞活化的调节作用；②对 γ-干扰素诱导作用；③活化 NK 细胞作用；④促进胸腺外 T 淋巴细胞分化作用。在 in vitro 初代培养的病毒肝细胞系，甘草酸苷有抑制由四氯化碳所致的肝细胞损伤作用。在小白鼠肝炎病毒（murine hepatitis virus，MHV）感染实验中，给予甘草酸苷可延长其生存日数。在兔的牛痘病毒（vaccinia virus）发痘阻止实验中，有阻止发痘作用；在体外实验系，也观察到了抑制疱疹病毒等的增殖作用，以及对病毒的灭活作用。甘氨酸及盐酸半胱氨酸可以抑制或减轻由于大量长期使用甘草酸苷可能出现的电解质代谢异常所致的假性醛固酮症状。

（四）适应证

适用于伴有谷丙转氨酶升高的急、慢性病毒性肝炎的治疗。

（五）临床制剂

甘草甜素片、甘草酸二铵注射液、甘草酸二铵胶囊。

三、丹参酮ⅡA（tanshinone ⅡA）

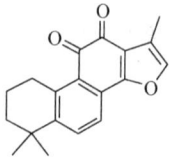

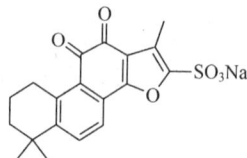

丹参酮ⅡA　　　　　丹参酮ⅡA磺酸钠

丹参酮ⅡA及其衍生物

（一）来源

唇形科植物丹参（*Salvia miltiorrhza* Bge.）的根中分离的二萜醌类化合物。

(二) 性状

橘红色针状结晶(EtOAc),mp 209~210 ℃。易溶于乙醇,丙酮,乙醚,苯等有机溶剂,微溶于水。丹参酮ⅡA及其黄酸钠盐的结构见上图。

(三) 药理作用

丹参酮ⅡA能显著增加冠脉血流量,改善缺氧后引起的心肌代谢紊乱,从而提高心肌耐缺氧能力。同时具有保护红细胞膜的作用。并能缩小实验动物心肌梗死面积。在一定剂量下尚可增强心肌收缩力,其毒性很小。最近研究证明具有钙通道阻滞作用。

近年来,丹参酮ⅡA在肿瘤方面的研究进展引人注目,丹参酮ⅡA是一个 DNA 小沟结合剂,结合位点只有 2 个碱基的距离,丹参酮ⅡA的呋喃氧原子与腺嘌呤 N-3 氮原子的距离只有2.98Å,呋喃氧原子与 DNA 形成氢键,是决定丹参酮细胞毒性的基础。丹参酮构效关系研究发现:①A 环带有两个羟基的丹参酮比饱和环和只带有一个羟基的丹参酮具有更高的细胞毒性;②带有邻醌结构 C 环的丹参酮的细胞毒性显著高于对醌结构的丹参酮;③二氢呋喃环的丹参酮比呋喃环的丹参酮具有更高的细胞毒性。

(四) 适应证

用于冠心病、心绞痛、心肌梗死,也可用于室性期前收缩。

(五) 临床制剂

丹参酮ⅡA磺酸钠注射液。

四、齐墩果酸(oleanolic acid)

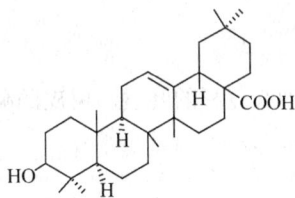

齐墩果酸

(一) 来源

来源于木犀科植物齐墩果(*Olea europaea* L.)的叶;女贞(*Ligustrum lucidum* Ait.)果实;龙胆科植物青叶胆(*Swertia mileensis* T. N. He et W. L. Shi)全草;川西獐牙菜(*S. mussotii* Franch.);伞形科植物大星芹(*Astrantia major* L.)的叶、根;五加科植物楤木(*Aralia chinensis* L.)的根皮及茎皮;葫芦科植物大籽雪胆(*Hemsleya macrosperma* C. Y. Wu)、可爱雪胆(*Hemsleya amabilis* Diels)、中华雪胆(*Hemsleya chinensis* Cogn.)的块根。

(二) 性状

白色针晶(乙醇);无臭,无味,可溶于甲醇、乙醇、苯、乙醚、丙酮和氯仿,几乎不溶于水,对酸碱均不稳定。熔点:308~310℃,$[\alpha]_D^{20}$ +68°~ +78°(C = 0.15,氯仿)。

（三）药理作用

齐墩果酸具有较强的生理活性，主要具有护肝降酶、促进肝细胞再生、抗炎、强心、利尿、抗肿瘤等作用，还具有降血糖、降血脂、镇静的作用，是开发治疗肝病和降血糖等药物有效成分。其具有抑菌、保肝、降酶、升白细胞、增强机体免疫功能等方面的作用，是当前治疗肝炎的有效药物之一，用于急慢性肝炎的辅助治疗。

（四）适应证

用于急、慢性肝炎的辅助治疗。

（五）临床制剂

临床上有齐墩果酸胶囊、齐墩果酸片等药物。

五、紫杉醇（taxol）

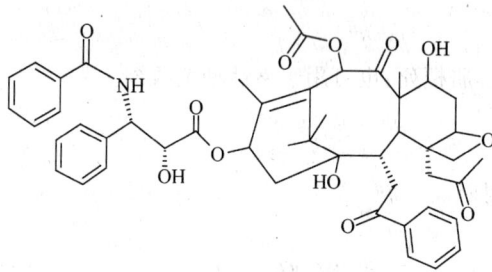

紫杉醇

（一）来源

来源于红豆杉科（Taxaceae）多种红豆杉的叶、枝、树皮的萜类化合物。

（二）性状

白色针状结晶（甲醇-水）。可溶于甲醇、乙醇、丙酮、三氯甲烷等有机溶剂，难溶于水（在水中溶解度仅为 0.006mg/ml）。

（三）药理作用

紫杉醇是红豆杉属植物中的一种复杂的次生代谢产物，也是目前所了解的唯一一种可以促进微管聚合和稳定已聚合微管的药物。同位素示踪表明，紫杉醇只结合到聚合的微管上，不与未聚合的微管蛋白二聚体反应。细胞接触紫杉醇后会在细胞内积累大量的微管，这些微管的积累干扰了细胞的各种功能，特别是使细胞分裂停止于有丝分裂期，阻断了细胞的正常分裂。紫杉醇是一种新型抗微管药物，通过促进微管蛋白聚合抑制解聚，保持微管蛋白稳定，抑制细胞有丝分裂。体外实验证明紫杉醇具有显著的放射增敏作用，可能是使细胞中止于对放疗敏感的 G_2 和 M 期。

（四）适应证

紫杉醇为卵巢癌和非小细胞肺癌的一线和二线治疗药物，也可用于头颈癌、食管癌，精原细胞瘤,复发非霍奇金淋巴瘤等的治疗。

(五) 临床制剂

临床有紫杉醇注射液。

六、斑蝥素(cantharidin)

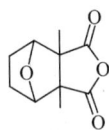 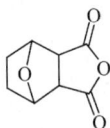 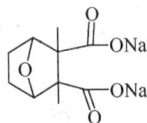

斑蝥素　　　　　　去甲斑蝥素　　　　　去甲斑蝥素钠

斑蝥素及其衍生物

(一) 来源

来源于鞘翅目芫菁科昆虫南方大斑蝥(*Mylabris phalerata* Pallas)等昆虫体内的一种天然单萜类昆虫毒素,是斑蝥体内的防卫性物质。

> **案例 18-1　　　　　　　　　斑蝥素的发现**
> 1810 年法国药物学家 Robiquet 从西班牙绿芫菁 *Lytta vesicatoria* 中首次提取出斑蝥素粗提物,1887 年 Piceard 确定了斑蝥素的分子式,1914 年 Gadamer 等证实了斑蝥素的分子结构。
> **问题:**
> 从斑蝥素及其衍生物的结构比较中,你能发现斑蝥素抗肿瘤作用的活性中心吗?

(二) 性状

为具有反光的鳞片状结晶,无色,无臭。在 110~120℃升华,熔点 216~218℃,不溶于冷水,溶于丙酮、乙醇、乙醚、氯仿、乙酸乙酯、挥发油。

(三) 药理作用

用于肝癌肿瘤治疗,其抗肿瘤机制:①抑制癌细胞蛋白质合成进而影响其 RNA 和 DNA 合成;②降低癌激素水平,主要是降低环磷酸鸟苷-磷酸二酯酶的活性;③增加脾淋巴细胞产生白细胞介素Ⅱ、巨噬细胞产生的白细胞介素Ⅰ的含量,从而提高肌体的免疫能力。

由于斑蝥素基有较强的毒性,科学家合成了一系列低毒性的斑蝥素衍生物,如去甲基斑蝥素、斑蝥素钠、羟基斑蝥胺、甲基斑蝥胺等。

(四) 适应证

抗肿瘤药。用于肝癌、食管癌、胃和贲门癌等及白细胞低下症、肝炎、肝硬化、乙型肝炎病毒携带者,亦可作为术前用药或用于联合化疗中。

(五) 临床制剂

临床有去甲斑蝥素片。斑蝥素乳膏等。

第2节 生物碱类药物

一、青霉素(penicillin)

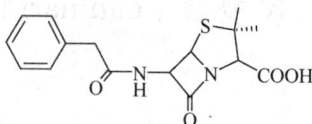

青霉素

(一)来源

来源于青霉素产生菌发酵培养液。

(二)性状

青霉素钠为白色结晶性粉末,无臭或微有特异性臭,有吸湿性,遇酸、碱或氧化剂等即迅速失效,水溶液在室温放置失效。在水中极易溶解,在乙醇中溶解,在脂肪油或液状石蜡中不溶。

(三)药理作用

青霉素干扰细菌细胞壁的合成。青霉素的结构与细胞壁的成分黏肽结构中的 *D*-丙氨酰-*D*-丙氨酸近似,可与后者竞争转肽酶,阻碍黏肽的形成,造成细胞壁的缺损,使细菌失去细胞壁的渗透屏障而被杀灭。

(四)适应证

青霉素适用于敏感细菌所致各种感染,如脓肿、菌血症、肺炎和心内膜炎等。其中青霉素为以下感染的首选药物:①溶血性链球菌感染;②肺炎链球菌感染;③不产青霉素酶葡萄球菌感染;④炭疽;⑤破伤风、气性坏疽等梭状芽孢杆菌感染;⑥梅毒(包括先天性梅毒);⑦钩端螺旋体病;⑧回归热;⑨白喉;⑩青霉素与氨基糖苷类药物联合用于治疗草绿色链球菌心内膜炎。

(五)临床制剂

注射用青霉素钠、注射用青霉素钾等。

二、小檗碱(berberine)

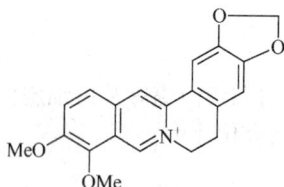

小檗碱

案例18-2

1826年M.E.夏瓦利埃和G.佩尔坦从 *Xanthoxylon clava* 树皮中首次获得小檗碱。1910年珀金(Perikin)、鲁宾逊(Robinson)确定其化学结构,但长期以来都从植物中提取。1969年龟谷(Kametani)合成,1975年我国用化学合成法成功地合成了本品。

问题:

近年来,小檗碱用于动脉粥样硬化的防治,你知道其原理吗?

(一) 来源

存在于小檗科(Berberidaceae)等4个科10个属的许多植物中。

(二) 性状

常用其盐酸盐,黄色结晶性粉末,无臭,味极苦,微溶于水,不溶于醚、氯仿、醇等。

(三) 药理作用

1. 抗菌作用 小檗碱对溶血性链球菌,金黄色葡萄球菌,淋球菌和弗氏、志贺痢疾杆菌等均有抗菌作用,并有增强白细胞吞噬作用,对结核杆菌、鼠疫菌也有不同程度的抑制作用,对大鼠的阿米巴菌也有抑制效用。小檗碱在动物身上有抗箭毒作用,并具有末梢性的降压及解热作用。小檗碱的盐酸盐(俗称盐酸黄连素)已广泛用于治疗胃肠炎、细菌性痢疾等,对肺结核、猩红热、急性扁桃体炎和呼吸道感染也有一定疗效。中医常用黄连、黄柏、三颗针及十大功劳等作清热解毒药物,其中主要有效成分即小檗碱。

2. 降脂作用 近年来,科学家们发现小檗碱能降低血浆三酰甘油水平,可用于动脉粥样硬化治疗。

本品不可与含鞣酸的药物合用,因为鞣酸是生物碱的沉淀剂,二者结合生成难溶性的鞣酸盐沉淀,不易被吸收,使本品的作用降低。

(四) 适应证

用于敏感病原菌所致的胃肠道感染。

(五) 临床制剂

临床有盐酸小檗碱胶囊、盐酸小檗碱片等。

三、喜树碱(camptothecin)

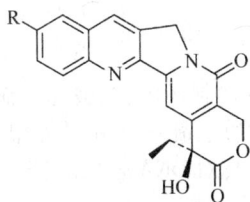

喜树碱R=H
10-羟基喜树碱R=OH

喜树碱及其衍生物

(一) 来源

从珙桐科旱莲属植物喜树(*Camptotheca acuminata* Decne.)的根、皮、果实提取制得的一种五元环喹啉类生物碱,其衍生物羟喜树碱抗肿瘤效应比喜树碱强 30 倍。

(二) 性状

淡黄色针状结晶,熔点 259~263℃,易溶碱性溶液等,微溶于有机溶剂,不溶于水。

(三) 药理作用

喜树碱和羟喜树碱是细胞毒类抗肿瘤药。该药为细胞周期特异性药物,主要作用于 S 期,对 DNA 拓扑异构酶 I(DNA topoisomerase I,TOPOI)有选择性抑制作用。TOPOI 催化超螺旋 DNA 解旋而进行复制及转录,本品通过抑制 TOPOI 的活性从而阻滞 DNA 复制及转录,干扰肿瘤细胞增殖周期。近期研究文献提示,羟喜树碱可能还有诱导肿瘤细胞分化和凋亡的作用。

(四) 适应证

适用于原发性肝癌、胃癌、膀胱癌、直肠癌、头颈部上皮癌、白血病等恶性肿瘤。

(五) 临床制剂

临床有喜树碱注射液、羟喜树碱注射液等。

四、靛玉红(indirubin)

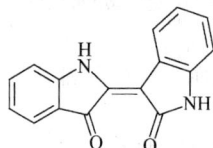
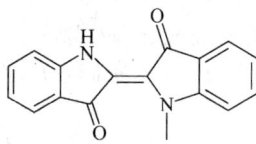

靛玉红　　　　　　　　　　　　　　异靛甲

靛玉红及其衍生物

(一) 来源

从中药青黛(*Indigofera tintcora* L.)中分离出来的双吲哚类生物碱。由于靛玉红有较大的消化道副作用,经过结构改造得到副作用低,疗效更强的异靛甲(meisoindigo)。

(二) 性状

红色针状结晶(丙酮-丁酮)。mp. 365~368℃,可升华。略溶于乙醇和乙酸,不溶于水。

(三) 药理作用

靛玉红和异靛甲对多种移植性动物肿瘤有抑制作用,能破坏白血病细胞;在其作用下,变性坏死的细胞多呈肿胀、溶解性坏死。实验研究发现,靛玉红和异靛甲还能增强动物的单核-吞噬细胞系统的吞噬能力,对蛋白合成无直接影响,其对 DNA 合成的抑制是由于对 DNA 聚合酶的抑制,影响 DNA 的聚合。

(四) 适应证

临床主要用于慢性粒细胞白血病的治疗。

(五) 临床制剂

临床有靛玉红片、异靛甲片等。

五、三尖杉碱(harringtonine)

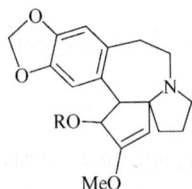

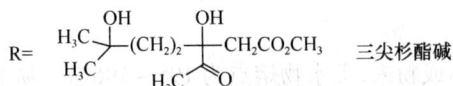

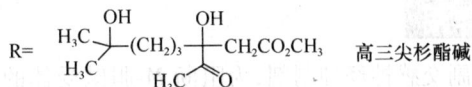

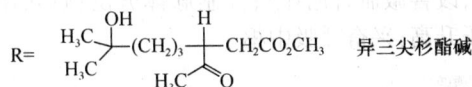

三尖杉碱及其衍生物

(一) 来源

从三尖杉属植物三尖杉(*Cephalotaxus fortune* Hook. F.)提出的有抗癌作用的生物酯碱。

(二) 性状

无色柱状结晶(由乙醚结晶),熔点 73 ~ 75℃,旋光度$[\alpha]_D - 104.6°(c = 1.0,氯仿)。

(三) 药理作用

为细胞周期非特异性药物,但对 S 期作用较明显,对 G_1 期细胞增加,S 期和 $G_2 + M$ 期细胞减少。其作用机制为抑制蛋白质合成的起始阶段,抑制 DNA 聚合酶 α 活性,导致 DNA 合成下降,对蛋白质合成的严重抑制。本品还有诱导细胞分化,提高 cAMP 含量,抑制糖蛋白质合成的作用。

(四) 适应证

临床用于治疗急性早幼粒细胞白血病、急性单核细胞性白血病、急性粒细胞性白血病及恶性淋巴瘤等。

(五) 临床制剂

临床有三尖杉碱注射液、高三尖杉碱注射液。

六、阿托品(atropine)

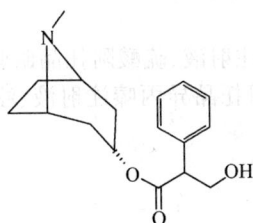

阿托品

(一) 来源

存在于颠茄、曼陀罗等茄科植物中,可从茄科东莨菪属植物唐古特山莨菪[Radix Anisodi Tangutici,*Anisodus tanguticus*(Maxim.)Pascher]或喜马拉雅山莨菪[*Scopolia lurida* Dunal(*Anisodus luridus* Link et Otto)]的根中提取,也可以人工合成得到。

(二) 性状

为白色晶体或粉末,无水物熔点为 195~196℃。易溶于水、醇。其水溶液呈中性反应。

(三) 药理作用

阿托品是副交感神经抑制剂,为阻断 M-胆碱受体的抗胆碱药,能解除平滑肌的痉挛(包括解除血管痉挛,改善微血管循环);抑制腺体分泌;解除迷走神经对心脏的抑制,使心跳加快;散大瞳孔,使眼压升高;兴奋呼吸中枢。

(四) 适应证

抗 M-胆碱药。①用于胃肠道功能紊乱,有解痉作用,对胆绞痛、肾绞痛效果不稳定;②用于急性微循环障碍,治疗严重心动过缓,晕厥合并颈动脉窦反射亢进以及 I 度房室传导阻滞;③作为解毒剂,可用于锑剂中毒引起的阿-斯综合征、有机磷中毒以及急性毒蕈中毒;④用于麻醉前以抑制腺体分泌,特别是呼吸道黏液分泌;⑤可减轻帕金森症患者强直及震颤症状,并能控制其流涎及出汗过多;⑥眼科用于散瞳,并对虹膜睫状体炎有消炎止痛之效。

新用途:

(1) 对抗过敏性鼻炎症状,阿托品抑制病理情况下腺体的分泌,减少分泌物,起到对抗症状的作用。

(2) 局部冻伤:冻伤是由于低温刺激引起机体反应性调节,血管收缩而造成的组织缺氧所致。阿托品局部扩张小毛细血管,血流加速,温度增加,改善缺氧,达到治疗目的。

(3) 防治近视:阿托品的多方面药理作用,不利于其临床应用。现已陆续合成了一些具有专一作用的代用品,例如作为扩瞳剂的后马托品。阿托品毒性较大,剂量过大时可引起视觉模糊、分泌闭止、血管扩张、高热、兴奋、激动和谵妄。它是吗啡、毛果芸香碱、毒扁豆碱等的拮抗剂。

(4) 单纯疱疹:阿托品可能有抑制病毒糖蛋白机化的作用 故可用来抗病毒。

(5) 宫颈糜烂:阿托品能扩张微循环,促进炎性物质的清除。减少渗出和柱状,上皮细胞分泌从而促进鳞状细胞上皮的修复。

(6) 肺结核咯血:阿托品止血机制可能与其扩张静脉减少回心血量降低肺动脉压及减少肺血流量有关。

(7) 预防人工流产综合征。

(8) 遗尿症。

(五) 临床剂型

硫酸阿托品注射液、吗啡阿托品注射液、硫酸阿托品眼膏、硫酸阿托品片、甲溴阿托品片、硫酸阿托品眼用凝胶、阿托品滴眼剂、阿托品异丙嗪注射液、注射用硫酸阿托品、复方阿托品麻黄碱栓、阿托品异丙嗪注射液。

七、trabectedin(商品名 Yondelis®)

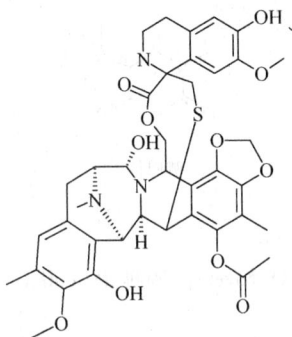

trabectedin

> **案例 18-3**
>
> 　　软组织恶性肿瘤对肌肉、骨骼和血管组织具有非常强的侵袭性,过去 30 年内治疗这类癌症的药物一直没有新的发展。Yondelis® 是第一个获 EMEA 批准、由西班牙研究的抗癌药成果,也是 PharmaMar 公司经过 20 年的研究,第一个从实验室成功进入市场的产品。PharmaMar 公司专门从海洋生物组织中获取治癌物质,Yondelis 中的 ET-743 活性物质就是从一种会喷射很强毒素以避免被肉食的海洋生物提取的,这种毒素对癌细胞有进攻性。
>
> **问题:**
>
> 　　从 Yondelis® 的开发中,怎样正确认识海洋药物的开发研究?

(一) 来源

　　Yondelis 也称 ET-743。它来源于加勒比海和地中海的一种海鞘(*Sea squirts*)体内的四氢喹啉类生物碱的半合成化合物。

(二) 性状

　　白色结晶,易溶于水。

(三) 药理作用

　　为一特殊烷化剂,作用于 DNA 双螺旋间的沟槽,通过与 DNA 分子结合干扰细胞分裂、DNA修复,从而促进肿瘤细胞凋亡,表现出特殊的抗肿瘤作用机制。

(四) 适应证

　　软组织肉瘤。

(五) 临床制剂

　　静脉滴剂。

八、咖啡因(caffeine)

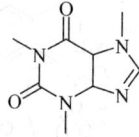

咖啡因

(一)来源

从茶叶[*Camellia sinensis*(L.)O. Ktze.]、咖啡果(coffea)中提炼出来的一种生物碱。

(二)性状

白色粉末或六角棱柱状结晶,熔点238℃,178℃,升华。

(三)药理作用

中枢神经系统兴奋药,增强体外骨骼肌收缩,增加胃酸分泌,促进胰岛素分泌量增多,对心脏正性作用,使心率加快,血压升高。

(四)适应证

本品适应证包括:①解救因急性感染中毒、催眠药、麻醉药、镇痛药中毒引起的呼吸、循环衰竭。②与溴化物合用,使大脑皮质的兴奋、抑制过程恢复平衡,用于神经官能症。③与阿司匹林制成复方制剂,用于一般性头痛,与麦角胺合用治疗偏头痛。

(五)临床制剂

麦角胺咖啡因片、氨基比林咖啡因片、小儿氨酚匹林咖啡因片、复方普萘洛尔咖啡因片。

九、环维黄杨星 D(cyclovirobuxine)

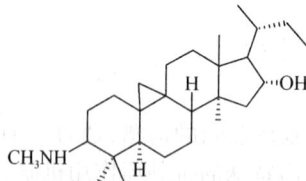

环维黄杨星D

(一)来源

从黄杨科植物小叶黄杨(*Buxus microphylla* Sieb. et Zucc. var. *sinica* Rehd. et Wils.)及其同属植物中提取精制所得生物碱。

(二)性状

无色针状结晶;无臭,味苦。本品在氯仿中易溶,在甲醇或乙醇中溶解,在丙酮中略溶,在水中微溶。

（三）药理作用

具有改善冠脉循环和防止心绞痛,提高机体耐缺氧能力和防治心绞痛,心律失常的作用。

（四）适应证

用于气滞血瘀所至胸痹心痛,脉结代和冠状动脉粥样硬化性心脏病。

（五）临床制剂

黄杨宁片等。

十、麻黄碱（ephedrine）

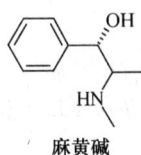

麻黄碱

（一）来源

来源于麻黄科植草麻黄（*Ephedra sinica* Stapf）、中麻黄（*Ephedra intermedia* Schrenk et Mey）和木贼麻黄（*Ephedra equisetina* Bunge. ）。

（二）性状

蜡状固体、结晶或颗粒,熔点34°,沸点225°,曝光分解。吸水后熔点升高到40°。

（三）药理作用

可直接激动肾上腺素受体,也可通过促使肾上腺素神经末梢释放去甲肾上腺素而间接激动肾上腺素受体,对 α 和 β 受体均有激动作用。具有以下作用:①心血管系统:使皮肤、黏膜和内脏血管收缩,血流量减少;冠脉和脑血管扩张,血流量增加。用药后血压升高,脉压加大。使心收缩力增强,心排血量增加。由于血压升高反射性地兴奋迷走神经,故心率不变或稍慢。②支气管:松弛支气管平滑肌,其 α 效应尚可使支气管黏膜血管收缩,减轻充血水肿,有利于改善小气道阻塞。但长期应用反致黏膜血管过度收缩,毛细血管压增加,充血水肿反加重。此外,α 效应尚可加重支气管平滑肌痉挛。③中枢神经系统:兴奋大脑皮质和皮层下中枢,产生精神兴奋、失眠、不安和震颤等。

（四）适应证

①用于预防支气管哮喘发作和缓解轻度哮喘发作,对急性重度哮喘发作疗效不佳。②用于蛛网膜下腔麻醉或硬膜外麻醉引起的低血压及慢性低血压症。③治疗各种原因引起的鼻黏膜充血、肿胀引起的鼻塞。

（五）临床制剂

盐酸麻黄碱片、茶碱麻黄碱片、盐酸甲麻黄碱片、甘草麻黄碱片、复方茶碱麻黄碱片、复方茶碱甲麻黄碱片、复方麻黄碱糖浆、盐酸麻黄碱糖浆、茶碱麻黄碱胶囊、麻黄碱苯海拉明片、复方桔梗麻黄碱糖浆、复方盐酸甲麻黄碱糖浆、复方桔梗远志麻黄碱片、复方妥英麻黄碱片、盐酸麻黄碱苯海拉明片、盐酸麻黄碱滴鼻液、复方盐酸麻黄碱软膏、复方阿托品麻黄碱栓、盐酸麻黄碱注射液、复方麻黄碱色甘酸钠膜、复方甲基麻黄碱口服液、消旋盐酸甲麻黄碱、盐酸甲基麻黄碱颗粒剂、复方苯海拉明麻黄碱糖浆。

十一、盐酸吗啡(morphine)

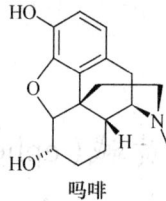

吗啡

(一)来源

来源于罂粟科植物罂粟(*Papaver somniferum* L.)未成熟蒴果。

(二)性状

短柱状结晶,其熔点254℃、相对密度为1.32、旋光度−132°(甲醇)。1g样品溶于水5000ml、乙醇210ml、沸腾甲醇10ml,不溶于氯仿或乙醚。完全溶于稀碱溶液。

(三)药理作用

本品为阿片受体激动剂,有强大的镇痛作用,同时也有明显的镇静作用,并有镇咳作用。对呼吸中枢有抑制作用,使其对二氧化碳张力的反应性降低,过量可致呼吸衰竭而死亡。本品兴奋平滑肌,增加肠道平滑肌张力引起便秘,并使胆道、输尿管、支气管平滑肌张力增加。可使外周血管扩张,尚有缩瞳、镇吐等作用。阿片类药物的镇痛机制尚不完全清楚,实验证明采用离子导入吗啡于脊髓胶质区,可抑制伤害性刺激引起的背角神经元放电,但不影响其他感觉神经传递。按阿片受体激动后产生的不同效应分型,吗啡可激动μ、κ及δ型受体,故产生镇痛、呼吸抑制、欣快成瘾。阿片类药物可使神经末梢对乙酰胆碱、去甲肾上腺素、多巴胺及P物质等神经递质的释放减少,并可抑制腺苷酸环化酶,使神经细胞内的cAMP浓度减少,提示阿片类药物的作用与cAMP有一定关系。

(四)适应证

本品为强效镇痛药,适用于其他镇痛药无效的急性锐痛,如严重创伤、战伤、烧伤、晚期癌症等疼痛。心肌梗死而血压尚正常者,应用本品可使患者镇静,并减轻心脏负担。应用于心源性哮喘可使肺水肿症状暂时有所缓解。麻醉和手术前给药可保持患者宁静进入嗜睡。因本品对平滑肌的兴奋作用较强,故不能单独用于内脏绞痛(如胆绞痛等),而应与阿托品等有效的解痉药合用。本品不适宜慢性重度癌痛患者的长期使用。

(五)临床制剂

盐酸吗啡片、盐酸吗啡注射液、盐酸吗啡缓释片。

第3节 黄酮类药物

一、黄芩苷(baicalin)

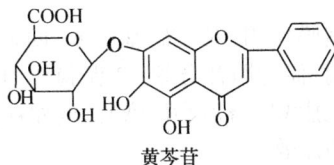

黄芩苷

(一)来源

来源于唇形科植物黄芩(*Scutellaria baicalensis* Georgi)的根,紫葳科植物木蝴蝶[*Oroxylum indicam* (L.)Vent.]的叶和茎皮等。

(二)性状

淡黄色细针晶(甲醇中)。易溶于稀碱溶液,难溶于乙醇,在酸性溶液中110℃时可水解生成葡萄糖醛酸和黄芩苷元。

(三)药理作用

具有广谱抗菌作用,还有利胆、抗炎、抗变态反应、解热、解毒、利尿、降压等作用。

临床上用于治疗传染性肝炎,对降低肝炎活动期中谷丙转氨酶有较好疗效,还可用于治疗脑卒中和瘫痪,可降低脑血管阻力,增加脑血流量,提高血-脑屏障通透性及对抗由磷酸腺苷引起的血小板凝集作用。

(四)适应证

用于急、慢性肝炎,迁延性肝炎的辅助治疗。

(五)临床制剂

临床上有黄芩苷胶囊、黄芩苷片。

二、水飞蓟宾(silibinin)

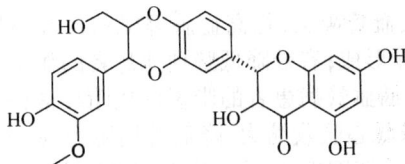
水飞蓟宾

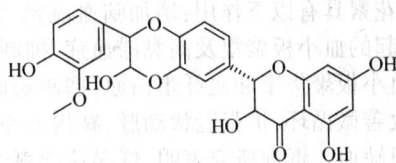
异水飞蓟宾

水飞蓟宾

(一)来源

为菊科植物水飞蓟[*Silybum marianum* (L.)Gaentm]的果实中提取的二氢黄酮醇类化合物,其主要成分为水飞蓟宾、异水飞蓟宾、水飞蓟宁、水飞汀等。

(二) 性状

淡黄色或棕黄色粉末,或结晶性粉末。无味、无臭、易溶于丙酮、乙酸乙酯、乙醇及甲醇,难溶于氯仿,不溶于水。

(三) 药理作用

水飞蓟宾具有:①保护肝细胞膜作用:对三硝基甲苯、四氯化碳、α-鹅膏宁和鬼笔碱所致小鼠肝中毒有保护作用;②利胆作用:促进胆汁分泌;③保脑作用:保护硫酸三乙基锡所致大鼠的脑水肿;④抗 X 射线作用:促进 X 射线照身后小鼠恢复,增加存活率。临床应用报道本品有改善肝炎患者症状,促进肝功能恢复的疗效。

(四) 适应证

用于急、慢性肝炎,肝硬化,脂肪肝,中毒性肝损伤,酒精、药物及其他因素引起的肝损伤,保护肝脏。

(五) 临床制剂

临床有水飞蓟宾胶囊、水飞蓟宾片。

三、灯盏花素(breviscapine)

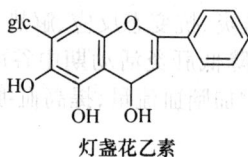

灯盏花乙素

(一) 来源

从菊科植物灯盏细辛[*Erigeron breviscapus* (Vaniot) Hand. -Mazz.]中分离出的一类黄酮类成分,主要含灯盏乙素、少量灯盏甲素及其他黄酮类成分。

(二) 性状

黄色针状结晶。

(三) 药理作用

灯盏花素具有以下作用:增加脑血流量,降低血管阻力,提高血脑屏障通透性;对抗由二磷酸腺苷引起的血小板聚集及高黏滞血症,抑制血栓形成;有效降低脑梗死患者的血浆黏度、血细胞比容、血小板聚集率和血纤蛋白原,抑制缺血性脑血管病患者的脂蛋白代谢异常;增加心肌营养血量,改善微循环,扩张冠状动脉,减慢心率,降低心肌收缩力,降低外周阻力,减少心肌耗氧量,抗心肌缺血。毒理研究表明,灯盏花制剂的安全范围很大,临床应用不良反应亦很少。

(四) 适应证

用于脑卒中后遗症,冠心病,心绞痛。

(五) 临床制剂

目前,临床上使用的剂型有灯盏花素注射液、灯盏细辛注射液、灯盏花素片、灯盏花素颗粒剂等。

四、羟基红花黄色素 A(hydroxy safflor yellow A)

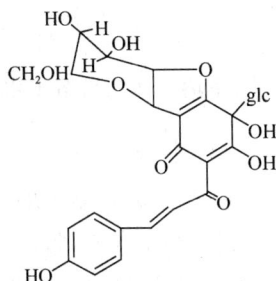

羟基红花黄色素A

(一) 来源

来源于菊科植物红花(*Carthamus tinctorius* L.)的干燥不带子房的管状花。

(二) 性状

黄色粉末,易溶于水、稀乙醇,不溶于乙醚、石油醚、油脂等。

(三) 药理作用

可抑制血小板激活因子诱发的血小板聚集与释放,可竞争性地抑制血小板激活因子与血小板受体的结合,是红花黄色素的活血化淤有效成分,可广泛用于医疗、保健、化妆品和食品染料。

羟基红花黄色素 A 对冠状动脉结扎所致的犬急性心肌缺血有改善缺血性心电图 ST 段抬高,降低梗死面积的作用。对冠状动脉结扎所致的大鼠急性心肌梗死有抑制心律失常发生,降低梗死面积,降低血清 LDH、CK 水平的作用。对垂体后叶素所致的大鼠急性心肌缺血有降低心电图 ST 段抬高,减少心律失常发生率和动物死亡率的作用。对血瘀模型家兔的全血黏度具有改善作用。对正常麻醉犬有增加冠脉血流量,降低血压,减慢心率,减少心肌耗氧量作用。

(四) 适应证

临床上用于治疗冠心病心绞痛、闭塞性脑血管疾病、脉管炎等。

(五) 临床制剂

临床有羟基红花黄色素 A 注射剂。

第4节　木脂素类药物

鬼臼毒素(podophyllotoxin)

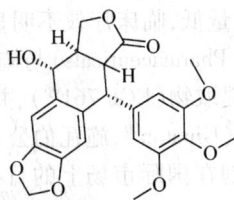

鬼臼毒素

(一) 来源

来源于小檗科植物中华山荷叶(*Diphylleia Sinensis L.*)的根茎。

(二) 化学结构

本品为白色结晶性粉末、无臭无味,不溶于水、易溶于水、易溶于氯仿、甲醇和丙酮。

(三) 药理作用

抑制微管聚合,抑制细胞核有丝分裂,使其停止于中期。抑制培养的正常人皮肤角质形成细胞和宫颈癌上皮细胞的脱氧核苷掺入和 DNA 合成,阻碍其分裂和增殖。抑制被人乳头瘤病毒(HPV)感染所导致疣状增殖的上皮细胞的分裂和增生,使之发生坏死、脱落,从而起到治疗尖锐湿疣的作用。

(四) 适应证

尖锐湿疣、多发性浅表性上皮瘤病(如多发性浅表性或浸润性基底细胞上皮瘤,鳞状细胞上皮瘤和基底鳞状细胞上皮瘤),前上皮瘤性角化病,脂溢性角化、日光性角化和射线角化病,幼年喉头乳头瘤、疣(平常疣、丝状疣)。

(五) 临床制剂

鬼臼毒素酊、鬼臼毒素软膏。

第5节　有效部位药物

从本质上讲,有效部位仍属于提取物,是从一味药材或复方中提取的一类或几类化学成分组成的混合物,而且这一类或几类化学成分应该是该药材或复方治疗相应疾病的有效成分。有效部位新药不仅能体现中药多成分、多靶点、多途径发挥药效的特点,也使药物的主要有效成分相对清楚且含量占主导地位、药理作用和临床疗效增强,同时有利于质量控制水平和药物安全性的提高。因此,近年来成为中药、天然药物新药开发的重要方向之一。目前,在所有的成功案例中,以得到全球广泛应用的银杏叶提取物、绿茶提取物和桃金娘油为典型代表。

一、银杏叶提取物(extract of *Ginkgo biloba*, EGb)

(一) 来源

银杏叶提取物是银杏叶发挥其药效的有效部位。银杏(*Ginkgo biloba L.*)为裸子植物,又名白果树、公孙树等,是银杏科银杏属的唯一生存种。银杏叶有效部位新药的研发始于德国,1965年德国施瓦伯公司(Dr. Williar Schwabe AG)首次注册上市银杏叶提取物糖衣片及滴剂,商品名为梯波宁(Tebonin®),随后又开发成注射剂。同期,我国仿制出银杏叶提取物("6911")的片剂和注射剂,但因工艺粗糙、有效物质含量低,临床疗效不明显,很快被淘汰。从1968年开始,法国博福-益普生制药公司(Beaufour-Ipsen Pharmaceuticals)与施瓦伯公司合作,将经过纯化精制的提取物进行标准化,开发出银杏叶标准提取物(EGb 761®),并于1976年推出达那康(Tanakan®,博福-益普生公司)薄膜衣片剂和金纳多(Ginaton®,施瓦伯公司)薄膜衣片剂、滴剂和注射液等多种剂型产品,行销全球。随着银杏叶制剂在国际市场上的日益风行,国内许多厂家纷纷上马银杏叶的提取与生产,一大批产品如天宝宁、银杏宁、博洛宁、银可络等随之涌现。据估计世界上的银杏制剂的年销售额在 20 亿~40 亿美元。

（二）化学成分

迄今为止，已从 EGb 中分离鉴定了 100 多种化学成分，主要类型包括黄酮类、萜内酯类、聚异戊烯醇类及有机酸、烷基酚和烷基酚酸等。银杏叶的有效部位主要由黄酮类和萜内酯类两类有效成分组成，而烷基酚和烷基酚酸类成分因能引起过敏反应、诱导突变或细胞毒性等毒副作用，被列为限量控制成分。黄酮类化合物包括黄酮、黄酮醇及其苷类、双黄酮类、儿茶素类、原花青素类等结构类型。其中，黄酮苷元主要有 3 种，分别为芹菜素（apigenin 1）、木樨草素（luteolin 2）、三粒小麦黄酮（tricetin 3）；黄酮醇苷的苷元有 4 种，分别为槲皮素（quercetin 4）、山柰素（kaempferol 5）、异鼠李素（isorhamnetin 6）和杨梅素（myricetin 7）；以前 3 种黄酮醇苷元为主。目前已知的黄酮苷类成分有 30 余种，主要由槲皮素和山柰素与葡萄糖和鼠李糖形成，包括单糖苷，如 3-O-(β-D-葡萄糖基)槲皮素[3-O-(β-D-glucosyl) quercetin 8]和 3-O-(β-D-葡萄糖基)山柰素[3-O-(β-D-glucosyl) kaempferol 9]；双糖苷，如 3-O-[6″-O-(α-L-rhamnosyl)-β-D-glucosyl] quercetin（10）和 3-O-[2″-O,6″-O-bis (α-L-rhamnosyl)-β-D-glucosyl] kaempferol（11）和三糖苷，如 3-O-[2″-O,6″-O-bis (α-L-rhamnosyl)-β-D-glucosyl] quercetin（12）和 3-O-[2″-O,6″-O-bis (α-L-rhamnosyl)-β-D-glucosyl] kaempferol（13）；以及香豆酰基葡萄糖苷，如 3-O-{2″-O-[6″-O-(p-coumaroyl)-β-D-glucosyl]-α-L-rhamnosyl} quercetin（14）和 3-O-{2″-O-[6″-O-(p-coumaroyl)-β-D-glucosyl]-α-L-rhamnosyl} kaempferol（15）。银杏叶中的双黄酮（ginkgo biflavone）是由两分子黄酮母核通过 C—C 键连接而成的一类化合物，主要有 6 种，分别为银杏素（ginkgetin 16）、异银杏素（isoginkgetin 17）、金钱松双黄酮（sciadopitysin 18）、穗花杉双黄酮（amentoflavone 19）、去甲银杏双黄酮（bilobetin 20）、5′-甲氧基去甲银杏双黄酮（5′-methoxybilobetin 21）等（图 18-1）。儿茶素类化合物主要有儿茶素、表儿茶素、没食子酸儿茶素和表没食子酸儿茶素等。

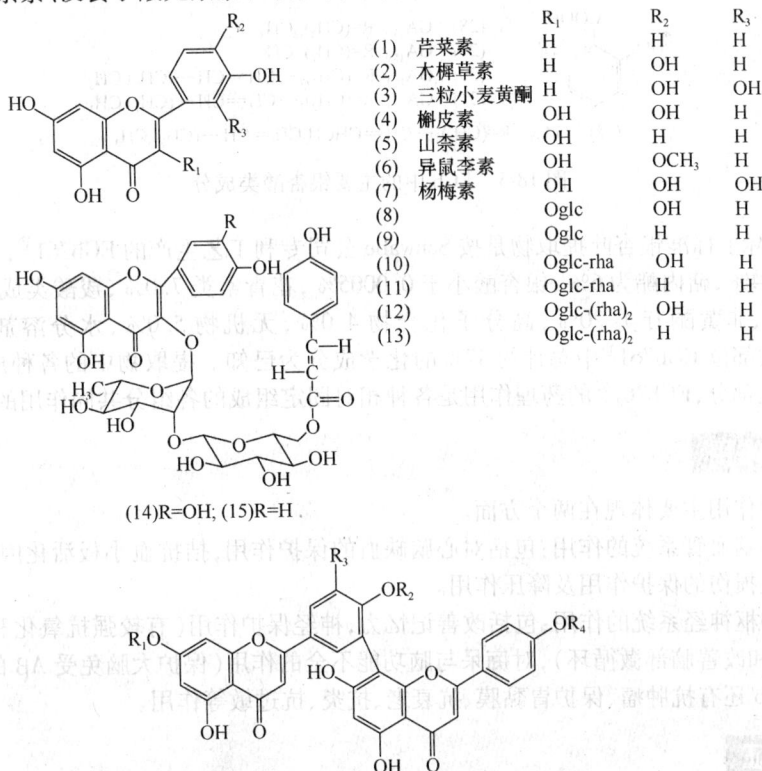

	R_1	R_2	R_3
(1) 芹菜素	H	H	H
(2) 木樨草素	H	OH	H
(3) 三粒小麦黄酮	H	OH	OH
(4) 槲皮素	OH	OH	H
(5) 山柰素	OH	H	H
(6) 异鼠李素	OH	OCH_3	H
(7) 杨梅素	OH	OH	OH
(8)	Oglc	OH	H
(9)	Oglc	H	H
(10)	Oglc-rha	OH	H
(11)	Oglc-rha	H	H
(12)	Oglc-(rha)_2	OH	H
(13)	Oglc-(rha)_2	H	H

(14)R=OH; (15)R=H

图 18-1 EGb 中主要黄酮类成分

		R_1	R_2	R_3	R_4
(16)	银杏素	CH_3	CH_3	H	H
(17)	异银杏素	H	CH_3	H	CH_3
(18)	金钱松双黄酮	CH_3	CH_3	H	CH_3
(19)	穗花杉双黄酮	H	CH_3	H	H
(20)	去甲银杏双黄酮	H	CH_3	H	H
(21)	5′-甲氧基去甲银杏双黄酮	H	CH_3	OCH_3	H

图 18-1　EGb 中主要黄酮类成分(续)

EGb 中的萜内酯类成分,习称银杏内酯,主要包括有银杏内酯(ginkgolide)A(22)、B(23)、C(24)、M(25)、J(26)等二萜内酯以及 1 个倍半萜内酯,即白果内酯(bilobalide 27)(图 18-2)。

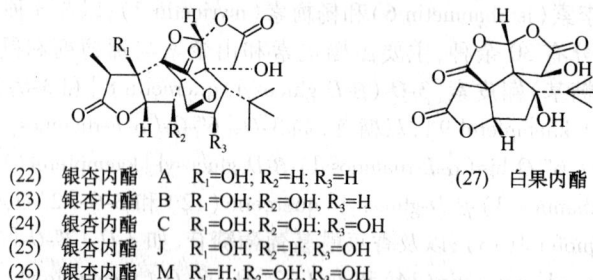

(22)	银杏内酯	A	R_1=OH; R_2=H; R_3=H
(23)	银杏内酯	B	R_1=OH; R_2=OH; R_3=H
(24)	银杏内酯	C	R_1=OH; R_2=OH; R_3=OH
(25)	银杏内酯	J	R_1=OH; R_2=H; R_3=OH
(26)	银杏内酯	M	R_1=H; R_2=OH; R_3=OH

(27)　白果内酯

图 18-2　EGb 中主要萜内酯类成分

EGb 中的银杏酸类(ginkgolic acid)成分主要有 5 种(图 18-3),根据其脂肪侧链的碳原子数和双键数目进行区分,分别为:$GA_{13:0}$(28)、$GA_{15:0}$(29)、$GA_{15:1}$(30)、$GA_{17:1}$(31)和 $GA_{17:2}$(32),一般要求银杏叶提取物中银杏酸类成分低于 5ppm。

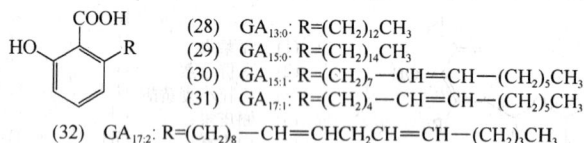

(28)	$GA_{13:0}$: R=$(CH_2)_{12}CH_3$
(29)	$GA_{15:0}$: R=$(CH_2)_{14}CH_3$
(30)	$GA_{15:1}$: R=$(CH_2)_7$—CH=CH—$(CH_2)_5CH_3$
(31)	$GA_{17:1}$: R=$(CH_2)_4$—CH=CH—$(CH_2)_5CH_3$

(32)　$GA_{17:2}$: R=$(CH_2)_8$—CH=CHCH_2CH=CH—$(CH_2)_3CH_3$

图 18-3　EGb 中的主要银杏酸类成分

目前,国际上标准银杏叶提取物是按 Schwabe 公司专利工艺生产的 EGb761®,其化学组成中黄酮含量为 24%,萜内酯为 6%,银杏酸小于 0.0005%,花青素类 7.0%,羧酸类成分 13.0%,儿茶素类 2.0%,非黄酮苷类 20%,高分子化合物 4.0%,无机物 5.0%,水分溶剂 3.0%,其他 3.0%,即有效部位 EGb761® 中总计约 87% 的化学成分为已知。提取物中的各种成分是一个整体的有机组成部分,EGb761® 的药理作用是各种相对固定组成的各组分共同作用的结果。

(三) 药理作用

本品药理作用主要体现在两个方面。

(1) 对心脑血管系统的作用:包括对心脑缺血的保护作用,拮抗血小板活化因子作用,对心肌缺血再灌注损伤的保护作用及降压作用。

(2) 对中枢神经系统的作用:包括改善记忆力,神经保护作用(有较强抗氧化和清除自由基作用,能促进和改善脑部微循环),对痴呆与脑功能不全的作用(保护大脑免受 Aβ 的损伤)。

此外,EGb 还有抗肿瘤、保护胃黏膜、抗衰老、抗炎、抗过敏等作用。

(四) 适应证

可在临床上用于治疗血栓、急性胰腺炎和心血管疾病,还可用于转移性癌症的治疗,对损伤神经元也有保护作用,同时具有抗氧化,延缓衰老的作用。还可用于治疗缺血性脑中风。

(五) 临床制剂

临床制剂包括薄膜衣片剂、滴剂、注射液、胶囊和滴丸等。

从最初的银杏叶基础研究到银杏叶制剂的广泛应用,经过了国外30余年的持续研究,才取得了今天令人瞩目的成果。在资源可持续利用、生产工艺规范化、多指标多参数的质量标准等方面已成为天然药物有效部位新药研发的经典范例。时至今日,银杏叶中确切的有效成分和作用机制仍在进一步深入研究,该药物的研发思路和方法学都很值得我们学习借鉴。

二、Veregen® (kunecatechins) 软膏 (Veregen® Ointment)

(一) 来源

Veregen®软膏的药效物质绿茶有效部位 Kunecatechins 是从山茶科(Theaceae)植物绿茶 (*Camellia sinensis* (L.) O Kuntze)的干燥叶的水提取物中分离得到。该药源于中国医学科学院肿瘤研究所程书钧院士等人从1984年开始的儿茶素生物学作用及机制的系统研究。1990年发现儿茶素可用于治疗尖锐湿疣,无明显毒副作用。德国 MediGene 公司购买专利权后进行了深入开发。2006年10月,获得 FDA 批准,成为自美国颁布药品法以来第一个通过审批上市的处方用植物药。

(二) 化学成分

绿茶有效部位 kunecatechin 是儿茶素类和其他绿茶成分组成的混合物,儿茶素类成分占其总重量的85%~95%。其中,表没食子儿茶素没食子酸酯[(-)-epigallocatechin gallate,EGCg 1]为主要成分,其含量大于55%;其他儿茶素类成分包括含量较高的表没食子儿茶素[(-)-epigallocatechin,EGC 2]、表儿茶素[(-)-epicatechin,EC 3]、表儿茶素没食子酸酯[(-)-epicatechin gallate,ECg 4]和含量较低的没食子儿茶素没食子酸酯[(-)-gallocatechin gallate,GCg 5]、没食子酸儿茶素[(-)-gallocatechin,GC 6]、儿茶素没食子酸酯[(-)-catechin gallate,Cg 7]和儿茶素[(+)-catechin,C 8]。除了上述儿茶素组分外,kunecatechin 也含有总量约为2.5%的没食子酸、咖啡因和可可碱。有效部位中余下的5%~15%成分尚未确定。

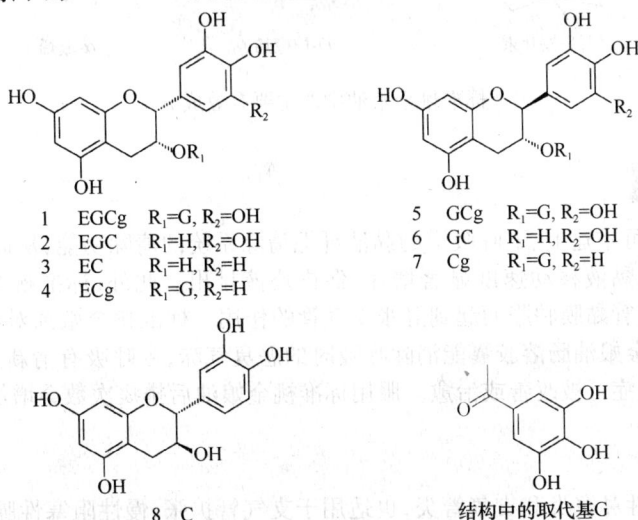

1	EGCg	R₁=G, R₂=OH

绿茶有效部位 kunecatechin 中的儿茶素类有效成分

(三) 药理作用

Veregen®软膏清除生殖器和肛周疣的药效学作用机制尚不清楚。体外研究表明绿茶提取物kunecatechin 具有抗氧化活性,这与其增强免疫系统功能和抗癌作用有关,但此活性的临床意义未知。Veregen®可能引起的不良反应主要发生在局部使用区域或淋巴结,包括红斑、瘙痒、灼痛、糜烂、水肿、硬结、水疱等过敏反应。

(四) 适应证

适用于 18 岁及以上年龄、免疫力正常并患有外生殖器和肛周疣(尖锐湿疣)患者的局部治疗。

(五) 临床制剂

Veregen®软膏,外用,绿茶有效部位 kunecatechin 的含量为 15%(150mg/g);其无水基质含有异丙基肉豆蔻酸酯、白凡士林、白(蜂)蜡、丙二醇棕榈酰硬脂酰甘油酸酯和油醇等。

Veregen®是一个全球开发的药物,从发明到产品,再到商业化经历了 20 多年的历程。是天然植物药走向世界的一个成功范例。

三、标准桃金娘油

(一) 来源

桃金娘油(myrtol)是桃金娘科树叶标准提取物。

(二) 化学成分

其中含有 12 种化学成分,主要以单萜类化合物为主,其中 1,8-桉叶素(1,8-cineole1)占 46.35%,D-柠檬烯占 36.83%,α-蒎烯占 14.70%。

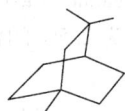

| 1,8-桉叶素 | D-柠檬烯 | α-蒎烯 |

标准桃金娘油中的主要有效成分

(三) 药理作用

标准桃金娘油可重建上、下呼吸道的黏液纤毛清除系统的清除功能,从而稀化和碱化黏液,增强黏液纤毛运动,黏液移动速度显著增加,促进痰液排出。此外,标准桃金娘油具有抗炎作用,能通过减轻支气管黏膜肿胀而起到舒张支气管的作用。标准桃金娘油对细菌和真菌亦具有杀菌作用。标准桃金娘油肠溶胶囊能消除呼吸时的恶臭气味,令呼吸有清新感受。经持久用药后,呼吸道的慢性炎症可被改善或治愈。服用标准桃金娘油后排痰次数会增加。

(四) 适应证

临床用于急慢性鼻窦炎和支气管炎,也适用于支气管扩张、慢性阻塞性肺疾患、肺部真菌感染、肺结核、硅沉着病,可在支气管造影术后使用,以利于造影剂的排出。

(五) 临床制剂

临床应用标准桃金娘油肠溶胶囊。其为口服肠溶胶囊,到达小肠后胶囊内药物才被释放。即使是有胃病史的患者亦能良好耐受。

英文小结　Summary

There are many medicines come from the plants or animals in clinic, such as podophyllotoxin, breviscapine, and so on. They make an important role in protecting people from the disease. In this chapter, we showed some medicines from plant or animal in clinic. Some of them were famous medicines for a long time, such as morphine, ephedrine, and so on. So, we must pay attention to research in the natural pharmacy. In the future, there will be more medicines from natural pharmacy in clinic.

参 考 文 献

柳乃方,屈凌波,相秉仁等.2009.青蒿素类化合物抗肿瘤机制研究—青蒿素类化合物转铁蛋白对接研究.药学学报,44 (2):140~144

杨世林,杨学东,刘江云.2009.天然产物化学研究.北京:科学出版社

进 一 步 阅 读 文 献 书 籍

1. 季宇彬.2007.天然药物有效成分药理与应用.北京:科学出版社

2. 叶爱军,刘治军,傅得兴等.2007.临床常用天然药物与化学药物的相互作用.中国药学杂志;42(23):1833~1835

3. D. Tewari, B. Saffari, C. Cowan, et al. 2006. Activity of trabectedin (ET-743, Yondelis) in metastatic uterine leiomyosarcoma. Gynecol. Oncol, 102(3):421~424

4. Frank Petersen, René Amstutz. 2008. Natural Compounds as Drugs. Basel:Bkrkhaiiser

思 考 题

1. 从青蒿素及其衍生物抗疟药物的研发到商品化过程,我们可以从中学到哪些经验教训?

2. 银杏叶制剂和 Veregen®(kunecatechins)软膏的开发研究,对我国中药现代化和国际化有何启示?